TRANCEWORK
AN INTRODUCTION TO THE PRACTICE OF CLINICAL HYPNOSIS
(FIFTH EDITION)

临床催眠实用教程

（原著第五版）

［美］迈克尔·雅普克（Michael D. Yapko）/ 著

高 隽/译 ｜ 方 新/审校

中国轻工业出版社

图书在版编目（CIP）数据

临床催眠实用教程：原著第五版／（美）迈克尔·雅普克（Michael D. Yapko）著；高隽译. —北京：中国轻工业出版社，2022.11（2024.6重印）

ISBN 978-7-5184-3727-6

Ⅰ. ①临… Ⅱ. ①迈… ②高… Ⅲ. ①催眠治疗－教材 Ⅳ. ①R749.057

中国版本图书馆CIP数据核字（2021）第226998号

责任编辑：潘　南　　　　　　责任终审：张乃柬
文字编辑：罗运轴　　　　　　责任校对：刘志颖
策划编辑：戴　婕　　　　　　责任监印：吴维斌

出版发行：中国轻工业出版社（北京鲁谷东街5号，邮编：100040）

印　　刷：三河市鑫金马印装有限公司

经　　销：各地新华书店

版　　次：2024年6月第1版第2次印刷

开　　本：850×1092　1/16　印张：37.25

字　　数：650千字

书　　号：ISBN 978-7-5184-3727-6　定价：138.00元

读者热线：010-65181109

发行电话：010-85119832　　010-85119912

网　　址：http://www.chlip.com.cn　http://www.wqedu.com

电子信箱：1012305542@qq.com

版权所有　侵权必究

如发现图书残缺请拨打读者热线联系调换

240717Y2C102ZYW

Through each of the incarnations of Trancework , I have dedicated my work "with love to my wife, Diane, who has kept me deeply absorbed in the happiest of hypnotic states." 42 wonderful years later, these words were never truer.

随着每一版《临床催眠实用教程》的问世，我都将自己的作品献给我的爱妻——戴安娜，她让我始终深深地沉浸在最幸福的催眠样状态中。四十余载的精彩岁月之后，这些话依然至真至诚。

推荐序一

在我非常荣幸地作为合作方，为中国催眠领域中的很多优秀同行开展了催眠培训之后，我经常被问到可以推荐哪本书作为教授和学习临床催眠及催眠治疗的基础教科书。

在查阅了很多书籍之后，我推荐翻译迈克尔·D. 雅普克（Michael D. Yapko）博士的这本书——《临床催眠实用教程》（*Trancework: An introduction to the practice of clinical hypnosis*）。

如果问我为什么要推荐本书，我想引用法国哲学家和数学家布莱士·帕斯卡（Blaise Pascal）曾经所写的一段话：我给你写了一封长长的信，因为我没有足够的时间写一封简短的信。

这句话让我想起一个简短的故事：

一位美国总统曾经被问到，你需要多长时间来准备一个1小时的演讲呢？他回答道：大约5分钟。

那么你需要多长时间来准备一个5分钟的演讲呢？总统回答道：那需要1个多小时。

这本书包含了几百封"简短的信"和很多"5分钟演讲"，全方位涵盖了现代催眠治疗的主题。经过30余年世界各地的催眠治疗教学、多次再版和更新之后，这本书最终达到了能称之为"杰作"的高标准。

或者可以用稍微有点不同的方式来说：雅普克博士对《临床催眠实用教程》这本经典的书进行了多次修订再版，每个新版本都有所提高，最终使其成为国际催眠和催眠治疗领域的头号读物。我知道再没有其他催眠疗法的教材对所有相关专题做出过如此丰富和全面的阐述。

伯恩哈德·特伦克尔（Bernhard Trenkle）
德国罗特威尔米尔顿·艾利克森学院院长
第二十一届国际催眠学会主席
（International Society of Hypnosis，ISH，
2018—2021）
美国凤凰城的米尔顿·艾利克森
基金会常务理事会成员

德国的一句老话儿"So Ist Das Leben!"翻译成中文就是"生活就是这样的！"。

这句话，上至耄耋老人、下至垂髫小儿，都会感觉自己听懂了。但是每个人由于个体经历和经验的不同，对这句话的理解会大相径庭。

对"催眠"和"催眠治疗"的理解也是一样。

最早接触催眠治疗是在1997年第一届中德班*心理治疗高级培训项目上，我阴差阳错地被分到了"行为催眠组"。在昆明的一间洒满阳光的小教室里，德国图宾根大学心理学系终身教授、曾担任德国催眠协会主席的德克·雷文斯托夫（Dirk Revenstorf）在讲解着催眠与催眠治疗，我在心中嗤之以鼻："我们现代知识女性怎么可以学这种'跳大神'的东西呢！"但转念一想，我吭哧吭哧坐了46小时火车才从北京来到昆明，人家外教不远万里来到中国，我就跟着体验体验吧。这一体验不得了，我感觉自己进入了一个神奇的世界！

记得当时第一届有个特别好的课程安排，就是每天晚上三个流派在一起学习的大型晚间公开讲座，德克教授会做现场催眠，我当时的印象是：翻译特别不容易，常常被德克温柔的催眠之声给催得晕晕乎乎，不知所云，不过好像也没有太影响催眠效果；我当时感觉催眠太神奇了，依我当时十几年的治疗经验，我知道治疗效果肯定很好；而且，每次从催眠状态导出之前德克教授都要讲一个故事，这个故事与被催眠者的心理结构非常贴切，我常常在心里赞叹："他肚子里怎么有那么多美妙智慧的故事啊！"我深深地对催眠着迷了。

记得当时德克教授给我们讲了"三年举牛"的故事。这个故事的大致情节是：从前有个人犯了死罪，被关进监狱即将执行死刑。他向国王要求赦免其死罪，因为他在3年后一定能够举起一

---

* "中德高级心理治疗师连续培训项目"的简称，由德中心理治疗研究院从1997年开始举办，招收中国临床心理从业人员深入学习精神分析性（心理动力性）心理治疗、行为治疗、系统性家庭治疗、催眠治疗和完型心理治疗。该项目已经为我国心理治疗学科培养了一批高水平的专业人员和中坚力量。——审校者注

头大牛，条件是现在在监狱里养一头小牛。国王看着他瘦弱的样子不相信，但是答应了他的请求，心想3年之后再杀他不迟。随后，侍卫给他牵来了一头小牛，他试着举起这头小牛，刚开始，根本举不起来，后来慢慢地，他费了九牛二虎之力终于可以举起小牛了，再后来，他可以不费劲地举起小牛了。他坚持天天举牛，小牛在一天天地长大，他的力气也在一天天地增加，终于他能毫不费力地举起成年后的大牛。3年的期限到了，国王看到他能够举起那么壮的大牛，惊奇不已，终于赦免了他的死罪。

当时我听这个故事时没有什么特别的感觉。几年后，突然某天我想起这个故事，才明白外教的用意：中德班持续3年，外教是希望我们三年举牛，一定会学成催眠治疗。

从中德班开始我就彻底迷上了催眠。毕业后我有幸得到德中心理治疗研究院（German-Chinese Academy for Psychotherapy, GCAP, "中德班"的组织方，但是名气没有中德班大）的推荐，获得了德意志学术交流中心（Deutscher Akademischer Austausch Dienst, DAAD）联合培养博士项目（"三明治"计划）的奖学金，于2000—2002年赴德国系统学习了艾利克森催眠治疗，并获得了德国催眠学会（Milton Erickson Gesellschaft, MEG）颁发的A、B、C三个级别的催眠治疗证书。两年的催眠学习和跟从催眠师的自我体验，让我对催眠更加着迷。我暗下决心：这么好的东西，一定要和国内的同行们分享。

非常感谢德国罗特韦尔（Rottweil）米尔顿·艾利克森学院的院长、第二十一届（2018—2021）国际催眠学会主席伯恩哈德·特伦克尔老师。因为著名的催眠培训师在欧洲收入非常高，我从2000年开始一直在欧洲寻找催眠造诣深厚、讲课具有实操性还能接受中国标准的讲课费的著名催眠培训师，但一直没有找到，直到2008年我们开始和伯恩哈德合作，以中德班第四个项目（前三个分别是精神分析、行为与催眠、家庭治疗）的名义举办"第一届中德班催眠治疗连续培训项目"。而且因为伯恩哈德在国际催眠治疗领域的良好人脉，他把很多国家的催眠学会主席以及活跃在国际催眠治疗领域的各国专家都介绍到我们的项目中授课，比如：瑞士前任催眠学会主席苏茜·赛格－费希尔（Susy Signer-Fischer）教授，美国华盛顿大学医疗康复系副系主任、国际催眠学会的司库马克·詹森（Mark Jensen）教授，波兰催眠学会主席克日什托夫·克拉斯（Krzysztof Klajs）博士，前任国际催眠学会主席沃尔特·邦加兹（Walter Bongarz），国际自我状态治疗学会主席、南非米尔顿·艾利克森学院院长沃尔特马德·哈特曼（Woltemade Hartman）博士等。在这些国际著名的催眠培训师的大力支持下，中德班催眠治疗连续培训项目至今已经办到了第七届，每一届三次集训，合计20年，严格按照德国催眠治疗培训大纲进行，共有200多位优秀同行获得了中德班催眠证书，其中大部分获得了德国催眠证书。

在这个项目的推动下，我们在中国心理卫生协会理事长马辛教授和心理治疗与心理咨询专委会主任委员赵旭东教授的支持与关心下，于2014年5月9日在中国心理卫生协会心理治疗与心理咨询专委会下面成立了中国催眠学组，这是中国目前催眠治疗领域里第一个学术组织。湖北省心理卫生协会理事长、中国心理卫生协会精神分析专委会副主任委员、武汉心理医院副院长施琪嘉教授，还有北京心理卫生协会理事长、首都医科大学教授杨凤池教授，担任学组的副组长。衷心地感谢他们两位一直以来对本项目给予的大力支持！还要感谢清华大学的李焰教授、北京大学精神卫生研究所的唐登华教授、北京中医药大学的刘天君教授、福建煤矿医院的林芳副院长几位副组长以及学组秘书、南京中医药大学的王挺副教授所付出的努力！若没有他们的支持，催眠学组就不会有今天的发展。

我还特别想感谢一个人！她就是本项目从第二届到第七届的翻译、在复旦大学心理学系任教的高隽博士。早在她还是北京大学心理学系本科生的时候，我就以临床实习带教老师的身份认识了她。这十几年来，我亲眼见证了她的专业成长，她从一位聪颖但青涩的大学生，成长为一名优秀的专业人士。她曾经担任第五届世界心理治疗大会（2008）的翻译组组长，现在以首席同传的身份活跃在国内各个著名心理治疗大会和培训项目上。她的翻译简洁、清晰、准确，要做到这一点，必须同时具备扎实的英文功底、良好的中文修养以及深厚的专业背景。除此之外，她目前还担任中国催眠学组的常务理事、中国心理学会伴侣与婚姻学组副组长和常务理事。这十几年来，我还亲眼见证了她的人格成长，看着她从一位小姑娘成长为一位富有魅力的知识女性，同时我们的关系也在悄然发生着变化，从开始她视我为严厉的老师，到后来我们一起工作、逐渐亲近，她称我为"方姐"；再到现在，我有很多专业、管理的问题会请教她，而且经常会得到很大的支持；有时我甚至有点依赖她，心中充满了对她的喜爱和敬佩。这种亲历一个生命灿烂变化的过程非常美妙。

从1997年接触催眠治疗，到第六届中德班催眠项目，已有18年的时间，我听过世界各地催眠老师的培训课程，自己又从事催眠治疗，而且尝试把催眠的理念和技术应用到我们生活的方方面面。如果说催眠和催眠治疗是一头大象的话，我在这里和大家分享一下我摸大象近20年的经验体会。

现代艾利克森催眠疗法是一种智慧的生存态度

现代艾利克森催眠治疗中最核心的理念就是资源"利用（Utilization）"，认为来访者的任何特点，包括思维模式、行为模式、怪癖、僵化的规条、症状等都是资源，都可以加以"利用"为来访者带来改变。利用，利而用之。

这里我和大家分享伯恩哈德特别喜欢讲的一个故事——《卖经书的故事》。

国外宗教机构一般通过卖经书来筹款。每个销售人员定期会从经理那里取一定数量的经书去挨家挨户地卖，但不是特别好卖。可是，经理发现一位新来的口吃非常严重的销售人员却卖得格外好，经理很纳闷，"口吃这么厉害，话都说不利落，怎么还卖得这么快？"于是经理就询问这位销售人员，"请问你是怎么卖得这么快的，我想取取经，好教给别的销售人员。"这位销售人员回答说："我……我……我就挨……就挨……挨家挨户敲门，他……们开门，我……我……我就说，你是想……想……就想买一本啊，还……还……还是想听我念？"

这样的故事，伯恩哈德还有很多，我们深受这种思想的影响，人的任何特点，哪怕是所谓的"弱点""缺点"都可以作为资源为人所用，给人带来生存的便利，让人成长和成熟。从这个意义上说，没有弱点和缺点。

我和大家分享一个我身边的故事。

那是三四年前的一个毕业季，大概五月底，

北京的天气已经很热了。有一天，我突然接到一位北京大学心理系的硕士生的短信，她想和我约时间见面。这位女硕士漂亮能干，综合素质非常强，心理治疗的悟性也很高，我过去常常邀请她为我举办的涉外培训做会务，她也表现得非常出色。第二天当她出现在我的办公室时，让我着实吃了一惊，她戴着大口罩，那时的北京雾霾还没有这么严重，没有人会在炎热的夏天还戴着大口罩。等她摘下口罩，又让我吃了一惊，她得了面神经麻痹，眼睛合不上，而且说话也不是很清楚。当时她正面临毕业，毕业论文、找工作、面试、实习等各种工作让她忙得团团转，所以她压力很大，不幸得了面瘫。而几周后她就要代表北京队参加由中央电视台主办的"全国大学生职业生涯规划大赛"，带队老师看到她这个样子就劝她退赛。可这位积极勇敢的姑娘希望在求学生涯的最后阶段抓住这最后的机会。这时我脑海中蹦出几个字"资源利用"，可如何把"面瘫"利而用之呢？

我说，我不知道有几百个大学生参赛，肯定有比你高，比你还漂亮，比你之前说话还利落的，但是不会有第二个参赛选手得面瘫，你的面瘫会让评委一下子就记住你！我建议你戴着大口罩上台，这时评委会进入催眠状态，"什么情况？

这人为什么戴着口罩上台？"注意力会被你完全抓住。然后你摘下口罩，同时大屏幕上放的 PPT 是你一张张美丽的照片，和现在的你形成强烈对比，这会继续加深评委们的催眠状态，"这个人怎么了？为什么这个样子还来参赛？"这时你用催眠中的"是模式（Yes-set）"技术，加深催眠状态，"各位评委老师一定很奇怪，为什么我面瘫成这个样子，还来参赛？"评委老师们会在心里说，"是啊？为什么啊？"然后，你紧扣大赛主题，"我就是想用我实际的例子来说明，什么是大学生职业生涯规划中最重要的，那就是职业精神！"之后我又教她一些放松、提升免疫力、促进面部血液循环的自我催眠的方法。

几周后，我正在外地讲学，收到她的短信，"亲爱的方老师，告诉您一个好消息！我在'全国大学生职业生涯规划大赛'中获得了第一名！"看到这条短信时我真是特别为她高兴，虽然，这位姑娘的综合素质是赢得大赛的关键，但不可否认的是，资源利用的艾利克森思想的确在关键时刻推了她一把。

有了这样的思想，我会觉得世界上没有什么特别不好的事情，很多时候都可以变废为宝，反败为胜，利而用之。

现代艾利克森催眠疗法是一种巧妙的沟通方式

在中国，上级对下级、父母对孩子、老师对学生的沟通通常是命令性、指导性的，比较直白，容易引起反感、防御和逆反。而现代艾利克森催眠治疗中的非直接暗示、弱化的直接暗示以及隐喻的运用，可以绕开阻抗，直接对话潜意识，从而使要传达的信息以对方易于接受的方式进行。

在我举办的另一个涉外培训"美国精神动

力学夫妻与家庭治疗连续培训项目"（共四次集训）中的某个学员和我是亦师亦友的关系。在第二次集训的最后一天下午，课程还在继续，我却收到了她从火车上发来的短信，这让我想起她在第一次集训时就提前走了的情景，我当时就有了一个联想：是不是她不敢面对分离？于是我给她回了一条短信，"亲爱的 ×××，我非常感谢你对我们项目的支持！其实我非常地好奇，下一次集训的时候，如果你没有提前走，而是在课程结束之后，和大部分学员一起离开，将会发生什么呢？"之后的两次集训，经我观察，她都是在课程结束之后才走的。

我不知道，如果我当时的短信是这样回复她，"……你学了那么多年，一定知道分离焦虑！我希望下一次你按时离开，体会你的焦虑，和你的焦虑在一起"，那又会发生些什么。

春夏秋冬、日月星辰等自然现象，搬家、看电影、学习开车、朋友聚会等日常生活，都可以拿来为我们所用，巧妙地传达所要传达的信息。比如，我特别爱讲春夏秋冬的故事，可以用于那些特别积极进取、有成就而很少休闲娱乐的一类人，他们常常伴随着心身症状，如焦虑、抑郁、失眠、疼痛等躯体形式障碍，他们只要春天的萌发、夏天的茂盛、秋天的收获，却不允许自己有冬天！冬天看起来毫无生机，但其实大地底下在悄悄地进行着蕴藏，正是因为有冬天的蕴藏，才有了第二年春天的萌发、夏天的茂盛和秋天的收获。就像白天和黑夜，交感神经系统和副交感神经系统一样。

还可以用春夏秋冬的故事来比喻人生起伏、高峰和低谷，鼓励那些处于人生低谷的人们，"冬天，大地表面看起来一片索然，地底下却并不平静，在悄悄地进行着蕴藏。冬天来了，春天还会远吗？"

看到一位认真谨慎却又刻板僵硬的人，我会和他一起寻找驾驶独木舟顺流而下的那种流畅灵动的感觉。

下面我再给大家介绍一个案例。

外地的一对母子约了我的门诊，虽然我的门诊不是特别好约，但是在 90 分钟的治疗时间里，他们迟到了 40 分钟。妈妈看起来标准身材，坐在了次座上，视线从未离开过儿子。儿子虽然只有 14 岁，看起来却像十八九岁的样子，又高又胖，而且大大咧咧，满不在乎，一屁股就坐在了主座上。妈妈解释说，迟到是因为儿子来北京某医院参加减肥疗程，只能吃低热量食物，刚才在路上乘坐地铁时闻到烤肠的味道，死活要吃，妈妈最终没能抵挡住，还是给他买了，所以才迟到。这个孩子来诊的原因有三个：一是希望治疗师鼓励他减肥；二是他沉迷于游戏，控制不好游戏的时间，甚至不学习，不睡觉；三是他不愿意上学，也不愿意写作业，目前休学在家，但是又很想念和同学一起玩耍的时光。他家里的情况是，孩子父亲是高官，常常不在家，妈妈、姥姥和姥爷对他照顾得无微不至。当时我看看表，还剩不到半个小时，能做些什么呢？

于是我说：我给你们讲个故事吧，一棵小树和一群园丁的故事。

一颗小树种子长得非常饱满，比别的小树种子长得都大，而且它也非常幸运，落在了一片肥沃的土壤上面，而别的小树种子就没有那么幸运了，有的落在了特别贫瘠的土地上，有的落在了一般的土地上。它们都分别在土壤里扎根、发芽、向上生长着。这棵小树幸运地拥有几个园丁，而且都特别爱它，每天都精心地为它施肥，除草，杀虫，遮风挡雨。而别的小树就没有那么幸运了，有的没有园丁呵护，野生野长，有的园丁也没有它多。这棵小树长得特别好，长得比别的小树要高一大截儿。可是长着长着，到了该剪枝的年龄了，可是这些园丁太爱它了，每当要剪枝的时候，小树就疼得哇哇叫，园丁一心疼，就不剪了。可是别的小树即使哇哇叫，园丁也照剪不误。长此以往，别的小树渐渐地挺拔起来，而这棵小树因为总不剪枝而往横向长，而别的小树长得渐渐比它高，比它挺拔。这时园丁也急了，指责小树为什么不长高了呢。小树也很着急，也不喜欢自己这么长，但就是不喜欢疼，舒服随性就好。

这时我抬起头看了他们母子俩一眼，他们都盯着地板，陷入了深思。我问他们："你们说说，这棵小树和这群园丁应该怎么办？"之后妈妈和儿子都做了很好的反馈。这就是睁眼催眠。我不知道，如果我当时说，"这孩子的三个问题都归结于一个问题——自我管理问题，因为姥姥、姥爷、父母都太惯他了，没有给他训练自我管理能力的机会"，那结果又会怎样呢？

艾利克森催眠治疗的理念和技术可以应用到生活的方方面面

我一边学习催眠治疗，一边实践，不仅仅将其应用于临床心理治疗，还尝试把它运用于各行各业，以及日常工作生活的方方面面。

在心理治疗工作中，我尝试运用催眠治疗高考焦虑、当众发言紧张、当众手震颤、危机干预、哀伤辅导、临终关怀等，我尝试让来访者在催眠状态下与过去的自己对话，与自己的某个器官对话，与子宫对话，与心脏对话，与胃对话等。与自己的疾病（癌症、疼痛、硬皮症等）对话，让来访者的内在智慧指引他们日后的生活。

我还尝试把催眠用于督导工作，有时会把被督导者引入催眠状态，回到诊室里与来访者相处的那一时刻，察觉自己在那一时刻的反应，激发被督导者的内在智慧，以利于后面的治疗工作。

我还尝试把催眠用于生活的方方面面。

催眠可以用于医疗，比如用于癌症患者的康复，同时还可以教给患者进行疼痛管理的自我催眠技术。器官移植患者运用催眠进行疼痛管理，还可以在催眠状态下，让自己原有的器官与新移植的器官对话，对对方的脾气秉性进行相互了解，以帮助新器官更好地融入大家庭，更快更好地为主人服务等。

催眠可以用于教育，人的一生都是被催眠的结果。父母是孩子一生中最重要的催眠师。父母每天晚上搂着孩子讲著名的童话故事，就会把人类最优秀的品质、人类生存的智慧通过孩子喜欢的方式，如涓涓细流般地注入孩子心田。另外，儿童催眠中还有很多技术用于提升自尊自信、提高沟通社交技能，提高自我效能感和自我接纳度，进行自我管理和注意力训练等。

催眠可以用于体育训练和比赛，在催眠状态下做行为训练效果最佳。我们中德班催眠项目的南非老师和来自德国汉堡的老师都会给他们国家的奥运冠军以及教练们用催眠技术做"心理训练（mental training）"。有研究表明，冠军运动员和草根运动员在身体体能上差别并不大，但是在心理训练的效果上差别很大。换句话讲，冠军运动员非常会给自己做心理训练，所以他们能获得成功。其他职业又何尝不是呢！

催眠可以用于公安司法系统，对内部人员进行管理和训练，对犯罪嫌疑人的行为分析、审讯、侦破等工作都大有用武之地。我的一位优秀的学生，就运用催眠技术帮助一位目击证人回忆出车牌号码，最终帮助公安破案。

催眠可以用于压力管理。在2009年时尚健康高峰论坛上，我向压力大的白领听众介绍了自己刚刚发明的身体CT扫描技术。

以上是我近20年来催眠职业生涯经验的粗浅介绍，相信随着岁月的流逝，我还会有更多的经验分享。

总之一句话，催眠把我们带进了一片神奇的世界！为了让更多的同行和其他行业的从业者了解现代艾利克森催眠，我们催眠学组希望伯恩哈德推荐一本教科书。他从事催眠治疗和培训工作近40年，被所有学员公认为最"艾利克森"。因为他的催眠是马赛克式的，不到最后看不出他的设计，他可以故事套故事地套五层，电影《盗梦空间》套了三层，我们的学员常常在他低沉的声音响起时就进入昏睡状态。他是第二十一届国际催眠学会主席。这样一位资深催眠专家倾情推荐了《临床催眠实用教程》这本书，希望广大读者一起去体会艾利克森催眠的智慧和魅力！

我很好奇，假设您阅读了这本书，它将给您的生命历程带来怎样的不同呢？

最后，我用英国科学家赫胥黎说过的一段话作为结束语："历史告诫我们，一种崭新的真理惯常的命运是，始于异端，终于迷信！"

方新
北京大学心理咨询与治疗中心主任
中国心理卫生协会催眠学组组长
德中心理治疗研究院中方副主席
中国心理卫生协会认知行为治疗专委会副主任委员
2015 年 8 月 15 日午夜于北京

原著第五版
译 者 序

Trancework:
An Introduction

The Practice Of
Clinical Hypnosis

时隔 7 年，《临床催眠实用教程》（原著第五版）的中文版和大家见面了。这是本书作者迈克尔·D. 雅普克博士继 2012 年完成的第四版之后的又一次迭代更新。作为作者 40 多年纵横在世界临床催眠治疗和教学一线的扛鼎之作，本书的第五版除了保留了既往四版的鲜明特点——在理论与实践、学术前沿与应用革新、严谨的逻辑与温暖的笔触之上保持绝佳平衡——之外，又在体量和内容上有了不少更新。作为原著第四版和第五版的中文译者，以及一位在临床催眠治疗领域学习和实践了 12 年的专业工作者，如果读者想购买一本有关临床催眠的专业著作，我无疑会把本书作为首选来推荐。有关本书的特点，尤其是第五版较第四版而言的一些变化，各位读者不妨直接阅读由作者本人撰写的导言，以及由临床催眠研究领域的著名学者欧文·基尔希（Irving Kirsch）博士撰写的序言，在这里我不再赘述。米尔顿·H. 艾利克森（Milton H. Erickson）曾经说过，自己在催眠中并非使用想象力工作，而是使用真实的感官记忆。记忆是维系自我同一性的基础，是汲取过往力量的源泉，也是规划未来

的模板。有了大师做背书，在这篇译者序里，我就乘机记录几则我自己与临床催眠有关的真实记忆。

第一次听闻雅普克博士完成本书第五版的消息是在加拿大的蒙特利尔，当时我和由方新老师带领的其他 45 名中国同行正在当地参加第二十一届世界催眠治疗大会。大会在蒙特利尔的一个大型会议中心举行，离会场不远就有一条唐人街，但它给我留下的印象远不如当地星巴克服务员毫无违和感地询问陌生顾客"今天过得如何"来得深刻。回国之后有一段时间，上海星巴克的服务员也开始流行在点单时顺便来句"今天你休息吗？"之类的话，但始终有种没话找话说的别扭。又过了一段时间，这种"南橘北枳"式的操作终被放弃了。联想到这些年来从世界各地纷至沓来的各色治疗流派，它们免不了要接受中国文化的检验，而能继续发展的，都多少会在本土化的过程中染上中国味道，就像麦当劳最新推出的青花椒鸡一样。新入行的读者如果有兴趣了解临床催眠在中国的本土化进程，请阅读方新老师的审校后记，也欢迎在未来的某一刻成为我们

的同行，创造属于你的临床催眠风味。

当年在加拿大期间的某一晚，时任世界催眠协会主席的伯恩哈德·特伦克尔一如既往地展现出他高超的社会网络联结能力，先是在酒店大堂里告诉我雅普克博士已经完成了本书的第五版，随后又向恰巧同在大堂里的作者介绍我是原著第四版中文版的译者；于是，在我回中国的行李里，除了在大会书展上买的一摞书和带着枫叶图案的各式纪念品之外，又多了一张薄薄的第五版宣传书签，以及一份准备翻译新版的苦乐参半的期待。翻译总体上是一件苦差事，但苦到极致时往往会生出一丝甜蜜，做临床工作也是如此。我在小时候很难理解"忆苦思甜"的意义，只觉得是成年人的作态；这些年逐渐开始明白，"苦中作乐"才是人生常态。在入临床心理学这行之初，我深深迷恋于"用理智之光照亮潜意识"的理想，而相比弗洛伊德式的精巧，农民出身的艾利克森和他的治疗风格透着某种"活下去就有希望"的质朴生存哲学。如今不知不觉间近 20 年过去了，越发觉得能坚持努力认真地活着已是不易。2019 年 11 月，第十三届国际临床催眠培训第一次集训请到了来自意大利的孔苏埃洛·卡苏拉（Consuelo Casula）老师，她完全看不出已是古稀之年，浑身散发着意大利女性的迷人味道。这位前任欧洲催眠协会主席尤其擅长写故事和讲故事，临别送了我一条缀着孔雀羽毛的围巾做礼物，浓厚的歌剧院风，我至今仍无法驾驭。但她讲的好几个故事已经多次经过我的演绎，传递给了我的来访者和学习临床催眠的中国同行。其中一个故事和潘多拉盒子有几分相似，大体讲的是不同情绪所住的岛濒临沉没，等到"恐惧"回过神来打算逃走，其他情绪早已乘船离开。在最后一刻，"恐惧"被一位穿着斗篷、看不清面目的岛民捞上了自己的小船，晃晃悠悠地踏上了寻找新大陆的未知旅程……或许读者已经猜到，那位拯救了"恐惧"的便是"希望"。

第五版中文版原计划在 2020 年上半年举行的第二届中国催眠大会上推出，而谁也没有想到，席卷全球的新型冠状病毒感染疫情彻底地改变了整个地球村村民们的生活，除了制造海量的恐惧之外，还产生了前所未有的时空扭曲现象：回首过去的两年多时光，似乎发生了许多事情，但又好像弥散着连不起来的空洞。第二届中国催眠大会最终仍在 2020 年 4 月如期进行，本着艾利克森催眠取向的"利而用之（顺其自然）"原则，我们一群艾利克森临床催眠研究院的伙伴在方新的带领下一起努力，把原本计划在线下进行的大会办成了一次成功的线上大会。亦师亦姐亦友的方新一边重复着"如果谁想看上去老十岁，就办个大会"的梗，一边熬着最狠的夜并较着完美主义的真，领着一群中外讲者跑完了战线长达半年的会议马拉松。面对这样的大 boss，我也一路吐槽着，心疼着，敬佩着。但我的译稿任务无奈仍是淹没在了那年疫情带来的五味杂陈和手忙脚乱的线上教学之中，延续了前一版拖拉的命运。

也是从 2020 年开始，10 多年来总能在世界某个角落见着的催眠治疗路上的中外同行，逐渐都成了视频软件窗口中的影像和耳机中回响着的声音。原定于 2021 年在波兰举办的第二十二届世界催眠大会也一拖再拖，在新型冠状病毒最新变异株奥密克戎（Omicron）的威慑下，去波兰古堡城市游学的梦又被延期至 2024 年。线上会议、视频咨询和口罩一样，逐渐成为生活中的"标配"，而若在良好的治疗关系和来访者的强烈动机加持下，线上催眠的效果也可以和面对面催眠的效果相当。但感官体验终不能只靠脑补，只有在足够近的距离才能看到的微红的眼眶，从对方身上传来的香水的味道，搭在肩膀上有着温度和重量的手，在冬日的小包间里火锅蒸腾的雾气……人与人之间产生亲密的情感联结似乎仍然需要足够近的物理距离。我近年来常常会把催眠比作人脑自带的虚拟现实，相比其他的治疗流派，催眠治疗从诞生之初就致力于探究如何为了解除人的身心痛苦而努力"操纵"人类的意识状态，也一直都不掩饰这一努力。我们的大脑在不断"构建"而非"再现"现实，已经成为学界的基本共识，但再出色的虚拟现实系统仍需要源于生活的素材。犹记得 2020 年 1 月，伯恩哈德·特伦克尔刚结束第十三届国际临床催眠培训第三次集训，准备第 n 次地从北京飞回德国，而我也第 n 次结束了翻译工作，坐上了从北京回上海的高铁。临行前我先生在电话里提醒我，武汉似乎爆发了源头未知的肺炎，让我在火车上最好戴上口罩。我虽然万般不情愿，但在"爱"的名义下，还是把口罩戴了一路。当时又有谁能猜到，2020 年的春节会以那样让人震惊的方式被打开。我们在北京的催眠培训一般总会在北京大学旁边的邮电疗养院进行，而伯恩哈德在 10 年间几乎吃遍了周围还能被方新看得入眼的馆子。尽管从纯粹美食鉴赏来讲，在素有"美食荒漠"之称的北京，且是在北京的北五环外，那些餐馆的口味恐怕很难够得上大众点评的四星以上，但老爷子仍然有他钟爱的馆子，每次来北京培训，必定要去吃上一趟。在最近三四年，他的心头好是一道水库鱼头。在最近的一封给伯恩哈德的电邮里，研究院的秘书长王挺在信的最后写道："Fish head is waiting for its old customer（鱼头在等待着它的老顾客了）"。这句太具中国特色的问候，泛着十足的暖意和美好的期待。

写这篇译者序的时候，临近虎年春节。这个春节，估计很多人又无法和家人团聚，家宴被核酸检测和隔离所替代。想来很幸运的是，身处"魔都"的我还能在盒马鲜生自由下单，盘算年夜饭和父母一起吃的那顿火锅的食材。在更年轻的时候，我有很多爱好，比如（在心情很好和很差的时候）写诗，比如（在深夜毫无技巧地）画画，比如（在特别需要自我感动的时候）逛美术馆，比如（在写不出论文的时候）看言情小说……到了不惑之年，一干爱好中似乎还能顽强地剩下的就是吃饭和做饭了（或许还有看 b 站*）。在打开 word 文档，敲下"译者序"三个字以后，为了克服拖延（顺便向耐心等待的编辑致谢），出于战略性提升动机的目的，我开始在厨房里开锅卤牛腱子。此刻，这篇不按时间顺序、混乱嵌套着多重记忆片段的序言到了收尾的时刻。我的那锅卤牛腱子早已熄火，等待一夜的浸泡。尽管由于疫情的缘故，散落在各地的亲朋挚友已是许久未见，但和你们一起创造的记忆却仍然在某个扳机点的触发下，闪现在我的眼前。

想来本书和读者正式见面的时候，应该是春暖花开之时。希望在这一年里，大家终有机会能和挂念的人聚在一起吃顿饺子，喝杯咖啡，嘬个鱼头，涮盘毛肚。

高隽

2022 年 1 月 29 日于上海家中

---

* 哔哩哔哩（bilibili）的简称，是国内知名的视频弹幕网站。——译者注

原著第四版
译 者 序

　　能够翻译这本临床催眠领域的经典之作是我个人的莫大荣幸，而除去这份荣幸之外，作为一名临床心理学领域的心理学工作者和心理咨询师，尤其是接受了 5 年专业的艾利克森学派的催眠治疗培训，并在我的来访者和我自己身上实践临床催眠治疗的专业人员，能将雅普克博士这本集科学性和专业实践价值于一身的力作翻译成中文，让其成为国内有志于从事催眠临床实践和科学研究的同行的宝贵资源，我更是感到由衷的喜悦。

　　自催眠现象被人类发现以来，围绕着它的光环与迷雾、神话与争议，以及对它展开的科学探索和临床应用始终不曾停止过。每年，以催眠为主题而出版的著作数量绝不在少数，仅在亚马逊网站上和催眠有关的各类中文书籍就超过了 400 本，虽然其中绝大多数起到的作用更多是将催眠神话，让普通大众和专业人员对催眠产生了许多不切实际的期待和误解。而本书的目的恰恰是以扎实的理论、翔实的实证研究证据，以及丰富的临床材料，拨开笼罩在催眠之上的层层面纱，在呈现催眠本身具有的复杂性的同时，让我们有更多的动力和能力，以科学、严谨的态度对

其展开探究，尝试更进一步有效地利用它来增进人类福祉。在本书的第一版到第四版之间有着近 30 年的时间跨度，这 30 年不仅见证了催眠领域的诸多变迁，见证了本书作者成为世界一流临床催眠大师的成长历程，也一再证明了本书所具有的学术和实践价值。

　　如果读者想大致了解本书的内容，那么最为简单的方法就是翻阅一下本书的目录，而且恐怕很快就会发现，本书的结构十分清晰，内容极为丰富。如果读者对催眠有一定的了解，想必就更会为催眠现象和临床催眠实践展现出的复杂性和多样性而感到惊叹。本书从结构上分为理论和实践应用两大部分。本书的第一部分重点回顾并论述了对催眠现象和体验所做的种种理论探索，以及重要的实证研究的证据。本书的第二部分则详细解析了催眠作为一种体验式的临床治疗取向的治疗过程和技术考量，以及其丰富多样的应用途径。无论是哪一部分，雅普克博士都充分地体现出作为一名科学家和实践者的严谨的科学态度及非凡的临床智慧，同时又能巧妙地展现出催眠本质的复杂性所创造出的在理论和实践中的张力，

这些张力既为这一领域带来了诸多挑战和问题，也为未来留出了诸多创新和发现的空间。因此，本书所具有的多元视角和专业态度绝非目前国内以催眠为主题的各类书籍所能比拟的。

如果读者还想对本书有进一步的了解，我建议读者可以试着翻阅每章之后的总结以及旨在促进读者思考和体验的练习环节。读者仅从这些内容中就可以感受到本书独特的魅力，或许也能更好地体会到作者为何强调催眠治疗是一种体验式的治疗取向。

而另一方面，要定位本书也并非容易。这首先是因为催眠本身的复杂性和多样性，其次也是和本书作者的多重身份有关。雅普克博士既是一位受过严格心理学科学训练的研究者，一位接受了严格的临床训练并拥有丰富临床经验的治疗师，同时也是一位从事教学和培训及督导工作的教育者，还是一位始终致力于向专业同行和大众推广临床催眠的倡导者及活动家。因此，本书也兼具多种特征，它既可被视为一本关于催眠现象和体验的内容全面的教材，又可以被视为一本关于如何实践临床催眠治疗的实用指南，还可以被视为一部以催眠为主题的小百科全书，甚至还能在其中找到不少有关现代催眠领域发展的历史资料。因此，本书的确可以满足许多抱有不同目的和兴趣，有着不同背景和经历的读者的需要。

鉴于催眠治疗本身是一种体验式的取向，加上本书的作者也始终在以富有创造力和感染力的方式将催眠实践的丰富体验通过案例节选、催眠文本分析、访谈实录，甚至是每章之后的思考和练习环节的方式展现在读者面前，因而翻译本书的过程也无疑是一个苦乐参半的学习和体验的过程，一个充满了惊奇、感动、反思和喜悦的发现之旅。想必读者在阅读本书的时候，也会经历这样的历程。不过，考虑到本书所处理的主题如此的复杂和丰富，本书的作者在其多年的职业生涯

中又积累了海量的理论和临床素材，且以极为严谨的态度尝试将催眠体验和实践的百种面貌呈现在读者面前，所以本书绝非一本轻松的睡前读物，也不是一本速成的自助手册，更不是充满逸事和奇谈的读物。因此，我衷心地祝愿每一位读者——无论是有兴趣学习催眠治疗的初学者，或是已经接受过相关培训且有临床经验的从业者，或是对催眠体验本身和其机制感兴趣的研究者——都能在认真阅读本书，甚至是反复品鉴的过程中，创造属于自己的独特体验。

因为我个人的种种原因，本书译稿的进度一拖再拖，我在愧疚之余也愈加心怀感激。首先，我想感谢一直给我无限包容与支持的方新老师，正是因为她作为一名出色且极富魅力的心理治疗师、培训师和组织者所展现出的专业精神、使命感和对完美的执着，让艾利克森学派的催眠治疗能够以中德催眠治疗连续培训项目为平台，在中国的心理咨询和治疗领域落地，并在近10年的发展中建立起了一支专业的团队，并不断稳步发展。对我个人而言，她也是我重要的老师和朋友，她不仅将我带入了催眠治疗的领域，也始终在我个人的生活中给我爱和力量。其次，我想感谢伯恩哈德博士，作为一名在全世界范围内享有盛名的催眠治疗师、第二十一届国际催眠学会主席，以及中德催眠治疗连续培训项目的德方负责人和培训师，他一直都竭力将最好的国际师资力量引入中国，也不断为中国的同行创造走向世界舞台的机会，而本书也是他倾力推荐翻译的。在我参加中德班和多年担任中德班培训翻译的过程中，伯恩哈德老师也成为我在专业上和人生中的导师与朋友。在我人生几次遇到重大挫折和困难的时候，我总会向他寻求建议和帮助，而他往往会用一位艾利克森学派治疗师特有的智慧和幽默，用故事和隐喻给我启发。最后，我想感谢我最亲爱的家人和朋友，尤其是我的先生倪剑青，

我的父母高兴先生和陈秀玉女士，以及我的挚友汪智艳、董晓婷、唐瑶瑶和孙婕，感谢他们在我的人生中一贯给我的爱与支持、鼓励与陪伴，他们的存在为我的生命体验赋予了更为丰富的意义，让我能更真实、更勇敢地努力生活。

高隽

2015 年于上海

序　言

Trancework:
An Introduction
TO
The Practice Of
Clinical Hypnosis

　　你将开始阅读迈克尔·D.雅普克所撰写的这本出色著作《临床催眠实用教程》的第五版。或许你是一名健康领域的专业人员，刚接触催眠，想要试着决定是否将它整合进你的实践；或许你已经在专业领域使用催眠多年，希望能够跟上本领域的最新进展。无论是哪种情况，你都可以放松地享受自己渐渐地沉浸在这本写得如此出色、全面、有趣而有说服力的教材当中。

　　就像它的前四版一样，《临床催眠实用教程》的第五版提供了一个出色的指南，从而让人能发展出有技巧地使用临床催眠所不可或缺的核心技能。雅普克的这本书的一个主要优点在于，他在本书的一开始充分关注了有关催眠本质的理论背景和研究证据。这让《临床催眠实用教程》一书和它的许多竞争对手立分高下。就像雅普克在本书第一部分的开篇段落中提到的那样，"就告诉我怎么做"是一个危险的立场。毕竟"你对催眠的看法自然会决定你将如何使用它"。

　　去描述催眠的理论背景绝非易事。本领域一直以来都充斥着重要的，但有些时候也是十分刻薄的争论。尽管如此，雅普克在描述不同催眠理

论取向的方式时，带着对所有理论家的敬意。他的成功之道部分在于包括了一个"大师的视野"专栏，在这个栏目中，主要的催眠学者们都以他们自己的语言提出了他们的看法。与此同时，他也没有避讳去谈论有些专业人员甚至仍然持有的错误看法。比如，他谨慎但清晰地讨论了常见的误解之一，即认为催眠沟通会"绕过意识的头脑，直达潜意识"。这只是许多众多的误解之一，正是这些误解可能会吓跑一些潜在的来访者，或者让他们无法进入催眠治疗，或者让他们产生了不现实的期待，认为不费力气就能够改变。能够觉察到这些误解，并且知道如何更正它们，对于有效地使用临床催眠是极为根本的，同样也有助于促进来访者使用自己的能力，那就是用他自己的能力以一种具有治疗效果的方式去改变体验。实际上，我希望有关误解的章节可以出一个缩略版，让来访者和任何考虑寻找在临床工作中使用催眠的治疗师的人都能够看到。

　　除了描述其他人已经提出的各类有关催眠的理论和概念取向之外，雅普克讨论了社会心理学的研究，有关这方面的知识能够促进对于催眠的

理解和使用。这包括了诸如从众、认知失调、服从权威以及控制幻觉的话题。在这些话题上所提供的信息对于临床工作者而言是十分重要的，无论他们使用何种实践的风格。

《临床催眠实用教程》的第二部分描述了广泛的临床议题，以及一个知识丰富的临床工作者可以在一次催眠会谈中使用的各类治疗取向。当你阅读这些部分的时候，你可能会注意到，它们不仅描述了如何有技巧地使用催眠，也描述了一个出色的心理治疗师可以在一般的治疗会谈中使用的一种沟通方式。出于这个理由，即便临床工作者并不选择使用催眠，这本书仍然会对于他们有所帮助。

在有效使用临床催眠背后包含的原则，对于有效地实践不使用催眠的心理治疗也同样具有意义。这是因为，产生治疗效果的并不仅仅是导入，而是在于在催眠导入之后给出的暗示，以及更为重要的是来访者如何对这些暗示做出反应。*正如雅普克提到的那样，在催眠中能被体验到的一切都可以在不实施正式催眠导入的情况下，通过给出相同的暗示来被体验到。这甚至包括最为困难的催眠暗示。比如，在对暗示做出反应时，高反应性的个体无论是否被催眠，都可以体验到令人信服的视幻觉，他们的自我报告和大脑活动的改变都证实了这一点（Mazzoni et al., 2009;

McGeown et al., 2012）。不过，一如雅普克在整本书中详细指出的那样，将催眠作为一种目标导向的干预手段来使用，存在着许多好理由。对于许多来访者而言，催眠体验是非常特殊的，催眠的体验无疑提供了一个聚焦的、有创造力的背景来催化治疗。此外，临床催眠的从业者所发展出来的治疗策略甚至在不进行催眠导入的情况下，也仍然可以被当作有效的工具来使用。这些都是特别有说服力的理由，可让读者去仔细地阅读本书，思考其更深层的启示。

我是在20世纪70年代初第一次学习了催眠，当时是作为由佩里·伦敦讲授的心理治疗课程的一部分，他本人是一位催眠研究领域的先驱，在加利福尼亚大学任职。10年之后，我开始从事有关催眠的研究；当时，杰米·康塞尔，作为我在康涅狄格大学最有才能的研究生之一，将几篇有关催眠的研究拿到我们的研究小组来进行讨论，这个讨论继而影响了他的硕士论文和博士论文的样貌。尽管我在这个领域中有多年的经验，我从阅读迈克尔·D. 雅普克的《临床催眠实用教程》中仍然学到了许多的东西。我期待你也会有这样的体验。

欧文·基尔希，博士
哈佛医学院安慰剂研究项目副主任

---

* 对于这一概括的观点而言，存在一个例外。最常见的催眠导入包括给出放松的指令，而引发放松的程序本身可能具有积极的躯体和心理健康效果。

这是崭新的第五版《临床催眠实用教程》！随着催眠领域自身的不断发展，能有机会让《临床催眠实用教程》这本书也跟着继续发展，实在让人感到兴奋和满足。在本书的前四版中，《临床催眠实用教程》通过每一版一直扮演着一个重要的角色，那就是让全世界的专业人员能够接触到临床催眠这个充满活力且迷人的领域，尤其是因为它一直都在大学课程和私立的临床培训中被作为教材来使用。让人最为满意的是，本书已经被翻译成为许多其他的语言，包括西班牙文、意大利文、中文和俄文。

随着本领域不断地演化，我对催眠的益处的理解和欣赏也在不断拓展。催眠科学文献的增长让我感到着迷；关于催眠何以改变生理和认知过程的高质量研究不断涌现，有助于加深我们对于人类潜能的理解。我自己作为一名临床工作者，催眠临床文献的增长甚至让我更为着迷，它们展现出催眠如果被有才能的临床工作者用于治疗心理和医疗问题，就能通过如此各异的方式增益人们的健康和福祉。催眠的可能性如此丰厚！

这一全新的第五版让读者能够接触到本领域当前的状态。它强调了一些最近的临床和实验研究，在有助于读者将研究纳入自己视野中的同时，仍然保持了本书在临床技艺这一方面的主要焦点，关注如何有效地使用催眠。毕竟，《临床催眠实用教程》是一本详尽的指导书籍，目的是指导读者发展出应用临床催眠的核心技能。它十分注意催眠互动的概念、语言和目标，包括那些催眠影响模式所固有的实践和伦理议题。本书显而易见的目标是为你提供一些关于催眠的洞见和理解，从而让你能够成长为一名有技巧的从业者。

《临床催眠实用教程》分为两个部分：第一部分叫作"先思而后行"，包括10章，旨在强调在你开始实践之前，有必要理解的一些核心事项。尽管有些人可能更喜欢说："就告诉我怎么做！"并且会跳过催眠最为根本的要素，我强烈建议你不要那么做。显而易见的是，你对催眠有怎样的看法会决定你将如何实践催眠。带着良好的知识基础去清晰地思考催眠的复杂性，可以帮助避免以浅薄的方式或错误的方式实践催眠。直言不讳地讲，一个不能真正很好地理解催眠的从业者如果只想学习如何做催眠的技术，那么他就在给来访者帮倒忙。技术只是善用催眠中的一部分。

本书的第二部分叫作"催眠在行动"，包括16章，旨在带领你发展出在临床实践中使用催眠所需的技能。这些章节讨论的是关于暗示的语言、不同的导入方法、设计和实施治疗干预，以及如何处理像是儿童、有疼痛或抑郁问题的个体这类特殊的群体。关于所讨论的方法，书中有足够多的例子，甚至会指导你在意外发生而你不确定如何做的时候，可以做些什么。

《临床催眠实用教程》的这一新版本在众多地方都进行了升级和扩充：

（1）在隐喻、过程为导向的催眠和抑郁症治疗的话题上撰写了新的章节；

（2）所有其他章节的参考文献都进行了更新；

（3）"大师的视野"专栏内容进行了扩充，而且在有可能的情况下进行了更新（对于该栏目中提到的许多已经去世的先驱而言，更新就无法做到了）；

（4）增添了许多新的会谈文本来帮助你更好地理解，在真实的催眠会谈中，这些概念和方法听起来究竟是什么样子的；

（5）建立了一个《临床催眠实用教程》的专属网站，欢迎你定期访问。

由杰弗里·蔡克、安德烈·魏兹霍夫、史蒂文·杰伊·林恩以及皮特·西恩各自撰写的之前四版的序言，我自己撰写的导读部分，以及我曾经使用催眠而进行的单次会谈个案"维姬的案例"的会谈文本也可以在文后的"附录"中找到*。

我希望你将会发现《临床催眠实用教程》能启发你，它是实用的，能给你支持，且有思想的深度。我自己的全部身心都投入在本书的写作中，这就是为什么我觉得自己是如此幸运，能够在年轻时接触到催眠，因此有了一生的时间来探索它，帮助它发展成为一个帮助他人的有力的工具。这一直都是我的荣幸……而我还要继续做下去！

迈克尔·D. 雅普克 博士
2018 年 5 月 13 日

---

* 在本书第五版英文版中，这几部分作为补充材料被放在网上，为方便读者阅读，我们在本书中将它们统一放在附录部分。
——译者注

致　谢

Trancework:
An Introduction
The Practice Of
Clinical Hypnosis

《临床催眠实用教程》已经走到了任何其他的催眠教材都没有踏入过的地方——第五版。我无法不去想到所有那些对于我个人以及整个领域而言曾经提供如此多的帮助、做出如此多的贡献的人，他们让《临床催眠实用教程》的最新版得以面世。我也想要真诚地感谢那些有着别样影响力的人。

首先，我最为感激的是我的妻子，戴安娜。我无法用语言去表达，我是多么爱她，多么珍视她，出于无数个不同的理由。她的奉献、正直、清晰、激情、艺术才能、创造力、幽默，以及在任何场合只要音符一响起，就能热烈起舞的能力，还有那么多其他可爱、可敬的品质，在我每一天的每一分钟里都提醒着我，在我这一生能拥有她作为我的人生伙伴和最好的朋友，我是一个多么幸运的男人。

我把爱和感激献给我的兄弟姐妹，布莱恩、杰里、肯、杰基和米歇尔，感谢他们无条件的爱与支持。我们一直都是一个紧密的家庭，这是一份我从来都不认为是理所应当的礼物。

我最好的朋友，温蒂、理查德和梅根，在过去超过半个世纪的时间里，在我人生中的每一件事情上，他们都一直是重要的一部分。时间都去哪儿了？感谢你们一直都在我身边。我深深地爱着你们。

这本书是基于我一生所获得的知识和经验写就的。我很荣幸能够结识和走近这个领域中许多最有影响力的人物，无论是过去还是现在，而任何方式都不足以感谢他们是如何增益了我作为一名临床工作者、作家和教师的人生。我只能列出其中一些人的名字，并献上我最深切的感激之情：杰弗里·K. 蔡克、俄夫·普斯特、皮特·W. 西恩、杰·黑利、威廉·S. 克罗格、诺玛·百里塔和菲利普·百里塔、尼尔·西蒙以及安德烈·魏兹霍夫。

乔治·策玛是我在 Routledge / Taylor & Francis 出版社合作超过 20 年的编辑、出版指导人和拥护者。当他说，该出新版的《临床催眠实用教程》了，这是因为他相信，在这个非凡的研究和实践领域中还有那么多值得说的事情。当然，他是对的。在本书仍在出版的过程中，他退休了，所以我没有能和他一起完成这个计划。但是，我将永远感激他多年以来提供给我的愿景和支持。

我想感谢来自 Routledge 出版社以及 Apex CoVantage 出版社的许多专业人员，他们的指导让这本书得以完成。这是一个庞大的计划，而我对他们的支持和专业能力心怀感激。

我有幸拥有那么多出色的朋友、同事和学生，他们给我的人生增添了那么多令人兴奋的谈话，发人深思的挑战，帮助我澄清我的观点和教学，在那么多的维度上，这些都是富有意义的交流。

举办我的临床培训的主办方以及参加我的培训的学员们也非常值得一提。通过你们对于我工作的莫大兴趣，我有幸在全世界旅行，在我教学的同时也能从其他人那里学习到如此多的东西。我从内心深处感谢你们。

最后，但绝对同样重要的是我拥有对于我的父母、岳父母的那些充满爱的记忆，格尔达·雅普克和本杰明·雅普克、玛德琳·哈里斯和杰拉尔德·哈里斯，这些记忆仍然引导着我，启发着我。我一直都很思念他们，但也觉得能在我的一生中有他们这么长时间的陪伴，实为幸事。我十分感激，即便在我自己都无法相信自己的那些艰难时刻，他们因为仍然能够相信我而让所有这一切得以可能。

关于作者

迈克尔·D. 雅普克博士
（Michael D. Yapko）

迈克尔·D. 雅普克博士是一位居住在美国南加利福尼亚州的临床心理学家。雅普克博士在超过 40 年的时间里都一直对于临床催眠应用的错综复杂的图景有着浓厚的兴趣。他被公认为该领域中的一位领军人物，曾经受邀在许多重要的专业催眠协会的会议上发表主题演讲，包括美国临床催眠学会、美国临床与实验催眠学会、国际催眠学会、欧洲催眠学会以及澳大利亚催眠学会。他在美国各地以及六大洲超过 30 个国家给专业人员讲授催眠，他仍然活跃在美国国内和国际的教学和会议舞台上。

在催眠和使用策略派心理治疗的主题上，雅普克博士著有 15 本书，主编了 3 本书，撰写了众多的章节和文章。他的著作被翻译成 9 种语言。关于雅普克博士的教学计划和出版物可以参见他的网站。

雅普克博士因他在推进催眠和短程治疗领域做出的创新贡献而获得过众多重要奖项，包括美国心理学会（American Psychological Association, APA）第三十分会（催眠心理学会）、国际催眠学会以及米尔顿·H. 艾利克森基金会颁发的终身成就奖。

就他的个人生活而言，他和他的妻子戴安娜幸福地生活在一起，戴安娜是一位儿科语言治疗师。他们一起享受周游世界以及在大自然中徒步旅行。

表 格 目 录

Trancework:
An Introduction
TO
The Practice Of
Clinical Hypnosis

大 师 的 视 野 目 录

Trancework：
An Introduction

The Practice Of
Clinical Hypnosis

目　录

第二部分　催眠在行动：发展出临床实践的技能和艺术

第一部分

先思而后行：发展出对催眠的更深刻的理解

第一部分中的 10 章会提供给你一个坚实的概念和实践基础，从而帮助你有效地使用催眠。"就告诉我该怎么做"是一种危险的立场。无论如何，你对催眠的看法自然会决定你将如何使用它。因此，我郑重地鼓励大家对催眠发展出一种坚实的理解。

第1章
与催眠的初次见面：来看看这个万花筒

与你共享影响我一生的一刻

当我还是一个学习心理学的 19 岁本科生的时候，我曾经获得过一次令人兴奋的机会，参加了平生第一次有关临床催眠主题的工作坊。我把这次机会牢牢地抓在了自己手里！这个工作坊是面向专业人员和学生的，而我对这个话题的好奇心可不是一星半点儿。在此之前，我仅仅在电影里和电视里看到过催眠表演，在这些场合中对催眠的描述一直都是负面的，把它作为一种令人害怕的心理控制术。几乎在我曾经看过的每一个催眠的例子中，人们显然都屈服于一位必然邪恶的催眠师的意志之下。在催眠师邪恶的控制下，这些人似乎要么被迫犯下罪行，要么做出愚蠢的行为，完全取决于催眠师的心血来潮。曾经暴露在这些印象中的我也抱着怀疑的态度，不知道催眠可能会具有什么治疗价值。不过，出于一种直觉，我认为如果你可以影响他人，让他们变得更糟糕，那么同样你也可以影响他们，让他们变得更好。我怀揣无数个问题去了那个工作坊。

工作坊的讲师是一位心理治疗师，他会在自己的临床实践中使用催眠。他是一个聪明、思路清晰、经验丰富且对催眠十分博学的人。听到一个有着丰富知识的人带着善意去谈论催眠怎么为医疗保健的服务人员提供一些积极的可能性，这可是一件很棒的事情。工作坊第一天的焦点是让人们能对催眠有一种知识层面的理解。他谈论了常见的误解、对于催眠本质和催眠现象的不同观点、不同的临床应用，等等。这真的太让人着迷了！

不过，扣动我心弦的是在第二天发生的一个事件，这么多年过去了，它一直都牢牢地占据着我的心。这是一次临床催眠的演示，它的结果如此令人震惊、如此成功，以至于当我回忆起它的时候，我仍然能够体验到寒毛竖立的感觉。当这位讲师宣布，自己要做一次现场演示时，我确保自己就坐在他的跟前，从而能够把发生的一切尽收眼底。我丝毫不想错过任何一个细节，我尤其想要看到的是，催眠的使用是不是一种心理控制，是不是一种欺骗，或者是其他什么东西。尽管前一天的教学向我保证催眠并不是头脑控制术，我仍然没有彻底信服。我仍然抱有怀疑，所以想看看真实的情况是什么样子的。

在参与工作坊的人群中，一位女士自愿来做

演示的对象，我猜她大约 40 多岁。在访谈中发现，她是一位私人执业的心理治疗师，但是在大约 3 年前她出了一起严重的交通事故，此后，她就没有办法维持之前那样的工作量和频率了。她在事故中多处受伤，大部分伤势都愈合良好，唯一的问题是她的一条腿出现了持续的严重疼痛，以致她难以行走、坐下，甚至是睡觉。她已经见了许多不同的医生，也尝试了许多不同的治疗，包括物理治疗和药物治疗，但仍然持续地感觉到严重的疼痛。不止一个医生告诉她，这个疼痛是由神经受损造成的，是不可能消失的。她感觉到疲惫不堪、毫无希望、害怕，她虽然不想放弃，但又感到绝望。我敢保证，在场所有人在聆听她描述的所有这些她不得不忍受的事情时，都会被她的故事和努力深深触动。我在当时如此希望，她即将接受的催眠会谈能够给她提供一些慰藉，但又害怕它做不到。我完全无法想象，这位讲师兼治疗师能够说些什么，让这样糟糕的处境有所转变。

访谈告一段落，两人的互动出现了一个清晰的转换——讲师兼治疗师邀请她采取一个舒服的姿势，闭上眼睛，将注意力放在他所说的话上。我又一次怀疑，他究竟能够说些什么来减少这位女士生活中的伤痛？他开始做了一些一般化的暗示，暗示舒适地呼吸和放松。他提醒她，在她的人生中有一些特殊的时刻，在那些时刻，她会开心地做她喜欢做的事情。他描述了她曾经惊喜地发现事情比她预想得更好的时刻。我耐心地等待着心理控制指令的出现，我"知道"它们一定会出现……但是，它们完全没有现身。他在从事干预的过程中保持着温柔、尊重、积极和稳重的态度。这让人的信心油然而生。

他的暗示持续了大约 20 分钟，暗示的目标是帮助她集中注意力和放松，他给了某些想象暗示，这些在我听来十分怪异。他鼓励她去想象，她的腿变成了一种黑色的液体，这些液体会渐渐地顺着她的腿往下流，然后以她的脚趾为出口，流到她的鞋子里，随后漫过她的鞋子，在地板上形成一个水塘。他把这个水塘描述为"疼痛的水塘"，他详细地描述了这个水塘如何离开她的腿，聚集在地板上。而他在这么说的同时，我不禁想，到底是何种轻微的精神病性思维能够让他产生这类想象。半真半假地，我问自己，在观察这次互动的人当中，有没有任何人会担忧他的心理状态。不过，我能感觉到在当下发生了一些重要的事情，即便我并不真的明白到底发生了什么。知识的匮乏在我身上产生了一个障碍，让我无法把握他所做的演示中蕴含的智慧和创造力。

当他继续给出"疼痛的水塘"意象暗示时，就在我们眼前，这位女士的面部表情发生了改变。让人震惊的是，我们看到她眼睛下的黑眼圈变淡了，看到她脸上因为忧虑而皱起的纹路变浅，然后渐渐消失，看到一种安宁的表情取而代之。我很想知道，在她内心到底发生了什么，因为显然在她的内心正在发生一些极为重要的事情。我对此一无所知，以至于都猜不到可能发生了什么。

最终，随着暗示，她已经发现了一些之前隐藏起来的新能力，以及她可以用这些能力为自己提供持续的慰藉和舒适感，这次会谈结束了。当她最终睁开眼睛的时候，她脸上的表情已经说明了一切，不过，她随后流下了许多泪水，她报告说："在 3 年里，这是头一次我感觉到不痛了！"整个房间一片寂静，所有人都在加工着刚才所发生的一切。面对自己刚刚目睹的一切，我的心被敬畏混杂着兴奋的感受占满，与此同时，我很明白，我实际上完全不理解在这次非同寻常但又如此有力的催眠互动中到底发生了什么。在那一刻，我唯一的想法是，我对自己许下了一个最为真挚的承诺："我**一定**要学会怎么才能做到那样！"

在那个充满魔力的时刻，我下定决心，我将用我的一生去了解和实践催眠，我要发展出特定的技能，与此同时，我还要去探索心理对大脑和身体施加影响的界限到底在何方。这一充满魔力的时刻的确持续了我整个人生……

一位临床工作者的好奇心

苏格拉底曾经说过，"好奇是智慧的开始"。惊讶的感受以及它必然会驱动的好奇心一直是我学习催眠的动力所在。好奇心带来的是更仔细的观察、客观的研究和在应用上的创新。在我这里的确是这样的，这同样适用于全世界研习催眠的那些临床工作者们，他们发现了催眠的许多临床益处，并且热切地将催眠整合入他们提供医疗保健服务的实践当中。

本书是在我的好奇心驱动下直接成就的作品，从如此久远的那一天开始，这一好奇心随着时间的流逝丝毫没有减弱，反而越来越强。如今，将近 46 年之后，我已经目睹了由众多专家实施的数以百计的、令人赞叹的催眠演示，我自己也和全世界各地的人们合作，进行了数以千计的催眠会谈，我也一直都热衷于阅读催眠和相关领域的研究著作。我在这里提出的问题曾经是我的动力所在，而我希望，这些问题也能够鼓励你去学习催眠：

- 集中注意力——聚焦——怎么转变为一种非随意性但仍然是有意义的反应；而人们会说自己没有努力产生上述这些反应，这些反应"就那么自己发生了"。
- 为什么有些人对于类似催眠这样的体验性过程会做出如此惊人的反应，觉得这些过程让他们"焕然一新"和"改变人生"？
- 催眠是否能够增加一种治疗干预的效果？如果可以，它是如何做到的？以及，在哪些问题上，它能够成功？
- 哪些一般和特殊的因素会决定一个人对催眠做出反应的能力？所有人都可以被有效地催眠吗？
- 我们能否客观地界定和测量人们身上的催眠能力？
- 能否提升个体反应性的质量，从而最大化他们的治疗获益？

当你反思，为什么在催眠中给出的暗示能够如此成功地将一位深受折磨的女士的痛苦转化为一摊无害的水塘的时候，请思考一下这些问题，以及你自己或许有的其他更多的问题。一个连理性都不符合的暗示如何能够产生这样一种深刻的治疗效果呢？

我希望，此刻你已经产生了好奇，带着这份好奇，欢迎你启程，踏上通往催眠世界的旅程，你将在这个世界中发现非凡的可能性！

力量……魔力……神秘……危险……

催眠的力量。催眠的"魔力"。催眠的神秘。催眠的危险。这个字眼本身便带着一种强大的气场，常常在人们的心里召唤出既不同寻常又邪恶的印象。的确，催眠这一令人生疑的特点可以追溯至神秘主义和江湖术士的所作所为，它们向我们展现出来的是人类本质上的需要，即相信的需要，以及以这样方式存在的人类的优势和弱点。一种信念的力量可以让一个人忍受攀登珠穆朗玛峰的万重艰辛，或是6个月化疗的折磨，让一个人在面对一个孩子的错误时，能报之以爱和教育，而非劈头盖脸的批评。

个人信念和催眠之间的一些联系显而易见，另一些联系看起来则不那么明显。从最简单的水平上来说，你的信念可以启发和激励你全力以赴，成为最好的自己，也可以相反，让你以一种令人痛苦、处处受限甚至是自毁的方式存在。我们的信念在界定我们自己的方面起到很大的作用；同样，研习催眠是怎么能够塑造人们的信念的乃是任何临床实践的基础。当催眠被引入人与人的关系中的时候，我们需要考虑许多因素，从而更好地理解这一特殊的互动。上文所提出的问题仅仅是一个开始，这些问题让我们能够开始理解，如果人们相信可以出现有意义的改变，那么这种信念如何能够为真正产生改变奠定坚实基础。

什么是催眠？催眠怎么在临床干预中有用武之地？你又怎么开始获得足够的技术来将催眠整合到你的临床实践中？这三个问题奠定了本书的基础，而随着之后每一章节的展开，你将看到源于临床和实验研究的多重答案。对于那些想要学习催眠的临床工作者来说，本书将给他们提供不同的视角和方法，这些视角和方法一方面基于对于催眠最新的科学理解，另一方面则植根于现代临床实践的现实土壤。本书的确是一本有关"如何做催眠"的著作，它的目标是引导你跟随你的渴望去学习，催眠如何以及何时能够在治疗中有效使用。

在本书的第一章里，我将以一种概述的方式来探讨和催眠这个领域相关的一些议题，希望能帮助你打好学习催眠的技艺和科学的基础，这些议题包括：

（1）在尝试界定类似催眠这样复杂的事物时所遇到的困难；

（2）人们对催眠怀有的复杂的反应；

（3）催眠在治疗中的有效性；

（4）在治疗过程中，治疗师和来访者之间关系的重要性；

（5）过度营销催眠的害处；

（6）给诸如催眠这类多维的体验贴上单一标签所造成的局限；

（7）对于一般的治疗体验和特定的催眠体验而言，沟通和影响力都扮演着最根本的角色；

（8）发展出一种基于优势的取向，从而将催眠整合入治疗之中，以及这么做的益处。

这些话题能很好地开启你对这一领域的理解，我也将在后续的章节中继续展开这些话题。

界定催眠的首次尝试（某种程度上）

在开篇就想要给这本厚厚的书涉及的现象下个定义显然是合情合理的。不过，说远比做来得容易。从催眠诞生之时开始，在过去至少两个世纪里，学者们就在同这一问题较劲，而且在任何时代，都没有对精确的定义形成共识。为什么会这样呢？也许理解起来不难：催眠的体验是相当主观的，这使得许多不同的"专家"都可以表达他们关于什么体验能被冠以"催眠"之名的看法。因此，临床工作者在他们使用催眠来治疗的人群上表现出极大的多样性，而且他们也可能在使用催眠的方法上存在显著的差异。

即便是对于资深的执业者来说，描述催眠也比给它下定义来得容易。以心理学家和现代临床催眠的先驱之一约翰·（杰克）·沃特金斯 [John (Jack) Watkins] 为例。实际上，他是于 1949 年创立的第一个专业催眠学会——"临床和实验催眠学会（Society for Clinical and Experimental Hypnosis，SCEH）"——的创始人之一。在他去世前不久，在他写的一篇题为"催眠：七十年的惊奇之旅却仍然不知它为何物！（Hypnosis: Seventy Years of Amazement, and Still Don't Know What it Is!，2009）"一文中，他公开承认了催眠这一奥秘的本质。在这么多年之后，他仍然无法界定催眠，这绝非因为他缺乏深入的研究和思索。事实上，在这个领域中，我们所有人都无法获得准确的定义，这一点表明：揭示催眠这一错综复杂的事物的尝试本身就是颇为复杂的，因为催眠包含了数十来自不同领域的因素，而这些领域本身就是多元的，例如神经学、认知神经科学、社会心理学、个体心理学、遗传学和表观遗传学。在本书中，你将与这些因素中的许多成员一一会面。

催眠没有一个唯一被公认的定义。为了尝试创造一个大多数专家可能会同意的定义，美国心理学会第三十分会，即心理催眠学会（Society of Psychological Hypnosis），成立了一个由知名的催眠专家组成的"定义催眠委员会"来尝试发展出一个定义；他们认为，这样一个定义"是科学研究的基础"（Elkins, Barabasz, Counceil, Spiegel, 2015, p. 2）。第三十分会的常务委员会抱着现实的态度承认，并非每个人都会同意以下这个定义，但委员会仍然接受它为催眠的正式定义：

> 一种意识状态，涉及注意力聚焦以及对外周觉察的减少，其特征是对暗示的反应能力提升。

第三十分会的这个极简的催眠定义引发了诸多有深度的讨论。颇有洞察力的史蒂芬·兰克顿（Stephen Lankton）作为《美国临床催眠杂志》（American Journal of Clinical Hypnosis，AJCH）的编辑，邀请了包括我在内的不少专家在 AJCH 的一期特刊上对于这个新定义发表看法（这些有趣而富有洞见的评论可参见 2015 年 4 月刊）。"定义催眠委员会"认为，他们的定义是一种"简略而整体化的描述"（Elkins et al., 2015, p. 6）。把一个定义作为一种描述在某种程度上是令人迷惑的。描述和定义可以等同吗？该委员会的描述实在是高度概括，既适用于催眠，也很容易适用于其他很多体验。不过，它的确点出了尝试界定催眠这一挑战的复杂性。

既然大家已经明白，尝试界定催眠这件事情说起来比做起来容易，而且即便在专家之中，催眠的定义也一直难有定论，那么我就此给出我个人对催眠的不完美定义：催眠是一种注意力高度

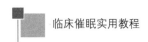

贯注的聚焦体验，它邀请人们在体验的多个水平做出反应，从而有目地放大和利用他们个人的资源。当催眠用于临床情境时，它涉及更多地关注至关重要的一组技能，即以一种特定的方式使用词语和姿势，从而达成特定的治疗结果；以及，认可和利用许多复杂的个人、人际和背景因素，并以不同的方式将其加以组合从而影响来访者的反应性。

人们一般如何看待催眠？

专业人士和普通大众都容易对催眠抱有一种矛盾的态度；人们通常对于催眠很是好奇，但是这种好奇又因为对催眠的普遍误解而沾染了几分怀疑和误会。在下一章中，我们将详细地讨论这类的许多错误观点。

人们的误解有许多不同的来源：最为常见的来源是舞台催眠表演、电影和电视节目，在这些表演中，催眠被描绘为怪异行为或犯罪行为的幕后黑手，而未经良好训练的从业者也会打着催眠的旗号，推销一些神秘深奥，甚至不符合伦理的实践。有些从业者曾经许下一些不着边际的承诺，宣称催眠具有让人瞠目结舌的治疗效果，而且让催眠总体上变成了一个看似神奇的过程，只有他们这些足够特殊的人才能驾驭催眠。对于任何产品或服务来说，把它吹嘘得越是神乎其神，消费者势必越是持有怀疑和谨慎的态度。对于催眠而言，这种为了博人眼球而对结果做的营销几乎必然是弊大于利。在提供关于催眠的明智教育和做出无法兑现的夸大承诺之间，的确存在实质性的差异。

随着催眠日益成为严肃的科学探究的对象，一种更为恰当的、科学的谦逊态度也随之出现，这种谦逊有效地消减了对催眠的浮夸吹嘘，与此同时又在切实证据的基础上不断为催眠的有效性

提供新的阐释。有关催眠的科学研究是令人惊叹的：在同行评议的顶级期刊中发表了令人折服的文章，美国国内和国际层面的专业协会也在鼓励越来越多的临床实践者和研究者一起携手继续对催眠的治疗效应进行研究。

催眠引发了大家对于人类意识的本质以及在心灵、身体和精神之间复杂且常常令人迷惑的关系进行活跃的探讨、好奇的猜想，甚至是深刻的哲学思考。对于普通大众而言，催眠仍然让他们感到迷惑，因为他们无法轻易弄明白为何催眠既可以被用作哗众取宠的舞台表演套路，又能在出色的研究者和临床实践者眼中成为一个有效的治疗工具。

让我深受鼓舞的是，我越来越多地遇到曾经受益于临床催眠治疗的人。在最近几年里，大众电视媒体中曾经播放过一些有关催眠的上佳作品，在 YouTube[*] 和 Vimeo[**] 等视频媒体上也发布了一些给人以启发的演示，而在报刊上也刊登过一些描述临床催眠治疗的优秀文章。随着受人尊敬的专业人员和机构对催眠做出积极推广，无论就其深度还是广度而言，催眠都正在稳步成为医疗保健阵营中一名重要且应用日趋广泛的成员。若要让催眠进入大多数助人行业的专业人员的基本技能库，成为其中的重要原理和方法，则

---

[*]　美国著名的视频网站，常被称作"油管"。——译者注

[**]　美国著名的视频网站，常被称作"维密欧"。——译者注

仍是征途漫漫。不过，如果催眠能成为一个更为实用且更容易理解的工具，人们就能更积极地使用它，也会有越来越多的人能欣赏到它的治疗效益。

催眠如何能给临床实践工作带来启示？

本书并不试图让大家对催眠"叹为观止"从而夸大它的价值。本书所做的每一步努力都在以一种公平的视角来看待催眠这个主题。尽管催眠作为一门科学有其价值，但是仍然有众多催眠应用的方面未得到解释。我对催眠怀有的热忱无疑贯穿本书的始终，但是这种热忱也会受制于一种责任感，那就是并不超越科学所告知我们的事实。在本书中，我将把催眠定义为一种帮助来访者发展出强大的个人资源的手段，这些个人资源能有目的地指引来访者达到他们的个人治疗目标。证明催眠有效性的证据已经相当可观，而且还在不断增加当中（Alladin, Sabatini, & Amundson, 2007; Barabasz & Watkins, 2005; Cowen, 2016; Elkins, 2014; Mendoza & Capafons, 2009; Montgomery, DuHamel, & Redd, 2000; Moore & Tasso, 2008）。

任何一种治疗干预手段都不可避免地涉及使用暗示来向来访者介绍信息和观点，引入体验。治疗的人际（社会性）方面是学习临床催眠治疗的一个主要焦点，这是因为作为临床工作者，我们常常会问自己一个重要的问题：我能说些什么来减少这个人的躯体以及／或者情绪痛苦？学习催眠能更好地教会我们如何提出观点，以及如何调整人际互动的结构，从而让来访者获得最佳的治疗收益。请意识到，你在治疗中总是在给出暗示，这种意识可以激励你愿意更用心、更富有技巧地使用暗示。

不过，只是出于帮助别人的好意来说些什么并不太够。我们的话语是如何传递到来访者耳中的，这显然是极为关键的互动环节。学习催眠给我们提供了重要的洞见，帮助我们去理解人类如何构建他们个人的现实，以及人类不同的内在体验部分如何聚集在一起，从而构成了从身心健康到病理问题的连续体（Gilligan, 2012; Kihlstrom, 2008; Pintar, 2010a），做出这样的洞察能够激励你按照来访者的个人特点调整你的取向。使用催眠很可能会改变你对人以及他们的问题的理解，因为它会鼓励你想方设法地发现和调动来访者的优势，这些很可能是你以前从未考虑过的。来访者可能有自己的问题和弱点，但也具有自己的优势。

获得临床催眠的技能也将成为增进你自己的临床能力的一种绝佳手段。将催眠整合入你的治疗计划能让你在治疗工作获得更为持久的效果。或许你能获得的最大收获是，使用催眠可以提升你的来访者的自我效能感和独立性，帮助他们对自己的想法、感受和行动获得更高的控制感，感觉自己拥有更多的资源，也更为自信。

临床工作者和来访者的关系是催眠的基础

临床催眠治疗有许多不同的面向，每一个面向都折射出这一现象的不同维度。本书主要是为了那些致力于帮助减轻某种类型的痛苦的从业者而写的。因此，在本书中，我主要关注的是应用催眠的临床背景。通过关注如何在临床中使用催眠的原理和取向，我会把更多的注意力放在如何使用暗示来达成具体的治疗效果上。这并不是说催眠完全依赖临床工作者的技能，尤其是目前已有良好的证据表明，只有来访者允许催眠效应产生，且有足够的资源让其发生的时候，催眠效应才会产生（Hilgard，1992；Lynn，Kirsch，& Rhue，2010；Nash，2008b；Woody & Sadler，2016）。不过，临床工作者的技能在"催眠配方"中仍然占有很大的比重。促进你对这些技巧的觉察和掌握正是本书的重点。

在使用催眠时，强调一种以有技巧的、怀着慈悲之心的方式和来访者建立关系，这种态度就会减少程式化或非个性化地使用催眠的可能性。相反，它会鼓励临床工作者对个体来访者的需要进行评估，并对其需要做出灵活的反应。对于临床工作者而言，相比采取一种"一招鲜吃遍天"的套路，鉴别出每个来访者独特的特质并顺势而为显然要困难得多，也因此需要临床工作者花费大量的努力才能纯熟地使用催眠。我倾向于认为，这一点也适用于所有临床技能的发展。

面对挑战——人们对于催眠的消极偏见

大多数人都曾经听说过或目睹过催眠，而无论在当时听到了什么，看到了什么，抑或有何种感受，都会给他们留下某种印象，这种印象成为他们日后对待催眠的态度的基础。在各种电影、儿童卡通作品、电视节目、舞台表演、博览会和夜总会中都可见到催眠的身影。你可能也见过某些人在聚会的时候尝试过这一技艺。它可能促使你的一个熟人试着参加了某个所谓"迅速见效"的戒烟项目，并且因为自己未能成功而感觉更糟。它可能也曾被人认为是你社区中的某个孩子加入邪教组织的"幕后黑手"。有了这类消极"逸事"的流传，也难怪会有许多人确信，无论催眠到底是什么，都必然是他们不能理解的，或许还是危险的。

对于舞台催眠表演者而言，保持催眠的神秘性意味着财源广进。不幸的是，恰恰是这些人最无法有效地使用催眠，让催眠能充分实现其潜能，即作为一种有价值的临床工具，帮助人们改善他们的生活。相反，这些舞台催眠表演者以一种错误的方式将催眠呈现在公众眼前，无论是面向外行还是专业人员，他们一方面把催眠表现为一种娱乐形式，可以在看似正常的志愿者身上产生让人发笑的行为表现；另一方面，又把催眠描述为一种显然能控制心灵的工具，且具有骇人的后果。在舞台催眠的粗鄙和临床催眠的精湛应用之间实际上存在一道难以逾越的鸿沟（Meyerson，2014；Shimizu，2016）。

有些时候，推广有关催眠的负面看法的人是一些宗教领袖，声称催眠是"魔鬼的工作"。这种认为催眠会让你被魔鬼"附身"的信念可能会引发一些极端信徒的共鸣，这些人除了在他们自己不幸经受的宗教训练中学习到的神秘观点之外，对催眠毫无所知。只是因为被告知如果你体验了催眠，你就会失去你的灵魂。因害怕而没能学会如何使用你的内在优势并且用聚焦和有益的方式去使用自己的才能，这是多么可惜的事情啊。帮助人们去理解催眠是一种有价值的临床工具，这或许不是简单的事情，更不用说当有些人相信自己的宗教并不赞成使用它的情况了。

很少有某个领域像催眠一样经历如此的大起大落。在历史上，对于催眠的接受程度从勉强接受到完全嗤之以鼻不等。在不久的过去，那些从事催眠的人可能有他们个人的观点和偏好的方法，但他们对于自己实际上在做什么鲜有任何科学的理解。实际上在当年也没有任何科学的洞见可言。占据主流的一种假设是，催眠师的技术本身蕴含着某种力量，遂成为当年的主要关注点；因此也很少有人去关注来访者的内心过程或应用催眠的情境的本质。当今对催眠的看法会更为多维且丰富，其关注的也远非技术本身。你会逐渐发现，塑造来访者对你的暗示做出的反应的因素有很多。

是否有实证证据表明临床催眠治疗的确是有效的？

临床实践目前所处的大气候极为强调循证治疗，而在可预见的未来，这也是大势所趋。如今，对所有领域的临床工作者的一个例行要求是，要他们根据检验他使用的干预手段的客观数据结果，解释和证明其方法的有效性。在心理治疗的实践中，保险公司、雇主，甚至是见多识广的来访者，都会预期临床工作者只使用那些获得良好的临床研究支持的方法。

临床催眠治疗领域也受到了"循证治疗"这一潮流的直接影响。近年来大量研究问世，评估催眠是否能有助于产生积极的治疗结果。因此，在许多领域中都发表了数量日益增长的高质量催眠研究，这些有价值的研究也已经不再仅发表于催眠专业期刊之上，这让各类临床工作者都更容易阅读到这些文章。

作为一种获得实证支持的治疗，催眠研究是如何评价催眠的呢？我们应该如何来看待这类研究呢？当你开始学习临床催眠治疗时，这些是值得你思考的重要问题。当你能发展出你自己有关催眠的概念框架和应用催眠的个人风格时，你将有更好的立足点来判断特定的研究发现对于你工作的重要性和意义。

在讨论总体的研究结果或特定的研究发现之前，让我们先简要地思考一下如何看待催眠研究这个问题。当然，本书之后的篇幅还会更细致地讨论这个问题，不过在第 1 章中，似乎有必要讲一讲研究这个议题，即便只是蜻蜓点水而已。让我们直接把这个问题摆出来：临床催眠有用吗？也就是说，它是一种有效的治疗吗？这个问题似乎直截了当，就好像应该有个清晰的答案一样。不幸的是，这一议题相当复杂，以至于难以给出简单的回答。

催眠是一种治疗方法吗？

第一个复杂的因素和如何界定催眠在治疗中的角色有关。在本领域中直至今日持续存在的争论是，催眠究竟是否应该被认为是一种治疗方法，还是仅仅被视为一种治疗工具，而非独立存在的治疗方法。两个立场各有知名且善辩的支持者。

对于那些认为催眠是自成体系的治疗方法的人来说，使用催眠的治疗被统称为催眠治疗，即意味着催眠是干预的主要机制。该立场的支持者将催眠视为一种治疗模式，它的定义明确且有其独特特征，就好比行为治疗一样。

而另一阵营则把催眠视为一种治疗工具，催眠不可避免地会被整合到一个更为广阔的概念和实践框架之中，而这一框架超越了催眠程序本身。催眠或暗示方法并不是一种"独立"的方法，而是说，临床催眠一般会被用来促使其他有着更为明确定义的干预手段，比如认知治疗，能更好地达成它们的目标。

对于某些人来说，尤其是在美国，这个议题无非是扰人的咬文嚼字之举，但是在美国（另一些场合）以及许多其他的国家，这个议题十分重要，因为你对自己工作的界定将决定你是否有资格从次级付款人（政府的保险等）那里获得付款。我个人的立场是，临床催眠治疗是一种工具，而非自成一格的治疗方法。我之所以这么说，是因为你无法将催眠从其所在的更广大的治疗框架之中分离出来。当你实施催眠时，你心中的治疗目标和你的干预不可避免地会折射出你如何界定来访者的问题、你对处理问题的治疗理念。广泛使用的"催眠治疗"一词过于宽泛，以至于无法有效指出实际实施的治疗到底是什么。

幸运的是，催眠能否提升治疗结果并不依赖于我们能否解决如何定义催眠这个问题（它到底是一种治疗还是治疗工具）。在这一方面，一种治疗和一种相关的治疗工具之间的界限实在很模糊，以至于不会引发专家的争论。因此，重要的问题并非"在治疗某种临床问题时，催眠和其他治疗相比有何结果？"，而是"相比不使用催眠的治疗取向而言，如果同一类型的治疗加上催眠，增加的催眠成分是否能提升治疗的有效性？"。总体而言，这一问题的答案是肯

定的。基于日益增长的客观证据，当催眠作为治疗过程的一部分时，它一般来说会提升治疗效果（Cowen，2016；Kirsch，Montgomery，& Sapirstein，1995；Lynn et al.，2000；Moore & Tasso，2008；Schoenberger，2000）。

临床催眠治疗已经被成功地应用于罹患各类障碍的临床人群中，包括焦虑（Golden，2010；Daitch，2011，2014，2017；Mellinger，2010；Peter，2017）、抑郁和抑郁复发的预防（Aladdin，2006；2010；2012；Torem，1987，2006，2017a；Yapko，1992，2001a，2001b，2001c，2006a，2006b）、创伤后应激障碍（Barabasz，2013；Barabasz，Barabasz，& Christensen，2016；Christensen，2017；Spiegel，2010）、进食障碍（Nash & Baker，2010；Torem，1992b，2001，2017b）、疼痛（Adachi，Fujino，Nakae，Mashimo，& Sasaki，2014；Jensen，2017b；Pattrson，2010；Patterson，Jenson，& Montogmery，2010）、习惯控制（Green，2010；Green & Lynn，2017；Kohen，2017a；Lynn & Kirsch，2006）、减轻体重（Milling，Gover，& Moriarty，2018）、肠道易激惹综合征（Carolusson，2014；Palsson，2017；Palsson，Turner，Johnson，Burnett，& Whitehead，2002）、头痛和偏头痛（De Benedittis，2017b；Hammond，2007；Kohen，2017b）、哮喘（Anbar，2017；Brown，2007）、睡眠障碍（Graci & Hardie，2007）、癌症（Ginandes，2017b；Neron & Stephenson，2007；Wortzel & Spiegel，2017），以及其他许多医学和心理学问题（有关大量考察各类医学和心理学问题的文章可参见 Elkins，2017）。

将催眠视为一种治疗工具而非一种治疗方法的另一组证据在于，催眠会谈的实施方式是极为多样的。这不仅涉及应用的载体不同，而且还存

在大相径庭的风格差异。简而言之，这个临床工作者和那个临床工作者在实施催眠的方式上可以有极大的差异，但仍然都声称自己在"做催眠"。因此，当研究评估催眠在治疗某个特定的临床人群的有效性时，如果一位研究者认为催眠不会显著增加积极的治疗效应，或者如果另一位研究者得出相反的结论，认为能显著增加积极的治疗效应，那么读者需要更仔细地审视，研究到底使用了哪种催眠程序，它们是否反映了某种特定的催眠风格或取向，以及这种特定风格或取向是否会让这个特定的研究发现变得更可靠或更不可靠。

所以，"催眠有效吗？"是一个复杂的问题。就像你将在之后的章节中学习到的那样，许多不同的因素会直接和间接地影响一次催眠会谈的成败。不过，就最一般的情况而言，我们可以自信地说，催眠能帮助增进治疗效果。仅凭这一点就值得我们花时间和精力来学习临床催眠了。

消费者请注意

如果人们不知道，不同的从业者在使用涉及催眠的治疗计划和风格上会存在如此大的差异，你也就能理解，为什么人们常常错误地假设他所做的催眠和其他人使用催眠的方式是类似的。很少有人有足够多的催眠体验来区分催眠的不同种类和应用。这对于公开使用治疗性催眠的从业人员来说是一个缺陷，因为大众会假设"此催眠和彼催眠是一样的"。作为消费者，他们所能做的似乎就是四处询价，带着最大的期望去找最便宜的催眠。

不过，如果妥善处理的话，这个问题也会变为一笔财富。当有人到你这里来了解你的工作时，通过和他们探索不同的治疗取向和可能性，你能帮助他们有足够的知识来做出有意义的决定。帮助消费者拥有必要的信息来做出明智的治疗决定是符合被称为"知情同意"的法律要求的，而且也被认为是任何专业工作的基础。人们不问问题不代表他们没有问题。一般而言，他们只是不知道该如何问起。

如果能让来访者简要地讨论一下他们的需求和临床催眠的性质，并将其作为治疗过程的一个部分，你就能给他们提供有益的信息，帮助他们更现实地评估自己的需求以及如何以最佳的方式来满足这些需求。来访者常常会带着不现实的预期来寻求催眠帮助，而这会让他们误入歧途，因此做出一定的矫正性教育是有益的。

媒体常常会错误地描述催眠，这导致大众对催眠产生了一种刻板印象，认为它是一种神奇的手段，能立竿见影地解决问题。我真希望对每一个要求我做一个"快速暗示"来消除他们不想要的行为的人说，别再上当了。当我理性地解释我们所做的工作要比他们想象的更深入的时候，我常常会看到他们脸上露出迷惑的表情，听到那个措辞不同但万变不离其宗的问题："为什么舞台上的催眠师只要打一个响指就能让别人做任何他想让他们做的事情呢？"不现实的概念会导致来访者产生一种失望和理想破灭的感觉。

在催生误解这一点上，几乎和舞台催眠师的做法同样危险，或许甚至更危险的是催眠师本人因为无知或贪婪的缘故，在实践中使用催眠来迎合公众的误解，通过声称自己有惊人的力量来误导那些脆弱的人。而当这种"不来就不可能有效"的做法最终也无效时，令人遗憾的是，他们往往会责备来访者"没有做好准备"或者在

"阻抗"。

鉴于催眠这个领域还需要获得人们更多的认识和理解，以上这些只是这一领域会遇到的一些挑战。在本书之后的章节中，我们会讨论其他的挑战。在本书中，始终强调的一个观点是，如果要让催眠被视为一种严肃的治疗选择，那么在推广催眠的过程中就必须敏感地把来访者和其他医疗保健服务提供者纳入考虑之中。

拓展对催眠的看法

给体验贴标签

有些时候，当人们尝试描述或界定一种体验时，给这种体验贴上一种特定的标签会限制人们对这种体验的感受。例如，如果你被告知你的一位新同事不久前刚从监狱出来，那么"犯人"这个标签会如何影响你对这个人的看法呢？如果你不知道这个信息，你对这个人的反应是否会有所不同呢？一个标签很容易会创造出一种知觉，或许是一种歧视，这种知觉是难以改变的。

当你去设想一个简单的、具象的物体，例如一把椅子，贴标签的倾向还不会给你带来太多的偏见，也不会阻碍你以一种开放的方式来体验事物。"椅子"这个词代表的是一种可以触摸到的东西，而且大多数人对它的体验都是类似的。但是，一旦你设想的是某种抽象的、复杂的和主观的事物，比如"催眠"，那么你几乎马上会遇到困难。对于不同人来说，这个词代表的是不同的体验，所以基本上也就无法让我们获得一种精确的、可以共享的意义。

从历史上来看，催眠一直被认为是一种主观的体验状态（"处于催眠中"），在这种状态中，个体所具有的一系列能力或体验一般被认为是和"正常觉醒"状态有所不同的（Barrett，2015；Kirsch，2011）。催眠也一直被认为是一种过程（"做催眠"），在这种过程中，催眠师给被催眠者或来访者暗示（Lynn，Laurence，& Kirsch，2015；Weitzenhoffer，2000）。使用"催眠"一词既描述一种个人化的、主观性的状态，又描述一种给另一个人提供暗示的过程，这不免会让人感到混乱。只有当使用更为描述性的语言去讨论催眠时，才能够得到更为清晰的概念。

催眠作为一个词语一直以来都被过度使用，以至于其本身已经很难具有任何真正的意义。如果我们使用一个词去形容许多不同的体验，就像我们使用"催眠"这个词一样，那么便不免有众多的机会去产生误解，造成误用和误读，并最终会让人感到迷惑。其直接的结果是，催眠这个领域本身就是四分五裂的，就像是心理治疗这个领域一样（Hope & Sugarman，2015；Kihlstrom，1997，2008；McConkey，2008；Yapko，2018）。在努力解释催眠的时候，不同的执业者和研究者都各自倾向于强调催眠的不同面向。尽管每一个观点都会增进我们对这个现象的理解，它也会挫败让这个领域成为一个整体的努力。

因为催眠这个词代表了许多不同的体验类型，所以大多数人对催眠的理解还是很泛泛的。这让普通人相信，"催眠就是催眠"，而其背景是什么并不重要。此外，因为"催眠"一词被用来形容许多不同的体验，所以即便是那些没有接受过催眠训练的专业助人者都对它在临床中的使用心存怀疑，不知道它和舞台上的可笑表演有多大程度的差别。不过，你将会学到，实施催眠的背景最终会界定它并且给予它实质。

催眠的倡导者们一直以来都意识到，鉴于人们之前对催眠的接触只是停留在舞台表演上，让人们能够以开放的态度去接受催眠的临床用途，实在不那么容易。有些人甚至尝试给催眠改名，给它安上听起来更科学的名字，但基本上并没有改变"催眠"一词的日常使用。我们似乎有必要清晰地描述使用催眠的临床背景，这样一来就能不断地提醒其他人，催眠的应用是多种多样的。因此，"临床催眠"要优于"催眠"，而在描述的清晰程度上，"医学催眠"甚至比"临床催眠"更胜一筹。

催眠的概念框架：沟通

沟通是医疗保健服务专业人员拥有的主要工具。它在评估和治疗过程中都会使用，它会反映出临床工作者持有的理论和信念，同样也是和来访者建立联系的手段。

每一位医疗保健专业人员都会持续地评估来访者的需要、动机、技能和局限。他们还会进一步评估，来访者有多大的可能性能够成功实现咨访关系旨在达成的目标。这些评估的方式极为多样，至少有一点是，评估方式和临床工作者基于问题是怎样表达的而选择形成概念化的方式相一致，也就是说，评估方式与临床工作者在和来访者工作时使用的组织知觉的框架相一致。

你的临床框架是你用来看待人们和他们的问题的方式。对于临床工作者来说，这个框架会因为正式的培训、个人经历以及在两人互动中产生的信念系统而形态各异。笃信某种特定理论的人对某个问题进行概念化的方式将不同于相信并实践另一种理论的人的方式。例如，同样是在体重方面有问题的来访者，接受认知行为治疗的那位获得的治疗干预和指导必然不同于接受精神分析治疗的那位的。同样，解决体重问题的 12 步法取向和医学取向在结构上显然大不相同。

至今，没有一种理论足以解释人们的行为原因，也无法解释进行何种治疗干预总能成功。当前使用的心理治疗手段已经超过上百种。每种治疗手段都有自己的拥护者，也都至少在文献中能得到一些支持，尽管不一定是严格的科学研究证据。尽管治疗取向种类繁多，但没有一位治疗师能成功地治疗所有的来访者，或者说，甚至不能成功地治疗大多数的来访者。心理治疗能够对人有帮助，但鉴于人类本性的多变和不可预测性，它并非 100% 有效，也不可能在未来达成这一目标。一个理想的目标是了解它的限制，并且努力去超越它。

我的观点是：将来访者对其问题所做的沟通加以改变，使其从原来的形式变为和某个临床工作者偏好的理论信念相符，这种做法似乎既显得随意，也没有必要。使用来访者沟通中本来的形式进行反馈，以此反映出他们所体验到的一切，这样做能让你以一种更有意义的方式进行沟通，从而提升互动的质量。

那些感觉到临床工作者能理解自己的来访者更有可能从关系中获益。当然，这并非是什么创见，因为每个临床工作者都接受了训练，让自己能重视和来访者关系的质量的重要性。在催眠和心理治疗的文献中，通常都会使用"和谐的关系""治疗联盟"和"调谐"一词来描述在临床工作者与来访者之间的这种理想的积极互动关系。如何获得和谐的关系或调谐状态，如何建立起治疗联盟则有赖于每个临床工作者自己去把握，也理应如此。

临床干预的过程建立在临床工作者和来访者之间的一系列沟通之上。无论你的取向是什么，你都会对来访者所做的沟通进行评估，也会用沟通作为一种媒介来提供你的治疗。治疗性的沟通被定义为以沟通去影响一个处于痛苦中的人，让他能以一种与他之前的方式有所不同的、被认为是更适应的或更有益的方式去思考、感受和行动。为了产生有益的结果，来访者的体验很重要，临床工作者的技能很重要，两者之间的关系以及他们互动的背景也很重要。

在本书中所倡导的临床催眠的取向在本质上是以一种特定的方式组织你所做的治疗性的沟通，从而让它最符合个体的需要，即带着特定的意图去使用语言和姿势，来获得某些有价值的结果。你选择使用哪种治疗框架来工作并非本书讨论的议题。所有的治疗取向在某些时候总能在某些人身上管用，这也就是为什么每一种取向都有自己的追随者。所谓的临床技巧在于知道在什么时候对某人采用哪种取向。

有技巧地使用你的语言和姿势，从而为处于痛苦的人（或任何想要达到某个特定结果的人）有意地创造出一种治疗性的体验，这即是催眠的"基本配置"。若从这一起点出发来使用催眠，这种取向强调的是你要成为一名高效的沟通者，即能够识别对方的沟通，恰当地和对方建立关系，并且对其进行有意义的反应。

当你把焦点从单纯的技术层面转向思考沟通的维度，即什么样的沟通的维度更有可能影响另一个人的体验时，你的关注点便不在于特定的催眠程序，或达到特定的催眠水平（深度），而是在于以特定的方式使用语言和姿势。因此，任何沟通的元素都能具有相应的催眠特性，即便我们不去把它们正式称为"催眠"（T. Barber，1969；Haley，1973；Lynn et al.，2015；Watzlawick，

1985；Zeig & Rennick，1991）。简单地说，你不需要使用固定的催眠程序，就能在你的遣词用句和行为举止中带有催眠的效果。即便你可能不会选择在你的临床实践中使用正式的催眠，你仍然能够借由学习催眠取向来了解有效沟通的力量，而这种力量也会让你受益匪浅。

影响无处不在

临床工作者总是把自己和他们与来访者的互动分开看待，认为两者在功能上有所不同。他们可能认为，自己提的问题不会影响他们获得的答案的质量，或者可能会认为，如果来访者要求他们给出建议，他们可以做到中立的态度，避免给予任何直接的建议。还有些临床工作者甚至确信，在做催眠的时候，他们只是简单地唤起来访者的催眠能力，而不会做任何的引导。他们并不认为自己会对浮现的内容造成任何实质的影响。这就让我们面临了一个两难的局面，而且我们的态度还可能造成严重的后果，那就是如果你不承认自己对于所发生的一切有任何的影响力，那么你又如何能有意识而公正地使用自己的临床技能呢？例如，有些人会声称："所有的催眠都是自我催眠。"做出这样一种宣告就排除了在互动中占据50%作用的临床工作者的影响力（Musikantow，2011）。如果"所有的催眠都是自我催眠"，那么来访者还要你有何作用？

在学习临床催眠时，一个重要的起点是承认人际影响力在本质上无所不在。尤其是在社会心理学这一令人着迷的研究领域中，你几乎马上就会学到，只要你在场，你就不可避免地会造成影响。请考虑一下这句话："即便只有一个其他人在场，你也会做一些你独自一人时不会做的事情。"仅仅是另一个人的存在就会改变你的行为。你是否会影响你的来访者根本不是一个需要讨论的问题，你无疑会影响他们；我们需要去讨论的

是，你能在多大程度上影响他们，以及你以何种方式影响他们。学会尊重我们所面对的来访者的尊严，同时负责任地使用我们的影响力，这的确是一个重大的挑战。毕竟，哪怕是使用一个词语，如果不得要领，也可能会阻碍或终止积极的治疗结果的产生。同样，一个恰如其分的措辞或许就能促成积极的信念，戏剧般地增加治疗成功的可能性。

不过，影响力的模式并不只存在于催眠或心理治疗中。如果你是一个仔细的观察者，你就会发现，它们在你所看到的社会互动中几乎无所不在。当你学会在日常情境中识别具有催眠性质的元素，特别是聚焦的力量时，这会有助于你更自然、更灵活且更成功地使用催眠。

催眠和积极心理学：共同关注个人的优势

在心理学领域，有一场日益壮大的运动，这一运动在很大程度上是由著名的研究者和美国心理学会前主席马丁·E. P. 塞利格曼（Martin E. P. Seligman）博士推动的。塞利格曼对心理学发起了挑战，认为心理学应该更少关注人类的病态，而更多关注如何增加人类的优势，例如忠诚、同情心和慷慨。塞利格曼把心理学的这种发展称为"积极心理学"，其使命是研究、描述和教授那些能够让个体、社群和组织获得更佳适应的原则（Seligman，2002，2018；Seligman & Csikszentmihalyi，2000）。

针对人们"对"的方面展开研究并非是塞利格曼的首创。诸如米尔顿·H. 艾利克森（Milton H. Erickson）、亚伯拉罕·马斯洛（Abraham Maslow）、弗吉尼亚·萨提亚（Virginia Satir）以及卡尔·罗杰斯（Carl Rogers）这样的杰出人物都曾呼吁，我们需要更好地理解人类体验中最佳的部分。但是塞利格曼能十分有效地将一个抽象的目标转变为一个清晰的研究领域，让这个研究领域具有更大的潜力为人们提供超越灵感的东西。事实上，在改善人们的心境、健康和韧性方面，它也已经产生了不少洞见（Hanson，2013，2018；Seligman，2011，2018）。

催眠的第一课：你会放大你在意识中聚焦的东西

无论你是自己去体验催眠，还是引导其他人进入这个过程，你需要理解的第一件事情就是，当你聚焦意识中的某件东西时，你就会放大它的存在（Gendlin，1981，1997；Goleman，2013；Polster & Polster，1973）。如果你从事认知治疗，你就很可能会更多地关注人们的想法，而非他们体验中的其他方面。如果你从事行为治疗，你就很可能更多地关注行为。如果你开药，你自然就会更多地关

注生理方面。在从事治疗时，你需要重点考虑的是，在来访者的意识中，你决定放大他哪些维度的个人体验，以及为什么你要放大这些体验。如果我准备问你，"那么，你对此有什么感受？"，我就在鼓励你关注并放大你的感受。我这种做法背后是否有良好的治疗依据，或者我是否只是出于习惯而问一个常规的问题？

几乎从一开始，催眠领域就是一个在很大程

度上应用积极心理学的领域。催眠通常都会把焦点放在人们的优势上，并去放大这些方面，因此它在哲学理念和实践取向上都和积极心理学有很大的重合。（在第19章中我们会更仔细地去探讨这一重合。）催眠始于这样一种假设，即来访者拥有一些可贵的能力，这些能力被隐藏了起来，但可以加以发掘并有意识地用其来克服症状和问题。

当一位临床工作者帮助来访者发现在无须服用药物的情况下管理疼痛的能力，或发现一种能力来帮助他们轻松地穿越之前导致其惊恐发作的场景，或发展出一种能力让他们更多地去关注"对"而非"错"的地方，从而减少在过程中的绝望，这位临床工作者就在和来访者身上最强大和最健康的部分进行联结，并增强这些部分。你

能否把焦点放在症状之上，并处理人们生活中的消极因素呢？当然可以，而且为了达到治疗的效果，你不得不那么做，至少在某些时候得那么做。但更重要的问题是，你的信念和方法是如何增加或减少你注意到并放大人们"对"的地方的可能性的。

请你考虑一下，你会如何回答这个问题：治疗的目标究竟是减少病理问题，还是增益健康？你对这个问题的回答会在很大程度上帮助决定你对本书内容做何反应，也会帮助你最终决定在自己的临床实践中怎样使用临床催眠。不过，无论此刻你的答案是什么，我还是希望对于催眠的学习将逐渐让你意识到，发展出一个基于优势的框架是很有价值的，它可以帮助你更好地理解你自己，以及你所治疗的人们。

开动脑筋

1. 你为什么想要学习临床催眠？你觉得催眠对你有什么吸引力？

2. 你曾经听到过哪些可能和催眠有关的说法和言论？你对这些说法或言论有何反应？

3. 你自己之前接触催眠的经历是什么样子的？发生了什么？结果如何？

4. 你觉得应该对催眠的使用加以限制吗，例如，只有符合资质的医生或治疗师才能使用催眠？为什么？如果你觉得应该加以限制，你觉得应该怎么落实呢？

5. 你对学习临床催眠是否有什么担心？你担忧的基础是什么？

6. 你觉得哪些技能可以让一个人成为一个有效的沟通者？

7. 总体来说，你对人类行为抱以何种信念体系？即他们为什么会表现出特定的行为？你的这些信念如何能帮助或阻碍你和他人互动的能力？

8. 你如何预先判定一个人是否有能力做某些事情？例如，你如何决定某个人是否能够改变某些麻烦的行为？

9. 你如何界定"治疗联盟"？你怎么知道你和对方建立了治疗联盟呢？

10. 为什么人们对诸如"爱"这样抽象的概念的定义如此大相径庭？这给有效沟通带来什么启示？

行动起来

1. 观看媒体中有关催眠的故事。他们是如何来描述催眠的？在之后几个月里，在你学习催眠期间，请把你看到的文章剪下来制作成一本剪贴簿。

2. 采访各种医疗健康领域的从业人员（例如，医生、牙医、心理学家），问问他们对催眠的态度。你会发现什么呢？

3. 翻开黄页，看看"催眠"词条下的内容；或者在网上搜索一下"催眠"这个词。对催眠的用处是否存在一些不实或夸大的说法？你对此有何反应？

4. 告诉和你进行讨论的伙伴，在之后的3分钟内不要和你进行沟通，而你则进行观察。即便你发出了这样的指令，你的伙伴是否向你传达了些什么？是什么？为什么我们无法避免沟通？

5. 列举你心目中的基本的人格构念，并给它们下定义。在和别人互动时，你如何能明确地觉察到这些构念的存在？

6. 列举你能影响到的最亲近的人。你是怎么施加影响的？你是否会按照你的意愿去影响他们？

第 2 章

有关催眠的迷思和真相

临床催眠的人际过程可以被视为一个复杂的互动，在这个互动中，你和来访者的关系以及沟通的质量将有助于决定它们在治疗中的最终价值。作为一个临床工作者，你会使用催眠让你的来访者去关注他们体验中的某些重要的方面，而这些方面能被作为有益的资源来使用，并且你还会向他们介绍一些你希望并期待对他们有益的可能性（例如，新的想法、有用的技能、有意义的视角等）。

当我们以更广义的社会性术语——沟通以及影响力——来描述催眠互动时，我们就能将所谓"催眠力量"的神秘性减到最低。我们对如何才能产生良好的临床催眠这个问题了解得越多，就越会意识到，一个出色的催眠师所拥有的重要技能和一个有效的临床工作者所需的技能没有什么差别。这些技能包括：

（1）对诊断和治疗有足够的知识基础；

（2）有能力建立强有力的治疗联盟以及对治疗有积极期望；

（3）灵活性和愿意尝试新想法、新的知觉和行为。

这些技能是由其他重要的能力组成的，我们将在之后的篇幅中进行论述。

为传播信息准确的临床催眠搭建舞台

对于那些之前已经对催眠有所了解或体验的人来说，他们很容易假定自己已经知道的信息是准确的。直到他们已有的信息和信念与某些新信息起了直接的冲突，他们才会意识到自己可能受到了误导。这一现象给临床工作带来的启示是，和来访者花一些时间来探讨他们对于一般意义上的治疗关系和对于催眠这一特定议题的看法及期待是非常重要的。吉本斯（Gibbons）和林恩（Lynn）（2010）把这种谈话称为"导入前的谈话"，并且强调，鉴于来访者的预期在很大程度上会决定他们对于催眠程序的反应性，这种导入前的谈话可能要比导入本身更为重要。纳什（Nash，2008b）同样也强调被他称之为"催眠前访谈"的重要性，他提出了两个理由：

首先，治疗师需要非常清楚病人对催眠的预期和动机。其次，大众读物和媒体当中充斥着关于催眠的错误信息。因此，治疗师常常需要先去除病人对催眠的某些错误想法。

（p. 488）

因此，一种明智的做法是，和来访者讨论，他有哪些治疗的选择，为什么催眠被认为是一种合适的治疗手段并推荐其使用这种手段，以及来访者是如何看待治疗师提供的这些信息以及治疗建议的。只有通过这样的谈话，临床工作者才能发现来访者的预期、需要和愿望，从而去评估它们是否现实，然后发展出在治疗中对它们加以利用的方法（Lynn, Kirsch, & Rhue, 2000；Meyerson, 2014, 2017；Voit & Delaney, 2004）。

探索来访者的信念并处理误解

在实践临床催眠时，你经常会有机会处理误解。大多数人所持有的误解都在我们的预料之中，其源头也显而易见（例如来自电影），很容易就能够把它们鉴别出来并加以驳斥。人们持有的似乎最普遍的一个误解是，催眠是一种强大的心理控制术，而被催眠的人会完全丧失自由意志。大多数其他常见的误解都和这种错误的想法有关（Gfeller & Gorassii, 2000；Meyerson, 2017；Nash, 2008a）。

如果人们对自己的见解深信不疑，要改变他们的想法是很困难的。事实上，人们越是认为自己博学多识，你就越难让他们接受和自己想法相左的信息（Sloman & Fernbach, 2017；Tavris & Aronson, 2015）。通常，人们会忽视那些矛盾的信息，或者歪曲自己的看法，直到他们所有的信念都能彼此相容，哪怕这种相容是错误的。当你去向有些人讲述临床催眠的治疗价值时，他们的偏见有时候会阻碍他们把你的话听进去。不幸的是，对于许多人来说，一种普遍的态度是："别跟我来摆事实讲道理，我的主意已定！"不少来访者会因此失去了一个获得改善的宝贵机会。

我们有必要和来访者一起直截了当地讨论他们对于催眠和心理治疗体验的信念和预期，这样我们才能确定他们有足够的知识做出明智的治疗选择。因为来访者对于治疗过程的理解可能是不准确的或不全面的，或二者皆有，一个遵守伦理且胜任的专业人员需要从来访者的需要出发，给他们提供足够多的准确的信息，从而让他们能够以一种合作和积极的方式投入治疗过程。你可能注意到我所说的是，从他们的"需要"出发来提供足够多的信息，这里隐含的意思是在某些情况下，给来访者的信息量可能非常少，而在另一些情况下则非常多。每个来访者的需要是不同的，而只有和他们进行清晰的沟通，你才能发现他们的需求。不过，一般情况下，来访者获得的信息越多且越准确，他就越可能让治疗成为一个更有意义的合作过程。

许多临床工作者在回应来访者的问题和担忧方面做得都很不错，但是如果要让来访者积极地投入治疗，这些问题和担忧可能只不过是他们所需知道的信息中的一部分。有些时候，来访者因为羞耻感而难以向临床工作者提问，对于他们来说，在体验到自己需要专业的帮助来解决问题之外，还有可能承担被人视为无知的风险，这样的负担实在太重了。他们无声地希望临床工作者能够读懂他们的心思，在他们尽可能少地暴露自己以及尽可能少地参与的情况下就能治愈他们。此外，许多人只是不知道如何提问，尤其是当他们对催眠一无所知的时候。一个温和的询问就能帮助你判断出面前的个体可能需要或想要知道什么。

给来访者的信息太少会造成危害，而如果来访者还没有准备好或不想要接受信息但你又给了他们太多的信息的话，这样的危害和第一种危害程度不相上下。我个人很喜欢讲的一个故事就是一个很好的例子。一个 6 岁的男孩放学回家，这是他第一天上学；他迫不及待地问自己的妈妈："妈妈，我是从哪里来的？"妈妈皱了皱眉，做了一个深呼吸，然后说：

> 好吧，我本来以为我们过几年才会谈起这个话题，但是既然你已经问到了，我估计我就应该按照专家的建议来做，专家说，既然你已经足够大到问出这个问题了，你也就足够大到能知道这个问题的答案了。

然后，妈妈就开始生动详细地解释"性知识"，一一描述了男女之间的生理解剖差异、性交的过程、受精的过程、怀孕以及最终生产的过程。在这个过程中，小男孩一动不动地坐着，睁大眼睛听妈妈说话。最后，当妈妈说完了自己的解释之后，她问儿子："那么，我回答了你的问题了吗？"小男孩说："没有，妈妈。我的朋友麦克说他是从底特律来的。我是从哪里来的呢？"

在探索来访者对催眠的信念时，你可以询问一些基本的问题，这些问题会对你有所帮助：你过去有过催眠的体验吗？是你亲身经历的，还是你曾经看到、读到或听到有关催眠的信息？你对此有什么印象？既然你要求做催眠，是什么让你相信它可能对你有用呢？

如果来访者之前有过催眠的亲身体验，可以询问的好问题包括：你愿意和我讲讲你的催眠经历吗？谁是催眠师，他有什么资质？当时，你得到了哪些关于催眠的解释？当时，治疗师对你使用了哪些技术？你觉得对你有用吗？为什么有用

或没用？你觉得那个体验怎么样？你觉得现在催眠可能会给你带来什么帮助？这类信息能有效地帮助你决定你会怎么做。不过，询问太多的问题会让来访者觉得招架不住和疲惫，所以提问一定要温和适度。可以询问类似这样一个综合问题，"你能告诉我，那次经历对你来说是什么样子的吗？"，以此给来访者创造一个机会，以便他们自发呈现在他们看来重要的事情，也让临床工作者能够判断提供任何额外的信息是否有益。

如果来访者之前没有催眠的亲身经历，可以询问的好问题包括：是什么让你想尝试催眠呢？你曾经了解到催眠可以用于解决你的问题吗？在你认识的人中，有谁接受过催眠吗？如果有，关于催眠，对方告诉你了些什么？基于你自己的理解，你觉得催眠为什么会有用？你觉得具体来讲，它对你自己会有什么帮助？你曾经看到过催眠演示吗？如果你看到过，是在什么情况下看到的？若你询问这些问题中的一部分或全部，你就可以激发出来访者有关催眠的体验和态度。你就能够处理相关的误解，减少不现实的恐惧和魔幻般的愿望，并且在来访者身上建立起一个积极的信念系统，从而让来访者能抱着明智的态度参与治疗。

询问来访者曾接受哪些特定的催眠技术是非常重要的。如果他们体验到了一个无效甚至不愉快的催眠过程，那么再使用相似的技术很可能导致相似的失败。除非你具体地询问之前的体验，否则你就有可能重蹈覆辙，让来访者有消极的体验。为什么呢？因为来访者对这种做法的联想是消极的。如果你想要使用临床催眠来制造一个积极的体验，一种明智的做法是做一些大不相同的事情。

如果来访者之前没有亲自尝试过催眠，但是通过娱乐媒体或一个熟人的经历对催眠有些间接的了解，那么去发现他们的信念和态度更为重

要。从一个"知识渊博"的朋友那里得来的二手甚至是三手消息很可能是歪曲的，有时候这种信息甚至和艺人眼中的催眠具有同样的误导人心的效果。许多寻求催眠的来访者一方面害怕催眠可能具有"控制人心"的效果，另一方面又因为自己听说催眠可能有像"魔杖"一般的神奇效果，"立竿见影"就能解决问题，所以才来寻求催眠。有些时候，"立竿见影"（在一次会谈干预中）就能解决问题是可能的；但是，此刻更重要的问题是如何帮助不现实的人们避免产生那些"魔幻思维"，即认为催眠能立即解决复杂的问题。

关于控制的议题

如果有人来到你面前，拉起你的手，然后对你说"跟我来"，你会去吗？还是说，你会首先要求知道你要去哪儿？挑一些你认识的人，他们跟你的亲疏程度不一，然后在他们身上尝试一下这个简单的练习。这个练习应该能清楚地告诉你，不同的人对于指令和不确定性的反应是不同的，这一重要的观点和从事临床催眠密切相关。因此在临床催眠中，有关"控制"的议题显然存在。

在你从业的过程中，来访者害怕对自己失去控制是你可能会遭遇的最大的障碍。几乎所有对催眠的常见误解都源于这种恐惧，尽管它们的形式各异。除非你以一种敏感和积极的方式去承认这种恐惧，并对此进行处理，否则它无疑会阻碍治疗，甚至让你无法获得积极的治疗效果。

在娱乐媒体中出现的舞台催眠和其种种变相形式似乎是造成"控制"成为如此大的问题的主犯（参见 Barrett，2010a；Pintar，2010b，两位作者详细地回顾了媒体是如何展现催眠的以及如何错误地呈现催眠的面貌）。在观看一场舞台催眠时，普通的观众都无法理解催眠师到底是如何"让"看似普通的志愿者在观众面前做出所有

这些奇怪和可笑的事情的。他们会错误地下结论说，催眠师有一些神秘的力量，这些力量能让人做一些他们通常都不会做的事情。如果你打算努力向心存误解的来访者做出解释，你不可能打个响指就立刻创造出奇迹，那么理解舞台催眠师如何起作用就很重要了。

舞台催眠的秘密

如果你对催眠原理和人类行为的某些方面（社会心理学的文献或许能为你提供最佳描述）有所了解，就不难理解为什么舞台催眠师能让他们的志愿者进行表演了。让我们来看看他们是怎么做到的。

正式的舞台表演是从招募志愿者开始的。大家被告知，只有"真的想被催眠"，才能报名上台。有些舞台催眠师非常有名，以至于一旦有机会被催眠，志愿者们就会争先恐后，甚至会涌上台前来报名。当舞台催眠师确定志愿者时，他们已经相当有把握地能对志愿者的某些特点做出如下判断：

（1）志愿者知道他们志愿从事的行为是什么，因此很可能会愿意按照指令做出表演。针对这一点的例外情况将在随后讨论。

（2）那些志愿来表演的人一般都有一个共同的特质，即在某种程度上具有表现自己的癖好；这种倾向越严重，志愿者对于催眠师来说就越有价值。腼腆而内向的人是不太可能在一大群人面前上台表演的。如果某个腼腆的人走上了舞台，就可能出现以下两种情况：要么这个人会"放开自己"，并且认为是催眠导致了他的这种行为，要么这个人将无法通过催眠师用于判断志愿者是否合适的测试，而被请回观众席。不过，那些上台加入演出的人多半都知道他们需要扮演的角色是什么，并且也同意满足这些要求。你

可能会注意到，我所用的词是"角色"。催眠师会为志愿上台来的被催眠者创造出一个清晰的脚本，让他们根据脚本行事，即便在观众看来，这一切都似乎是志愿者自发的行为。这就是为什么每次表演中改变的并不是节目流程本身，而只是催眠志愿者的名字和面孔而已。

（3）有经验的舞台催眠师也知道，有些志愿来参加表演的人是"别有用心"的，他们的目的是让催眠师知道自己并非是全能的。另一些人的意图是证明他们的个人意志十分强大，其证据就在于催眠师无法"控制"他们。对于有不安全感的人来说，如果自己无法被催眠，他们或许可以将其解释为自己"拥有太过强大的意志力"，以至于无法被催眠师所控制，从而来暂时提升一下他们脆弱的自尊。

为了能够将可以成为娱乐节目表演者的志愿者同那些故意通过不合作的行为来"证明自己"的志愿者区分开来，催眠师所做的下一步工作就是向一群志愿者实施一系列结构化的催眠易感性测验。这个过程可以在台下完成，而同时观众在一旁等待；也可以在台上完成，实施测验时台上的灯光会被调暗，这样一来观众就不会窥见测验的程序或催眠师给志愿者施加的条件化过程。催眠易感性的测验会在第 9 章中进行详尽的讨论，在这里我们只是简单地把它定义为一种简短的催眠互动，这种互动能够揭示出志愿者在多大程度上会对催眠师的暗示做出反应。首先，舞台催眠师会使用一个聚焦技术（导入技术），然后暗示志愿者出现特定的感受和行为，例如，"你可以尝试睁开你的眼睛，但是你发现睁不开来。"那些反应最好的志愿者会被留在舞台上，继续参与演出，其他人则被请回到自己的座位上。一般来

说，催眠师会给那些留在舞台上的人一些间接的暗示，告诉他们作为志愿者而言，他们的反应是如此出色，而他们做出暗示的做法就是告诉那些被从舞台上请回观众席上的人，因为他们不够开放，无法感到足够安全，或者不够聪明，所以很遗憾他们无法成为催眠的志愿者。

此时，当志愿者已经被选定之后，表演的压力随之增加了。之所以挑选这些志愿者，是因为他们身上具有能有助于出色完成演出的特质（最主要的是服从和做出戏剧化表现的能力）。他们面临了众多的压力，要去满足催眠师的期待、观众的期待，以及最重要的，他们自己的期待。压力就是要取得成功，而在这种情况下对成功的定义是和他们所呈现出的服从水平的高低直接成比例的。此刻，被催眠的志愿者已被选定，他们也有服从的动机，演出就可以继续下去了。从观众的角度来看，演出即将开始，但是从催眠师的角度来看，这个晚上的工作本质上已经结束了：志愿者已经很好地处于准备服从的状态之下，而接下去的演出不过是领着他们完成"戏法"而已。

观众期待被催眠的志愿者会表现出特定的行为，恰如被催眠的志愿者自己也知道，他们会"被"表现出某些能博人一笑的行为。当一群人对自己应该做出何种行为表现有所期待时，一种临时的社会规范便形成了。在几乎任何情况下，人们通常都并不愿意做出偏离规范的行为，而在被选择上台表演的志愿者中，几乎没有人的独立意识强大到让他们在舞台表演的情境下能拒绝服从规范。在第 8 章中，我们会更仔细地讨论有关人类对同伴认可的需要，以及这种需要和从众行为之间的关系，这些研究就清楚地描述了这样一种现象（Branscombe & Baron, 2017; Gilovich, Keltner, Chen, & Nisbett, 2015）。因此，在舞台表演的"配方表"中，通过从众行为来获得催眠师和观众的认可是主要的成分之一。

在舞台催眠表演这样一种情境中，被催眠者确信自己不会被伤害，确信自己一定会成为众人注意的焦点，获得大家的惊叹，或许这些奖赏足以让他们欣然服从催眠师的暗示。任何因表演而带来的负面效应（例如，尴尬、自我控诉）都可以轻而易举地归咎于催眠而非被催眠者自身。对于志愿的被催眠者来说，舞台表演是否可能具有潜在的伤害呢？答案毫无疑问是肯定的。正如希普（Heap，2008）所指出的那样：

> 有些暗示可能会让某位参与者做出或想象出一些特定的事件或情境，而如果这些事件或情境真的发生，可能会让参与者感到十分害怕或深受困扰。不仅如此，一位舞台催眠师并不能觉察到所有会让参与者感到不适的事情。
>
> （p. 752）

研究不断证明，当人们可以不为自己的行为负责时，他们愿意去冒险、做出有问题的判断，甚至伤害别人。催眠被认为是造成愚蠢行径的罪魁祸首，于是被催眠的志愿者就可以自由地行动，"好像"自己的行为完全不受自己控制一样。维持这种错觉对催眠师而言是大有好处的，因为倘若志愿者似乎无法保有控制自我的能力，那么那个能控制志愿者的人必然就是催眠师了。观众所得出的这个结论恰恰是催眠师努力的方向，即让观众觉得催眠师具有某种特殊的力量。虽然一切不过是表演的一部分，但大多数人都信以为真。

最后同样值得一提的是，在这个过程中，志愿者对自己的期待也在发挥着作用。聪明的催眠师会利用志愿者希望有良好的自我形象的愿望，让这种愿望给暗示助燃。基本上他们所说的是："聪明（有安全感、心理强大、成功……）的人会对这个暗示有这样的反应。那么，现在，你会做出什么反应呢？"除非志愿者希望自己和别人都对自己有消极的看法，否则他们很可能会做出暗示中的反应。一般来说，人们都想成功，而非失败；而在这种情境下，所谓的成功即是不折不扣地按照催眠师的暗示来做。

技艺高超的舞台催眠师在还没有给出任何暗示之前就知道，如果他能小心地给志愿者施加让他好好表演的压力，并且能恰如其分地利用这种压力，那么志愿者就很可能会"言听计从"。如果压力施加得还不到位，或者说用得不得其法，或者某个暗示在志愿者看来太危险，以至于难以实现，那么志愿者也就很可能无法对催眠师的暗示做出良好反应。

在舞台催眠中，志愿者所接收的催眠暗示具有一定的结构性，这也是导致催眠师在众人看来能轻而易举地控制被催眠者的因素之一。在观众中，一般的外行人都无法理解为什么"你不会忘记你的名字，对不对？"这样一句话就能让某个人忘掉她的名字。这句话实际上是一种"间接负性暗示"，即这种暗示以一种更微妙的方式传达了催眠师的要求，但被催眠者仍然能识别出这个要求。一般来说，暗示某人无法回忆起自己被催眠的经历（失忆）都会同样以这种隐匿的方式进行，这样就更能促使大众误认为催眠师可以控制被催眠的志愿者的头脑。实际上，和这种错觉正相反的是，倘若志愿者真的选择不按照暗示行事，那么他们自始至终都能够拒绝暗示。不过，考虑到志愿者处于巨大的个人和环境压力之中，这些压力会迫使他们接受暗示，所以他们很少会使用上述能力。

作为一个群体而言，舞台催眠师很善于使用催眠技术。事实上，舞台催眠师所使用的许多原理和技术与临床催眠几乎如出一辙。差异仅在于应用不同。我可以尊重舞台催眠师的技术和拥有的有关催眠的知识，但是我必须承认的是，对于他们选择这样来使用催眠，我感到十分反感。以一种误导人心，甚至是可耻的方式来使用本可以让人获益的方法似乎是不符合伦理的，而且我也相信，这种行为并不值得鼓励。这让许多本可以从催眠中获益的人、本可以使用催眠来帮助他们的来访者的临床工作者，都不尝试将催眠作为一种治疗的可能性了。他们甚至根本无法理解，自己在一场夜总会表演中所看到的东西怎么可能在临床中用来帮助某个深感痛苦的人，而且他们也根本不会考虑把催眠这个"累赘"带入自己的治疗之中。

许多专业人员对此有相反的意见，他们认为很多人之所以想要寻求催眠治疗就是因为有舞台催眠师的存在。这个看法很可能是对的，但是更有可能的是，这些人会相信催眠师具有神秘的力量。舞台催眠和它所带来的消极意义助长了误解和神秘感，甚至是以娱乐之名造成了直接的伤害，这剥夺了那些极需要帮助的人选择这种本可以很有价值的治疗方式的可能性。对于我来说，催眠的娱乐价值本不值得一提。

对于你来说，能很好地理解舞台催眠是怎么回事是很有益的，它能帮助你处理大众对于催眠的恐惧和疑惑。本章中下一小节的主题就是如何直接回应误解。

回应误解

花一点时间去发现误解并更正它，可以帮助你的来访者对催眠建立起更积极和现实的预期。尤其有用的是，你可以通过使用来访者在日常生活中常见的例子来强调催眠是一种自然现象，例如在开车时陷入自己的思绪之中，或者深陷想象之中。这类常见的例子一方面会强化催眠是一种注意力聚焦的自然体验的观点，另一方面又能强调个体在催眠过程中几乎完全能维持自我控制感。

如果来访者害怕自己即将失去控制，那么通常的结果是他会和临床工作者陷入"权力之争"中。如果你觉得你会丧失对自己的控制，你难道还会想被催眠吗？在治疗中，一个明智的目标是尽可能地避免权力之争，而是将关系界定为一个合作的关系。无论如何，你是不可能在权力之争中赢过来访者的。只要他们什么都不做，就足以让你的辛苦付之东流。

选择的力量

如果你能意识到在催眠和心理治疗中蕴含的矛盾的话，那么你也就可以使用包括权力之争在内的所有浮现出来的人际因素，把它们作为催眠的工具来增进治疗的效果。作为家庭治疗的先驱和催眠专家，杰·黑利（Jay Haley，1963）用催眠师给出的看似矛盾的信息来描述这个矛盾："只有你催眠了你自己，我才能催眠你；只有你帮助了你自己，我才能帮助你。"这个信息在本质上强调的是来访者所具有的责任和控制权，但与此同时也承认，临床工作者也和来访者一同分担了这些责任和控制权。如果我对你说，"来，我把对我的控制权交给你"，那么，谁又在真的控制我呢？如果我有把控制权交给你的控制权，那么我所做的一切只是暂时中止我选择的权利。尽管如此，我仍然是自由的，因为如果我想开始做出选择，或者不得不去做选择，我随时都能那么做。

处于催眠之中的来访者可以自由地以公开或隐匿的方式拒绝那些不合适的假设，无论是出于什么原因。因此，即便来访者看似在说，"控制我吧"，临床工作者也需要领会的是，绝不要自以为能控制来访者。临床工作者的责任恰恰在于负责且恰当地组织暗示，从而让来访者最有可能接受这些暗示，并且将它转化为一种治疗性的改变。不过，即便是考虑得最为周全的暗示，也不能保证来访者会接受和以此做出行动。治疗师的技能只是在增加这种可能性而已。

当来访者和治疗师相遇在催眠之中时，我们绝对不能低估选择所扮演的角色。一直以来，催眠时不时会被安上让好人做坏事的罪名，但是实际上，这类指控并没有考虑个人所做出的选择，或者说，个人所没有做出的选择——不做选择本身也是一种选择。处于催眠中的人在任何一个时候都能够选择去减轻、加深、维持或结束催眠的体验。一位遵守伦理的临床工作者会提醒人们这一点，尤其是当来访者觉得，无论出于何种理由，自己都必须要服从治疗师的愿望的时候。

让我们来看看临床工作者眼中的控制议题

通常对于第一次踏入临床催眠课堂的人们来说，催眠现象以及它的应用前景都会让人既着迷又兴奋。人们常常也会怀有一些担忧，甚至是害怕，害怕他们所发展出的力量可能会"失控"，从而让他人受到伤害，而这些担忧和害怕也是恰当的。发展出临床催眠的技能意味着承担开启治疗和引导治疗进程的责任，所以对于某些学生来说，他们会碰到这样的问题，即他们认为通过学习催眠，自己能够获得某些"力量"，而自己又该如何面对这些力量呢？对于一些人而言，拥有指导他人体验的能力可能会被用来满足私利，比如在那些欠缺考虑的催眠演示中展示出的不真实的力量，比如让"被催眠者"对打响指做出反应这类不入流的行为。

当你真正做催眠时，你很快就能发现，你的暗示是会被拒绝的，而且你会不断发现，你的暗示常常被拒绝。当你头一次发现，你对一个人做出了暗示，而对方或是主动或是被动地拒绝了这个暗示的时候，培训之初你所抱有的天真想法——自己将无所不能——很快就会烟消云散。一开始或许有幻灭的感觉；但若你在发现治疗会谈并不像你希望的那样发展时能领悟到，并非自己会做催眠就是无所不能的，这样的领悟也不失为是幸运的。它会让你有机会学到，在下一次你可以做些不一样的事情。

常见的误解以及如何去更正它们

在本章余下来的篇幅里，我会呈现许多最常见的有关临床催眠的误解。你可能会很惊讶地发现，许多人，包括你的同事，乃至那些自称为"催眠师"的人，都会对这类错误的观点中的某一些信以为真。

在每一个误解之后，我会进行一段简短的讨论，从而给你提供一些帮助你更正这些误解的观点。当你越来越熟悉催眠时，你会发现自己会更频繁地和别人谈起催眠，而对各式各样的误解做出回应也会逐渐成为你十分自发的举动。

误解：催眠必然是个好东西

从广义上，我们可以把催眠体验视为一个主观现实的基础，在此我们接受那些主观现实，作为我们个人的事实。这种个人"现实"包括了我们的世界观、价值观，我们对是非对错的判断以及情绪倾向。你或许能体会到，如何描绘自己以及如何描述周围的世界，在很大程度上决定了你自己的生活质量。当你告诉你自己"生活如此不公！"时，这会如何影响你的心境、行为和生理反应？同样，当你告诉你自己"我能行！"时，这又会给你带来什么样的影响？

每个人每天都有数不胜数的想法，从深刻到平凡不等（大多数想法是平凡的）。你会关注哪些想法，哪些想法会让你奉为真理，它们是否会导致症状的产生（"我很害怕坐飞机，万一飞机坠落怎么办？"），还是正好相反，可能让你做出健康的选择（"我超级喜欢自由地去世界上任何我想去的地方！"）。无论是来自自己的暗示还是别人的暗示，暗示既可以助人，也可以害人。从这个角度来看，催眠并不一定就是个好东西。当有技巧地使用催眠时，它可以成为帮助别人的非常好的工具。不过，人们当然也会吸收负面的暗示，这些暗示通常是无心做出的，但肯定也会给人们带来困扰。这就是为什么当催眠被有些人（训练不足或者无视自己对他人造成影响的人）错误地使用时，它也可能带来问题。

误解：催眠不会伤害任何人

我已经提到过，给他人造成情绪上伤害的并不是催眠本身，但是这方面的困扰可能是错误的诊断，某次治疗会谈的内容不当，临床工作者无法有效地指引来访者，或者不谨慎的暗示造成的（Kluft，2016；Lynn et al.，2010）。上述弱点并

非催眠所独有，它存在于任何一种助人关系中，在这样的助人关系中，会有一方处于痛苦、脆弱和寻求解脱的状态。未能有效地使用任何一种技能，无论是手术、心理测验还是理发，都可能会伤害到别人。就好像牙科诊疗并不是危险的，但一位技能不足的牙医是危险的一样；催眠不是危险的，但技能不足的催眠师是危险的。理论上，我们有规范临床执照和执业的政府机构，但不幸的是，在实践层面，基本上不可能将没有胜任力和有胜任力的人区分开来。让这个问题变得更为复杂的是，在大多数地方，人们可以在学历要求和临床训练都很欠缺的情况下从事催眠，更不要说获得认证了。一位更明智的消费者不得不"货比三家"才能挑选到一位有能力、受到良好培训且使用催眠的临床工作者。

我们需要发展催眠技能，最重要的原因之一是催眠能在人们的生命中为善。但是，为了能做到这些，我们必须有相当高的洞察和预见能力。

误解：催眠是由催眠师的力量产生的

在临床情境中，临床工作者能够使用他们自己沟通方面的技巧，给出可能对来访者来说有意义和有帮助的暗示。这或许会让暗示更有可能被接受，但是，除了来访者给予临床工作者的控制权之外，临床工作者并没有其他的控制权。作为一个实施催眠的临床工作者，我无法让一个人集中注意力，我无法让一个人放松，我也无法让一个人去接受他不想接受的暗示。在任何催眠会谈中，我能够做到的一切都是我的来访者和我共同合作的产物。催眠师虽然能够指引来访者的体验，但也无法超越来访者允许的范围。催眠涉及一种共同做出反应的关系（Gilligan，1987；Erickson，2017）。

误解：催眠中给出的暗示会绕过意识，直接进入潜意识

对"催眠力量"的这种解释在催眠界的某些角落广为传播，以至于太多的人不假思索就接受它是事实。但是，多说并不会让它成真。这种说法假设，催眠涉及一种在人们身上"编程"的方式，即只要一个人处于催眠中，他就好像不会觉察到别人在对自己说些什么。在催眠中，给予某个人的一个暗示如何就会转变为一种反应了呢？我们对此还有许多不理解的地方，但是让人们相信你能够在暗示中偷偷做些什么，而"不被雷达发现"，则是对被催眠的人的真实体验的一种错误表达。这种观点会强化令人害怕的想法，即催眠师有力量在来访者不知情的情况下创造出某种反应。

事实上，神经科学已经清晰地表明，当人们在催眠之中的时候，他们大多肯定地听到了给出的暗示，而且只在符合暗示的范围且自己愿意做出反应的情况下做出了反应。当人处于催眠之中的时候，他们对于暗示抱有相当大的批判意识，甚至比他们不处于催眠时更甚。催眠并没有"绕过"批判性思考，但它的确鼓励一个人在体验的水平上进行反应，这是仅有批判性思考所无法产生的。例如，你没有办法让一个人放松，但是你肯定能够创造一些条件，让这个人更容易允许自己放松。值得指出的是，人们有时候会过于沉湎于自己的内在体验中，以至于似乎没有觉察到当下在发生什么；但是，即便这些更深层的体验也仍然会让来访者维持与临床工作者的联系，并对暗示做出恰当的反应。

误解：你在催眠中会睡着或失去意识

催眠不是睡眠。从外人来看，处于催眠状态的人可能在物理状态上类似处于睡眠状态的人，因为他们闭上了眼睛，也很少表现出任何活动的迹象。但是，从神经科学的角度来看，这些来访者处于注意力集中的状态，是有意识和警觉的（Barabasz & Barabasz, 2008）。

造成这种误解的来源是催眠这个词本身，这个词源于希腊文 hypnos，指的是睡眠和掌控睡眠的神祇的名字（Gravitz, 1991）。催眠这个词在 19 世纪被创造出来一直沿用至今。许多早期的理论家，其中最著名的是 19 世纪末的法国人希波莱特·伯恩海姆（Hippolyte Bernheim），他直接影响了 20 世纪初的催眠实践；在他看来，催眠是一种特殊的睡眠形式。这个观点也被广泛地应用于催眠教学之中。但伯恩海姆并不是唯一持这种观点的人：其他当时著名的神经学家和医生们都持有类似的观点，诸如"人工产生的梦游症""清明梦"以及"催眠样睡眠"这类术语都反映出了上述观点（Hull, 1933/2002）。因此，早期的实践者，甚至当今的一些从业者在每次念到那些仪式般的暗示时都会强化这个错误的观点，他们会暗示来访者"睡得更沉一些"或者"醒来"。

将催眠中更深水平的贯注状态称为"梦游症"也显然是在误用和睡眠有关的术语，因为梦游症实际上是一种睡眠相关的障碍，它的特征是在深度睡眠时出现有目的的活动。因此，在催眠时使用诸如"睡得更沉一些"以及"进入越来越深的睡眠状态"，或是"在数到 3 时醒来"这类陈旧的说法，既无太大作用，也并不能反映来访者真实的体验，因此也不应在催眠时使用。

误解：催眠只是一种放松

实施一次放松治疗和实施一次催眠治疗并不相同。催眠无论从结构还是从内容上来看，都远超越了放松。放松让人感觉良好，可以有助于抵抗焦虑，也能让人们意识到，自己的体验发生了

明确的变化。但是在实施催眠的时候，放松只不过被用作一块垫脚石，以此促进更为复杂的催眠体验，例如年龄退行或感觉缺失（Elkins，2014，2017）。没有谁会只是简单地实施一个放松过程，然后就期待来访者能像接受了催眠麻醉暗示那样，在不使用化学麻醉剂的情况下无痛地进行手术。

只有一个人处于放松状态，闭上了眼睛才能进入催眠吗？并非如此。请思考一下被称之为"警觉催眠"的现象，也有人把它叫作"觉醒下的催眠"（Banyi，Zseni，& Tury，1993；Capafons & Mendoza，2010；Wark，1998，2011，2015）。在这些条件下，来访者或研究被试接受的暗示是让他们专注于某些活动，例如骑动感单车或在跑步机上跑步，让他们在睁着眼睛的情况下保持身体活动的状态。一旦这些人集中了注意力，他们就会接受催眠导入，然后接受暗示，以产生不同的催眠现象，例如感觉改变，而来访者或被试也的确可以体验到不同的催眠现象（Banyai & Hilgard，1978）。

催眠的确可以在交谈、阅读以及其他无数种涉及注意力专注的过程中自发产生。你可以在感到焦虑的时候，甚至是在心神不宁的当口，仍然能处在一种美妙的贯注状态，就好像"深深地陷入神秘的感觉之中"。所以，躯体上的放松并不是催眠发生的必要条件。

不过，在临床实践中，放松通常是干预的一个部分，因为它可以舒缓和减少那些常伴随人们的问题而出现的压力。一般来说，放松会让来访者更容易合作，因为大多数来访者希望或期待放松是治疗过程的一部分。放松也会让来访者更容易触及他们的资源。此外，放松可以凸显出催眠体验和通常的"觉醒状态"的主观体验差异，从而让来访者相信他们的确体验到了一种转换的意识状态，这种体验和他们对催眠"应该是什么样"的预期也是相符的（Lynn，Maxwell，& Green，2017；Sarbin，1997）。

误解：只有某种特定类型的人才能被催眠

催眠专家很少能达成共识，但似乎他们达成的共识之一是人被催眠的能力各有不同，从所谓的"低催眠易感性"，到"高催眠易感性"，到"极高催眠易感性"，那些可被催眠的程度极高的人有些时候也被称为"催眠能力精湛者（hypnotic virtuosos）"（Hilgard，1977）。这一划分是根据有关催眠易感性的正式测验做出来的（在第 9 章中进行讨论）。显然，在有些人身上引发催眠要更困难一些。但这种困难到底指的是什么，则在圈内备受争议。它指的是这个人有某种先天的局限，例如，存在某种在基因层面或神经层面可以界定的催眠能力？还是你用来评估催眠易感性的测验工具在某种程度上"漏报"了这个人身上的催眠迹象？

这个议题极为重要，因为如果你认定某个人无法被催眠是一些先天的局限所致，那么你也就不需要去尝试给他做催眠了。如果有人对你的技术没有反应，而你确定是因为他对催眠"阻抗"，那你如何能确定这种缺乏反应的现象是来访者的特征所致，还是你使用方法的缘故？

如果你相信，有些人的确在可被催眠的程度上逊色于其他人，但是他们之所以没有那么好的反应是事出有因，比如害怕失去控制，那么你可能会努力地寻找出抑制他们催眠反应程度的原因，并着手解决它。"难以"被催眠的人能否从一个糟糕的被催眠对象转变成为还不错的催眠对象？许多有经验的临床工作者和研究者或许会给出肯定的答案（Gorassini，2004；Lynn，2004）。

在第 9 章中，我们将探索影响催眠反应性的因素以及反应性如何被测量。研究者安德烈·M.

魏兹霍夫（André M. Weitzenhoffer）博士尤其可以说是测量催眠反应性的强力提倡者，他将在下述第一个"大师的视野"专栏出现。

大师的视野：在本书中不时会出现的是这个叫作"大师的视野"的专栏。每一个专栏都会着重介绍在催眠领域的一位重要人物的工作；他们或是当今的大师，或是早年先驱，都为我们对催眠不断演进的理解做出了重要而持久的贡献。下面是出场的第一位。

大师的视野

安德烈·M. 魏兹霍夫
（André M. Weitzenhoffer）

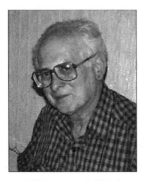

安德烈·M. 魏兹霍夫

在曾经研究过催眠并实践催眠的研究者和临床工作者当中，最博学的人之一是安德烈·M. 魏兹霍夫（1921—2005）。魏兹霍夫博士有着扎实过硬的"硬核科学背景"，曾学习过物理学、工程学和生理学，而且在理解催眠的本质上有着孜孜不倦的追求，他广泛收集了有关催眠的文献资料，并在此基础上加以整合，最终在 1953 年出版了他的第一本经典著作《催眠——对于暗示性的客观研究》（Hypnotism: An Objective Study in Suggestibility）。1956 年，他在密歇根大学获得了心理学博士学位。在完成自己的著作并拿到博士学位之后，魏兹霍夫博士认识了欧内斯特·（"杰克"）·希尔加德〔Ernest（"Jack"）Hilgard〕博士，希尔加德博士希望在斯坦福大学建立一个催眠研究实验室，两人一拍即合。（在第 9 章中，希尔加德博士是"大师的视野"的主角。）两人主要努力的方向是开发一个测量催眠易感性的量表，而在两人的努力下，斯坦福催眠易感性量表（Stanford Scales of Hypnotic Susceptibility）A 版、B 版和 C 版成功问世。这些量表被公认为在"客观"测量"催眠易感性"这个难以把握的特质方面是最好的测量工具，因此也一直被视为催眠圈内研究领域中的支柱。魏兹霍夫博士一生共发表了超过一百篇学术文章、书籍和论文，也在美国国内和全世界范围内授课。他是倡导在催眠研究中讲求科学严密性的中坚分子，并且一直都提倡继续寻找有绝对的证据证明存在的一种叫作"催眠"的状态。

魏兹霍夫博士享受其"退休"生活的方式是一如既往地勤奋工作，一面写书一面教学。在 2000 年，他出版了自己经典之作的第二版——《实践催眠》（The Practice of Hypnotism, 2000, Wiley），透过他的一双充满智慧的眼睛，对这个领域中许多最为重要的议题进行了细致而批判性的思考。

关于他对催眠兴趣的缘起："我想，最初让我着迷的是在夏令营时的一次演示，演示是由营地的一位咨询师做的。他做的是悬摆测验。他是一个麦斯麦*式的催眠师，所以他用的是身体触摸法。他会让人进入一种睡眠式的催眠状态，看起来非常不可思议。在这之后，我去看了一次舞台表演，在我看来那个魔术师没有能够催眠任何人，但是所有人都相信他把别人催眠了。于是我开始查阅百科全书，想要对催眠有更多的了解。在我小的时候，大多数时候我对事物都充满了好奇心，有些时候这也会给我带来麻烦。不过，这就是我兴趣的缘起。"[2]

关于创立斯坦福催眠研究实验室： "就在我撰写论文的那最后半年里，杰克·希尔加德找到了我。当时他告诉我，他读了我的书，而且让他印象很深刻的是，催眠似乎有不错的科学根据。他询问我是否愿意和他一起去斯坦福，共同建立一个实验室。在我们开始创立实验室之前，我们都在行为科学高级研究中心待了一年，那个中心位于帕罗奥多。杰克和我把大多数的时间都花在讨论有关创立实验室的种种细节上，他想做些什么，以及我想做些什么，看看我们两个是否能一起工作。"

"我觉得，在当时，我们一起构想了大约今后10年的研究内容……但是，我们俩首先共同认同的是，必须有一种良好的测量工具来测量催眠易感性，测量催眠的深度。"[2]

关于界定催眠易感性和催眠暗示： "对于我来说，催眠易感性是一种对暗示产生反应的能力。好吧，这么说太宽泛了。所以，我也更进一步地规定这种反应必须至少是非自主的……如果不存在非自主性这个方面，也就谈不上什么暗示了。按照这个定义，催眠易感性指的是一种对某个暗示做出反应的能力，也就是说，产生某种非自主性的反应……我对于暗示的定义是，我能很明确地证实出现了某种非自主性的表现，或者能够满意地发现，这种表现是非自主的。暗示传达的基本观点也应该是比较直接的，而且能够通过行为清晰地表现出来，即要么能从体验的角度，要么能从实际行为的角度，清晰地表现出来。"[2]

关于日常催眠状态的观点： "对于我来说，能清晰地界定什么是催眠，什么不是，是很重要的……我不喜欢日常生活中的恍惚状态这个观点，因为我并不认为它能够清晰地证明在日常生活中存在所谓的恍惚状态。如果存在这样的状态，那么我觉得存在一个显而易见的问题：它们是不是催眠状态？……我愿意承认的是，人们会进入改变的意识状态。改变的意识状态有很多种，而且我认为，在所有存在的这些改变的意识状态中，有某种特定类型的状态或许可以称为恍惚状态。不过，我并不觉得，所有改变的意识状态都可以称为'恍惚状态'。某种恍惚状态是催眠，其他类型则可能不是。同样，我相信，催眠或许可以被认为是一种恍惚状态的类型（亚类型），因此，尽管你或许可以说催眠是一种恍惚状态，但你并不能够说所有的恍惚状态都是催眠。"[2]

关于实验室中的催眠和临床情境中的催眠性质的异同： "我只用'催眠'这个词来描述之前讲到的那类状态或情境。我没有理由相信，在实验室条件下和在临床情境中产生的那类状态会有任何本质上的差异。不过，有关催眠的体验和外在表现肯定是有所不同的，而就我目前掌握的知识

---

* 麦斯麦（Franz Anton Mesmer），奥地利医生。因相信从星体中流出的磁力会影响人的生命，从而在磁石影响生命的实验中发现通磁可使一部分人进入昏睡状态，这种状态对心理疾病具有一定的治疗作用。——译者注

来看，我并不能够断言，这些差异可能和催眠状态本身的某些本质上的（而并非只是量上的）差异无关。我知道，有些人曾经提出，实验室'催眠'和临床'催眠'是不同的，但是我对此的理解一直是，这里的不同指的是如何产生催眠和如何使用催眠状态上的差异，而不是状态本身的差异。"[1]

关于能给临床实践直接带来启示的实验室研究："我主要的兴趣在于核实催眠、暗示（和催眠易感性）以及其他一些催眠诱发的效应的现实性和特性。我的工作为催眠现象本身提供了某种科学基础，其中也包括了催眠的临床应用。其中最相关的三个发现是：（1）我们发现，在所有其他条件都相同的情况下，不是所有个体都能同样好地对直接暗示做出反应；（2）我们发现，在某些情况下，那些原本并不意在成为暗示的沟通会起到暗示的效果；（3）我们发现，直接暗示可以产生自动化的行为（非自主性的反应，甚至是无意识的反应）。"[1]

关于在临床实践中测量易感性："除非病人正在参与一个要求进行这类测量的研究，否则做这种测量可能没有什么临床价值。在临床实践中，我并不认为量表有什么特殊的用处，除非你想要做到十分严谨。因为，其一，一位出色的临床工作者，一位出色的催眠师，很快就能通过观察病人的反应来很好地判断病人能做什么，无论催眠师是采用米尔顿·艾利克森式的做法，还是采用更为传统的做法。他会得到来自病人／被催眠者的一些反馈，而这些反馈则可以告诉他这个病人／被催眠者是否能够在催眠中发展出特定的反应……其二，测量在临床情境中是一种干扰。这一元素和治疗似乎没有什么关系。当然，你可以和病人说：'为了帮助你，我需要花1小时的时间用这种测量工具来给你做个测试……'我可以在和病人工作的过程中发现任何我想发现的事情。如果病人能够出现失忆现象，那么我立马就能发现这一点。我可以在催眠状态中开始给出相应的暗示。然后，通过询问问题，我可以知道在多大程度上存在失忆现象。所以我才说，我并不认为在临床情境中使用量表有什么好处。"[2]

关于优秀催眠师的技能："真正技艺高超的催眠师除了给出暗示之外还拥有其他的技能。他们拥有人际关系方面的技巧，包括共情的技巧，建立和谐的关系，观察来访者的行为，把这些都记在脑子里，然后把来访者的反应和当下进行的一切整合在一起。"[2]

关于让自己满意的发现和让自己失望的事情："我最满意的发现（我不会把它称为'惊喜'）是发现有证据证明暗示的效果具有一定的现实性，即暗示可以诱发自动化的行为，也就是说，一种对沟通的非自主的反应。最令我失望的是，至今我都没有办法明确地证明是否存在或不存在特定的催眠状态。"[1]

[1] 来源：个人交流，2002年8月

[2] 来源：个人交流，1988年12月

误解：任何能被催眠的人一定是意志薄弱的人

在之前我们曾讨论过"催眠是由催眠师的力量产生的"这个错误观点，衍生自这个观点的一个特定误解是，催眠师具有一种无所不能的斯文加利*式的形象。这个误解背后的信念是，如果一个催眠师能够控制某个人，那么这个人一定少有或压根就没有自己的意志。

每个人都有意志力，但有些人成长起来的环境让他们鲜有或完全没有机会去发展或练习使用自己的意志力。作为一个极端的例子，你能够想象生长在一个由残忍的暴君统治的国家，如果谁胆敢表达自己的意愿，就会被杀死吗？或是生长在这样一个家庭中，在家里严厉的父母通过用暴力或是抛弃来威胁你服从他们？不幸的是，存在太多这类情景，人们痛苦地学会了保持沉默，只是服从任何给他们的指令。其结果是有些人从来都没有学会使用他们做出选择的能力，完全把对自己的责任交给别人去管理。这样的人被动地假定，自己相对于别人来说处于"受害者"的角色，这种态度一般折射出他们误认为自己的努力都是无用的。"意志薄弱"这个标签并不适用于这类人。

能够集中注意力是一种优势。愿意静静地和自己待在一起，从而去探索、发现和发展你的内在资源是一种优势。对于新的观点和视角表现出接受的姿态是一种优势。开放地建立一种积极的、有建设性的治疗关系来达成个人目标也是一种优势。因此，和迷思不同的是，被催眠的能力代表着一系列的优势，这就是为什么"哦，我不

认为我能够被催眠，因为我的意志力太强了"这句话显然不是一种自我褒奖了。

误解：一旦你被催眠，你就永远无法抗拒它的力量

这个误解指的是有人认为，一旦催眠师控制了被催眠者的意志，且这些被催眠者一旦"臣服于催眠师的力量"之下，那么他们就永远无法摆脱。正如你现在明白的那样，这个误解实在是大错特错，因为催眠的过程是一种基于催眠师和催眠者共同的力量的互动，双方共同参与这个过程从而获得某些期望获得的治疗效果。即便是反应性最佳的来访者也可以拒绝听从一位临床工作者的暗示，如果这位来访者选择那么做的话。

造成这一误解的最主要的来源之一是舞台催眠师会使用某些"线索"，即一些特定的词或姿势，让志愿被催眠的人将其作为一个扳机点，从而迅速进入催眠状态。从观众的角度来看，催眠师只用了一个简单的词或姿势就能迅速地引发催眠，这无疑是又一次以一种充满戏剧性的方式证明了催眠师的力量。

在临床实践中，一种比较方便的做法是和来访者确立某个线索，从而让之后的导入过程变得更为迅速和容易，但是引发催眠的力量并非在于线索本身，而是在于来访者个人愿意对这个线索做出反应，让它成为引发催眠的一个有效的扳机点。如果治疗师给来访者呈现了这个线索，但来访者选择不进入催眠状态，他们也就不会进入催眠状态。这种线索也被称为"迅速导入信号"，它只有当来访者选择对其做出反应的时候才会有效。

---

*　斯文加利（Svengali）是英国作家乔治·莫里耶的小说《软毡帽》（*Trilby*）中的人物，现用来比喻那些在精神上能操纵别人的人。——译者注

误解：你可以在被催眠后说出或做出违背你意志的话或事情

在整个催眠领域中，这个观点是最受争议的观点之一。它引发了许多复杂的议题，包括自由意志的概念，何谓为自己的行动承担个人责任，治疗关系中的边界问题，滥用职权的可能性，以及其他和专业伦理、个人操守相关的议题。在临床情境中，临床工作者和来访者之间的关系必然是一种双方都需为此承担责任和负责的关系。从理论上来讲，临床工作者所提供的暗示完全出于善意，而来访者完全有自由选择去接受或拒绝这些暗示。但是，在实践中，考虑到我们逐渐了解了所谓医源性伤害这个现象（指来访者的症状是由于治疗引起的，或因为治疗而加重了），考虑到临床工作者有可能对天真的来访者或脆弱的来访者进行剥削利用，以及考虑到和在心理层面有严重困扰的人工作时可能出现的种种风险，上述观点不免把事情看得过于简单，以致并不完全正确。不过上述这些情况代表的是治疗的例外情况，并非是治疗情境的常态。

的确存在能去影响人们、让他们去做违背自己意愿的事情的力量。无疑，人们可以被操纵，做出一些和他们的信念及态度不相符的事情（Bordens & Horowitz, 2002; Branscombe & Baron, 2017）。说得直接一点，在特定的影响之下，即在极端情况下的洗脑是可能的。换句话说，在某些极端的情境下，控制一个人是可能的，但是这些情境和在临床情境下所应用的催眠完全不吻合，因为在催眠中强调的是合作而非强迫对方。而且，本书中所推崇的以尊重和赋权的态度来使用催眠的取向也和上述可能性差之千里。在第 8 章和第 9 章中，我们会进一步讨论这些议题。

误解：催眠有害健康

一般来说，催眠的体验既让人感到放松，又让人的注意力处于高度集中状态。被催眠者的生理功能常常会因此放缓，比如呼吸和心跳变慢，而他一般会感到身体极为舒适。这样的生理反应是有益于健康的，能有效地降低应激和不适感。催眠的体验凸显出了个体所能获得的超凡自控能力，这种自控能力的范围甚至包括通常被认为是非自主反应的生理过程。催眠和心身关系将会在第 5 章中进行探讨。

误解：你必然会逐渐依赖催眠师

临床工作者深知，对于一个负责的治疗而言，其最终的目的必然是帮助每一位来访者在时机成熟的情况下自给自足，获得独立。催眠并不会通过鼓励来访者把治疗师看成是能解答所有人生苦难的大师从而制造出一种不健康的依赖，相反，当临床工作者恰当地使用催眠时，它会帮助处于痛苦之中的来访者去发现、发展和使用他们自己的力量和资源。

教授来访者自我催眠技术（自己给自己做导入）可用以促进更好的自给自足（Lynn, Matthews, Fraioli, Fhue, & Mellinger, 2006）。教你的来访者使用自我催眠技术有助于你确保他们在你不在的情况下能够继续独立地工作和继续成长。此外，在教授自我催眠技术的同时教给他们问题解决的策略可以让来访者产生自我矫正机制，这会让你的来访者确信他们能控制自己的生活。这也会让你确信你很好地完成了自己的工作。

误解：你会"卡"在催眠状态里出不来

催眠必然涉及聚焦注意力，聚焦的方向既可以向内，也可以向外。这是由来访者控制的，他们可以自己选择开始或结束催眠会谈。"卡在"注意力集中的状态中无法自拔基本上是不可能的。你能想象自己在阅读一本书的时候"卡在"读书状态中吗？

　　造成这一误解的来源之一是一种不常发生的情况，即临床工作者给出了让来访者结束催眠体验的暗示，但是来访者仍然处于催眠之中。当来访者对直接的暗示没有反应，没有睁开眼睛或者回到通常的"觉醒"状态之中时，某些缺乏经验的临床工作者可能会变得焦虑，甚至惊慌失措。在这种情况下，来访者并没有"卡住"，而只是选择不终止催眠状态，其原因至少是下面两个中的一个：要么他们当时的状态十分舒服，这种舒适感可能是很长时间以来的第一次，要么他们仍然在致力于结束这个体验的过程中，也即处于收尾中。在这种情况下，最好的做法是给出一个开放的暗示，即暗示来访者在准备好结束的时候把自己带出催眠体验。最终，通常在一两分钟以后，来访者会结束体验，睁开眼睛，重新和你进行交流。有些时候，你需要给出"核查"式的提问和进一步邀请来访者结束的暗示，这种情况将在第 25 章中进行讨论。不过，从来没有人回不来，所以你并不需要为这个问题而失眠。请你尊重在催眠中的个体自己的选择。如果他们没有跟从一个特定的暗示，他们必定有那么做的理由，而你也不必把你的要求强加给他们，"顺水推舟"足矣。

误解：催眠必然会包含一个导入仪式

　　只要你的注意力指向一种贯注的状态中，而且你能够对暗示进行反应，以有意义的方式来改变你的体验，我们就有理由说你处于催眠之中。你应该能清楚地发现，催眠的注意特征并不一定需要通过某种仪式引发。同样，即便在没有导入的情况下，各种催眠现象也能够自发出现

（Short，待发表）。对于那些把催眠看成是某种"特殊状态"，而这种状态才可能产生催眠反应的人来说，这个观点常常让他们感到惊讶。不过，数十年的研究已经发现，无论你通过催眠获得的是什么样的反应，你都可以通过其他方式获得。你并不需要催眠的仪式，你需要的只是暗示以及来访者听从暗示的动机（Barber，1969，2000；Kirsch，2011；Lynn & Green，2011；Lynn et al.，2015）。

误解：临床催眠是一种特定的治疗学派

　　我们应该如何理解"催眠治疗"这个常用术语呢？它指的是使用催眠来实施治疗，即通过创造和使用催眠的主观体验来增益治疗效果。而且，就像你已经知道的那样，催眠可以增益治疗效果。催眠有其自身的特殊性，这一点足以让它在治疗王国中拥有立足之地。但是，我们应该把它视为一种独特的治疗形式，就像"催眠治疗"一词所隐含的那样吗？

　　使用催眠的方法之多，几乎和使用催眠的临床工作者的数量相当，而且对于这些临床工作者而言，他们实施催眠的方式必然和他们心目中治疗应该如何进行的方式相一致。因此，对于一些临床工作者来说，催眠和认知行为取向整合在了一起；对于有一些临床工作者而言，催眠和精神动力学的取向整合在了一起（Alladin，2012；O'Neil，2018）。而对于另一些临床工作者来说，催眠和预防取向结合在了一起。不同临床工作者使用催眠的方式或许就像白天与黑夜一样截然不同。无论你目前实践的治疗具有何种信念系统和风格，你很可能会体会到，随着发现你可以通过利用催眠取向来增益你已有的治疗实践，之前的信念系统和治疗风格仍然对你是有意义的。学习催眠的方法和原则很像是学习一门语言。你学会了一套共通的规则、语言和结构，但是你仍然最

终会以你自己独特的方式来表达自己。

关于催眠范本

　　许多有关催眠的书籍和临床培训都提倡大家一字不差地使用事先准备好的催眠范本，这些范本是为解决各种常见的问题而事先写好的，例如针对肥胖、吸烟和恐怖症等。这种观点认为，范本就是治疗：把这些词句读给一个被催眠的来访者听就能保证治好他。范本的使用助长了这样一个误解，即在临床实践中催眠可以被标准化，而只要来访者的主诉是相同的，那么这些来访者就都可以接受一模一样的治疗。给所有的烟民读同一篇范本，就好像他们之间没有差异，因为他们都有同样一个坏习惯——这种看法显然把事情看得过于简单。当这种做法失败的时候，受到指责的一般是来访者，而不是范本本身。

　　使用范本剥夺了催眠真正的力量，即因能意识到并使用个体独特的体验和需要而具有的力量。在实践催眠时，自发性和灵活性是达成最佳效果的要旨。即便治疗策略是事先计划好的，就像我们需要良好的治疗计划一样，一位技艺高超的临床工作者仍会将来访者自发的反应整合到治疗程序当中。人们很可能会继续使用"催眠治疗"一词来为他们所做的事情提供一个标签，但是它不过是广义地指代催眠和暗示的使用，而关于临床工作者究竟对来访者说了什么和做了什么，它能提供的信息就少之又少了。

　　催眠是一种媒介，通过它来传递观点，鼓励体验性的反应。催眠本身什么都治疗不了。有潜在治疗力量的是来访者在体验中所做出的新的联结，源于体验的那些新理解、新反应、新行动。催眠不是治疗，而是治疗的催化剂。

误解：催眠可以用来让你准确地回忆起曾经发生在你身上的一切

　　临床工作者需要理解记忆是如何工作的，从而能以最佳方式利用这一个体最为重要的方面。有人曾把心灵比喻为计算机，每一个记忆都假定会得到准确的存储，在正确的条件下，人们也最终能提取这些记忆。但是，所谓的计算机比喻远不正确，而且，若一位粗心大意的临床工作者真的据此行事，这个比喻就有可能造成危害（Dasse, Elkins, & Weaver, 2015b; Mazzoni, Heap, & Scoboria, 2010; Wester & Hammond, 2011; Yapko, 1993a, 1994a, 1994b, 2018）。有关记忆的研究提供了大量清晰的证据，表明头脑并不会将体验原封不动地存储起来以供日后准确回忆。事实上，记忆是在知觉的基础上进行存储的，因此也就可能会遭受相同的扭曲。人们可以生动地"回忆"那些实际上从来都没有发生过的细节。同样，人们也可以仅仅记得某个体验的片段，或者将不同的记忆片段组合成为一个错误的记忆。简单来说，记忆并不可靠；如果你想寻找的是"真实"，你不太可能在记忆中找到它（Loftus, 2017; Sheehan, 1995）。

　　如果一段记忆是通过催眠获得的，那么它是否更可靠一点呢？催眠可以用来揭示在某人过去发生的事情的真相吗？面对这两个极为重要的问题，答案都是否定的（Loftus, 2017; Loftus & Greenspan, 2017）。催眠对于记忆的效果将在第15章中进行更详细的探讨。此刻，知道这一点就足够了，那就是催眠并不会增加准确回忆的可能性，甚至可能会降低这种可能性。

关于误解的结语

　　就像你可能渐渐体会到的那样，催眠背负着大量来自各式迷思和误解的"陈旧的包袱"。不过，它本身是一个正在不断发展的动态领域，因为有一批认真的临床工作者和研究者在努力，以便更好地理解有效干预的成分以及人类的不同能力，尤其是在注意力贯注过程中产生的能力。当你阅读本书的时候，许多令人激动的新研究正在不断涌现；而随着不断出现的关于大脑功能、心理过程和治疗方法等方面的崭新洞见，过去的迷思最终将会被科学事实取代。作为临床工作者，如果他们想要帮助制止误解的传播，他们就必须跟上新研究发现的脚步。

开动脑筋

1. 什么是同伴团体压力？它如何导致你出现服从行为？

2. 什么样的个人特点可能会让你能够抵御同伴团体压力？一般而言，这些特点是积极的还是消极的呢？

3. 你的期待如何影响你的体验？"自我实现预言"是怎么成为舞台催眠表演的一部分的？

4. 对于失去自我控制的恐惧如何能浮现在日常行为中？请举一些例子。

5. 你对催眠体验曾经或现在怀有哪些恐惧？你对于催眠别人存在哪些担忧？

6. 在什么情况下，来访者对于催眠的误解可能会成为临床工作者的一笔财富？在什么情况下可能是一种障碍？

7. 为什么需要将治疗取向标准化？标准化的利弊各是什么？

8. 什么是"权力之争"？它们为什么会出现？它们可以被预防吗？如果可以被预防，那么如何着手呢？

9. 在你看来，什么类型的人相比之下更难以催眠？为什么你会有这样的看法？

10. 临床工作者如何会在无心中鼓励来访者产生依赖心理？背后的动机可能有哪些？

行动起来

1. 在时机合适的时候，告诉那些和你一起工作或在你社交圈子里的人，你正在学习催眠。你会得到哪些积极或消极的反应？你会为此感到惊讶吗？

2. 如果你居住的地方有舞台催眠表演，请去观看一次舞台催眠表演。催眠是如何呈现在公众眼前的？误解是如何被创造出来的？催眠如何引起服从？被催眠的对象是如何招募的？

3. 让你的熟人描述一下，他们理解的催眠是什么，以及催眠是如何工作的。在他们的描述中存在哪些通常的误解？

4. 让你的同伴和你踏上一次"信任之旅"，即在他们闭着眼睛的情况下，你带他们走一段路。他们在这个过程中会觉察到什么样的感受？什么会增加或减少他们跟随你的意愿？

5. 采访你周围的催眠师，询问他们有多少比例的人以及什么样的人无法被催眠。他们对自己的答案又给出了什么理由？

6. 找一些包含完整的干预范本的书，选择其中你特别有兴趣的一段来仔细阅读。这个范本可能最适合哪种人？为什么？哪种人可能完全不适合使用这个范本？为什么？

第 3 章

思考催眠的不同方式，
以及它们如何影响你的实践

正如你已经发现的那样，催眠这个现象本身已经足够模糊，以至于引来众多不同的定义和描述。催眠也同样会引发众多不同的理论视角，陈述是什么让我们得以实施催眠程序，以及是什么让我们得以激发人们做出那么多种令人惊叹的反应。如你所料，关于催眠的理论之间通常有巨大的分歧，而且它们所引发的问题常常比它们能解决的更多。因此，这些理论会激发人们从事有意义的研究，进行生动的辩论，以至于人们能对于催眠的本质有更为深刻的理解。

理论重要吗？

为什么有关于催眠的理论是重要的呢，尤其是对于那些只想学习如何做催眠的人来说？原因在于：你对于临床催眠的观点和看法不仅会深刻地影响你使用催眠的方式，也会影响你的催眠风格。你所学习的任何技术，你想要实践的任何过程，以及你想使用的任何取向，都将会折射出有关催眠的特定信念和假设，无论你能否觉察到上述信念和假设。事实上，在实施催眠时，最有可能"引火烧身"的情况正是临床工作者未能意识到在自己的方法中蕴含了哪些假设。极为常见的一种情况是，当某个人学习了一个技术，然后将它用在某个来访者身上的时候，他往往并没有真正意识到为什么要使用这个技术，以及使用这个技术的背后包含了哪些假设。例如，如果你认为，为了在来访者身上取得成功，你只需让他们进入一种深层的催眠状态，并且给予他们暗示，那你又如何解释，为何有些时候你也做了上述事情，却没有获得有益的结果呢？你所做的假设，无论是有意识地做出的，或是无意识地做出的，都代表了你个人有关催眠的理论，即催眠是如何起效的，而且，当治疗工作并未像你预料的那样起效时，你也将会痛苦地发现你的理论所具有的漏洞。

理论是重要的，还有另一个原因：你是从某个你觉得可信的人，或者一些你觉得可信的人那里学习催眠的。你所学习的催眠来自他们所持有的视角，而你所学习的技术也折射出那个特定视角的信念和假设。作为这一领域新入门的学生，你或许无法现实地评估你所学习的东西是这个领域的主流，还是一些过时的、无知的，抑或仅是某个单一维度的取向。这就是为什么在"催眠"这把大伞之下，仍然覆盖了许多迥异的观点和实践方式。这也是为什么会出现有学生从某个老师那里学习了催眠，然后就自欺欺人地认为他们已经知道了催眠领域的全貌。除非那位老师花费心力地分享多个有意义的观点和看法，并且鼓励学生去熟悉催眠的科学，否则那些学生就完全无法知晓这个领域到底是什么样子的；他们只学到了

自己的老师对这个领域的看法。也是因为这个原因，在本书的每一版中，对我而言非常重要的是能给你提供一个有关本领域现今的、多维度的和多视角的介绍。作为一名作者，我当然有自己的偏见，但我力图将它们放在一边，从而能够分享其他专家需要表达的观点。这样一来，你就能够整合对你而言做有效的部分，哪怕这些部分对我来说并没有那么有效。许多不同的取向都可以是有效的。

关于催眠理论

本章会提供一个概述，并简要地讨论一些在催眠领域更具影响力的理论视角，这些视角给今天的临床工作者和研究者带来了众多启示。在这里，我会以一种极为简要的方式呈现这些理论视角，即将它们作为一个单一的、独特的理论视角来展示，从而凸显出这些模型最为核心的原则。不过，在这个领域里存在一个广泛的共识，那就是没有一个理论能够完全解释催眠的所有面向，而且理论模型彼此也很容易相互融合（Jensen，Adachi，Tome-Pires et al.，2015）。催眠这个主题本身是如此复杂，加上人类能够被催眠这件事甚至更为复杂，这使得几乎不可能诞生一个单一的理论来完全解释催眠的来源和特点。因此，对于大多数的从业者而言，能够逐个欣赏这些多元视角，并灵活地将它们整合到自己的实践之中，不失为一种更容易的做法。就像大多数的心理治疗师会把自己描述为持有"折中取向"一样，催眠的从业者也会根据一个特定情境的需求来变化自己的概念和实践框架。

用批判的眼光审视每一个取向是一种有益的方式，或许首先你可以想一想每一个取向的假设是

什么，这个取向会优先考虑些什么，然后你可以自己评价一下，这个取向持有的假设以及优先考虑的事情是不是合理，对你有没有帮助。或许对你来说特别有帮助的一种做法是，首先从使用这种取向的临床工作者的视角来审视每一种催眠模型，然后从体验它的来访者的视角去审视它们，最后，从两者互动的视角来加以审视。这可能会帮助你分辨哪些模型在纯粹理智的角度看来更为有趣，而哪些又会在临床中更有意义、更为有效。

我们可以用许多不同的方式来区分各类催眠的理论模型。不过，一种有益的方式或许是根据这些模型的性质来分类，即这些模型总体上是采用个体内的视角还是人际间的视角。具有个体内视角的模型强调的是被催眠的个体的主观特质和状态，认为这些才是催眠的基础。它们只关注个体，以及在个体的内在世界中发生了什么。人际间视角的模型强调的是催眠互动的社会性或关系性的方面，认为这些才是影响催眠体验的核心因素。人际间视角的模型关注的是催眠互动的双方，以及在这两者之间到底发生了什么才使催眠反应成为可能。

催眠的当代理论视角

新派解离模型：催眠是一种解离的状态

在 19 世纪末，法国神经学家和催眠专家皮埃尔·让内（Pierre Janet）发展出了一个催眠的理论模型，这个模型强调解离在产生催眠现象中的作用。当时，让内与那些患有癔症问题的人所做的工作被视为行业典范，甚至还影响了西格蒙德·弗洛伊德（Sigmund Freud）的工作。当年弗洛伊德在他门下学习，并将他的著作翻译成为德语。这些早期关于解离的观点最终诞生了新派解离模型，这个理论模型是由欧内斯特·希尔加德（1974，1977，1991，1992，1994）发展出来的。这个模型一直都对于本领域有着深刻的影响。希尔加德是一位非常受人尊敬的研究者，也是对催眠反应性的个体差异进行深度研究的先驱。希尔加德的观点很受推崇，特别是鉴于近年来出现的神经科学证据，该理论的观点，即人类具有可以独立运作的、多水平的心理功能，已经获得了重要的实证支持（Bargh，2006；Hammond，2013；Mooneyham & Schooler，2016；Uleman，2005）。

希尔加德的新派解离模型基于这样的观点，即人类具有多重认知系统，这些系统可以同时运作。假定这些系统以不同等级的方式排列，并都被置于一个执行系统的控制之下，这个执行系统被称为"执行官自我"或"中央控制结构"。认知的子系统可以包括习惯、态度、偏见、兴趣以及其他内隐的能力。执行系统的任务是监控当下的主观体验，并形成对这些主观体验的反应。在催眠的条件下，不同的认知系统可以自动运行，彼此之间可以在相当大的程度上保持解离。希尔加德对此有这样的描述：

在催眠中，中央执行功能一般被认为会在催眠师和被催眠者之间进行分割。后者会保留其在正常状态时的相当大一部分的功能——能回答有关自己的过去和计划的提问，以及能接受或拒绝运动或参与特定活动的邀请。与此同时，被催眠者也将一部分自己的执行功能交给了催眠师，因此在实施催眠的契约中，被催眠者会按照催眠师的暗示去做，体验催眠师所暗示的内容，并且，如果催眠师要求，被催眠者会失去对自己运动功能的控制。

（Hilgard，1992，p. 94）

无论是从数量还是质量上来看，受新派解离模型启发的研究都有不俗的表现，并在催眠领域形成了一些重要的观点（Kihlstrom，1985，1997，2014）。希尔加德的模型主要是一个个体内视角的模型，尽管也并不完全如此，他本人的研究以及另一些著名的新解离主义者，比如肯尼斯·鲍维尔斯（Kenneth Bowers，1990，1992），关注个体具有的解离能力以及其他的催眠能力，认为这些是催眠是否成功的最终决定因素。希尔加德的模型十分赞同将催眠易感性视为一个可以测量的、稳定的且具有个体差异的特质（Hilgard，1965，1967）。

在他对于所谓的"损坏的大脑"的研究基础上，著名的神经科学家迈克尔·伽赞尼伽（Michael Gazzaniga）博士提出了被他称为"模块单元"的大脑模型（1970，1985，2018）。尽管这个模型并不是专门为催眠提出的，但是它为催眠的许多核心现象提供了一个神经科学的基础，特别是解离现象。伽赞尼伽描述了大脑不同的部分可以共同行使功能，但也可以自动独立地行使功能。他把这些相互分离但彼此联系的神经元称为模块单元，这些神经元可具有自己的"扳机"，可以创造体验，或者说得更准确一点，可以创造对体验的知觉，而这些知觉可以受到来自其他来源的输入信息的影响。例如，某个人去参加聚会，度过了一个不错的夜晚，在上床睡觉的时候感觉非常好。第二天早上起床的时候，他感到十分抑郁，自然而然地想努力弄清楚这是为什么。和心境有关的大脑模块单元可能是因为某个梦的缘故被激活了，但是鉴于这个人并不知道这一点，所以他开始假设（例如，"或许我是因为别人开我的玩笑而感到难过，我觉得我自己笑一笑就过去了。但也许实际上我感到很伤心，只是我并没有意识到这一点。"）。伽赞尼伽把我们的大脑命名为"社会性大脑"，因为它要依赖于社会线索来为我们的体验赋予意义。我们有理由说催眠是这样一种浓缩的互动形式：使用暗示来激活大脑的模块单元，然后将它们组织为一种具有治疗意义的形态。

催眠是一种神经心理生理现象

在研究大脑和神经系统方面，最近出现了不断升级的大脑扫描技术，而催眠领域也没有错过这些技术上的革新。在下一章里，我会详细介绍一些最近有关催眠的认知神经科学的发现。这些发现通常都支持这样一些理论家的观点，即我们最好把催眠理解为一种神经或心理生物学现象（Landry & Raz，2015，2017；Raz，2005，2011；Raz，Lamar，Buhle，Kane，& Peterson，2007；Oakley & Halligan，2010；Rossi，2000；Spiegel，2008）。

在有关催眠的身心关系以及与催眠体验相对应的生理指标的研究领域里，心理学家欧内斯特·罗西（Ernest Rossi）博士是一位著作颇丰的研究者和作者。罗西（1982）提出，人的身体会

有规律地出现一个注意力集中和放松的循环，这个循环被称为"次昼夜循环"，大约每90~120分钟出现一次。最近，在他后续有关催眠和生理学的研究中，罗西一直都在关注于催眠对于神经形成和基因水平的可能影响，他把这种促进作用称为"次昼夜疗愈"（Rossi，2003，2009；Hill & Rossi，2018）。

精神病学家赫伯特·斯皮格尔（Herbert Spiegel）和大卫·斯皮格尔（David Spiegel）（1978/2004）假设，催眠能力是大脑半球之间相互关系的产物。他们一起创立了一种被称为"生物标记"的测评工具，这种测评是一种旋转眼球的测验（会在第9章中进行描述），他们相信这种测验能够可靠地衡量一个人的个体催眠能力（H. Spiegel，2008）。最近，大卫·斯皮格尔更多地将催眠视为一种注意现象，认为催眠是一种强烈的注意力集中的现象，它也会受到神经能力和功能的调节（D. Spiegel，2008）。

催眠是一种被动的状态或许可的状态

这一理论视角植根于19世纪希波莱特·伯恩海姆所做的工作，伯恩海姆是法国南锡大学医学院的一位著名的神经学家。他和另一位实践催眠的著名医生，昂布鲁瓦－奥古斯特·李厄保（Ambroise-August Liebault）最终一同创立了所谓的南锡催眠学派。尽管这个理论起源于150多年之前，伯恩海姆对催眠的看法仍然具有影响力：他的名言是"从来就没有催眠，只有暗示"（Bernhaim，1886/1957；Pintar，2010a）。因此，许多诸如威廉·克罗格（William Kroger）博士这样的催眠先驱都深受伯恩海姆的工作的影响，他们很强调暗示的力量，将其作为影响看似被动的病人的手段。事实上，克罗格曾经将催眠定义为"引导人进入信服的状态"（个人交流，1989年12月21日）。

催眠是不是一种被动的状态（passive state）呢？人会产生这种想法的原因并不难以理解：被催眠的来访者通常都会静静地坐着，并不会主动开始说话，或者以任何主动的、有目的的方式做出任何外显的行为，因此，来访者似乎完全是被动的，完全根据临床工作者的暗示来进行反应。但是在这里，眼见并不为实。如果你去探索处于催眠之中的来访者的主观体验或现象学反应，你就会发现，他们绝对不是被动的。他们一般是很主动地关注暗示，寻找暗示对自己的意义，根据自己的需要来修改暗示，或是放大或缩小体验的某个方面，等等。尽管来访者或许看起来是被动的，他实际上可能远非如此。

某些临床工作者的命令式的风格也促成了这个将催眠中的来访者描述为被动或许可的状态（permissive state）的理论，因为他们被期待会对临床工作者的暗示"言听计从"。这样的临床工作者既不期待来访者会主动做出什么反应，也不认为这样的主动是有必要的。来访者在本质上被视为一种被动的接收器，只对临床工作者的指令做出反应即可。他们唯一的任务只是服从。之前我们曾经讨论过，在催眠体验中到底谁有控制权的问题，如果有人将来访者的角色定义为只是顺从，那么这个问题也很值得思考。你或许可以用这样的方式看待来访者，但这并不一定就是来访者本身的看法。如果暗示被接受，你能得到的是顺从的反应。但是，如果来访者出于某些原因没有对临床工作者的指令做出反应，那么他们一般就会被认为表现出了"阻抗"。阻抗被假定是表明存在某种防御机制，或者某种病理问题，在治疗可以顺利进行下去之前，必须鉴别出这些防御机制或病理问题，并予以"修通"。这一视角并不太会考虑下面这种可能性，即来访者只是觉得这个暗示并不合适自己，或者觉得催眠师让人反感。

如果一位临床工作者采用了一种许可式的风格来指引来访者，鉴于这种风格可能并不那么直接，肯定也不那么权威，它给予选择，而非命令，所以来访者会被视作积极的参与者，让暗示的可能性成真。以这样一种"激活来访者"的取向来看，有关催眠是一种"被动的状态"的理论就不那么可信了。

催眠是一种转换的意识状态

催眠的体验被有些人界定为一种转换的意识状态（altered state of consciousness, ASC），甚至是转换的多重意识状态，其特征是注意力贯注（absorption）和主观知觉的显著改变（Tart, 1969；Tellegen & Atkinson, 1974）。这一视角主要采用个体内视角的模型，认为相对于个体"正常"的意识状态而言，催眠是一种独特且独立的意识状态。支持 ASC 的证据在于个体在催眠之前和催眠之中的体验存在巨大差异。按照这一观点，催眠状态是由催眠导入过程引发的，即通过将注意力集中在暗示之上改变一个人的意识状态。ASC 被认为具有以下特征：防御降低，更容易触及情绪反应，反应性提高，以及更能够触及潜意识的过程（Baber, 1991；Nash, 1991）。

就像"催眠"这个词一样，"转换的意识状态"一词也并不精确。意识是一种主观体验。所谓的"正常意识"和"转换的意识状态"之间是一种什么样的关系呢？我是不是也在通过你读的每一个词，每一页书改变着你的意识状态呢？等一下！请想象一只有着绿色耳朵但身体是紫色的大象！刚才我是否改变了你的意识呢？在多大程度上改变了呢？每当你的觉知从一个刺激转移到另一个刺激之上的时候，你的意识就已经被改变了。因此，问题在于：如果催眠是一种转换的意识状态，它是从哪种状态"转换"而来的呢？不过，当被催眠的个体体验到自己的身体麻木的时候，这的确并不是一个日常的体验。显然，有些东西被改变了，但是到底什么被改变了，以及到底是如何被改变的，仍然是个未解之谜。

许多针对 ASC 视角的批评都指出，这一视角存在循环论证的问题：对催眠的反应性导致了催眠的发生，而催眠导致了对催眠的反应性。有 ASC 即表明催眠的存在，而催眠即表明 ASC 的存在。催眠作为一种 ASC，是否存在一种衡量它的客观指标呢？尽管在神经科学领域涌现出一些整体趋势，但至今仍未发现能鉴别出某种特定的催眠状态的生理指标。但这是否意味着最终我们也不会发现这样一种指标呢？目前谁也说不准。

来自加利福尼亚大学伯克利分校的心理学家约翰·凯尔斯壮（John Kihlstrom）对转换的意识状态问题有如下回应：

> 或许，问题在于"转换的状态"究竟是如何被界定的。如果我们相信，每一种意识状态都和某些独特的生理特征相对应……那么催眠缺乏某种生理特征就可被认为是催眠并非一种转换的意识状态的证明……但是，就我们目前有关身心状态的知识来说，这些知识还不足以将这种相关性作为定义的必要条件。
>
> （2008，p. 36）

将催眠视为一种独特的转换状态，或者一组转换状态，仍然是十分流行的看法，因为这个观点指出，进入催眠的人似乎可以体验到一些超乎他们一般能力的东西。有关转换的意识状态的观点很容易就能包容这种可能性，同样，它也可以解释催眠易感性数据中的发现，即能够体验到这些特定状态的人的比例也各有不同。

催眠是一种特定的社会互动的结果

在更古老的催眠传统中，导入是催眠师通过使用正式的暗示脚本"施加"在被催眠者身上的。使用千人一面的脚本隐含的意思是，催眠的力量在于催眠师所念的"咒语"，而不在于临床工作者和来访者之间的关系质量。已故的精神病学家米尔顿·H. 艾利克森博士被公认促成了催眠临床实践的这种仪式取向的转变，使之成为以更广义的互动因素来界定的、更为精细的催眠样式（Haley, 1973；Zeig, 1980）。他的方法被统称为艾利克森取向或利用取向（utilization approaches, Erickson & Rossi, 1979；Rossi, 1980）。在这一观点看来，催眠是在临床工作者和来访者之间的一种聚焦的、有意义的互动的结果。过去我们用"和谐的关系"这个术语，后来广泛使用的术语是"治疗联盟"；近年来，有人在主张一种人际神经生物学取向时提出了"调谐（attunement）"的概念；这些概念彼此之间是相类似的（D. Siegel, 2010）。如果临床工作者想要成功的话，他就必须对来访者的需要有所回应，并按照这些需要来"裁剪"自己的干预取向。关系本身是一种相互的依赖，每一方在跟随对方的引领的同时也在引领对方。

在这一理论视角中，一个核心的理念是：参与者在关系中既是引领者也是跟随者。催眠师会将来访者的行为或感受以言语或非言语的方式再次反馈给他们，这样一来就能让他们产生自己"被理解"的感受，即和谐的治疗关系的本质。临床工作者会表述来访者的真实体验（例如，"你坐在椅子上，听到我的声音"），和这种表述绑定在一起的是带着尊重态度的暗示，暗示那些可以成为来访者真实体验的体验（例如，"……而你可以开始把注意力放在一种美好的感受上"）。临床工作者并不是将自己的信念系统——来访者应该怎么做——强加在来访者身上，而是将一种可能性提供给来访者，让他们能够以自己的方式，以自己的速度去做一些有建设意义的事情。

在描述这一理论视角时，关键在于催眠被视作一种特定的关系和互动的自然结果，在这种关系和互动中，参与者具有很高程度的互动反应性。威廉·克罗格博士是一位技艺高超的从业者，他提醒我说："请一定记住，最重要的事情是把病人放在你的心上。（个人交流，1989 年 12 月 21 日）"这一互动视角强调的是对来访者的尊重，提供可能性，但不去做要求，这在治疗情境中是一种理想的状态。不过，这些因素显然并不是催眠发生的充分条件。无论如何，在舞台催眠表演中，催眠师和他们的被催眠者之间并没有什么特殊的关系，催眠师对被催眠者独特的个人特点和人格特征显然不那么敏感，也不会对此做出什么反应，尽管如此，催眠师仍然可以从被催眠者身上获得催眠反应。

催眠是一种社会认知现象

催眠的社会认知视角（sociocognitive perspective，SCP）是一个带有浓厚人际间色彩的视角：它强调，催眠以及出于对暗示的反应而产生的催眠现象的本质是社会性的。事实上，在下面所描述的几种社会认知模型的变式中，每个模型关注着在催眠背景下运作的不同的社会性力量。总体而言，SCP 并不赞同诸如新派解离模型这类个体内视角的模型，也不赞同任何认为催眠有其特殊性或存在催眠的特殊机制的模型。与其相反，SCP 认为，催眠是社会行为的产物，其结构在本质上和任何其他的社会行为类似。

社会认知模型强调的是催眠反应背后的社会性因素，但它也会着力关注个体的认知构成，包括他的期望、信念、态度、归因风格和其他能够影响社会反应性的认知过程（Lynn & Sherman，2000；Jensen et al.，2017）。

知名的社会认知理论家包括尼古拉斯·斯帕诺斯（Nicholas Spanos）博士（1991；Spanos & Chaves，1989）、欧文·基尔希（Irving Kirsch）博士（1991，2000，2011）、格雷厄姆·瓦格斯塔夫（Graham Wagstaff）博士（1986，1991），以及史蒂文·杰伊·林恩（Steven Jay Lynn）博士（Lynn, Kirsch, & Hallquist, 2008；Lynn & Green, 2011），所有这些学者都在探索社会性力量和情境力量如何与个人变量交互影响催眠这一领域做出了重要研究。其结果是，社会认知模型具有特别坚实的实证支持。在这些研究中，有很大一部分都被收录于《国际临床和实验催眠杂志》（*International Journal of Clinical and Experimental Hypnosis*，IJCEH）有关 SCP 话题的一集特刊中，该集特刊由史蒂文·杰伊·林恩和约瑟夫·P.格林（Joseph P. Green）任主编（2011 年 7 月—9 月刊）。

西奥多·X.巴伯的"催眠"

心理学家西奥多·X.巴伯（Theodore X. Barber）是一位在研究影响催眠反应性的多重因素的领域特别多产的研究者和作者。巴伯感兴趣的是催眠和催眠反应的特征因素，而且相信研究催眠的最佳方式是将其视为一种社会心理现象。他质疑在之前小节中提到的转换的意识状态理论的循环论证问题，并且令人信服地证明，在催眠中人们所呈现出的一系列让人惊叹的催眠现象完全无须导入也可以出现，只需让有动机的被试使用他们的想象力即可（T. Barber，1969）。巴伯强调，他认为我们无须界定一种特殊的催眠状态来解释催眠行为的现象，"催眠"一词完全是一种附加的解释。

巴伯认为来访者的个体内特征，例如幻想的倾向和想象能力，连同催眠的社会情境的人际特征都是重要的。他提出，有四种尤为重要的行为决定因素参与对催眠现象的调节：

（1）社会因素，即驱使社会化的被催眠

者表现出合作，并尝试将催眠师的期望和外在的暗示变成现实；

（2）催眠师本人的独特技能和个人特点（包括富有创造性的观点、沟通能力和人际效力）；

（3）导入程序的有效性，即导入程序是否能有效地引导被催眠者和暗示同步思考；

（4）暗示观点的深度，即所暗示的观点在意义、创造力以及"能量"或"力量"上的强弱程度。

（T. Barber，2000，p. 208）

催眠和社会角色扮演

SCP 理论家的观点是，催眠和正常的体验并无不同，任何一位有足够动机的人在完全不提及催眠二字的情况下也能表现出那些和催眠相关的不同寻常的行为（Kihlstrom，1991，2008；Lynn & Green，2011）。因此，催眠现象的发生是一种人际情境的结果，只是这种情境被参与者贴上了"催眠"的标签。在他们看来，只有当某个人愿意扮演"被催眠的人"这样一个由社会情境所赋予的角色时，催眠才会存在。加利福尼亚大学圣克鲁兹分校的西奥多·萨宾（Theodore Sarbin）博士和其在加利福尼亚州立大学弗雷斯诺分校的同事威廉·科（William Coe）共同提出了将催眠视为一种社会角色的模型，并在他们的著作《催眠——对沟通影响力所做的社会心理分析》（*Hypnosis: A Social Psychological Analysis of Influence Communication*，1972）一书中详细阐述了他们的观点。他们描述了在催眠互动中临床工作者和来访者是如何扮演着相互作用的角色的。这些角色会受到一些具有强制性的情境特征的塑造，包括哪些行为是被预期或要求出现的，哪些是成功的标准，以及对特定行为的奖励和惩罚是什么。科和萨宾（1991，p. 305）鉴别出了会对

催眠角色扮演的质量造成影响的六大因素：

（1）被催眠者的角色预期；

（2）被催眠者能否准确地将自我置于社会微结构之中；

（3）运动和想象技能；

（4）由特定的实验情境或临床情境的特征产生的角色要求；

（5）"被催眠"这一角色和被催眠者的自我概念是否一致；

（6）被催眠者的旁观者的引领和强化这一角色的特性。

萨宾认为催眠的核心是角色扮演，这个观点让他创造了"信以为真的想象"一词来描述催眠（1997）。他认为：

一直以来，我们都在使用角色概念来描述各种各样的社会行为，并取得了不错的成效，催眠只是其中之一。无论是从广义的社会行为还是催眠这一特定的行为而言，最为关键的是当事人被视为一位行动者、一位表现者、一个动因，而非一个毫无行动力、只能被动接受信息的客体。角色理论关注的并不是头脑中发生了什么，而是在考虑到某个特定的行为表现发生的当下情境和远端情境的情况下，当事人究竟做了什么，以及他是如何做出行动的。

（Sarbin，1997，p. 204）

应该强调，角色扮演模型并不主张催眠只是一种角色扮演。正相反，虽然角色可能是存在的，但互动的总和超越了角色的这些部分。人们会以自动的、前瞻的、自发的方式做出反应，这些反应超越了角色本身对人们提出的要求（Sarbin，1950）。

这一模型将催眠行为视为由角色调控的社

会行为，这个观点显然表明这个模型是一个人际间的模型，因为它考虑到了社会赋予的角色、期望、力量和影响力。不少研究证据都支持这一视角的观点，这些研究考察的问题包括催眠是否只是一种服从行为，还是催眠反应实际上是非自主的反应。宾夕法尼亚大学精神病学和心理学荣誉教授、精神病学家马丁·奥恩（Martin Orne）博士和澳大利亚心理学家皮特·W. 西恩（Peter W. Sheehan）博士所做的经典研究开创了探究这一问题的先河；他们想要区分假装被催眠和"真正"被催眠的个体有何不同，以及催眠程序的哪些需求特征只能产生服从反应，却不是真正的催眠反应（Orne，1959，1962a，1962b，1966，1971；Sheehan，1973）。在实验情境中，有一群实验参与者被要求表现出自己"仿佛"被催眠了，他们被混在另一组自愿并明显被催眠的参与者之中。然后，一群催眠"专家"上场接受挑战，他们需要区分出哪些个体是"真的"被催眠了，哪些不是。那些扮演催眠行为的参与者展示出的催眠现象极为逼真，并能成功地骗过专家的眼睛。

社会科学家很早就意识到，通过鼓励人们"陷入角色之中"，角色扮演能让人们的注意力高度集中。许多治疗策略（例如，心理剧、行为预演、角色扮演练习和家庭治疗中的角色反转）都会时不时地用到角色扮演，将其作为一种在困境中预演积极的反应或对其他人发展共情的方式。一开始，来访者一般都会觉得扮演角色让他们感到有些不好意思和不舒服，但是渐渐地就能够适应角色的要求并且迅速地投入其中了。

如果你从来都没有看到过这种情形，或许你可以用你自己的体验来做例子。你能否回忆起某一次当你心情很差的时候，甚至是感到抑郁的时候，你坐在房间里，突然间门铃响了。在你问你自己"会是谁呢？"之后，你去开门，看到你的一位朋友站在门外，说他只是想顺道来看看你。

善良的你决定不让你的坏心情影响这位朋友，所以你开始装作"好像"你心情尚可，甚至心情相当不错的状态。你是否注意到，几分钟之后，你真的感到心情不错了？几乎每个人都会有这种经历，而这样的例子就很好地展示了扮演角色的力量。

扮演角色甚至会让人在停止扮演那个角色之后仍然对他们的行为造成重大影响。人们很早就意识到了这个事实，以至于在 20 世纪之初，哲学家和心理学家威廉·詹姆斯（William James）问了这样一个问题："一个人微笑是因为他感到快乐，还是他之所以感到快乐是因为他微笑了？"在由斯坦福大学的心理学家菲利普·津巴多（Philip Zimbardo）所做的一些让人震撼的实验中，在心理学教学大楼中设立了一个模拟监狱，一群学生被分为两组，分别扮演"看守"和"囚犯"的角色。实验的结果极具戏剧性，也让人十分震惊。学生们发展出了和角色相关的心态，"看守们"变得暴虐，甚至残酷，而"囚犯们"则变得被动，整日想着如何越狱，最终变得抑郁和极端焦虑。在这个实验中，角色扮演行为对人造成的影响如此严重，以致研究者出于保护参与者身心健康的目的不得不叫停这个实验。

作为一种解释催眠现象的理论视角，角色扮演理论能很好地解释在某种条件下，假装的体验如何变成了真实的体验，一位来访者或一位研究参与者可能在一开始会扮演某种催眠体验，但在某个特异的时间点上，真实的催眠体验出现了。

尽管 SCP 模型在社会性的力量如何影响催眠反应性方面提供了不少重要的洞见，但这个模型的局限在于无法很好地解释催眠的现象学反应，也无法解释为什么来自神经生物学的证据表明，在催眠状态下，个体的注意和加工层面出现了改变。事实上，正如克里斯汀森（Christensen）在她对临床和实验催眠学会（SCEH）的会员所做的调查中指出的那样，"研究结果也同样支持将催眠界定为主要是一种'可被甄别的状态'（2005，p. 286）"。因此，对于许多催眠专家来说，催眠现象至少兼具"个体内"和"人际间"的特征。

催眠的现实检验观点

你能估算从你的座位到最近的房门之间有多远吗？你能估算在此时此刻，你的两只手之间的距离是多少吗？你现在听到的声音来自哪个方向呢？

这些问题是可以回答的，因为你能够使用自己的视觉、听觉和触觉从你身处的世界中直接获得信息。在意识层面，以及更大程度上在你的潜意识层面，你都不断地加工着大量感知觉信息，这些海量的信息冲击着你的神经系统，而能真正吸引注意力的只有其中很小一部分而已。这些微量的信息让你能够感觉到你的身体在哪里，它处于何种位置，它与外在世界的距离又有多少。这种过程被称为"一般化的现实定向过程"（Shor，1959，1970）。在我把你的注意力引到你的左肩上之前，你很可能不会意识到你自己左肩的感觉。尽管如此，你的肩膀（它的神经）一直都在加工信息，例如，你的衣服轻擦着你的肌肤，或者说它感受着房间里的温度。而对于这些信息而言，只有当你努力去注意的时候，它们才会被你意识到；如果你不注意，它们就不会进入你的意识。

从我们的感官获得周围世界对我们的反馈，并努力验证它的准确性，这个过程通常被称为"现实检验"。支持这个论点的人主要倾向于采用个体内视角，他们认为人在不断地检验现实以保持个人的完整性，并减少我们因为不确定自己在世界上的位置而感到的焦虑。这个过程一般是潜意识水平的，因此我们才会不以为意。心理学家罗纳德·肖尔（Ronald Shor）博士是一位催眠领域的先驱，他对此做了如下描述：

在所有我们清醒的日子里，我们的觉知一直是我们在游走世界时的背景，我们将其作为一种参考框架或是对一般现实的定向，以其为背景或舞台，在此之上解释我们当下所有的意识体验。在某种条件下——催眠只是其一——这一宽泛的参考框架或对一般现实的定向会渐渐消失，成为我们头脑中非常遥远的背景，使得当下的体验和它们通常所在的背景相分离。当这种情况发生时，想象和现实之间的区别就不再存在了。

（Shor，1970，p. 91）

对催眠持有现实检验看法的理论认为，当个体第一次进入催眠，随后又沉浸在催眠体验中时，他当前的现实检验过程也因此受到了影响，或许这种体验是一种不断增强的舒适感，同时伴随一小部分似乎相互矛盾的信息，就像是奥恩所说的"恍惚式的逻辑（trance logic）"状态（1959）。恍惚式的逻辑指的是个体不需要自己的体验是逻辑的或合理的。被催眠的来访者可以"自由地将来自现实的知觉体验和来自其自身想象的体验混合在一起"（Barabasz & Watkins，2005，p. 67）。著名的澳大利亚心理学家和催眠研究者皮特·西恩和凯文·麦康基（Kevin McConkey）在他们所做的一部分相关研究中详细地对此进行了探讨，并认为恍惚式的逻辑是在催眠中将"真实"同"模拟体验"区别开来的核心因素（McConkey，1991；Sheehan，1992；Sheehan & McConkey，1982）。

当个体通过将注意力转向内心而暂时终止了从周围世界获得反馈的过程时，他就在最大程度上将觉知定向在内在体验上，这种状态是绝大多数催眠体验的特点，但并非全部的催眠体验都是如此（Hilgard，1977）。暂时终止客观的现实检验过程被认为能让个体变得自由，因而可以接受任何被暗示的现实。被暗示的现实就像任何其他被感知到的现实一样，无论是真是假，都能够决定行为和情绪反应的质量和数量。不过，就像是西恩和麦康基（1982）发现的那样，暂时终止或降低现实检验过程来接受暗示从而改变知觉体验，并不会让个体完全失去现实的知觉。之后，林恩、威克斯（Weekes）和米兰诺（Milano）（1989）所做的研究也证实了这一点。催眠中的个体能够保留监控情境的能力，并能在有必要的时候对情境现实和线索做出反应。希尔加德将个体建立在现实基础上的这部分称为"隐藏的观察者"（1977）。

鉴于我生活在圣迭戈，而我大部分的来访者也同样生活在那里（我现在已经从临床实践工作中退休了），如果我愿意，我可以实施关于在海滩上的放松体验的催眠过程，因为大多数人都很熟悉也很享受这种体验。催眠暗示可以把所有与在海滩上有关的视觉、嗅觉、听觉、味觉和触觉体验详细地整合在这个过程之中，从而让来访者能真切地感觉到自己似乎"真的"在海边。如果我问来访者，"你现在在在哪里？"，他可能会回答："海滩上"。如果我再问一句："不是这个意思，是说此刻你到底在哪里？"来访者几乎肯定会说："在你的诊室里。"不过，在做催眠的时候，来访者会暂时搁置这样一个现实，即他们正待在离海滩几公里之外的我的办公室里，从而让自己有足够长的时间接受那些和在海滩上这个"现实"有关的暗示。

如果来访者可以立刻放下对拥有客观现实的需要，这就会增加他们接受被暗示出来的体验的可能性，即便这些体验是不符合逻辑的。能够很好地集中注意力以及有良好的想象能力同样也能增加这种可能性。

词语和体验的条件化特性

作为一个种族，人类拥有经过进化得来的意识，这一意识赋予我们最有优势的三个特征：我们进行推理的能力，学习多维体验的能力以及沟通体验的能力（P. Brown，1991）。进化使得我们能够将词语和体验联系在一起，然后以抽象的方式来表征体验。我们并不只把沟通的对象绑定在一个目前的需要或体验之上，而是可以就发生在几百万年之前或者许多个世纪以后的事情进行沟通。我们甚至可以对沟通进行沟通，这被称为元语言学。

关于语言、沟通以及信息加工的动力的探讨将会贯穿本书始终，因为它们是应用催眠的基本成分。无论是在内心层面，当你通过思绪和自己对话时，还是在人际层面，在你对其他人给出暗示时，上述这一点都适用。当我们尝试发展出一种理论视角来解释催眠的不同现象时，如果你希望能获得实践催眠所需的精湛的技术，你就必须意识到你使用的词语将会成为某种促发点，以此促发复杂的、多维的、非随意的、聚焦的、具有社会反应特性的而且与背景相符合的体验。我想通过这本书帮助你发展出足够的知识和技能，让你能够对你的来访者说出一些能对他们有所助益的话。无论持有何种理论取向，我知道不会有人认为你对来访者所说的话是不重要的。正相反，你说的是什么、你在什么时候说的，以及你是如何说出来的都极为重要。不过，仅仅是一些词语，仅仅是你发出的音节序列又为何能有这样的力量呢？

当你阅读本书，尤其是这一页时，上面布满了由不同图形构成的黑色墨水印记。凭借多年的学习和经验，你能将这些图形模式识别为文字。当你按照从左至右的固定顺序，一行一行地阅读每一个字时，你不可避免地会将每一个字同你的主观体验——它们对你而言代表着什么——联系在一起。直到你将意义和字词联系起来，这一页上的词语对你来说才是有意义的，而它们的意义源于你自己的经验——你逐步学会了这些词语所代表的体验。

若没有你赋予词句的意义，这页纸上的词句便是没有意义的。当你看到成行的潦草写下的词句，或者听到你不熟悉的语言的声音时，这些符号和声音对你来说并无意义，因为你没有内在的参考框架来理解它们。意义在于你，而非在于词语本身。因为你会使用你自己个人的经验来将意义赋予一个词，你也便能理解同样一个词自然会对不同的人来说具有不同的意义。一个词越是抽象，意味着它可供个人投射的空间也更大，因而在意义层面的个体差异也越大。

本书中建议你做的练习，尤其是每章之后的"行动起来"栏目，都将帮助你更好地理解这一点，但是你或许已经有过这样的经历，即你对一个字或词的解释和其他人对此的解释是如此不同，以至于你不禁讶异这个人是不是和你同样是地球公民。即便在使用共同的语言时，解释上的个体差异是大多数沟通问题的原因，无论这样的问题发生在何种具体的情境下。我认为你"应该"做什么可能和在你看来"应该"做什么有天壤之别。我认为如何度过一个"放松的夜晚"和在你看来如何度过一个"放松的夜晚"或许毫无相似之处。

在实践临床催眠时，你需要对你所使用的词句非常敏感，因为你的来访者对它们的解释可能会很不一样。例如，那些能很好地帮助你产生放松感的词句很可能在你的来访者听起来就像是用指甲在黑板上刮擦一般刺耳。某个能契合你对某种特定体验的理解的词或许在你的来访者看来具有完全不同的意义。这一点适用于所有语言，而如果你和来自不同文化的人一起工作，这一点甚

至更为明显。在有些情况下，某些词语在其他人的语言中压根不存在，因此他们并没有符合你意图的体验或表征。

词语是一种条件化的刺激，用以表征某些内在体验（Watzlawick，1978）。姿势（例如点头、做手势）也是源于特定社会化经历的条件化刺激。不过，每个人终究是独特的个体，以他自己的方式进行沟通。因此，灵活的沟通不仅仅预期来访者用其独特的方式做出解释和回应，也给这些解释和回应提供了空间。

催眠与词语、词语代表的体验的条件化特性有关——持这个观点的模型对于解释催眠的许多面向都极具价值。在语言学中，将词语和体验联系在一起的过程称为"转换派生搜索（transderivational search）"，在语言学领域也是众多研究的对象。这实际上指的是我们是如何理解传达给我们的词句的意义的。此外，我们对所吸收的暗示建立了主观的联想，才是这些暗示能够具有潜在的治疗效应的原因。

在催眠中，词语和体验的条件化特性显然既存在于来访者进行的转换派生搜索过程当中，也存在于随之而来的注意力贯注过程当中，来访者在前一个过程里会将临床工作者的词语同体验联结在一起，而在后一个过程里，来访者则会出现躯体、情绪和感知觉上的改变。这些改变实则一直自然而然地发生在我们身上，尽管比较细微，而在催眠中，这些改变被放大了。例如，当你听别人描述他们在一家好餐厅享受美食带来的愉悦时，你又为什么会感到肚子咕咕作响，口水涟涟，恨不得一有机会就赶往那家餐厅呢？转换派生搜索的体验会让你将别人的词句和你自己享受美食的体验联系在一起，而无论你的头脑在多大程度上投入其中，你仍然会在潜意识的水平上对这一心理体验做出运动、感觉、认知和情感层面的反应。

这些自动化的反应被统称为"意动反应（ideodynamic response）"，伯恩海姆早在 19 世纪就对它进行了阐释（Spanos & Chaves，1991）。意动反应指的是将一个念头、一个暗示转换为一种实际发生的动态反应。运动层面的或是躯体层面的反应被称为意动反应。自动化的思维被称为"意念认知"，自动化的感觉联想被称为"意念感官"反应，而自动化的情绪联想则被称为"意念情感"反应。当一个人加工你的暗示时，上述这些自动化过程会在多个水平上发生。在下一章我会详细探讨，你使用的语言带来的后果要比你能够意识到的更多。

转换派生搜索和意动反应过程虽看似简单，但实际上是所有沟通都普遍具有的相当精细的特征，在临床催眠上尤甚。个人的体验无疑会影响我们如何将意义和词句联系起来，这一点在很大程度上导致了每个人对催眠的反应是高度个性化且独特的。不过，这个主要持个体内视角的观点（因为它极为强调，个体对于暗示的解释和反应具有高度特异性）来看待催眠的模型并没有考虑关系和情境动力，但这些动力也不可避免的是所有催眠工作的一部分。

结　语

在本章中，在接触了某一些能为催眠现象提供最有益的解释的理论之后，此刻你或许能够理解我之前说的话，即每一个理论模型都能为我们更好地理解催眠提供帮助，以及没有一个模型足以完全理解催眠。当你继续更深入地使用临床催眠时，你将无疑会发现，人们对催眠的反应是如此复杂和多样。这会让你有必要保持一个开放的头脑，寻找在某个特定的时刻，哪一个模型的某一个特定的元素和你与来访者的互动最为相关。你越是能在工作中灵活地利用在这里提及的诸多模型，你便越有可能在你的工作中收获良好的反应。

开动脑筋

1. 你的预期如何影响你客观观察的能力？

2. 人脑常常被比作一台计算机，你对于这个常见的类比有何反应？你是否相信头脑会被"程序化"，因此如果一个人想要做出改变，必须"将旧的磁条抹去"？你相信或不相信的理由是什么？

3. 何为"正常"的意识？你曾经经历过转换的意识状态吗？在什么时候？是什么让你将其界定为一种转换的意识状态？

4. 在从事催眠时，为何转换派生搜索和意动过程让我们有必要仔细地选择词语？

5. 什么是"正直"？人们会将各种不同的体验和一个抽象的词语联系在一起。当你的同学一一给出定义时，你对此有何发现？

行动起来

1. 做一次角色扮演，你和你的同伴轮流假装自己被深度催眠了。你的体验是什么？

2. 联系一下那些在你所在的地区自认为是"整合"取向的医疗保健服务提供者。在所谓"整合取向"的多样性上，你有何发现？催眠是一个"整合"取向吗？为什么是或不是？

3. 选择一个角色，扮演一天。例如，如果你在本质上比较羞涩，就扮演一个非常外向的人。如果你在本质上是一个决断力很强的人，就扮演一个十分被动的人。无论你选择扮演一天的角色是什么，请务必投入，但首先你要确定这是一个安全的角色！对于这个角色，你有何发现呢？你扮演的角色是如何影响你对自己的看法的？

第 4 章
大脑、心理和催眠

概　述

最近 20 年，关于催眠的脑科学研究突飞猛进，即便在今日仍保持着迅猛的势头，而与此同时，用以探究神经过程的新技术也不断演进。这些发展让我们拥有了前所未有的机会，能够对大脑功能进行细致的研究。当个体在催眠中从事某个特定的活动，例如对旨在改变知觉体验或制造幻觉的暗示做出反应时，科学家能够一微秒、一微秒地研究他的大脑变化，"实时"记录这些变化并判定这些变化在哪一个部位发生，这一切实在让人惊叹。这些用来考察大脑工作状况的精密的新技术让我们得以回答许多有关于我们自身的基本问题，例如，是什么样的物理过程驱动着我们的思维、感受和行为，以及是什么构成了我们在不同条件下的意识体验和潜意识过程的物理基础（Landry & Raz，2015，2017；Oakley & Halligan，2013）。在催眠领域中，一个重要的进展在于出现了有力的神经科学证据，表明个体在催眠中针对暗示的反应可以产生特定的、可测量的大脑活动改变。催眠的效果并非是幻想出来的（De Benedittis，2015；Jensen et al.，2017；

Landry & Raz，2017；Vanhaudenhuyse，Laureys，& Faymonville，2014）。

尤其在我们理解大脑这一方面，催眠带来了特殊的挑战。在催眠中，个体出现了认知、知觉、生理和行为层面的改变，总体表现为对于被暗示的体验反应程度增加。不过，事实证明，对于催眠程序的反应程度存在个体差异。研究者通常会使用标准化的测验工具来测量实验参与者对暗示体验的反应程度，从而将实验参与者划分为所谓的"高催眠易感性"组和"低催眠易感性"组（Landry & Raz，2017；Parris，2016；Wortzel & Spiegel，2017）。通过比较那些催眠易感性似乎更高和更低的实验参与者，脑科学研究者尝试回答一些至关重要的问题，包括大脑在催眠下的功能情况，以及大脑如何在个体被催眠的情况下对暗示做出反应。在本章中，我将描述这些议题中的一部分，和有关催眠的神经科学研究中的新近发现。我也将讨论，这些发现怎么帮助我们去理解心理，以及对临床实践可能有什么样的启示。

为什么要研究催眠状态下的大脑？

面对这个基本的问题，我需要直截了当地给出一个显而易见的答案：大脑在产生催眠体验和通过催眠产生的各种催眠现象方面发挥着重要作用。大脑是控制信息加工、注意、感觉、知觉、运动、信念、记忆、想象以及在其控制下的其他数不胜数的心理过程的主要器官；对于大脑的理解让我们得以获得重要的信息，这些信息不仅帮助我们理解我们自己，也帮助我们获悉改变人类处境的方式。简而言之，你的来访者的大脑是他对于你所使用的催眠方法做出反应的基础。因此，了解一些关于大脑的知识是有帮助的。

到底是什么让一个人能够在嘈杂的房间里全神贯注地投入一个安静的导入过程，甚至还能报告自己对周围有可能吸引其注意力的声响毫无觉察？一种对麻木感的暗示如何能够让某些高度集中注意力的病人在不使用任何化学麻醉剂的情况下进行外科手术？当一个人邀请另一个人"放松下来，聆听我所说的话"时，神经科学家会去努力理解在这个过程中到底发生了什么。在这样的过程中，他们的研究问题变得越来越复杂，用以回答这些问题的研究手段也变得越发精细。

神经科学家对他们进行的催眠相关研究类型做出了一个重要的区分。英国研究者大卫·奥克利（David Oakley）和皮特·哈利根（Peter Halligan）（2013，p. 565）简要地描述了两种主要类型：

> 对于第一种类型最为恰当的描述是"本质型"研究，这种研究类型的主要兴趣在于更好地理解催眠的本质，以及在催眠暗示中产生的现象。本质研究在很大程度上关心的是，到底是什么让某些人能够更好地对催眠暗示做出反应，暗示性的本质是什么，暗示

出现的催眠现象到底是"真实的"还是只是"想象出来的"，以及催眠是否涉及一种特殊的意识状态。第二种类型，是更为"工具化"的一组研究，是在以实验室研究为驱动的条件下，或越来越多地在以临床为驱动的条件下，有选择地使用特定暗示来考察正常和异常的心理功能方面。

对于实施催眠的临床工作者而言，本质研究和工具性研究的发现与治疗过程都是密切相关的。我们肯定想要知道，什么能够让某些来访者对于我们所实施的程序有更好的反应；同时，鉴于来访者常常会通过自我暗示而形成某些症状，如何能将这种相同的模式进行重新引导，从而为治疗服务，这也是我们努力想弄明白的。

当研究者对被催眠的个体的大脑展开研究时，他们在致力于回答哪些问题呢？下面列出了部分脑科学研究者尝试回答的最为基本的问题：

- 在高催眠易感性和低催眠易感性的个体之间是否存在某些形态学上的差异，即物理上的差异？
- 在高催眠易感性和低催眠易感性的个体之间存在的认知差异是否具有某种神经心理生理学的基础？
- 催眠状态下是否具有某些可被鉴别和测量的对应神经生理标记物？
- 能够测量到的神经生理层面的状态改变究竟是导致催眠体验的原因，还是催眠体验的一种表现？
- 神经生理学方面的数据在多大程度上反映了催眠导入过程，而非催眠状态本身？
- 暗示如何能被转换成为一种（认知、知

觉、行为或生理上的）反应？

- 在催眠中，基于不寻常体验的暗示（例如，失忆、幻觉）而产生的大脑改变是否与病理条件下的大脑改变有关，或者能够为后者提供某些洞见？

如果我们希望能够更好地理解对可被催眠的个体给出的暗示如何能够转换为他的体验，那么上述这些问题和神经科学家尝试回答的其他许多问题就很重要了。不过，要实际回答这些问题，比说起来要困难。有些改变是在催眠体验之中发生的：在导入程序之前，研究参与者需要把注意力完全聚焦在胳膊上的疼痛感上。在跟随导入过程和接受了某些对麻木感的直接暗示之后（例如："你的手臂将会感到一种完全舒适的麻木感，就好像所有的感受都从手臂上消失了一样"），疼痛就从参与者的主观体验中完全消失了。有些变化发生了，但究竟是什么样的变化呢？面对这个非常基本但极为复杂的问题，神经科学是否已经给出了完整的答案呢？就目前而言，一个简单的答案是：没有。就像兰德里（Landry）和拉兹（Raz）所说的那样：

> 脑成像和电生理领域的进展给研究者提供了新的方式来探索活动中的大脑的秘密。这些发展也带来了更高的期待，即希望神经科学能够清晰地阐释某些关于人类心理的最根本的问题。催眠是这一当今潮流中的一分子。然而，在花了 20 多年对催眠下的大脑进行成像研究之后，研究仍然没有办法给出一个可靠的催眠神经生物模型。
>
> （Landry & Raz，2017，p. 19）

不过，随着脑成像技术带来的进展，最近的研究发现正指向一些受关注的大脑区域，这些脑区在催眠状态下会根据不同类型的暗示反应而变得更活跃或更不活跃，而且这些反应可被测量（De Benedittis，2015）。

从事催眠相关脑科学研究的挑战

脑科学研究在任何条件下都具有很大的挑战性，但是因为催眠的模糊本质，以及在界定催眠程序以让神经科学家确定自己的确在描述他们自认为在描述的过程方面存在困难，这就让对大脑的科学研究变得更为复杂。此外，个体在催眠反应性上的差异也使得研究难以得出可以推广的结论。具有侵入性的测试环境［考虑一下，例如，在功能性磁共振成像（functional magnetic resonance imaging，fMRI）扫描时，你会听到的各种高分贝的噪声］，以及在脑成像过程中研究参与者必须固定身体姿势，这都会让他们感到不舒服。上述因素都会构成挑战。尽管如此，神经科学家们还是已经开始获得了更多有关在催眠状态下的个体大脑活动的知识。

第一个挑战来自这样一个问题：在作为一种独特状态的"催眠"和暗示所产生的效果之间，是否有显著的区别？奥克利和哈利根（2009，p. 264）做了以下的区分，以此来指导他们对催眠状态下的个体所做的脑成像研究：

> 从操作定义上来看，"催眠"指的是在一个导入程序之后个体出现的心理活动基线值上的改变，且一般在个体主观层面会产生贯注程度提高、注意力集中、对外在刺激不加以注意以及自发性思维减少的体验。催眠导入程序包括一系列言语指令，这些指令会促进个体产生上述特殊的心理状态。诸如感觉体验和运动控制改变、失忆以及对自我和环境产生错误信念这些典型的"催眠"现象则需要具体的暗示……催眠暗示的效果在大脑激活的水平上也会表现得更为明显。
>
> （Oakley & Halligan，2009，p. 264）

正如奥克利和哈利根在之后发表的一篇文章中所指出的，这其中的一个复杂因素是如何将导入过程和实施暗示的过程区分开：

> 不过，把某种程序称为"催眠"和引入一个正式的导入程序也可被视为一种暗示，暗示个体"进入一种催眠状态"。此外，导入过程本身就蕴含着暗示以及来自文化信念的期待，这些显然都会影响一个人对催眠的体验。
>
> （2013，p. 566）

兰德里和拉兹（Landry and Raz，2015）有着同样的担忧，他们表示："脑成像的操作方法并没有提供任何手段来区分催眠导入状态和催眠暗示的效果。（p. 291）"

尽管将导入过程和暗示区分开或许已经带来了相当大的挑战，但在从事有关催眠的大脑研究时，最大的挑战关乎这样一个潜在的假设——"催眠"是一个可以被测量的、特定的状态，这个状态被称为"催眠"，尽管至今人们仍然无法在生理层面用清晰的术语对其加以界定和鉴别。请考虑一下你自己对这个问题抱有什么信念，以及它会如何影响你对催眠的使用：你相信一定存在某种作为催眠基础的神经状态，而且随着神经科学的发展，这种状态最终会被识别和测量出来吗？如果你同意上述观点，那么你是有同伴的。事实上，这一信念——一定存在一个特定的催眠状态，尽管这个状态仍未被发现，也未能被测量——的一个主要支持者安德烈·魏兹霍夫（André Weitzenhoffer，2000）曾经写道："在反对催眠作为一种现实现象的证据中，至今唯一还有些说服力的证据就是，我们还未能找到和这一状态对应的、稳定且有意义的生理特征。"他继续提出了以下这个问题："但是，对于那些我们并未质疑其作为现实现象存在的心理活动来说，难道我们就发现了相应的生理特征了吗？（p. 224）"

这是一个很有说服力的论点。例如，我们能够测量爱吗？能够从大脑扫描中进行可靠的区分，确定你对妈妈的爱不同于你对冰激凌的爱吗？显然，我们现在做不到，或许也永远无法做到。对于魏兹霍夫和许多负有盛名的神经科学研究者来说，催眠这个状态必然是以某种可以客观验证的方式存在的，且能够可靠地同其他内在状态区别开来。（参见第 2 章的"大师的视野"专栏中有关魏兹霍夫的介绍。）这里的假设是，即便我们目前的技术已经十分精密，但仍然不足以完成上述任务。这个假设很可能是正确的。不过，事实也可能是，催眠看似具有的特征——注意和贯注的特点——和其他体验相比并没有显著的差别，以至于不能够产生它们独特的生物学特征。

近年来，随着我们不断对催眠状态下的大脑有了新的理解，那种把催眠视作一种有独特的、可测量的神经生物学特征的特定状态的看法，也得到了很大程度的修正。最近，研究的重点更少放在寻找一种特定的、名为催眠的状态上，尽管许多研究者仍然在寻找它，而且也报告发现了某些一般的指征。这一点我将在后文中描述。研究者越来越关注注意力聚焦和个体对于不同类型暗示的反应之间的关系。总体来说，有关催眠的神经科学研究已经转而研究注意和注意过程，因为这些过程是催眠不可分割的一部分（Hoeft et al.，2012；Landry & Raz，2017；Oakley & Halligan，2013）。人们逐渐认识到，催眠体验在大脑中并不具有某个具体、独特的定位，而注意力的方向、强度以及在催眠状态下促进个体产生的心理过程的类型将会决定大脑中的哪些领域会被激活（Kihlstrom，2003，2014，2015）。当催眠下的个体集中注意力并对暗示做出反应时，精细的脑成像技术会去检测并测量大脑中的变化。这些变化或许可以给我们一些洞见，让我们了解催眠到底是怎么一回事。

如何研究大脑？

目前，神经学家可以用众多的技术来研究一般的大脑问题和催眠这一特定的研究主题。这些技术包括计算机化的脑电图（electroencephalographic，EEG）频率分析，正电子断层扫描术（positron emission tomography，PET）、大脑局部血流量（regional cerebral blood flow，rCBF）、计算机化的单光子断层技术（single photon emission computed tomography，SPECT）、脑磁描计技术（magnetoencephalography，MEG）、磁源成像技术（magnectic source imaging，MSI）、功能性弥散张量成像技术（functional diffusion tensor imaging，fDTI）以及功能性磁共振成像技术（fMRI）（Oakley & Halligan，2010）。每一种技术都有不同的测量大脑功能的手段。每一种技术都提供了一种特定类型和特定质量的观察形式，因此会产生彼此不同但相互关联的结果。

对有关催眠的神经生物学研究数据的详尽回顾并不在本章的体量之内。（对这类文献的出色综述可参见 Barabasz & Barabasz，2008；Crawford，2001；De Benedittis，2015；Landry & Raz，2015，2017；Oakley & Halligan，2009，2010，2013。）不过，描述一下最为常用的脑成像方法，并对使用这些技术所得出的新近发现（将在本章后文中陈述）有一定的了解，仍然是相当有益的。

脑电图（EEG）

EEG 可谓是最受公认的脑成像技术。EEG 测量的是大脑外侧表面，即新皮层上的电活动所产生的微小电流改变（从 10 毫伏到 100 毫伏不等）。诸如记忆、思维、行动和知觉这类心理功能是由新皮层产生的。大脑的电活动是由放置在头颅表面的电极测量的。可以只用一个电极来测量某个具体区域的电活动，也可以用一个精密的电极"帽"来测量多至 256 位的整个大脑活动，并绘制大脑电活动的图形（Koch，2017）。大脑相对弱的电信号会被放大，然后分解为不同波长的成分。传统上研究者所研究的波段是 θ 波（4 ～ 8Hz）、α 波（8 ～ 13Hz）、β 波（17 ～ 30Hz）以及 γ 波（30 ～ 60Hz）。电极的位置会根据相应的大脑区域的位置来设计［例如，F= 额叶（frontal），T= 颞叶（temporal），C= 颅中心（central），P= 顶叶（parietal），O= 枕叶（occipital）］。奇数指的是大脑的左侧，偶数指的是大脑的右侧，而"z"指的是大脑的中线（Ray，1997）。

EEG 的研究聚焦于鉴别大脑的哪个部位在特定体验中有最强和最弱的电活动。不过，詹森（Jensen）、安蒂奇（Adachi）和哈吉米亚（Hakimian）（2015）指出，EEG 只能测量大脑皮层最表面的活动，它的测量来源较为薄弱，无法像 PET 和 fMRI 等成像技术一样获得更多的信息。

EEG 和事件相关电位（ERPs）

在 EEG 技术中，一种相对较新的发展是研究个体在听到或看到某些刺激（这些刺激被称为外源性或诱发电位）或在心理上对某些刺激（被称为内源性电位）进行反应时大脑的 EEG 模式。这些刺激被称为事件，而大脑对这些事件做出反应时产生的电位改变（一系列的峰值和波谷）被称为事件相关电位或 ERPs（event-related potentials）。为了准确读取某个 ERP，一个刺激必须多次呈现，然后研究者再将和刺激呈现的时间锁定的 EEG 取平均值，从而将随机出现的大脑背景活动减少至 0。通过测量在某些刺激出现之后一个 ERP 发生的时间，并使用来自不同区域的大脑的数据记录（放置电极的数量越多，研究者就越能精确地判定活动发生的区域），研究者就有可能确定被刺激激活的大脑区域的顺序和相应的时间。

一个与催眠相关且得到广泛研究的外源性 ERP 是 P300，其在 EEG 中的缩写是 P3 波。当个体对某个罕见或有意义的刺激做出反应的时候，这个电位一般会出现，并在刺激呈现后约 300 毫秒产生。（根据刺激复杂程度的不同，它也有可能会需要更长的时间才出现，时间可长达 1000 毫秒。）

早期的 EEG 研究提示，催眠是一种"α波状态"（London，Hart，& Leibovitz，1968；Nowlis & Rhead，1968）。这个观点流传甚广，甚至催生出"更高意识水平"的工作坊来教授如何产生 α 节律，以及特殊的"α波同频"机器。这些现已商业化的机器可以帮助你产生 α 脑波。不过，催眠并不仅仅只是一种"α状态"。

朱塞佩·德·贝内迪蒂斯（Giuseppe De Benedditis）是一位意大利的神经科学家，在催眠神经科学研究领域是一位重要且多产的研究者。他的 EEG 研究揭示了某些倾向，他对此的总结是：

> 催眠状态和催眠反应（包括催眠痛觉缺失）常常更多是和 θ 波及 γ 波活动增多有关，更高水平的 θ 波更倾向于与更高水平的催眠易感性和催眠反应有关。

（2015，p. 153）

詹森和其同事（2015）对上述这些发现进行了进一步诠释："研究发现，催眠和 θ 波段的功率以及 γ 波活动的改变关系最为密切。（p. 230）"他们进一步指出，θ 波振幅的增加和 γ 波活动改变可能是某些催眠反应背后的机制。

在 EEG 分析方面的创新产生了有趣的结果。例如，德·贝内迪蒂斯报告使用双频谱 EEG 分析，这是一种新的精密技术，使用的是一种多重 EEG 信号合成技术，能够区分处于"清醒"状态的实验参与者和处于催眠状态下的实验参与者（2015，p. 153）。如果这个结果能够得到重复，那就标志着研究在寻找有关催眠的稳定电生理标志物方面取得了重大进展。

正电子断层扫描技术（PET）

PET 首创于 20 世纪 70 年代，它测量的是实验参与者注射或服用小剂量的放射性同位素（被称为示踪剂）后大脑释放正电子的情况。这显然是一种侵入性的技术。通过测量大脑血液流经不同脑区的容量，示踪剂使得测量不同脑区的活动情况变为可能。当某个脑区被激活时，流向这个区域的血液量就会增加。通过使用放射性的示踪剂来计量脑血流量，研究者可以得出一张三维脑图，上面不同的颜色代表了不同的大脑活动水平。

功能性磁共振成像技术（fMRI）

富氧的血流和缺氧的血流具有不同的磁性（Oakley & Halligan，2010）。fMRI 技术则能够甄别出这些差异并将其放大：

> 当血液流经某组神经元时，两者之间的差异可以作为新陈代谢活动强度的指标。在 fMRI 中，实验参与者的头部会被一个大型的外置磁极包围。这个磁极可以产生一个强磁场，不同的血流量情况会记录在磁场中。

相比 PET，fMRI 的侵入程度更低，而且能够为大脑活动提供更好的时间和空间成像结果，所以它逐渐成为大多数大脑认知神经成像研究的手段。

（Oakley & Halligan，2010，pp. 82–83）

拉兹（2011）提出，尽管 fMRI 是一种十分强大的技术，但它仍有自己的局限，其中重要的局限之一是血氧水平并不能代表或揭示意识 / 主观体验的状况。换言之，你能够观察到一个特定的脑区变得更活跃了，但是你并不知道，它到底是在什么条件下变得更活跃了，以及当大脑变得更活跃时，这个人在思考什么，在想象什么，或

者回忆起了什么。詹森等人进一步指出：

> 如果目标是鉴别在一个几秒的时间尺度上所发生的神经活动改变，那么 fMRI 技术是最有用的……但是，去测量发生在几分钟或几小时里的大脑变化时，fMRI 技术通常不那么有用。

（2015，p. 231）

或许你也明白，扫描催眠中的大脑的最佳工具还没有发明出来。但是，这并非一个"全或无"的现象。成像技术尽管有各自的限制，但它们的确能告诉我们一些关于催眠中的大脑的宝贵知识。

在催眠和注意力聚焦方面，大脑研究获得了哪些发现？

如果我们无法集中注意力，那么在任何一个时刻，在我们感官体验中大量存在的信息就会让我们濒临崩溃。当人们罹患影响他们注意力聚焦能力的障碍，如注意力缺陷障碍、躯体疼痛或严重的焦虑障碍的时候，这些障碍所带来的痛苦和功能上的损害是极为明显的。显然，在以一种有意义的方式集中注意力的能力方面存在个体差异。那么，在注意能力上的差异会如何影响来访者对催眠干预的反应呢？这些差异究竟是先天存在的，还是干预程序上的差异造成的？另外，治疗师对于来访者的期望和随后的治疗干预是否会基于治疗师对于来访者注意力聚焦能力的看法？

"选择性注意"一词指的是个体自主地将注意力聚焦在某一部分的体验之上，同时"无视"其余体验的能力。将注意力集中在特定的刺激之上（例如，词语、姿势、沉默、图像、声音、质地、记忆等），并完全排除或基本排除其他同时存在的刺激的能力，是催眠体验的基础。

决定哪些刺激会进入个体的觉知范围的因素十分复杂。这些因素包括：感官刺激的强度（强还是弱）、刺激的新异性、个体的反应倾向（由社会化过程和基因之间的复杂互动所决定）、个体在当前这个背景下集中注意力的动机、个体的心境以及在环境中共存的其他感官刺激的种类和程度。这就是为什么练习的累积效应如此重要，因为几乎任何时刻总是有各种不同的东西可能会吸引我们的关注。在训练他人能娴熟地体验催眠（或进行自我催眠）的过程中，你传授给他们的就是如何调节自己的注意能力。就像我们之后会看到的那样，注意的方向和强度对于不同种类的心理障碍都有深远的影响。

大多数对催眠中大脑的研究会使用成像方法来鉴别参与者大脑中发生的改变，即观察从一个静息状态（通常被称为"默认模式"），到实施暗示的条件（例如痛觉缺失或年龄退行）。一开始，研究者会考察静息状态下的大脑，然后当个体处

于催眠程序和暗示之中，再扫描哪些脑区会变得活跃，从而揭示大脑运行的网络。这里会使用"功能连接性"一词来描述大脑脑区之间的联系。

三个大脑网络被研究得尤其多：执行控制网络、突显网络和默认模式网络（Hoeft et al.，2012；Jiang，White，Greicius，et al.，2017；Landry & Raz，2017；Wortzel & Spiegel，2017）。执行控制网络会参与注意力聚焦和完成记忆任务的过程，它的主要功能之一被界定为冲突监控功能。突显网络在注意力聚焦的时候也会处于活跃状态，尤其是当你遇到挑战或焦虑的时候，它会特别活跃。它的主要功能之一是向你预警。默认模式网络会在休息时激活，而当你越来越投入某项任务之中，它就会被抑制。研究发现，催眠导入能够降低默认模式系统的激活，并且增加前额叶皮层的活动（Oakley & Halligan，2013）。

在大脑中，注意是和前扣带回皮层以及额叶皮层的激活有关的。这一点无论是在催眠条件下，还是在没有催眠导入并从事其他认知任务的条件下都得到了证实（Jamieson & Sheehan，2004；Oakley & Halligan，2009，2013）。脑科学研究表明，在催眠过程中存在多阶段的额叶皮层的改变：让个体集中注意力的指令，即在一般情况下开始进行导入过程，会激活额叶皮层的注意过程。当个体接收到放松的暗示时，这些额叶皮层的注意过程就开始受到抑制。一旦个体进入催眠状态，功能性的大脑活动会根据具体暗示的种类而出现重新分布（Crawford，1994；Gruzelier，1998；Kihlstrom，2014；Landry & Raz，2017；White，Ciorciari，Carbis & Liley，2009）。

沃泽尔（Wortzel）和斯皮格尔是这样总结他们的发现的：

> 当参与者在催眠状态下被引导去改变某个知觉到的刺激的强度时（例如，减少自己的手浸没在热水中所感觉到的疼痛强度），

在相应的感觉皮层中的血流量／代谢活动也会受到影响。另一方面，当被引导他们去改变对一个刺激的反应／知觉时（例如，被引导将一个疼痛的刺激知觉为更温和的感觉，如温暖的感觉），被催眠的参与者大脑中前扣带回皮层的活动减少……催眠并不仅仅会在我们的主观层面改变对刺激的知觉，而且会在生理层面改变我们的大脑加工和知觉世界的方式。

（2017，pp. 5–6）

最为重要的观点是，注意的机制并非是单一的，而是由多重的、彼此交互的意识和潜意识过程组成。这里给我们的启示在于，不同性质的暗示会诱发不同性质的注意力。神经科学领域有一个很有意思的发现：大脑的不同区域会调节不同类型的注意。这个发现并不让人意外。因此，我们可以预测在不同类型的催眠体验下大脑的活动也是不同的（Landry & Raz，2015；Oakley，2008）。

换言之，鉴于个体的注意质量会调节情绪、认知和运动活动，注意的质量也必然会因个体所关注的内容的不同而激活不同的脑区。就像是认知神经科学家约翰·凯尔斯壮博士（2003，2014）所观察到的那样，催眠的神经特征在很大程度上依赖于个体在催眠中关注的内容、贯注的体验以及从事的任务。这可能是我们至今仍然无法发现催眠具有某个单一的、高度特异化的神经特征的原因之一。

怎么看待大脑单侧化：催眠是不是一种"右脑"现象？

有一种观点认为，大脑的功能会因大脑半球的差异而有所区分。这种观点催生出针对不同大脑半球的不同催眠取向，即所谓"大脑半球催

眠（hemihypnosis）"。这一观点的历史可追溯到 19 世纪（Raz, Schwartzman, & Guindi, 2008）。在 20 世纪 60 年代，这一观点又一次流行起来，这一次是借了大众对于"裂脑人"（因为患有无法停止的严重癫痫而通过手术将连接大脑半球的胼胝体切断的病人）的兴趣（Gazzaniga, 1970; Sperry, 1968）。

大脑单侧化的理论，即有关"左脑和右脑"各有其独特特征的观点，再一次被提出来以解释催眠和催眠现象（Watzlawick, 1978）。尽管当年并没有针对催眠本身的客观证据支持这一理论，但这一理论仍假设，催眠是一种在"阻断左脑"的同时利用"右脑语言模式"的过程。有人甚至更进一步，声称右脑是潜意识的"所在地"。这种立场是不正确的，因为最近有数据表明，无论是意识还是潜意识的功能都分布在两个半球中（Corballis, 2007; Crawford & Gruzelier, 1992; Raz et al., 2008）。

神经心理学家海伦·克劳福德（Helen Crawford）的工作尤其有助于我们对作为一种注意过程的催眠产生新的理解，而这种注意过程并不只是局限在一个半球。她也表明，催眠中的个体在心理上会努力地主动关注暗示，从而挑战了所谓的常识，即催眠是"毫不费力的"。神经心理研究已经发现，额叶皮层和注意力功能有关（Cojan, Piguet, & Vuilleumier, 2015; Jiang et al., 2017）。在催眠诱发的痛觉缺失状态下，克劳福德和她的同事鲁本·古尔（Ruben Gur）、布雷特·斯克内克（Brett Skolnick）、拉克尔·古尔（Raquel Gur）和德博拉·本森（Deborah Benson）（1993）发现，眶额叶皮层的大脑血流量有所增加。他们对此的解释是，这可能代表实验参与者在更努力地控制自己的注意力。事实上，格鲁泽利尔（Gruzelier; 1988, 1990）和克劳福德与格鲁泽利尔（1992）提出的理论是，个体在催眠易感性上存在的差异至少可以部分地归结于注意能力上的差异，而这种差异可以通过额叶激活水平来衡量。他们早期的猜测被证明是正确的，而克劳福德的工作仍然继续启发着当今的研究。

大师的视野

海伦·J. 克劳福德
（Helen J. Crawford）

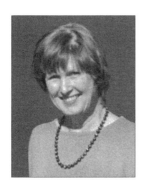

海伦·J. 克劳福德

　　海伦·J. 克劳福德（1943—2016）是美国弗吉尼亚州黑堡市的弗吉尼亚理工大学的荣誉教授。她于 1978—1987 年在怀俄明大学心理学系工作。从 1987 年起，她开始在弗吉尼亚理工大学工作。

　　克劳福德博士是本领域最具知名度和影响力的研究者之一，撰写并出版了许多有关催眠的神经科学的复杂方面的学术文章和书籍章节。克劳福德博士于 1974 年在加州大学戴维斯分校获得了实验心理学的博士学位。1975—1978 年，克劳福德博士在斯坦福大学心理学系的催眠研究实验室担任研究助理的工作，该实验室的领导者是欧内斯特·希尔加德博士。希尔加德博士是催眠领域的一位领军人物，也是第9章"大师的视野"的主角。克劳福德博士的工作具有很高的国际声望，她曾被一些非常知名的研究机构邀请担任客座教授和研究员，包括英国的皇家医学院、丹麦的奥尔堡大学、意大利的罗马大学以及匈牙利科学院。她曾因自己的学术工作获得诸多奖项，包括：美国临床和实验催眠学会为她颁发的伯纳德·B.拉津斯基领袖和成就奖，因其"在催眠领域中是一名出色的教师、科学家和先锋人物"；国际催眠学会颁发的欧内斯特·R.希尔加德科学成就奖；美国心理学会第三十分会颁发的科学和专业催眠杰出贡献奖。她在1984—1985年担任美国心理学会第三十分会的主席，并在1989—1991年担任临床和实验催眠学会的主席。当克劳福德博士描述她的研究工作时，她对研究工作的热情和执着投入具有极大的感染力，尽管她作为科学家的那种谦逊有些时候会掩盖她的光芒。

催眠的生物学特点："催眠会伴随生理上的改变。例如，当一个人在控制疼痛的时候，他的额叶和大脑中其他系统产生互动的方式会发生改变。发生改变的不仅是额叶。在我们使用 fMRI 仪器的情况下，我们可以看到大脑前扣带回的改变。这反映出大脑在发生一些改变。这个人在进行认知加工，但加工的方式有所不同。"[1]

注意力的关键作用："在聚焦注意力和分散注意力的能力方面，在长时间保持警觉，或者以一种注意力扩散的方式对环境进行扫描的能力方面，个体差异是明显存在的。在为数不少的研究中，研究者使用大量不同的方法考察了个体的注意能力和催眠易感性之间的关系，以及上述变量和在催眠中出现注意加工策略变化之间的关系。考虑到催眠一般都会涉及重新调整个体的注意状态以及（或者）解除注意的状态，让注意扩散或有选择地聚焦注意力，因此催眠易感性是一种与维持注意力和集中注意力的能力相关的认知特质，这一点不足为奇。（Horton & Crawford，2004，p. 136）"

催眠究竟是一种状态还是一种特质："在催眠时存在认知加工上的变化。我认为，使用'状态'一词并不准确，而且是危险的。我能说的是，在催眠时，意识觉察会发生改变。我既不属于'状态'论者的阵营，也不属于'特质'论者的阵营。"[1]

如何使用催眠的躯体表现来建立来访者的反应性："大多数人除了从媒体上得到的信息外，对催眠知之甚少，而且对于催眠有很多误解。所以我会告诉他们'催眠看上去像是聚焦注意力的状态'，然后我会拿他们在注意力集中的时候所做的事情做类比。在这个过程中，我会给他们一些事实，希望他们能按照我的方式去理解。我会解释说，当一个人被催眠的时候，尽管他们很放松，但是他们的大脑似乎会处于一个非常活跃的状态。因此，他们是可以控制自己的，而且他们可以决定自己是否想继续进行催眠活动。这种解释方式的确有很棒的效果……他们很高兴知道自己可以有更多的控制权。"[1]

如何区分能力和态度："我会区分能力和态度。我并不支持所谓'人人皆可以被催眠'这种观点。按照标准化测验的结果，人与人之间在催眠易感性上存在很大的差异。这种催眠易感性受到神经系统以及遗传的影响。如果有人有兴趣知道自己的催眠易感性有多高，做相关的测验就能够帮到他。而且这也对被催眠的实验参与者自己有帮助，如果他们发现自己有催眠能力的话。"[1]

从催眠的生物学特点谈到其社会性背景："和实验参与

者或来访者之间的关系是极为重要的。如果一位实验参与者并不信任我，他们就不会被催眠。你在开始催眠之前必须和对方发展出一种良好的关系。当我走进一个教室，或者进入一个之后会进行催眠活动的场合，我会在开始实验性的催眠活动之前，先和参与者交谈10~15分钟。我会和他们谈一谈催眠，了解他们与之相关的信念，澄清误解。我通常会跟他们讲讲在疼痛控制领域的催眠工作，这也是我的研究领域。这会让他们觉得：'哦，我是可以被催眠的。'建立良好的关系和预期是很重要的。"[1]

为什么心理治疗师应该懂得有关大脑的生理学知识：

"我认为，你对大脑的生理学知识知道得越多，你就能越好地认识到病人的问题究竟是心理层面的，还是这个问题背后有神经病理基础。我很尊重心理治疗师，但是在很多情况下他们不了解临床神经生理学的知识，因此会漏诊病人的问题背后的器质性原因。他们不仅需要识别心理层面的问题，也需要识别生理层面的问题。"

[1] 来源：个人交流，2002 年 6 月 17 日；于 2011 年 5 月 8 日在朱利安·克劳福德的协助下对上述内容进行了更新

大脑和心理

尽管研究催眠中的大脑是很有趣的，但是我们并不仅仅是我们的大脑。大脑和心理显然相互关联，但是作为临床工作者，我们最关心的是和大脑活动有关的心理过程。在这方面，诸如巴拉巴兹（Barabasz）等人所做的 EEG 研究（1999）在揭示 ERPs 怎么被信息加工策略影响的方面给我们带来了相当大的启发。研究证据表明，

> 在催眠暗示的措辞上，哪怕有很小的改变，都能够在脑电 ERPs 指标上产生正交差异……导入（Barabasz，2000）会产生差异，而当一个人正在体验催眠时，暗示的措辞也可以是非常关键的因素。
>
> （Barabasz & Barabasz，2016，p. 206）

在塑造来访者的反应因素中，来访者的心理对于你的暗示所做的解释和联想无疑是最重要的因素。心理是如何影响大脑的？几个富有启发的研究可以让我们有机会一窥上述问题的答案。

催眠和降低冲突：去自动化过程

当两个或两个以上的刺激彼此冲突时，你如何决定去关注哪一个呢？这个决策是刚才描述的执行系统的任务。催眠是否可以用来过滤掉其中一个冲突的刺激呢？麦吉尔大学的神经科学家阿米尔·拉兹（Amir Raz）及其同事使用 fMRI 和 ERPs 的脑成像技术来检验这一可能性，而他们的实验参与者的任务是在催眠下进行斯特鲁普任务（Stroop effect）。《美国临床催眠杂志》的主编史蒂芬·兰克顿简明扼要地描述了斯特鲁普效应：

> 斯特鲁普效应基于约翰·瑞德雷·斯特鲁普（John Ridley Stroop）所做的工作（Stroop，1935）。它让一个实验参与者报告有色字词所带有的颜色。这些字词是：由蓝

色写成的"红色"一词，由绿色写成的"黄色"一词，由红色写成的"绿色"一词，以及由黄色写成的"蓝色"一词，等等。当实验参与者看到这些词中的某一个时，他们同时看到了这些词的颜色和意义。如果这两部分的内容是彼此冲突的，那么他们必须做出选择。因为之前的经验告诉他们，词的意思要比墨水的颜色更重要，因此当他们尝试只去注意墨水颜色的时候，就会出现干扰现象。这个现象被称为斯特鲁普效应。这个干扰效应表明，个体无法总是控制住自己的注意力。这就是所谓的斯特鲁普效应。

（Parsons-Fein，2006，p. 129）

正如拉兹所指出的那样：

即便你不想让这个效应发生，它也会发生……阅读字词是一个根深蒂固的过程。对于大多数能流利读写的人来说，它都是一个自动化的过程……不去报告你所读的词的意思而是去报告它的颜色会产生冲突，会导致在颜色意思不一致的词语上出现更多的错误，也会导致反应时间或反应速度变慢。这两个因素——更多的错误（更低的准确率）以及更慢的反应时间——是斯特鲁普干扰效应的特征。

（Parsons-Fein，2006，pp. 133–134）

拉兹和他的同事范静（音）、迈克尔·波斯纳（Michael Posner）（2005）感兴趣的是，催眠后的暗示是否会影响斯特鲁普冲突（效应）中的视觉加工过程。根据标准化的测量工具，实验参与者被分为高催眠易感性和低催眠易感性两组，并在催眠过程中给予了催眠后的暗示，告诉他们，当他们参加斯特鲁普测验的时候，他们不会把刺激词看成有意义的词语，而会把"刺激词看

成毫无意义的字符串……催眠后暗示使得高催眠易感性的实验参与者将斯特鲁普词看成毫无意义的外文符号"（Raz，2005，p. 245）。这样做的结果就是显著地降低了实验参与者中的斯特鲁普干扰效应。

在一次采访中，拉兹解释了这一研究的重要意义：

我的研究发现表明，催眠可以在某些人身上去除特定的自动化过程……这一点表明大脑具有某种能力，或者说，更高阶的大脑功能是凌驾于其他可能负责执行练习任务的脑区之上的，并对这些脑区施加自上而下的控制。而这可能提示我们，我们可以修正那些习惯化的行为，或者说，可以修正所有的行为模式……语言可以转化为对额叶大脑区域的特定影响力量，这无疑是一则新闻——一则重大新闻！

（Parsons-Fein，2006，pp. 137–138）

客观测量手段，特别是 fMRI、ERPs 以及行为测量指标，表明催眠后暗示对于某个自动化过程具有强大的效应，这些发现为更细致地研究暗示对其他自动化行为的效果奠定了神经科学方面的基础（Egner，Jamieson，& Gruzelier，2005；Oakley & Halligan，2013）。尤其是对于那些很有兴趣帮助来访者去除自动化的坏习惯和自毁行为的临床工作者而言，催眠所具有的价值和可以测量的效果或许比你之前意识到的更大。这些研究证明了心理能够影响大脑，也是对于上述观点的有力例证。

催眠和改变大脑中的颜色加工

哈佛大学的斯蒂芬·科斯林（Stephen Kosslyn）和他的同事（其中包括了在第16章"大师的视野"中的主角大卫·斯皮格尔；Kosslyn，

Thompson，Constantini-Ferrando，Alpert，Spiegel，2000）使用 PET 扫描技术，做了一项令人惊叹的研究。这个研究旨在探究催眠是否可以用来调控颜色知觉。研究选择了具有高催眠易感性的实验参与者，让他们在清醒和催眠状态下分别观看了一组视觉图像，其中一部分视觉图像是彩色的，一部分只有不同深浅的灰度。加工彩色刺激的脑区已被证明和加工只有灰度信息刺激的脑区是不同的。研究者暗示实验参与者，要将呈现给他们的刺激看成彩色或黑白的，与此同时使用 PET 扫描他们的大脑活动。

　　在实验参与者被催眠了之后，当实验参与者实际上看到的是彩色的刺激，但是在暗示下将其看成黑白刺激的时候，大脑用来加工颜色的区域的激活水平会下降。而类似的是，当实验参与者被告知要将黑白刺激看成彩色刺激的时候（出现幻觉），其加工颜色刺激的脑区的激活水平会更高。尽管实验参与者实际上看到的只是黑白刺激，但在他们大脑的两侧半球中，知觉颜色的脑区都被激活了，就好像这些脑区真的知觉到彩色的刺激一样。当实验参与者没有被催眠时而只是被告知去想象自己看到了彩色时，只有右侧大脑半球被激活。

　　因此，这些研究者能够证明，被催眠的个体的大脑对所暗示的体验的反应就好像这些体验是真实发生的一样。研究者得出的结论是，催眠是一种具有独特神经反应指标的心理状态。这给临床实践带来了深刻的启示：通过催眠，我们可以利用心理影响大脑的能力来创造出（暗示个体产生）体验。

催眠暗示下的听幻觉

　　加拿大安大略州麦克马斯特大学的研究者扎何曼（Szechtman）、沃迪（Woody）、鲍尔斯（Bowers）和纳米亚斯（Nahmias）（1998）在一个研究中，先根据实验参与者在催眠下产生的幻觉能力筛选出了高催眠易感性的实验参与者，然后使用 PET 对这些参与者的大脑活动进行了扫描。当实验参与者戴上眼罩躺在 PET 仪器中的时候，研究者在四种实验条件下对实验参与者的大脑活动进行了监测：

　　（1）静息状态；

　　（2）让实验参与者听到一个预先录制的声音刺激，这个声音在说"这个男人的话不多，但当他说话的时候，还是值得听听的"；

　　（3）告诉实验参与者，想象自己听到了那个录制好的声音；

　　（4）告诉实验参与者，研究者正在放录音（实际上并没有），暗示实验参与者去想象那个声音，让他们产生听觉幻觉。

　　PET 扫描显示，实验参与者在出现听觉幻觉的时候，其大脑的右侧前扣带回区域的活跃程度和实验参与者真实听到录音时大脑的活跃程度相当。但是这个脑区在实验参与者仅仅想象自己听到录音的情况下并没有被激活。让人惊叹的是，这些实验参与者的大脑对听觉幻觉的反应就好像它是真实发生的一样。这个研究又一次证明了心理可以影响大脑。

催眠暗示下有关疼痛的知觉改变

　　在另一个有关催眠的 PET 研究中，蒙特利尔大学的皮埃尔·兰威尔（Pierre Rainville）及其同事（1997）做了另一个有关催眠的 PET 研究，旨在了解催眠中哪些大脑的结构和缓解疼痛有关。在研究中，处于催眠状态的实验参与者把手放入足以让人产生疼痛感的热水中。同时，研究者用 PET 扫描了他们的大脑。

　　在研究者暗示实验参与者水会很烫且他们会感到疼痛，以及暗示实验参与者他们几乎不会感到任何不适这两种条件下，实验参与者加工疼痛刺激的躯体感觉皮层在激活水平上不存在差异。但是，在个体疼痛时激活的前扣带回皮层，在第二种暗示下的激活程度要低于第一种。心理的知觉对于大脑的反应产生了强有力的影响。

暗示想象中的光线而产生的瞳孔调节

两位来自挪威奥斯陆大学的研究者，布鲁诺·朗（Bruno Laeng）和努尼·苏鲁特维德（Unni Sulutvedt），使用想象暗示来探究有关明亮和黑暗的暗示是否能够影响瞳孔变化。在实验过程中，他们使用一个红外线的眼动仪来监控研究参与者的瞳孔直径。首先，他们让研究参与者观看不同亮度和复杂度的图像，然后暗示参与者，让他们在看一个纯灰色背景时想象自己看到了刚才的图像。研究者还给出了其他暗示，让参与者在看着同样的灰色屏幕时，想象熟悉的场景，例如阳光灿烂的天空，或者一个黑暗的房间。研究者报告了以下发现：

> 在所有的实验中，根据想象出来的黑暗和光亮的物体与场景，参与者的瞳孔都会相应放大或缩小……因为参与者无法自主地收缩他们的瞳孔，因此，研究者所观察到的现象，即瞳孔会根据想象中的光线而进行调整，充分表明，作为一种基于大脑状态而产生的过程的心理想象，和在知觉中产生的过程是类似的。

（2014，p. 188）

上述有关暗示的例子又一次表明，心理如何能够影响大脑按照有关光线存在与否的暗示而非物理现实去解释刺激。

生活、共情、神经可塑性与改变大脑和心理

生活经历，包括催眠体验在内，是否能改变我们的大脑呢？直到不久前，人们还相信我们在出生的时候就拥有了我们一辈子所有的大脑细胞。然而，神经系统发育的发现，即人类会生成新的神经元（大脑细胞），从根本上改变了我们在生理学方面对大脑的理解。生活经历如何在某种程度上有助于塑造大脑功能（大脑可通过一个被称为神经可塑性的过程来改变自身）的方式，在当前的神经科学研究中是一个极其令人兴奋的领域（Amen，2015；Doidge，2007，2015，2016；D. Siegel，2007，2010，2015）。

神经科学家诺曼·迪奥齐（Norman Doidge）在他 2007 年出版的《改变自身的大脑》（*The Brain That Changes Itself*）这本畅销书中列举了一些有关神经可塑性的令人称奇的例子。使用诸如催眠这类体验性过程似乎能够促进神经发育和神经可塑性。迪奥齐称，或许是因为"催眠似乎（除了其他因素外）是一种技术，这种技术可以允许一个人陷入某种新的大脑环路运行之中，从而摆脱自己通常的运作轨迹，而且也无须更努力地做深入的自我挖掘"（2015，p. 351）。

有研究证明，催眠之所以能够提升神经系统发育和神经可塑性，是直接通过调谐（attunement）的功能来起作用的，而这些功能部分是由镜像神经元完成的（Hill & Rossi，2018；Rossi，2007；Simpkins & Simpkins，2010）。我认为"做催眠"和"运用催眠理念"是不同的。与"运用催眠理念"的复杂性相比，"做催眠"是相对简单的。"运用催眠理念"的内涵很多，但尤为重要的是它传达了一种认识，即实践者能敏感地认识到词语具有治愈的力量，以及关系具有启迪人心的力量。这些效应如今能够在神经科

学层面得到证实，这实在让人激动！运用催眠的理念能够改变大脑，也能改变人生。

不过，研究者在实验室中对大脑进行客观测量的内容，到了临床工作者的诊室里，就只能通过间接推测来获得，因为临床工作者手边通常没有成像仪器。但是，我们都关注改变人们的心理，以及把催眠用作一种改变的工具，而这一关注点凸显了治疗关系的重要性。据统计，目前有超过 500 种不同形式的心理治疗，而几乎所有的治疗形式都强调在治疗师和来访者之间结成紧密治疗联盟的必要性。

调谐和影响心理体验

最近，"调谐"一词变得流行起来，这在很大程度上是基于神经科学的非凡发现，暗示当我们谈到和某人之间产生了"化学反应"的时候，这并非只是一种比喻。当人们彼此产生了依恋的关系时，的确会有共同的生理变化产生。

举例来说，一个对治疗师进行生理测量的研究发现，当治疗师在治疗中表现出十分积极的情绪时，来访者和治疗师会有相当类似的生理反应（Marci，Ham，Moran，& Orr，2007）。这真让人惊叹不已。不过，更令人惊叹的发现是，来访者随后对于治疗师在这些时刻表现出的共情有更高的评分。研究者写道：

> 本研究支持那些表明人类的确会在情绪上出现所谓"通过脑神经联结在一起"的脑成像数据。目前，越来越多的证据表明，在共情性联结的时刻，人类会反映或镜映出彼此的情绪，而且他们的生理反应也会朝相同的频率靠近。

（p. 109）

面对别人的行动或情绪，我们为什么会在直觉层面和在神经元层面做出反应呢？当这些研究者说出"人类的确会在情绪上出现所谓'通过脑神经联结在一起'"的时候，他们到底想表达什么呢？他们指的是当我们首次探究关系如何影响大脑时，我们得到的一个最有力的发现。就像是许多重要的发现一样，这个在 20 世纪 90 年代初由神经科学家吉亚科莫·里佐拉蒂（Giacomo Rizzolatti）带领的意大利研究团队得到的发现也是事出偶然（Rizzolatti & Craighero，2004）。在一次实验中，猕猴的大脑被"连上了电极"，目的是观察当猴子从事不同的活动时，哪些神经元会被激活。当一只猴子抓握住一个物体时，特定的神经元会"放电"，这个结果也在意料之中。然而，令人惊叹的是，当猴子只是被动地看另一只猴子同样做出抓握物体这一动作时，同一组神经元也会放电。从神经水平上来看，这就像是，无论这只猴子是自己行动还是观看另一只猴子做出动作，它大脑的反应是相同的。大脑细胞会在不同的个体间互相"镜映"对方的行为。于是，这些大脑细胞便被称为"镜像神经元"。

人类也有镜像神经元。当我们注视着别人时，我们的一部分大脑会主动把所发生的一切记录下来，而这部分大脑也会主动地和他人的体验产生联系。正是出于这个原因，有些神经科学领域的专家将我们人类的大脑称为"社会性大脑"。[在我 2009 年出版的著作《抑郁会传染》（*Depression is Contagious*）中，我深入地讨论了社会性大脑可能对抑郁传播造成的影响。]有意思的是，对于那些表现出严重社交缺陷的人，例如像自闭症患者一样无法对他人表现出共情的人，他们的大脑扫描图显示，他们的大脑和能够与他人建立有意义的互动关系的人的大脑有显著的差异（Wickramasekera II，2015）。

人与人之间产生的"化学反应""和谐关系"或"调谐"是心理健康的关键成分。正如精神病学家丹·西格尔（Dan Siegel）博士描述的那样：

当我们和他人调谐至同步的时候，我们允许我们自己的内在状态发生改变，去和对方的内在状态产生共振。这种共振是在亲密关系中产生的所谓"感同身受"的重要感觉的本质。儿童需要调谐的过程才能感到安全，才会有良好的成长，而我们终身都需要调谐的过程来感受亲密，感受到自己和他人有所联结。

（2010，pp. 27–28）

心理学家欧内斯特·罗西博士和凯瑟琳·罗西（Kathryn Rossi）博士曾经列举了一个令人信服的例子，他们描述了在催眠中被激活的镜像神经元所起到的作用。他们提出的设想是，目前可测量生活经历对基因表达所造成的影响的DNA基因芯片技术，再加上大脑成像技术，可以发现在治疗性的催眠中，意识改变、镜像神经元的改变、分子基因组学（因环境影响而产生的基因表达）和大脑可塑性之间的联系（Rossi & Rossi，2006）。他们详细地描述了在暗示和大脑改变之间的关系，并突出了其他大脑研究已经证明的结果：

神经科学已经记录了灵长类动物和人类的"镜像神经元"活动，其功能是共情的神经基础。在我们共情的过程中，我们通过观察对方的行为以及匹配他们的大脑活动模式来理解他人。目前对于镜像神经元和共情问题的研究可以和催眠中的信任关系及治疗性暗示的历史、理论和实践相整合。

（2006，p. 275）

用心地建立治疗联盟和提供调谐的过程极为重要。在本书随后的篇幅中，我会讨论一些具体的操作方式。在《神经催眠学——使用自我催眠来激活大脑以促成改变》（*Neuro-Hypnosis: Using Self-Hypnosis to Activate the Brain for Change*，2010）一书中，心理学家C. 亚历山大·辛普金斯（C. Alexander Simpkins）博士和安娜列·辛普金斯（Annellen Simpkins）博士也同样强调了大脑结构上显而易见的可塑性是和聚焦及注意有关的。他们的著作出色地连通了大脑和心理，并借助在大脑可塑性方面日益增长的实证成果，给出了关于如何用催眠来最大限度地发挥大脑功能的多个建设性意见。

大脑相关的研究对使用催眠的临床工作者有何意义？

尽管脑科学研究能够带来很多洞见和启发，但是有些议题会让治疗过程变得复杂，因而值得临床工作者思考。这些议题包括：我们是否能够——或是否应该——尝试仅以生物学层面的语言来界定来访者的体验，尤其是他们的问题？就像是神经反馈法的支持者建议的，我们是否应该将抑郁、焦虑和其他无数障碍仅仅界定为脑波的节律障碍？类似的情况是，制药业也不遗余力地将这类障碍界定为神经化学层面的失调，需要药

物干预。这个立场使得药品销售利润极高，尽管药品的有效程度并不及消费者的期待（Lacasse & Leo，2015；Yapko，2013）。然而，大量证据表明，除了生理因素之外，几乎每一种障碍都具有心理和社会因素。以抑郁为例，抑郁不仅仅是"化学失衡"（Yapko，2001b，2009，2013，2016a）。对一种多维度的现象采取单一维度的视角势必会扭曲对它的理解。

与此类似，催眠的体验也应该从多维度的

水平去审视。无论如何，催眠的体验同样发生在物理背景和社会（人际）背景下，而它也必然会涉及个人的特质，例如来访者的动机、集中注意的能力和期待。正如意大利神经科学家朱塞佩·德·贝内迪蒂斯指出的："尽管越来越多的证据表明，催眠状态和过程存在一个相对独立的神经矩阵，但是对催眠和催眠反应所做的最佳解释还是来自一个更为广泛的模型，这个模型需要考虑来自生物、心理和社会领域的因素。（2015，p. 154）"美国心理学家马克·詹森（Mark Jensen）所做的贡献是，他提出了这样一个生物 – 心理 – 社会模型来诠释催眠的机制（Jensen et al., 2015）。

催眠不仅仅涉及脑波、大脑血流量以及大脑网络之间的功能连接性。尽管如此，临床工作者需要意识到，有关大脑的生理学知识是重要的，而那些被认为具有心理成因的症状可能也具有器质基础。在治疗中，首先给来访者做一个医学评估，甚至是神经心理学的评估，通常都是明智之举。

我希望，此刻你已经开始理解，致力于从神经心理生理层面来理解催眠和催眠现象是极为复杂的事情。如果你要去评估这些研究工作究竟对于你应用催眠有何意义的话，你就需要深入思考一些问题。每一个临床工作者都需要考虑的是，来访者的主观世界有多重入口，每一次互动都会在这些入口上产生影响。这些潜在的影响也可能在多重水平上发生，包括神经水平。另外一些相关问题会在后续章节中提及，供你思考。在这个过程中，你也会针对催眠的临床使用发展出你自己的思考方式。不过，至少现在你已经能意识到，在催眠中实施的暗示不仅在心理层面具有强大的影响力，也能对生理层面造成巨大的影响。

开动脑筋

1. 在你看来，哪些有关催眠时大脑功能的问题最终或许能够被研究解答？哪些问题是无论做多少研究都无法解答的（如果有的话）？为什么你会这样想？

2. 在你看来，为什么大众会喜欢那些听起来很科学的描述催眠的方式（例如"α 波状态"或"右脑优势"），尽管实际上这些描述并没有澄清问题，反而让问题变得更混乱？如何减少这种倾向？

3. 假设一个人能更正"错误"的脑电波模式，与之相关的问题也能得到解决——在你看来，这个假设合理吗？为什么？

4. 你认为哪一种心理障碍（如果有）的源头完全是生物性的？你的证据是什么？

行动起来

1. 尝试在当地的医院里和放射科医生或放射科技师谈一谈。有关于实施成像技术的过程，以及这些扫描技术能够揭示和不能够揭示的内容，他们告诉了你什么？你学到了哪些令你吃惊的事情？

2. 打破一下你在日常生活中做事情的通常顺序：在你穿衣服或洗澡的时候，颠倒一下次序，或者用一下你的非利手来拿东西等。你觉得做这些事情难还是容易？神经可塑性和新异事物之间存在何种关联？

第 5 章

催眠与健康：放大心身关系

近年来，改善病人医疗看护质量的愿望一直是整合医疗领域不断增长的动力。整合医疗作为一种医疗方式，不仅关注躯体因素对健康的影响，而且关注社会、心理、精神和环境因素对健康的影响（Horrigan，Lewis，Abrams，& Pechura，2012）。使用催眠来处理躯体层面的议题，即所谓的"心身"治疗取向，与整合医疗范式相当契合，因为催眠本身就是一种多维度的取向。这种取向的着眼点便是全人。上一章节隐含的一个重要信息是，"你不仅仅是你的大脑"。而这一章中隐含的一个重要信息是，"你不仅仅是你的身体"。

整合医疗的哲学基础由来已久，但直到越来越多的证据表明心理、身体和精神是相互关联的，整合医疗的理念才开始得到重视。在一个全面的治疗计划中，每一种需要都要被考虑到，而且也要被纳入其中。此外，医学圈不得不接受的事实是，人们一直都在寻求替代性的医疗方法来补充标准的医疗看护方案，甚至在有些情况下，会用替代性医疗方法来替代标准的医疗看护方案。美国国家卫生研究院（National Institutes of Health，NIH）估计，"超过 30% 的成年人和 12% 的儿童会使用主流西方医学或常规医学治疗之外的医疗保健方法"［NIH 国家补充和整合医疗卫生中心（NIH National Center for Complementary

and Integrative Health）网站，访问时间：2018 年 2 月 18 日］。大多数人会使用这些方法来补充常规治疗，或是和常规治疗一同使用。

根据在本章写作过程中获得的来自 NIH 的最新数据，在 2012 年进行的一次关于成年群体使用补充医疗保健方法的调查中，10.9% 的受访者会使用深呼吸，8% 的人会使用冥想，2.1% 的人使用渐进式肌肉放松，1.7% 的人使用引导下的想象技术（Clarke，Black，Strussman，Barnes，& Nahin，2015）。相比之前的调查，所有数据都表现出补充医疗保健方法使用比例上升的趋势。当然，这些注意力聚焦的技术都是和催眠直接相关的，而这些数据加在一起代表有近 25% 的人会使用补充医疗保健的方法。人们显然看到了这些方法的价值，而随着整合医疗的势头继续增长，我们或许可以预测，尝试这些方法的消费者数量还会增加。

起初，医学领域中这种向着更多维度的治疗取向发生的转变还有些勉强，这是因为西方医学自古就把自己界定为治疗躯体的一种治疗手段。医生们更为关注的是"205 病房那个骨折了的髋骨"，而不是和髋骨相联系的那个人。然而，不断涌现出的证据无疑表明，只治疗躯体这一方向是错误的，我们不应该将一个人的本质（包括他的心理和精神）同躯体分开。这种截然分开的做法已经被证明是有害的，它降低了躯体治疗的有效性，也阻碍了身心因素的协同工作。

来自不同科学领域的众多研究都清晰地表明，几乎所有的问题，甚至是那些看起来完全"器质性"的问题，都会受到病人的心境和信念的影响，这些因素对病人健康问题的进程和预后的影响是相当大的。因此，诸如"整合医疗""心身医学""整体医学""行为医学"这样的术语进入了日常语言的范畴。它们并非完全是同义词，但所有这些术语都强调的是在治疗个体时采用一种跨学科的方式。在本章中，我将使用"行为医学"来描述这些使用整合取向的治疗方式。NIH对行为医学的定义是："一个交叉的学科领域，该领域关注的是与健康和疾病有关的行为和生物医学科学、知识和技术的发展与整合，以及应用上述知识和技术来起到预防、诊断、治疗和康复的目的。（摘录于 NIH 官方网站，摘录时间为2018 年 2 月 12 日）"

催眠和行为医学

催眠在行为医学的发展中起到了特殊的作用。从 19 世纪末开始，在巴黎沙佩特理医院工作的著名神经学家让 – 马丁·沙可（Jean-Martin Charcot）、在法国南希工作的希波莱特·伯恩海姆以及他们来自维也纳的年轻学生西格蒙德·弗洛伊德等早年的先驱就已经看到了暗示的强大力量。这些令人着迷的力量可以改变甚至解除病人所谓的心身症状（特别是对于那些现在很可能被诊断为躯体化障碍的病人来说）（Hammond，2013）。临床催眠的先驱几乎全都是医生，他们不仅仅用暗示来处理心身症状，而且也会用暗示来处理显然有器质基础的疾病和问题。不过，他们只代表了医学领域中极小的一部分，正如威廉·克罗格曾十分生动地描述过的（参见第 7 章中的"大师的视野"），大多数同行对于他们的做法都抱以无视甚至常常是中伤的态度。

在催眠领域中，心灵和身体之间显而易见的联系一直都被清晰地呈现出来。催眠经常被用来展示人类具有改变感官体验的能力，这让人们得以对疼痛进行控制（这是第 23 章的主题）。尽管非随意功能一般都被认为是个体无法控制的，但催眠也被用来展示人们可以增加对自主神经系统的控制，影响非随意的功能，例如通过暗示来减少压力激素（如可的松）的产生（Kendrick et al., 2015），减少处于临近绝经期和绝经期的女性以及许多乳腺癌幸存者身上的潮红（Elkins, Marcus, Palamara, & Stearns, 2004；Johnson, Marcus, Hickman, Barton, & Elkins, 2016；Kendrick et al., 2015；Roberts, Na, Yek, & Elkins, 2017）、减少伴随化疗而来的恶心和其他困扰（Ginandes, 2017b；Handel & Neron, 2017；Levitans, 2017；Walker, 2004）以及帮助患有胃肠道功能障碍的病人重新恢复他们的胃肠道功能（Miller & Whorwell, 2009；Palsson & van Tilburg, 2015；Rutten, Vlieger, & Franksenhuis, 2017；Szigethy, 2015）。丹麦研究者近期报告了在脑损伤病人中使用催眠来改善工作记忆表现的方法，这是一个令人惊叹和在意料之外的发现（Lindeløv, Overgaard, & Overgaard, 2017）。能成功使用催眠来治疗的医学问题范围如此之广，令人惊叹。

最近，催眠还被发现能够影响基因表达，提升免疫系统的功能以及提升躯体愈合的速度和质量（Ginandes, 2017a；Kankerhar et al., 2017）。

此外，催眠还被用来鼓励病人积极参与治疗，即许多医生所说的"治疗依从性"，并且被用来促进其他希望出现的自我管理和健康行为，例如戒烟、健康饮食以及定期运动（Green & Lynn，2017；Munson，Barabasz，& Barabasz，2018；Sapp，2017）。因此，在本章中，我们将讨论催眠在行为医学中的作用。除了梳理催眠在哪些方面已经被成功运用于行为医学领域外，我们还将探索催眠的哪些方面能够让它成为多维度复合治疗计划中的一分子。

医学中的安慰剂效应与反安慰剂效应

期待和信念的威力可以通过临床催眠来放大。这种力量最具戏剧性的一面可以反映在安慰剂效应上，而这个效应在医学界已经得到了公认。"安慰剂效应"指的是，给病人或实验参与者施加一种无效的治疗，但仅仅因为病人或实验参与者期待或相信这种治疗是有效的，他们就能够从这种无效的治疗中获益。对安慰剂效应的研究最常见于药物研究领域，但也被用于静脉注射的研究中，甚至更夸张的是，还被用于对于假手术（病人的身体被打开但是实际上并没有实施任何手术）的研究中（Frisaldi，Piedimonte，& Benedetti，2015）。

"安慰剂（placebo）"一词在医学领域中是由罗布特·霍普（Robert Hooper）最先使用的，这位从化学家转行的医生在 1811 年的《约翰·昆西医学辞典》（John Quincy's Lexicon-Medicum）中使用了这个词。这本辞典是当时使用的一本医学辞典（Shaprio，1968）。T. C. 格拉夫斯（T.C.Graves）医生于 1920 年在医学期刊《柳叶刀》（Lancet）上发表的一篇论文中使用了这个词，自此，它就流传开了。安慰剂是一个拉丁词，词义是"我将会让你满意"。亨利·比奇尔（Henry Beecher）博士于 1955 年在《美国医学协会杂志》（Journal of the American Medical Association，JAMA）上发表了一篇重要的文章"安慰剂的力量（The Powerful Placebo）"。他在自己界定的"安慰剂反应因素"和"安慰剂不反应因素"之间做了区分，因为他发现并不是每一个人的反应都是同一个方向或同一种程度的（就像在催眠中一样）。最近，麦吉尔大学的神经科学家迈克尔·利夫希茨（Michael Lifshitz）及其同事们论述了同样的议题，即对安慰剂出现反应的人在对催眠暗示做出反应时也存在差异（Lifshitz，Sheiner，Olson，Theriault，& Raz，2017）。

安慰剂效应最容易见于主观因素尤其关键的条件，这意味着个人的态度、信念和期待在症状的类型和强度方面具有更大的作用。因此，当问题的原因并不清楚，并且问题由多种因素造成的时候，安慰剂效应就可能会更大。例如，有一些头痛、胃痛和背痛的类型相比其他类型而言对安慰剂有更好的反应。抑郁和焦虑也会对安慰剂有非常好的反应。那些被施加无效治疗的病人通常拿到的是糖丸或"无有效成分"的药品。只要他们相信自己服用的是会主动起效的药品，他们常常就会体验到治疗效果。

不幸的是，一个人的期待或信念所具有的特性也能起到反效果。在 1961 年发表的一篇文章中，沃尔特·肯尼迪创造了"反安慰剂效应"一词。他选择了"nocebo"这一拉丁词，意思是"我将会造成伤害"（和 placebo 一词的功能正好相反），用来描述病人会对无效的治疗产生具有破坏性的不良反应。如果病人服用了一种并无有效成分的药物，但病人认为这种药物是危险的，他们就会产生负面的反应。他们会觉得无效的药物是有害的，而且会造成不舒服的（或更糟糕的）副作用。尽管这个药物本身并没有有效成分，但是病人所体验到的生理、情绪、认知和行为的后果，无论是积极的还是消极的，都是非常真实的，而且会起相当大的效果。

安慰剂效应和反安慰剂效应凸显出心理和身体的密切关系。在下文中，弗里萨尔迪等人描述了两者关系的复杂性：

> 在过去几年里我们已经知晓，并不存在一种安慰剂或反安慰剂效应，而是存在许多种。每一种都可以被众多心理机制激发，例如条件化作用、期待、焦虑调节和奖励，而上述因素又会被其他因素所调节，例如渴望、动机和记忆。
>
> （2015，p. 268）

信念可以影响治疗反应，这显然直接关乎医疗情境中临床催眠的使用。有能力去调动来访者的心理资源是使用催眠的治疗中一个很大的治疗成分。如果我们能够让一个人的头脑和精神与他们所接受的医学干预"并肩作战"，那么这一附加价值也是不可低估的。

安慰剂效应必须在欺骗的条件下才能起效吗？

不管是在医学领域还是其他领域，给不知情的个体服用不具备有效成分的药物，同时以直接或间接的方式向其谎称这个药物是"有效"的，一直以来都是伦理辩论的话题。人们有这样一个假设前提：只有欺骗病人相信这个药物是有效的，才能调动起相关的主观力量以产生具有治疗效果的反应。但是，最近由哈佛大学和贝斯以色列女执事医疗中心所做的研究（Kaptchuk et al.，

2010）对这一假设发起了挑战，并得出了可能会让你感到惊讶的结论：他们尝试了公开、直接的做法。80 名患有胃肠道功能障碍——肠道易激惹综合征（irritable bowel syndrome，IBS）的病人被分成两组：（1）没有接受任何治疗的控制组；（2）被告知每天服用两次糖丸，每次一片的安慰剂组。两个组都接受了 3 周的监控。

研究者直接且清晰地告诉那些拿到糖丸的参与者，他们拿到的是糖丸，里面没有任何的有效成分，是由不会产生任何效果的物质构成的。令人难以置信的是，他们取药的瓶子上就贴着"安慰剂"的字样。病人被告知，他们无须相信安慰剂效应，他们只要按规定服药就可以了。实验组的病人的确服用了药物，并且相比控制组，他们的症状降低了几乎一半。事实上，安慰剂组的成员所报告的症状减轻程度和服用了市面上最有效的 IBS 药物的病人的效果是相当的！泰德·卡普切克（Ted Kaptchuk）是一位研究东方医学和安慰剂效应的学者，作为该研究的第一作者，他将这一效果归功于"医疗仪式的作用"。卡普切克及其同事的发现给我们提出的问题是，安慰剂效应到底能在治疗中使用到什么程度，以及治疗中的欺骗到底有何作用。

在葡萄牙进行的另一个类似研究中，研究内容是在慢性背痛的治疗中使用公开安慰剂的效果。研究者发现，除了"常规治疗"外还接受了公开贴着"安慰剂"标签的安慰剂组，相比只接受"常规治疗"的组，在三种不同的疼痛量表中，无论是单独计分还是复合计分，得分都有显著降低。安慰剂组在他们的失能得分上也有显著降低（Carvalho, Caetano, Cunha, et al.，2016）。

心理学家欧文·基尔希在过去 20 年里一直在研究安慰剂和安慰剂效应。作为催眠的社会-认知取向的强力提倡者，基尔希通过实证研究提

出了具有说服力的证据，表明个体对于催眠的大部分反应是由他们的期待所决定的。什么是一个出色的催眠导入呢？如果你的来访者相信这是一个出色的导入，它就是一个出色的导入。什么是良好的治疗暗示呢？如果你的来访者相信这是一个良好的暗示，它就是一个良好的暗示。在基尔希的工作中，和当下的讨论最为相关的一个重要方面是他认为催眠就是一种"非欺骗性的安慰剂"（Kirsch，1994；Lynn，Kirsch，& Hallquist，2008）。

催眠是一种非欺骗性的安慰剂，这是什么意思呢？基尔希（1994）认为，相比在医学领域中使用的带有欺骗性质的安慰剂，催眠中给出的暗示正好相反，它会让人们根据自己听到的暗示去改变他们的生理状态、行为、认知和情感，但是暗示本身没有隐藏什么，也不会误导个体。"当你集中注意力并且放松下来……你就可以开始体验到疼痛在减轻，就像服用了非常有效的止疼药一样"——这样的暗示可能会导致疼痛部分地减轻或完全消失，而起效的机制是鼓励病人独自找到一种能产生上述反应的方式。"随着你每一次呼气，你的头痛会渐渐消失，离你而去"的暗示只是直接提出了一种从头痛中解脱的可能性。它并没有保证疼痛会消失，也没有夸大能摆脱疼痛的可能性，它也没有提到什么时候你会明显感觉到疼痛的减少，或者这种痛苦减轻的状态可以持续多久。但是如果来访者的注意力始终很集中，一直都关注着临床工作者和暗示，相信暗示能准确地反映出一种真实存在的可能性，而且感觉到自己被赋予了某种权利，可以做出有意义的反应，那么尽管这些都是在潜意识层面发生的，来访者也能够让头痛得以减轻，让临床工作者和他们自己深感满意（De Benedittis，2017b；Kohen，2017a）。

在基尔希参与的一项 2013 年的研究中，他与同事米歇尔·阿克迪（Micelle Accardi）、科琳·克莱尔（Colleen Cleere）和史蒂文·杰伊·林恩着眼于这个问题："将催眠定义为一种安慰剂是否会减少个体对于催眠的反应性？"一个简短的回答是，不会（Accardi，Cleere，Lynn，& Kirsch，2013）。当人们更多地因为信念而非标签而做出反应的时候，把催眠称为一种安慰剂，或是公开地将一种药片打上安慰剂的标签，似乎并不会造成什么差别。

再回到第 1 章开头的故事，即我目睹的一次对一位处于疼痛之中的女性所做的演示，而那次演示也将我引入了这个领域。当工作坊的教员在实施催眠会谈时，他预先并不知道她可能会做出什么样的反应。她是不是会因为之前缓解疼痛失败的经历而产生负面的预期呢？她是不是会因为他看上去可信、和蔼且愿意提供帮助而产生积极的预期呢？无论如何，他会创造出一个背景环境，在这个背景下，她能够对旨在缓解疼痛的暗示产生反应。他的做法极为公开，没有任何欺骗的成分，而她能够调用来自内心某个地方的资源，让她能够缓解令人耗竭的慢性疼痛。

这里我们所遭遇的问题是极为复杂的。暗示是通过何种机制被转换为躯体层面的疗愈的？哪些人在何种条件下能够通过暗示产生显著的改善？暗示应该有多直接、多透明？在尝试构建起能鼓励人们做出积极反应的预期时，我们应该付出多大的努力？毕竟，我们所做出的治疗承诺是无法兑现的，但同时我们又知道，有证据表明，预期越强，安慰剂反应也越强（Benedetti，2014）。在临床实践中，这就像是在走钢丝。一方面，你想要建立起积极的预期；而另一方面，你并不想要激发虚假的希望。

最后说一句：太多人认为，安慰剂反应"完全发生在你的头脑中"，似乎在说效果只是人想象出来的。目前，从神经科学领域中，我们已经获得了足够清晰的证据，表明安慰剂可以创造出能够测量的生理改变，就像暗示能做到的一样（Kirsch，2017）。

表观遗传学：心身问题的前沿

我们对于基因的知识在近几年来发生了重要的改变，这主要归功于人类基因组计划（Human Genome Project，HGP）的非凡成功。在1990—2003年开展的HGP是一个异常复杂的项目，它的目标极为宏大，要鉴别出人类DNA中具有的大约3万个基因（由我们所有23对染色体携带），还要弄清楚组成人类DNA的3.2亿个化学碱基对的序列。不过，在撰写本书的时候，大多数基因的功能仍是未知的。尽管因为HGP的缘故，研究者已经发现了超过1800种疾病基因，可供人类使用的基因测试也超过了2000种。

在有机体的生命周期中，有机体的发展和生命的维系是由一系列化学反应调节的。基于适应环境的需要，这些化学反应会开启和关闭染色体（DNA）组的一部分。表观遗传学是研究这些化学反应以及影响这些反应的环境因素的学科。"在其现代的用法中，'表观遗传学'包含了不涉及改变DNA的编码次序来影响生物特质遗传的所有机制。（Halfmann & Lindquist，2010，p. 629）"因此，HGP已经清晰地告诉我们，基因并不决定命运。我们已经知道，各类环境因素都会影响基因的表达。或许最能凸显这一事实的是有关同卵双生子的研究，这些研究考察的是双生子的基因在他们的生命进程中所发生的改变。同卵双生子具有相同的基因组成（基因型），但是仍然会表现出非常不同的外在特质（表型），例如其中一个患有情绪障碍，而另一个则没有："在50天时几乎完全一样的DNA可能会在50年后变得显著不同。（Feinstein & Church，2010，p. 284）"

发展认知神经科学家与基因学专家大卫·摩尔（David Moore）很直白地谈道：

> 事实是，人们的特征——包括像是面部结构这样的物理特质，或是类似人格这样的心理特质——都来自生物分子与环境之间的互动……因为表观遗传事件发生在DNA和其环境的界面上，它们可以帮助我们了解，我们的特征总是同时源于先天和后天两方面的因素。

（2015，pp. 5–6）

催眠和表观遗传学

在本章中，我们讨论的是催眠在行为医学中的作用。一个和这个主题尤其相关的问题是，催眠可以影响基因表达与否以及基因的表达方式吗？催眠是否可以被认为是一个环境变量——一种为了实现治疗意图而设计实施的经历——对后天基因的功能造成可量化的影响？越来越多的证据表明，答案是肯定的（Kankerhar et al.，2017；Moore，2015）。我们是怎么知道的呢？答案之一是使用一种精密的测量技术，即使用DNA的微阵列来测量基因表达。这些"基因芯片"是数以千计的排列在一起的DNA微阵，可以评估任何物理活动中人类身体任意基因组合的表达。这些DNA微阵列使得我们可以"在任何条件下，或在健康或疾病的状态下，鉴别出在任何一个时刻下基因表达的活动模式"（Rossi，2004，p. 40）。

哈佛大学医学院的一支研究团队进行了一项研究，考察当个体学习使用放松技术，并发展出放松技能时，这一学习对基因的后天影响。这些放松技术是以哈佛大学医学院心身医学研究所的副教授赫伯特·本森（Herbert Benson）在其著作《放松反应》（*The Relaxation Response*，2000）中提出的模型为基础的。首先，事先未接受过任何训练的实验组会和一组已经接受过良好训练的参与者进行对比。然后，这组未经训练的参与者在 6 周当中接受训练，从而产生预期的放松反应。当这组新接受训练的成员再次接受测试时，他们的基因表达已经发生了改变，更接近于那些熟练掌握放松技术的人。放松技能对于已知参与细胞再生和产生抗氧化剂的基因组带来了显著的积极影响。放松训练造成了 1561 个特定基因表达上的改变（Benson & Proctor，2010；Dusek et al.，2008）！可以说，作为一个从事催眠的临床工作者，你就是一股表观遗传力量，在塑造来访者的基因表达。

鉴于治疗的目标在于力图影响病人的头脑框架，哪怕是在"纯粹的"医学治疗之中，临床催眠也可以紧密地嵌套在心理治疗或医学治疗之中。每一个治疗都会给出暗示，无论是在言语层面还是在非言语层面，无论是间接还是直接。将暗示从心理治疗中分离是不可能做到的。那么，当在治疗情境中实施暗示时，暗示对于基因又有何种影响呢？费恩斯坦和切齐主张"心理治疗或许可以影响（a）导致某种障碍的基因的表达；（b）抑制某种障碍或影响其严重程度的基因的表达；或者（c）参与非适应性的学习和条件化的基因的表达"（2010，p. 284）。他们进一步阐释了在心理治疗的过程中可以在生物层面发生变化的五个领域。

心理治疗可以改善：

（1）边缘系统对于有害刺激出现的过度反应；

（2）在学习和记忆中发生的歪曲；

（3）在交感和副交感神经系统活动之间的不平衡；

（4）处于过高水平的可的松和其他应激激素；

（5）受损的免疫功能（p. 283）

……

事实上，能对基因表达模式做出积极的改变或许是所有成功的心理治疗在生物层面上的共同因素。

（p. 285）

有些基因在被激活之后可能需要几个小时才能达到其表达峰值，但是另一些被称为"即早基因"的基因可以在几秒之后就达到表达峰值。未来的研究将会探索催眠如何影响基因表达，以及这些影响如何能够导致人们身上出现某些最令人惊叹的现象，例如恶性肿瘤的缩小或消除，加速伤口愈合或者控制伤口流血等。

心理学家欧内斯特·L. 罗西博士是研究催眠的表观遗传学及其与身心医学的关系这一领域中的领军人物。罗西尤其惊叹于在他看来能界定催眠的重要特征——"意念可塑性功能（ideo-plastic faculty）"，这个词是由瑞典医生奥托·维特斯壮（Otto Wetterstrand）在其著作《催眠术和它在医学实践中的应用》（*Hypnotism and Its Application to Practical Medicine*，1897/2018）中创造出来的。维特斯壮对于意念可塑性功能的定义是，"观念所具有的影响物理条件的力量……"（引自 Rossi，2010）。意念（ideo）这一前缀指的是某个被暗示的反应具有自动化的特点，而在之后讨论意动反应的篇幅中，我将对此进行论述。催眠体验中会自发产生各类自动化（非随意性的）的反应，包括躯体层面的反应。

这里的一个重要问题是：为什么有些人对于暗示的反应性很强，但在利用催眠在心身关系上的作用来影响物理过程方面，他的能力很有限；而另一些人既对暗示有很高的反应性，又能表现出明显的身体反应上的变化呢？在行为医学中，作为反应能力的一个中介变量，"意念可塑性功能"这一概念显然很重要。它需要我们更仔细地研究，在催眠中有哪些因素能最大限度地影响基因表达和生理过程的改变。罗西发展出一项临床工具，可用来评估在治疗性催眠中创造性意念的可塑性功能。这项工具叫作"创造性的心理社会基因疗愈体验（Creative Psychosocial Genomic Healing Experience，CPGHE）"。借助利用 DNA 微阵列的检测手段，罗西用 CPGHE "记录了治疗性的催眠怎么开启依赖经验的基因表达，以及这一结果隐含的可能性，即对大脑可塑性的影响"（Rossi，2010，p. 65）。

大师的视野

欧内斯特·劳伦斯·罗西
（Ernest Lawrence Rossi）

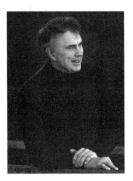

欧内斯特·劳伦斯·罗西

欧内斯特·劳伦斯·罗西（1933—）是催眠历史上最富创造力和最有思想深度的人之一，他的眼界远远超过了大多数人。他强有力地推动了心身关系的研究，并且一直活跃在表观遗传学这一不断发展的学科的前沿。在他于半个世纪之前就出版的重要著作《心身治愈的心理生理学》（The Psychobiology of Mind-Body Healing）中，他向医疗卫生的从业者介绍了"心理–基因"联系的观点。如今的研究开始证实他的观点，即在健康和疾病中，应激、基因表达、大脑可塑性和环境之间的关系是可以改变的。罗西博士从有关量子现实的表观遗传学、功能基因组学、心理生理学、化学、物理学以及数学中发展出了他的洞见。他有一种神奇的能力，能够看到别人无法发现的事物之间的联系，并在写作中清楚地描述这些联系。这对于所有有兴趣使用心灵来促进躯体健康和心理健康的人来说都是一份礼物。

罗西博士是一名心理学家、作家和研究者，他在普渡大学获得了临床心理学的博士学位。他在康涅狄格大学获得了药学的本科学位。他对心理社会遗传学和文化遗传学的发展将会在很多层面给我们对人类体验的理解带来深远的影响，虽然他十分谦逊地将自己的工作称为"从心理到基因层面对意义展开的深入研究"。任何仔细研读过罗西博士著作的人都可以发现，他对于大脑、心灵和身体的探索背后有着坚实的研究基础。因其在心理治疗领域所做出的卓越贡献，他曾获得过三个终身成就奖，分别由米尔顿·H. 艾利克森基金会（1986）、美国心理治疗协会（2003）和美国临床催眠学会（2008）颁发。

罗西博士曾以独立作者、合作者以及主编的身份撰写过 43 本科学著作和超过 215 篇文章。他撰写的第一本书是 1972 年出版的《梦和人格的成长》（Dreams and the Growth of Personality），他在书中阐释了心灵、大脑、梦和新意识能如何以富有创造力的方式一同创造出新的产物。许多人是通过罗西博士与米尔顿·H. 艾利克森之间富有创造力和多产的合作而首次认识了他。两人一起合著了四本极受欢迎的著作，这些著作帮助推动了"艾利克森学派的催眠和心理治疗"这个新出现的领域走上正轨。他也为如何界定如今被称为自然主义和利用取向的治疗做出了贡献。在 2008—2014 年，他与罗克珊娜·艾利克森·克莱因（Roxanna Erickson Klein）和凯瑟琳·罗西（Kathryn Rossi）一起作为主编，完成了升级版的 16 卷本的《米尔顿·H. 艾利克森博士全集》（ The Collected Works of Milton H. Erickson, MD ）的工作。他在次昼夜节律方面——在我们身体中自然发生的 90~120 分钟的基本活动－静息循环，应激、创造性和修复工作在期间会交替出现——的开创性研究帮助我们建立了治疗性催眠所具有的神经生物学、心理生理学和分子基因学层面的复杂基础。他曾撰写了数本极富吸引力的书，包括镜像神经元如何调节人类的意识和关系中的创造力[《突围启发式》（ The Breakout Heuristic ），2007；《创造意识》（ Creating Consciousness ）（2012）]，以及治疗性的催眠如何能促进依

赖经验的基因表达和大脑可塑性[《基因表达的心理生理学》（ The Psychobiology of Gene Expression），2002；《和我们基因的对话》（ A Discourse with Our Genes ），2004]。在催眠领域中，在描述心身的治愈过程方面，没有人的重要性能超过欧内斯特·罗西博士。你可以访问他的网站来阅读他的主要文章，你会因此受益良多。

关于为何他开始对分子基因层面的分析感兴趣："我的父亲是一名移民到美国的意大利人，他在我们自家的酒窖里酿造葡萄酒。当时对作为六七岁孩子的我来说，这是一个特别神秘的过程。那个时候，让我的家人很惊讶的是，我竟然因为闻到酒发酵的气味而醉倒了，没有办法从梯子爬上来。后来，在我 9 岁多当擦鞋童的时候，我会把我所有的小费都省下来购买化学实验套装，学习在酿酒和爆炸中发生的神奇的分子转变过程。这最终让我获得了奖学金，在硕士阶段学习药学。在求学期间，我从来没有遇过任何一个我不喜欢的分子。之后，作为美国国家心理健康研究院（National Institute of Mental Health，NIMH）的博士后，我向弗朗兹·亚历山大（Franz Alexander）学习精

神分析，他也是全世界心身医学领域的领导者。从那时起，我没费多少周折就遇到了米尔顿·H. 艾利克森，他在治疗性催眠方面采用的崭新做法给心身医学带来了重大的变革。"

关于艾利克森的影响以及转向表观遗传学的研究："在艾利克森手上，心身医学成为心身治愈的过程。在 20 世纪 70 年代，当我在艾利克森那里学习的时候，心灵和躯体之间的联系的本质逐渐在神经科学中浮现出来，而到了20 世纪 90 年代，它已经变成了'依赖经验或活动的基因表达和大脑可塑性'。于是，表观遗传学这门新科学便接过了先天－后天这个命题：外在的环境如何调节依赖经验或活动的基因表达和大脑可塑性。我和威尔士大学的基础生物学及应用生物学教授大卫·劳恩德一起担任主编，在 1992 年和2008 年联合一批国际的学者出版了两套重要的学术著作。这些著作关注的是次昼夜节律和90~120 分钟静息－活动周期的深层生物学基础（ basic rest-activity cycle，BRAC），这些循环对于建立一个完整的心身沟通和治愈的循环而言是必不可少的。我相信，总体上来说，这是表观遗传学的分子－基因基础，也是我们在治疗性

催眠中所利用的心身治愈过程的自然机制。当其他人每次做50分钟的心理治疗时，米尔顿·H.艾利克森的治疗会持续90~120分钟。为什么呢？我只是根据事实来推断。艾利克森的治疗的时间模式和现象学模式与在 BRAC 中依赖经验的基因表达及大脑可塑性的神经科学新发现基本是一致的。"

催眠如何影响他关于环境在调控依赖经验的基因表达上的作用的看法："自从麦斯麦和其他人在几个世纪以前开创了这一概念，对于治疗而言，治疗性的催眠一直以来都被称为所谓的神秘的'替代方法、补充手段或整合取向'。它似乎一直在主流的医学领域之外徘徊。笛卡尔著名的'笛卡尔鸿沟'主导了传统的医学，也就是将心灵和身体分为两个截然不同的领域。传统的医学擅长处理物理概念，比如由分子和基因构成的身体、血液、骨骼、细胞。但是直到不久以前，我们都无法理解心理和身体在心身医学中是如何联系在一起的。我们最近产生的有关表观遗传的概念，以及依赖经验的基因表达和大脑可塑性的概念恰好就是理解上述联系的方式！据我所知，是奥托·乔治·维特斯壮在他 1902 年出版的著作《催眠术和它在医学

实践中的应用》中引入了'意念可塑性'这个词。几乎一个世纪之后，在 20 世纪 90 年代，神经科学采用了'可塑性'这个词来描述一系列令人惊叹的发现，那就是新异刺激、丰富的环境和练习（心理和物理层面）如何能够激发被他们称为'依赖活动或经验的基因表达和大脑可塑性'的现象。在我 2002 年出版的《基因表达的心理生物学》（*The Psychobiology of Gene Expression*）一书中，我提出，这样的神经科学研究整体而言是表观遗传学的分子－基因层面的基础，落实到具体方面则是治疗性催眠的基础。"

关于解离、意念可塑性和催眠在治愈中的角色："让我描述一下我是如何把在历史上有关催眠的传统解离理论与治疗性催眠的意念可塑性新理论结合在一起的。在我新开发的治疗方案'创造性的心理社会基因治愈体验'中，我利用了经典的四阶段创造性过程来促进治疗性的催眠效果。在我的个人网站上，我发布了实施这种新的意念可塑性的治疗方案以及它的原理，同样也邀请大家对这个方案做进一步的研究。

"在一开始，我会询问对方：'你的哪一只手比另一只更温暖或更冰冷？'我把这

种类型的问题叫作'内隐加工启发式'，让当事人产生一种注意力聚焦的状态，提升他的期待，开启密集的心理大脑活动，这些都是治疗性催眠的特征。这样一种提问启动的是在对立状态（温暖或冰冷）之间形成一种感官－知觉'解离状态'，这种状态会加深当事人的自我觉察、自我敏感度以及自我疗愈的潜力。在进行一系列这样的解离活动（例如'哪一只手更强壮或更虚弱？''哪一只手感觉更像是今天的你，哪一只手感觉更像小时候的你？'）之后，当事人越来越接近关键的治疗性解离状态，最后由下面这个问题得以深化，那就是'哪一只手能体验到你的议题（问题、症状等），而在另一只手上，你能体验到和你的问题正好相反的是什么？'

"那么，无论和某个问题相反的是什么，它都可以成为一种隐匿的、内在的心脑资源，这种资源可以启动一种内心的心理动力活动，我就此进行催眠能够唤起依赖活动或经验的基因表达、大脑可塑性以及心理－神经－免疫学状态来解决问题。然后我会鼓励当事人去体验在精神层面两只手之间进行的令人着迷的、神奇的心理剧，由此在意念可塑性层

面对问题进行重构，去重塑和解决任何作为问题来源的创伤性解离。两只手经常会折射出一种强烈的依赖活动的治疗过程，这种过程乃是所谓的'创造性潜意识'在分子基因层面的标志，通常会具有治疗性催眠的自动化、自敏性和适应性的特质。"

在心身治愈问题上，他的自然主义／利用学派观点是如何发生变化的："我相信，艾利克森于 1958 年和 1959 年在有关自然主义和利用取向这个问题上撰写的两篇重要文章，连同他在 1964 年撰写的'在有效的心理治疗中责任的负担（The Burden of Responsibility in Effective Psychotherapy）'一文是标志他治疗性催眠和心理治疗取向的扛鼎之作。在这些文章中，艾利克森将控制权从医学模型中的治疗师手上，转移到在心理治疗和治疗性催眠的创造性模型中的来访者手上。我只是注意到，有关

依赖活动和经验的基因表达以及大脑可塑性的神经科学为艾利克森的自然主义和利用取向提供了他所缺失的表观遗传学方面的分子–基因基础。我注意到，在我们的日常生活中，以及在我们对于艺术、美和真的无数体验中的经典四阶段创造性过程，同样也能够激发依赖活动和经验的基因表达以及大脑可塑性。我最近的研究和临床实践都是在使用我自己的治疗取向，即使用依赖活动的、意念可塑性的双手镜像方法，以此促进问题解决和心身治愈的四阶段创造性过程。我最终的梦想是什么？我们是否有可能发明出一种简单的心理–基因转换器，把它制造成为一种实用的心理–基因生物反馈仪，让所有人都能够用这个仪器来促成他们自我治愈的奇迹呢？我最近出版的一本书是和我的学生理查德·希尔（Richard Hill）合作的《镜像双手治疗的治疗师指

南——一种旨在促进自然的问题解决和心–身疗愈的来访者反应治疗》（*The Practitioner's Guide to Mirroring Hands: A Client-Responsive Therapy that Facilitates Natural Problem-Solving and Mind-Body-Healing*，2018）。在本书的附录 B '有关物理学、数学、生物学和心理学的一种整合量子场理论（An Integrated Quantum Field Theory of Physics, Math, Biology and Psychology）'一文中，我修订了我在本世纪里对治疗性催眠、意识和认知领域所做的贡献。这个升级版指出，我们应该聚焦在'高量子能级的应激自敏性、90~120 分钟 BRAC 和四阶段创造性循环'以及'暗示'上，将它们作为心身疗愈和问题解决中的重要因素。"

来源：个人交流，2010 年 4 月 5 日 和 2010 年 4 月 23 日；2018 年 4 月 8 日修订

心境和医学

当人患有某种疾病时，某些与之相关的心理议题就不可避免地会影响疾病的进程和预后。正如科维诺和皮耐尔所指出的：

医学领域的疾病、症候、检查手段和治疗会受到心理因素的影响，也会常常影响心理因素。抑郁、焦虑和愤怒经常是躯体疾

病的"后遗症"，也已经被发现是造成疾病发作的重要变量……有关心理生理唤起、行为、情感和病人的内心世界以及人际世界中的问题（心理动力问题）不仅会独立地影响自主神经系统的活动，也会和自主神经系统产生交互作用，放大自主神经系统的活动，并加剧疾病症状。

（2010，pp. 551–552）

生物 – 心理 – 社会模型（Engel，1977）已经得到了人们的广泛接受，因为这一模型认识到，在几乎所有的疾病中，生理、心理和社会因素都会共同起作用。最近的研究尤其强调心境的作用，特别是心境障碍中的抑郁在现有的疾病恶化、最终罹患疾病的易感性增加这两方面起到的作用（即作为风险因素）。心理影响生理的力量再一次清晰地显现出来。

抑郁和健康

当一个人患疾病时，一种很常见的感受是觉得自己成了一个受害者，被困在躯壳里。哪怕是在最好的情况下，自己正常行使功能的能力也会受损，而在最糟糕的情况下，自己的生存都会受到威胁。可以理解的是，当一个人内心深刻地感觉到自己成了一个受害者，失去了控制感，那么这些感受很容易会让人走上气馁甚至抑郁的道路。一个人的正常生活就此终止，活动受限或者根本就无法动弹，疾病成了自己当下意识觉察中的中心，总是能感觉到自己的身体不舒服，对于生活可能永远无法回归正常（如果生活曾经是正常的）的恐惧不断累积，感到绝望和无望。这些感受很容易就升级为全面爆发的抑郁。

抑郁对于疾病有何影响，疾病对于抑郁又有何影响？首先需要考虑的一点是，患有慢性躯体疾病的病人被发现有更高的抑郁患病率（Katon，

2003）。两者之间的关系是双向的，因为抑郁本身也可以导致无法解释的躯体化症状或者多重躯体化症状。事实上，躯体化症状也是抑郁病人寻求医疗帮助的重要原因（Kroenke，2003）。

心血管系统的健康：据统计，在排除了自杀、吸烟和其他危害健康的风险因素之后，患有抑郁症的人在任何年龄的死亡率都是正常人的两倍（Gold & Charney，2002）。抑郁和更高的心脏病风险有关。在一项针对 2900 名 55—85 岁的参与者的研究中，研究结果让人很受启发。它发现，在研究之初没有心脏疾病但是体验到抑郁的人，最终死于心脏疾病的风险翻了三番。对于有心脏病史的人群，有抑郁问题的人由于心脏疾病而导致死亡的概率增加了两倍（Penninx et al.，2001）。抑郁会增加心脏病发作、致命性发作以及再次心脏病发作的风险（如果病人能在第一次发作中幸存下来）（Nemeroff & O'Connor，2000）。

神经系统的健康：在患有中风、多发性硬化症、癫痫、帕金森病和神经认知障碍的病人中，有 20%~50% 会患有抑郁症（Kanner，2018）。

心境和态度在医疗情境中显然是重要的。越来越多的文献描述了个体整体的乐观和悲观水平与健康的关系（Seligman，2011，2018）。总体上，就像杜克大学医学中心、哈佛大学、梅约医学中心和其他研究机构的研究所指出的那样（Brummett，Helmes，Dahlstrom，& Siegler，2006；Maruta，Colligan，Malinchoc，& Offord，2000；Steptoe，Writght，Kunz-Ebrecht，& Lliffe，2006；Vaillant，2000，2002），快乐的人要比不快乐的人活得长，出现的严重医学问题也更少，这是在意料之中的。

假如你具有一种宿命论式的、悲观的心态，觉得努力去照顾自己是毫无价值的，那么为什么还要费心思去照顾自己呢？举例来说，吸烟和抑

郁之间的联系是一个强有力的临床发现，这也不难理解：如果你相信你"总是会死的"，或者说，"每个人都会因为某个原因而死去"，那么为什么还要大费周折去戒烟呢？在如此多的水平上，抑郁都是一个非常严重的障碍，而我将在本书第22 章中着手论述这个议题。

运用临床催眠给疾病患者赋权

在《信念的生物学》(*The Biology of Belief*)一书中，分子生物学家布鲁斯·利普顿 (Bruce Lipton) 讲述了一个关于英国医生阿尔伯特·梅森 (Albert Mason) 的故事。梅森在 1952 年给一位 15 岁的男孩做了催眠，目的是除疣（至少当时认为那是疣）(Lipton，2005)。当年，用催眠来除疣是一种相对常见的做法，现在也是如此 (Ewin，1992；Shenefelt，2017)。在梅森看来，这个男孩的疣所带来的挑战难度要高得多，因为他的皮肤很粗糙。梅森做了一个导入，然后给出了直接的暗示，让皮肤能复原，变成健康的粉色。在相对短的时间里，这个男孩的皮肤的确有了显著改善，而且在之后会谈的帮助下，他的皮肤也在持续改善。一位外科医生此前尝试给这个男孩子做皮肤移植，但并未成功。梅森后来又把这个男孩带去见了那位外科医生。外科医生见到男孩皮肤的改变大为震惊。他告诉梅森，这个男孩子的问题压根就不是疣，而是一种可能致命的遗传疾病，叫作先天性鱼鳞病。梅森报告说，这个男孩之后过上了正常的生活。

你能够想象，对于这个十几岁的少年来说，催眠带来的这种治愈体验会是什么样子的吗？它会如何改变他对自己的看法呢？它会如何结束因为他的皮肤异常而必然一直经受的霸凌状况呢？当人们通过催眠发现，他们有能力去改变自己的体验，包括身体症状时，他们在自我形象上会出现的变化，以及随之而来的所有的一切都可能是令人惊叹的。用"赋权"一词来描述这种变化是再恰当不过的了。

这个故事的后半部分是……尽管有许多其他人到梅森这里来治疗同样的疾病，他却没有办法取得相同的成功。他把这个结果归结于自己态度上的差异，即从相信自己能够成功地治疗疣，到怀疑自己是否能够治疗一种他现在已经知道的更严重的疾病（先天性鱼鳞病）。在这一点上，他可能是对的，但是也未必。这只是有关催眠的众多谜团之一：为什么有些方法对于有些人来说那么有效，而对其他人来说却是无效的。我们仍然有许多需要学习的东西……

医疗中的催眠

一个我最经常被问到的问题是："催眠可以用来治疗这个或那个吗？"我过去一直认为，我应该能够立刻引用一堆科学研究来支持我通常给出的肯定回答。但是在最近几年里，我改变了我的策略。当有些人公开问及催眠的应用时，我认为我需要给出一个更宽泛的观点，而引用文献并不能够帮助我提出这个观点。现在，我更有可能会反问一个问题来回答上述提问：你认为，在你询问的这种障碍中，是否有任何心理或情绪因素参与其中？你认为一个人的态度、期待或信念系统是不是或多或少会影响他对这个问题的经历？当我一贯用这个问题来问别人时，我不记得任何人曾经回答说："不，这个人的心理框架完全不是一个影响因素。"大多数人似乎很快就能明白我的意思，即哪怕这个问题明显是器质性的，它仍会影响心境、态度、期待、关系、行为，等等。

催眠是不是可以用于治疗某些特定的障碍呢？本质上，我对这个问题的回答推崇的是一个总体的观点，即催眠可以作为一种工具用于治疗几乎任何人的处境，只要这个人的态度在这种处境中是一个影响因素即可。现实而言，尽管从研究证据的角度，指数级增长的数据在总体上都支持这一观点，但相比好几代临床工作者所描述的个案证据（临床工作者会把催眠用于几乎你能说得出来的任何处境）而言，还远不那么充分。承认使用催眠能够产生某种程度的改变，因而具有一定潜在价值，这和认为催眠将会治愈或消除任何一种具体的临床问题的观点并不等同。在这个议题上，我们需要谨慎，不要做出超越证据范围的断言。

从质量和数量来看，描述临床催眠广泛应用于不同的医疗问题的文献都有了长足进步，而支持其治疗价值的实证证据也在增加。总体而言，催眠可以作为一种有用的辅助方法来补充更为传统的医学治疗。这么说是出于几个理由，第一个理由和心身关系以及心理因素在医学障碍中的角色有关，包括态度和相关的情绪（Lipton，2016）。那些让当今医学知识黯然失色的"奇迹治愈"故事在文献中并不少见，它们似乎源于病人拒绝放弃的信念。出于实用的立场，为什么不允许"奇迹"发生呢？当然，我们不能也不应该去保证它们会发生，但是我们也没有理由将限制施加于人们身上，如果他们自己不想对自己施加限制的话。我曾经太多次因为来访者能够做到的事情而惊讶，感到迷惑不解，因为在理论上，这些事情应该不可能发生。

在医学情境中使用催眠的第二个原因是，催眠本质上会强调，每个人要为自己的健康负责。催眠让人们直接体验到，他们能够在一定程度上控制自己的内在体验，无论是疼痛还是困扰。多年以来，我和许多人工作过，他们因为自己能够有机会体验到放松、舒适和积极的状态而留下喜悦或欣慰的泪水，因为他们通常觉得自己是一个痛苦和绝望的人。找到舒适的资源或者改变自己身体知觉的能力，是一个十分具有冲击力的经历，而且会鼓励他们以一个新的姿态更多地为自己和自身的健康负责。

在医疗情境中应用催眠

有些人会把在医疗情境中使用的催眠称为"医学催眠"，这种催眠有多个用途。我们可以用暗示来：

（1）治疗病人患有的疾病或健康问题；

（2）以某种方式对疾病或健康问题做些调整（例如，减缓其扩散的速度或减轻症状的严重程度）；

（3）降低导致某种疾病或健康问题产生或恶化的风险因素（例如，改善个体的饮食或增加运动的频率，从而降低疾病的风险因素以预防或更好地管理疾病）；

（4）提升个体的应对技能，从而减轻

与疾病或健康问题（或某种治疗手段，例如抽血或注射）相关的主观困扰程度（例如焦虑、抑郁、回避）。

这些应用并不是非此即彼的。相反，任何一种完善的干预很可能会在某种程度上包含所有这些可能性。如果我们能抱着实事求是的态度去使用这些方法，避免给患者带来虚假的希望，那么这些用途就能够给患者赋权。病人会发现，即便他们无法控制自己面临的问题，他们也可以学会以不同的方式来看待问题，从而让自己的感受与反应产生有意义的变化。

毫无根据的乐观的危险性：学会创造可能性

在医疗健康领域，让患者产生虚假的希望是一个特别重要的议题。这个议题处理起来尤为棘手，因为我们想要帮助病人树立起疾病能有所改善的希望、信念和期待，从而将病人所具有的疗愈力量引入有益的轨道。乐观可以是一件好事，但是它也可能会带来危害。"我可以抽烟，但是不会得肺癌"，或是"我可以吃我想吃的任何东西，但体重不会增加"是一种乐观的想法。但是这样一种盲目的乐观只会让不健康的行为变本加厉，最终给人们带来恶果。

那么，如何才能处理这个棘手的议题呢？首先，你必须对于病人的健康问题有详细的了解。通常，即便是有一个团队在治疗这个病人，病人的主治医生也是个案的负责人。我认为你必须和病人的医生谈谈。只有当治疗病人和照顾病人的医护人员能够彼此分享信息和看法时，你才会知道病人接下来的治疗计划，谁可能会参与病人的治疗工作以及你的催眠工作如何能够与其治疗计划相结合。

其次，当你能详细地从病因学（原因）到疾病进程及预后等方面了解你尝试处理的问题之后，你至少能更好地知道该对病人抱有什么样的期待。当你意识到每一种疾病或健康问题都有其独有的特征时，你也就能更清楚地知道什么是你不该做的，什么暗示是你不该给的。缺乏信息可能会导致治疗不当。例如，暗示一位患有多发性硬化症的病人，让他想象自己身处一个温暖、舒服的地方（例如炎热的海滩）可能会让其症状加剧，因为高温会让症状恶化。事先踏踏实实地做一些相关的功课，不仅能影响治疗的成败，还可能决定你是否会让病人产生虚假的希望（虚假的希望对于极度渴望一线希望的病人来说是相当残忍的），使得你能够给病人提供一种富有同情心的、切合实际的帮助。

因为人们总是在不断给从业者带来惊喜（例如，活的时间比医生的判断更长，肿瘤缩小或者彻底消失），请记住，我们可以"用催眠来创造可能性"。我事先并不知道，也无法知道病人会如何，所以在等待的同时要能始终保持一种开放的心态。当你在后面的篇幅里学习到许可式的暗示风格时，你就会发现，非常重要的一点在于用来访者可能产生的体验来做暗示，而不是承诺会发生某个你也并不确定是否会出现或者你是否能够实施的特定结果。

在本书中，我会不断提到这个观点：催眠提供的是一种背景，在这个背景中，人们可以去发现未被发现的资源和潜在的能力。催眠本身并不能治愈任何问题！让催眠之所以有可能产生治疗效果的是在催眠过程中发生的事情：人们所产生的新的理解、新的体验，这些能让他们对自己、他人和人生重新形成一种更为开阔的印象。无论是从伦理、道德还是现实的层面出发，我都没有办法保证病人的癌症可以治愈。但是我可以谈论的是可能性，如何可能让他们有更好的感受，在他们的身体变得更强壮的时候如何可能减少止疼药的用量，以及如何让他们越来越多地获得轻松的感觉，而不是因为疾病而感到不堪重负。我的语言只是在描述可能性，病人的任何获益都完全归功于他们自己，正是他们承担了产生这些收益的责任。

何种医疗健康问题可以用催眠来治疗

如果你坚定地持有一种生物－心理－社会的观点，就意味着你承认任意一种疾病或健康问题都具有多重维度和各种不同的变量，而这些不同的维度和变量都会对病人的生活质量造成影响。在这一视角看来，许多不同的入口都可能通向病人的主观世界：表达感受、讨论精神层面的意义、探索思绪、角色扮演、考虑社会层面的影响、发展应对行为、写日记、鼓励病人通过绘画或音乐等艺术媒介进行自我表达、管理疼痛和其他令人困扰的躯体症状、调动技能来放松以及关注如何促进心身关系，等等。临床工作者会从哪里入手一般取决于他们接受的培训和治疗风格。幸运的是，临床工作者可以构建不同的催眠治疗，以满足任何特定的治疗目标。

因此，催眠几乎可以用于所有的治疗情境，这似乎是一个公允的说法，只要病人在所处的情境中可以获益于专注地以一种更具适应性的方式看待和管理他们的问题。为了强调这一要点，我在本章的最后一节里会简要地提及几种疾病和健康问题，已经有证据表明在这些疾病或问题的治疗中应用催眠是有益的。鉴于科学期刊中已有海量关于医学催眠的研究信息，我列出的清单只能说是非常简略的。我鼓励你去检索文献，更好地了解如何在你特别感兴趣的疾病或问题上应用催眠。但仅仅是通过蜻蜓点水般的文献介绍，我们也可以非常清晰地看到，将临床催眠整合到医学治疗计划中不仅仅是有意义的，而且的确有效果。

用催眠来降低个体对于治疗手段的焦虑和回避：一项新近的元分析研究涉及 26 个检验催眠对降低和治疗手段有关困扰的有效性的研究，这些研究都使用了随机对照的方法。元分析发现，治疗效果整体上的效应值是高的，支持催眠的有效性（Schnur, Kafer, Marcus, & Montgomery, 2008）。埃里维拉·朗（Elvira Lang）及其同事（1996，2000，2017a）报告使用催眠来降低接受侵入性放射诊断手段的病人体验到的不适感，结果是，相比于没有接受过催眠训练的病人，接受催眠训练的病人报告了显著更低的焦虑，需要的止疼药更少，并且更有可能完成这些检查手段。蒙哥马利（Montgomery）、苏卡拉（Sucala）、狄龙（Dillon）和施努尔（Schnur）（2017）也报告了在胸部放疗病人中的相似发现。约翰逊（Johnson）等人（2016）报告了接受催眠疗法的乳腺癌幸存者的焦虑降低现象，特雷（Téllez）等人（2017）也有同样的发现。维斯布拉特（Waisblat）等人（2017）则描述了对即将接受硬膜外置管的妇女使用催眠所带来的疼痛和恐惧减轻的现象。雅克博韦斯（Jakubovits）、凯可兹（Kekecs）和冈博（Gombos）（2017）报告了在准备眼科手术前对催眠的使用。

用催眠来治疗胃肠道障碍（gastrointestinal, GI）：《美国临床催眠杂志》曾就使用催眠来治疗胃肠道障碍这个主题出版过一期特刊（2015 年 7 月）。特邀文章涉及使用催眠来治疗食道疾病（Riehl & Keefer）、功能性腹痛（Draeger-

Muenke）、呕吐和恶心（Lankton）、炎症性肠炎（Szigethy），等等。

来自英国曼彻斯特大学的米勒（Miller）和豪威尔（Whorwell）（2009）回顾了大量使用催眠来治疗胃肠道功能障碍方面的证据，尤其是胃肠道功能障碍中最常见的肠道易激惹综合征（IBS）。有证据表明，"对患有功能性胃肠道功能障碍的病人使用催眠治疗，有 60%~70% 的可能性能够显著降低他们的症状，且这一疗效可以持续多年"（Miller & Whorwell，2009，p. 288）。在许多不同的研究中，一个稳定的发现是，催眠可以显著减少症状，提升生活质量，减少 IBS 和其他症状的就诊次数，以及让病人恢复工作（Gonsalkorale, Miller, Afzal, & Whorwell, 2003）。临床心理学家和健康问题研究者奥拉夫·S. 帕尔森（Olafur S. Palsson）是北卡罗来纳大学教堂山分校的医学教授。在使用催眠来治疗胃肠道功能障碍方面，尤其是在治疗 IBS 上，他是一位权威专家（Palsoon, 2006, 2017; Palsson & van Tilburg, 2015）。他建立了一个网站来传播相关的科学研究及其应用，同时也在网站上慷慨地分享了自己在治疗 IBS 方面已获得实证支持的治疗方案。

用催眠来治疗癌症：《美国临床催眠杂志》曾就催眠在癌症治疗中的益处这一主题出版过一期特刊（2017 年 7 月）。健康心理学家卡罗尔·吉南德斯（Carol Ginandes）撰写了一篇颇有价值的文章，总结了催眠如何能在治疗的每一个阶段中提供帮助：

> 研究已经表明，催眠至少能够在 4 个癌症临床治疗的领域中提供帮助：
>
> （1）改善个体对诊断和治疗手段的耐受性，例如手术、化疗和放疗等；
>
> （2）减少症状和治疗副作用带来的痛苦，例如恶心和疲倦等；

> （3）减轻个体对疼痛的知觉（急性、诊疗中、慢性）以及其附加产生的痛苦；
>
> （4）缓和各种因为癌症的诊断和治疗而引发的情绪痛苦。
>
> 在上述四个领域的基础上，还可以加上一个研究相对较少，但很有希望的领域：减缓疾病的进程，加速躯体愈合，以及延长生存期。
>
> （2017a，p. 86）

另一些文章讨论了催眠在治疗癌症中的益处（Wortzel & Spiegel, 2017）、教授病人自我催眠的益处（Forester-Miller, 2017）、提高临终关怀质量（Mendoza, Capafons, & Jensen, 2017）、改善治疗态度（Mendoza, Capafons, & Jensen, 2017）以及催眠在乳腺癌化疗病人的团体心理治疗中的益处（Tellez et al., 2017）。

用催眠管理疼痛：有大量证据证明催眠在缓解疼痛方面的价值，这些信息将在第 23 章中详细介绍。

用催眠来促进愈合：催眠已经被发现能够以不同的方式表现出其在促进愈合方面的价值：住院时间更短、在手术中失血更少以及和医疗手段相关的应激减少（Lynn, Kirsch, Barabasz, Cardena, & Patterson, 2000; Pinnell & Covino, 2000）。研究发现，应激会延缓伤口愈合和手术恢复的过程（Glaser et al., 1999），而催眠不仅能促进功能层面的康复，还能促进结构层面的愈合。在由吉娜德斯（Ginandes）、布鲁克斯（Brooks）、桑多（Sando）、琼斯（Jones）和阿克（Aker）进行的一项代表性研究（2003）中，出于医学原因而接受乳房缩小手术的女性病人被随机分成三组，她们接受的手术和术后护理都是相同的，这三组分别接受一般的护理（没有接受心理干预）、支持性的关注和以加速伤口愈合为特定目标的催眠。相比其他两组，催眠组的病人在手术住院期间和 7 周后的随访时都表现出更好的痊愈水平。吉娜德斯还报告了使用催眠能够加速骨折痊愈（2017b）。达博尼·尤因（Dabney Ewin）博士是使用催眠来治疗烫伤病人领域中的先锋，提供了许多证据来表明催眠可以加速烫伤病人的细胞组织愈合（Ewin，1986；Patterson，Goldberg，& Ehde，1996）。

针对免疫障碍的催眠： 胡达斯科（Hudacek，2007）在催眠如何能改变免疫系统的问题上做了如下精要的总结：

> 尽管大脑对于生理功能造成影响的确切信号通路仍有待阐释，但是人们还是普遍接受了心身联系的一般原则。总体而言，应激，例如被确诊为癌症所引发的应激，是一种明显的负性心理状态。大脑的生物化学状态似乎会影响交感神经系统和激素系统的信号，因此会让身体的免疫系统失调。因为催眠能够改变个体对于应激事件的认知，所以它能够逆转应激对免疫系统产生的影响。
>
> （p. 143）

最近，A. 巴拉巴兹、希格利（Higley）、克里斯坦森（Christensen）和 M. 巴拉巴兹所做的一个研究（2010）考察了催眠对于提升免疫力的效果，实验对象是感染了人类乳头状病毒（human papilloma virus，HPV）的病人。HPV 是美国最常见的性传播疾病（Sexually Transmitted Disease，STD）之一，可以导致宫颈癌和其他癌症。标准的医学治疗是通过使用酸、手术或者冷冻法来去除生殖器上的肉赘。巴拉巴兹等人在城市医院和农村社区样本中比较了仅使用催眠和仅使用医学治疗的病人组。两种治疗方法在降低感染区域和组织损伤方面几乎都达到了同样显著的效果。但是，在 12 周后进行随访时，"催眠治疗对比医学

治疗的完全清除率为 5∶1，催眠的效果更优"（A. Barabasz et al.，p. 102）。

在由伦敦大学金史密斯学院的心理学教授约翰·格鲁泽利尔（John Gruzelier）所做的一个研究中（2002），给患有 2 型病毒性和慢性单纯疱疹（herpes simplex virus，HSV-2）的病人做 6 周针对免疫功能的引导性的想象训练会"增加针对 HSV 的自然杀伤细胞（natural killer cell，NK 细胞）的细胞毒性，改善病人的心境，并且在临床上最为重要的是，能够降低复发率"（Hudacek，2007，p. 412）。人们也已经开始尝试使用催眠来增进免疫系统的功能，从而更好地遏制癌症，并且在这方面也得到了一些不错的结果。在两项针对早期乳腺癌女性患者的研究中（Bakke，Purtzer，& Newton，2002；Hidderley & Holt，2004），两个研究都得到了类似的结论，即催眠能够改善这些病人的心境，并且提升其特定的免疫细胞水平。托伦（Torem，2007，2017c）进一步出色地总结了催眠应用于增进免疫功能的实例。

其他医疗用途： 有关催眠曾以某种方式治疗的疾病和医疗处境的清单可以列得很长。在此，我仅列出其他一些有支持证据的议题：纤维肌痛（De Benedittis，2017a）、头痛（De Benedittis，2017b；Kohen，2017a）、遗尿症（Lazarus，2017）、吞咽困难（Alter，2017）、皮肤障碍（Shenefelt，2017），以及雷诺氏综合征（Johnson，2017）。

在使用医学催眠时需考虑的两个相关议题

我想要强调两个与催眠和心身疗愈取向相关的特殊议题。第一个议题关乎病人对于自己健康的责任。这里的目标是积极地鼓励病人使用他们所有的资源来帮助自己。指出病人对自己所负有的责任并不意味着要转而责备病人要为自己的处

境负责。当病人认识到自己的责任时，最令人痛苦的事情之一是医生或者其他出于好意的健康专业人员用某种责备的口吻告知病人，是他自己导致自己生病，从而让已经遭受痛苦的病人背上更沉重的负担。就好像一个人生病还不够糟糕，病人还要被告知，因为自己的某些失职而导致了疾病的发生。专业人员会说出一些打击人且荒谬的话，例如："你之所以会生病，是因为你对你的母亲还有一些未能解决的愤怒感受。"他们甚至还会询问病人，为什么他会对自己这么做："你潜意识中有受苦的需要吗？"不，这绝非治疗的本意。个人在健康管理中的责任是积极的，而责备则不是。让一个人觉得是自己"导致"自己生病并对此感到内疚，这是不谨慎的互动导致的糟糕结果。

第二个议题曾经在之前有所提及，这个议题和在治疗医疗问题的过程中使用催眠有关。具体来说，除非你是一个医生，或者在治疗个体的躯体障碍方面接受过专门的训练并且有相关资质，否则你就是在你的专业领域之外工作，并且会给你自己和你的病人带来麻烦。如果你想要辅助某个人的躯体障碍的治疗，从伦理、法律和人道主义的观点出发，你都必须获得合适的医护人员的支持和参与。催眠很容易会被用来延迟甚至阻碍人们获得合适的医学治疗，这完全是因为从业者错误地假设，病人的问题是心因性的。例如，你不能简单地假设，一个人患有偏头痛只是因为"压力太大"。如果病人出现了这个症状与其他一些症状，他应该首先进行一次彻底的体检，确定到底出了什么问题。此外，当你从事个体治疗时，有某种医疗后援是一个不错的主意，因为你治疗的个体很可能最终被发现是因为器质性的原因而引发了某个症状。你可以直接给病人的医生打电话，至少询问一下你的治疗计划是否会干扰他的治疗计划。你的治疗计划干扰躯体治疗计划的情况很少见，即便出现，你们的治疗计划之间也能够进行合理的协调。对于规划有效的暗示而言，知晓病人可能服用的药物，他的症状会带来何种躯体层面的影响，以及对医疗处境的进程和预后有所了解，这些都是至关重要的。

我们能得出什么结论

能够用催眠来成功辅助治疗的医学问题不计其数，令人惊叹。如果我们想要动员病人全心全意地参与治疗，并且放大那些尚难以理解的潜意识过程的力量，让它们朝着治疗的方向来改变病人的生理状态，我们需要一位有着丰富知识和灵活性的临床工作者，以及一个能够抱着开放的态度、愿意在催眠中去探索自身潜力的病人。对于这些人来说，他们具有何种"意念可塑性功能"或能力，能将暗示转化为一种动态的治疗反应呢？是什么能力让他们能用自己的心灵去影响自己的身体呢？

这是催眠最让人兴奋的事情之一！在你开始做催眠治疗之前，你并不完全知道人们具有什么样的力量，因此你经常有机会因为他们产生的那些不同寻常的反应而惊叹不已。在你恰当地使用催眠时，你为病人展现他们潜藏的催眠才能搭建了舞台，让他们有机会去发现和使用之前并未觉察的个人资源。许多病人认为这种充满力量的发现之旅"改变了他们的人生"，犹如"涅槃"一般"启迪人心"。许多临床工作者怀着崇敬的心情见证了病人所做的事情，因而也会有类似的感叹。

开动脑筋

1. "纯粹器质性"的问题真的只是生理层面的问题吗？为什么？

2. 在你看来，在由哈佛大学的研究者卡普切克等人（2010）所做的研究中，为什么直接告诉实验参与者他们所服用的是安慰剂仍然没有降低他们从中获得的效果呢？

3. 有人认为催眠是一种非欺骗性的安慰剂，你对此怎么看？

4. 你认为，在西方社会中，心身关系为何一直以来都是割裂的？这种割裂的局面对于人们对医疗保健的态度有何影响？

5. "对自己的健康负责"意味着什么？有人认为，所有的疾病都是心因性的，你同意这个观点吗？为什么？如果你得了感冒，有人问你："你为什么会让自己生病呢？"你会怎么回答？在你看来，这个问题合理吗？

行动起来

1. 采访一些医生，询问他们给病人开具安慰剂的频率以及他们会在何种条件下开具安慰剂。在欺骗病人方面，他们是否有伦理上的担忧？他们是如何处理这些担忧的？

2. 更仔细地了解一下表观遗传学。在催眠的潜在效用方面，这些文献给了你什么启示？

3. 访谈一些人，询问他们是否有任何风险行为，以及他们为何觉得这些行为并不那么危险。乐观的心态会如何对他们的判断造成影响？

4. 在网上搜索"整合医疗"这个词，浏览一下人们使用的多种多样的辅助性治疗手段。花一点时间来了解每种方法的好处。

第 6 章
催眠的主观体验

现象学是对于主观体验的研究。催眠是一种高度主观的体验，因为它是高度私人化的，没有两个人的体验完全一样。在催眠领域中，大多数的研究倾向于聚焦在被催眠的个体的行为或者是可被测量的大脑活动改变上。但是，只是去观察一个人对手臂悬浮暗示做出了手臂悬浮的反应，或者是观察对于一个想象的体验而言，个体大脑的特定部位是否有血流增加的证据，这些都不能让你很好地了解被催眠者在这些时刻的内心体验。简单来说，当你去观察一位被催眠者的时候，你从外部世界看到的可能会和他们内心世界正在发生的事情有关，但也可能无关。例如，有些人可能看上去既放松又平静，但是催眠体验仍然让他们在主观上感到不适（Kluft, 2016b；Sheehan & McConkey，1982；Terhune & Cardena，2016）。或者说，主观体验可以和客观的情境相差甚远，有些人可能会觉得自己好像已经被带回"前世"（就像在所谓的"前世回溯"中一样），被带到一架宇宙飞船上（就好像在所谓的"被外星人绑架"的记忆中一样），或者被带到某个非常遥远的地方（就好像在所谓的"远端视角"体验或"灵魂出窍"体验中一样）。人

们可以把他们的主观体验视作"真实"的，或者相信它们是"真实的"，但是这些体验可能和更为客观的现实并无太大关联，或压根没有关系（Dasse, Klkins, & Weaver, 2015b；Loftus, 2005, 2017；Pyun, 2015）。

因此，如果我们想要理解催眠，那么从现象学水平来考虑这个问题就是极为重要的了。我们需要了解被催眠个体的实际体验，而且在了解的同时尽量不对这些体验持有任何偏见或做出主观的解释。澳大利亚心理学家皮特·西恩（1992）曾指出：

> 采用现象学的框架是探索催眠现象的一种非常有用的手段。比如，这使得我们能够以一种更关注细节的方式来审视催眠的过程，而且它会揭示出催眠体验和行为的多样性、丰富性。
>
> （p. 364）

因此，在本章中，我们将探索催眠的主观体验，并了解催眠的现象学研究能够给我们的临床应用带来何种启示。

从欣赏每一个人的独特性开始

和现象学相关的三个基本假设会指导我们实践催眠：第一个假设承认，每一个个体都是独特的，包括其个人历史、人格、处境、态度和反应。第二个假设是所有的个体将会以他们各自不同于其他人的方式来体验催眠，甚至当你从他们那里获得的行为反应在你预期之中，你也并不知道你的暗示可能会在他们身上激发何种特定的主观联想，直到他们以某种方式和你进行了沟通（除非你是一个专业委员会认定的读心术者）。第三个假设关注的是催眠体验的多维特性：无论来访者体验到的是什么，都将不可避免地具有认知、行为、情感、精神、关系和身体层面的特征。你选择聚焦和放大哪一个层面的体验则将由你自己的干预风格决定。

催眠的现象学是如何研究的？

研究者认识到，观察催眠行为本身在其揭示主观体验性质的能力上是十分有限的，这促使他们针对获得现象学信息这一特定目的发展出了相应的工具（Cardena & Pekala, 2014）。许多早期的工具特别关注对于"深度"催眠体验理解：更深层的体验是一种什么样的感觉，以及如何来测量深度呢？因此，诸如雷克劳量表（LeCron Scale; LeCron, 1953）、北卡罗林纳量表（North Carolina Scale; Tart, 1970）、费得催眠深度问卷（Field Inventory of Hypnotic Depth; Field, 1965）和短版斯坦福问卷（Brief Stanford Scale; Hilgard & Tart, 1966）等测量工具就被开发出来，其有效性也经过了测量。

经过证明，这些量表有一个特定的局限：一个人是否能够成功地表现出暗示要求的催眠行为，催眠的深度并不是一个良好的预测指标。正如澳大利亚研究者阿曼达·巴尼尔（Amanda Barnier）和凯文·麦康基（2004, p. 90）指出的：

> 这些测量私人体验的不同工具发现，催眠体验并不总是导致个体产生像标准化量表中那种和标准相关的特征性行为……催眠体验相比对特定暗示的反应而言要更一般化，也更多变，而且它的强度也可以迅速变化。

此外，量表的价值也受限于人们进行内省和自我报告的能力（Weitzenhoffer, 2002）。

人们可能会对一个暗示有部分的反应，但是这个反应不足以从他们的行为中明显表现出来：

> 例如，在哈佛催眠易感性团体量表，A型［The Harvard Group Scale of Hypnotic Susceptibility, Form A（HGSHS：A）；这是一个常用的测量催眠易感性的问卷，之后会提到］中有关幻觉的条目会暗示道，一只苍蝇发出嗡嗡的声音盘旋在当事人的头顶上。为了获得通过该项目的得分，个体必须能通过做出挥走苍蝇的动作来表现出苍蝇的存在。如果他听到或是感受到了苍蝇，但是没有做出任何行为反应，那么行为量表本身就无法反映出体验的面貌。而让个体对体验的强烈程度评分的主观量表则可以捕捉到这一点。
>
> （Barnier & McConkey, p. 50）

此外，尝试能够准确地让来访者报告在催眠会谈中体验到了什么，这一点是困难的，因为一些混淆因素会不可避免地导致研究者难以获得准确的报告。其中一个因素是对记忆的依赖，也就是说，人们对催眠体验中每时每刻的记忆可能会在催眠体验结束之后部分消失，甚至完全消失（由于自发性失忆的缘故）。另一个因素是，当人们对一个实时变化的体验做出一种主观上平均化的反应，即针对这个体验提供一个更一般化的描述（"都挺好的"），人们就无法针对他们体验到的情况提供更有帮助的细节。还有一个因素是，人们倾向于根据他们对于研究者想听到的内容的判断来报告自己的体验。

因此，对能够更好地把握人们在催眠中的反应的重要性和方向的需要就浮现了出来。为了满足这种需要，大量的量表被开发出来，以供不同的研究者在现象学研究中使用。这里尤其要提到两种工具：

（1）体验性分析技术（Experiential Analysis Technique，EAT），由心理学家皮特·西恩、凯文·麦康基和达里尔·克劳斯（Darryl Cross，1978）开发，西恩（1992）详细地描述了它的结构和发展过程；

（2）意识现象学问卷——催眠测评方法（Phenomenology of Consciousness Inventory—Hypnotic Assessment Procedure，PCI-HAP），由心理学家罗恩·裴卡拉（Ron Pekala，1991，1995a，1995b，2010，2015；Pekala，Kumar，Maurer，Elliott-Carter，Moon，& Mullen，2006；Pekala & Wickramasekera，2007；Pekala & Maurer，2015）开发。

EAT 和 PCI-HAP 都致力于将个体报告催眠体验时出现的混淆因素减至最少。这两种工具已经用于许多不同的研究和临床人群，尽管它们并不完美，但我们仍然可以认为它们能有效地激发和描述个体对催眠的反应。在探讨这些测验的价值时，裴卡拉（2002）曾说："因此，我们就可以去使用这些信息……来实施催眠策略，从而让治疗变得更个性化，也更有效。（p. 252）"

现象学研究到底揭示了哪些在催眠中出现的主观体验的特质呢？被催眠的个体和没有被催眠的个体之间存在许多差异，我们大致可以认为，这些差异主要反映在两方面：心理层面和物理层面。

催眠的心理特征

在催眠状态下，许多心理改变都可能发生在主观觉察的意识当中，包括注意力变窄、想象力提升、可暗示性增加、意象变得更为生动、一系列认知和知觉上的改变、主观上对某个信念的确信程度增加、体验到非随意性的反应、主观感觉到自己处于一种改变了的意识状态中、解离的感受、关系融洽度提升以及情感增加或减少。以上只是其中一部分的改变（Barrett，

2016；Cardena，2005；Kihlstrom，2008；Nash，2008b；Pekala，2016；Wickramasekera，2015）。让我们对部分心理上的改变做一个简要的考量。

预期

就像许多社会认知理论家已经指出过的，来访者会被鼓励期待自己的体验会发生改变，并且会去接受可以满足这些预期的暗示（T. Barber，

2000；Kirsch，2000；Lynn & Kirsch，2006；Lynn，Laurence，& Kirsch，2015；Sliwinski & Elkins，2013；Wagstaff，1998，2010）。许多来访者会主动要求用催眠来做干预，因为他们有着积极的预期，期待催眠的体验将会是强大的、戏剧化的和有效的（Lynn，Kirsch，& Rhue，2010）。

选择性注意

一系列复杂的变量会决定什么最终会进入个体的注意领域。这些变量包括：感官刺激的程度（刺激的强弱）、刺激的新异性、人们的反应倾向（来自社会化和基因产生复杂的交互作用的结果）、人们在这一特定情境下的动机、他们的心境，以及在环境中共存的其他感官刺激的种类和程度。

对于催眠体验而言，关注一个特定的刺激（通常是你说的话或你的姿势）到了几乎能将其他在当下出现的刺激屏蔽在外的程度，这是催眠体验的基础，其他的现象会在这一基础上出现。如果来访者不把注意力聚焦在临床工作者做出的暗示上，其他任何有益的事情就不太可能会发生（Landry & Raz，2015；Oakley & Halligan，2010；Spiegel & Spiegel，1978/2004）。

解离

欧内斯特·希尔加德提出的催眠的新派解离模型（1991）将催眠界定为一种认知执行功能出现松懈或对认知执行功能依赖减少的过程。"执行官自我"或者说"中央控制结构"的任务是对不同的人格功能进行计划和监控，其中包括了隶属于执行官自我的各种不同的认知子系统。希尔加德相信，在催眠中，不同的子系统可以相互独立，或者相互解离，因此它们能够对临床工作者给出的暗示做出独立的反应。

解离本质上指的是在正常情况下个体那些

相互整合、相互协同发挥作用的功能部分能够自动地行使功能。解离是体验中如此关键的一部分，以至于我们很有理由说，如果没有某种程度的解离，催眠就不可能发生。总体而言，解离的程度越高，个体对于催眠的主观体验就越深（Cleveland，Korman，& Gold，2015）。

情感增加或减少

如果我们回忆一下前文对于意念动态反应的讨论，尤其是对于意念情感反应的讨论，我们就可以发现，在催眠体验中，体验中的情感成分会直接发挥作用。意念情感性的、情绪性的反应也可以自发产生，也就是说，在没有做出任何暗示以产生任何特定感受的情况下，它们也会自发出现。当然，情绪的效价可以是积极的（喜悦、愉悦），也可以是消极的（例如悲伤或焦虑）。这些感受可以是和与治疗有关的内在过程相关的，也可以是对于临床工作者的反应。不断去观察、和来访者"保持同频"并且愿意去探索他们的感受，这几乎总会给治疗联盟和治疗本身带来帮助。

欧内斯特·希尔加德提出的"隐藏的观察者"

催眠状态下的来访者会有多重觉察，每一个觉察会在一个单独的水平上运作。举一个简单的例子，你实际上可以既处于催眠体验之中，又自发地观察你自己是如何经历催眠体验的。这些水平中，有一种是最为客观的，它对于体验的本质有相对现实的理解，个体的这个部分被希尔加德（1977）称为"隐藏的观察者"。这位"隐藏的观察者"是与被暗示的体验本身分离的（解离的），并且可以对这种体验维持某种程度的客观性。希尔加德对它做了如下的描述："'隐藏的观察者'只是一个为了方便起见而使用的标签，它指的是具有高水平的认知功能的信息来源，而被催眠的人并没有办法有意识地体验到这个信息来源。（1992，p. 77）"这种催眠的解离特征使得来访者能够将注意力聚焦在暗示上，并带着一种"信以为真的想象"对其做出反应（Sarbin，1997），而与此同时，来访者又能更客观地去观察自己是如何经历这些体验的。隐藏的观察者意味着，即便是在较深的催眠体验之中，来访者一般也能够知道他在做什么，以及将要发生什么。

马丁·奥恩提出的"恍惚状态的逻辑"

精神病学家马丁·T.奥恩博士对于这个领域做出的一个重要贡献在于，他强调了催眠体验最为重要的特质之一是一种舒服地容忍在暗示中出现的前后不一致和不协调的能力，而在通常"清醒"的状态下，人们都会觉得这些不一致和不协调是很不适的（Orne，1959）。奥恩举了一个例子，一位参与者说自己看到另一个人是透明的："这太奇怪了：我看到乔坐在椅子上，但是我可以透过他看到椅子。（p. 295）"奥恩将这种现象命名为"恍惚状态的逻辑"。

在临床实践中，恍惚状态的逻辑指的是来访者没有让他们体验变得客观的需要。换句话说，来访者可以接受一种暗示出来的现实，并把它当成唯一的现实来接受，无论这种现实多么不符合逻辑，甚至是不可能发生的。例如，如果我想要做一个催眠的干预，这个干预也会把来访者现在无法接触到的父母包含进来（父母可能住在距离很远的地方，或者已经去世了）。我可以暗示来访者看到自己的父母，并且就一个需要解决的议题和父母进行对话。恍惚状态的逻辑使得来访者可以在"此时此刻"对他的父母做出反应，就好像父母真的在场一样，而不是用某种理智去评估并回应我说："我的父母住在欧洲，他们怎么可能在这里出现呢？"

一些没有什么逻辑的事情对于处于催眠状态的来访者而言可以非常有道理。这让临床工作者有机会实施极富创造力和想象力的临床会谈，而不需要受限于常规的现实感。恍惚状态的逻辑是来访者自发地接受了暗示，而不去使用批判性的评估功能，因为后者当然会破坏暗示的效度或意义，尤其是那些基于幻想的暗示，或非逻辑的暗示。有机会去表现出"仿佛"某些事情是真实的，或许可以打开一扇门，就此通向个体更深层的感受和适合治疗干预的议题。

对暗示的反应性增加

上文提及的选择性注意的特征和解离因素会导致个体对于暗示的反应性增高。事实上，我已经在第 1 章中讨论过，最近由美国心理学会第三十分会提出的对催眠的正式定义就强调了这个观点：催眠是"一种意识状态，涉及注意力聚焦和外周觉察的减少，其特征是对暗示的反应能力提升"（Elkins et al.，p. 382）。反应性增加的迹象是来访者更愿意被临床工作者的暗示所引导。此外，按照定义，有些人如果不处于催眠当中，对某些体验就不会做出任何反应，但当他处于催眠状态时，就会对这种体验做出更多的反应。

反应性不应该同易受欺骗性或者不加批判地接受暗示的现象相混淆（T. Barber，1969，2000）。和广为流传的不实观点相反，在合规的临床情境和研究情境下发生的催眠体验实际上会放大一个人的选择范围，包括选择拒绝一个不想要的或无关的暗示。对于暗示的反应性增加是来访者做出的选择，他们选择去接受他们信任的那个人，让那个他们觉得是善意地想帮助自己的人来对他们进行引导。如果在个体层面、人际层面或环境层面的动力状况并不那么理想的话，反应性就不复存在了，而其结果是被经典地称为"反应不良"或"阻抗"的情况。

贯注水平的起伏变化

或许你已经在自己的催眠体验中发现了，你的体验每分每秒都会发生变化。有些时候，你能够更投入地跟随暗示，而在另一些时候，你不太能做到这一点。有些时候你能够深深地贯注于某些画面、观点或记忆的加工过程，而另一些时候，你会因为某些无关紧要的事情或打岔而分心。这是很自然的，也是在预期之中的事情。只对来访者说"往深处走深一些，更深一些"是不太可能让他们进入更深的状态的。现实的情况是，人们的头脑总会或多或少地处于漫游状态，他们的注意力不可避免地会出现变化，我们恰恰应该预期并允许这一点发生而不该给他们一个负面的评价（"你为什么会阻抗呢？"）。随着治疗的进展以及来访者越来越聚焦和投入干预之中，催眠体验的强度也会自然地提升。

认知和知觉灵活性

人存在不同的认知风格，也就是说，存在不同的思考体验的方式。不仅仅个体间是这样的，个体内部也是如此。你对于不同类型的体验会有不同的思维风格。比如说，你会以某种更全面或更整体的方式来看待某些事物，而会以更具体或"细节"的方式去看待另一些事物（Crawford & Allen，1983；Erbas，Ceulemans，Koval，& Kuppens，2015；Gfeller & Gorassini，2010；Sloman & Fernbach，2017）。你的思维方式自然会影响你的知觉。

你已经知道，许多和催眠有关的认知改变

会在记忆、觉察、贯注、理性、想象能力、意象和注意这些领域中浮现出来（T. Barber，2000；Holroyd，1992；Kihlstrom，2008；D. Spiegel，2008）。这些在过去是、未来也将继续成为研究的焦点，因为它们代表的是催眠更为引人注目的方面。不过，在临床情境和实验情境中，认知灵活性具有不同的含义。鉴于所谓的"认知歪曲"（即在信息加工上的错误）和各类的障碍有关（Beck，Rush，Shaw，& Emery，1979；Greeenberger & Padesky，2016），使用催眠来提升认知改变以及促进认知重构就显得更为重要了。催眠能够增加灵活性，无论是在认知、行为、知觉还是在其他许多维度上，这也是将催眠整合进一般的心理治疗中的主要原因，尤其是将其整合到认知行为治疗中（Alladin，2010；Yapko，2001b，2001c，2010b，2016a）。

许多研究者都曾经研究过被催眠者的认知风格。皮特·西恩（1992）尤其曾描述过不同的认知风格对催眠暗示的反应，但是他得出的结论是："在被催眠者对于暗示的反应中，并不存在一种典型的风格，有趣的是，我们会注意到具有同等催眠易感性的参与者可能会采用相当不同的反应风格。（p. 367）"他继续指出："在同一个催眠会谈中，一个参与者也可能使用一种或多种风格，而且在很大程度上，对风格的选择会因任务的复杂性不同而不同。（p. 367）"就像是西恩所描述的，认知灵活性的本质在于，一个人能够按照任务的需要，有能力进出于不同的认知风格以及与这些认知风格相关的不同的知觉体验之中，而且催眠也会提升这种能力。

大师的视野

皮特·W. 西恩
（Peter W. Sheehan）

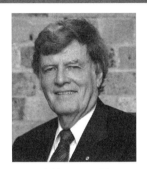

皮特·W. 西恩

皮特·W. 西恩（1940—）是一位澳大利亚的心理学家，也是催眠领域中一位杰出而多产的研究者。他因对于我们理解催眠的现象学所做出的卓越贡献而获得了广泛的认可。对于西恩博士来说，催眠体验的意义和价值只有在探索了个体不同的主观体验面向之后才能够被很好地理解。只是在催眠中去给某个人提供一些暗示，然后测量他们的反应，这些在他看来是用过于狭窄的视角来审视催眠现象的重要性和意义。

西恩博士是位于澳大利亚布里斯班的昆士兰大学的心理学教授，之后还曾担任这所大学的研究生院的副院长。在长达近 25 年的时间里，他的催眠研究实验室可以说是澳大利亚的催眠中心。之后，他担任

了 10 年澳大利亚天主教大学的副校长。他于 2008 年退休。

西恩博士曾经担任过澳大利亚心理学会的主席、国际心理学大会的主席以及澳大利亚社会科学学院的主席。他曾经获得过许多专业和人道主义的奖项，包括因为他对心理学、研究和教学做出的终身贡献而荣获的澳大利亚政府荣誉令。

西恩博士是《意象的功能和本质》（*The Function and Nature of Imagery*，1972）一书的主编，并和心理学家坎贝尔·佩里（Campbell Perry）一起合著了《催眠的方法学——对于当代催眠范式的批判性分析》（*Methodologies of Hypnosis: A Critical Appraisal of Contemporary Paradigms of Hypnosis*，1976），该书奠定了他的工作的科学基础。他也和心理学家凯文·麦克库克合著了《催眠和体验——探索现象和过程》（*Hypnosis and Experience: The Exploration of Phenomena and Process*，1982）以及《在犯罪调查中的催眠、记忆和行为》（*Hypnosis, Memory, and Behavior in Criminal Investigation*，1995）。

他在许多顶级期刊发表了众多的文章，撰写了不少书的章节，其中涉及的话题包括意象、对催眠的易感性、可暗示性、记忆和假性记忆，以及尤其重要的催眠的现象学。

西恩博士在博士阶段对催眠的兴趣促使他接受了费城实验精神病学研究院的博士后工作，并和已故的马丁·奥恩（奥恩博士是第 10 章"大师的视野"的嘉宾）一起开展催眠研究。在那里，他学习并完善了催眠研究的策略和程序——尤其是针对在催眠设置中研究"真实"的和"模仿"的行为——以及用以界定催眠后反应的实质的参数。他的研究让他清楚地意识到，如果不去探索催眠体验的本质，那么就不可能真正地理解催眠的意义。

这一早的研究生涯让西恩博士对于催眠现象学产生了兴趣，渐渐让他得出了这样的结论：如果我们真的想要理解催眠的现象和过程，那么我们就必须去理解人们在催眠中所知觉到的东西。从这个角度来看，催眠是一种个人化的、异质的现象，而非人们普遍共有的体验，这一点似乎是再明显

不过的了，但是这个推论和催眠研究通常的目标截然相悖，因为当时催眠研究的一般目标在于对催眠体验更为广阔的拓扑学特征进行鉴别、分类和聚类。对于现象学的追求为他开启了催眠中未经探索的、令人兴奋的领域。

西恩博士和心理学家凯文·麦克库克一起发展出了体验性分析技术（EAT），将其作为一种工具，从催眠参与者身上激发他们对于自己的现象学体验的描述。之后，EAT技术一直都是一种非常有用且重要的手段，帮助我们发展出关于主观催眠体验的本质的洞见。

关于用意象作为催眠易感性的一个标志："我从来都坚定地认为，意象以及在意象和幻想上表现出的个体差异是催眠易感性中非常重要的部分。研究证据告诉我，如果你是一个有生动的想象力的人，那么你可能有高催眠易感性，也可能没有；但是，如果你的想象力很差，那么我就知道你肯定不具有高催眠易感性。对我而言，这个取向强调的是催眠中的技巧部分。无论是实验情境还是临床情境，如果我们不去考虑催眠对象带入催眠情境中的才能和禀赋，我们就无法真正地理解催眠。"

关于想象中的体验与真实的体验："在我一开始从事博士研究的时候，我非常感兴趣的问题是，逼真的意象画面和真实的体验之间有何关系。我也想知道，对于一个能生动地想象意象的人来说，认为自己所想象的事情是真实的这种信念在多大程度上会成为其体验的一个成分。无论是当时还是现在，我都十分赏识贝奈（Binet）和弗雷特（Feret）所做的开创性的观察，他们认为，在每一个意象画面中总是存在幻觉的幼芽。我开始对在实际知觉到的体验和生动的意象体验之间存在的对应关系特别感兴趣。以这一方式提出的研究问题让我对模拟仿真过程进行了分析。所谓的意象是你'仿佛'知觉到什么，就好像由催眠产生的一种幻觉是'仿佛'有个客体真的存在一样。当然，我之所以能发展出对于催眠的这种'仿佛过程'的概念化方式，很大程度上要归功于菲利普·萨克利夫（Philip Sutcliffe）、马丁·奥恩和西奥多·萨宾的工作，他们都以非常不同的方式探索了催眠情境具有的社会心理学特征。"

催眠中的积极动机："在某些催眠情境中，对于一些催眠易感性非常高的参与者来说，他们会有一种特别想让催眠师满意的动机。许多研究者都以不同的方式对这个过程提出了理论上的看法。有些临床工作者会把这种现象和治疗情境中的移情过程联系在一起。在实验情境中，罗纳德·肖恩（Ronald Shor；一位实验心理学家，皮特·西恩早年的同事，对皮特·西恩也产生了巨大影响）用他提出的'原始卷入'概念来表达这种现象。我认为，在肖恩提出的原始卷入、临床情境中的移情类型的行为以及具有高度催眠易感性的催眠对象某些时候渴望能够讨好催眠师等现象之间存在一定联系。我选择使用'动机性的认知承诺'这个概念来探讨这种动机，这个概念在我于1971年在《变态心理学杂志》（*Journal of Abnormal Psychology*）上发表的专题文章中进行了详细论述。我也相信，如果我们不对个人的私人体验进行研究的话，那么我们就无法透彻地理解所有这些概念。为了能够理解催眠的现象和过程，我们需要运用现象学的方法来研究催眠。"

对主观体验进行准确的报告真的重要吗？"我记得我曾经和一位精神病学家讨论过精神分析中的治疗概念，然后我问他：'你怎么知道这些到底有没有发生过呢？'他说：

'这没有关系。只要我所说的能符合他们想要谈论的观点，我就能用这种重构的方式进行工作，产生治疗效果。'同样，在人们对催眠的主观报告中，它们到底是真是假并不那么重要。许多人会觉得，这是一个富有争议的看法，并且会表示不赞同，但是当我和某个人就他们在催眠中的体验进行沟通时，我并不那么担心它们是不是客观真实的，或者对他们而言是不是真实的。对我而言，最重要的是他们的体验。我明白刚才的这种说法会有例外的情况。一种例外的情况当然是在司法情境中，因为在这一情境中真实是非常重要的。"

关于在实验室和在临床情境中的关系动力："我认为，一位临床工作者在临床情境中对催眠进行研究，和一位研究者在实验室情境中研究催眠之间存在着巨大的差异。在临床情境中，我认为你可以相对简单地通过临床工作者的影响力来让来访者对暗示做出反应，只要临床工作者已经敏感地让人际背景调整到改变易于发生的状态。而在控制更多的实验室情境中，我不认为你可以同样凭借研究者的影响力获得同等程度的反应。我们可以把这些现象和之前我所提到的那些概念联系在一起，即移情、原

始卷入和动机性的认知承诺。

"我认为临床情境中的关系成分会让催眠变成一种远比许多人的预想都要有效的工具，因为如果你只考虑在实验情境中出现的情况的话，你根本无法想象临床情境中的结果。因此，我能够欣然接受在实验室情境中催眠易感性上存在巨大的个体差异这个观点，同样也能完全接受临床情境中催眠能在人们身上产生的效果。对于我来说，这意味着临床情境中的关系成分是一个重要的、强有力的因素，它会决定来访者的行为和体验结果（对上述话题的进一步探讨可参见 Sheehan，1980）。"

关于他最为重要的研究："我于 1971 年发表在《变态心理学杂志》上的专题文章"反对对催眠的成见（Countering Preconceptions about Hypnosis）"描述了我最为重要的一项研究项目，也是最让我满意的项目。这个研究项目花费了 6 年才完成，而之后我在此基础上又继续开展了第二个复杂的研究项目"影响催眠之中的良好情感互动的因素"，这个研究的结果于 1980 年发表在同一本期刊上。第二个项目获得了一项研究奖项，但是我总是认为，获奖的应该是第一个研究项目。在《反对对催眠的成

见》中，我提出了'动机性认知承诺'这个概念，在我之后的工作中，我将这个概念和来访者讨好催眠师的概念联系在一起。我认为'动机性的认知承诺'是深层催眠卷入的核心特征。我将这些研究项目和其他我曾经做过的研究项目很好地整合在一起，写入了《催眠和体验——探索现象和过程》（1982）一书中。"

关于记忆歪曲："催眠的现象学是和催眠中出现的记忆歪曲议题以及由催眠产生的目击证词议题十分相关的，但是在一些实际情况下，现实的侵入变得非常严重。我们对某件事情的知觉常常并不是真的，而在司法情境中，真相是非常重要的。

"我所主张的观点很强硬，我认为，只有在对证据进行了独立核查的情况下，由催眠获得的记忆的真实性才能够被确定。如果你将我的现象学研究置于法庭这种实践领域之中，我就必须马上去严肃地询问一些困难、甚至有时候是尴尬的问题，这些问题关于真实性、自信程度和准确程度。所以说，当某个人在法庭上说，'我很肯定我看到那个人手上有一把刀'，我认为，一个研究者更有可能会对这种确定性展开询问，因为他们并不会采用现

象学的取向来看待这个人的话。在司法情境中，我们必须调查确切的事实。已经有太多的例子表明，口头的报告是不可信的。我常常想到有些人是因为证词而被送入了监狱，尽管那些作证的人信誓旦旦地承诺了证词的真实性，但是证词却又是非常不准确的。"

关于现象学作为理解催眠的必要视角："事物的最终意义必然是现象学层面的，而且我认为，除非我们能够深入地挖掘催眠的现象学，否则我们就不可能去理解催眠的本质。催眠研究慢慢转向使用脑电图（EEG）、神经生物事件和基因分析来研究催眠，这让我感到有些挫败。在我看来，这些都是在使用还原论的方式来考察催眠的意义。这样的研究无疑令人尊敬，有学术价值且效度良好，但是我相信，因为上述研究绕过了催眠的现象学效度，它们会错失催眠的最终意义。这些研究有其用处和益处，但是我个人一直都不那么欣赏它们的思路，这恰恰是因为我认为微观层面的分析经常无法很好地把握住催眠的复杂性，以及催眠体验的主观效度。"

关于下一步的现象学研究："我常常引用我在与凯文·麦克库克和达里尔·克劳斯所合作的体验性分析技术（1978）中写的一句话，这句话对我来说很有意义，也一直指引着我的工作。这本书的目标是'揭示催眠所具有的意义中的一部分'。我对于如今的研究者的建议是，如果你尊重被催眠者的体验，那么你就能发现意义的其他部分。"

[1] 来源：个人交流，2011 年 4 月 12 日和 4 月 17 日；2018 年 2 月

催眠的生理特征

被催眠者会报告许多在他们的物理觉察方面发生的主观改变。这些常常也会被临床工作者明显地观察到。这些改变可能会包括很多种类的躯体感觉上的改变，整体或特定的身体意象方面的改变，以及不说话和不移动的倾向（Barabasz & Watkins，2005；Cardena，2005）。

催眠的物理特征通常是你能用来评估来访者体验的唯一指标，除非你具体询问他们的内在体验，让他们做出言语或非言语层面的反馈（我十分推荐你这么做）。如果你注意到物理改变的出现，那么这些改变给你提供了用来放大的信息，或用来推进治疗目标的信息。不过，如果你不能注意到这些改变，你也就无法利用这些信息。因此，练习仔细观察他人的技能是很有价值的。如果你能观察到包括以下方面在内的物理指针，或许会对你有所帮助。

肌肉放松

处在催眠中的人并不一定就会感到放松，但是身体和心理上的放松在大多数人看来是和催眠联系在一起的一般特征。大多数的催眠过程都会包括放松，将放松作为一种促进解离的方式。放松会让来访者有良好的感受，明显地改变他们对自己的物理体验，甚至可能让他们确信自己实际上处于催眠当中。请注意在你开始催眠之前和催眠当中来访者的身体表现出的紧张水平，尤其是

面部肌肉的紧张程度。你可以做一个前后对比。当你看到来访者的肌肉放松下来时，那么其内在显然也在发生改变。

肌肉抽搐

当身体和心理放松下来的时候，来访者常常会出现完全非自主的抽搐，这种抽搐或催眠式（或催眠类）的抽动是完全非自主性的，是与在放松和（或）身体入睡时神经层面的改变有关的。出现这些抽搐的真正原因仍是未知的。

催泪作用

当个体放松下来的时候，他们的眼睛有时可能会流泪。这叫催泪作用，一般只起到清洁和润滑眼睛的作用。当你入睡的时候，你很可能会有这类体验。除非流泪的量很大，否则无须担心。不过，如果你不知道在放松时催泪作用是一个正常的过程，那么你可能会自动假设来访者处于难过状态并且在哭泣。但是，这种假设并没有什么证据，甚至很有可能导致你一下子过快地得出错误的结论，从而让一次良好的会谈变糟。来访者可能是在你问"你在难过什么呢？"之后，才开始难过的。如果你对于来访者当下的体验感到疑惑的话，你可以用某种中性的、非引导性的问题直接询问他们的反馈："你可以描述一下你现在觉察到了什么吗？"

在闭上眼睛的情况下眼睑颤抖

当个体开始将他们的注意焦点转向内心并且去体验催眠的时候，他们的眼睑可能会以非常快的速度颤抖，而且一般来说他们自己是觉察不到的。同样，在许多催眠治疗过程中也能观察到眼睑下的眼球在快速运动，如果这个过程涉及许多让来访者出现视觉图像的暗示，那么这种现象甚至更为明显。

呼吸节律改变

呼吸的改变，变快或是变慢，也是催眠过程中典型的变化。你可以在催眠之前和之中观察来访者的呼吸模式，以此来做对比。当你看到他们的呼吸在节律和特征上发生变化的时候，你就知道在他们内心显然也发生了一些改变。有些人在处于贯注状态的时候呼吸会变得更浅，而有些人则会变得更深。有些人是用胸式呼吸的，有些人是用腹式呼吸的。重要的是呼吸发生了改变，而不在于发生哪种具体的改变。这些改变可以作为基础，以此给出进一步强化体验的暗示："随着你的呼吸继续慢下来，你就能变得更放松。"

脉搏改变

一个人的脉搏变化也是催眠的一种典型变化。脉搏可能会变快，但更常见的是变慢。当来访者靠在椅子上的时候，一般你很容易就能观察到他们颈动脉的跳动情况。有些临床工作者（在获得来访者同意之后）更喜欢握住来访者的手腕，在治疗中"给来访者支持"，并且也借机测量他们的手腕脉搏。

下颌放松

来访者的下颌常常会下放。对于处于催眠中的人来说，似乎会感觉到这个部位十分沉重，以至于需要有意识地努力去合上自己的嘴巴。

紧张症

"紧张症"这个词指的是一种对于自主运动的抑制，一种不说话或不运动的倾向，它能反映出来访者正处于贯注的状态。在日常的意识状态，甚至是在睡眠状态中，人们都会不断地活动，但是与之不同的是，处于催眠状态中的来访者很少会动，甚至一动不动。运动对于处于放松状态和注意力高度集中状态的来访者来说实在是太费力了，当然，如果他选择动的话，还是可以动的。此外，催眠中的来访者通常都会感觉到自己已经同身体解离了（脱离了身体），所以很容易就会忘记身体的存在。

每隔一段时间，你可能会发现，有些人会有很多的动作，而不是像你所预期的那样一动不动，这在儿童身上尤其明显。在一次培训课程中，我的课堂上有一个学生，他的绰号是"长尾鲛"。当他体验催眠的时候，他很喜欢在地板上打滚，不断扭动身体。不过，有意思的是，当我进一步去问他的时候，我发现他的许多动作是他根本就没有意识到的！即便来访者的身体动作似乎过于频繁或者让你觉得是种干扰，或者你会把它解释为他们没有"进入状态"，但事实上他们可能仍然处于催眠之中。你可以使用其他的物理指标来支持你对于他们投入程度的评估，或者你可以直接地询问他正在体验什么。在实践临床催眠的时候，学习在不做任何解释的情况下进行观察是你需要发展出来的一项重要技能。

身体感受的变化

一个人的躯体觉察体验可能会出现许多不同的改变：有些人会感到沉重，就好像每条手臂和每条腿都有一吨重，而另外一些人可能会体验到轻盈的感觉，就好像他们毫无重量地飞起来了一样。有些人会开始感觉到自己的躯体很庞大，有些人则会觉得自己的躯体很渺小。有些人会觉得跟自己的身体联系得更紧密了，对于任何躯体感受都变得额外敏感，而另一些人会变得和身体很疏离，察觉不到自己的身体，甚至到了自发的痛觉缺失或出现麻痹感的地步。

偶尔，个体会报告一种和催眠有关的身体不适感（Lynn, Martin, & Frauman, 1996; Pekala et al., 2009）。这种感受可能是一种轻微的头晕或头痛。为什么会发生这种情况，这是谁都说不准的事情：有些人觉得这等同于心身症状——由心理所引发的有目的的症状——因此应该对此加以探索并进行相应治疗（这不是我推荐的立场）。另一些人认为，这只不过是因为个体失去了他们通常能获得的现实定向的环境线索。大多数情况下，解决方式都很简单，你可以鼓励来访者短暂地睁开眼睛，重新定向，稳定下来，然后再返回到催眠状态当中。

和你的来访者进行核查的重要性

在已经讨论过的所有催眠现象学的问题中，对临床来说最有启发意义的一点或许在于：如果你想知道，在催眠治疗当中你的来访者内心在发生什么，那么你就需要主动想办法去发现。无论你恰巧从外部注意到了什么，你都不能就此假设你知道了来访者的内心在发生什么。

无论你是选择使用像是体验性分析技术，或者意识现象学问卷等正式的工具，还是你更喜欢像我推荐的那样自己核查一下，直接去问来访者："你能描述一下你正在体验到什么吗？"你能获得的来访者的反馈是极为宝贵的，能够帮助你调整你的取向。

结　　语

之前描述过的每一种物理特征都可以用作催眠状态的一般指标，但是没有一个指标能完全告诉你，来访者实际的内心体验是什么样子的。从某种意义上来说，临床工作者是他人内心世界的访客，因此应该善于观察、小心谨慎，以及最为重要的，要心怀尊重。

如果你想要评估什么时候能够推进到催眠治疗的下一阶段，比如从导入阶段到利用催眠进行治疗的阶段，这种评估将会基于你能在多大程度上观察到来访者在身体和行为态度上的改变。你可以在开始催眠之前，将来访者的肌肉紧张程度、呼吸和脉搏以及任何你能注意到的方面作为基线，这会帮助你注意到和基线值不一样的变化，这些变化或许表明来访者出现了和之前不同的体验。你并不总是能够知道来访者体验的内容，但是从你的引导过程中，你可以观察到一些变化，这些变化说明你能影响来访者。你在观察这些变化上的技巧越好，你就越能轻松自在地根据来访者在当下体验中出现的变化来调整自己的做法。表 6.1 中列出了许多这类变化。

表 6.1　催眠的体验

体验性的、选择性的注意力贯注状态

毫不费力地表达

体验性的、非概念层面的卷入

愿意去试验

在时间 / 空间关系上表现出灵活性

知觉改变

卷入程度出现变化

运动 / 语言抑制

"恍惚状态的逻辑"；现实检验能力降低

象征性的加工

时间扭曲

自发性的失忆

放松

躯体感觉改变

本章在被催眠者的内在体验方面给大家提供了一些洞见。像催眠这样主观的体验必然会因人而异。因此，本章中所描述的所有一般意义上的催眠体验特征很可能会在大多数来访者身上出现，但其出现的程度并不一定相同。有些情况下，它们甚至不会出现。就来访者的体验而言，最有价值的信息来源就是来访者本人。如果你想要了解他们的体验，你只能去询问。

开动脑筋

1. 为什么有些人的注意力可以非常集中，有些人则很容易分心？你觉得每一个风格各有什么利弊？

2. 你认为现代技术，例如我们对于手机的依赖，是否会影响人们持续集中注意力的能力？为什么？

3. 基于你自己的催眠经验，你认为催眠可以用来引发一个人的反社会行为吗？为什么？

4. 让课堂中的每一个人尽可能详细地描述一下他们对催眠的体验。哪些体验似乎是大家共有的？哪一些你意识到是这个人所独有的？

5. 在日常生活中，有某种双重觉察状态是不是一笔财富呢？为什么？

6. 可暗示性和易被欺骗性有何不同？

行动起来

1. 和课堂中的其他人分享一段度假的经历，或者任何一段同样复杂的经历。你更容易关注到哪些细节？为什么？在其他同学看来，在你的故事中有哪些种类的细节是缺失的，或者很少被提及？这能反映出你的什么特点吗？如果能，那是哪些特点呢？

2. 请做一些事情，比如在房间漫步，把你感兴趣的东西拿起来。在你这么做的时候，用语言去描述你的每一个动作。同时作为一项活动的参与者和观察者让你有什么感受？这么做是简单还是困难呢？为什么？

3. 在你和你的同学看来，当人们按照哪一些词语或句子字面上的意思去做出反应时，他们的反应可能是不受欢迎的？

第 7 章

使用催眠的情境和你需要创造的氛围

你工作的场合自然会帮助界定你将使用催眠做什么，以及你将如何使用催眠。催眠可以在许多不同的情境和学科中使用，每一种情境都会提供一个不同的框架来界定你和来访者的互动目标，以及构成符合伦理且有胜任力的实践内容的因素。在你使用催眠的任何情况下，都要有一个使用催眠的理由，你的头脑里要有一个你希望帮助来访者实现的目标。对于大多数治疗应用来说，典型的情况是你十分清楚来访者的目标，也知道催眠能够提供哪些步骤来帮助实现这一目标。

催眠无疑是一种以目标为导向的干预，所关注的不外乎如何使用它来帮助别人。人们前来求助的主要原因是他们有想要努力获得的东西，他们希望人生中的一些事情能有所不同或者更好。因此，无论你从业的场合是什么，你都在努力创造出一个氛围，并且利用某种已被证明对来访者有益的取向。

因此，本章旨在简短地讨论一系列可以成功应用催眠的情境。你或许可以预见到，如果集中注意力、全心投入、变得灵活、富有资源和目标导向的行动会带来益处，那么催眠就能够带来益处。在本章之后的篇幅中，我们将会考虑一些环境和物理变量，它们有助于创造一个有益于来访者从你的专业技能中获益的氛围。

医学催眠

这个话题在第 5 章中已经有过详细的论述，突出了催眠在处理医学议题时可以起到的作用。即便某个人罹患的某个疾病或出现的问题完全是器质性的，例如物理损伤，我们仍然可以利用其心理资源来帮助其更好地应对不适，为手术做准备，甚至加速愈合过程（Benham & Younger，2008；Elkins，2014，2017；Ginandes，2002，2017a；Hill & Rossi，2018；Kroger，2008；Kroger & Fezler，1976；Rossi，2000；Spiegel，1995；Thomson，2017）。

疼痛管理是医学催眠领域中最为精密的应用之一，并且慢性疼痛和急性疼痛都能处理（Jensen，2010a；Patterson，2010）。第 23 章将重点关注催眠在疼痛管理领域的应用。催眠疼痛管理技术可以用于应对使人衰弱的疾病和损伤，能在术前、术中和术后使用，可以让产妇的生产过程变得更为顺利，还能帮助处理各种类型的物理创伤。

对于那些不存在已知治疗方案的生理障碍，例如在临终关怀或舒缓治疗中，临床催眠有助于当事人减轻痛苦，得到休息，也能鼓励当事人保持乐观的心态，并减轻与疾病相关的情绪创伤（Brugnoli，2014；Handel，2017；Handel & Neron，2017）。催眠可能无法加速某种疾病的复原，但是催眠仍然可以在各个不同的层面，以一种有意义的方式来帮助当事人。

牙科催眠

催眠在医学领域的应用体现了身心之间的强大关系，这一关系也适用于催眠在牙科领域的应用。因为牙科治疗本质上是在躯体层面工作——要对身体的一部分，即牙齿、牙床和相关的结构进行治疗——所以许多我们希望在医学情境中得到的效果也是我们在牙科治疗中希望看到的。此外，接受治疗的每一张嘴背后都有一个人，他对于牙科治疗、牙医以及自己所处的情境的态度都将影响干预的效果。

牙医或许能很敏感地觉察到，许多牙科病人并不会提前好几个月就在自己的日历上标明他们来访的日期，然后满怀期待地等待着这个大日子的到来。更常见的一种情况是，前来治疗的病人某种程度上介于不太情愿和胆战心惊之间。用几句精心挑选的话来帮助病人降低他们对接受牙科治疗的焦虑，会让治疗效果产生巨大的不同（Eitner, Sokol, Wichmann, Bauer, & Engels, 2011；Goodman & Filo, 2017；Mackey, 2010；Meyerson & Uziel, 2014；Thompson, 2004b）。显然，一次好的牙科治疗体验，无论是想象的还是真实的，都可以被饶有技巧地用作未来牙科治疗的模板。病人或许不会满怀期待地等待下一次的来访，但他们也不会惶惶不可终日。

在牙科治疗中，第二种对催眠的良好应用在于疼痛管理技术的使用。在进行牙科手术时，许多人或者不能使用诸如普鲁卡因或一氧化二氮这样的麻醉剂，或者不愿意使用化学麻醉剂（或止痛药），而是更喜欢依靠他们自身的资源。创造出痛觉缺失或麻木感的催眠技术能让病人将不舒适的体验降低到他们可以轻松承受的程度，许多人甚至能够完全消除不适感（J. Barber，1977；Chaves，1993；Montegegro, Alves, Zaninotto, Pinheiro, Falcaco, & Batisat de Amorim，2017；Mulligan，1996；Wolf et al.，2016）。

在牙科治疗中，催眠的第三种应用体现在它能够辅助引导血流方向。在恰当地使用技术（使用与病人的体验有良好匹配的技术）的情况下，催眠能够减少流进治疗区域的血流量（Barabasz & Watkins，2005；Holroyd，1992）。其结果是，病人的创伤体验更少，牙医也能够更清楚地看到自己在做什么。另外一种相关的催眠应用是加速治疗后的愈合过程。使用涉及愈合的想象（例如，和重建、修复以及强化有关的意象、感受和声音）的催眠技术既能够缩短复原时间，又能让病人在复原期间有更舒适的体验（Ginades，2017a）。

另一种在牙科治疗中应用催眠的方式是用催眠对抗夜间磨牙症（Clarke，1997；Holden，2012）。例如，在克拉科（Clarke）和瑞诺德兹（Reynolds）（1991）的一个有代表性的研究中，患有磨牙症的病人被施加了暗示，他们被告知自己能更好地觉察到自己下颌的肌肉并能更好地控制这些肌肉。研究的结果相当让人惊叹，病人所报告的磨牙和疼痛的情况均有显著减少。

最后，催眠也曾被用来鼓励人们更好地注意他们的口腔卫生（Finkelstein，2003；Holdevici，Craciun，& Craciun，2013；Kelly，McKinty，& Carr，1988）。给人们施加有关增加刷牙时间和更多使用牙线的暗示可以鼓励他们预防牙科问题。

通过让病人在治疗中戴着耳机（通过手机）聆听针对一般情况的放松录音带，催眠就可以很容易地与许多牙科治疗相结合。当然，如果牙医能使用更个性化的手段，那么病人的反应会更好，但是很少有牙科医生有时间、兴趣和能力来更好地使用催眠，以达到上述催眠实践所需的要求。

司法领域中的催眠

在数十年前，催眠常常被用在犯罪调查当中，以帮助当事人回忆起或提升自己的目击证词，无论当事人是证人、受害者还是嫌疑犯（McConkey & Sheehan，1995；Wagstaff & Wheatcroft，2017；Wester & Hammond，2011）。因为有众多的研究证据表明，催眠在提升记忆方面的实际价值远非人们以为的那么高，催眠便失去了作为司法工具的价值，这个话题我会在随后的章节中深入探讨。当时，认知访谈通常是一种用来告知目击者实情的方式（Fischer & Geiselman，1992）。

认知访谈和在催眠中访谈目击者都面临着一些共同的挑战：如何通过询问来获得大量准确的细节，同时确保证词不受问题本身的影响？格雷厄姆·瓦格斯塔夫及其同事用了一系列实验来处理这一棘手的问题，这些实验都带有催眠的元素，但实验表明催眠的使用可以不污染记忆（Wagstaff，Wheatcroft，Caddick，Kirby，& Lamont，2011；Wagstaff，Wheatcroft，Holyle，& Duffy，2014）。这一领域需要更多的研究，因为获得准确的目击证词对于法律诉讼而言是极为关键的。

作为调查过程的一部分，特别是当人们无法以其他任何方式来获得核心信息的时候，在有清晰指导原则的情况下（例如，进行录像并使用非引导性的提问），催眠仍然可以被偶尔被用来提升个体的回忆程度，从而尝试复原那些他们无法在意识层面记起的犯罪细节（Wester & Hammond，2010）。在目击犯罪或遭受伤害的过程中，个体的意识心灵常常会深陷感受中（例如恐惧、迷恋、迷惑），导致他们意识中的记忆是很匮乏的。因为人类信息加工具有多维度的性质，所以那些逃过意识侦查的记忆和细节很可能并没有逃过潜意识的认知同化过程，还能在之后被回忆出来（Scheflin & Shaprio，1989；Kroger，2008）。

好几个有名或者说臭名昭著的犯罪案件，都是通过由催眠所获得的信息而侦破的。其中一个案件或许很多人还有印象，那就是获得全美关注的"乔吉拉绑架案"。在这个案件中，一名校车司机和他车上所有的学生都在加利福尼亚北部的乔吉拉小镇上被绑架了。三个男人占领了校车，把车开到附近的采石场，并将车上的所有人都埋在了采石场里。然后，他们向镇上的人索要赎金。不过，校车司机事后得以逃生。

作为催眠领域中一位真正的先驱和颇有贡献的专家，威廉·克罗格博士受邀在这位司机身上实施催眠，而这位司机最后回忆起其中一位绑匪的卡车车牌号码（尽管数字的次序颠倒了）和采石场的方位。这些通过催眠获得的信息帮助警方解救出了儿童，逮捕了绑匪，而绑匪之后也承认了自己的罪行。克罗格博士所掌握的有关催眠的知识是惊人的，除了多年实践医学催眠以外，他对于催眠在司法界的应用也相当了解，因此他是第一位向位于美国匡蒂科的政府机构调查员教授催眠的人。

大师的视野

威廉·S.克罗格
（William S. Kroger）

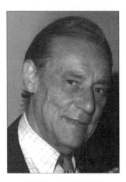

威廉·S.克罗格

威廉·S.克罗格（1906—1995）是早年推动临床催眠领域发展的主要人物，也是最有力的影响人物之一。克罗格博士在很早就被催眠迷住了，他的这种兴趣在他漫长而出色的职业生涯中也始终如一。他因对人类痛苦的同情而立志成为医生，而他在自己早年职业生涯中受到的影响又推动他走入了心身医学的领域，尽管当时这个领域还处于萌芽阶段。

克罗格博士是美国少数的几位从事催眠实践的妇产科医生之一，并在20世纪中叶通过催眠来助产。事实上，他在1954年拍摄的催眠助产影片可谓开创了该领域的先河，在今天看来仍让人觉得非比寻常。克罗格博士是临床和实验催眠协会的创立者之一，并和米尔顿·艾利克森博士一起创立了美国临床催眠学会。他也是心身医学学院创办人。

克罗格博士撰写的《医学、牙科和心理学领域的临床和实验催眠》（*Clinical and Experimental Hypnosis in Medicine, Dentistry and Psychology*）一书在很长一段时间里都被认为是催眠领域的权威之作。在2008年，该书经修订后再次出版。鉴于克罗格博士一直是我的朋友，也是我的精神导师，我很荣幸受邀为本书写了一篇新的引言，将他超凡的工作置于历史的视角下来审视。在准备第二版修订版时，有关催眠和分娩的影片以及在1956年录制的完全在催眠起到麻醉作用的条件下完成甲状腺切除手术的影片被翻录成光盘，随书附上。我相信，任何认真学习催眠的学生都应该阅读克罗格博士的书，并观看他不同寻常的影片。克罗格博士独立撰写或和其他作者一起合著了许多其他重要的著作，包括1976年和威廉·菲兹勒共同撰写并出版的《催眠和行为矫正——用想象完成的条件化》（*Hypnosis and Behavior Modification: Imagery Conditioning*）一书。克罗格博士特别感兴趣的是心理可以如何影响躯体反应，这也让他将催眠广泛用于各种领域，特别是用在减缓疼痛方面。

克罗格博士对于临床工作和教学的投入也在这个领域内启迪了众多知名人物，使得大家一起努力将催眠引入主流的研究和实践领域。任何在职业生涯中实践催眠的人都应该十分感激克罗格博士，正是他作为先驱的努力为这个领域发展成今天的模样铺平了道路。

关于催眠兴趣的缘起：

"我对催眠的兴趣是从 1919 年开始的。我父亲在伊利诺伊州的埃文斯顿市开了一家皮草店。为了吸引客流，他雇用了一个职业的催眠师在公众面前表演了催眠一个女人的绝技，希望能够在主街商人联合会中引发大家的兴趣。在我今天看来，那一幕恍如昨日。那个女孩的名字叫芙罗瑞娜，她穿着一件飘逸的紫色长裙，戴着面纱。催眠师的目光似乎能穿透人心，他走向她，然后对她说：'芙罗瑞娜，睡吧！'他盯着她的眼睛，然后她便往后倒下了。大家把她放到了一个棺材里，埋在地下。我当时是一个好奇心十足的家伙，所以我就付了 5 美分去看了这位睡在地底下的睡美人。她在那个地下室里躺了两天，然后我就想：'天哪，实在太神了！'在第三天，他们把她挖了出来。'芙罗瑞娜，醒来吧！'她睁开了她的眼睛，眨了眨眼睛，就站了起来——就像你今天会在催眠舞台表演中看到的那样。所以我就跑到家附近孩子们聚集的地方，我看着他们的眼睛，对他们说：'睡吧！'让我惊奇的是，有一半的人躺倒了。我做了一些我正常会做的事情，像是拧他们的手臂，然后我就对自己说：'天啊，我以后可以做医生了。这可以

当很好的麻醉剂来用。'那么，我当时对催眠的理解不过是认为它是一个舞台上可以用的工具，直到我去了西北大学。在西北大学，我遇见了已故的 J.D. 摩根（J. D. Morgan）博士，他写的变态心理学的书你可能很熟悉。我们听了几次有关催眠的讲座，然后我对自己说：'我的天哪，这是一种科学工具！'"

关于早年对催眠的偏见： "我当时是芝加哥地区唯一使用催眠的医生。我受到了众人的嘲笑、讥讽、污蔑和诋毁，被迫离人七丈远，就好像我是个麻风病人一样。我受到了伊利诺伊州医学协会的公开制裁。他们对催眠完全持反对立场，［哪怕］是使用催眠这个词……我当年所经历的艰难……你真的不知道那有多难！［关于第一部展现只用催眠作为麻醉手段来做甲状腺手术的影片］……那是一个历史性的时刻。我们是世界上第一个完成这项工作的人！［主任］就坐在楼下他的办公室里，别人不断告诉他手术进行的情况，这对他来说是'一次又一次的打击'，他希望这次手术会失败［因为其中用到了催眠］。

"没有经历过这类事情的人是不可能理解的。今天，催

眠获得了一定的尊重，但是在当时，他们会说'离我七丈远，你就是一个麻风病人！'他们不想和我扯上关系。他们会说：'你是一个催眠师！'"

关于"恍惚状态"和催眠： "许多人把它称为一种'恍惚状态'。这不是一个'恍惚状态'。对我来说，这个词听起来就好像是你用指甲划过黑板所发出的声音。这是一个最可笑的词。［催眠］是一种觉察力不断增加的状态。如果你能够觉察得更多，无论你听到的是什么，它都会更深地进入你的意识之中。如果它进得更深，你就会出现更好的反应，无论这个反应是去中高尔夫球还是勃起。就像伯恩海姆所说的：'不存在催眠，只存在暗示。'这是我对催眠的界定。我是在神经科学的概念基础上来定义它的，把它界定为一种在一个噪声最小的环境中传递信息的方法。如果信号和噪声比有所下降，那么这个信息就能被清晰地接收到。没有任何其他生物系统能够做到［人类所能做的事情］。观念是有表征和名称的。你不能对一条狗说：'去上厕所。'它不理解什么是'厕所'。但是人类可以——而这让人类变得如此独特，因为他们可以操控象征性的沟通方式。相比任何其他

生物系统，人类的大脑皮层是独一无二的。正是有了这个大脑皮层，你才能避开［它严苛的审查］，让你能够产生了信念的感受。所以说，什么是催眠呢？催眠就是引发一种深信不疑的状态。很多人都在讲，催眠是这么回事，催眠是那么回事——这就是把非常简单的事情［弄得］复杂了，这是错误的。"

关于导入和信念： "那么，导入技术就是在研究如何控制反馈，这种研究很有意思。我会说：'你正在看着我的眼睛，你的眼睛变得越来越沉重。'

它们之所以变得沉重并不是因为我所说的话，而是因为事实上他正盯着天花板看。但是被催眠者会赋予你某种神奇的无所不能的地位，他会对自己说：'天啊，我的眼睛真的感觉到沉重起来了！这个家伙有能耐！'如果他接受了 A、B、C 和 D 暗示，那么他就会接受 X、Y 和 Z 暗示。你自始至终说的都是：'你是一个很棒的被催眠者，是的，这就是事情发生的原因。'自始至终这都和催眠师说的话没有什么关系，更重要的在于重构对方的信念。"

关于控制论和催眠： "我会继续使用计算机的比喻，用它来强调和催眠理论有关的反馈系统的控制论原则的重要性，以及某些非常重要的神经心理生理的方面。大脑就像一台计算机一样行使着功能。我没有说大脑就是一台计算机——我只是说，我认为我们可以用控制论的原则和反馈机制来更好地理解大脑的化学特性和神经生理机制。"

来源：个人交流，1987 年 4 月 10 日

在法庭上使用通过催眠获得的证词仍然是一个备受争议的做法。在通过催眠获得的信息是否有效这一问题上，专家们有不同的意见，因为催眠有可能会对记忆造成不利的影响，特别是通过有意或无意的暗示所造成的记忆歪曲。一方认为，从一个被催眠的个体那里获得的信息和从记忆里得来的信息同样可用且可靠，且鉴于记忆本来就可能会有所歪曲，催眠对记忆的歪曲程度并不必然会超过前者。另一方认为，催眠不可避免地会改变记忆，而被催眠的证人可以在催眠中说谎，并很可能会使用幻想出来的材料，或在调查者提问的引导下用自己采集来的信息去填补记不起来的细节。当这种情况发生时，证人可以信誓旦旦地保证记忆的准确性，但实际上他们的记忆完全是错误的。精神病学家和催眠专家赫伯特·斯皮格尔医学博士曾将这种情况命名为"诚实的说谎者综合征"，因为个体并没有故意去歪

曲发生的事情（Scheflin & Frischholz, 1999）。

这个问题实际上是和记忆的本质有关的。事实上，这两个和催眠有关的观点——催眠可以产生可靠的记忆和催眠可以产生不可靠的记忆——都是正确的。两者的冲突是一个伪冲突，这个冲突的产生是因为它具有"非此即彼"的特性，而这个非黑即白的观点在这里是不正确的。所有人类的记忆从某种程度上来说是对体验的扭曲，因为记忆是对于一个事件的内在表征，而不是事件本身。体验一件事情，然后回忆这件事情的整个过程是由多种因素调节的。这些因素包括是否需要对某些事情加以注意的价值观、心境、注意力向内聚焦或向外聚焦的质量、预期、之前在类似情景下的体验以及许多其他的因素，这些都需要纳入考虑范围。

在我看来，我们对通过催眠所获得的信息是否有效的态度，应该和对通过其他手段所获得的

信息是否有效的态度相同。这些信息应该通过其他的手段进行考量、评估和证明。如果一个人有说谎的动机，那么催眠也不可能阻止他说谎。如果一个人必须歪曲或错误地表征某个体验，这也不会只是因为催眠。一个人不需要正式的催眠也可以填补记忆的空白，或者跟随他人的引导，这些过程发生在所有人身上。我完全同意澳大利亚记忆和催眠研究者皮特·西恩（1995）和凯文·麦康基（1992）的看法，他们认为将记忆歪曲归咎于催眠是不合理的，因为有证据表明记忆的歪曲并非催眠所独有。我也同意达斯（Dasse）、埃尔金斯（Elkins）和韦弗（Weaver，2015b）的结论，即个体的催眠易感性提供了肥沃的土壤，种下了错误记忆的种子。

尽管有许多证据表明，无论是否使用催眠，记忆都是不可靠的，但司法界在如何面对通过催眠获得的证词这一问题上的做法并不一致。因此，你需要花时间获悉你居住地的法院是如何处理这一问题的，这一点十分重要。有些地方遵循"一票否决"原则，禁止在法庭上使用任何由催眠获得的证词；而另外一些法院可以允许在一定指导原则下来使用这些信息。如果你不知道自己执业所在地的法律法规，那么你在和那些可能会在未来有司法诉讼的人工作的时候就容易陷入不利的处境。

在司法领域中，另外一个可以使用催眠的情境是帮助证人或受害者减轻和犯罪案件有关的应激和困扰。一位熟练的从业者可以通过让人们进入另一种心理框架来减轻创伤，做法是帮助人们将自己的注意力从曾经发生的事情上转移到另一件事情上，或者从自身体验的某个令人不舒服的维度转移到至少相对中性的某个维度上，如果可能，这个维度最好是积极的维度。当人们的某个创伤体验被唤起时，他们对自己说的话和下的结论会极大地影响他们的复原速度和程度。

在司法领域使用催眠时，一定要把对回忆创伤细节的当事人的情绪状态进行特别考量的部分整合在对催眠的使用里。在这个过程中，我们必须采取措施确保当事人情绪上的安全感和福祉，否则，让被催眠者独自去承担由催眠所唤起的记忆带来的痛苦，就是让本就脆弱的人再次承受创伤（D. Spiegel，2010）。

教育领域中的催眠

教学和学习都是高度精细化的技能，双方都涉及多水平下的大量信息加工过程。教学也是一个学习的体验：学习如何捕捉学生的兴趣和注意力（无独有偶，这个技能对于催眠导入来说也是必要的），学习如何呈现信息从而让学生能够使用信息（无独有偶，这个技能对于利用催眠来说也是必要的），学习如何允许学生成为自主的学习者（无独有偶，这个技能对于使用催眠来巩固治疗效果来说也是必要的），这样学生就能获得能力，并且有动力在老师不在场的情况下去学习。无论这个老师教的是幼儿园的孩子还是博士研究生，有效的教学所包含的步骤和催眠模式是相通的。

学习也是一个多步骤的过程。为了简化起见——学习理论本身就是一个复杂的领域——有效的学习必须包含以下基本步骤：第一，必须对于学习内容有一定关注度。第二，必须有某种方法将外部世界中的材料引入内心世界中。我们的感官（例如视觉和听觉）是从我们周围的世界中收集信息的途径。我们在外部世界中经历的任何事情都必须通过一个或多个感官来获得。第三，必须有某种方法在内部对信息进行组织，让它和先前的信息同化，同时又能建立起能将未来类似的学习整合进来的框架。第四，必须有某种方法让个体能够在有需要的时候将信息提取出来。

催眠是不是通过增强记忆来提升学习效果呢？正如你在之前的章节中所学到的，催眠似乎并不能够在多大程度上加强准确的记忆。有关使用催眠来增加对有意义的材料和无意义的材料的记忆的研究通常都支持这一观点（Erdelyi, 2010; Jacobson et al., 2013）。

不过，催眠还是曾成功地被用作辅助学习过程的工具的，催眠通过集中注意力和减少焦虑的方式来达成这一目的。焦虑可以干扰任何之前提到的步骤，就好像是"在考试的时候脑子里一片空白"一样。此外，注意力不集中也会让人无法暴露在足够多的信息下，而且也会干扰信息的内在组织过程（De Vos & Louw, 2006; Jocobson, Kramer, Tharp, Costa, & Hawley, 2011）。

在整个教育体系中，众多富有创造力的老师都会在他们的教学中使用催眠，鼓励学生发挥创造性，用旨在放松和集中注意力的方式来引导学生。例如，在最近的一项研究中，催眠被用来增进第二外语的学习，并且取得了积极效果（Cetin, Cimen, & Yetkiner, 2016）。许多学生也会自己发展出自我催眠的练习，学习如何管理焦虑，如何在面对有挑战性的学习材料时建立起耐挫力以及如何增强集中注意力和组织科目学习的能力。在教育领域中，无论是正式还是非正式地使用催眠，都能够增进教学技能、创造性和学生的表现。

教练和商业领域中的催眠

教练技术已经成为一种用来增进绩效和领导力的流行手段（Peltier, 2009; Underhill, McAnally, & Koriath, 2007）。在商业领域中，相比于正式或外显的催眠导入方式，使用催眠式的沟通原理一般而言更为实用，尽管也有人能够将正式的催眠整合到教练过程中（Hartman & Zimberoff, 2014）。如果我们去完整、全面地回顾催眠，那么我们会发现，以有意义的方式对人施加影响的沟通一直是其中的一个关键组成部分。在商业领域，使用有效的沟通原则既可以成就一个公司，也可以毁掉一个公司。讨论如何有技巧地组织具体的暗示是之后章节的任务，这里只需指出，对于那些能够用灵活的方式和对方沟通自己观点的商业人士来说，他们获得全方位成功的可能性更高。在诸如展示一个营销计划、面对一个麻烦的雇员或上司、主持一次面试、从事一次绩效评估、澄清工作标准和预期、创造一个良好的工作氛围以及在商业领域的其他层面的互动中，所有的互动最终都是人际间的互动。在这种互动中，有效的沟通和影响是可以发生的，也的确在发生。

体育催眠

无论是以何种强度投入体育运动当中，我们都需要完成大量躯体控制和注意力集中的任务。前美国职业棒球手和球队经理人尤奇·贝拉曾说过这样的名言："在这种比赛中，90% 比赛有一半都是在玩心理战。"他的措辞或许不够精准，但他的观点是很有道理的。催眠在增益运动表现方面的价值已被反复证明（Carlstedt，2017；Milling & Randazzo，2016；Pelka et al.，2016）。

对于体育运动员来说，能精确地控制自己的身体对于出色的表现而言是至关重要的。运动员常常会谈及所谓的"肌肉记忆"，指的是能敏锐地觉察到每一节肢体、每一块肌肉必须如何找准位置来获得成功。通过放大心身关系来实现对躯体的控制则可以帮助运动员将自己的身体潜能发挥至极限。在体育运动中，运动员很明显需要高度集中注意力，而催眠可以作为一种技术来让运动员的注意力变得狭窄，从而聚焦在自己需要完成的任务上，这种工具的力量是巨大的（Liggett，2000；Morgan & Stegner，2008；Stegner & Morgan，2010）。

除了聚焦注意力和建立对身体的控制之外，催眠可以帮助运动员更好地管理和竞技有关的压力。此外，通过自我催眠来建立积极的预期和促进积极的自我沟通对话，也能够明显地提升运动员的竞技表现。通常，一位深陷烦恼、处于低潮状态的运动员脑海中会浮现出失败的景象，而这种印象很容易就会转变为真正的失败。催眠和自我催眠建立起的积极意象能够完全逆转运动员的表现。当然，催眠无法给运动员赋予额外的才能，催眠只是在放大他们已经拥有的才能，并把才能尽可能地展现出来。

心理治疗中的催眠

作为一个接受过学术训练和从事实践工作的临床心理学家，我越来越深刻地意识到，催眠可以在治疗行为和情绪问题上发挥诸多作用。催眠和心理治疗之间的关联有着漫长的历史，罗西、莫迪默（Mortimer）等对心理治疗和催眠的相互关联性做了一项文化经济学研究，研究使用了现代的语汇，以图像的方式展现出了这一关系（2013）。这些作者的描述如下：

> 文化经济学是一种数字人文研究的新兴科学领域，即使用计算机算法在文本和媒体的大型数据库中寻找意义。这一新兴的数字化学科被用于在全世界超过 40 个大学图书馆馆藏的逾 500 万册电子图书中探索过去 200 年里催眠和心理治疗的历史。它以图像的方式比较了在 1800—2008 年之间，有关催眠、催眠治疗、精神分析、心理治疗和它们的创始人有关的英语词汇的频率。
>
> （Rossi et al.，2013，p.343）

这些图像结果令人惊叹，它们揭示了多年以来催眠和心理治疗界的学者到底是被什么主题所吸引。简而言之，催眠和心理治疗之间的关系从一开始就是极为亲密的。不过，在某种程度上，催眠一直都被认为和主流心理治疗过程有区别，就好像暗示和治疗联盟不是任何心理治疗形式中不可或缺的一部分一样。现实而言，你完全不可能在不使用暗示的情况下做治疗，甚至询问一个问题（"那么，你对此有什么感觉？"）也是在暗示来访者应该如何判定什么样的回答才是切题的（"我有这样的感受"）！

作为给学生提供的治疗师培训项目的一部分，催眠似乎是必不可少的一部分内容，但是只有为数不多的正规学术项目中能给学生提供掌握催眠技术的机会。我认为这实在太可惜了。对于有效的治疗实践来说，学生所学到的是并不那么核心的内容，而没有学习如何认识暗示与如何熟练地使用暗示。大多数人是通过由私人开业的专业人员和专业催眠协会开办的工作坊和讲习班学会催眠的，而不是在研究生培训项目中学会了有关催眠的知识。我强烈希望，从提升临床培训项目的质量出发，这一点会逐渐发生改变。

总体而言，在心理治疗中，催眠可以用于四个方面：

（1）暗示症状的缓解；

（2）找到并调动个人的资源来提升问题解决能力；

（3）教授具体的认知、行为、关系或情绪技能从而提升自我调节能力，或者改进情境管理能力；

（4）创造联想和解离，让个体要么和自己体验中的特定元素有更紧密的联结，要么与其拉开距离。

人们如何在临床中使用催眠能直接反映出他们对如下问题的看法：何种因素造成了人的问题？恰当的临床实践工作是由什么构成的？

仅仅在使用一个导入程序后给予来访者缓解症状的暗示，是临床催眠中最浅层、最不复杂的使用方式。但这种浅层的方式也仍然有其价值。例如，失眠是抑郁症患者常见的主诉。失眠常常源于一种被称为反刍思维的模式，即睡在床上翻来覆去想那些让人烦恼、给人带来压力的想法。在人们尝试睡觉的时候，教会他们让自己的思维集中在积极的事情上，这种做法是一种浅层的干预，但恰恰是许多人所需要的，而且当他们的睡眠有所改善时，这就能让他们的世界发生巨大的变化。鉴于一个聚焦症状的取向对许多人来说可以是有效的，也的确有效，在某些治疗中这样的取向也不失为一种选择。不过，你需要意识到，这只不过是临床催眠潜在用途中很小的一部分。

以更为复杂、更有技巧的方式来使用催眠包括以下方面：你需要以一种令人信服的方式给来访者引入新的视角，而这种新视角能给他们带来力量（这个过程被称为"重构"）；需要教会来访者那些能够解决目前困扰和预防未来困扰的核心技能；如有可能，可以提供直接的体验来拓展和提升人们对自己、对自身拥有的资源和人生的看法。这样的体验对于来访者来说是最为深刻的。

催眠可以成为心理治疗中的一种有力的途径，促进来访者向着更有力量、更令他们满意的生存状态前进。如果你使用了催眠技术，它会不断向你展现出人所具有的多样性、创造力和力量。这就是最后一个使用催眠的绝佳理由。同时，你自己也会有许多的成长！

无论你选择在什么情景下使用催眠，你都不可避免地会注意到，如果你能向他人展现出越来越多的灵活性和敏感性，并且鼓励他们也变得更灵活、更敏感，那么你就会得到充满价值的回应。这是一个理想的双赢局面。

氛围：实施催眠会谈的环境和物理条件

环境变量

很多年以前，美国圣迭戈有一家催眠治疗中心，这家中心的老板投了很大一笔钱来为实施催眠治疗创造"理想"的条件。他们拥有蛋形的舱式房间，你必须爬进房间里，房间的墙面都铺着厚毯，一旦你进入这个密闭的舱里，你就听不到外界的任何声音。来访者可以坐在舱里听着根据他们的主诉事先录制好的催眠治疗录音带。这些特殊的舱房具备一系列令人惊叹的、特殊的计算机化功能：无数的音响设备经过相互协调，可以创造出环绕立体声的效果；轻柔的灯光可以按任意次序开启，从而捕捉你的注意力；当来访者听到有关手臂悬浮的暗示时，电动装置可以将手臂缓慢地往下放；还有释放气味的装置，可以释放出特殊的味道，比如，当来访者听到有关年龄退行的暗示时，这个装置可以释放出婴儿粉的味道，而当来访者想象在花园里的意象时，它可以伴随这个意象释放出玫瑰的气味；还有各种其他类似的计算机化的聪明伎俩。

如果你问这个中心的临床工作者，什么是实施催眠的"最佳"环境条件，那么他们可能会说，他们所创造的高科技环境才是理想的条件。我并不同意。（显然，他们的来访者也不同意，因为这家中心早就关门大吉了！）

就我看来，和来访者建立一种温暖的、有目标的关系是进行有价值的治疗干预的前提条件。治疗联盟包含了认可、接纳、开放、信任、反应性、相互的尊重、共同的努力和反馈，它的重要性再强调也不为过。其他的条件，包括你进行治疗的物理的环境，是次要的——对，是次要的，但是并非不重要。

我没有看到过任何研究表明，任何一种环境条件，例如家具的种类或灯光的质量，相比其他条件而言更有可能提升催眠的反应性。在真实的生活中，临床工作者可以在任何环境下使用催眠：亮着日光灯的无菌实验室和一张（显然是由某个十分熟悉便宜货的财务人员挑选出来的）不舒服的椅子；装有不断嘟嘟作响的监控仪的医院急诊室或诊所，隔壁床上或许还有个人在痛苦地呻吟；大而空旷的报告厅，里面的每个椅子都似乎能发出 90 分贝的嘎吱声；看上去更像是客厅的私人诊室，里面有壁炉、沙发、轻柔的灯光，背景里还播放着新世纪的音乐。在所有这些环境中，催眠都可以成功实施，这并不奇怪。某些环境条件更适宜实施催眠，但它们显然并不是不可或缺的。下文便描述了这些条件。

安静的环境会有帮助，但有效利用分心物也会有帮助

能在一个相对安静的环境中工作是特别有帮助的。对于来访者而言，有一个不受打扰（或者说，不受恼人的噪声干扰）的环境会让他们更舒服些，这样他们能够把注意力更多聚焦在内在体验，而不是让他们分心的外部刺激上。不过，在现实中，电话铃响了，锁门的声音，你房门外有人交谈的声音（如果你还能有一扇门的话），车辆开过的声音，飞机飞过的声音，楼上的人掉了个重物在地板上的声音，有人擤鼻涕的声音，宠物把花瓶打破的声音，孩子们尖叫的声音……这份清单可以不断地写下去。

没有一个环境是绝对安静、不受任何外在噪声干扰的，实际上也不必如此。如何能帮助来访者将注意力集中在内心而不受外在事件的不必要

干扰呢？关键在于你是否有能力将这些事件和你的催眠取向结合在一起。你可以指出这些事件，并且将它们构建为"正常"的刺激，或许你可以给出这样的暗示："当你的意识不断过滤掉环境中常规的声音……它们都不那么重要，你不需要现在去关注它们……你可以越来越多地把注意力集中在我所描述的那些对你有帮助的可能性上"。这样来访者就能够把分心的刺激界定为不过是"常规的声音"，从而让它们逐渐消失在背景中。

你可能已经注意到上文的例子中"常规的声音"这个短语。通过不去提及你所指的"常规的声音"具体是什么声音，你就给出了一个能够将所有可能性都包含在内的空白暗示。你也避免了使用不恰当的否定式暗示，例如"请不要注意电话铃在响"，这样的暗示自然会让来访者注意到电话铃。此外，我有意使用了"声音"而非"噪声"一词，因为后者会带来负面的联想。

如果有干扰发生，最好的做法或许是使用"锁链式"的暗示结构，即你可以提及干扰出现这一现实，然后将你希望来访者出现的反应和你的评论锁在一起（联结在一起）。这是一个应用催眠的更宽泛的模式的实例，称为"利用"取向。在这个情境中，利用意味着接受和使用环境的条件，将其作为催眠技术的一部分。例如，如果在催眠过程中，电话铃响了，你可以直接给出评论，说类似这样的话："知道电话会响起难道不是一件挺好的事情吗……既然你不需要接电话……那么你可以感觉更放松？"或者你可以间接给出评论，说类似这样的话："当你放松的时候，你可以……从你内心深处的某个地方去接这个电话，从而让你获得良好的感觉……让自己感觉更加放松。"

有意忽视干扰反而会让来访者更加注意它。而通过使用由米尔顿·艾利克森首创的"接受和利用"的结构，无论正在发生的事情是什么，你

都承认了它们的存在，并对此加以利用，这会让来访者也能更容易地"放手"。干扰被整合为体验的一部分，这样一来，它们的消极影响就变成了积极影响。

柔和的灯光

在做催眠时，使用柔和、不刺眼的灯光也会有用。一旦来访者闭上眼睛，灯光就不再那么重要了，但是对于那些选择在催眠中一直睁着眼睛的来访者而言，房间里有柔和的灯光肯定会更舒适。我并不推荐使用过于昏暗的灯光，也不推荐在黑暗里做催眠。或许对于有些人来说，烛光是可以接受的，但是对于另一些人（包括我在内）来说，它过于神秘了或者带有其他的暗示性。

舒服的家具

当来访者放松的时候，他的身体会容易变得沉重、无法动弹。如果来访者没有得到足够的物理支撑，那么他们的脖子和背部很容易会感到疼痛。让来访者使用的家具应该是舒适的，最重要的是，能够支持来访者的头部和身体。出于这个原因，可以调试的躺椅或带有脚凳的椅子是不错的选择。床或可以躺下的长沙发可能具有太强的暗示性，也更容易让来访者睡着，这可是你绝对不希望在一般的催眠治疗中出现的情况。有些来访者实际上可能更喜欢枕个枕头躺在地板上，而另一些来访者更喜欢坐得笔直，完全一动不动。从一般化的暗示开始，例如"当我们开始时，请调整你的姿势，让自己感觉舒适"，允许来访者选择他所偏好的任何姿势。每当我能够让来访者做出自己的选择时，我都会让他选择自己偏好的姿势。

在户外进入内心世界

在考虑环境因素时，最后一个要点是澳大利

亚心理学家乔治·伯恩斯（George Burns）在他的著作《大自然引导下的治疗》（*Nature-Guided Therapy*，1998）中提到的，那就是：如果条件允许且适合，那么可以在户外进行心理治疗。他描述了如何以富有创造力的方式将大自然作为刺激来让来访者感觉更舒适。对于催眠体验来说，自然情境中的声音和感官体验或许是有益的。

物理变量

在做催眠时，考虑物理条件也是很重要的。这里指的并不是来访者的身体健康状况，而是可能会影响他们催眠反应性的暂时性物理体验。

身体舒适感

有助于提升催眠体验的因素包括：来访者在身体层面感到舒服，身体能够得到适当的支撑，衣着不过于紧绷或让人感到束缚，房间的温度是舒适的，他们没有上厕所的需要，以及来访者不会因为你或者生活中的某些急需处理的处境而感觉到时间紧迫。

要确保来访者的嘴里没有任何东西，例如口香糖或者糖，因为这些东西可能会在他们放松的时候呛到他们。另外，许多人会戴隐形眼镜，而有些隐形眼镜会在来访者闭上眼睛的时候让他们感到不舒服，即便只是闭一会儿。请询问来访者是否需要摘下他们的眼镜、取出隐形眼镜、脱下鞋子或者任何可能会让他们的体验打折扣的物品。

酒精、毒品和药物

酒精和贩售的毒品无助于人们聚焦注意力，而是会起到反作用，因此也无助于实施有效的催眠工作。处方药物的效果因人而异，所以你必须对每一个个案进行评估。你对每个来访者所做的初始评估的一部分是去评估这个人注意力的质量。如果来访者能够较好地集中注意力，并且能

够和你建立起有意义的关系，那么催眠就更有可能会帮助到他。不过，如果这个人集中注意力的能力因为药品或其他物质的缘故而受到损害，或者他们的症状（例如疼痛、抑郁和焦虑）会影响他们的注意力，那么他们或许更难在催眠体验中处于贯注的状态。当然，你仍然可以使用催眠，帮助来访者集中注意力，有意地训练他们的注意过程。在最终尝试使用催眠达成治疗目标之前，这或许是一个重要的初始目标。

其他需要考虑的物理因素

考虑到如今有那么多人工作太卖力、玩得太卖力却睡得太少，疲惫已经成了一个损害来访者投入催眠过程并保持专注的能力的常见因素。疲倦的来访者可能完全无法集中注意力，或者甚至在放松的时候无意中进入睡眠状态。你要仔细观察来访者，在会谈过程中，通过让他们做出非言语或言语的反应来防止他们睡着，这一点很重要。如果你在治疗过程中不让来访者做任何事情，只是让他们被动地听你说话的话，那么来访者就更容易会睡着。不同于"睡眠中也可以学习"的这类错误观点，一旦来访者睡着，他很可能不会从你的暗示中获得任何帮助。你想要的是来访者放松和聚焦注意力，而不是睡着。

你对来访者所抱有的预设越少，你就越能够获得更为客观的反馈以了解他们的情况。你不能假定他们有正常的听力、正常的生理状况、没有戴隐形眼镜、没有在嘴里嚼着口香糖、没有在来访当天使用毒品或喝过酒，等等。你只需要花一点时间来询问这些问题，而你在这些问题上的敏感性会让你和来访者在事后省去不少麻烦。就像是环境条件一样，这里的关键因素在于对自然产生的事件加以利用。如果来访者咳嗽了，也不要惊慌。接受它，利用它。你可以说类似这样的话："在你清喉咙的时候，你的喉咙可以放松下

来……然后你就可以感觉更加放松。"或者，你可以说一些更间接的话，比如："把道路清干净是件好事……这样就能够接受新的想法。"

当环境并不理想，或来访者在你催眠到一半的时候开始打喷嚏、咳嗽、大笑、皱眉、咯咯笑、睁开眼睛或者开始哭泣时，应对这种情况的关键在于按照"利用"模式来将"现在发生了什么"和"未来可以发生什么"连在一起。这会有助于你自如地将当下自发出现的事情和你的工作联系在一起。没有一个环境或来访者是你完全可以控制的，因此你只能"顺其自然"，把暂时的干扰作为推进治疗目标的手段。最终，对于成功的催眠而言，主要因素在于有技巧的沟通，而非你使用的椅子的款式。

结　语

当你去创造实施催眠治疗的背景环境时，如何在舒适度和专业性之间寻找到良好的平衡是和你个人的偏好以及专业的判断有关的，事实也必然如此。有些时候，别人已经替你做主了，因为你无法改变工作机构的环境。另一些时候，你有能力去选择如何搭建你工作的平台。只要在来访者看来，这样的环境背景似乎能够支持你所做的工作，你就可以转而去应用必要的沟通技能和临床技能来设计和实施有效的治疗了。

开动脑筋

1. 如果不考虑成本，你会创造什么样的物理环境来实施催眠？
2. 你对在本章所描述的"计算机化催眠舱"有何看法？为什么你会有这些感受？
3. 为什么说去刻意忽视一种干扰有可能会让来访者更加关注它？
4. 你觉得电子版本的暗示是否和现场实施的暗示同样有效？为什么？

行动起来

1. 列一个清单，记录一下在你所在的工作场所中，你最有可能在催眠时遇到哪些干扰。针对每一种干扰，写出五种暗示来帮助你。当这一干扰出现在催眠过程中的时候，你能积极地利用它。
2. 拜访一下使用催眠的各类临床工作者的工作场所，关注他们对家具的类型和物理空间的安排。你觉得最实用的方面有哪些？
3. 在教学练习时改变一下椅子摆放的方式，从距离很近到距离非常远，从面对面放到并排放。你是否注意到人们对你的反应水平有所不同？你如何解释你可能观察到的这些差异？

第8章

从社会心理学角度来看待人类的可暗示性

我们生活的世界中居住着许多其他人，仅仅是他们的所作所为就会对我们产生影响，即便他们所做的事情和所说的话并不是直接针对我们的。考察他人是如何影响我们的知觉、反应和行为是社会心理学这一令人着迷的学科所研究的领域（Aronson, Wilson Akert, & Simon, 2015）。社会心理学研究的是当人们聚集在一起时发生的各种各样的事情，无论人们是面对面，还是只通过媒体或短信以电子信息的方式联系。作为一门学科，社会心理学处理的主题包括：我们如何与为何被他人所吸引，以及如何与为何对某些人感到厌恶，是什么产生了爱、攻击、服从、偏见、包容、合作、竞争、忠诚和慷慨，以及无数其他在人际关系的框架下发生的令人着迷的事情（Branscomebe & Baron, 2017; Gilovich, Keltner, Chen, & Nisbett, 2015）。

在某些重要的方面，相比于临床心理学领域的文献，社会心理学领域的文献和临床催眠的实践更为相关。它提供了数不胜数的洞见，让我们能够理解那些使催眠互动成为可能的因素。房间里只要超过一个人，社会力量就会发挥作用，因此，对这方面有所了解会对你的工作有帮助。此外，通过意识到社会力量如何影响问题被界定和治疗的方式，心理健康领域也变得越来越精细入微。如果有人认为，无须将个人与他人的关系考虑在内也可以有效地治疗一个人的问题，无论这个问题是吸烟、抑郁或工作压力，那么这种观点实在太过简单化，在一个现实的临床催眠实践中并无太大帮助。或者就这一点而言，在几乎任何的治疗干预中，上述观点都是无益的。

在本章中，我们将从社会心理学的角度来探索人类的可暗示性这个现象。是怎样的人类的构造让我们对于他人会有如此大的反应？第4章讨论的镜像神经元或许为个体对他人做出反应提供了一种神经基础，它的存在突显出我们作为社会人的本质。考虑到婴儿的发展会经历一段漫长的依赖期，婴儿的面孔识别能力显然具有一种进化优势（Xiao, Perrotaa, Quinn, Wang, & Sun, 2014）。我们在生理"硬件"层面就已经和其他人联系在了一起，甚至在我们出生时所处的那种极端无助的状态，也突显出我们与生俱来的社会依存性。因此，我们必须也有必要和其他人建立情感联结，发展出和他人建立关系的模式，而这些模式能揭示出我们社会性需求的广度和深度（Lieberman, 2013）。

从这一点来讲，从他人那里吸收信息和观点的能力是满足我们个体需要和集体需要的基础。当然，这并不意味着我们需要全盘接受所有的信息和所有的观点。随着人们发展出个体的认同感和批判性思维，人们通常都会学会有选择地决定要相信哪些信息，以及对哪些人做出反应。而如果有些人没有发展出个人认同和批判性思维，那么他们就更容易受到别人的影响，而且这种影响常常于他们无益。

关于我们都易受影响的暗示

暗示是以直接或间接的方式传递信息（"事实是这样的"）、观点（"他们的意思是这样的"），以及一种行动的号召（"你应该这么做"）。这类信息无处不在，每一天都可能有数百条：你可以尝试数一下，每一天你会暴露在多少条电视广告、电台广告、广告牌、网络弹窗、报纸广告与来自家人和朋友的推荐之中，所有这些都尝试以某种方式影响你。每一天你所接受的暗示数量令人瞠目！在这里，我要提出一个值得你深思的问题：你是如何决定去接受哪一个暗示的呢？

与上述现象相关的易受到他人影响（和自我暗示的影响）的倾向是人类可暗示性的本质。可暗示性是一种特质，它之所以存在，是因为所有的个体都能意识到自己是有限的。毕竟，没有一个人是全知全能的。无论你在某个领域多么博学，你获得的信息仍然是不完全的。当我们遭遇我们自知了解不多的领域时，尤其是当我们本来相信自己还知道些什么，但随后发现我们并不知道什么的时候，我们就更容易受到那些我们认为知道更多信息的人的影响。史蒂夫·斯洛曼（Steven Sloman）和菲利普·菲恩巴赫（Philip Fernbach）在他们出色的著作《知识幻觉》（*The Knowledge Illusion*，2017）中很好地描述了这个现象。他们描述道，人们先前相信自己的知识是完全足够的，但在某一刻，他们意识到自己的知识并不足够。那样的时刻可以是，也常常就是很容易被暗示的时刻。

催眠和可暗示性

尽管没有一个人可以完全对他人的影响免疫，但是不同的人的反应性程度显然是有很大差异的。就像我在下一章中论述的，有些人比另一些人具有更高的可暗示性。本领域几乎一致赞同的观点是，人们在可暗示性和催眠反应性的质量上存在差异，但本领域在为何存在这样的差异以及这样的差异对于使用催眠的临床工作者意味着什么的问题上，则存在重大分歧。

许多不同的因素都会对可暗示性造成影响，其中之一是人们在多大程度上相信，自己对于他人的暗示有必要或者值得做出反应。有些人更多是自我导向的，而另一些人则更多的是他人导向的。自我导向的个体更倾向于跟随他们他们自己的观点，有更自主的行为。他们或许并不会注意到，或者并不在乎相关的社会习俗或者别人的想法，甚至会标榜这种行为习惯或是藐视他人，以此作为手段，彰显自己不会受到他人的影响。以他人为导向的个体通常对于他人的反应和感受更为敏感，也更有可能会表现出意在寻求赞赏和让他人满意的行为，而这些特点似乎和一种反应性增高或对他人的暗示、要求更为服从的倾向有所重叠。因此，在实践临床催眠时，一个需要考虑的重要问题是，在面对他人的影响时，这个人是更自我导向还是更他人导向的，是更开放还是更保守。告诉一个自我导向的人该干什么就是在邀请对方产生阻抗，而告诉一个他人导向的人该干什么可能会让对方服从，但这种服从并不一定就是在真正意义上将你的讯息整合到自己的系统之中。催眠的背景显然也是一个人际的背景，为了能够将催眠潜在的力量最大化，我们显然要承认相关社会力量的存在。

催眠和可暗示性之间的关系在本领域中仍然是一个备受争议话题，也是科学研究的焦点。催眠是否等同于可暗示性？我们是否能斩钉截铁地说催眠会增加可暗示性，而催眠存在的证据就在于可暗示性有所增加？在催眠现象和可暗示性现象之间显然存在这种令人迷惑的"鸡生蛋还是蛋生鸡"的关系：催眠之所以发生，是因为人们可以接受暗示，而人们之所以能接受暗示，是因为他们被催眠了。这一点也是评论在第 1 章中呈现的由美国心理学会第三十分会提出的催眠定义的基础（Elkins，Barabasz，Council，& Spiegel，2015；

Yapko，2015）。

在可暗示性和催眠的临床效果之间的关系是一个重要的研究话题。如果我们试图在某些临床情境中使用催眠来帮助某些人，那么我们必定想要知道我们的治疗性暗示是不是有好的效果。可暗示性是否仅仅是个体的一种人格特质，在不同的情境中始终保持稳定？如果是这样，那么以某种方式来确定某个人的可暗示性水平对于临床工作者来说就是有意义的了。如果个体被认为有一定的可暗示性，那么他们就更容易能接受暗示。还是说，除了个人对于暗示做出反应的能力之外，可暗示性还会受到其他额外因素的影响，例如暗示的有效性、做出暗示的背景或者做出暗示的那个人的行为举止？一个可暗示性测验的分数能否解释这些因素和其他类似因素，是否能准确地代表这个人做出反应的能力？这些根本问题将在下一章中详细探讨。在这里需要说的是，可暗示性是一个多维度的现象，来访者在治疗的过程中有多强的反应性也很大程度上会受到临床工作者的影响。

关于临床工作者可以隐身的错觉

有些临床工作者相信，他们在做治疗或催眠的同时，不会影响该过程的动力。例如，他们认为自己可以使用催眠来"挖掘"隐藏的记忆，但不会去影响来访者脑海中浮现的记忆的质量（Bessette-Symons，2018；Goodman，Goldfarb，Quas，& Lyon，2017；Scoboria et al.，2016），或者他们认为，他们可以通过不和任何一位家庭成员结盟，或者不去给来访者直接的建议，来保持一种中立的治疗立场（Gelso & Kanninen，2017；Patrika & Tseliou，2016；Rogers，1986；Sanford，1987）。相信你能和来访者互动但又不

会成为互动的一分子，这种想法现实吗？我们应该怎么看待这句话："在现实中，所有的催眠都是一种自我催眠"？本领域的许多人仍然认为这句话是对的（Spiegel & Spiegel，1978/2004，p. 34）。相信你可以和某个人建立一种治疗关系，但又不会影响这段关系中所发生的任何事情，这种想法是一种错觉，很可能会带来危害。如果治疗出现问题的话，这种想法就能够让治疗师不去承担任何责任。

在临床情境中使用催眠不可避免地是一种指导性的取向，它意味着治疗师是带着一个特定的

治疗目标来有意使用这种方法的。施加影响是公开的目标，而非秘密的议程。如果一些临床工作者持有的治疗哲学认为，影响来访者在某种程度上来说是错误的，或者是不应该的，那么他们可能会难以以一位影响者的身份来做治疗。随着人本主义治疗有关"作为一面镜子的治疗师"的观点在心理治疗师之中慢慢丧失了它的吸引力，上述这种哲学的影响力也在衰弱。治疗师似乎能够更加从容地承担教育、指导、启发、挑战和支持处于痛苦之中的来访者的责任。面对（"医生，你觉得我应该怎么做？"）问题，总是报以另一个问题（"嗯，你觉得你应该怎么做？"），是对

这些责任的舍弃。

如果你相信，你可以在和来访者做治疗或临床催眠的同时（这一过程本质上就是一个人际间的过程）却只是激发他们内心的个人动力，那么你就忽视了在这个过程中临床工作者本人和社会情境所具有的力量。这样一种观点也使得人们一直持有一种误解，认为治疗的有效性完全取决于技术，而非提供了让技术起效的背景的治疗关系。也是出于这个原因，我觉得应该避免在催眠中使用程式化的催眠文本。

下面，让我们来看一看在特定的情境中的社会影响力。

广告的影响力

在美国，每年有许多亿美元都花在给产品和服务打广告上。所有这些广告真的有效果吗？对于那些每年支出上百万甚至上亿美元在电视、广播电台和杂志上做广告，在网上以插页的形式做广告，或者直接邮寄广告单的企业来说，答案是肯定的。广告无处不在，无论我们是否能够意识到，我们都很容易会吸收它们的信息。一旦接受了它们的信息，它们就可以影响我们的购买习惯。当你去购物的时候，你为什么会买你买的那些商品呢？你为什么选择了这个品牌而没有选择那个品牌呢？当你购买了更便宜的自有品牌或者平价商品，而没有买那些你觉得更有吸引力的知名品牌时，为什么你会觉得你做出了某种牺牲呢（Branscombe & Baron，2017；Kahneman，2011；Lehrer，2009；Myers，2009）？

作为一个行业，广告很好地利用了暗示技术来尝试让你购买一种商品。广告是怎么做到这一点的呢？一般来说，它们首先会创造出你对某个产品的需要。它们可能会迎合你已经有的需要，

或者创造出一种需要来：例如，你怎么能用一个连牌子都没有的土气包包来装你那么重要的手机呢？你必须拥有一个专为手机设计的手机包，它能够反映你的个性和趣味，它炫目的外表能够吸引别人的眼球，引发羡慕之情！然后，广告商会使用诸如提升认同这类的技术，所谓提升认同是指让你去认同在广告中出现的那个人，因此你就会意识到，你可以像在广告里的榜样一样用那款产品来解决你的问题："哇，这个人现在拥有了一款定制的手机包，他比之前要幸福很多啊！这个包甚至给他带来了一段新的爱情，那个漂亮的女人先注意到了他的手机包，然后注意到了他！"最后，他们会通过给你奖励来强化你的购买习惯，奖励你做出了这样一个好决定，尤其是告诉你，你是多么的明智，以及当你拥有这样一种智慧（或者直觉、性感等其他特质）去选择他们的产品时，你的人生会变得多么美好。广告尝试激发你的感受（例如愉悦感），或者其他的联想（例如证明其优越性的科学数据），这些会同

产品绑定在一起来吸引你购买这个特定的产品，而非其他产品（Aronson et al., 2015）。

即便在我们没有全心关注广告时，广告是不是还具有影响力呢？社会心理学和认知心理学的研究表明，信息在意识觉察之外也能被接收到，而当你在商店里看到这个产品时，一种似曾相识的感觉就可以被激活，这种现象我们已经讨论过了，那就是"启动效应"（Lynn & Sherman, 2000; Molden, 2014; Prentice & Sheldon, 2015; Sherman, 1988）。社会心理学已经在许多不同的研究中发现，我们对一样事物越是感到熟悉，我们就越容易对它产生积极的感觉。一般来说，熟悉即是积极的。例如，当你在旅途中抵达一个陌生的地方，感到饥肠辘辘时，你很可能会因为看到一个熟悉的汉堡品牌而感到欣慰不已。重复和熟悉是传递信息的正性途径。在我们的意识体验中，重复常常是令人感到无聊的，但是如果这个信息不被识别为危险信息，我们的潜意识过程似乎会就此"俯首称臣"（Aronson, 2011）。

广告领域显然比上述简短的描述要复杂得多，但是我在这里想提出的一个重要观点是，广告会使用词语和图像来意图影响你的购买行为，甚至你的生活风格。那么催眠领域是否可以通过研究广告影响力的动力机制而获得什么经验呢？

对于清晰和确定感的需求有助于建立治疗联盟

当人们感觉到不确定的时候，社会心理学和常识都告诉我们，其他人就成为非常重要的信息来源。有句古话说得好："入乡随俗"。这句话反映的是，当我们不确定怎么做是恰当的时候，我们会依靠别人的判断和行为，以此作为待人接物的榜样。

你可以在 YouTube 上在线观看《抓拍镜头》（Candid Camera）栏目，以及更加新近的一档加拿大节目《博君一笑》（Just for Laughs），这些节目一直都会播放有关不确定性和从众行为的主题，他们有意地让人们陷入迷惑中并以人们的迷惑和混乱为乐，专门拍摄大家如何在一个荒唐的处境中尝试把事情搞清楚，费力地从迷惑中解脱出来。例如，在其中一集里，一辆"特殊的"汽车驶入了山脚下的一个加油站，司机要求加油。在打开了引擎盖之后，服务人员发现这辆车没有引擎！这位工作人员的脸上露出极为困惑的表情，努力地想弄明白这种不可能发生的情况到底是怎么一回事，这样的表情绝对"上镜"。人们在《抓拍镜头》和《博君一笑》节目中典型的第一反应是迷惑，然后他们会向外寻求帮助，要求其他人来帮助他们弄清楚该怎么做。他们找到的帮手常常都是节目事先安排好的托儿，这就让可怜的"受害者"更加摸不着头脑。

在面对不确定性时，从众行为会有所增加，这一原则对临床情境具有莫大的意义（Erickson, 1964; Haley, 1973; Zeig, 2015）。对于来访者而言，他的问题是不确定性和迷惑的来源，因为他们不知道如何解决这些问题。自己解决问题的尝试已经失败了，因此他们才会向专业人员寻求帮助，认定这个人因为接受过更好的临床培训，所以更知道如何来解决问题。当然，有些人宁愿把事情讲给理发师听，也不会去找医生；有些人宁愿把同事作为知心人，也不愿意去找一位心理学家；还有一些人宁愿去给一个博主留言，也不愿意直接和任何人诉说心声。人们可能只是因为他们认为某个人比自己知道得更多，就给那个人赋予了力量，无论他们的这种看法本身是对还是错。

临床工作者和来访者之间的关系质量已经被确立为所有治疗体验的重要基础，对催眠来说尤其如此。所有我知道的治疗都会强调治疗联盟的重要性。在使用临床催眠时，如果我们能够认识到导致治疗联盟形成的因素，那么我们就能够很好地界定治疗联盟。在本章剩余的篇幅里，我将对这一话题进行探讨。

临床工作者的力量

当人们为了某个令他们困扰的问题前来寻求帮助时，他们就给临床工作者身上投注了力量，把他视为一个权威，也希望这个人能够给自己带来慰藉。力量并不是临床工作者必然会拥有的，它是从来访者对于临床工作者的反应中获得的（Kottler，2017；Lynn & Kirsch，2006；Spinelli，1994）。因此，力量是一种能力或潜能，而非人格特质。一位临床工作者具有能够施加影响力的潜能，但是每一个临床工作者都是通过不成功的案例才艰难地学习到，在做治疗的时候，影响力绝不是注定就有的。

斯坦利·米尔格兰姆和对权威的服从

社会心理学家斯坦利·米尔格兰姆（Stanley Milgram，1974）进行了一系列富有争议的著名实验，研究力量的动力学特点。这些研究以相当夸张的方式诠释了普通人如何会在服从的名义下，接受一个被视为权威的人的领导，以至于对其他人施加明显的伤害。

米尔格兰姆设计了一个基础实验，而最终通过改变其中的某些影响因素，以各种不同的方式实施了这个实验，包括改变参与者彼此之间的距离、实验情境，等等。在这个实验中，研究者欺骗了不知情的实验参与者，让他们相信他们参与的是一个有关学习的实验。研究者同时给不知情的实验参与者和研究者的"共犯"——在研究情境中被称为实验助手——下达了指令，对于不知情的实验者来说，他们自然将这名助手也当作实验参与者。他们被告知，这个实验的目的是探讨使用惩罚是否能够增加实验参与者学习词语对的能力，而在这个研究中，惩罚的手段是以电击的形式实现的。不知情的实验参与者将会被指派为教师的角色，而实验助手则被指派为学生的角色。教师们看着学生被绑在一个椅子上，连上了施加电击的电极。教师们随后听到学生透露自己心脏不太好（这也是学生需要扮演的脚本之一）。教师们被安排坐在一个临近的屋子里，面朝电击仪器。电击仪器上标有从低到高排列的具体伏特数（例如，15伏、30伏、45伏，等等）和有关电击程度的描述标记（诸如轻度、中度、重度、极重度）。教师们被要求对学生给出的每一个不正确的反应给予电击，而且电击等级要不断增加。

教师们确信，当他们自己按下电击按钮时，学生会接受程度不断增加的电击。随着实验的进行，电击水平不断增高，从学生的房间传来尖叫声（"啊！"）和敲打墙的声音（"让我出去……我的心脏开始受不了了！"），这对教师来说似乎也充分证明了学生真的接受了给他们施加的电击。不过事实上，学生们完全没有受到电击。电击的仪器和连线都是假的。不过，这意味着不知情的教师必须自己决定他们愿意让这个实验持续多久。教师们左右为难，一方面他们不想要伤害学生，但是另一方面他们已经同意参与这个实验，而且觉得自己对于研究者有某种程度的义务。大多数处于教师位置上的实验参与者都非常焦虑，很快就不愿意让实验继续下去了，经常会转而向研究者寻求帮助，想得到研究者的许可来结束这个实验。而研究者的工作只是冷静地说："你必须继续下去。除了继续下去，你没有别的选择。这个实验必须继续进行。"

最终，超过 65% 的教师施加了最高的电击等级，超过了机器上所标注的"危险：极为严重的电击"的等级，尖叫的学生突然诡异地安静下来，在教师们看来很可能已经死亡。这一富有戏剧性的实验按照今天的研究伦理标准是不可能进行的。今天，人们是否还会以过去曾服从米尔格兰姆的方式来服从一位权威呢？圣克拉拉大学的心理学家杰瑞·博格（Jerry Burger，2009）近年来用更温和的版本重复了一次这个实验，并得到了相似的结果。

米尔格兰姆（1974）的实验是以在第二次世界大战之后进行的纽伦堡战争罪行审判中展现出的"服从权威"的现象为基础的。许多被控犯下极为残暴的罪行的纳粹军官都声称"我只是服从命令而已"，以此来为自己辩护。米尔格兰姆想要知道，这个现象是否为纳粹所独有，还是说任何人都有可能以服从权威的名义去伤害他人。这一不容忽视的结论让人心寒：如果人们认为某个权威是可靠的，或者他们别无选择、只能服从的话，那么他们是会竭力服从权威的。如果人们没有看到其他可行的选择，那么即便指令会造成伤害，他们也会服从。

在米尔格兰姆的实验中，当被告知"你没有选择……你必须继续实验"的时候，有些实验参与者坚定地双手抱胸说："正相反，我有很多的选择，我拒绝继续实验。"不过，这样的实验参与者只是少数。大多数的人还是服从了。服从权威的现象在许多日常的情境中都可以观察到，包

括在商业领域（"你不做这件事就滚蛋"）、教育领域（"你不做这件事就退学"），甚至在某些亲密关系中（"你不做这件事我就离开你"）。有些关系，像临床工作者和来访者之间的关系，不可避免地会建立在力量不平衡的基础上。所幸的是，并不是所有人都愿意滥用力量，为一己之私而伤害其他人。不过，那些会那么做的人可以让我们的生活变得分外艰难。

服从权威这个社会心理学的议题激发了对于下面这个问题的研究，那就是催眠到底是真实存在的现象，还是只是对催眠师所做的暗示的服从。林恩和谢尔曼（Sherman）清晰而直接地回应了这个问题，他们说："如果催眠不过是服从，或者是一种假装，那么自然没有人会对它感兴趣。然而，催眠之所以让社会认知学派的理论家感兴趣，正是因为它会引发'深信不疑'的主观体验的改变。（2000，p. 296）"在这一问题领域中，一流的催眠研究者尼古拉斯·斯帕诺斯博士从研究中得到了这样的结论："……现有的数据也表明，服从就其本身而言，并不足以解释催眠行为。（1991，p. 336）"谨慎的临床工作者应该意识到，无论是否做催眠，服从都是治疗中的一个因素，因此，我们应该小心地选择对来访者提出的要求。不过，除了服从之外，催眠包含的是一种多维度的反应性，这种反应性是特殊的，也值得对其进行额外的思考（Lynn, Maxwell, & Green，2017）。

力量和临床工作者

对于临床工作者或是像米尔格兰姆这样的研究者，他们的力量究竟来自何处呢？为什么有些人无法发现任何选择，只能服从，而另一些人却能够拒绝呢？显然，一个人具有多少力量反映的是其他人愿意给他多大的力量。人们可以把特殊的力量赋予某些人，即便这些人实际上并不真的

拥有这些力量，就好像那个人真的知道我们死后会发生什么，知道如何用触摸就能治愈癌症，或者知道我们是否都有"前世"。需要且愿意去相信他人，这在本质上是人类的天性。

具体而言，对于临床情境和治疗师被赋予的力量，临床工作者的身份是一个重要的因素（例如，在一个著名大学中担任教授），以及他在人们眼中有多么专业（例如，获得某些著名的奖项）。不过，或许治疗师所拥有的最大的力量来自他所扮演的社会角色。临床工作者和来访者之间的关系通常来说并不是平等的，在一般情况下也永远不会平等（Kottler，2017；Spinelli，1994；Szasz，1978）。前来求助的人必须对那个他们知之甚少的人倾吐个人信息和敏感信息，他们只知道面前的人是个专业人士，而那些更具好奇心的来访者知道的也不过是临床工作者的教育背景和所接受的临床训练罢了。

来访者身处的境地是向某个似乎有着成功人生且相对快乐的人揭示他们的问题、不足和恐惧。鉴于临床工作者可以坦然地做自我暴露的程度不一，上述的情况或多或少都是正确的。有些时候，过多的自我暴露会损害关系，而在另一些时候，自我暴露不足则是有害的。无论如何，这个关系的特征是，临床工作者是专家、权威，而来访者则不确定如何解决自己的问题，或者没有

能力发现自己拥有的个人选择，这些都会很容易让他们服从临床工作者的权威。我们可以回想一下，尽管某些治疗形式非常极端，甚至许多治疗还十分愚蠢，但人们还是那么愿意服从"专家"，去做他们要求做的事情。

至少有五种不同类型的力量：

（1）胁迫性的力量，这种力量源于施加惩罚的能力；

（2）奖赏的力量，这种力量源于给予好处的能力，从金钱到心理奖励；

（3）合法的力量，这种力量源于地位，包括被选举产生和被选择产生的位置；

（4）专家的力量，这种力量源于在某个领域具有更多的知识；

（5）所指对象的力量（referent power），这种力量源于个人的特点，例如是不是受人喜欢，或者是否有人格魅力（Aronson，2011；Aronson et al.，2015；Myers，2009）。

在这五种力量中，任何一种或所有五种力量都可能在任何一种情境中起作用，只是程度不一，但是它们在治疗情境中尤为明显。请考虑一下在你所做的工作性质中，每种类型的力量会扮演何种角色，这或许会让你有所收获。

接纳的需要

寻求专业帮助或者只是获得一些信息，通常也会让人觉得自己有些缺陷或不足。人们的一种基本需要似乎就是对他人的需要，这也是任何社会的基础。当你既觉得自己有缺陷，又觉得需要他人的时候，寻求接纳的驱力便开始浮现出来了。接纳是我们都需要的东西，尽管需要的多寡

不一。真的有人对其他人的反应一点都不在意吗？真的有人真心诚意地喜欢被人拒绝吗？许多人的问题并不是在于他们想要被接纳或被认可。问题在于他们要么找的人没有办法给他们接纳或认可，要么他们找的人并不愿意那么做。但这些人并没有因此意识到这一点，也没有据此调整他

们的期待，而是继续加倍努力。面对那些你觉得很重要的人，你愿意花多大的功夫去获得他们的认可呢？

当来访者向我们寻求帮助的时候，他们头脑中常见的一种恐惧是，"如果我向你敞开心扉，让你知道我所有的恐惧、疑惑、怪癖和不完美，你会喜欢我，会接纳我吗？还是说，你会觉得我既软弱，又可憎，因此会拒绝我？"在来访者寻求帮助时，临床工作者是会接纳他们还是会拒绝他们是来访者需要冒的一个风险，鉴于有那么多的证据证明了治疗联盟的力量，来访者的这种隐忧也是合情合理的（Rogers，1963）。当我们去思考来访者是否会服从临床干预的要求，以及他们会如何服从的时候，意识到来访者有被接纳的需要并且尊重这种需要是一个值得考虑的重要变量。你的来访者会花费多大的努力来获得你的认可呢？

所罗门·阿希与从众行为

在社会心理学的研究中，最著名的研究之一是所罗门·阿希（Solomon Asch，1951，1955，1956）在从众行为上所做的经典研究。他的研究就像米尔格兰姆的研究一样，其在今日的意义丝毫未减。阿希设计了许多的实验来确定他人如何影响我们的知觉、决策和态度。在一个著名的实验中，阿希让三个实验助手和一位不知情的实验参与者一同参加一个知觉实验，或者至少不知情的实验参与者被告知这是一个知觉实验。事实上，这个实验是为了研究从众行为的动力而设计的。所谓的从众行为指的是人们会按照周围人的行为、信念和态度来改变自己的行为、信念和态度（Aronson，2011；Gilovich et al.，2015）。

阿希向一群参与者呈现了一系列长短不一的线条，分别命名为 A、B、C 和第四根线 X。成员的任务似乎是很简单的：他们需要鉴别出 A、

B、C 三条线段中的哪一根和 X 线是等长的。这个知觉区分任务是一个简单任务，因为所有的线条都明显长短不一。在前几轮中，根据实验者的设计，所有的四个参与者都得出了完全相同的答案。不过，在之后的几轮中，实验者给实验助手的指示是让他们给出一个明显错误的答案。

对于不知情的实验参与者来说，团体中的其他三个人都做出了一个似乎错误的答案，但令人不安的是，他们的答案都是一致的，而且在之前几轮中，他们的判断都是准确的。你可以想象，这一出乎意料的波折在不知情的实验参与者身上激发起了严重的不确定感和焦虑。一般来说，当其他三个人都一致给出一个似乎不正确的答案时，不知情的实验参与者会感到非常迷惑，以至于他们会从众并且也给出一个不正确的答案！实验后的访谈发现，参与者个人的知觉并没有真的发生改变，他们只是在团体中表现出了从众行为。

为什么实验参与者会在团体的背景中表达出显然错误的意见呢？通过在团体内部成员在头几轮中表现出的一致性，一种团体认同感就形成了，实验参与者甚至还会形成一种团体的归属感和对团体的依赖感。"归属"满足了人们的一种基本需要。如果阿希的实验参与者公开地表达不同的意见，表现出一种不从众的行为，那么他们就会将自己同他人明显分割开来，而许多人都不能承受这种不舒服的位置。人们想要的是能够和其他人有足够多的相似之处，这会带给他们一种归属感，这种归属感在情感和其他可见的方面都会给他们带来好处。按照社会心理学的研究结果，或许你自己的经历也能证实的是，指导关系的一个基本原则是：相似性会带来奖赏，而差异性会带来惩罚。

对接纳和归属的需要在催眠关系中也存在。避免和权威对峙，做些让他们高兴的事情，无论

是夸大治疗的效果，还是给临床工作者送个礼物，或者是服从他们的语言风格、价值观和理论观点，这些都反映了上述需要，也都可以在治疗关系中找到。这和之前对力量的讨论也是相关的，正是出于这样的原因，临床工作者给予来访者奖赏的力量才能够成为治疗过程中一股相当大的驱动力。

斯帕诺斯、福林（Flynn）和嘉宝拉（Gabora）（1989）进行了一个和阿希的从众实验非常类似的研究，其中涉及催眠。他们给 45 位高催眠易感性的实验参与者一个暗示，让处于催眠状态中的他们在睁开眼睛的时候看到一张空白的纸。事实上，他们所看到的那张纸上清晰地写着一个巨大的数字 8。在 45 位实验参与者中，有

15 位，即整整三分之一的参与者重复表示，这张纸是空白的。在催眠结束之后，另一位谎称自己对他们的体验毫不知情的研究者询问他们"到底"看到了什么。他也让他们把自己在纸上看到的东西画下来。在 15 位之前声称自己看到的是一张白纸的实验参与者中，有 14 位画了数字 8。

在人们声称自己体验到了什么和他们真实的体验之间明显存在差异。这使得我们在催眠之后需要告知来访者催眠的过程，并且尽量以中性的态度来询问他们的体验，这一点尤为重要。没有一种临床情境可以完全避免出现被称为治疗的"需求特征"的情况，但是一位有意识的临床工作者能够尽量少在来访者身上引发他们表面上的顺从，更多激发他们对治疗过程的内化。

预　期

我们的预期会对我们的体验造成深远的影响。预期的力量已经在许多情况下显示了其威力，这种力量有许多不同的称谓，而且几乎所有的心理治疗模型都会强调积极的预期在提升治疗效果方面的价值（Kirsch, 1990a, 2010; Lynn & Kirsch, 2006; Patterson, Anderson, & Wei, 2014）。使用最为广泛的一种叫法或许是"自我实现预言"，它描述的是我们的行为在潜意识层面会和我们的预期靠拢，无论这种预期是好还是坏，它都会增加自己最终实现的可能性（Aronson et al., 2015; Gilovich et al., 2015）。

一般来说，当人们前来寻求帮助或获取信息时，他们都会对事情最终会有何结果抱有一定预期。他们对这种期待投入的情感越多，他们就越不可能体验到与这种预期相反的情形。比如说，如果一个人坚信自己尝试想解决的问题就是无解的，或者毫无希望的，那么即便别人给他提供了

一些可能会有帮助的解决方案，这个人也不会去尝试。这导致问题仍然无法得到解决，也又一次证实了认为它无解的看法是"正确的"。再举一个例子，如果有一个人得意扬扬地认为自己是一个很出色的人，每个人都觉得自己既善良又敏锐，然后如果有人来告诉他，他做了一件相当不地道的事情，这个人可能会认为对方只是在嫉妒自己，对别人的话嗤之以鼻，于是便再次证明自己是善良和敏锐的。在系统论中，这种循环的过程被称为"自我校准回路"，它本质上描述了为什么有人无论怎么努力还是在原地踏步，这种效应既可以用来维持良好的自我形象，也可以用来维持糟糕的自我形象。用大白话来说，人们会煞费苦心地原地踏步，想方设法证明自己糟糕的决策和错失的机会是有理由的。社会心理学家卡罗尔·塔维斯（Carol Tavris）和伊里亚德·阿伦森（Elliot Aronson）在他们出色的著作《的确犯了

错误（但不是我犯的）》[*Mistakes Were Made（But Not by Me）*，2015] 中提供了颇有启发甚至让人忍俊不禁的例子来诠释，人们在为某些相当糟糕的行为辩解时是多么富有创造力。

预期既可以帮助人们达成他们所期望的结果，也会制造阻碍，取决于预期的特性是积极的还是消极的。在临床实践的过程中，人们之所以特别要来找你，可能是因为你曾帮助过的某个人推荐他们来找你，这也就增加了你帮到这一位求助者的可能性。或者人们会因为你隶属于他们所敬仰的某个机构，或者因为你的头衔和地位，或者因为许多其他理由，所以才对你有积极的预期。不幸的是，人们也会同样因为某个随意的理由而产生消极的期待：他们不喜欢你的性别、年龄、走路的方式、工作的机构、为了见你而需要等待的时间，等等。着手处理预期，无论是你的预期还是来访者的预期，都在临床上有很重要的意义，而且也有助于建立治疗联盟（Lynn，Laurence，& Kirsch，2015；Matthews，2001）。

一些更古老的催眠仪式的目的就是在来访者身上建立起积极的预期，让他相信，自己可以有催眠的体验，或者说，已经处于催眠之中。众多催眠易感性的测量工具中包含的一些子测验完全就是为了让测验的参与者相信他们已经体验到了某种改变了的意识状态。例如，参与者会被暗示说，他们将无法睁开自己的眼睛。即所谓"眼部紧张症"，然后让他们尝试去睁开眼睛。如果他们通过了测验，他们可能会更相信自己处于催眠之中。这可能会在他们内心创造出一种期待，认为自己可以从催眠中获益，这也会让他们对于催眠师之后做出的暗示有更多的接纳（Jensen，Adachi，Tome-Pires et al.，2015；Kroger，2008）。

在专业实践中，许多"基本动作"的目的都是在来访者身上建立起积极的预期。你为什么要把自己的证书挂在墙上呢？为什么要在名片上印上那些风光的头衔呢？为什么要摆出一副专业人士的架子来让你的来访者更有信心呢？让来访者对治疗建立起积极预期的做法因人而异。如果你能有技巧地发现，特定的来访者需要靠什么才能建立起积极的预期，那么你就更有可能用它的力量来推动催眠和治疗过程朝有效的方向发展。我和抑郁的来访者的工作尤其教会了我，积极的预期对于最终的康复来说是至关重要的，这些抑郁的来访者饱受无望和绝望的折磨，因此有许多的消极预期。治疗上的挑战在于，我需要在无望中建立希望。关于这方面，我在其他的著作中描述了某些做法（Yapko，1992，2001b，2001c，2010c，2016a）。在这里可以说的是，和来访者一同创造出一种足够吸引人的愿景，让他们看到自己的生活中有什么样的可能性，这是在治疗中能发生的最重要的事情之一。

心理学家欧文·基尔希博士是哈佛大学医学院及贝斯以色列女执事医疗中心医学中心安慰剂研究项目的副主任和医学教员。他在安慰剂效应以及它和治疗疗效之间的关系的领域是一位顶尖专家。他一直都特别提倡一种有关催眠的观点，认为催眠主要就是一种期待（Kirsch，1990b，1991，1994，1997；Lynn，Kirsch，& Hallquist，2008）。他说："期待是催眠不可或缺的一部分，或许也是它最核心的部分。（1990，p. 143）"他的研究相当有说服力地展示出催眠反应在很大程度上会受到来访者的信念和预期的影响。因此，对于来访者而言，如果来访者认为某种导入是成功的，这种导入就是成功的。与此类似，如果某种催眠过程能符合来访者对此的信念，那么这种催眠体验就是成功的体验（Kirsch，1990a，1990b）。基尔希提出了一个明智的建议，即临床工作者要在治疗中明确介绍使用催眠的充分理由，以及它是能符合来访者需求和信念的（1994）。

基尔希的工作和许多其他人的工作一样，都植根于 T. X. 巴伯（1969）所从事的重要研究。巴伯很早就怀疑催眠是不是一种独特的、与其他状态不同的意识状态。他有说服力地证明了，在催眠中可以出现的反应的种类和强度也可以在不用催眠这一仪式行为的情况下出现，你只需要邀请实验参与者投入地做"一个想象练习"即可。巴伯在他的著作中也会鲜明地强调他的观点：他会将催眠一词打上引号，即让人们注意到"催眠"只是人为构建出来的概念。

大师的视野

西奥多·X. 巴伯
（Theodore X. Barber）

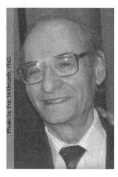

Photo by Eric Willmarth, PhD

西奥多·X. 巴伯

西奥多·色诺芬（"泰德"）·巴伯（1927—2005）有着非凡的职业生涯，自从他早年在 20 世纪 50 年代接受了成为一名舞台催眠师的培训后，他一直都在实践催眠，并对催眠展开了研究。当他还是研究生的时候，他第一次被催眠吸引，他把自己的兴趣归功于在《英国医学杂志》（British Medical Journal）上由 A. A. 梅森医生（1953）发表的一篇案例研究，其中描述了如何使用催眠来改善一位 16 岁男孩患有的顽固性皮肤症状。这促使

他终身对催眠、心身关系和如何将暗示转化为多维度的反应抱有极大的热忱。

在 20 世纪 60 年代早期，印有 T. X. 巴伯名称的研究出版物在本领域变得越来越常见，也越来越有影响力。巴伯博士一直都为催眠领域带来了知识方面的挑战，这些挑战的重要性不可低估，难以让人忽视。他作为一名舞台催眠师的经历和他早期的实验研究让他清晰地意识到，我们不必用某些定义得十分模糊且看似深奥的现象——"恍惚状态"来解释催眠行为，这样的概念甚至会让人产生误解。巴伯博士则认为，最好还是使用社会性的术语来界定催眠现象，这一观点在当时是相当超前的。

在当时，当其他人正极为努力地研讨作为一种特殊意识状态的催眠，认为催眠和其他意识状态相比拥有独特特征的时候，巴伯博士所从事的研究

则在试图证明他的核心观点：当环境适宜且参与者有足够的动机来实施被暗示的任务时，他们的反应和那些正式经历传统催眠仪式的人的反应并无差别。在他的人生历程中，他愈加坚定地认为，催眠是一种社会性的现象。他在 2000 年 1 月发表在《美国临床催眠杂志》上的一篇文章中，极为详尽而清晰地阐释了他的研究结果及其启示，他说："当我们了解催眠在多大程度上能够被社会科学的一些基本原则所解释的时候，我们就可以广义地来看催眠，将其作为一种不折不扣的社会现象来看待。好几代的文化人类学家、社会学家和社会心理学家已经全面地记录了这些基本的原则。（p. 232）"

巴伯博士的临床经历几乎和他的研究兴趣同样广泛。他会在精神科中被认为有严重障碍的病人身上使用催眠，在养老院里对老人们实施催眠，也

在私人执业中使用催眠。巴伯博士的研究兴趣包括人格和催眠易感性，会特别强调：被他称为具有"幻想倾向"和"失忆倾向"的个体会表现出更高的反应性；催眠和改变了的意识状态；催眠和学习；催眠和人类潜能；催眠和治愈；催眠和其他任何事物之间的关系！他的兴趣极为广泛，这也反映出他的好奇心和出色的智力水平。这让他在一些不寻常的主题上发表了文章，比如他对于动物智力的观察，在他出版的《鸟类的人类本质》（*The Human Nature of Birds*）一书中，他对这一富有争议的主题进行了论述。

巴伯博士在催眠领域中贡献了数十篇重要的文章、书的章节和著作，包括《在改变了的意识状态和人类潜能上的新进展》（*Advances in Altered States of Consciousness and Human Potentialities*，1980）、《催眠、想象和人类的潜能》（*Hypnosis, Imagination and Human Potentialities*，Barber, Spanos, & Chaves, 1974），以及他的标志之作《催眠——一种科学的取向》（*Hypnosis: A Scientific Approach*；最初出版于 1969 年，再版于 1995 年）。

巴伯博士在 1971—1972 年间担任美国心理学会第三十分会（现在被称为心理催眠学会）的主席。在他的职业生涯中，他居住在马萨诸塞州，并在那里开业，他受雇于哈佛大学和波士顿大学、梅德菲尔德（州立）医院以及库辛（老年）医院，并在他的职业生涯的后半段任职于马萨诸塞州阿什兰的跨学科科学研究院。巴伯博士的工作在过去是，在未来也将继续对催眠领域最为前沿的思考造成巨大影响。他对于催眠的社会认知视角所做出的贡献是不可磨灭的。

关于他早年的学术训练："我第一个本科的学位关注的是伟大的哲学家们，这激发了我对于类似问题的兴趣，例如什么是现实的本质和要素——生与死，心灵与物质，神和宇宙？然后，我又读了第二个学位，关注的是'硬科学'，特别是广阔的生物学领域。这些学习让我认识到，如果要严肃地探讨那些基本的问题，特别是那些与心智、意识和心身问题有关的问题，我就需要更深入地理解心理学。"[2]

关于他的催眠训练："在我攻读心理学博士学位的时候，我广泛地阅读了有关催眠术的有趣历史，我意识到，催眠是通过科学的手段来进军根本性问题的一条'忠诚道路'。因为在当时，催眠领域没有学术项目和专业培训，因此我就师从一位舞台催眠师，而我也用这门技艺在读研究生时维持自己的生计。作为我在美国大学的博士论文以及在哈佛大学的博士后研究工作的一部分，我开展了一系列催眠的实验，我很幸运地持续获得了美国国家卫生研究院的基金资助，这让我能够在之后的几十年里对催眠和它的相关领域展开大量研究。"[2]

关于在不进行正式的导入的前提下实施有效的催眠："当实验参与者对于催眠情境或暗示情境有积极的态度，有良好的动机来体验催眠（或者暗示的效果），并且期待他们可以体验到暗示中的现象时，无论他们之前是否接受了催眠的程序，他们都可以在催眠易感性或可暗示性的量表（其中包括了对于手臂悬浮、手臂僵直、痛觉缺失、年龄退行、感官幻觉、实验后的行为和失忆的测试）中获得相对高的分数。这些有着积极预期的实验参与者体验到了接受暗示后产生的各种（和催眠有关的类型）结果，因为他们在跟随暗示一同思考，一同想象，并同时忽视了那些干扰的想法。"[1]

关于催眠和情境因素：

"实验参与者可以在多大程度下体验到被暗示产生的效果会因为一系列情境因素而有所不同。这些包括许多不同的社会性因素，例如那些会迫使社会化的个体去合作和服从的社会要求、角色和预期。这些社会性因素还包括：实验者或催眠师的特征和技术（例如沟通能力、创造性的想法以及和参与者建立情感互动联系的能力）；在引导参与者对暗示进行思考和想象时最初运用的程序或催眠导入程序是否有效；被暗示的想法本身——它们的意义深度、创造性以及对于特定的参与者来说，它们是否有效力。"[1]

关于具有"幻想倾向"特点的被催眠者："在实验参与者中，有很小一部分人有着不同寻常的生活历史和个人特质，这让他们很容易就对催眠程序和暗示做出很夸张的反应。我们把一组人称为'幻想倾向'的个体，他们大约不到我们所有实验参与者总量的4%，这是因为他们有着独特的生活历史。在童年时期，每个人都把大量的时间花在了基于幻想的活动中，例如玩假装游戏，有想象出来的伙伴，做生动的白日梦，以及在想象层面重新经历愉快的性体验。作为成年人，他们私下里还是会继续花费大部分时间在幻想上，而且他们通常会坚持认为，他们可以看到、听到、感受到和体验到他们幻想的东西。在催眠实验中，他们会使用可以产生生动的、活灵活现的幻想的才能，用这种发展得相当好的才能以一种相当真实的方式去感知被暗示的（幻想出来的）物体，并和这些物体互动，能够体验到生动的年龄退行（他们会用自己的早年记忆来补充暗示出现的早年经历的幻想），能够通过有意地幻想自己处在一个不同的情境中（其中没有疼痛刺激的存在）而体验到痛觉缺失的现象，等等。"[1]

关于具有"失忆倾向"特点的被催眠者："第二类有着特别高的反应程度的参与者被我们称为'失忆倾向'类型，大约占到学生样本的1%。他们的特征是，在他们的生活中曾经经历过许多种类型的失忆，一般包括对自己的童年完全没有印象，对他们生活中其他零星的片段也会失忆，在他们的日常生活中会出现'记忆失联'或短暂失忆的情况，以及无法回忆他们的梦。在催眠情境中，他们通常的反应就像是进入深层恍惚状态的被催眠者或者梦游症者，看上去就像是睡着了一样，很被动，对暗示有一种自动化的反应，以及出现明显的催眠后失忆的情况。他们恍惚状态似的催眠行为和各种各样的失忆是和童年的躯体虐待、心理虐待，以及常常是和性虐待有关的。在被虐待的过程中，他们学会处于一种'断电'状态，或者进入一种'离开'的状态，或者在心理上将特定的刺激或事件锁闭起来（或者压抑、解离或遗忘）。"[1]

关于他不同的经历如何影响了他的观点："我们的实验研究（在形成我的观点上）起到的作用最大。不过，我在治疗中使用催眠的临床工作也在帮助我描绘出'幻想倾向'和'失忆倾向'这两类参与者上起到了重要作用，因为在临床工作中，我对于不少实验参与者的生活经历有了很深的了解。我在舞台催眠方面获得的经验让我能够下结论说，一些情境性的变量，像是高预期，再加上仔细地选出具有高度反应性的参与者以及有力的暗示，就能够成功上演一场戏剧化的舞台表演。我在自我催眠方面的经验进一步支持了我的观点，也即对被暗示的情境有着积极态度、动机和预期的参与者就能够体验到众多不同的暗示效果。"[1]

关于他在用催眠工作时获

得的最大惊喜：“我很惊喜地发现，我们有关暗示能够产生生理或躯体变化（例如，成功地暗示了局部疣消失）的研究预示着，在心身问题上有了令人兴奋的新的解决方案。简单来说，通过词语或暗示就能够在身体上精确地产生局部的改变，这给我们的启示是，神经细胞会精准地将信息传递给身体中的其他细胞，而身体中的其他细胞也能够理解由这些有意义的信息所传达的暗示，而且去实现这些暗示。细胞能精确地进行沟通并理解沟通的意义则意味着细胞（以及它们所构成的生物体）是生理心理实体或者说躯体化的心理。如果细胞和生物体可以被看成一种心理化的物质，或者具身化

的心理的话，那么心身问题就不存在了（或者得到了解决）。”[1]

关于他的个人兴趣：“像大多数人一样，我喜欢与我的家人和朋友在一起。我也喜欢下雨、太阳和美丽、无垠的土地。我特殊的‘兴趣爱好’可以追溯到我小时候，当时在希腊的岛上，在那里我学会了和各式各样的动物（驴子、猪、绵羊、山羊、松鼠、鸟甚至蚂蚁）建立‘私人’的关系。所以说，我现在独特的爱好是从小时候开始的，而且因为我广泛地阅读了有关动物行为的书，这一爱好也得到了充分地放大和理论上的滋养，包括和我环境中的动物（以一种‘令人震惊’的亲密方式）进行

互动和沟通。另一个相关的爱好是整理埋没在文献中的众多有关动物的类人类智能的研究（这在科学上是一个禁忌话题），我着手做这件事是从写一本书开始的，这本书在 90 年代出版了，而我在目前写的这本书中进一步拓展了这个主题。”[2]［他提及的书是《鸟类的人类本质——一项带来惊人启示的科学研究》（*The Human Nature of Birds: A Scientific Discovery with Startling Implications*，1994；penguin）］

[1] 来源：个人交流，2002 年 10 月 10 日

[2] 来源：个人交流，2002 年 11 月 13 日

对内在和谐的需要：认知失调

当我在浏览杂志或者电视节目的时候，许多产品的广告常常让我感到震惊。瘦身产品声称它们非常有效，以至于只要你看它一眼，就能确保让你减轻体重（我只夸张了那么一点）；营销类的书籍保证你能够获得一种充满力量的人格，从而让你跻身最上流的社交圈；有产品声称能保证清洁你的皮肤，让斑秃的地方长出头发，治好你的关节炎，让你成为百万富翁，将你的家变得像展示橱窗般吸引人，在几周里就能让你练就“六

块腹肌”……这样的例子还有很多。

谁会出于这样不可信的保证来购买这些产品呢？什么样的人会出演这些令人倒胃口的广告，对某个产品赞不绝口，诉说着它如何从根本上给了他们一个继续活下去的理由呢？这是一个老生常谈的话题。如今，“江湖郎中秀”会在演播室里拍摄，下面坐着一群兴致盎然的观众，向你这位半信半疑的消费者证明，像你这样的“大活人”会购买这种产品，而其直接的结果是能体验

到一种神奇的改变。在 150 年以前，这种江湖郎中秀是由一个驾着大篷马车、游走于不同的村落间的骗子导演的，他会事先派一两个同伙出马，当场购买一瓶印有"神奇医生药水"字眼的包治百病的药，喝完后立刻说自己感觉百病全消。其他希望能够获得类似效果的人会购买这瓶药水，这样就让骗子好好地赚了一笔。不过，神奇的是，有些购买了药剂的人也的确感觉更好了。

在这样的情形下，一个人积极的预期，即一种安慰剂效应肯定发挥了作用。但是在这里起作用的还有另外一个因素：一种对内在一致性，或者说内在和谐的需要，这是人类人格中的一种核心成分。社会心理学家利昂·费斯廷格（Leon Festinger）因阐释了被称为"认知失调（cognitive dissonance）"的原则而著称（1957）。他描述了人们有一种维系稳定的自我感的需要，以及与之相关联的保护我们对自我看法的需要。我们如何能做到呢？其中一种方式就是努力减轻我们内心那种迷惑和互相矛盾的感觉，或许是通过忽略那些会造成矛盾的信息，或许是通过扭曲那样的信息直到它们能与我们的内在感受惬意地相合。作为社会心理学家，卡罗尔·塔维斯和伊里亚德·阿伦森撰写了《的确犯了错误（但不是我犯的）》一书，描述了人们怎么合理化那些不合理的事情，从糟糕的行为到付出高额代价的决策错误，从而在这个过程中保全自己的自尊（2015）。

举一个例子来说，我们可以用和本书之前描述的不同的角度来考虑催眠中的控制感问题。如果我希望能感觉到我可以控制自己，那么我如何才能既服从你的要求，又不会觉得我至少放弃了对自己的一部分控制呢？这里的两难困境在于，我既想能够控制自己，又想听从你的建议从而让我感觉更好些。我应该怎么来解决这个两难困境呢？

社会心理学的研究已经一再证明，就像是心理治疗中的来访者一样，当实验参与者能够意识到实验中所引入的变化、实验情境的目标以及用来施加影响力的技术时，他们的表现也会变得更差（Gilovich et al., 2015；Lynn & Kirsch, 2006；Lynn & Sherman, 2000）。你可以想象一下，所罗门·阿希或是斯坦利·米尔格拉姆告诉研究参与者"我们会测量你有多么服从权威"，或者"我们要测评你在多大程度上会依从其他人所做的不正确的判断"。简单来说，如果那么做，实验就不可能产生如此令人瞠目的结果了。所以说，研究者会用迂回间接的方式和欺骗来激发实验参与者自发产生的行为，而实验参与者必须在他们内心找到让自己有良好自我感觉的方式，即便他们在当时所做的事情并不一定让他们感觉良好。

一般来说，人们很善于找到办法来让彼此各异的体验相容。但是，我在这里更想说，我们需要能够欣赏在许多来访者身上所展现出的抗拒，他们会抗拒在他们看来临床工作者对于他们过度的操控行为。当人们失去控制感的时候，他们会感到无助，甚至错误地觉得临床工作者"太控制了"。有一些来访者甚至会渴望，在他们没有任何控制的情况下觉察到控制感，因此便发展出了一种"对控制的幻觉"。如果我们想要有效地使用催眠，我们就必须考虑如何去强化人们的控制感，但又能鼓励他们跨出自己的"舒适区"，去做一些不一样的事情，这的确是一对矛盾。

人会强烈地渴望确定感，而当人们处于一种不确定的心理框架时，或许是因为自己所处的环境是全新的，他们也会转而向他人求助，询问他们该如何看待现状。他人给出的解释越能够符合他们的个人需要，他们就越容易彻底地接受这个解释。所以，我们所相信的大多数事情和"真相"无关，更多的是我们个人所期望相信和能够相信的事情。

沙克特（Schachter）和辛格（Singer，1962）做了一项经典的社会学研究，这项研究很清晰地展现了有关不确定性的问题以及人们如何会从他人那里寻求对自己感受的解释。如果你的身后有一头熊在追你，你感觉到自己飞快的脉搏和心跳，你可以很容易把这种生理改变归咎于对熊的恐惧。但是，如果你同样体验到这样的生理变化，但无法清晰解释这种变化的理由，那么会发生什么呢？在沙克特和辛格的实验中，参与者要么被注射了肾上腺素，要么被注射了安慰剂。实验参与者被告知他们接受的是维生素补充剂。有些参与者被告知，这种药剂的副作用是让人心跳加快，但是另一些参与者并没有得到这样的信息。对于那些没有被告知肾上腺素具有副作用的参与者来说，当他们心跳加快，双手也开始颤抖时，他们会得出什么样的结论呢？因为他们不知道如何解释这样的现象，所以他们通常都会把周围人的反应加入自己的解释中。

研究者随后把自己的实验助手介绍给参与者，并且告诉参与者，这一位参与者也同样注射了维生素补充剂。这位实验助手在实验之前已经接受了自己该如何表现的指令。在某些情况下，他被要求表现出欣快的样子，有些情况下，他被要求表现出愤怒。对于自己出现生理反应的原因并不知情的参与者而言，他们一般会表现出和实验助手类似的行为。而当参与者明确知道自己出现生理反应的原因时，周围人的行为就很少能影响他们，或者对他们毫无影响了。不过，当参与者不确定的时候，别人的反应就会对他们造成强大的影响。这个研究进一步表明，如果参与者的感受是模糊的，那么这种模糊的感受就会让他们去跟从其他人的观点。

我们需要弄明白我们自己的反应，这是发展自我觉察和保持心理健康的重要部分。但是来自他人的影响甚至会明显地影响我们为自己内在体验赋予的意义。关于我们来访者潜在的弱点，以及我们对他们体验的意义所做的解释，上述的研究结果会给你什么样的启发呢？

下面这个例子与这部分启示高度相关：催眠的体验是极为主观的，常常也是模糊的。在你结束催眠之后，经常会有来访者睁开眼睛问你："那就是催眠吗？我被催眠了吗？"如果你说："呃，我也不确定。"那么你的来访者必然会继续对催眠、对你、对他们自己以及所有这一切产生很多的怀疑。不过，如果你选择直接回答说"是的，这就是催眠"，然后向他们提供一些特定的证据，比如"你有没有注意到你的呼吸发生改变了？你的肌肉系统发生了变化？有没有感觉到自己放松了呢？……"那么，来访者很有可能会接受你作为专家的观点，把你对于这些模糊的互动的看法当成自己的看法一样。来访者需要获得确定感，需要有一种知觉框架来整合自己的体验，这些需要可能会让来访者有意愿接受你有关催眠体验的解释。

有些时候，对于认知一致性的需要会以某种可笑的方式表现出来，将人类诡异的本质暴露无遗。在一个现已成为经典的研究中，研究者考察了实验助手是否能在排着长队等着使用复印机的人群中插队（Langer，Blank，& Chanowitz，1978）。当实验助手只是询问排在他们前面的人是否可以允许他插队，但是没有给出任何理由的时候，对方依从的比例是60%。但是当实验助手想要插队但又给出了理由，例如说"我有一个非常重要的会议，我要迟到了"的时候，依从的比例上升到了94%。而当实验助手询问是否可以插队，但给出的是一个并不能解释其行为的理由时，例如"因为我想要复印一些东西"，依从的比例也达到了93%！林恩和谢尔曼（2000，p. 306）据此得出的结论是："提出一个要求加上一个理由似乎就自动地引发了某种依从反应。"你是否有个好理由来建议你的来访者使用催眠呢？

对于认知一致性的需要还会以另一种需要的形式浮现出来：来访者或多或少会有这样一种需要，需要的多寡因人而异，即来访者会希望自己从接受的专业帮助中至少获得某些收获。当人们在某样事物上投入了金钱、希望和时间时，他们通常都真心地希望它能管用，即便"只有那么一点"。他们需要去合理化自己的投入，或许也需要去合理化其他人的投入。随着他们对于治疗过程投入的努力不断增加，这种需要也就在不断增加。这就是为什么许多临床工作者都着力要求来访者在治疗一开始就成为一个主动的、合作的伙伴，积极参与治疗进程。

预期和对认知一致性的需要也会起到反效果。例如，如果一个人认为自己已经无药可救了，那么他便会费尽功夫证明自己是毫无希望的。在前文中，我曾经描述过有一些人会上台去证明自己是无法"被催眠所控制的"，有些人就像这些人一样，他们的表现就好像他们需要去证明自己必定会失败一样。你有多么失败就证明你有多么成功，这种心理十分奇异，但不幸的是，它却并不罕见。一个绝佳的例子是有一些病人，他们看遍了全城的大夫，却又因为没人能治好他而衍生出一种莫名其妙的自豪感。另一个很好的例子是，有一些来访者，他们花了多年的时间接受心理治疗，不断更换治疗师却毫无进展，他们从来不会和任何一个治疗师真正地开始工作。

有些时候，那些垃圾产品广告中的证言纯属欺骗，全是由广告商编造出来的。不过，那些将巨大的力量归功于一种毫无用处的产品的消费者，他们的感受常常是真实的。不管怎么样，他们把广告片完整地看了两遍，在规定的时间里打电话去获得他们的"赠品"，然后支付了 89.95 美元，还有税费、快递费和包装费。

沟通风格

你的沟通风格是影响来访者的可暗示程度的又一个重要因素。我所说的沟通风格指的是你传达信息的方式，以及你如何将可能性传达给你的来访者。沟通风格有许多种，每一种风格的影响力都有不同的范围和质量，它们会影响你的来访者接受你提供的信息和视角的程度（Barber, 2000; Terhune & Cardeña, 2016; Zeig, 2014）。

如果一位临床工作者想要将某个信息传递给来访者，他就必须考虑什么样的沟通风格最有可能让这位来访者以自己期望的方式做出反应。应该采用一种理性和推理占主导的互动方式，还是诉诸情感的力量或许会有更好的效果？使用的技术应该是直接的，还是间接的？采取的立场应该是支持性的，还是对峙性的？应该对来访者高标准、严要求，还是采用"放养"策略？是前后不一致的信息（"混合信息"）还是前后一致的信息更有影响力？关于催眠暗示的结构和风格，第11章中会有更为详尽的讨论。此刻可以说的是，包装观点有许多不同的方式，没有一种风格能对所有人都有效。可暗示性是一种普遍存在的人类特质，但是对于特定的个体来说，如何才能做出良好的反应则存在相当大的个体差异。

结　语

本章讨论了影响人类可暗示性的多方面因素。为了试图理解到底什么构成了良好的催眠治疗和心理治疗，对上述每一个因素加以考虑是十分重要的。什么才能成就最有影响力的沟通和最好的催眠？这一点上并无定则。一个人的佳肴可能是另一个人的毒药。有些人会在感到痛苦的时候想起专业帮助并且求助于专业人员，而另一些人宁愿自己承担，或者向一位友好的邻居请教。有些人希望你能直接告诉他，他第一步应该做什么，第二步要做什么，然后便开心地去服从这些刻板的指令；而另一些人会和这种直接的指导较劲，或许是因为他们把这些指导看成是尝试控制他们的企图，所以更偏好自己独自参悟。对于有些人而言，如果他们能够完成一系列严苛的任务而最终达成某个目标（例如，如果一位治疗师的候诊名单很长，来访者需要等待很长一段时间才能排到，那么这位治疗师就"值得拥有"），他们会有更良好的反应；而对于另一些人来说，他们甚至都不会去考虑完成这样的任务（如果发现候诊名单很长，他们就会立马去找另一个治疗师）。有些人需要你几乎能够针对你所说的任何事情提供科学证据，而另一些人则对科学持怀疑态度，也会怀疑那些推广科学的人。有些人在自己感到迷惑的时候会对他人的看法保持开放的态度，而另一些人会封闭自己，尝试自己解决这些迷惑，甚至不惜使用错误的信息。

我自始至终在本章里特别关注的是，你如何发展出一种鉴赏力，能品评临床催眠的社会心理学的特点，去考察人们的社会性本质如何能给他们赋权，又如何让他们丧失力量。我或是以直接的方式，或是以间接的方式讨论了诸如信念、预期、态度、从众、服从、自我合理化和依从性这类基本问题。如果你仔细地阅读了本章，你可能会发现，倘若你能够认识到你具有影响来访者的力量，那么你或许就能更好地理解临床情境中的催眠，并且以最为敏锐的方式来应用它。对于每一位临床工作者来说，挑战就在于如何以最有效且最尊重他人的方式做到这一点。

开动脑筋

1. 什么样的广告似乎能对你的购买行为产生最大的影响？在这些广告中，你可以鉴别出是哪些因素让广告对你产生如此大的影响力吗？

2. 什么样的产品或服务是你认为自己一无所知的（例如，汽车维修、牙科诊疗或者维修电脑）？对这些产品或服务的无知会如何影响你作为消费者的角色？

3. 你认为米尔格拉姆关于"服从权威"的实验如果在今天原封不动地再进行一遍（即便因为和欺骗参与者以及让参与者感到不适相关的伦理考量不会让这个实验得以重复），是否还能获得同样的结果？为什么？

4. 描述一两个你屈服于同伴压力的例子。你当时的感觉是什么？如果你当时不服从的话，你觉得自己可能会面对什么样的惩罚？你当时能够控制自己吗？

5. 描述一两个你觉得权威的要求是错误的但你仍然服从了权威的例子。你为什么会服从呢？当时你对那件事有什么感受？现在你对此有什么感受？

6. 当你遇到一个新的人，什么会给你留下深刻印象？他人如何能在你身上建立起积极的预期？

7. 一位治疗师如何能拥有本章所描述的五种类型的力量？请具体描述。

行动起来

1. 采访一些医生，询问一下他们怎么看待安慰剂效应。他们是如何描述和解释这个现象的？在什么情况下，他们会使用安慰剂（如果他们会用的话）？

2. 列出一些你最看重的特质。当你接收到的反馈和你对自己的信念不一致时，你会有什么样的反应？你对自己的信念会发生改变吗？为什么？

3. 列出你觉得自己最容易在积极层面（即以开放的、接受的态度）受到他人暗示的感受或情境。你可以说些什么和做些什么，从而在其他人身上也创造出同样的效果呢？

4. 在什么情况下，你最有可能为糟糕的决策或坏行为找借口？请在纸上列出一些具体的方式，这些方式可以帮助你更好地认识到你正在欺骗你自己。

5. 访问一些催眠网站，看一看他们许下的承诺，例如"即刻止痛"或者"在他人不知情的情况下催眠他们来获得你想要的东西"。谁可能会相信这些夸大或虚假的宣称？如果你有机会的话，你会怎么改变他们错误的想法？试着练习几次大声说出你的反应……未来你会有这方面的需要的！

第 9 章

催眠的反应性：人口学因素和测评工具

只要使用了正确的技术，任何人都可以被催眠并且在催眠中产生有意义的反应吗？你可能会看到，众多关于催眠主题的书籍都变着法子地在标题上使用"神奇的字眼"这类短语，它们毫无疑问就在暗示，如果你使用了神奇的字眼，那么就能保证你成功实施催眠。如果事实真是如此，那该多好啊！如果真有什么能保证在执业中有百分之百的成功率，每一位有操守的临床工作者恐怕都愿意倾其所有；但事实是，没有人能保证百分之百的成功率。有众多变量会影响一个人对催眠的反应，这也让我们难以理解为什么有些人的反应那么好，觉得催眠能够让他们焕然一新，而另一些人的催眠体验则平淡无奇。

谁能够被催眠，谁又不能够被催眠，这是一个复杂的议题，在本领域中，它也一直都是研究的热点，本领域中最值得尊敬的一些人也曾对它展开过理性的探讨和激烈的辩论。当你开始思考这个重要的议题时，你很容易理解为何它如此复杂：我们应该如何给诸如催眠、催眠易感性、可暗示性、反应性、体验的深度以及贯注状态这样的词下操作定义，以便于在一定数量的人群中测量它们并得到有意义的结果呢（Council，2005；Lynn et al.，2015）？

催眠定义委员会（Hypnosis Definition Committee，HDC）是由一群知名的催眠专家组成的研讨小组，他们在 APA 第三十分会的前任主席阿德·巴拉巴兹（Arreed Barabasz）博士的聘请下修订 2003 年对催眠的定义。你可以回忆起在第 1 章中，他们对于催眠的定义是"一种意识状态，涉及注意力聚焦以及外周觉察的减少，其特征是对暗示的反应能力提升"（Elkins，Barabasz，Counceil，Spiegel，2015，p. 6）。请注意"对暗示的反应能力提升"这一说法。HDC进一步将催眠易感性（hypnotizability）定义为"个体在催眠中体验到由暗示所产生的，在生理、感觉、情绪、思维或行为上发生改变的能力"（p. 6）。在这些定义中，语义上的差别是十分重要的，并会因此产生不同性质的体验（Wagstaff，2000，2014）。催眠易感性是不是等同于可暗示性呢？催眠的反应性和催眠易感性是否相同呢？许多专家对这些定义表示不满，认为它们缺乏用词上的精准性，并且过于宽泛（Christensen & Gwozdziewycz，2015；Sanchez-Armass，2015；Yapko，2015）。专业术语是重要的：西娅拉·克里斯藤森（Ciara Christensen）曾调查了临床与实验催眠协会的成员，这些成员总体上偏好催眠易感性这个术语（2005）。在一项欧洲针对国际催眠学会的大会参会者的调查中，人们偏好的术语是恍惚状态能力（trance capacity）（Munson，Trenkle，& Gallawa，2015）。我个人的偏好是把对催眠做出反应的能力称为催眠反应性（hypnotic responsiveness）。

再举一个例子来说明语义可以多么棘手，研究者安德烈·魏兹霍夫在催眠（hypnosis）和催眠术（hypnotism）之间做了区分（2002）。他认为催眠是一种个体的主观体验，是一种独立于暗示之外的转换的状态。他认为催眠术是催眠和暗示的复合产物，是引发催眠的过程。这实在让人感到一头雾水。无论在自我催眠中，还是在他人催眠中，催眠可不可以在没有获得自我或他人的暗示下产生并发展呢？就像斯皮格尔和斯皮格尔（1978/2004）以及克鲁夫特（Kluft，2015）指出的那样，在描述不同的催眠种类时，其中一种形式是自发的，所以，上述问题的答案是肯定的。

人具有不同的催眠能力：人口学变量研究

无论是研究者还是执业者，一个得到广泛共识的结论是，尽管绝大多数的人都可以在某种程度上体验到催眠，但是每一个人对催眠的反应性是不同的（E. Hilgard, 1965；H. Spiegel, 2008；Witzenhoffer, 2000）。当不同的研究参与者接受各种不同的催眠导入和暗示时，他们在不同的条件下表现出的反应性水平是各异的（Barnier & Council, 2010；Laurence, Beaulieu-Prevost & du Chene, 2008；Spiegel & Spiegel, 1978/2004）。因此，许多专家得出的结论是，催眠易感性，即在研究中一般被界定为一种对暗示的体验做出积极反应的能力，更多体现的是一种个人的因素，而不是人际因素或环境因素。

有关催眠体验能力的研究已经考察了许多不同的个人变量，包括人格类型（T. Barber, 1964, 2000；Spiegel & Spiegel, 1978/2004；Tasso & Perez, 2008；Varga & Kekecs, 2015）、想象能力、意象能力和幻想倾向（Barnier & McConkey, 2004；Braffman & Kirsch, 1999；Hilgard, 1980；Sheehan, 1972；Wilson & Barber, 1981, 1983）、智力水平（Geiger, Peter, Prade, & Piesbergen, 2014）、贯注的能力（Brown & Oakley, 2004；Roche & McConkey, 1990；Sapp, 2015）、预期（Kirsch, 2000；Lynn & Kirsch, 2006）、性别（Page & Green, 2007；Peter et al., 2014b；Weitzenhoffer, 2000）、年龄（Morgan & Hilgard, 1973）、依恋历史（Peter et al., 2014a；Peter et al., 2014b；Rotaru & Dafinoiu, 2014）、解离能力（Cleveland, Korman, & Gold, 2015）、共情（Barrett, 2016；Reid, 2016a；Vargas, 2016；Wickramasekera II, 2015, 2016），以及许多其他的因素。

那么，在个体的催眠反应性上，这些研究又得出了什么结果呢？总体而言，它们表明：那些对催眠的反应性更高的人也可能会有更高的想象力，有细节更丰富的意象，对于具体任务有更高的动机，可以在体验中处于更深的贯注状态，可以采用更不费力和更自动的方式加工信息，对于自己的反应能力有更积极的预期，而且随着时间的推移这些能力也鲜有变化（Cox & Bryant, 2008；Green & Lynn, 2001；Lynn & Kirsch, 2006；Shimizu, 2006）。

尽管越来越多的研究证据表明，催眠反应性的水平在个体之间是一个异质性的特质，而在个体内部是一个稳定的特质，不会随时间变化而变化（E. Hilgard, 1965；Piccione,

Hilgard，& Zimbardo，1989；Spiegel & Spiegel，1978/2004）；但是，许多在临床实践领域的催眠专家更喜欢关注怎样最大程度上提升来访者对催眠干预的反应性，而不是去测评他们的反应性（Montgomery，Schnur，& David，2011）。他们的工作建立在这样一个假设上，即当我们使用某种标准化的工具来测量催眠反应性时，我们就错失了治疗干预的增效作用，因为有些治疗干预是可以提升来访者对催眠的反应性的（Geary，2001；Gfeller & Gorassini，2010；Gorassini，2004）。

催眠反应性只是一个个体的人格变量，稳定存在于不同的情境之中吗？如果是这样的，那么竭力以某种方式客观判定个体的可暗示性水平对于临床工作者而言就是很有意义的了。如果这个人被认为是可以接受暗示的，那么或许他就更容易吸收暗示。还是说，可暗示性除了个体对于暗示做出反应的能力之外，还受到额外因素的影响，例如暗示的重要性、实施暗示的背景、实施暗示者的行为举止？一个可暗示性测验的分数能否解释这些因素和其他类似因素，并且准确地代表个体做出反应的能力呢？

这些问题可以这样回答：可暗示性并不是一个跨情境存在的稳定特质。某个人对于一个正式的催眠易感性测验的重复测量表现，可能会体现出针对这个测验而言的一种相对稳定的催眠反应性，但是这不同于在不同生活情境之中的可暗示性。有些人可能在一个情境中具有相当高的可暗示性，但在另一个情境中却并非如此。对于暗示的反应程度的增减是有选择的，这种选择性基于许多不同的因素，在本章之后的篇幅以及整本书中，我都会对这些因素加以描述。

人格因素和催眠易感性

许多研究者都曾探讨在人格维度和催眠反应性之间的关系。研究者曾使用明尼苏达多项人格问卷（Minnesota Multiphasic Personality Inventory，MMPI）、瑟斯顿个性问卷（Thurstone Personality Schedule）、罗夏墨迹测验（Rorschach Ink Blot Test）、主题统觉测验（Thematic Apperception Test，TAT）、加利福尼亚心理问卷（California Psychological Inventory，CPI）以及其他诸多标准化人格问卷的测验得分，考察它们和由标准化测验测量的催眠易感性之间的关系。这些研究一致得出的结论是：在催眠反应性和这些测量工具的分数之间并不存在任何特定的相关（Kihlstrom，2008；Kirsch & Council，1992）。在一项研究中（Nordenstrom，Council，& Meier，2002），描述人格方面的个体差异的"大五模型"（Costa & McCrae，1997）被用于研究催眠易感性的相关方面。这五个因素是开放性、尽责性、神经质、宜人性和外向性。这个研究也再次得出了类似的结果：在催眠的反应性和这些人格特征之间不存在有意义的关系。

想象能力、幻想倾向和催眠反应性

约瑟芬·希尔加德（Josephine Hilgard）博士在她 1980 年出版的《人格和催眠——一项对于想象卷入度的研究》（*Personality and Hypnosis: A Study of Imaginative Involvement*）断言，预测催眠易感性的最佳因素是想象卷入度的能力，她把这种能力界定为可以完全沉浸在某种活动之中，以至于能够排除任何无关的竞争刺激的能力。在她的定义中，她明确强调了选择性注意这一知觉过程的重要性，但增加了一个额外的因素，即能够有选择性地聚焦在或者沉浸于想象的体验中。

西奥多·X. 巴伯（2000）在发表于《美国临床催眠杂志》的一篇重要文章中指出，有证据证明"至少有三种非常出色的被催眠者——幻想倾向型、失忆倾向型以及积极定势型（positively-set）"（p. 208）。在他对证据的回顾中，他将幻想倾向型个体描述为更容易进行想象活动、白日梦和幻想的人。许多的研究支持在幻想倾向和催眠反应性之间的关系（Barrett，1990，1996；Lynn，Laurence，& Kirsch，2015；Sheehan，1979；Wilson & Barber，1981，1983）。

人们在想象体验和加工信息方面的能力和风格上存在个体差异。可以据此推断，他们在意象能力方面也存在差异（Gordon & Cohen，2017；Sheehan，1975）。有些人比较具象化，和他们直观的体验紧紧地联系在一起，没有太多的想象力，需要非常具体地描述他们有过的体验才能体验到催眠。另一些人具有高水平的抽象能力，能够不依赖于自身过去或现在体验，而是任由想象力和幻想在脑里驰骋，并产生对自己有意义的体验。鉴于催眠体验在本质上是主观的，因此一个人的思维有多么具体或抽象，以及他们的"现实取向"有多强，都会影响对催眠的反应。

催眠不是一种具体化的、理性的体验类型，它也没有清晰的、可以界定的边界。不存在任何发射升空的火箭，或是呜呜作响的警报，或是边走边唱的游行乐队，挥舞着旗帜来证明"这就是催眠"。催眠的体验包罗万象，从非常轻微的状态，即几乎和一个人正常的觉醒状态难以区分的状态，到非常深刻而独特的体验，即有着强烈的感知觉体验的特征，整体被识别为"催眠体验"。对于那些具象化和不太有想象力的人来说，如果让他们体验一种诱发轻度催眠体验的引导语，他们的反应常常是"我没有被催眠……你说的每句话我都听到了"。一般来说，面对这些具象化的参与者，你应该用具体化的语言来描述可以被验证的体验。使用抽象的词语，比如"能量流动"上的变化，"凝练你的精华"，"灵魂的共鸣"，或是说一些"新世纪流派"类的暗示，比如"让你的生活历程突破一切限制，向前流动，去获得和整个宇宙的平衡"很可能会导致重大的失败。有些人的想象力是很有限的，所以在规划你的工作方法时，你还需要额外考虑一下这个变量。

贯注、注意和催眠易感性

贯注于体验的能力提供了另一种视角来看待选择性注意这个知觉过程，这个过程也明显体现在催眠反应性之中。精神病学家和催眠专家大卫·斯皮格尔对它的描述是："（贯注）让注意焦点变得狭窄，且代价是影响了外周觉察力（peripheral awareness）（例如，你沉浸在一部好电影或是一本好看的小说当中，以至于进入了一个想象的世界，而失去了对故事所发生的周围环境的觉察）。（2010，p. 418）"

特勒根（Tellegen）和阿特金森（Atkinson）（1974）对贯注的描述是"对于自我改变的体验保持开放"，并且编制了一种叫作特勒根贯注量表（Tellegen Absorption Scale，TAS）的工具来测量一个人具有的贯注体验的性质。这个34题的 TAS 量表在贯注的测量中应用广泛，事实上，它也能够显著地预测研究参与者的催眠反应性（Laurence et al.，2008；Radtke & Stam，1991）。泰德·巴伯（Ted Barber，2000）认为，许多有失忆倾向的研究参与者也能够拥有进入更深的贯注状态的能力。不过，一个有意思的发现是，TAS 和已获得公认的催眠易感性量表之间仅有低度相关。尽管如此，无论我们如何来解释这个结果，在做催眠时促进贯注状态无疑是对催眠过程有益的（Hammond，2015；Jensen，Adachi，

Tome-Pires et al., 2015）。

在对催眠能力的考察中，研究者对注意的关注相对来说还是最近的事情（De Benedittis, 2015）。我在第 4 章已经论述，大脑会自发地依赖于多重注意系统，这些注意系统具有单独的功能，但这些功能彼此之间也有关联（Landry & Raz, 2017；Hoeft et al., 2012）。斯皮格尔父子对于催眠中注意和注意力集中的重要性，以及它在塑造催眠反应性中起到的关键角色一直给予很多关注（Spiegel & Spiegel, 1978/2004）。事实上，赫伯特·斯皮格尔在后来说道："当恍惚状态出现的时候，会出现三种核心的特征，这三种特征的不同组合会表现出低度、中度和高度的催眠易感性。这些特征是：贯注、解离和可暗示性。如果这些变量中有一个不存在，也就不会发生催眠。（H. Spiegel, 2008, p. 149）"

预期、"积极定势"和催眠易感性

在塑造人们对催眠、心理治疗、医疗和生活体验的反应时，预期的角色是极为深远的。如前所述，心理学家欧文·基尔希博士是一位著名的社会认知理论家，他深入地研究了预期，尤其是它和催眠反应性的关系。在这个过程中，他发展出了他的催眠"反应定势理论"（Kirsch, 2000）。他引证了众多研究来支持他的观点，即个体对于他们能否对暗示做出反应的预期会调节他们最终的体验。他写道：

> 作为言语陈述的暗示旨在明确地引发个体的某种预期，即预期自己在体验和行为中会出现改变。这一点在直接暗示上反映得特别清楚，例如"你的手臂变得越来越轻盈""你的手臂变得越来越麻木"，以及"你将会忘记在这次会谈中发生的所有事情"。
>
> 接受一个暗示即相信或期待这些事件将会发

生，事实上，也的确发生了。

> （Kirsch, 2000, p. 279）

基尔希进一步指出，这些预期可以让个体在无须任何催眠导入的情况下就呈现出被其他人称为催眠表现的反应。基尔希写道："有良好的实验数据表明，催眠反应在很大程度上体现的是真实发生在体验中的改变……然而，由催眠所产生的体验和生理层面的改变并不需要这个人一定处于恍惚状态之中。（Kirsch, 2000, p. 278）"

泰德·巴伯（2000）对此表示赞同，并描述了一种"积极定势型"的高反应对象。他对这些人的特征进行了如下的描述：

> 他们之所以具有高催眠反应性，主要是因为他们有"被催眠暗示的意愿"，也就是说，他们准备好让思维、想象和心理状态随着催眠导入和暗示而"流动"，与此同时"放弃"那些与之矛盾的和无关的思绪。他们的这种"被催眠暗示的意愿"则是因为他们具有"积极定势"，这种积极定势具有三个维度：积极的态度（对催眠本身，对特定的催眠情境以及对特定的有血有肉的催眠师）；积极的动机（对体验催眠和所暗示的效果）；以及积极的预期（即他们能够体验到催眠和被暗示的东西）。
>
> （T. Barber, 2000, p. 224）

预期是一个特别能调节催眠反应性的因素。我曾在之前自己的文章中（Yapko, 1988b, 1989a, 1993b, 2001b, 2001c, 2006a, 2010b, 2016a）提到过，现在也想再次提出，催化来访者积极的预期是治疗干预中最为重要的初始目标。

性别和催眠反应性

在早期考察在催眠易感性上是否存在性别差异的研究中，得到了一定的数据支持如下观念，即女性的催眠易感性总体上可能比男性更高一些（E. Hilgard，1965）。不过，在此之后，在催眠反应上存在任何性别差异的研究结果并没有经得起时间的考验。魏兹霍夫对他在这一问题上的发现做出了如下总结：

> 在男性和女性之间的（差异）是模棱两可的。也就是说，总体而言，一个稳定的发现是女性要稍高于男性，但是这种差异甚至永远都达不到5%的显著性。这导致过去的研究者都会拒绝承认存在这样一种差异……差异实在太小了，以至于不具备任何现实的重要性，也不足以提示存在任何理论层面的重要性。
>
> （2000，p. 281）

尽管总体上两性在对标准化催眠易感性量表的反应方面并不存在显著的差异，但是鉴于不少数据表明，两性在求助行为、易感性、治疗进程以及对治疗的反应性方面在不同的条件下表现出一定差异，我们仍然有理由将性别作为一个值得考虑的因素（Lemkey，Brown，& Barry，2015；Linden，1999；Waalen，1997）。例如，最近的一个元分析研究发现，在用催眠来治疗吸烟的治疗中，存在和性别有关的差异，并且报告说"存在一个虽小但显著的效应，那就是男性参与者在戒烟方面要比女性更成功"（Green，Lynn，& Montgomery，2008，p. 259）。尽管在最近几年，大家也越来越强调要承认在催眠程序的使用中存在性别差异，并且要将性别差异考虑在内，但是莱马克和她的同事认为，我们做得还远不够（Lemkey et al.，2015）。在本领域中，特别是和女性相关的议题也开始得到越来越多的关注（Hornyak，1999；Linden，1995，1997，1999）。在这个领域中发生的这些变化有一部分要归功于凯·汤普森（Kay Thompson）牙外科博士，她也是这个领域中最有技巧、最具力量的重要人物之一。

大师的视野

凯·F. 汤普森
（Kay F. Thompson）

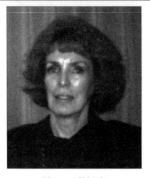

凯·F. 汤普森

凯·F. 汤普森（1930—1998）是一位非凡的女性，在催眠领域中做出了启发后人的贡献。汤普森博士于1953年毕业于匹兹堡大学的牙科学院，是当时班上唯一的女性。多年之后，她也是宾夕法尼亚牙科协会120年历史上第一位当选的女性主席。

在从牙科学院毕业不久之后，汤普森博士就收到了一本推销催眠课程的广告册。她出于好奇参加了这个课程，也自此开始了她长达一生对临床催眠的痴迷和欣赏。就在几年之后，在1957年，米尔顿·艾利克森博士和威廉·克罗格博士成立了美国临床催眠学会（American Society of Clinical Hypnosis，ASCH），汤普森博士立即加入了这个协会，通过 ASCH 继续她的培训和专业发展。她和艾利克森博士特别亲密，曾说过："除了那个把我生下来的女性之外，他对我的影响比任何人都要深远。"他们之间在很多年以来都保持着一种富有创造力且硕果累累的专业关系。

汤普森博士很快就成为 ASCH 中受到广泛敬仰的老师，也因为她的技术、临床上的敏锐、敏感以及创造力享誉全美和全球。最终，她担任了 ASCH 的主席，也是历史上第一位女性主席。汤普森博士曾经获得由 ASCH 和美国另一个主要的催眠专业协会——临床和实验催眠学会（SCEH）颁发的最高荣誉。汤普森博士十分慷慨地分享了她精进的技术和知识，是年轻的牙科学生的导师，并且贡献出自己的时间为一家收治躯体和精神残疾的成年人的机构提供牙科服务。对于任何一个有幸认识她的人来说，她都是一个楷模，但是，鉴于她是第一位在一个由男性主导的领域获得权力和威望的女性，她对于任何地方的女性而言尤其成为一个特别

重要的榜样，汤普森博士对这一点也有深刻的认识，并十分认真地对待这一使命。

汤普森博士在全世界范围内讲授催眠的语言模式的复杂性，她始终在强调，很重要的一点是要审慎地使用语言，并且觉察到语言的意义并不在于词语本身，而是在于听它的人。她也会定期讲授关于疼痛控制，以及在牙科和其他需要管理疼痛的物理治疗中如何使用催眠。她在工作和催眠应用中极富创造性，也和其他人共同创造了催眠中最有意思的取向，一种被称为"双重导入"的过载技术。在双重导入的过程中，有两个人同时对一个来访者进行催眠。汤普森博士的作品现收录在《治疗性沟通的艺术》（*The Art of Therapeutic Communication*）中，由萨拉李·凯恩（Saralee Kane）与卡伦·奥尔内斯（Karen Olness）担任主编（2004，Crown House Publishing）。

汤普森博士喜欢大象，并且收集了大象的雕像、图片和其他与大象有关的任何东西。我曾在圣迭戈野生动物园（最近更名为圣迭戈野生公园）参与过一个饲养大象的项目，这个项目给我留下了独特的体验，也在某种程度上改变了我的人生。在这项工作中，我对

驯兽师和饲养员使用了一些我用来培养技能的技术，我也通过每天的频繁接触而获得了许多关于大象的第一手资料。汤普森博士深深着迷于我和她分享的一些有关大象的故事。不过这么多年以来，她总是让我深深地着迷于她的技能、知识和人性的力量，我能回报给她的这一份礼物还是太微不足道了。

关于如何成为一名牙医： "我出生在我们的整个社区中唯一一个职业家庭中，也是家中唯一一个孩子——我的父亲是一位牙医。我的父亲总是在帮助别人，所以我觉得这是一份非常有爱心的职业。没有人告诉我，我不能成为一名牙医！我一直有强烈的职业道德感和责任感。"[1]

关于学习催眠： "我似乎总是会吸引那些感到特别害怕和有牙科恐怖症的病人。我收到了一份关于催眠的广告册，然后就去参加了课程，希望能够找到一些能够应对这些困难病人的'魔法'，从那时候开始，我就和催眠扯上了关系……我觉得，有两类人会使用催眠：那些真正有兴趣把它作为一种手段来帮助自己的病人或来访者的人，以及那些因为需要自我夸耀而进入这个领域的人。"[1]

关于遇见艾利克森："我是在 1953 年 10 月见到艾利克森的。艾利克森把我吓坏了！任何一个可以那样看穿你灵魂的人都会让我既感到害怕又深深被他吸引。他所做的每一次演示都表现出了这种能力。在他进行深度恍惚状态的演示时，我总是倾向于把自己隐藏在人群里，但是有很多次我不得不'志愿'上台。我一直很紧密地和他一起工作，直到他去世。"[1]

关于在医学和牙科领域中使用催眠干预："相比心理治疗，牙科和医疗手段对人生理上的侵入更大，病人会对我们将要对他们做的事情感到担忧和困扰，而且我们能帮助他们解决这些担忧和困扰的时间也更短。所以，如果我们要做治疗，我们做的也是短程治疗……催眠可以聚焦在纯粹的治疗方面，在这一点上它是一种极为重要的工具。用它可以获得非常多生理方面的益处。"[2]

关于设计个性化的干预："我总是强调，导入不能做成一张菜谱。每一个导入都必须因人而异。双重导入当然也不是只是用别人的话或使用某个脚本。我曾经碰到过有些人会读一段事先写好的导入，我不明白他们为什么要那么做。如果这个导入并不是为这位被催眠者设计的，他们总是能感觉到的。这一点必然是艾利克森强调的，我也强调这一点。"[2]

在发展催眠技能方面的建议："去练习、练习、反复练习基本的正式导入技术。练习、练习、再练习。观察、观察、再观察。学习不再使用正式的、结构化技术，与此同时学习如何观察，然后慢慢地转而去利用隐喻……这需要很长一段时间——年复一年地浇灌你的潜意识，从而能够依赖它自发地行使功能……学习通过学习而有所成长……你并不总是能知道对未来该抱有什么样的预期，但是你可以学习如何去处理那些意料之外的情况。"[2]

[1] 来源：个人交流，1988 年 12 月 8 日

[2] 来源：接受贝蒂·爱丽丝·艾利克森的采访，于 1994 年春天发表在米尔顿·H.艾利克森基金会的通讯上

在面对不同来访者时，承认在男女之间存在性别差异可能会给你的沟通质量带来不小的影响。你可以根据你的来访者来"量体裁衣"，包括你的语言选择，你行为举止的特点，以及你如何强调某些特定概念或觉知从而将它们传递给来访者。性别当然不是一切，但是性别无疑是一个会塑造个体主观知觉的因素，因此也应该在治疗计划中加以考虑。

年龄和催眠反应性

人们的年龄是否会影响他们对催眠的反应呢？总体而言，的确会。具体而言，有关催眠和年龄的问题主要围绕着儿童和成年人之间的催眠易感性差异展开。在这个领域中的研究一般都会使用标准化的测验项目来考察儿童的催眠反应性，这些项目会根据儿童的发展阶段做调整（Cooper & London，1966，1976，1979；Kohen & Olness，2011）。鉴于这些测验条目和成年人的

测验条目基本相同，我们就能够沿着时间的历程来描述催眠反应性在人的一生中的特征（Cooper & London，1971；Rhue，2010）。

有证据显示，从 5 岁开始会出现低度的催眠反应性，然后迅速上升，在 7—9 岁达到顶峰，在青春期前期表现出缓慢下降的趋势，随后在整个成年期期间保持稳定（J. Hilgard，1980；Morgan & Hilgard，1973）。

一般而言，儿童会对催眠做出反应，但是自然而然需要和成年人不同的取向（Guant et al.，2017；Vandenberg，2002）。不管怎样，儿童的整个个人体验要比成年人有限得多，而且他们的认知和社会能力发展得也更差一些。不过，能弥补上述不足的是，儿童对于现实的观念也不那么僵化，具有包括角色扮演和想象技巧在内的更好的游戏能力，而且他们对权威的反应性也更高。儿科催眠将是第 24 章的主题。

精神状态和催眠反应性

在催眠易感性和发展出特殊的临床障碍之间是否存在某种关系呢？心理学家米歇尔·纳什（Michael Nash，2008a，p. 204）指出："从一开始，那些使用催眠来治疗病人的人就观察到，在催眠中出现的心理状态（知觉、认知、关系和行为层面）的改变似乎在功能层面和系统层面都和在某些心理病理问题中观察到的心理状态改变有关。"对暗示反应性的增加，有更好的解离能力，以及能更深地体验到贯注的特点，所有这些因素和其他因素都可以组合成为各类障碍的基础。这就构成了所谓"工具性催眠研究"的基础，在这些研究中，催眠暗示被用作"一种探索在正常和异常的心理条件背后存在的认知及神经认知机制的工具"（Oakley & Halligan，2013，p. 571）。澳大利亚催眠研究者罗谢尔·考克斯（Rochelle Cox）和阿曼达·巴尼尔把催眠描述为一种创造"虚拟病人"的方法，来模拟诸如记忆虚构和身份认同混乱这样的记忆障碍（2013，2015）。与之相关的概念，如"负性自我催眠"（Araoz，1995）或者是某种"症状催眠"（Gilligan，1987）都一直是很有价值的概念，强调了我之前提到的观点，那就是催眠是一个中性的现象，它能够激发的体验十分广泛，包括治疗性体验和反治疗性质的体验。

催眠反应性曾经被认为和某些特定的综合征有关（Alladin & Amundson，2016b；Barnier & Council，2010）。使用标准化的催眠反应性测量工具发现，和更高的催眠易感性有关的部分障碍包括恐怖症（Frankel & Orne，1976）、创伤后应激障碍（Dell，2017；Spiegel，Hunt，& Dondershine，1988；D. Spiegel，2010）、分离性身份障碍（Bliss，1986；Colletti，Lynn，& Laurence，2010）、以噩梦为特征的睡眠困扰（Belicki & Belicki，1986；Kohen，Mahowald，& Rosen，1992）以及进食障碍（Nash & Baker，2010；Pettinati，Horne，& Staats，1985）。

如果催眠反应性可以和不同的障碍有相关，但这种关系并不是因果关系，那么这是不是意味着你不应该和罹患这些障碍的人做催眠呢？答案是毋庸置疑的：你可以和患有任何障碍的人做催眠，但是每一个人都需要一种个性化的取向。例如，你对某个抑郁和具有反刍思维的人使用的取向一定不同于你对某个焦虑和有回避行为的人使用的取向。不过，还需要指出的是，我们所治疗

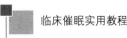

的是人，而不是诊断标签。

在治疗中，你对任何人都无须避免使用催眠，或至少不需要避免使用催眠的态度。无论如何，对于任何治疗中的来访者来说，难道你不会希望他们是集中注意力的、全神贯注的，对新想法、观点和体验有所反应吗？我们治疗的是人，而非诊断标签，这意味着我们强调和人建立联系，并且使用催眠来尽可能给他们提供帮助。这意味着要尽可能和人建立有意义的接触。不过，对于某些个体而言，因为他们具有和其障碍诊断相关的症状，的确治疗起来会给我们带来更大的挑战。

一个人的精神状态显然是一个影响广泛的因素，影响着这个人如何和你建立关系，以及如何对你的暗示做出反应。我的一个总体建议是，你可以带着善意的态度去尝试。有些时候，除非你去试一试，否则你永远都不知道对方可以做到什么程度。我曾经许多次因为我压根没有办法预期到的反应而深感震惊。只要你的焦点一直保持在这个人的力量和局限上，而不是关注于他们的诊断标签，就存在帮助他们的可能性。当你观看"维姬的案例（The Case of Vicki）"时，你就能再一次深刻地体会到这个最为重要的观点。维姬是一位患有晚期癌症的病人，我曾和她做过一次催眠会谈。这个会谈可以通过扫描本书后勒口处的二维码"维姬的案例"获取相应的视频。专业人员在见维姬的时候就是忽视了她本人，只看到了她精神诊断标签。不幸的是，这让她付出了生命的代价。

催眠反应性是固定不变的，还是可变的？

使用标准化的测验对催眠反应性所做的重复测量研究表明，重复施测的结果之间存在高度相关，这意味着催眠易感性是一个在时间层面相对较为稳定的现象（Piccione et al., 1989）。这导致许多专家认为，催眠反应性是一个和其他的人格特质相类似的人格特质（Hilgard, 1965, 1994; Hoeft et al., 2012; D. Speigel, 2008）。在他们看来，我们并不清楚究竟是人生来就有某种高、低或缺乏"催眠易感性"的基因结构，还是这种特质是可以习得的，是一种通过社会化过程获得的习得现象。无论如何，按照这种观点来看，存在催眠反应性特质或没有这种特质都是一种在时间维度上相对稳定的条件。换句话说，如果一个人对于某种正式的催眠导入程序没有反应，那么他就会被认为是反应不佳的被催眠者，或者具有"低催眠易感性"。检验这个结论可靠性的后续研究支持了这个观点：通过重复尝试使用相同或类似的程序来对同一个被催眠者导入催眠，研究者发现，反应不佳的被催眠者似乎一直都反应不佳，而反应良好的被催眠者似乎一直都反应良好。有些人可能会提出，对同样的刺激做出同样的反应也是情理之中的事情，这种测量更多的是在测量对于测验的反应，而不是真正地在测量催眠的能力。到底催眠反应性是一种固定不变的能力，还是我们可以提升某一个人对催眠的反应程度？

提升催眠反应性

对于临床工作者来说，一个现实的考虑是如何最大程度地提升来访者对治疗的反应程度。如果我们把反应性看成是来访者天生具有的特点，那么就没有必要对他们尝试不同的暗示结构和风格了。因为来访者要么"有"，要么"没有"这种能力。同样，如果将治疗变成治疗指南手册，那么就意味着某种技术要么"有效"，要么"无效"。不过，临床工作者一般对此抱以十分怀疑的态度，并不能被这种论点轻易说服，即他们所做的事情要么可以还原为一种程序化的治疗，要么就压根影响不了来访者的反应。因此，许多临床工作者和研究者都有动机突破那种把催眠反应性宣称为一个固定特质的数据结果，去努力探索提升反应性的不同方法。

研究需要的是标准化。每一个研究的参与者，无论是在催眠领域的研究中，还是在其他领域的研究中，都必须经历完全相同的程序，否则，这个研究就无法被称为科学研究，也即科学研究必须是可控和可重复的。在将催眠导入标准化时，导入过程必须是相同的：时间、催眠师的声音变化方式、在研究者和参与者之间的关系的正式程度、对导入程序所做出的反应给予的记录、实验地点、灯光以及几乎所有其他的变量都要得到控制。结果是，大量研究参与者首先会暴露在相同的催眠程序之下，然后接受一个测验（即一系列事先决定好的暗示）来判定他们的反应程度。所得到的统计结果会被发表，以此作为证据来说明总体人群的催眠反应性程度，而研究参与者群体则被认为是能够代表总体的一个样本。

用以推动科学的催眠的标准化技术是一把双刃剑。一方面，如果我们能够更好地理解催眠的机制和其应用范围，那么我们也希望能够对催眠获得一种更深刻的、更科学的理解。另一方面，将来访者总结为"低分组""中等分数组""高分组"（或使用其他一些分类变量）会降低临床工作者的能力，让他们无法注意到每一个人的独特性，并且对这种独特性做出反应。催眠像治疗一样，永远都不仅仅是一门科学。它总会涉及艺术的成分，因为它需要依赖临床的判断、创造性和灵活性。我一直都在竭尽全力地让本书能够既强调催眠的科学性，也强调催眠的艺术性。

催眠反应性可能并非像某些人相信的那样是一个固定的特质。想象、贯注和幻想倾向的技能是可以教授的吗？一个强有力的治疗联盟能否增加来访者的反应性呢？现实的期待和一个良好的态度能否增益反应的能力呢？有证据表明，答案是肯定的。

（Facco et al., 2017；Meyerson, 2014）

研究者尼古拉斯·斯帕诺斯提出了一个认知技能模型，认为催眠反应是众多个体内部、人际间和情境技能的综合结果，这些诸多技能中有许多我们之前已经讨论过了，包括一个人贯注体验的能力和预期的特性。斯帕诺斯提出了一个很具有说服力的观点，只要能够给人们提供有益的信息和训练，所有这些因素都是可以改变的（1982）。迈克尔·戴蒙德（Michael Diamond, 1977, 1989b）采取了和斯帕诺斯相同的立场，他直截了当地说："催眠易感性是可以改变的。（1977, p. 147）"杰弗里·葛菲乐（Jeffrey Gfeller, 1993, p. 240）指出，在认知技能模型中存在四种特定的方法来提升催眠易感性，这让催眠治疗能更容易地用于更广泛的人群。葛菲乐的四种策略是：

（1）将催眠描述为一种认知体验，这种认知体验和许多日常生活中的现象并没有那么不同；

（2）讨论有关"目标指向的幻想"或者"想象性卷入"的概念，以及它们在催眠体验中的作用；

（3）为了促进最佳的催眠反应性，详细说明贯注和暂时悬置现实定向能力的重要性；

（4）将催眠解释为一种主动的过程，病人可以把它当作一种应对技能来学习。

（p. 240）

葛菲乐和格拉斯尼（Gorassini）（2010）让我们注意到这样一个事实：

> 用来提升催眠易感性的这些策略很大程度上源自催眠的社会－认知技术模型，几乎有来自10个不同的实验室做的将近30个研究都支持它们的有效性；有证据表明，当提供给人们旨在促进其反应性的信息和认知技能训练时，他们的催眠反应性会有相当大的提高……超过15个研究表明，在参加了一项具有多个成分组成的认知技能训练项目之后，有50%~80%的低催眠易感性参与者会表现出很高的催眠反应。
>
> （p. 350）

基尔希在提升催眠反应性的可能性上也发表了他的看法，他认为可以通过提供特定的暗示来提升来访者积极的预期，包括：

> 表现出许可的态度。以具有治疗性质的双重束缚的方式来提出选择，并尊重选择，这样一来，无论来访者选择什么，都会促进改善的发生。为了避免失败，在一开始要使用来访者几乎肯定能完成的简单任务。逐渐提升任务的难度。界定任务的方式要使得失败不可能发生。在构建预期的时候，要让哪怕是小小的改善也能看起来是一个重要的开始。要警惕来访者的表现会随机出现波动，并突出那些朝着理想方向改变的变化。让病人对挫折做好准备，要在事先就给这些挫折冠以"不可避免""暂时性的"以及"有用的学习机会"这样的说法。
>
> （1994，p. 104）

林恩和谢尔曼（2000）提出了一个催眠的整合模型，这个模型也强调个体的催眠反应性是可变的。他们写道：

为了在临床情境中让反应性处于最佳的水平，并且能按照个体独特的特征来规划治疗程序，整合模型表明，关键在于治疗师要能够：

（1）和病人发展出一种积极的治疗情感互动和治疗联盟，以此提升催眠体验的自由流淌的特性；

（2）理解病人和体验催眠有关的动机和议程（即其计划、意图、愿望和预期的总和）；

（3）鉴别出催眠对于每一个病人的含义，包括他们对体验催眠所抱有的矛盾和复杂的感受；

（4）在催眠中评估个体的意识流和内部对话；

（5）对暗示和催眠沟通进行修改从而将阻抗降低到最小，并且在病人缺乏控制感的时候增加他们的控制感；

（6）鼓励病人采用宽松或大度的标准来评判暗示的有效性（例如，"你并不需要把我所暗示的东西想象成为就好像真的发生了一样，即便只有一个模糊的画面也是可以的"）；

（7）鼓励来访者对暗示的卷入，鼓励他们使用想象力，并且鼓励他们注意到在自己体验和反应中出现的微小的改变。

（pp. 303–304）

催眠易感性可以改变吗？就像之前我建议的那样，请怀抱试验和探索可能性的意愿。整体的数据结果并不一定必然符合任何一个具体个人的情况。因此，重要的是，即便你选择使用正式的催眠反应性测验，这种测验会产生某种类型的分数，就像在下一节中描述的那样，你也仍然需要能认识到，事实上，来访者远不仅是一个测验分数，何况这个分数还并不能像我们预想的那样告诉我们太多的信息。

测量催眠反应性

我们已经了解到，催眠反应性存在显著的个体差异，这个事实几乎没有任何争议可言。我们已经探讨过，有一些因素会影响催眠反应性的强弱，那么从这个立场出发，我们可以关注于（主要是）研究者是如何测评个体对于催眠程序做出反应的能力的。在本章剩余的篇幅中，我们将探讨正式测量催眠反应性的话题，以及本领域是如何对待如下议题的：是否测量个体的催眠反应能力以及如何测量它。

临床派与实验派的分歧

恐怕在催眠领域中，没有任何其他的主题能够像是否应该使用标准化的测验来测评人们的催眠易感性这个主题那样，在研究者和临床工作者之间造成如此大的分歧。尽管研究情境要求有这样的标准化测验才能够完全把握研究人群的特征，但是对于大多数的临床工作者来说，他们对使用这样的测验似乎并无兴趣，显然更愿意通过在和来访者的直接工作中了解他可能具有什么样的独特催眠才能。巴尼尔和麦康基做了一次调查（2004），结果很有借鉴意义。他们对在 1992—2003 年期间发表在《国际临床和实验催眠杂志》上的文章做了调查，发现在临床研究者和实验室研究者中间明显存在严重的分野：几乎所有的实验室研究都使用了测验，而 82% 的临床研究并没有使用正规的催眠易感性测验。我猜测，直至今日，这个数字并没有什么显著变化。

谢尔顿·库恩（Sheldon Cohen，1989）做了一个很少有同类型调查的研究，他对在美国临床催眠学会（ASCH）的年会中进行教学活动的教员做了调查，询问了他们对于正式的催眠易感性测验的使用情况。库恩发现，只有稍稍过半的

受访者曾经使用过催眠易感性测验。自然，不到三分之一的人现在还在使用这类测验。林恩和基尔希写道："我们可以打赌说，如果这个调查在今天再重新做一遍，在数字上可能不会有多少差异。（2006，p. 206）"我也会下同样的注，因为在我的临床催眠培训中，我会经常问专业人员他们是否使用催眠易感性测验，很少有人会说他们在用。

为什么临床工作者不欣然接受催眠反应性的正式测验呢？有许多原因，从耗时（Montgomery et al.，2011）到缺乏对这类测验尝试在测量什么以及它们到底能测量什么的清晰界定（Mohl & Schutkofsky，2017）。

在本领域中相信测验能够让催眠获得更多科学的尊重的那一类人群中，倡导任何使用催眠的人都应该使用正式的催眠易感性测验的呼声变得越来越高。用科学的术语来界定催眠的动力由来已久：在 20 世纪 20 年代，实验心理学家克拉克·霍尔（Clark Hull）是第一个将催眠带入实验室之中的人，随后，当他在耶鲁大学任职的时候，他出版了第一本有关催眠的科学书籍，即他的经典之作《催眠和可暗示性——一种实验取向》（*Hypnosis and Suggestibility: An Experimental Approach*，Hull，1933/2002）。在这本经典作品中，霍尔为实施催眠研究设计了宝贵的框架，直到今天仍有现实意义。无论是在过去还是在现在，催眠作为一个适宜实验研究的话题都吸引了许多出色的研究者，他们主张的在描述催眠时讲求精确性也完全是恰当和合理的。不过，现实的情况是，催眠本身蕴含的模糊性使得精确成为一个难以企及的目标（Lynn et al.，2015；Yapko，2015）。（出于偶然，我有幸为霍尔的著作在

2002 年再版时撰写导言，以帮助人们将霍尔在催眠领域的工作置于现代的视角下审视。）

在过去的 10 年中，因为在健康服务专业领域内部，尤其是心理学领域中，越发要求对特定形式的干预的有效性提供客观证据，所以，将催眠界定为一种科学的压力也在攀升。保险公司、消费者以及结成同盟的专业人员都在强烈要求，一种干预手段应是受实证研究支持的"循证治疗手段（empirically supported treatment，EST）"，这也催化了催眠团体内部的一股动力，尤其对于研究者来说，要求能建立一个在客观上更可测量的取向来实践临床催眠。在本领域中，许多最有影响力的人物都发出了公开的倡议，强烈提倡使用正式的催眠反应测量手段，认为其不仅是有益的，而且也是必要的（Barnier & Council，2010；Laurence，1997；Lynn & Shindler，2002；Nadon，1997；Raz，2007；H. Spiegel，2007，2008）。心理学家艾德·费希霍尔兹（Ed Frischholz，2007）提出了一个强有力的观点，他说：

> 一个普遍的共识是，在对暗示和催眠的反应程度上存在巨大差异。如果我们想要能够解释为什么存在这种巨大差异，那么我们就必须提倡系统化地对这些差异进行测量……因此，我建议将测量催眠反应性作为临床和司法催眠实践中的标准部分，一如在实验催眠中那样。

> （2007，p. 191）

提倡标准化的催眠易感性测验的观点

上文的讨论或许已经为催眠反应性测验的益处埋下了一个伏笔。作为一种研究不同个体差异以及特定群体之间差异的手段，催眠测评工具能提供的好处和用来揭示其他特征上的个体差异的标准化工具类似，例如测评智力或记忆的工具。如果没有标准化测验工具这一手段，我们就无法测量催眠反应性和其他我们希望测验的特质或特征之间的相关性，例如治疗的反应性和认知风格。

我想让一些倡导使用正式测评工具的专家自己"现身说法"。

心理学家和研究者史蒂文·林恩（Steven Lynn）和凯利·辛德勒（Kelley Shindler）（2002）总结了许多最为中肯的观点支持使用测验：

> 测评可以帮助我们理解催眠反应性的不同成分，因此就能够影响催眠程序中产生的反应程度，让其调整至最佳水平……［另一个］评估催眠易感性的原因在于，对某个人的催眠失败可能会带来高昂的代价，或者说对催眠做出积极的反应会带来明确的益处……［而且］对催眠易感性的评估之所以重要，是因为研究已经发现，在催眠易感性、某种障碍和健康问题以及使用催眠干预能够成功地对它们进行治疗之间存在一定的关联。

> （pp. 187–189）

精神病学家赫伯特·斯皮格尔和大卫·斯皮格尔在他们的著作《恍惚状态与治疗》（*Trance and Treatment*，1978/2004）中介绍了他们开发的测评工具——催眠导入剖图（Hypnosis Induction Profile，HIP），我将在本章之后的篇幅中对它进行更详细的讨论。他们清楚地叙述了这类工具背后的逻辑：

> 由催眠导入剖图所描述的恍惚状态的能力，和成年人整体的人格结构之间存在一种显著的关系……催眠易感性的测量是一种有益的诊断辅助手段，针对心理健康和疾病的整个谱系中的任何障碍，它都可以用来促进临床工作者选择合适的治疗模式。
>
> （p. 4）

心理学家和研究者欧内斯特·希尔加德尤其提倡使用正式测评。他简要地表达了他的理由：

> 一种不科学的治疗具有的特征是，只有一种疾病和一种治疗手段：这样的治疗师会假设，任何人，无论其呈现出的问题是什么，都可以从治疗师偏好的治疗中受益。一种科学的治疗是建立在某种诊断的基础上的，而在心理治疗中，这意味着要选择符合病人情况的合适的治疗方法。催眠只是这些选择中的一种，对个体的催眠反应性进行某种评估有助于对它的选择和使用。
>
> （1982, p. 400）

心理学家罗纳德·帕卡拉（Ronald Pekala, 2002）则出于一个很不一样的原因提倡使用正式的评估手段，他认为，来访者可以从知道他们在催眠易感性的程度上位于"何种位置"而受益。当来访者能通过一项测验的结果来了解自己的能力之后，他们在治疗中就可以让自己的表现符合——或甚至有动机去超越——测量出来的能力。帕卡拉写道：

> 当然，如果在一次治疗干预之前并没有对催眠易感性做任何实际的测量，那么来访者可能并不清楚，他们实际上能被催眠的程度有多大，因为并没有明显的线索可以告

诉他们这一信息。有些临床工作者相信，无论来访者的催眠能力如何，积极的期待效应和安慰剂效应将会产生积极的治疗效果。尽管对于某些来访者而言，这种看法可能是对的，但是我相信，最好还是能够对一个人的催眠易感性有所了解，并且按照其水平来规划治疗，而不是寄希望于积极的预期效应。

> （p. 245）

心理学家威廉·克罗恩博格（William Kronenberge）、林·拉克拉夫（Linn LaClave）和凯瑟琳·莫洛（Catherine Morrow）（2002）承认，用类似标准化工具来做一次初始的评估是有其价值的，而他们还进一步指出，他们提倡在每次治疗中都使用正式的评估工具。在个人的临床催眠治疗中，他们获得的测量信息有很高的价值，这推动他们发展出了他们自己的工具，名为催眠状态测评问卷（Hypnotic State Assessment Questionnaire, HSAQ）。他们提出，除了使用标准化的催眠反应测评工具之外，对每一次的治疗都进行评估是有价值的，他们写道：

> 临床催眠反应将病人在一次催眠治疗中的行为和体验进行了量化，这种测评具有临床焦点，（通常）会针对病人的议题进行个性化的调整，并且还可以将其放在整个治疗（一般都会包含多次催眠治疗）的背景之下来做。一般来说，对于临床催眠反应的评估可以给以下任务带来帮助，包括记录病人对于某个特定的导入技术的反应，评估某组特定暗示的影响，保持准确而有用的时间流程图，监控在不同治疗会谈中发生的改变，以及和受训者沟通他们的病人的反应。

> （p. 258）

阿伦·谢福林（Alan Scheflin）律师（2001）

提倡使用正式测评手段的原因很简单：为了降低法律风险。谢福林相信，通过使用一种标准化的工具，临床工作者的治疗计划会被认为是基于"对病人的科学数据"而做出的（p. 165）。

反对标准化的催眠易感性测验的观点

公开质疑催眠反应性测验具有好处的临床工作者和研究者也不在少数。在本节中，我将只是选择部分著名专家在这一问题上发表的意见进行展示。

心理学家迈克尔·戴蒙德（1989a）在其文章的题目中发问："催眠治疗是一种艺术还是一门科学？"在这篇文章中，他断言，标准化的测验只能给整体的催眠能力提供一种大体上的测量尺度，而无法客观地测量特定的能力，但在使用催眠的治疗中，真正影响治疗反应的则是这些特定的能力。他提出，相比于通过使用一种更自然、侵入性更小的方法来获得信息而言，只能从标准化的催眠易感性测验中获得的信息是很少的。他也提醒人们注意，对催眠反应性进行评估可能会造成一定的风险，因为测验的分数可能对治疗会起到一种"误导性的、侵入性的，并会污染到移情反应的阻碍作用"（Diamond，1989a，p. 12）。

心理学家斯蒂芬·吉利根（Stephen Gilligan，1987）提出了类似的观点，他谈到了标准化程序具体应用在催眠中的局限，不过他的描述更为生动：

> 标准化的取向会将催眠治疗会谈中的成功与失败都归结于被催眠者。催眠师并不那么重要。这种做法存在一些重要问题。首先，它假设标准化的导入是评估个体整体催眠能力的一种可靠的工具，而标准化的导入的本质就是让人放松并想象各种东西。这就像以某个人跳狐步舞的能力来测量他的舞蹈技能。问题在于，有些人能够跳迪斯科但是没有办法跳华尔兹，有些人可以跳方块舞但是跳不好布吉舞，以此类推……第二个问题……是它把对测验中的暗示的行为反应当作界定催眠能力的方法。尽管用外在行为来测量一种内心状态的做法也合情理，特别是在实验领域中，但是它掩盖了一个要点：恍惚状态主要是一种体验，就像是爱或愤怒一样，这种体验是因人而异的。
>
> （pp. 7–8）

心理学家、美国临床和实验催眠协会（SCEH）前主席约瑟夫·巴伯（Joseph Barber，1989，1991）也在个体的催眠反应性分数和实际的催眠能力之间做了区分。他相信，催眠反应性分数在预测临床效果方面并不特别有用。不过，他也相信，这类分数或许可以有助于计划对来访者使用的取向，他提出，来访者的反应水平和特点或许可以影响你用更直接还是更间接的方式给出暗示。

之前提到的几位虽然并不提倡可暗示性的测验，但也并不反对；和前面这几位不同的是，心理学家欧内斯特·罗西（1989）特别坚决地反对使用这类测验，他说："敏感且具有人本主义特点的治疗师会避免让他们已经很谨小慎微且困顿不堪的病人再次经受折磨，去做某个披着'一种对催眠易感性的客观测量手段'的面纱，实则是剥夺他们力量的测验。（p. 15）"

最为广泛使用的催眠易感性测量工具，也被许多业内人士称为金标准的工具是斯坦福催眠易感性量表（A 型、B 型和 C 型）。它们是由心理学家安德烈·魏兹霍夫和欧内斯特·希尔加德共同开发的，你到现在应该已经对这两个人的名字很熟悉了。因此，你或许会很惊讶于魏兹霍夫公开表达自己认为这些量表在很大程度上和临床实践无关的立场。他写道：

> 除了被要求必须使用这些量表的情况之外，如果没有明确的理由，我反对在临床情境中使用这些量表……我们一定要考虑，除了出于科学方面的原因去使用这些量表之外，为什么一个临床工作者可能想要使用它们呢？除了科学原因之外，似乎没有什么理由要去使用这些量表。鉴于这句话是由这个一流的现代量表的主要编制人之一讲出来的，这可能会让人大吃一惊，而且它也已经让我的很多同事都感到震惊了。事实上，在很多年以来，本作者采取的立场都是站在催眠暗示的日常临床实践者的角度，定期使用这些量表并不会对实现有效实施催眠治疗的目标有太大的帮助。我必须强调这最后一点，因为我的一些同行强烈提倡临床工作者要例行使用一种经过检验的量表，而且有些同行还会指责我反其道而行之。但是，到底用来干什么呢？为了表明你不仅仅是一个临床工作者，而且还是一位科学家吗？简直就是荒唐！存在是比显得科学更重要的事情。
>
> （2000，pp. 276–277）

魏兹霍夫继续评论了在对测验条目做出的反应和对治疗做出的最终反应之间的关系，他写道：

> 首先，这类量表是对于特定效果的测量。只有当我们可以从对某个特定的暗示做出的反应推广到对由多少有些类似的暗示所组成的整个暗示类型的反应时，我们才可能

> 做出某个有用的预测。很少有证据证明我们能有效地做到这一点……最终，我们一般只能直接产生那个希望产生的反应，才能发现到底能否做到……当真的需要产生某种效果的时候，要么它可以产生，要么它不能产生……最推崇的做法常常是试错法。
>
> （2000，p. 466）

显然，在使用标准化的测验来评估催眠反应性的问题上，存在着一些明智且考虑周到的持相反观点的立场。在你的催眠实践中，测验是否重要呢？你不得不权衡你所工作的环境、你对于测验的喜爱程度、你的老师和同事对测验具有的重视程度以及许多其他的因素，从而做出你自己的决定。

我在测评议题上的个人偏见

我在此公开承认，我在我的临床实践中并不会使用正式的催眠反应性测验。从哲学层面来讲，我最为认同的观点是，一个人的催眠能力是一种潜能，能够在正确的个人、人际和情境的条件下被调动出来。首先，有研究发现，"低催眠易感性"的个体在适宜的临床条件下会有显著的改善（Gfeller & Gorassini，2010），这个研究和我在近 40 年的实践时间里和数以千计的来访者一起工作的临床经验是一致的，这让我相信，标准化的测验分数的意义不及临床反应的意义那么重要。其次，我从我和来访者相遇的那一刻就开始评估他们的注意力聚焦的质量和反应的水平，不过，我是在我们自发的互动当中来做这样的评估的。我觉得更实用的做法并不是尝试去发现我的来访者是不是可以接受暗示，而是去发现我如何能够规划我的暗示，从而增加他们对我暗示的反应概率。这种自发的评估是基于来访者的反应风格、注意风格、认知风格和其他这类对主观体验的自我组织模式的。

欧内斯特·R. 希尔加德
（Ernest R. Hilgard）

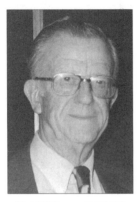

欧内斯特·R. 希尔加德

欧内斯特·R. "杰克"·希尔加德（1904—2001）是20世纪顶尖的心理学家之一。当他在职业生涯相对后期将注意力转向催眠这个主题的时候，他帮助促成催眠作为一个值得进行严肃研究的主题，走到了聚光灯下。希尔加德博士于1930年在耶鲁大学获得了博士学位。他早年的职业兴趣在学习领域。在1933年，他和结婚两年、已经获得发展心理学博士学位的妻子约瑟芬（Josephine）转投斯坦福，很快就成为心理学系的全职教授。他早年的著作堪称经典，包括《条件化和学习》（*Conditioning and Learning*, 1940），《学习的理论》（*Theories of Learning*,

1948），以及他撰写的迅速走红的心理学导论教科书《心理学导论》（*Introduction to Psychology*, 1953）。希尔加德在他余下的人生中都一直留在斯坦福大学，在他漫长而极为卓越的职业生涯结束后，他最终以荣休教授的身份从斯坦福大学退休。他是美国心理学会的前主席，也是美国国家科学院的院士。

希尔加德博士和安德烈·魏兹霍夫博士一起在斯坦福建立了催眠实验室，在那个实验室中进行了无数有关催眠的宝贵研究。他们也在那里训练了新一代的催眠研究者，在这个过程中拓展了催眠研究的方向和深度。希尔加德夫妇和魏兹霍夫共同编制了斯坦福催眠易感性量表，这个量表是第一个用来对催眠反应进行客观测量的工具，直至今日也仍然被认为是最好的工具。它们直到今天仍在研究中被广泛使用。所以，从希尔加德博士第一次将尝试理解催眠和催眠现象作为自己的任务开始，他在后来的几十年里以直接或间接的方式帮助这个领域打造了催眠研究的形态。

希尔加德博士创立了催眠的新派解离理论，他在1977年出版的《分裂的意识》（*Divided Consciousness*）一书中详细地阐释了这一理论。他提出了"隐藏的观察者"这一很有影响力的概念，指的是在催眠过程中无论被催眠者的主观体验是什么，这个人的一部分仍然至少可以一直对当下发生的事件保持客观的态度。希尔加德博士在对催眠暗示的反应性存在个体差异这个问题上得到的发现让他在1965年出版了他的经典之作《催眠易感性》（*Hypnotic Susceptibility*），而他之后使用催眠对疼痛控制的研究又让他和妻子约瑟芬一起共同撰写，并在1975年出版了极富影响力的作品《催眠在缓解疼痛中的作用》（*Hypnosis in the Relief of Pain*）。凭借他热情、温和和受人尊敬的举止，以及他对催眠和心理学的犹如百科全书般渊博的知识，希尔加德博士代表了这个领域中能够拥有的最出色的人物之一。希尔加德博士所起到的关键作用让催眠在实验室里成为一个受人尊敬和值得研究的现象，在健康服务行业内则成为一种受人尊敬并值得实践的手段。

关于他对催眠的兴趣："当克拉克·霍尔写《催眠和可暗示性》这本书的时候，我当时正在耶鲁大学做讲师，所以我对作为一个值得实验者研究的主题的催眠还是有一些熟悉的。但是在那个时候，我的兴趣是在其他方向推进我的职业生涯。我并没有实际参与他的工作，不过我认为，让我知道催眠可以做得很正规还是对我有影响的。所以，我是在职业生涯比较晚的时候才开始起步的，当时我已经在普通心理学，尤其是在学习心理学领域颇有名声了。我当时的感受是，大部分的心理学都在处理心理生活非常浅薄的方面。我认为去深入地研究某些更具心理学意味的事情可能是很有意思的。某种程度上，我觉得催眠真的有心理学的真谛。怎么在它身上做出心理学的东西，那就是我们自己的问题了！"[1]

关于他的研究具有的实用价值："尽管我自认为我采用的是大多数人接受的观点，即催眠本身就是一个自成一体的研究领域，也理应有其自己的理论，但是我从来都没有特别提倡那些超越观察数据之外的综合性理论。我假设这是源于我一直都偏好功能主义的观点，尽管我本人是在行为主义的年代成长起来的。在设计我的实验时，无论是关于条件化的反应还是催眠，我所遵从的一般原则都是提出一个某种程度上限制在一定范围之内的问题，因此实验就可以获得可靠的结果。（Hilgard，1992，p.86）"

关于在治疗中使用斯坦福量表："我想，如果我只是采取一种社会学或政治学的立场，那么我会认为，这个量表是非常有用的，而且其用处要比临床工作者愿意承认的更大。一旦你尝试在一些严重的情况下使用它，就像是严重的疼痛，那么毫无疑问的是，当你面对的是一个由这个量表而不是某些外显的方法测量出来催眠易感性更高的（被催眠者），你的成功的概率也会更高。也不是说如果一个人不使用这个量表，他就不能用各种测量痛觉缺失或类似情况的测验来得到相同的结论。在我看来，不管怎样，你所用的测验条目和在量表上有的条目是同一个类型的条目。不过，如果你想使用其他（催眠）技术，（例如年龄退行），如果你能知道你在多大程度上能轻易地让被催眠者产生真正的年龄退行，让他们在其中重新经历自己的整个童年，这可是件好事啊。"[1]

关于如何界定恍惚状态："我从来都没有使用过'恍惚状态'这个词，就这一点来讲，你可以认为我不那么传统。但是这些事情只是层级不同而已。我曾经用新派解离理论的术语来描述过自己的立场，那就是你可以有不同程度的解离……［所以说］当人们使用'恍惚状态'这个词的时候，他们应该用它来代表非常严重的解离状况，也就是你可以感觉到对方的人格发生了变化，或者他对于现实的整个定向都出现了一定的改变。"[1]

关于临床工作者需要做一些有限的催眠研究："从另一种意义上来说，这和精神分析的问题是一样的。他们从来都不想做任何真正的研究。他们认为精神分析本身就是一种研究方法。你研究的是个体，从某种程度上来说，这也是艾利克森的治疗的特点——研究的方法就在于你要尝试给这个人制订一个计划，然后看看它是否会成功——［这挺好的！］但这不是科学建立的方式。所以，如果我能够给出什么建议，那就是——目的不是把自己整成科学家；你不需要去对变量做分析并且成为统计学的奴隶，［不过至少要］有一些普通的统计概念就可以了：这里有六个人，他们有同样的症状；他们曾经接受了三种不同的治疗方法。为什么要选择不同的治疗方法呢？难道只是任意的吗？为什么其中有些人在一开始是这样的，然后又变成那样了呢？加一点点设计在里面。"[1]

关于隐藏的观察者： "……对于一个被催眠者来说，如果他并没有觉察到某个感觉信息，他也会以某种方式在头脑中登记这个感觉信息，并且对它进行加工……（关于'隐藏的观察者'的）这个隐喻可能留有一些遗憾，因为有些人会觉得它暗示有某种次级人格的存在，这个人格有其自己的人生——像是在一个有意识的人的头脑中藏着一个生命体一样。'隐藏的观察者'的本意只是作为一个方便的标签，代表具有高水平功能的信息来源，被催眠的个体只是并没有有意识地体验到这个信息来源。（Hilgard，1992，pp. 76–77）"

关于催眠在他职业生涯中的重要性： "我真的觉得催眠时期是我职业生涯中让我最为满意的时期。我几乎每次都会有这种感受，即便只是单纯地做一次催眠的量表，我都会学到一些东西。这不是什么我一定能用语言表达出来的东西，但是我学到了有关失忆，或者年龄退行，或者幻听，或者关于其他什么现象的不同反应。"[1]

[1] 来源：个人交流，1988 年 8 月 14 日

催眠反应性测验的一般功能

催眠反应性测验的主要目的是决定，一个人是否有对催眠中给予的暗示做出反应的能力以及这种能力的程度有多大。在测验的条件下，催眠反应性一般被界定为，对研究者所暗示的各种不同的体验，测试对象能在行为层面表现出反应的迹象，他们或者是对暗示整体做出了反应，或者是对暗示的一部分做出了反应。催眠反应性测验可以被大致分为两个类型：正式和非正式的测验。我在接下来的篇幅中会给出这两种类型的例子。

除了确定催眠反应性之外，测验也可具有其他一些目的。例如，通过使用测验来测量反应程度，测验的过程和得到的分数可以让临床工作者决定，哪一种取向对这个特定的来访者来说可能是最佳的取向——也就是说，最容易让他做出反应，或者最容易让他舒服地接受。具体而言，你的取向应该主要是直接的，还是间接的？你的暗示应该大部分是肯定式的，还是否定式的？你的风格应该是命令性的，还是轻松随意的？来访者是能够很快地做出反应，还是需要一些额外的时间？如果你想要努力回答这些问题，那么前提就是你愿意让你的取向去适应每一个来访者。有些临床工作者认为，这既没有必要也没有好处。我显然不同意这种看法，因为我极为强调对于来访者的工作方式要因人而异。

使用催眠易感性测验的第二个有益目的是将其作为一种进入催眠的条件化体验。某种程度上而言，正式的测验是一种催眠体验的缩略版本。通过让来访者把他们的注意力聚焦在一个导入的过程上，然后依照要求做出反应来产生催眠行

为，你就能给他们提供第一次"正式"接触催眠的体验。将这种最初的体验作为未来类似的体验的基础，你就是在让来访者对催眠开始产生条件化的反应：他们会学会如何在临床工作者引导下进入催眠。因此，在对自己能够体验催眠的能力逐渐建立起信心的同时，他们也有很好的机会能够和临床工作者建立起一种治疗联盟。

催眠易感性测验具有的第三个有益功能在于，它有能力完成被称为"筹备工作"的工作。

如果你在介绍测验的时候就告诉来访者，这是之后将要进行的"真正"治疗工作的最初部分，那么它就能够成为一个很好的机会，在"乘其不备"的情况下，给来访者提供一些治疗性的暗示，而来访者也不太容易以批判性的眼光对这些暗示进行分析。你可以说一些类似这样的话，"在我们开始之前，你是不是已经知道你能够集中自己的注意力？"，即在还没有正式开始治疗过程之前，就着手激发来访者相关的资源。

正式测评催眠反应性的标准化工具

在魏兹霍夫去世前不久写的一篇文章中，他（2002，p. 209）注意到："到 1998 年为止……存在至少 25 种工具，它们的名称各异，有叫作'催眠深度'的，'催眠易感性'的，'可暗示性'的，还有各种其他变式。我可以很确定的是，我会漏掉一些已经存在的工具，而且很可能之后还有新的工具被开发出来。"然后，他直率地问："为什么要有那么多种呢？所有这些我们都需要吗？（2002，p. 209）"

的确，这到底是为了什么呢？仅列出并描述目前可以使用的许多工具就已远超这一介绍性章节的篇幅。因此，我将只向你介绍几种催眠反应性测验，它们是本领域中被研究者和临床工作者使用最广泛的工具。

斯坦福催眠易感性量表

在 1957 年，欧内斯特·希尔加德和安德烈·魏兹霍夫作为两位主要的研究者，开始在斯坦福大学对催眠反应性进行全面的研究。到了 1959 年，他们发展出来两种可以交替使用的量表形式，之后被命名为斯坦福催眠易感性量表（A型）和斯坦福催眠易感性量表（B 型）〔Stanford

Hypnotic Susceptibility Scale（SHSS）：From A and B；Weitzenhoffer & Hilgard，1959〕。这两类量表的开发是为了能够进行重复测量，但又不至于因为"练习效应"而导致测量的结果出现歪曲。量表包括 12 个条目，每个条目都有事先编制好的指导语，从而让任何实施测验的人都能用完全一样的词语来重复测量。每一个项目当然都有客观的计分标准，最终能得出一个反映催眠反应性的整体得分。

在 A 型量表中，测验条目包括"站姿晃动"（有关让个体持站立姿势，晃动身体，以及非自主性地向后倒的暗示），眼睛闭合（有关让个体感觉到眼睛出现疲劳并想要闭上眼睛的暗示），手臂下降（让个体伸出手臂，给出有关沉重感的暗示），"手指锁闭"（让个体的双手手指交叉相握，给出的暗示是个体将会很难让双手分开），苍蝇幻觉（暗示个体想象有一只苍蝇嗡嗡地盘旋在自己的头顶，个体想要用手把它拍走），有关换座位的催眠后暗示（给个体的暗示是，在催眠结束之后，用铅笔做一次敲击的声音会让个体换一个座位来坐，但是个体记不起来为什么自己要那么做），以及其他几个条目。如果受测者在规定的时间内以暗示要求的方式做出反应，他们就在那个条目上获得了 1 分。你或许能够预测到，具有"非常高"的催眠易感性的人，也就是常常被称为"催眠能力精湛者"的人，会在所有的项目或几乎所有的项目（11 或 12 个项目）中都得到分数。

A 型和 B 型量表总体上获得了整个专业的高度认可。不过，鉴于大多数的条目涉及的都是运动反应，而且也没有能够很好地鉴别出"高易感性者"的某些具体特征，所以魏兹霍夫和希尔加德继续开发了 SHSS 的第三种类型，即 C 型（1962）。它的目的是更多地突出催眠体验中的认知成分。它也由 12 个条目构成，但包括了那些用来考察知觉歪曲和记忆的不同条目，并且按照难易程度来排列这些条目，每个正确的反应都会得一分。SHSS 所有的类型都大致需要 1 小时来施测。得分 11—12 分为"超高得分者"，8—10 分为"高得分者"，5—7 分为"中等得分者"，0—4 分为"低得分者"。

SHSS 或许是被研究得最多，也最为广泛使用的工具，它建立了不同人群的常模，包括不同国家的常模，比如墨西哥（Sanchez-Armass & Barabasz, 2005）、以色列（Lichtenberg, Shapira, Kalish, & Abramowitz, 2009）、意大利（DePascalis, Bellusci, & Russo, 2000）以及其他许多国家。它也有因各种不同的具体需要而做的修订版本（详见 Weitzenhoffer, 2000）。就像我在之前已经提到过的那样，许多人会认为它是催眠反应性测验的"金标准"，其他的催眠反应性测验会用它来做校准测量。

哈佛催眠易感性团体量表

在 1962 年，罗纳德·肖恩和艾米丽·奥恩编制了一个团体版本的 SHSS（A 型），他们把这个量表称为哈佛催眠易感性团体量表（A 型）。

第二年，他们报告了这个量表的常模（Shor & Orne, 1963）。这个量表可以用来在少于 20 人的团体中对所有成员同时施测，因此，对于研究参与者样本量更大的研究者来说，它就能为他们节约很多的时间。鉴于它改编自 SHSS（A 型），它也由 12 个条目构成，需要约 1 小时来施测。和任何 SHSS 型量表不同的是，它并不是现场实施测评的，而是根据录音来施测的。它最初的编制目的是作为一个初步的筛选工具，以一种不那么让人感到威胁的方式来让施测者对个体的催眠反应性获得一个初步印象。但是对于施测者来说，因为它能够在 1 小时里同时测试 20 个人而不是 1 个人，能够节约时间这个因素是非常具有吸引力的。HGSHS（A 型）也有不同国家的常模，包括澳大利亚（Sheehan & McConkey, 1979）、瑞典（Bergman, Trenter, & Kallio, 2003）、韩国（Pyun & Kim, 2009）、波兰（Siuta, 2009）、法国（Anllo, Becchio, & Sackur, 2017）、匈牙利（Kolto, Gosi-Greguss, Varga, & Banyai, 2014; Kolto, Gosi-Greguss, Varga, & Banyai, 2015）和其他一些国家。

催眠导入剖图

催眠导入剖图（Hypnosis Induction Profile, HIP）主要是由精神病学家赫伯特·斯皮格尔编制的，之后他的儿子大卫·斯皮格尔（1978/2004）也加入了这项工作。和其他催眠易感性测验不同的是，HIP 是在临床情境下在接受治疗的病人群体中发展出来的，在这种情况下"动机可能会更高一些，因为病人是出于个人的问题而不是满足好奇心才前来寻求帮助的"（p. 38）。他们对 SHSS 和 HGSHS（A 型）并不满意的原因是实施测验时间太长，而且他们也认为，其中的几个条目可能会让受测者感到难堪。

在结构上，HIP 所包含的条目和 SHSS 以及

HGSHS（A 型）类似，例如手臂悬浮和失忆，但是它增加了"眼睛转动"的测验，这是它独有的特征。

赫伯特·斯皮格尔写道：

> 在许多年以来，在非正式的临床观察的过程中，有一个现象似乎总是会定期出现，令人十分惊讶。这些后来被发现能够被深度催眠的被催眠者都具有大幅度向上转动自己眼球的惊人能力。他们的眼睛的外周运动似乎很灵活，而且很具有表达性。与此相反，那些后来被发现无法被催眠的人一般都不会表现出这种灵活的眼睛的外周运动。
>
> （Spiegel，1972/2010，p. 15）

受测者被告知向上转动他们的眼睛，就好像要从他们的头顶向外看一样（测验的"向上凝视"部分），然后再尝试闭上他们的眼睛（测验的"转动"部分）。当眼睛向上看的时候，眼白部分的暴露程度，以及随后在维持往上看的眼睛能够闭合的程度都会进行 5 点评分，两个分数加在一起就会得到"眼睛转动标志"得分，这个得分代表催眠反应性的程度。斯皮格尔父子的假设是，眼睛转动标志体现出的是大脑两个半球相互关联的方式，并且可以成为催眠反应性的一个"生物标记"。HIP 的优势在于，它只需要几分钟来施测，而且斯皮格尔父子还提出，这个测验甚至可以作为催眠治疗工作中的导入部分，因此能够让临床互动变得更为流畅。

HIP 和 SHSS 或 HGSHS（A 型）的相关并不显著，弗里希霍兹（Frischholz）和尼古拉斯（Nichols）（2010）解释了其中的原因：

> 在 1972 年发表的文章中，赫伯坚持认为"眼睛转动测验"能够预测催眠易感性。它并不能直接测量它。因此，在 25%~30% 的病人群体中眼睛转动测验的分数和用其他方式测量的催眠易感性分数之间的相关是不显著的。其他人错误地认为，直接测量催眠易感性的指标是眼睛转动标志（Eye Roll Sign，ERS），而不是整个 HIP。
>
> （pp. 7–8）

赫伯特·斯皮格尔（2008）总结了 HIP 的优势：

> 当使用催眠导入剖图来测量催眠易感性时（它仅仅需要花费 5~10 分钟），可以明显获得四个水平的信息：（1）恍惚状态的能力——高、中等、低；（2）人格加工风格；（3）在健康 – 疾病连续体上的位置；（4）基于（1）—（3）点的信息，哪一种策略是适宜的。
>
> （2008，p. 151）

HIP 因其便利性、施测时间短和其临床基础始终是一个受欢迎的工具。

埃尔金斯催眠易感性测验

埃尔金斯催眠易感性测验（Elkins Hypnotizability Scale，EHS）是由贝勒大学的心理学家和临床研究者盖瑞·埃尔金斯（Gary Elkins）博士开发的。在他 2014 年出版的广受赞誉的著作《催眠放松治疗：原理和应用》（*Hypnotic Relaxation Therapy: Principles and Applications*）中，他介绍了这一工具。埃尔金斯很敏锐地觉察到了其他测验工具的局限：

> EHS 的设计宗旨是：（1）简短（实施和计分都可以在 30 分钟内完成）；（2）在测量催眠易感性时有更高的敏感度，能够通过使用算数计分方法而非二分法的方式对反应进行分级评分；（3）在计分时同时考虑到了行为和体验层面的反应；（4）安全；（5）对于

被催眠者而言是愉快的体验；（6）其得分和 SHSS（C 型）获得的分数有高聚合性；（7）包括了种类繁多的测验暗示类型。

（Kekecs，Bowers，Johnson，Kendrick，& Elkins，2016，p. 287）

该测验的分数范围为 0~12 分。最初测验的信度和效度给了 EHS 极大的认可（Elikins，2014；Elkins，Johnson，Johnson，& Sliwinski，2015；Kekecs et al.，2016）。

催眠反应性的非正式测评方法

上文已经提到过，大多数的临床工作者并不会使用正式的工具来测评催眠反应性，理由有很多，从抱怨这些测验"让人感到"很假，或者是建立起了一种不必要的"成功—失败"的情境，到认为这些测验不会揭示出任何有用的临床信息。

心理学家布兰特·盖瑞（Brent Geary，2001）总结了他偏好用更自然的方式来衡量催眠反应性的理由，他写道：

> ［我的］假设是，任何具有健全心理过程的人都能够从催眠中获得某种程度的益处。他们在多大程度上能受益则是通过临床干预来判断的，而不是通过实施一个能够产生可量化结果的固定程序来判断的……测评的主要情境……仍然是病人当下在心理治疗关系中进行的叙事和反应。
>
> （p. 3）

安德烈·魏兹霍夫也并不看好正式的测验在临床情境中的价值，而是建议采用一种"不妨试试看"的取向：

> 有一些心理学家和精神病学家觉得，任何一个即将进入心理治疗的病人都应该照例接受广泛的评估，而这种评估也应该包括对催眠易感性之类的评估。我严重质疑这种例行实施一组包括催眠反应性测验在内的测验

的行为。我还没有听到任何有说服力的理由来说明为何那么做。任何测验的使用都应该有特定的需要。就这一点来说，许多从业者似乎都觉得，如果他们能事先知道他们的病人的可暗示性有多强，那么他们就能够更好地制订治疗的计划。我同意，如果有人计划去使用一种特殊的催眠效果，那么是有必要首先知道这种效果是不是能产生。而直接去尝试产生这种效果就是最好的一种办法……我听到来自临床工作者这边的抱怨，抱怨量表没有办法给他们提供关于使用催眠产生的临床效果的信息。确实如此。不过，我们也需要记住，量表并不是为了实现上述这个目的而被设计出来的。

（2002，pp. 216–217）

之前，魏兹霍夫已经说过："当真的需要产生某种效果的时候，要么它可以产生，要么它不能产生。（2000，p. 466）"因此，许多临床工作者偏爱就在治疗的"真实"情境中对反应进行观察，看它们是否会出现。反应性被认为是存在于互动之中的，而不只是来访者的一些内在特征构成的一个函数。

那么，从这种更不正式的视角出发，有哪些方式可以用来测评反应性呢？也就是说，除了已经描述过的正式标准化测验以外，还有哪些方法

呢？有些人会使用结构化的"微测验"，例如雪佛氏灵摆测试（Chevreul's Pendulum）、热物体法（Hot Object），以及握手测验（Hand Clasp），这些将在下文描述。不过，嵌入指令（Embedded Commands）和非言语层面的变化（Nonverbal Shifts）是某种更自然的、非侵入性的测量形式，许多临床工作者都会偏爱使用这些（包括我在内）。

雪佛氏灵摆测试

这是一个结构化的"微测验"，一般都在正式的催眠之前实施，它是一种帮助来访者"熟悉一下类似催眠的反应"的简单的手段（Bates，1993，p. 40）。如果你曾经玩过所谓的"碟仙"游戏（Quija Board），那么你就已经体验过雪佛氏灵摆测试了。你会给施测者一个摆锤，要求他用大拇指和食指捏住摆锤的线（Barabasz & Watkins，2005；Lynn & Kirsch，2006）。这个过程可以变得更戏剧化一点，即让受测者抓住摆锤，摆锤的下面放着一张纸，纸上画着一个圈，圈中包含一些有趣的线条。这个圈可能会和下图的圈类似。

我随意将纵线命名为"Y"，用来代表在我们文化中点头称是的反应（Yes）。同样，我随意将横线命名为"N"，用来代表我们文化中摇头称否的反应（No）。

一旦来访者将摆锤悬空置于圆圈的中心，你就可以给出以下的暗示："当你通过深呼吸慢慢放松下来以后，你可以集中注意力一动不动地握住摆锤……很好……现在，在你继续集中注意力的同时，你将会注意到这个摆锤开始动了起来。"请注意，暗示中并没有具体说明摆锤应该往哪个方向运动。当你观察到摆锤开始移动的时候，你就可以使用额外的暗示来放大这种运动：

> 很好……摆锤可以开始沿着（X/Y）轴的方向摆动起来，摆动得越来越厉害（从左到右，或者从前到后），即便你不知道为什么它会那么摆动，也不知道它会怎么摆动，它仍然可以自己摆动……只要你把注意力集中在摆锤上面，它就可以摆动起来，你可以在不做任何努力的情况下，只是通过集中注意力看着它，你就能让它摆动得越来越大……

然后你可以进一步暗示让它停止，再换一个轴摆动。摆锤摆动的幅度越大，说明对暗示的反应性也越高。

这个古老的测试可能看上去很夸张可笑，但是它的确很好地诠释了转换派生搜索和念动过程。当来访者加工"从左到右"或者"靠近你和远离你"这样的意义时，他的身体会对这类心理意义做出反应，并且造成微小的肌肉运动（被称为"念动反应"），这些肌肉运动是他意识不到的，而正是这些肌肉运动造成了摆锤的运动。因为微小的肌肉运动是无意识的，摆锤开始摆动通常都的确会让来访者感到吃惊，因此它就可以作为一个证明他们催眠技能——以及你的催眠能力的证据。

"热物体"测验

像是大多数的测验一样，这个测验也涉及将暗示转化为躯体反应，具体而言，是一种在一个普通物体上感受到温度的幻觉反应。在这个技术中，受测者闭上他的眼睛，给他一个物体让他握在手上，比如一枚硬币或是一支笔。然后告诉他，这个物体开始升温。可以给出的暗示是，给这个物体做了一种特殊的化学处理，或者是给它插上了电，然后它就开始升温，变得越来越热，直到它变得太烫了，根本握不住为止。当它变得太烫以至于难以握住的时候，给出的指令是可以让这个物体无害地从手中滑落。这个物体"升温"所需的时间，以及被催眠者所体验到的热感程度在这个测验中都是测量反应性的指标。

握手测验

握手测验是斯坦福催眠易感性量表中的一个测题。它给来访者的挑战是让他们根据暗示表现出一种行为。首先，来访者被要求找一个舒服的姿势坐好，双手交握。然后，给出的一些暗示包括想象他的双手被紧紧地粘在了一起，或许是用胶水粘在了一起。在做了这些暗示之后，给来访者的直接挑战是让他尝试把双手拉开。一个典型的暗示是："你越是用力尝试把你的双手拉开，它们就会粘得越紧。"

在这个微测验中有一个文字游戏。涉及的是在"尝试（trying）"和"做（doing）"之间的区别。尝试蕴含的意思是耗费能量但并不一定真的去做。对于这个测验和其他类似结构的测验而言，组织关键暗示的方式是："你越是用力尝试（把你的双手拉开，弯曲你的手臂，睁开你的眼睛），你越是难以做到这一点"。有些人会倾向于对这个暗示做出字面上的解释，这就会让这个暗示得以成功（如果它成功的话）。那么，下一步就是给出这样的暗示：

> 过一会儿之后，我将会让你分开你的双手（弯曲你的手臂，睁开你的眼睛），放下双手，让它们放在你的膝盖上……而且你将会很容易就能够做到这一点，毫不费力……现在，请分开你的双手，慢慢让它们放到你的膝盖上。

请注意一下在"尝试"挑战模式和"就开始

做吧"模式之间的区别。

在这个测验和其他类型的挑战测验中，另一个变量是你给受测者多长时间去"尝试"。先让这个人自己试一下，让他发现自己需要花费的能量要比预想得更多，然后再给出暗示说："现在不用尝试了，只要继续放松就可以了。"如果你给了这个人超过几秒钟的时间让他做这个最初的尝试，他当然最终可以做到你暗示他做不到的事情。你让他们停止尝试的速度一定要快！

最后，你也许可以理解有些临床工作者的担心，以及为什么他们更喜欢避免任何可能挑战受测者的测验。林恩和基尔希也意识到："没有通过可暗示性测验有可能会削弱积极的治疗预期和动机，因此也就导致了治疗失败。（2006，pp. 206–207）"我认为，一般而言，如果你打算去挑战来访者，而他一旦发力就能证明你失败，那么最好还是避免挑战来访者。当你已经暗示来访者做不到，但他却很容易就做到了，要从这种状况中恢复过来可不容易。

在上文所描述的三种非正式的测验都是常用的结构性测验。鉴于它们对来访者提出了一定要求，它们明显显得有些专断和仪式化。不过，还有其他一些更自然的取向来测评可暗示性，在下面的章节中将会描述其中两种。

嵌入指令

嵌入指令，也称强制令法（injunctions）（Watzlawick，1985；Zeig，1988）是将特定的反应整合进一则更大的沟通信息背景中的暗示。通过在一则更大的沟通信息中嵌入一些更小的部分，且鉴于这些部分虽然具有暗示作用，但又不会那么引人注目，因此就更容易能逃过意识的侦测。比如，在我说下面这段话的时候，如果我用我的嗓音发出一个重音，或做一点轻微的强调，比如改变语调或音量，我就可以嵌入旨在获得特定反应的暗示：

- "在一天结束的时候，闭上你的眼睛……难道不是一件很美好的事情吗？"（我可能会得到一个闭上眼睛的反应，这明显是高可暗示性的迹象）
- "我对自己说，我可以……做一个深呼吸……然后仔细想一想。"
- "你可以……像挠一下痒一样……就获得成功。"

如果你给出这样一种间接的暗示，而这个人真的做了一个深呼吸或者挠了挠痒，那么按照心理学家及坐落在凤凰城的米尔顿·H. 艾利克森基金会主席杰弗里·蔡克（Jeffrey Zeig）的说法，你就获得了被称为"最小线索"的正性反应（1988，2004）。任何一种嵌入型的暗示都可能会获得一种反应。相比挑战型的测验，或是看上去更像是变戏法那样的摆锤测验或握手测验，嵌入指令显得更自发，威胁性更小，也更不专断；它可以作为一种更有用、更自然的催眠反应性指针。

非言语层面的变化

在潜意识行为中发生的非言语层面的变化也可以是可暗示性的一个良好指针。获得和谐关系（rapport）的一种方式就是在来访者没有意识到的情况下"镜映"他们的行为。非言语层面的改变可以在许多行为中出现：姿势、手势、挠痒、目光接触和呼吸，以及其他许多可能性。如果你像镜子一样模仿你的来访者的姿势，然后再改变你的姿势，而你的来访者在同一时刻也发生了改变，那么你就有证据表明，在潜意识层面你们之间产生了和谐的关系，而且你的来访者具有一定可暗示性。举个例子，在我有一次做临床演示的时候，我和一个名叫麦克的抑郁的年轻男性一起工作。在我让麦克准备好开始催眠治疗的过程中，我无意识地往后靠在我的椅背上，并且跷起了二郎腿。只过了 1 秒，他也做了完全相同的动作！我在那个时候就知道，我们之间的联系很有可能会有助于这次治疗对他起效。

只有在来访者意识不到的情况下，镜映对方才可能是有效的。如果对方能够有意识地察觉，那么这种行为就不叫作调谐，而是叫作模仿了，而且也很可能会丧失两人之间的和谐关系。在使用这种类型的间接技术的时候，你需要小心并且尊重对方。

结　语

为什么人们会在他们的催眠反应上有那么大的差异，以及他们的差异到底在哪里，这是一个非常宽泛的问题，这个问题已经在研究文献中得到了大量的关注。对于所有对催眠感兴趣的研究者和临床工作者来说，存在一些重要但也很艰难的问题，而这些问题都在强调这样一个统一的原则：我们想要人们尽可能地从催眠中受益，而我们每一个人都在以自己的方式找寻让他们受益的方法。

开动脑筋

1. 你玩过"碟仙"吗？你对它的反应是什么？你怎么解释为什么会发生这种情况？

2. 你怎么知道一个人会不会接受你的暗示？什么样的"身体语言"在你看来等同于头脑开放的状态，或者头脑封闭的状态？你意识到会有哪些例外情况吗？

3. 你觉得你对他人的暗示的开放程度有多大？你为什么会那么想？你觉得你对于别人的这种反应程度是一笔财富还是一个弱点？为什么？

4. 一个人打哈欠一般都会激起别人打哈欠的反应。在你看来，还有什么其他的暗示也会让人们似乎会自动地做出反应？

5. 潜意识中的和谐关系是什么意思？你怎么知道你已经拥有了它？

6. 你怎么看这句话，"任何可以被社会化的人都可以被催眠"？

7. 为什么有些研究者和临床工作者似乎会认为，如果他们没有办法催眠某一个人，其他人也不可能催眠这个人？

8. 当你计划一次催眠治疗时，你应该考虑到哪些和年龄有关的因素？相比面对一个 20 岁的来访者，面对一个 60 岁的来访者的做法具体会有哪些不同？

9. 你觉得智力和集中注意力的能力有关吗？为什么？

10. 你在什么情况下需要努力满足来访者的预期？在什么情况下你不应该那么做？在决定是否满足来访者的预期时，什么样的个人动力因素和人际动力因素是你需要考虑的？

行动起来

1. 获取在本章中描述的这些测评工具及其他工具，花一些时间来研究它们——它们的结构、暗示的用语、它们的假设等。

2. 让几个没有催眠背景的人参加一次"碟仙"游戏，最好他们之前也没有参加过"碟仙"游戏。你观察到了什么？他们是如何解释发生在他们身上的事情的？

3. 下一次你去购物的时候，首先和推销员讨论一下你打算购买的一个产品，然后再和他们讨论一下你并不打算购买的一个产品。在两种条件下，你能察觉到你的内心体验有什么不一样吗？在两种条件下，你的感受和行为有什么区别呢？

4. 练习一下每一种可暗示性测验，每种测验至少找 10 个不同的人练习。让你的风格从权威型变换到许可型，注意每个人对你的引导做出的反应是什么。你从这些不同的反应风格中能学到什么呢？你对这些差异有什么解释呢？

5. 如果可能，安排参观一次精神病院或养老院。在你观察住在这些机构中的人时，你是否能确定他们在多大程度上会对催眠有反应？你能够具体地提出可能会对他们有效的做法吗？

6. 选择一个你在意识层面希望能改变，但总是用各种合理化的理由来维持它存在的行为。请列出所有你曾经使用过的合理化的理由。你可以识别出"认知失调"的痕迹吗？有哪些认知失调？

7. 花一两周的时间在各种不同的场合仔细观察一个你很了解的人。在什么情况下这个人似乎处于一种头脑开放和乐于接受信息的状态？在哪些情况下，这个人似乎会封闭自己、变得保守？你可以列出哪些可能会影响这个人的反应性的因素？

第 10 章

催眠的危害，法律考量和伦理原则

当你决心为他人服务时，无论你选择以何种专业能力去提供服务，你必然会面对在治疗过程中产生的棘手的道德和伦理两难情境。有些时候，即便你单纯因工作而卷入别人复杂的生活，上述的两难情境也会发生；另一些时候，这些两难情境的出现是因为专业人员不知道自己已经越界，或者是在情境变得不利时，仍选择忽视当前的处境。为了使临床实践符合伦理，催眠领域需要有一些额外的考量；这些考量使得我们有必要熟悉法律议题和伦理原则，从而尽可能提供给他人优质的服务。

托马斯·纳吉（Thomas Nagy）博士是一位心理学家，伦理是他的专长。在他的著作《心理学家的伦理必读》（*Essential Ethics for Psychologists*，2011）中，他描述了四个主要的领域，它们构成了从事遵守法律和伦理规范的临床实践工作的基础：胜任力、知情同意、隐私和保密性，以及避免伤害和剥削。在本章中，我将对这四个领域进行论述。

在之前的章节中，我已经强调过，你既可能有技巧地使用催眠来帮助来访者，也可能滥用催眠以至于造成伤害。这一观点值得再讲一遍：任何可能会带来帮助的事物，也具有带来危害的可能性。哪怕我们出于好意，当我们逾越了不该逾越的界限，或者当我们在提供治疗前并未进行审慎的评估和思考其是否有必要、是否恰当、是否有潜在的负面后果，那么我们就有可能会伤害到来访者。如果你听说过一些例子，涉及有人因为接受催眠治疗而受到了伤害，那么你很可能会意识到，这些问题的出现并不是因为催眠本身，而是因为有人以不恰当的、拙劣的，或兼而有之的方式来使用催眠。我们的目标是尽量减少这类不幸后果的可能性。因此，在本章中，我会更仔细地讨论和催眠使用相关的危害，这也让我们有必要谨慎地、敏感地使用催眠。我也会描述一些关于良好的临床实践的法律和伦理考量。

催眠是否本身就具有危害？

在我看来，衡量一个领域是否成熟的标志在于，该领域能否带着开放的态度来做自我检查，以期发现真相，哪怕真相并不总是让人愉悦。关于被压抑的记忆的争议中，催眠扮演了核心角色（Loftus，2017；Yapko，1994b），尽管还有其他原因，但这主要导致了心理治疗领域不得不面对这样的现实，那就是出于好意的心理治疗师也会给个人和家庭带来巨大的灾难。催眠领域也在不断成熟。如今，人们能够更愿意探索由治疗所带来的各种不利后果的问题，包括催眠的潜在负面效果。事实上，在主编史蒂芬·兰克顿的领导下，布鲁斯·艾默（Bruce Eimer）应邀作为客座编辑，于 2012 年 7 月在《美国临床催眠杂志》上做了一期特刊，名为"降低催眠在无意中带来负面结果的风险：临床和司法领域的应用（Minimizing the Risk of Inadvertent Negative Consequences of Hypnosis: Clinical and Forensic Applications）"。这一特刊中包括了许多很有深度的文章，凸显出了该主题的严肃性和广泛性。

在历史上，催眠的危害很少被谈及，而当谈及这些危害时，焦点都局限于催眠是否能够被用来胁迫人们做一些反社会的行为，以及催眠是否会对于情绪不稳定的人造成伤害。事实上，在临床文献中曾经有报道，在实施了催眠之后来访者出现了负性的反应，包括引发自杀或精神病性的反应（Frauman, Lynn, & Brentar, 1993；Lleinhauz & Eli, 1987；Stanley, 1994）、焦虑或惊恐发作（Judd, Burrows, & Dennerstein, 1985；Machovec, 1986；Machovec & Oster, 1999）、难以中断催眠或唤回（Barabasz & Watkins, 2005；Kluft, 2012a, 2012b, 2012c, 2012d；Orne, 1965），以及诸如头痛、眩晕或呕吐这样的躯体不适（Coe & Ryken, 1979；Hilgard, 1974；Takaishi, 2011）。面对这类报告，以及其他一些我很快就会谈到的发现，也难怪人们认为催眠至少具有一定的风险性。

你是否应该担心这些议题和报告呢？答案既是也不是。的确，你需要关注并知晓催眠的潜在危害。不过，没有任何证据证明催眠会导致精神疾病、促发自杀行为、诱发惊恐发作、剥夺人们的心理防御或者以其他的方式造成伤害。在这么多年以来，催眠的研究者和实践者达成了很高的共识，那就是，如果经由一位受过良好训练的临床工作者恰当地使用催眠，催眠本身并不具有任何危害（Barber, 1995；Heap, 2008；Lynn, Kirsch, & Rhue, 2010；Perry, 1990）。

鼓励人们去聚焦注意力和在体验层面中处于贯注状态并不危险。不过，这个人把注意力聚焦在什么上面，处于何种贯注状态则有可能会带来危险。催眠在使用中的薄弱环节涉及一些临床议题，这些议题需要带着洞见和预见来处理。若临床工作者没有接受过良好的培训，以致无法鉴别和处理这些可能会对来访者有害的临床议题，那么当出现意料之外的反应时，临床工作者也就无法做好充分的准备来处理它们。这里的危险和你对处于困扰之中极为脆弱的人实施一种临床干预所能产生的危害是一样的。不过，催眠能产生的是一种更强烈的治疗联盟，这也会让来访者和从业者之间的关系动力变得更为强烈。简而言之，催眠提供的背景环境可以放大情绪方面的困难。但我们也要意识到，能起到抵消作用的是，催眠作为一个背景环境也能够放大情绪的优势和能力。

谁可以实践催眠？催眠中的培训和认证

在过去几十年里，这个议题一直处于一种微沸腾状态，只有当偶尔出现某些破坏力巨大的个案时，才会完全爆发出来，但不久之后又会回归原样。实际上，存在两个不同的催眠世界：一个世界是由受过学术训练并具有职业资格的临床工作者组成的（如医生、心理学家等），他们会实践催眠或对催眠进行研究；而另一个世界是所谓的"业余催眠师"，他们接受了催眠的技术训练并且会实践催眠的技术，但并不具有在某个助人职业领域的专业学位或临床执照。在这两个彼此分割的世界中，不同世界里的人都自然而然地相信，他们所做的事情是诚实而正直的，每一方都认为，无论他们如何使用催眠，自己使用催眠的方式都是正当的。

总体而言，尽管在国际上，甚至在美国的不同州之间存在差异，但很少存在法律上的限制来规定谁可以合法地实践催眠。在专业世界中，催眠通常被视作一种治疗工具，是一种实施治疗的媒介，而非一种独立的治疗。对于专业人员而言，催眠是更广大的治疗计划的一部分，这个治疗计划会在多年的临床训练中逐步发展出来；临床训练一般都会包括硕士及以上水平的学历教育、在督导下进行的实习阶段，以及在各自专业领域里成功地通过职业资格考试。与此相反的是，存在许多非专业培训项目，这些项目的唯一入学标准是，你能够付得起学费。不过，在这些培训项目中，有一些项目的设计是相当精细的，会以实用为目标，在很短时间里教授给学员某些相当于在一个正式的学历项目中能获得的培训内容。其他为非专业人员设置的项目质量则低得超乎想象，但这些项目仍然会给自己的学生颁发以资证明所谓专业能力的证书和头衔。

除了资质令人生疑的培训项目以外，也有许多非专业组织会给他们的成员授予证书和头衔，而这些专业协会的会员准入标准十分低。事实上，心理学家史蒂夫·埃切尔（Steve Eichel，2010）描述了他是如何让自己的猫"佐伊·D.凯兹"被两家机构授予了"认证催眠治疗师"的称号，又被第三家机构授予了学位的，这篇文章在让人忍俊不禁的同时，又给我们敲响了警钟。对于有些临床工作者来说，相对于他们接受过的其他更严格的临床培训，他们接受的催眠培训不过是个补充；而对于那些对此并不了解的普通大众来说，他们如何能够在两者之间做出区分呢？毕竟在他们看来，他们会相信，"认证催眠治疗师"就一定是接受过良好的培训并获得过认证的。如果一个人接受的训练有问题或不充分，他自己都不知道自己不懂什么，又怎么在提供具有潜在伤害的治疗时，笃定一切都好呢？什么样的培训类型和内容才算是合格的培训呢？"半吊子"的危害之大再怎么强调也不为过。

缺乏对催眠的严格认证或执照颁发系统导致的是，至少某些低标准的培训损害了催眠的名声（Stanley，1994；Voit & Delaney，2004）。有关误用催眠会导致问题的证据实在太多了。引用马丁·奥恩（1965）的话来说，这里的指导原则应该是，如果你在**不使用**催眠的情况下并不具备治疗某个问题的资质，那么你也不具备**使用**催眠来治疗这个问题的资质。此外，越是受教育质量不足的实践者，越是无法认识到一种专业的实践工作所倚仗的专业指导原则。其结果是，他们会做出众多跨越专业界限的行为，例如，做出诸如"立竿见影"这类不合理的承诺，出于无知或贪婪而使用未经证明或存疑的方法，出于自吹自擂的目的（"看看我的能耐"）或是出于诸如娱乐这类令人心生疑虑的用途来推销催眠（相比其他应用，舞台催眠产生负面后果的可能性更高；参见 Echterling & Emmerling，1987；Heap，1995；Kleinhauz, Dreyfus, Beran, Goldberg, & Azikiri，1979），或者出于自身利益而操纵别人。当这些界限被突破以后，对他人造成的伤害以及剥削是显而易见的。当然，专业人士和非专业人士都会做这类事情，不过对于两个群体而言，深入的训练和承诺恪守专业准则都会显著地降低违背伦理的行为概率。

美国临床催眠学会（ASCH）以及临床和实验催眠学会（SCEH）对这一挑战的回应是，两个协会都各自发展出了它们自己的认证系统。这些认证自然是完全自愿的，而对于许多实践催眠的专业人员来说，他们虽然会接受认证，但并不认为在自己已获得的职业资格外，他们还需要在使用催眠时获得任何额外的认证来允许他们从事专业活动。

ASCH 和 SCEH 是美国的催眠协会，它们的会员资格仅限于合格的医疗健康服务从业人员，即获得高等学位并具有州立政府颁发的临床实践工作执照的人。两个协会都对于成员从事催眠工作提出了伦理和专业指导原则，举办全国性质的和地区性质的培训，对公众进行专业人员的推荐，以及开展许多其他的工作。ASCH 和 SCEH 颁发的催眠证书可以在某种程度上保证，特别是对于不清楚谁有资格从业的消费者而言，受到认证的临床工作者已经在教育和经验方面符合了适度的标准。国际催眠学会（ISH）是一个由多个国家的国家级催眠组织所组成的国际行业协会；ISH 并不提供任何培训认证，但提供了行业实践的伦理指南。你可以在本书网站中的附录 A 里找到更多关于 ASCH、SCEH、ISH 和其他专业机构的信息。

和催眠有关的潜在危害

任何类型的临床实践都存在多种多样的潜在的危害。这包括但不限于：不准确或不完整的评估，不够完善的案例概念化，对某个问题的动力机制进行了随意的、不准确的解释，在治疗中有关临床工作者和来访者的角色界定不清，评估过程的反馈机制不佳，以及对来访者没有进行足够完善的随访。除此之外，和催眠联系在一起的潜在危害包括：被催眠者对暗示的解释和催眠师的意图不符，自发产生的退行和强烈的情绪反应，出现症状置换的现象以及效果不持久，记忆虚构，没有充分地唤醒来访者，以及移除暗示失败（Barabasz & Watkins，2005；Erickson，1964b；Kluft，2012d；Lynn，Myers，& Mackillop，2000；Weitzenhoffer，2000）。

对暗示的解释和催眠师的意图不符

假如你曾经对不同的人实践过你的催眠技能，那么你或许已经发现了，哪怕是最为直接的催眠暗示，人们也可能对此做出你意料之外的甚至不同寻常的反应。人们会从他们自己的参考框架来对你说的话做出解释，因此可能会将你说的话和与你意图完全不符的意义联系在一起，这是实践临床催眠治疗中一个不争的事实。对此，我们应该能够预想它的发生，做好准备，接受它的出现，并想办法利用它。请记住之前我表述过的原则：意义自在来访者心中，而非你所使用的语言。有些时候，你获得的意料之外的反应实际上比你期望的更好：你的来访者发现你提到的某个词、句子或是概念对于他们有深刻的启发和转化的意义，而且能直接表露出这个美妙的知觉带给他们的意义。当这种情况发生的时候，那再好不过了！

不过，有些时候，你获得的意料之外的反应恰好与上述情况相反：来访者觉得你说的话或冒犯，或威胁，或缺乏考虑，或无关紧要。有些时候，这是因为你说的话的确会冒犯或威胁到他们，的确缺乏考虑，与他们毫不相干。不过，更常见的情况是，这个人对你所说的话的联想完全是个人化的反应，你或者任何其他人都不能预料到这种反应。在此提供一个预防的小技巧，你可以说这样的话作为开场白："我正在说的话实际上可以用许多不同的方式来解读……在你对我的话的所有解释方式中……你肯定能够把注意力落在对你最有帮助的解释方式上，将它们的意义纳入你的心底……"

自发产生的退行和强烈的情绪反应

本节的内容是和使用催眠相关的最常见的危害：当临床工作者并没有做任何暗示，但被催眠的个体仍出现某些痛苦回忆的闪回现象时（自发产生的退行），并且因为闪回的缘故而感到十分痛苦。来访者的不适可以从轻度到极端不等，也自然会将治疗推向另一个方向，这个方向或许和治疗最初的目标有关，或许无关。这类事件并不罕见，你需要带着高度的敏感性和审慎的态度加以处理。

在历史上，这些意外（和不想要出现的）反应被称为宣泄。我个人并不喜欢使用这个词，因为从来访者的体验来看，它具有过强的病理化意味。我更喜欢就事论事地称呼这些时刻：强烈的情绪反应。事实上，当你在做类似催眠这样的体验性工作时（以及其他类似的过程，例如引导下的正念冥想、视觉化想象、引导下的想象技术，等等），人们都可能会出现情绪反应。接受良好的催眠训练的重要性在此可见一斑，因为在这些来访者最为脆弱的时刻，你如何对来访者做出反应决定了你的工作究竟是治疗性的，还是相反。在第 25 章中，我将仔细地论述这一议题。

出现症状置换的现象以及效果不持久

在历史上，在反对使用催眠的批评中，最为常见的两种是认为催眠的效果只是暂时的（因为催眠被认为是一种只聚焦在症状上的"肤浅"治

疗形式，并不会"解决问题背后的原因"），以及催眠会出现某种"症状置换"的现象。症状置换是一个心理动力学流派的理论构念，它假设存在着一种和内在冲突相关的精神能量，这种能量会通过发展出一个症状而得到释放，即症状成为能量的出口。这个理论认为，如果消除了一个出口（暗示症状被移除），那么这股能量必然会重新指向其他的方向，并且发展出新的出口（Weitzenhoffer，2000）。换句话说，症状产生背后的心理冲突必须被鉴别出来并得到解决。根据假设，如果没有做到这一点，那么症状就会再次出现，或者发展出一个与之等价的新症状，因此，这种情况就被称为症状置换。

对出现症状置换现象的担忧并非源于真实的临床数据，而是出于一种早已过时且并未得到充分证实的理论观点。巴拉巴兹和沃特金斯强有力地表明了他们的态度："即便研究者已经指出这些反对的意见是不实的……分析学派的作者仍然会继续重复提出相同的批评意见，显然完全没有意识到研究和文献中的相反证据。（2005，p. 210）"为了能够给催眠打上这一罪名，就必须将催眠视为只是针对症状的治疗，而不是更为动态的或更深层的治疗取向。其他"针对症状"的取向，包括非常流行的认知行为治疗，也同样面对着那些偏好更"深层的"传统精神动力学取向提出的、在理论上很丰满却毫无根据的指控。不过，催眠并非一种疗法，因此它几乎可以整合到任何的治疗模型之中。所以，一些动力学取向的治疗师也会实践"催眠精神分析"（Wall，2018），一些认知行为治疗师会实践"认知催眠治疗"（Alladin，2012），等等。

不过，就催眠而言，其中的曲折使得对这一批评做出回应变得更为复杂：催眠的确可以以肤浅的、仅仅针对症状的方式来使用。事先编制好脚本的催眠取向，以及仅仅是"暗示移除"问

题的治疗取向便是这种方式的例子。以症状为导向的取向一定不好吗？当然不是。例如，通过在催眠中教授改变感官知觉的策略来帮助一个人去应对痛苦，虽然不像精神动力学那么有"深度"，但是它仍然可以让一个人的生活出现重大的变化！通过教授自我催眠来控制反刍思维，从而帮助因为焦虑或抑郁而产生失眠问题的人改善睡眠，虽然也不"深刻"，但是鉴于睡眠困扰会让人们付出重大的代价，它的力量还是相当大的。

催眠也并不一定会带来负面的效果。在巴拉巴兹和西恩于 1983 年完成但未发表的一项研究中（参见 Barabasz & Barabasz，1992），研究者获得了超过 600 名在一家医院中接受催眠和身心药物治疗的病人的数据，其中仅有一位病人报告了和治疗有关的轻度且一过性的问题。他们的结论是，心理教育和心理评估，包括精神状态的检查，能以压倒性的效力避免催眠产生负面的效果（Barabasz & Barabasz，1992），这一观点我也同意。在不同的治疗和临床人群中都一再发现，预先知晓治疗方案的病人要比不知晓治疗方案的病人有更好的表现。

症状置换并不是危险所在。真正的危险在于没有得到足够的治疗、不恰当的治疗以及复发的可能性。没有经过训练的外行人，以及训练不够的专业人员都可以使用直接的暗示来针对某一个症状工作，但是他们并不能真正地理解被催眠者所面对的更深的议题，因此也无法真正地意识到他们的治疗方向可能是错误的。于是，因为没有及时进行合适的治疗，或者没有进行合适治疗的机会，这些都会造成来访者的情况没有改善，甚至恶化。症状是否具有某些功能呢？它是否会影响心境、行为和人际关系呢？如果不去理解一个症状在某个人的生活中扮演的多个维度的角色、与其相关的动力因素，可能就会出现症状置换和复发这些意料之外的不理想的结果。不过，我们

应该能明显地看到，造成这种结果的原因是无效的治疗，而非只是因为使用了催眠。

最后，所有的治疗流派都担忧治疗结果只是暂时的，包括精神动力学在内。人们可能迈出步伐前进，但是有些时候，他们也会倒退。预防复发是临床工作者例行努力的方向，因为没有一位临床工作者想要来访者只是暂时地享受到治疗的益处。临床工作者是否将预防复发的策略纳入他的干预当中，又是如何纳入这些策略的，这显然都是值得考虑的重要问题。

催眠本身并不会减少或排除任何旨在预防复发的机会。与此相反，对于一个有良好结构治疗而言，使用催眠可以有意地促进来访者将其学习到的新想法、观点和技能迁移到他生活中越来越多的领域里。有些时候，人们会问我，催眠中给出的暗示会维持多久呢？我的标准答案是：一个好的观点能够持续多久呢？一个好的观点可以持续终身。

记忆虚构

我之前已经提到过产生错误记忆的可能性，在第 15 章中，我将详细地描述记忆过程如何极易受到暗示的影响。在这里，我将只是简要地描述几个和这个棘手的问题有关的要点，任何从事催眠的人都应该对此有所了解。

当人们无法记起一些事件或者事实的时候，他们可能在无意中会用错误的信息（例如，幻想的材料、推论、错误记忆的信息）来填补记忆的空白。补充入记忆的空白材料被称为记忆虚构（Loftus，2017；Schacter，1996；Shaw，2016）。记忆虚构可以是由个人自己产生的，也可以是因为受到了一些错误信息的暗示，而人们把这些信息作为真实的信息整合到了自己的记忆里。记忆虚构和其他"记忆之罪"经常出现在人群中，也绝非是催眠独有的。哈佛大学的神经心理学家

丹尼尔·沙克特（Daniel Schacter，2001）在他的著作《记忆的七宗罪——心灵是如何记忆和遗忘的》（*The Seven Sins of Memory: How the Mind Forgets and Remembers*）一书中充分地描述了这些记忆的过失，以及它们如何遍布在日常生活当中。

在催眠的过程中，因为将想象同现实区分开来的界限甚至会变得比在通常情况下更为模糊，因此个体将记忆虚构误以为真的危险也就增加了（Vance，2016）。在任何治疗中，这种错误的知觉都可能成为问题，但是当临床工作者面对那些在过去可能经历虐待（无论是性虐待、躯体虐待还是情感虐待）的人，并且努力想要帮助那些人的情况下，上述问题就变得尤其严重了。这样的个体可能会有一系列的记忆问题，这些记忆问题是创伤的直接结果（Christensen，2017；D. Spiegel，2010）。但是记忆的空白和错误也可能出于许多和虐待完全无关的原因。因此，危险就在于我们究竟如何解释，记忆的困难可能意味着什么。有些临床工作者会认为，记忆的空白就是虐待的证据，但是实际上，这些记忆之所以不存在是因为根本就没有虐待的历史（Belli & Loftus，1994；Lynn & Nash，1994；Yapko，1993a，1994b）。在这样的情况下，对来访者的记忆空白进行虚构的就不是来访者，而是治疗师了！

如何避免犯下和上述记忆问题有关的错误呢？方法不言自明：如果来访者没有自称有虐待史，就不要推断有这样一段历史的存在；不要在催眠中给来访者做出具有引导性质的暗示，暗示他们该回忆起什么或如何回忆起某些记忆；不要假设每一个问题都一定存在一个尚未发掘出来的"根源"；要了解有关人类记忆的工作机制；要了解催眠的局限；要了解即便记忆是详细且富有情感的，它仍然可能是错误的；要明确在支持来访者的记忆和确证来访者的记忆之间存在的区别（Loftus，2017；Loftus & Yapko，1995；Lynn，Kirsch，& Rhue，1996；Yapko，1994a，1994b）。

请记住，目前没有任何技术手段可以区分真实的记忆和虚构的记忆。神经科学在着手解决这个问题，希望精密的大脑扫描技术终有一日能够甄别真实和谎言，但是这一天仍在很遥远的未来。任何一个从事催眠的临床工作者都不应该持有这样一个极端错误的信念，那就是催眠可以揭示真相。

没有任何研究者能像已故的精神病学家马丁·奥恩那样让人们注意到记忆在一般情况下易被影响的特点，以及具体到催眠领域中记忆的这一弱点。奥恩原创的概念"恍惚状态的逻辑"已经在之前的章节中提到过了，他在记忆的可暗示性这一方面所做的开创性研究帮助人们注意到，在催眠中，尽管被催眠者可以给出对某个事件相当详细的陈述，而且还很确信自己的叙述是精确的，且这些特点让他们的记忆看上去很可信，但实际上他们的记忆仍然可以是错误百出的。

大师的视野

马丁·T.奥恩
（Martin T. Orne）

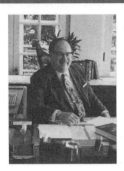

马丁·T.奥恩

马丁·T.奥恩博士、医学博士（1927—2000）是历史上最有影响力的催眠研究者之一。不幸的是，我没有机会亲自与他见面，这也是我在职业生涯中的遗憾之一。因此，本篇中引用的内容都摘自他撰写的文章，而并不像大多数"大师的视野"中的嘉宾一样选自我和他们的个人沟通。

作为一名教师、科学家和执业的医生，奥恩博士的专长主要在于催眠和记忆歪曲领域。在他卓越的职业生涯当中，奥恩博士和他的妻子，心理学家艾米丽·奥恩（Emily Orne）一起合作。有超过30件美国州立高等法院和美国高等法院审判的案件中引用他们在催眠和其对于回忆准确性影响的研究。他的工作受到了高度的评价，具有广泛

的影响力，因此他被美国心理协会、美国心理学会以及美国精神病学和法学协会授予了终身成就奖。

奥恩博士出生在奥地利维也纳，父亲是一名外科医生，母亲是一位精神科医生。他在1938年随父母一起移民到美国。奥恩一家落户于纽约，随后最终定居在波士顿。奥恩博士在哈佛大学获得了他的本科学位，并于1955年在塔夫茨大学获得了他的医学博士学位。他在马萨诸塞州精神卫生中心的精神科完成了他的住院医师工作，然后回到了哈佛大学学习心理学并在1958年获得了心理学博士的学位。在1996年成为荣休教授之前，他在宾夕法尼亚大学担任了32年的精神病学和心理学教授。他在暗示如何影响记忆方面做出了突出的贡献，除此之外，奥恩也因为他在生物反馈、疼痛管理、睡眠障碍方面的工作以及他在一般心理学领域，尤其是催眠领域中对需求特征的作用的出色分析而获得了广泛的认可。他深刻地影响了我们对催眠发生的社会背景的理解。他是一个多产的

作者，发表了数以百计的科学文章，本书的许多地方都引用了他的文章，而且他的许多文章也被认为是必读的作品。奥恩博士也担任了30年的《国际临床和实验催眠杂志》的编辑。他致力于鼓励对心理和生理健康以及情绪健康之间的关系进行科学研究，这一兴趣让他创立了一个非营利的机构：实验精神病学研究基金会。他一直都担任这个机构的执行主任，直到他去世前不久，因为他日益衰弱的健康状况让他无法再继续担任这一工作。

奥恩在由暗示性乃至胁迫性的影响所导致的记忆歪曲方面的专长让他作为专家证人参与了许多著名和臭名昭著的案件。其中之一是1981年对于肯尼斯·比安奇（Kenneth Bianchi）的审判。这位前保安承认自己就是所谓的"山边扼杀犯"，在20世纪70年代末杀死了5名女性。比安奇认为自己患有多重人格障碍，但是奥恩博士得以巧妙地向法庭提供了让人满意的证明，证明其解释是虚构的。奥恩博士也在轰动一时的帕蒂·赫斯特（Patty Hearst）案件中担任专

家证人。赫斯特是一名女继承人，在被一个叫作"共生军"的激进组织绑架并劫持为人质之后，参加了 1974 年的一次银行抢劫案。心理控制术是奥恩博士对于需求特征和可暗示性的研究兴趣中的一部分，他对此有着渊博的知识，基于这一知识，他出庭作证，证明赫斯特的参与是被胁迫的结果。

当 20 世纪 90 年代中叶有关于虚假记忆的争议开始涌现出来的时候，奥恩博士的研究再一次备受瞩目。他帮助揭露了某些治疗师采用的令人遗憾的方法，这些心理治疗师在无意中鼓励来访者创造出有关儿童性创伤的虚假记忆。在他最后几年的工作中，奥恩博士用他重要权威的身份再次强调了他在哈佛大学作为一名本科生时在自己发表的第一篇文章中提到的观点：出现年龄退行状态的成年人并不只是重回童年，而是透过成年人的理解力和观点来回忆这些童年经历。

奥恩博士一生的成就在许多方面都帮助塑造了现代催眠实践。以下对他文章的引用可以让你一睹这个非比寻常之人的风采。

关于催眠中被暗示的现实："催眠的一个重要特质是它具有潜在的力量来让（参与者）体验到，在他的环境中发生了改变，这种被暗示出来的改变和现实并不一致，但在主观上体验起来像是真实发生的改变一样。（Orne，1959，p. 297）"

关于在人类研究中的需求特征："在典型的研究者——实验参与者的关系中，一个特别令人称奇的方面是这个参与者会在多大程度上扮演他的角色，并且将他置于研究者的控制之下。一旦一名参与者同意参加一个心理实验，其隐含的意味是，他也就同意能按照要求表现出许多不同种类的行动，而不去询问表现出这些行动的目的是什么，也经常不去询问需要表现多长时间。此外，参与者也同意忍受相当程度的不适、无聊，甚至是真正的痛苦，如果研究者需要他们那么做的话。只要由一位值得信赖的研究者对参与者提出任何他能想到的要求，并且用下面这句似乎具有魔力的话来提出要求，'这是一个实验'，那么这个要求就可以被合理化，而且参与者和研究者都会共同假设说，参与者的行为能够实现一个合理的目的。（Orne，1962a，p. 777）"

关于在治疗师进行错误引导的情况下对来访者造成的潜在伤害："使用催眠的治疗师就像是其他的治疗师一样，会努力让自己和病人健康的愿望及志向结成联盟；不过，当然也有可能出现的情况是，一个饱受困扰的治疗师和病人人格中的破坏性的方面结成联盟，并促进了病人的破坏性行为。（Orne，1972，pp. 113–114）"

关于我们对帮助别人的渴望可能会让我们变得盲目："我们应该牢记在心的是，心理学家和精神病学家并不特别擅长于识别骗术。一般来说，我们将社交情境设置为心理治疗，使得病人不会因为对我们说谎而获益，而我们自然也没有必要担忧这个问题，因为在大多数的治疗情境中，治疗师透过病人的眼睛来看待世界是有好处的，以便最终帮助他更现实地来看待这个世界。（Orne，1979，p. 334）"

关于更为详细的记忆并不一定就是更为准确的记忆："一般来说，处于年龄退行中的个体会自发地详细叙述许多的细节，当这些细节一一展开的时候，似乎它们只可能是由那个实际上观察到这些事件发生的人报告出来的。对于老练的临床工作者来说，正是这些细节让他们觉得很有说服力，有些时候会导致他们声称，他们能确定这个人是真的退行了。不过，临床工作者很少真的有时间、精力或者需要来求证，这个人对于多年之前在童年发生的事情的描述是否准确。不幸的是，如果没有客观、详细的求证过程，那么临床工作者相信在催眠中出现的过往记忆是准确的这种信念很可能是错误的。（Orne, 1979, p. 316）"

关于催眠和法庭："鉴于许多外行人都相信，当一个人批判性的判断能力因为催眠或者某种药物而受到限制的时候，就一定可以从当事人那里获得一些真实的信息，我们也就不奇怪被告人会努力在法庭中引入催眠状态下做的证词，以向陪审团证明自己的清白。不过，法庭已经意识到，催眠下做的证词并不是一种确保真实性的可靠手段，也很恰当地拒绝接受将这些技术作为明确事实信息的手段。（Orne, 1979, p. 313）"

关于和个人的催眠易感性有关的催眠效能："有充足的临床证据表明，催眠程序的效能常常和一个人的催眠才能无关……这并不是说，对于具有不同催眠易感性水平的人来说，想要取得改变就一定要依赖于相同的过程。在某些情况下，某个催眠干预是否能带来治疗效果可能是由治疗的非特异性的方面所决定的，尽管如此，治疗反应也不见得就不那

么明显……催眠程序也会影响低催眠易感性的个体所做出的反应，特别是当反应本身不需要很高的催眠才能的时候。（Orne, Whitehouse, Dingest, & Oren, 1996, p. 355）"

关于催眠易感性和治疗反应性的比较："在我们看来，催眠易感性很有可能同治疗性的暗示没有什么很高的相关。这一点可以反映在一个一直以来都让人感到迷惑不解的现象之中：即便一个'轻度的催眠恍惚状态'都足以产生行为中显著的治疗性改变。（Orne, 1966, p. 725）"

关于为心理治疗发展出一个基本的科学基础："有些时候，医学实践被描述为是一种艺术，你需要在没有充足知识的情况下做正确的决策。尽管临床大师们常常依靠直觉就能超越已有的信息，但是作为整个领域来说，其有效性仍然依靠的是科学知识的状况。为了在心理治疗的背景下诠释科学和艺术之间的关系，我让我的住院医师们去想象，假设他们需要切除自己的胆囊，而他们可以在以下人选中选择自己的外科医生：希波克拉底、佩尔、毕罗或者一个从二流医学院毕业的并在一个二流医院

里处于二流水平的现代住院医师。然后，我让他们选择自己的心理治疗师，选项有希波克拉底、拉什、弗洛伊德、阿德勒或者一位从二流医学毕业的并待在二流医院的精神科里处于二流水平的现代住院医师。我让他们将这两个选择做比较。显而易见的是，对于施行胆囊切除术的医生的选择，他们无一例外地偏好现代的医生。不过，他们对于心理治疗师的选择则很少偏好那位现代的从业者。

"在所有和治愈有关的职业中，人们更偏爱那些伟大的临床大师，甚于普通的执业者。尽管如此，要衡量某一个领域拥有的真正的知识则在于，今日的侏儒是否能站在昨日巨人的肩膀上，因此让他的工作效果能超越过去的大师。尽管在所有和治愈有关的职业中，艺术的重要性很可能一直都会保持下去，但是我们仍然值得去问，为什么心理治疗（不管怎么样，它的历史常常被认为和人类的历史一样久远）却没有能够发展出一个可以很容易就能传播的知识体系，从而保证这个领域中处于平均水平的从业者都具有足够好的能力。（Orne, 1975, pp. 3–4）"

未能以合适的方式重新唤醒

如同精神科医生和催眠专家理查德·克鲁夫特（Richard Kluft）医学博士所述，"绝大多数恍惚状态开始和结束得波澜不惊"（2012d，p. 142）。然而，也有一些被他称为"失常的恍惚状态"的例子，他定义为"即使努力重新唤醒，仍然存留并且以一种'有了自己的生命'的方式继续下去的恍惚状态"（2012d，p. 143）。克鲁夫特提供了超过一打的技术手段来处理那些即使个案被暗示重新唤醒也不能完全重新定向的案例。它们包括以下三个被他称为有效回应的"重点元素"：

（1）回溯和回顾导致失常的恍惚状态的导入环节；

（2）移除潜在不利的许可性元素，置换为考虑周全的直接干预；

（3）导入一个营救性恍惚状态来捕获那个失常的催眠。（营救性恍惚状态是一种专门设计的深入的恍惚状态，其深度足以捕获失常的恍惚状态，这样从营救性恍惚状态中解除催眠时就可以把来访者同时也从失常的恍惚状态中重新唤醒回来。）

（2012d，p. 143）

至关重要的是，一次催眠治疗结束，你送走来访者之前，必须确保他们处在完全重新定向和警觉状态。如果你出于这个原因想要使用正式的测量工具，精神病学家黑迪·霍华德（Hedy Howard）医学博士开发了一个叫作霍华德警觉量表（*Howard Alertness Scale*）的工具（Howard，2017），你也许会发现有效。

移除暗示失败

这个领域中初来乍到的学生经常向我表达的一种恐惧是，担心自己没有办法消除暗示。在做催眠的时候，你的头脑中会被许多事情占据，包括一边构建出有意义的暗示，一边要密切地观察并利用来访者的反应，在忙着做这些事情的时候，如果你忘记去消除一个暗示，那会发生什么呢？你的来访者会永远地停留在年龄退行的状态之中吗？他们会一直处于痛觉缺失的状态，一辈子带着"舒服的麻木感"生活吗？对此的答案是，尽管不太可能，但也相差不远。

移除暗示失败是不是一个合理的担忧呢？尽管很罕见，但是一个暗示的确有可能在催眠情境之外仍然具有某种延迟或隐匿的效果（Damaser, Whitehouse, Orne, Orne, & Dinges, 2010; Whitehouse, Orne, & Dinges, 2010）。因此，如果你想对来访者做出只具有暂时效果的暗示，你就应该清楚地设定暗示的结构，让来访者能知道这些暗示是暂时的。安德烈·魏兹霍夫就这个议题进行了很清晰的描述：

有一个问题并没有得到人们很好的认识，那就是如果催眠师没有允许被催眠者完成对暗示的反应，或者这种反应被阻断了，那么就可能造成某种遗留下来的效应，这种效应有些时候会在未来出人意料地显现出来。此外，尽管我们一般都认为，如果某个反应没有出现，那就说明这个暗示是无效的，这可能也是一个错误的结论。在未来的某些时候，某种与之相关的效应也可能出人意料地显现出来。尽管这种情况并不经常发生，但是它的确会出现。因此，如果我不打算让某个暗示继续产生效果，那么我都会终止或取消它。

（2000，pp. 53–54）

尽管魏兹霍夫承认暗示在需要它起作用的时间之外仍然会继续起作用的情况较为罕见，他提出的催眠师应该有意终止暗示的建议仍然是明智的。为什么催眠的反应一般而言都是暂时的呢？因为它们是"依存于特定状态的"（Rossi，1996，2002）。换句话说，它们只有当个体处于催眠之中的时候才会起作用。由催眠获得的反应很少或基本不会延续到来访者的"清醒"状态，除非有暗示让它产生这种效果。因此，如果你在催眠治疗的最后忘记消除你在催眠中所做的暗示，那么这个暗示非常有可能会在来访者从催眠中脱离出来的时候就自动失效了。

如果例外的情况的确发生了，来访者继续体验到了你并没有要求其在催眠后仍然起效的暗示，那么这个暗示或许对于来访者而言有一些特殊的重要性。或许可以重新导入催眠来探索它的重要性。来访者可以被再次催眠，然后你再以任何恰当的方式来移除这个暗示。

法律方面的考量，尤其是知情同意的问题

在近几年里，医疗健康领域的从业者身处的大环境一直都在不断经历巨大的变化。有一些变化是由更高等级的立法机构驱动的，影响了所有类型的医疗健康从业者。医疗事故起诉，被曝光的伦理过失，甚至某些临床工作者因犯罪行为而受到了司法惩罚，这些可能会通过媒体引发公众的关注，越发抬高了人们的预期，希望无论何何疾患都能迅速治愈，而不幸的是，这也增加了失望的可能性。并不是每一个被起诉的从业者都是罪有应得的。

一般而言，指导从业者以符合伦理的、尽责的方式进行临床实践的相关法律指导原则也显然适用于催眠的实践（Nagy，2017）。尽管催眠是否应该被认为是一种独特的治疗仍然有争议，但是所有相关人士都认为，它至少是一种治疗工具，必须由合格的专业人员小心地使用。

在临床实践中使用催眠可能会涉及额外的法律风险，这一点是你必须意识到的。在有关被压抑的记忆／虚假记忆的争议出现之后，这些法律风险变得尤其高。许多法律诉讼产生的法律判例规定了在处理与记忆有关的议题时该如何使用催眠。但在法律领域中也可能出现其他涉及催眠的议题，包括：应该允许谁来实践催眠，如何来界定失职行为，等等。此外，对于为专业失职的情况提供保险的代理商而言，关于是否会把催眠视为你已申报的专业实践的一部分，他们之间存在很大的差异。有些代理商会要求你给付额外的保险费用，另一些则不需要。在美国的某些代理商会要求你在实践催眠前先获得 ASCH 或 SCEH 的认证，另一些则不需要。在明确使用催眠的情况下，医疗保险机构是否会支付费用也存在很大的差异。你最好能够向你需要打交道的各类公司核实一下，了解公司的要求、规定、指导原则，等等。和代表你专业组织的律师谈一谈也是一个好主意，你可以向律师了解一下，在你从事临床实践的那个州或地区中与实践催眠有关的法律事宜。

知情同意是必需的环节

在医学领域，有关知情同意的规定指导着所有针对病人躯体的治疗工作。如果没有病人的知情同意，病人就根本不可能得到治疗。知情同意给了病人力量，让他以一个知情的参与者的身份与医生一同在自己的治疗中合作。医生被要求对病人做出诊断，向其解释可以选择的治疗方案，向其提供有益的数据，来说明不同的治疗干预方

式的成功概率是多少，从而帮助指导病人的选择，甚至还要解释如果病人选择不治疗，那么可能的后果是什么。

医学领域有关知情同意的模式是否适用于心理治疗领域呢？答案是，"是的……是的，但是……"。临床工作者可以提供给来访者多少信息又不致损害他的干预的自发性和情绪力量呢？例如，你能想象自己对一位来访者说"我现在会给你提供一种悖论干预，从而能够间接地鼓励你采取和你现在的立场相反的立场，因为那个立场是我真正希望你去采用的立场"吗？尽管知情同意显然不像在医学领域中那样适合心理治疗领域，但一个不争的事实是，来访者的确想要获得信息，而且当他们有所知情的时候，他们在治疗中的表现也会更好。

在面对知情同意的需要时，催眠面对的是许多特殊的薄弱环节。我会在这节中强调其中特别重要的一点，那就是在法律领域中有关由催眠获得的证词的所谓"必然排除法则（per sé exclusion rule）"（Giannelli，1995）。在全美许多法庭都采用了"必然排除法则"，除了被告之外，不接受任何曾经被催眠的证人所给出的证词。法庭也会很大程度上依赖催眠专家的证词，而这些专家一直都很明确地指出，由于受到催眠影响的证词本身是不可靠的，因此不应该将其作为证据。

很不幸，这是一个过度夸大的反应：由催眠获得的信息可能是不可靠的，但其本身并不必然就是不可靠的。更为审慎的法庭会认为，催眠和任何其他获得信息的手段都是相当的：或许它完全是正确的，或许部分是正确的，或许部分是错误的，也有可能完全是错误的，而都需要额外的求证过程来评估其真实性。

如果在你所在的州也实施的是"必然排除法则"，它会对你的执业造成何种影响呢？请思考

一下这个真实的案例。一位女性受到了袭击并且受了重伤。她因为自己患有创伤后应激障碍而寻求治疗。这位治疗师完全是出于好意对她实施了催眠，目的是减轻她的痛苦和促进她的康复。这位治疗师并不知道，或者压根忘记了"必然排除法则"，也不知道嫌疑犯已经被捕，而这位女性将从一干人等中将他指认出来，并且出庭作证。你或许已经知道后续的发展了。当辩护律师发现，这位女士曾经因为创伤后应激障碍接受过催眠治疗的时候，他就要求法庭驳回她的证词，原因是其证词有可能受到催眠的"污染"而变得不具备法律效力。结果是她因此无法出庭指认罪犯——案子就此落幕。（不过，并不一定就此结束，因为这位来访者很有可能起诉治疗师，因为治疗师没有获得她的知情同意，没有告知对她做催眠可能会导致她无法再继续起诉嫌犯。）

是否要告诉来访者催眠可能会造成记忆歪曲呢？在这个领域中，这仍然是一个有争议的话题，它也直接呈现了唤醒被压抑的记忆／错误记忆之战带来的混乱（Dasse，Elkins，& Weaver，2015a；Frischholz，2001；Hammond，Scheflin，& Vermetten，2001；Lynn，2001；Spiegel，2001）。这也导致临床工作者会给来访者提供一份书面的知情同意书，切实告知与催眠使用相关的记忆议题和法律责任，并邀请来访者签署，通过让来访者认可临床工作者的所作所为，当作之后法律诉讼的某种豁免权来使用。有些人认为这是一个好主意，另一些人认为这样的预先警告并无必要，还会起到反作用。因此，有些人会使用豁免权，有些人则不会。

知情同意意味着病人必须被告知：有哪些可供选择的治疗方法，临床工作者想要提供的治疗方法的科学价值，备选治疗具有的任何潜在的不良后果，以及不接受治疗可能会带来哪些后果（Nagy，2011；Scheflin，2001）。即便在（尚）

没有法律要求的情况下，也请你告知来访者，有越来越多的研究证据支持催眠手段是一种良好的实践方法。

网络治疗和催眠

在我们的生活中，计算机无处不在，因此治疗日益成为一种基于网络的服务也就丝毫不令人奇怪了。这些服务有着各式各样的名称，包括电子治疗、网络治疗、网络咨询、互联网心理咨询、远程医疗、远程行为健康管理、远程精神医学和远程心理学、基于网络的治疗，以及网络催眠，它们的普及程度日益增长。随着势头迅猛增长，新的挑战也接踵而至，随之而来的还有新的合法性问题，以及为了适应新形式而产生的伦理守则。

只要有一个网站并且在网站上发布服务广告，任何人都能提供基于互联网的治疗。消费者如何选择和谁工作呢？当临床工作者和来访者身处美国不同的州，甚至在不同国家，到底适用于哪些法律呢？治疗是如何实施的，胜任力又是如何评估的呢？如何维系保密原则呢？如何保存记录呢？通过互联网实施的治疗向我们提出了很多问题，它们反映出的现状是，所有这些都是非常新的现象，而我们正在"边做边学"（Kotsopoulou, Melisa, Koutsompou, Karasarlidou, 2015）。

在互联网上做催眠又是怎样的情形呢？它真的能起作用吗？如果你和来访者已经建立了关系，而且也在之前做过"现场的"催眠（即身处同一个房间里），那么上述条件很容易就会成为之后在网上成功实施催眠的基础。需要注意的是，你必须使用一种 HIPAA* 兼容的平台以保障保密性（在写作本书时，Skype** 软件并非一个 HIPAA 兼容的平台，但 Vsee*** 软件符合要求。还有其他一些软件也符合要求）。在网上和某个与你从未谋面的人实施催眠会带来更大的挑战，但的确有一些专业人员会经常那么做，而且也做得很成功，并未报告太多的困难，甚至不存在任何困难。互联网并没有妨碍我们实施良好的临床访谈的能力，也没有阻碍一段有意义且有效的干预所必需的所有其他的条件，但它的确需要我们能更敏感地觉察到因我们无法和来访者同处一室而丧失或减损的成分。一个重要的预防举措是，要获得一位来访者密切接触者的紧急联系电话，以备不测（例如，如果来访者有自杀行为）（Kotsopoulou et al., 2015）。

出于众多不同的理由，你很可能会想把你对来访者做的催眠会谈录下来。这些影音资料可以提醒来访者，你传递给他们的一些重要教育内容；它们可以让来访者重新聚焦在他们的目标上，并且鼓励他们继续沿着成长的道路往前走；它们也可以给来访者提供一些可贵的机会，让来访者只是平静下来，以放松的姿态来抵御应激，等等。发送影音记录也应该在一个 HIPAA 兼容的平台上完成，而且你需要额外小心的是，一定要保证任何一种来访者下载至自己计算机上的文件都不可能被其他人所获取。ASCH 在自己的网站上已经提出了额外的指导原则来说明，如何制作可供网络传播的催眠影音记录。

那么，在网上治疗和你分处于美国不同地区

---

* 健康保险流通与责任法案（Health Insurance Portability and Accountability Act，HIPAA），属于美国联邦法律，要求制定国家标准，以保护敏感的患者健康信息在未经患者同意或不知情的情况下不被披露。——译者注

** 微软开发的一款即时通讯软件。——译者注

*** 一款远程医疗平台。——译者注

的人（不同属地）又该如何处理呢？对于医生而言，美国的法律规定你必须在病人所居住的地区拥有行医执照。对于其他人而言，上述答案会更为模糊：有些州需要你在来访者所居住的州拥有执照；另一些州认为你需要在你所提供治疗的那个州中拥有执照。在这个问题上，我建议你核实一下你所在州的法律。

如果你使用社交媒体，那又该如何处理呢？就使用催眠而言，在如何使用社交媒体平台这个问题上，有许多因素需要考虑，这些因素自然和你作为一名治疗师在工作中面对的因素是类似的。临床社会工作者托比·戈德弗斯（Tobi Goldfus）在她富有洞见的著作《从真实生活到网络空间（以及再次回归）》[*From Real Life to Cyberspace（and Back Again）*，2017]中讨论了这些棘手的议题。她描述了在当今我们这个数字时代中，确立设置和维持边界存在许多的困难。比如，任何人如果想要知晓关于你的任何信息，都可以花上几分钟就从网上找到答案，包括那些你不希望你的来访者知道的事情。

几乎每一个专业组织（例如，美国医学会、美国心理学会、美国心理咨询协会、美国精神病学会等）都已经针对基于互联网实施的服务颁布了特定的指导原则。一个明智之举是，核查一下你所在的专业组织，阅读一下已经颁布的任何相关原则，从而帮助你以合法合规的方式从事服务。

伦理守则

治疗过程中出现的伦理议题会让人感到迷惑和焦虑。有时候，存在何种伦理议题一目了然，而处理这个议题的方式也同样明确。不过，也有一些时候，我们所面对的伦理处境显得暧昧不清，该采取何种做法去处理它也不那么清晰。如果你相信某些同行的判断，那么和他们讨论一下显然能帮到你，同样有帮助的是联系一些律师或其他一些精通法律的人，让他们给你一些指导。

人们对伦理议题的看法可能大相径庭。请思考下列这个例子，这是一项最近做的研究，研究调查了来自英国和美国的受访者，询问他们这样一个伦理问题，即以欺骗的方式在人们身上植入错误记忆，以此鼓励这些人做出健康的行为（Nash，Berkowitz，& Roche，2016）。受访者被邀请去评价，这样一种"错误记忆治疗"是否符合伦理。有些受访者对于在人们身上植入错误记忆的可能性表示"极为恐怖"，哪怕这么做的目标是去帮助他们（"不应该为了达成目的而不择手段"）；而另一些人的观点恰好相反，认为这么做是一个好主意（"为了达成目的可以选择手段"）！如果存在某种技术能够为人们提供帮助，但这种技术涉及欺骗，我们应该使用它吗？医生使用安慰剂的频率要比人们想象的高得多，而他们的确提供了慰藉。这种行为是符合伦理的吗？

对于某些引发了更多争议的催眠应用而言，这些操作是否符合伦理呢？例如采用虚拟胃束带技术来"说服人们相信，（胃束带）手术已经完成了"，这样一来人们就可以减少进食量并降低体重（Greetham et al.，2016，p. 423），或者通过"前世回溯"技术创造一个虚拟的身份（Pyun，2015）？只要目的的达成，能否不择手段呢？你会做出何种判断呢？

埃尔维拉·朗（Elvira Lang）博士是一位放射科医生，曾在哈佛医学院放射医学担任副教授，作为一名催眠专家，她开发了一个叫作"舒心会谈"的项目，这个项目旨在大量减少病人在住院期间，或在接受侵入性或不舒适的诊疗时所体验到的痛苦。朗博士定期培训护理人员和其他"一线"人员，教授他们使用具有催眠理念的舒缓语言来帮助病人变得更为舒适，从而最终让病人对治疗更为满意。在她最近撰写一章发人深思的书稿中，朗博士强调了一些在治疗中使用暗示性语言相关的伦理困境（Lang，2017b）。当一位医生说"这会有点疼"时，这么说到底是符合伦理的，因为它是一句实话；还是不符合伦理，因为这么做就错失了给出暗示的机会——"你是可以感觉到比较舒适的"？如果一位医生说"这不会痛的"，这么说到底是否违反了伦理，因为医生明知会带来疼痛却说谎了；还是符合伦理，因为它在一个不舒服的诊疗过程中创造了一个有可能带来舒适感的可能性？此处的界限并不那么清楚。临床工作者所面对的两难困境是真实存在的，而且也会带来严重的后果。因此，所有从业者都应该认真定期复习伦理守则和现行的指导原则，并对此进行仔细的思考。

一些建议参考的指导原则

上文描述了在使用催眠时可能引发的潜在的法律风险，这也间接地指出了我们需要接受正规的教育来知晓人类行为的动力、心身互动的模式、对不同临床问题进行治疗的复杂性，以及我们需要能够深刻地觉察到自己的议题、需求、动机，还要能意识到在给他人提供治疗性干预时的限制。值得再三重复的是，当某个人在不知情的情况下跨越了界限，或者因为出于不便而跨越了界限时，法律和伦理议题常常就会出现。

据我所知，在美国，任何代表着受过认证的、有资质的临床工作者的专业协会都会有伦理守则，这在国际上也是惯例。许多非专业的协会也会向自己的会员提供伦理守则。这些伦理守则清楚而详细地说明了哪些行为是适当的，哪些行为是不当的，而每个人的任务则是知晓并遵守伦理守则。

我假设读者你是一位助人行业的专业人员，而且你对于你的来访者完全抱有善意。因此，我也假设，你将会善意地，甚至以高尚的方式使用你在这里学的人类本性以及人际影响力的知识。为了在这一方面给你提供一点帮助，我在这里只是稍稍提及一些最基本的伦理守则。

（1）第一要务是提供帮助，而不是造成伤害。如果你出于任何理由感受到，你无法和这个人或者他所呈现给你的问题很好地工作，那么你就需要诚实地评估，是否应该将这个人转介到他处，然后在时机适合的时候进行转介。就治疗联盟在决定治疗结果中的作用而言，很少有其他因素能够比它更重要。

（2）一位专业人士的责任是提供教育而非自我炫耀。以上两种目的催眠都可以满足。我真诚地希望，仅仅在恰当的临床或教育情境中，你才使用和/或展示你学会引发的催眠现象。

（3）我希望你能够区分，哪些是你的个人利益，哪些是你选择教授给来访者的东西。或许在某些你热衷的领域里，存在关系到你个人利益的情形，但你仍能够意识到，你的私人利益和你正在帮助治疗的这个人的利益并无关系，也就因此不会将这个主题引入治疗之中。

（4）尽量清晰地界定你和你来访者之间的关系，包括干预的性质、时长、收费、预期以及评估的要点。让你的来访者参与到治疗中来，给他们做心理教育，这些都几乎肯定会让你们的关系变得更好，更有成效，而且也同样会符合法律对于治疗的知情同意部分的规定（Nagy，2011，2017）。

（5）不要在你的专长领域之外工作，或者向别人误报关于你的信息。人类的问题极为复杂，也不可能被还原为几段描述其动力的话语。如果你觉得某个问题超出了你个人的能力，那么就将来访者转介给能够更好满足他们要求的人。请和同事讨论案例，不断升级你的知识体系，并且进行同辈督导，这些都可能会帮助你清晰地保持你的边界。

（6）有些时候，提供错误的信息或者使用间接的技术会被认为是最佳的临床取向。但请小心——这样的取向可以帮助来访者，但它们也可能会适得其反。每走一步你都需要通过仔细地思考你的干预策略来做好第二手准备，并且要采取所有必要的手段防止不良后果的产生。换句话说，你要做好准备！

（7）如果合适，请你一定要让健康领域中合格的专业人士一同参与你的治疗。比如在对某个躯体症状进行工作的时候，除非你自己是一名医生，否则你就需要获得来访者医生的推荐和来访者的体检材料。在没有执照或者没有接受过进阶的临床培训，没有相关的知识和后援的情况下从事医疗实践（例如，心理学、营养学等）都是非法的、不合伦理的和不负责任的。

能胜任地从事符合能力、法律和伦理要求的临床实践工作还需要考虑许许多多其他的问题。临床工作者普遍抱有良好的意图，他们想要和自己的来访者一起完成最高质量的工作，但是有些时候，因为低估了自己所处理的情况的复杂程度，或者因为不知道某个特定问题类型或治疗取向的风险，或者因为过高地估计了自己的技能，他们都会让自己陷入麻烦当中。

结　语

就其重要性而言，本章中呈现的议题和取向在本书中名列前茅。以尽责的方式从事催眠实践会和许多复杂议题有关，而我希望上文中呈现的议题和取向能够让你对这些复杂的议题更加敏感；我也希望这些讨论能够为你提供一些舒心的指导原则，帮助你妥善地处理它们。

因为催眠能够突显出人们潜藏的资源，所以使用催眠来工作会给你带来很多的启发；但是，世界上并没有那么多奇迹可以发生。只有那些建立在良好的知识基础之上，并经过良好设计的临床干预才会产生效果。

开动脑筋

1. 在你看来，实践催眠应该有哪些必需的资质？你会如何将这些资质设立为本领域的标准，又会如何执行它们？

2. 在哪些情境下，会出现"一知半解的人是危险的"的情况？为什么这类人往往难以有这样的自知之明？

3. 你曾经体验过某种强烈的、意外的、"不知从哪冒出来"的情绪反应吗？如果你曾经体验过，那是在何种情境之中呢？哪些因素会导致它发生呢？对你而言带来了哪些后果？

4. 在你目前有待处理的案例中，你可以采取什么步骤来"预见意外"？

5. 你觉得在"法律层面"和"伦理层面"的问题之间有何差别？作为你个人来说，你如何划清这条界线，这条界线又落在哪里？

6. 总体而言，你赞同为了达成目的，可以不择手段吗？为什么？

行动起来

1. 采访一些具有传统取向的心理学家和精神病学家，询问在他们看来，哪些危险和使用催眠有关。你觉得他们的回答是否能体现出目前的知识水平？为什么？

2. 列出一张阵容强大的转介名单，纳入来自不同健康服务领域中的胜任的专业人员，越多领域越好。直接联系这些专业人员，确定什么时候向他们转介来访者是合适的，以及他们的系统提供的服务是什么？

3. 你可以一个人完成以下任务，但最好是以班级为单位来做。请基于每个成员提供的临床个案，发展出具体临床催眠实践的伦理法则。

4. 和临床工作者谈一谈，他们是如何在自己的从业过程中处理知情同意问题的，这会对他们的治疗过程造成什么样的影响？

5. 在你所在的州（或国家）咨询一下在催眠领域中具有专长的律师，了解一下在当地和你使用催眠相关的法律议题。

6. 和一些值得你尊敬的同行一起设立一个咨询小组，定期做朋辈督导来帮助每个人都能"走在正道"上。

第二部分

催眠在行动：发展出临床实践的技能和艺术

我希望，在和催眠工作意味着什么这一点上，你已经建立起了一个坚实的概念框架。本书的剩余内容将聚焦在催眠的实践技能和实际应用上，你可以将这些技能和应用整合到你的治疗计划中。

第 11 章

如何组织暗示：产生意向性的语言

建议你的一位朋友该不该去一个特定的餐馆吃饭，或是看某场电影，这些都是一种惯常的人际互动类型。尽管它很普遍，但是这种人际活动仍然可以很好地诠释暗示的本质。在你做出任何一种类型的推荐的时候，你同时也在和别人分享信息，或是你曾经的一段经历，或是你持有的一种信念或观点。举例来说，基于你对于餐馆的描述，你谈话的对象会去关注你的描述，他对此的反应是对你的体验形成一种内在表征，或许这种内在表征相当准确，或许南辕北辙。他可能会生动地想象这个餐馆看上去怎么样，氛围如何，服务如何，食物的摆盘如何，滋味如何，等等。如果这个表征足够积极，那么它就可能激发你朋友的动机，也去那家餐厅，亲自获得类似的积极体验（希望如此）。显然，你并没有命令你的朋友去餐馆。而是说，你的热忱和你描述的细节成为某种暗示，让你的朋友有可能会去那家餐馆。

暗示在我们的生活中无所不在。我们不断地被各种暗示轮番轰炸：暗示我们去买这个产品，去那个地方旅游，试试这家餐馆，看那场电影，等等。尽管在催眠中产生和做出的暗示和这些更"日常"的暗示有一些共性，但主要的差异在于暗示的内容以及做出暗示的背景。当你组织一节临床催眠时，你和你的来访者在共同创造一个被共享的"治疗性气泡"，在这里来访者给予暗示以更多的聚焦、关联和力量。如你所学，力量并不仅仅存在于你的言辞或建议当中。是来访者激活了你的言语，把它们作为新的理解、觉知的基础，在这些理解和觉知中引发有意义的改变。

催眠沟通的力量——也就是说，能够吸引个体的注意力并引导他们的体验的一种沟通——在于你的暗示能够起到一个催化剂的作用，让来访者以一种目标导向的方式去组织和更多地利用他们的内在资源，无论是意识层面的，还是潜意识层面的。处于催眠之中的个体的注意力十分集中，能够更多在体验层面和多种维度上对暗示做出反应。

你给出的暗示的质量会不会在促进贯注和提升体验层面的反应上具有重要的作用呢？一点也没错，因为来自临床和实验领域的证据都证实了这一点（Barabasz & Barabasz, 2016, 2017; Barabasz et al., 1999; Gafner & Benson, 2003; Godot, 2017）。在本章中，我将讨论暗示的结构和风格，这些代表的是催眠沟通的基本组成部分。

暗示是不可避免的，但并不保证它们能否被采纳

　　一个高效从业者的技能可以体现在他构建对来访者而言既易于接受又有用的暗示的能力。只是实施一个催眠导入并不足以建立这种接受度。事实上，有研究提示，导入的价值更多体现在于它是一种仪式，而非一种真正能促进催眠的手段（Kirsch，2011；Lynn，Maxwell，& Green，2017；Reid，2016b）。同样，来访者拥有一次深度的催眠体验也并不保证他们能够接受提供给他们的暗示，哪怕这些暗示显然符合他们的最佳利益。无论暗示是在催眠中还是在催眠之外给出的，任何暗示都可能被接受或拒绝。你已经学习到，众多个人、人际和情境变量最终都会共同决定人们对于暗示的反应性的质量。让我们将一个观点和某个人沟通的方法有很多，因此，临床工作者的任务在于考虑如何选择一种组织暗示和传递暗示的手段，让它有最大的可能性被来访者接受。

暗示的结构和风格：催眠沟通的特点

　　暗示的结构是动态的，而非静止的。它们的变化范围很广，彼此之间的差异可以同时反映在许多不同的参数上。在临床实践中，你给出的所有暗示不可能只属于一个类型。恰好相反，当你在向某个人给予暗示的时候，你总是会在暗示结构和风格的特定连续轴上不断变化。

　　这些连续轴都有哪些呢？在暗示的第一种连续轴上，我们具有的暗示从正性暗示变化至负性暗示。在第二种连续轴上，直接暗示和间接暗示各占一端。在第三个连续轴上，我们有过程暗示和内容暗示。第四个也是最后一个连续轴指的是给予暗示的风格，我们具有的可能性从许可式过渡到权威式。另一个有些相关但自成一体的类别是催眠后暗示，它是任何临床干预中讨论颇多的一个至关重要的部分。表 11.1 对暗示的结构和风格进行了总结。

　　让我们逐一讨论每一种结构和风格。

表 11.1　暗示的结构和风格：一般形态

暗示 / 风格	例子
正性暗示	"你可以做（体验到）X。"
负性暗示	"你不能做 X。"
直接暗示	"你会做（体验到）X。"
间接暗示	"我知道有一个人能做（体验到）X。"
内容暗示	"你可以体验到这种特殊的（例如，感觉、记忆）。"
过程暗示	"你可以有一种特殊的体验。"
权威式风格	"你将会做 X。"
许可式风格	"你可以去做 X。"
催眠后暗示	"之后，当你处在 A 情境的时候，你就可以做 X。"

正性暗示

正性暗示是最常见、最简单也是最有用的一种暗示结构。正性暗示能够给予支持和鼓励，它们的措辞方式给来访者传达这样一个观点，即他们可以体验到或者完成一些让他们感到称心和满意的事情。正性暗示的一般形态是："你可以做X。"（你很快也会注意到，这也是一种许可式的暗示。）因为词语会让个体的头脑中出现由词语作为象征所代表的体验，所以构造正性暗示的目的是创造一种合意的反应。以下暗示同时具有正性暗示和许可式暗示的结构，括号里是暗示的意图：

- 随着你的每一次吸气，你会感到越来越舒服。（加深）
- 你可以回忆起童年的某一个时刻，你当时为自己感到非常骄傲。（年龄退行）
- 你可以发现，你过去没意识到自己拥有的那些内在优势。（建立资源）
- 你可以注意到，放松的感觉是多么美好。（加深）
- 你可能会注意到，你的双手有一种令人舒心的、温暖的感觉。（感觉改变）

这些例子都是给来访者的正性暗示，暗示他们可以体验到的东西。这些暗示意在给来访者赋权，给来访者创造积极的体验，而不去提出任何可能会引发阻抗的要求。正性暗示的基础是去放大可能发生的、有意义的和有益处的事物。

负性暗示

当有技巧地使用负性暗示的时候，这种暗示利用的是一种类似"逆反心理"原理。负性暗示可以这样用：通过暗示这个人不要以一种合意的方式做出反应而获得这种反应。负性暗示的一般形态是："你不能（或不应该）做X。"在告知个体不要做某事的时候，他们仍然需要对你所说的话进行加工和解释，而他们在这么做的时候就不可避免地会建立各种主观联系。

以下是负性暗示的一些例子。当你慢慢地阅读每一个暗示的时候，请留心你内在的感受：

- 不要去想你最喜欢的颜色。
- 不要允许你猜现在可能是几点了。
- 我会建议你不要注意到你腿上的感觉。
- 你现在不应该想你高中时候的心上人。
- 请尝试不要注意到你的朋友当中哪一个人最拜金。

你有没有发现你自己就在做那些暗示你不要去做的事情呢？如果是的话，为什么会这样呢？之前你已经学到了，人们不得不将你所说的词语和他们的内在体验联系在一起，从而理解你的暗示是什么；否则，他们能听到的不过是从你嘴里发出的声音而已。这就是为什么如果我告诉你不要注意到你的左耳，我保证你一定会注意到你的左耳。你必须首先理解"左耳"这个词的意思，随后才能去对负性暗示做出反应，即不要注意到它。

不幸的是，从业者们常常会出于无知，或在不经意之间就使用了负性暗示，从而产生了某种不利的反应，徒留他们弄不明白到底是哪里出了问题。如果一位临床工作者带着极大的诚意以及希望能安抚来访者的良好意图对来访者说，"不要担心了，你什么也做不了，所以你不去想它就行了"，而来访者很有可能仍然会担忧和思考"它"。如果你说"不要注意疼痛的感受"，你的来访者将会自然而然地注意到疼痛的感受。如果一位律师对陪审团说，"请不要考虑我的当事人犯下的可怕罪行，而是把他当成一个十分害怕、头脑一片混乱的人来看待"，十有八九陪审团就会回忆起所有那些暴力血腥的犯罪细节以及他们对这些罪行的感受。不加选择地使用负性暗示带来的意外结果是，你很可能只用半句话就让之前花费了相当长时间的努力都付之东流。请务必谨慎使用它们。

我们如何有意地使用负性的暗示来促进催眠的体验呢？是通过给来访者暗示让他们不要做一些你实际想让他们那么做的事（前提是你面对的是合适的来访者和合适的情境，这些都能保证这种做法是合理的），你铺好了路，让他们只能用合作的方式来做出反应。举例来说，如果我对我的来访者说，"当你听我说话的时候，不要让你的呼吸慢下来，否则你的肌肉可能就会放松下来"，那么此刻来访者的反应要么是放慢呼吸，让他的肌肉放松，即表现出开始进入催眠的积极迹象；要么是继续保持当下的状态，其本质上也是在服从暗示的字面意义，即表现出一种合作反应。因此，无论哪一个反应都是一种合作的反应，只是一种反应是直接的，一种反应是间接的。

其他包含负性暗示的例子如下：

- 一点也不要考虑有用积极的方式解决这个问题的可能性。
- 你甚至没有理由让自己去想，如果把这件事抛在脑后，你会有多么好的感觉。
- 请不要让自己用一种舒服的方式坐着，直到你确定自己想要感觉更好。

负性暗示是一种"绕过"阻抗的捷径，施予来访者以负性反应的同时，又以间接的方式索取正性的反应。对于那些性格上具有"负面性"特点的来访者来说，即那些当你说"白天"，他们反射般地就会说"晚上"的人，这可能是一种符合他们思维参照系的方法。来访者典型的反应是渐渐地忽略负性词，而更多地对隐含其中的正性暗示做出反应。最终，当来访者的反应性变得更

好时，你就可以将你的暗示转变为以正面暗示占主导的暗示方式。

直接暗示

直接暗示是以直接而明确的方式来处理眼前的问题，或者直接而明确地指出某种希望能得到的具体反应。直接暗示给来访者提供关于他们如何做出反应的具体指令。因此，直接暗示是直截了当而非间接和微妙的。直接暗示的一般形态是："你会做 X。"在这种一般形态下，直接暗示的形式可以十分多样，这取决于你所选用的特定词语。

为了开始一次催眠会谈，临床工作者一般都会暗示来访者闭上他们的眼睛。如果临床工作者选择一种直接的做法来让来访者闭上眼睛，他可能就会提供以下任意一种直接暗示：

- 闭上你的眼睛。
- 请闭上你的眼睛。
- 你会闭上你的眼睛。
- 让你的眼睛闭上。
- 我想让你现在闭上你的眼睛。

每一种暗示都是想直接获得来访者闭上眼睛的这种具体反应。临床工作者想让来访者做的事情无疑十分明确。通过改变它们的内容（即相关的细节），就可以用同一种直接暗示的结构来暗示几乎任何期望得到的反应。下面是一些例子，括号里是期待的反应：

- 你会回顾你的记忆，回忆起当你第一次参加学校舞会的情境。（年龄退行）
- 我想让你轻松地抬起你的胳膊，让它变得毫无重量。（感觉改变和手臂悬浮）
- 你将会在接下来的几秒钟之内让你的手变得麻木起来。（痛觉缺失）
- 现在你会感觉到每一分钟都好像有一小

时那么长。（时间扭曲）

在这些例子中，每一种希望获得的反应都是很明显的，因为暗示直接就要求出现这些反应。随后，可以再给出额外的暗示，从而提供一种具体的手段和策略来完成被暗示的反应：

- 请想象你在一个时光机器里，这个机器会把你带回你第一次参加学校舞会的情境。
- 你会感到你的手臂和一个很大的氢气球绑在了一起，这会让手臂浮起来。
- 你是否能回忆起当你被牙科医生注射了一针麻药时，你的牙床会有刺痛感？现在你可以在你的手上感觉到一种相同的、舒适的麻木感。
- 当你在等待一些特殊的事情发生的时候，时间可以过得很慢，而你现在可以注意到，时间的指针动得那么慢。

许多临床工作者几乎完全只用直接暗示。对于一些人来说，这只是因为他们接受的培训就是那样的，所以他们在使用这种暗示的时候也会觉得最舒服自在。另一些人很难发展出灵活性来变化自己沟通风格，哪怕他们也意识到变化风格会带来好处。还有一些人并没有觉得除了这种直接的风格外还有必要发展出其他的风格，因为他们并没有发现有证据表明其他的风格会更有效。本领域中一直存在关于哪一种暗示技术"优于"另一种技术的争论，我将在本节之后的篇幅中直接讨论这个问题。

有些培训和书籍可能会提供标准化的"一招打遍天下"式的催眠文本来解决一般化的问题，这种文本一般采取直接暗示的风格。它们使用的暗示是一种对于当前问题进行"迎头痛击"。举个例子，如果一位来访者提出的主诉是想要减轻体重，那么一种直接暗示的风格之下可能会给出类似这样的暗示：

你想要减轻体重，而你也会减轻体重……你似乎会毫不费力地就减轻体重，因为你会发现你自己对于你所吃的东西，以及你在什么时候吃东西都会变得更为挑剔……一旦你想要吃不健康的或者没有必要吃的食物时，你马上就会在你的头脑中详细地看到有着理想体重的自己，这会让你有如此美好的感觉，让你受到如此大的激励，以至于你觉得选择不去多吃东西变得容易了许多……相比吃下发胖的食物，你宁愿减轻体重……在这个过程中，你对自己的感觉将会变得非常好，这让减轻体重变得越来越容易，而你也会发现你自己可以在吃得越来越少的情况下也感到很满足……在你减轻体重的同时，你会觉得自己有了更多的精力，因此你会想要做更多的运动来使用你多出来的精力，让自己变得更苗条也更结实。

这种直接的取向可能对于某些人会有用，或许是那些具有高度催眠易感性且动机也很高的人。并不是说这种直接暗示是糟糕的、错误的，或者必然会失败的。事实上，对于那些想要减轻体重的人来说，他们会不得不按照暗示的来做，也即会吃得更少，运动得更多。但是这就等于告诉一个抑郁的人"振作起来！"，它是对的，但是并不那么有效。对于大多数人来说，他们更需要一种支持性的而非命令式的暗示，以及一种能够承认他们自己的独特性的个性化的取向。直白地告诉来访者他们该做什么并不能表现出从业者具有很高的临床技能，也没有表现出太多对于来访者的智力和创造力的尊重。一般而言，人们已经知道应该做什么了；他们只是没有获得让他们能够那么做的内在资源。现实地讲，你认为一个体重超重的人会不知道自己应该少吃点、多运动吗？最后，这样一种取向并不会让这个人以更为合作的方式努力参与治疗过程。因此，直接暗示虽然可以很有用处，但是你应该要熟悉且有技巧去使用直接和间接这两种取向，这一点对于发展出一种更多样、更灵活的方式来从事临床催眠实践是至关重要的。

下面我们来简要地列出对直接暗示的"成本收益"分析。直接暗示的优势在于：

（1）它们和亟待处理的问题有直接的关联，可能会平复来访者对于你是否有能力直接处理他们问题的担忧；

（2）它们能够很好地界定来访者的目标并且让来访者一直能看到这个目标；

（3）它们直接让来访者以一种主动的方式参与催眠过程之中；

（4）它们能够作为一种解决问题的榜样而存在，通过直接发展出一种审慎的问题解决策略，这些暗示可以让来访者参照这个模板来解决目前的问题和以后会出现的任何问题。

直接暗示的劣势包括以下方面：

（1）它们过于依赖一种在意识层面愿意服从暗示的意愿，或许对潜意识的资源利用较少；

（2）因其处理来访者的问题的方式如此直接和直白，或许对于有些来访者而言会给他们带来威胁，所以它们更有可能会在来访者身上引发阻抗；

（3）它们将来访者的角色主要定位在仅仅去服从，而非成为治疗中的一个主动的参与者（Lynn, Laurence, & Kirsch, 2015；Terhune & Cardena, 2016；Yapko, 1993, 2018）。

我们有必要了解使用直接暗示具有的优势和劣势，这能够帮助我们做出良好的决策，决定使用它们最有可能会带来成功的催眠体验的时机。

间接暗示

间接暗示以某种隐蔽性的，或者至少以不那么明显和不张扬的方式处理眼前的问题，或者以上述方式来暗示个体产生某种希望获得的反应。它们或许是很微妙的，因此可能会完全逃过来访者的觉察和分析。这样的暗示并不和个体现在的问题或是希望引发的反应直接相关，而只是与之有间接的关联，因此也就需要来访者能够发现其中的关联，并且探索它们的意义。一种间接暗示的一般形态是："我知道有个人曾经经历过（或者做过）X。"这之所以界定为间接暗示是因为，我并没有讲述关于你的事情，我只是在讲其他人。从表面看来，我所讲述的这个人可能处在一个和来访者所处的情境完全不相干的境遇之中，这就会让这种暗示的做法变得更为间接。通过讲述其他人或其他某个情境，我们就能通过间接的手段来邀请来访者做出反应。使用间接的暗示可以让他们在意识层面猜想你到底在讲什么。它们可能会在意识层面占据某个人的注意力（让他们感到好笑、有兴趣或者着迷），而与此同时，在这个人的潜意识层面产生联想，从而为改变的发生铺平道路。一般而言，来访者会处于这样一种心理过程之中，即尝试在并无太多明显关联的事物之间寻找联系。这很可能会成为一个"啊哈"时刻，即最终获得某个洞见。

我们可以拿给小孩讲童话故事做一个简单的例子。当你给一个孩子讲《三只小猪》的故事时，故事的情节和你们两个人在"深吸一口气然后大吼一声把房子吹倒"的这个情节中的有趣互动都会让这个孩子感到很有趣味，也很入迷。但是在这个故事娱乐性的内容（即其中的主人公以及他们对互相说的话）背后，还有一个更深层的信息是你想传递给孩子的：在人生的过程中重要的是要有计划、守规则、选择合适的生活材料来努力工作，一幢由砖头建立起来的房子代表的就是这样一种意义，它要好于"看似耀眼的东西"，而一幢只是由某些懒惰的猪用木头或稻草很快就搭建起来的房子则是后者的象征。

人们可以通过像故事这样间接的路径来传递和接受有着更深刻内容的信息。我们并不需要直接体验某些个事物才能够被它影响。从临床上来说，每次有人向你提供一个成功的案例，你都可能会对它非常感兴趣，并且完全沉浸在这个案例的细节之中；不过，你也不可避免地会接收到这样一个间接的信息："当你遇到这种类型的来访者的时候，你也可以使用这种做法。"在催眠中讲故事，以此作为一种干预来访者问题的手段是十分常规且常用的做法。在第 18 章中，我们将聚焦在这种治疗方式上。

间接的暗示可以有许多不同的形式，包括讲故事、打比方、讲笑话、使用双关语、布置家庭作业、角色示范以及伪装的暗示和嵌入式的暗示。任何在不直接告诉来访者或直接要求他们去做某件事情的情况下让来访者做出反应的沟通方式都涉及使用某种程度的间接暗示。

在催眠的"利用取向"中，学习的焦点是如何使用间接的暗示，这很大程度上是因为精神科医生米尔顿·H. 艾利克森博士以很多富有创造性的方式使用了间接的暗示，而他被很多人认为是史上最富有创造力的临床实践者（Zeig，1988，2014）。艾利克森因其能富有技巧地、创造性地构建出成功的干预方式闻名，而且这些干预的对象还常常是所谓"不可救药的"来访者。在记载了他用自己的话描述的书《和米尔顿·H. 艾利克森博士的一次教学研讨会》（*A Teaching Seminar with Milton H. Erickson*，Zeig，1980a），

以及杰·黑利（1973）的经典著作《不同寻常的疗法——米尔顿·H. 艾利克森博士的精神病学技术》（*Uncommon Therapy: The Psychiatric Techniques of Milton H. Erickson, M.D.*）中，描述了许多很让人着迷的、不同寻常的案例，当你去阅读这些案例的时候会发现，他做出的许多天才般的催眠干预和策略性的干预手段是如此间接，以至于似乎和当下的主诉完全没有关系。尽管如此，他在使用催眠和间接暗示上表现出的治疗效果激发了众多对他方法的细致分析，通过其他人使用他的方法获得的类似的成功，激发起整个领域欣赏间接取向的益处（S. Lankton，2010；Lankton & Matthews，2010；Zeig，2014，2018）。那么，如果你不去直接研究艾利克森的工作以及由诸多他的学生和同事撰写的关于他的方法的文章（包括 Erickson，2017；Erickson, Rossi, & Rossi，1976；Erickson & Rossi，1979，1981；Gilligan，1987；Heley，1973，1985；Lankton & Lankton，1983；McNeilly，2001，2016；O'Hanlon，1987，2009；O'Hanlon & Hexum，1990；Rosen，1982；Rossi，1980 以及其他许多作者），也就等于无法对于临床催眠进行高阶的学习。

为了能够比较直接和间接的暗示，你可以参照前一节中通过直接暗示获得闭眼反应的例子。如果基于来访者的反馈，你怀疑或许更有可能通过间接的方法来让眼睛闭上，那么你或许可以尝试以下几种暗示中的一种：

- 有很好反应的来访者通常在开始催眠体验的时候就会闭上他们的眼睛。
- 你能够允许你的眼睛闭上吗？
- 我的许多来访者都喜欢闭着眼睛坐在那里。
- 能够不睁着眼睛听人说话难道不是件很美好的事情吗？
- 我在想，你脑子里可以想什么，来允许

你舒服地闭上你的眼睛。

每一个例子都希望能够获得闭眼这种具体的反应，但它们都没有直接要求来访者做出这种反应。这些陈述是非常一般化的，因此来访者必须以某种方式做出反应，因为即便没有反应也是一种反应。从来访者面对这类暗示的方式，临床工作者就可以了解许多关于他们的思维和反应的信息。比如，他们会主动做出反应，还是只等待确切的指令？

间接暗示可以采取的形式之一或许就是单纯地描述其他人的体验，这就允许来访者去选择一个类似的反应，或者产生一种独立的反应。另一种间接的模式是让来访者觉察到某些惯常发生的日常体验，而所希望获得的那个反应只是这些体验中自然会发生的事情。当他们变得越来越关注和投入这样一种情境之中的时候，他们就能开始重新体验到所希望获得的那个反应，因为这个和过去体验有关的反应变成了此刻体验的一部分。比如，如果你想要回忆一段你觉得自己很爱某人的浪漫经历，并且真的花时间来回忆这段经历的细节，那么通过你的回忆，那些相同的感觉就很可能自动地在此刻出现，这个反应叫作意念情感反应。因此，我无须以一种直接的方式要求你现在就创造出这些感受，而是可以通过简单地描述一个这种感受可能会自然发生的情境来更间接地暗示你做出反应。

就像闭眼反应一样，间接暗示的内容可以有许多不同的变化，其结果是可以获得几乎任何的反应。下面这些陈述就是其中的一些例子，括号中的内容是希望获得的反应：

- 我的一个好朋友有一个女儿，她第一次去参加了学校的舞会，我不知道你还记不记得你第一次参加舞会的情境，不过对她来说，这绝对是让人兴奋的时刻。

（年龄退行）

- 当你还在上小学的时候，如果你想说一些重要的事情，那你就不得不慢慢地把手举起来；有时，举起手的时候就好像它一点分量都没有，你甚至都没有意识到你还举着手。（感觉改变和手臂悬浮）

- 你能想象徒手打雪仗是什么样子的吗？团雪球和扔雪球是一件多么有趣的事情啊，以至于你都没有注意到你甚至都没戴手套。（痛觉缺失）

- 意识到时间的流逝真是件不容易的事情，的确有些时候，1分钟似乎就像5分钟或10分钟那么长；你以前有过那样的体验，你深深地陷入了自己的思绪中，以至于1分钟似乎也能让人感到那么漫长。（时间扭曲）

在上述每一个例子中，与其他某个对象的体验相比，来访者当下的体验似乎并不是什么重点，或者说，这个暗示看似十分一般化，以至于跟具体的个人无关，因此也就无须个体做出直接的反应。面对临床工作者的暗示中提及的某些反应，来访者究竟可能做出什么样的反应取决于他们如何以他们独特的方式来调整自己。这种方式避免了提出要求个体服从的直接指令，而是发掘出来访者的创造力，让他们形成个人化的反应。人们如何完成被暗示的可能反应则会因人而异，也会反映出他们不同的创造力。

那么，下面就简要地对间接暗示做一下"成本收益"分析。间接暗示取向的优势有以下方面：

（1）它们能够在更大程度上利用来访者的潜意识资源；

（2）它们在暗示和其意图达成的情绪或行为目标之间有更远的距离，这有可能会降低启动阻抗防御的需要；

（3）它们具有许可的特点，能鼓励来访者按照任何他们觉得有益的方式来解释暗示，体现出对来访者的更高程度的尊重；

（4）它们把来访者在治疗过程中的角色界定为主动的参与者，而非仅仅去服从。

间接暗示取向的劣势有以下方面：

（1）来访者或许会感到害怕或焦虑，觉得临床工作者要么无法直接处理他们的问题，要么并不愿意直接处理，而且会想到"如果治疗师都做不到的话，我怎么能做到呢？"；

（2）临床工作者会因为看似讲些"转弯抹角"的不相干的问题而被来访者认为在含糊其辞或没有能力，也可能会让来访者觉得

自己被操纵了，甚至被欺骗了；

（3）来访者的潜意识反应可能会导致问题的减轻，但是也可能会让他们在意识层面猜测这种改变是如何发生的，就好像治疗"对"他们做了什么而不是"和"他们一起做了什么一样；

（4）尽管问题被解决了，但是来访者并不知道也没有办法获得一种有效的、自我管理的模式来解决未来的问题（Lynn, Neufeld, & Mare, 1993; Lynn, Neufeld, & Matyi, 1987; Yapko, 1993, 2018; Zeig, 2018）。

就像是直接暗示一样，理解使用间接暗示的优势和劣势能让你有能力对于如何应用它们做出明智的选择。

选择一种风格：直接暗示更好还是间接暗示更好？

在本领域中，一个持续存在的争议是哪一种形式的暗示——直接还是间接的——在临床上更优。许多研究曾经尝试回答这个问题，而就像你可能预料到的那样，它们得出的结论不一（Barber, 1980; Friction & Roth, 1985; Groth-Marnat & Mitchell, 1998; Hayes & Gifford, 1997; Lynn et al., 2017; Yapko, 1983）。这类的研究显然没有把握住一个要点：一种暗示本身没有多大的价值；只有当来访者接受和整合这个暗示，并对这个暗示做出了有意义的反应的时候，这个暗示才会有意义。因此，想要概括地说一种形式的暗示优于另一种最多在学术上是有趣的问题，但它们并不能说明每个来访者都会对那种类型的暗示做出更好的反应。因此，如果你只知道如何使用直接暗示，那么当你遇到对更间接的取

向反应更好的来访者的时候，你就处于十分不利的境地。最明智的目标是能够熟练地使用所有的暗示取向，并且根据具体情况的要求做出调整。

正如我们在之前那章中看到的那样，许多本领域的专家对这个问题的建议是对来访者的催眠易感性进行正式的施测，然后根据来访者的综合结果（低度、中度、高度催眠易感性）来决定你是否甚至应该使用催眠。在他们看来，这个人的可催眠程度越高，你的方法就可以变得越直接。杰弗里·蔡克（1980a）基于他对于米尔顿·艾利克森工作的观察，提出了一个关于决定使用何种风格的基本指导原则："间接取向的使用程度是和观察到的阻抗的程度成正比的。（p. 13）"换句话说，来访者不愿意服从指令的程度越高，提供的暗示就应该越间接。

组织治疗干预的结构时，似乎很少存在或者基本不存在绝对"正确"或"错误"的方法。然而对于特定的来访者来说，存在有效和无效的干预方式，而且鉴于有各种做法迥异但仍然同样成功的干预方式，显然也存在许多种"正确"的方法。就在本书中呈现的所有的催眠沟通模式而言，在任何一个特定的时刻你会做什么取决于你从来访者那里获得的反馈。毕竟，是来访者决定了什么才是有效的。如果你能够在你的技能库中同时拥有直接和间接的取向，那么你就能够更相信自己有能力和范围更广的人群一起工作。

内容暗示

内容暗示包含着高度具体的细节，描述了希望来访者在催眠中能体验到的感受、记忆、想法或幻想。内容暗示的一般形态结构是："你可以体验到这种特定的_____（例如，感受、记忆等）。"提供细节来描述被暗示的体验的许多维度带来的有利结果是，能够辅助来访者更彻底全面地拥有这种体验，因此也就能够让他们的贯注水平更高，让暗示更具有临床的效力。

内容暗示的例子如下：

- 想象一朵红色的玫瑰，有着柔软的、天鹅绒一般的花瓣，当你去闻它那种温和而芳香的气味时，你可以轻轻地用你的鼻子拂过这些花瓣。
- 想象在一个阳光明媚的白天待在海滩上，感受到阳光温暖了你的皮肤，闻到海风中散发的咸咸的味道，听着海浪拍打海岸的声音。
- 你能记起咬一口鲜嫩多汁的橙子是多么美好的感受吗？你的口腔是怎样的湿润，你的手指沾满了汁水是怎样的感觉，还有它是怎样酸酸的滋味？

每一个例子都提供了具体的细节来准确地描述你在想到一朵玫瑰花、一湾海滩和一只橙子的时候会有什么体验。或许这些细节能够让你更完整地拥有被暗示的体验，在这种情况下，这些细节就会帮到你。不过，这些例子也同样呈现出了使用内容填充的暗示的危害，即我让你注意到的细节可能不是你想要选择去聚焦的那些细节。或者在最糟糕的情况下，这些细节甚至对你来说是消极的体验。比如，假如当我说"请想象一湾海滩"的时候，你想到的是一个你曾在海滩上有过的消极体验，或者你在你的一生中从来都没有去过海滩，那么暗示中的细节就可以会把你带回到那个负性的记忆中，或是会让你感到疑惑，不知道我说的是什么。无论哪一种情况都具有破坏性。内容暗示的潜在问题就是：你提供的细节越多，你就会越有可能说一些和你来访者的体验并不相同的东西。结果便是他们可能会觉得你没有真正地"和"他们在一起，并且更不容易从这段体验中获益。

另一方面，如果你给来访者做内容暗示，而你提供的细节恰恰符合他们的体验，那么这些细节就会增益体验。一种增加内容暗示的适配程度的方法是，在来访者自然地谈论他们体验的过程中，去关注他们不断给你提供的诸多线索。这包括诸如语言的风格，他们在谈话中自发使用的和感官有关的词汇，以及他们提供的某些体验的细节，你可以在之后的催眠中将这些体验细节作为反馈提供给来访者。另一种可能性是做一次一般化的催眠治疗，然后询问来访者的反馈，询问他们暗示能否帮助加深他们对催眠体验的卷入，以及哪一些暗示的部分并不那么有效。还有一种解决办法是使用过程暗示而非内容暗示，这在下一节中会进行讨论。

过程暗示

和在内容暗示中提供的细节不同，过程暗示尽量提供最少的细节，并且鼓励来访者提供他们自己的细节。过程暗示的一般形态结构是"你可以有一种特定的体验（或者觉察）"，但实际上它并没有明确"特定的"体验或觉察是什么。为了对这种暗示中有意为之的模糊性做出反应，来访者就需要将他们自己的个人经历和参照系投射到暗示上，从而获取它的意义。其结果是，过程暗示更不容易和来访者的体验相违背，因为暗示中涉及的细节都是他们自己的。比如，如果我想让来访者想象他们待在一个放松的地方，我的做法不是让我自己先选择海滩作为他们的注意力焦点，然后再给他们提供许多细节（内容暗示），描述在海滩上会有什么样的体验；而只是单纯地对他们暗示，让他们想象自己待在某个放松的地方。我不会说这个地方可能在哪里，所以他们就可以自己选择具体地点以及把注意力聚焦在这个地方的哪些细节上。过程暗示本身是非常概括化的，因此来访者可以将个人的意义投射在暗示中，然后以他们个人的方式和这些暗示建立联系。

如果你阅读占星预言，那么你就会发现它是一种常见的过程暗示。其中的观察和预测是如此不具体，以至于它们几乎可以适用于所有人。举例来说：

> 你这个人喜欢和你在乎的人待在一起，但是有些时候，你更喜欢独处。有些时候你会对生活中所发生的事情感到十分挫败，甚至偶尔会发脾气。你希望能有更多的人来欣赏你，而你常常会觉得，你赚的钱应该比你现在赚的更多。有些时候，对你真正关心的人，你的脑子里会出现一些可怕的想法，于是这会让你感到内疚。

我觉得这可以代表地球上大多数人类，但是你有没有发现自己在默默地点头并且问自己："他是怎么知道的呢？"过程性的指令让来访者有机会在过程中使用他们自己的体验和细节，因此，尽管第一眼看上去似乎过于宽泛以至于不会有效果，但实际上它是一种高度个性化的取向。当你自己使用过程暗示的时候，你就会发现，人们会把自己的投射很当回事。甚至是像占星术这样愚蠢的东西，都会有人每天花时间来看占星预言，用它们来指引每日的行动。当人们将自己投射到有关人生的大问题上的时候，他们甚至会变得更认真：我们为什么会诞生？生活的意义是什么？在我们死后会发生什么？

过程暗示的例子如下，括号里是期待的反应：

- 你可以想起一段特殊的童年记忆，你已经有很长、很长的时间都没有想起过它了。（年龄退行）
- 你将会注意到，在你舒服地坐在这里的时候，你的身体会有某种愉悦的感受。（躯体感觉的觉察）
- 你可能会觉察到这个房间里的一种特定的声音。（听觉觉察）
- 你是否能记得有那么一个特定的时刻，当时你对自己的感觉非常好？（年龄退行）

所有这些暗示都没有具体指出任何事物——也就是说，它们没有提到哪一段具体的记忆、感受、声音或者事件是假设来访者应该去体验的。当来访者将某个反应投射到这个暗示上的时候，他们也就选择了那方面的体验。不过，请注意在过程暗示中使用的限定词，像是"特定的""某种""具体的"和"特殊"的。你可以使用这些限定词让来访者筛选他们所有的体验，从而确定一个特定的体验来关注。他们会选择哪一个则是意识的选择和潜意识层面的选择互动后的产物。一般来说，来访者会纳闷你怎么知道他们当时的体验，而不会意识到你的暗示是那么概括，因为在他们看来，你的暗示相当具体！掌握过程暗示的使用一般会困难一些，因为它们具有"在黑暗中摸索"的特点。但是它们可以避开临床工作者提供的细节和来访者真实的体验之间不一致的情况，因此我们也有必要学会如何使用它们。

过程暗示在做团体催眠的过程中尤为有用，因为你几乎没有机会去仔细地观察每一个人对内容暗示的反应。使用一种本质上很概括但听起来很具体的过程暗示能够让团体中的每一个人对同一组暗示获得全然不同的体验。尝试让一群人都能共同拥有一种共通的、详细的体验就是在为失败铺路。所以，通过过程暗示，你可以去认可和鼓励人群中的多样性。团体中的每一个人都能够被允许以他自己的方式进行反应。

另一种比较内容和过程范式的方式是考虑它与个人治疗取向之间的关系：是去处理在某个体验的结构中包含的细节，还是处理这个结构本身。内容导向的治疗师处理的是问题的细节，而过程导向的治疗师关注的是问题的结构。比如，许多人都会在浪漫关系中寻找某种类型的人，一个能符合某些合意标准的人，这些标准既可以是意识层面的，也可以是潜意识层面的。那么，如果某个人连续有好几个伴侣都是黑头发的高个，穿着时髦，对自己的感受守口如瓶，但又盛气凌人，而且这些亲密关系每次都以惨败告终，那么我们能得到什么结论呢？人们会有引导自己行为的模式，而这些模式一般都是潜意识层面的。在眼下这个例子中，内容指的是在一系列伴侣中的每一个具体的人。他们的名字或面孔会改变，但是在关系中选择伴侣的结构却是不变的，也就是说，这个模式中人的类型是不变的。如果采用内容导向的治疗，那么可能就会去处理每段特定的关系没有成功的理由，而过程导向的做法可能是去考虑选择伴侣的模式的结构。一旦改变选择模式的结构，细节上（内容）的改变自然就会随之出现。

使用过程暗示或内容暗示也是临床工作者在构建一种干预时需要考虑的另外一个选项。从一种暗示结构自发地转变为另一种暗示结构并不是一件难事，因此，关于使用何种结构的选择也绝不是一选定终身，或是孤注一掷。如果你所做的暗示并没有得到期望中的反应，那么一个好办法就是中途灵活地"变道"。

权威式暗示

权威式的风格是一种强势的风格，临床工作者使用他的地位所具有的力量直接命令来访者以一种特定的方式进行反应。权威式的风格具有的一般形态是："你将会做 X。"权威和力量是临床工作者依赖的核心变量，而"好"来访者的反应则是服从。在权威式的取向中，不服从是"阻抗"的证据，而不幸的是，治疗师一般都会理所当然地将其视为来访者的缺陷。因此，来访者会被认为"没有准备好改变"或被判断为"并不真的想要获得帮助"。许多临床工作者只学习了这种催眠的风格，在他们的培训中可能无法意识到还有其他面对来访者的工作方式，即不施加指令来获得服从反应。

当来访者被视为"阻抗"，且阻抗被看作来访者的一种性格而非出于临床工作者的一种工作取向时，权威式的临床工作者一般都会被教导，首先要对峙来访者对暗示程序的阻抗，然后尝试通过鉴别出阻抗的来源和解决的手段来消除阻抗。你或许可以预见，这种类型的对峙取向很容易就会开启某种在临床工作者和来访者之间的"权力之争"，这种权力之争对于治疗联盟而言并不会起到太多积极作用。

权威取向以命令的方式来提供暗示。以下的暗示就是按照权威式的模式组织的，括号中则是希望获得的反应：

- 当我数到 3 的时候，闭上你的眼睛。（闭合眼睛）
- 当我打响指的时候，你会成为一个 6 岁的孩子。（年龄退行）
- 当我碰你的肩膀时，你会进入深度的催眠之中。（加深）
- 你会发现你没有办法弯曲你的手臂。（紧张症）
- 你不会记得这次体验中的任何事情。（失忆）

指导个体进行特定的反应且不考虑他们个人的选择，这样做并没有对于个体的需要或愿望表现出太多的尊重。因此，通常来说，应该慎用一种严格的权威式取向。不过，有些时候这样的一种取向不仅是可行的，甚至还是理想的做法。下面就是两类合宜的时机：当一位脆弱且混乱的病人需要一位显然能够掌控局面且能做出决断的临床工作者；以及你和来访者之间良好的治疗联盟使得你必须说的话要远比你如何以圆滑的方式来表达更重要。

许可式暗示

在连续体的另一端则是"许可式"的风格，其特点是它强调你能允许来访者觉察，他有着做出有意义的反应的可能性，而不是命令他们做出那样的反应。许可式暗示的一般形态是："你可以做 X。"临床工作者提供的这种暗示可能会让来访者觉得这好像就是他们自己选择那么做的。许可式取向的明智之处在于，你知道你不可能强迫来访者做出反应（比如放松或者聚焦注意力）。

你只能以某种方法暗示某些可能性，希望他们能选择实现这些可能性。在尊重来访者的选择的基础上，任何反应都会被临床工作者认为是足够好的反应或者有用处的反应。从这个意义上来讲，"阻抗"并不是一个让暗示变得无效的重要因素，因为无论来访者产生何种反应，都被认为是可以接受的。

许可式的暗示旨在提升某种反应出现的可能性。以下的句子就是许可式暗示的例子，括号内是希望得到的反应：

- 你可以允许你的眼睛闭上，如果你想的话。（闭合眼睛）
- 你可以选择把你跷着的腿放下来。（姿势改变）
- 你或许愿意让你自己变得甚至更为放松。（加深）
- 或许可以用不同的方式去体验你的身体。（知觉改变）
- 或许你可以回忆起你感到舒服的一个时刻。（年龄退行）

在这些例子中，临床工作者只是以一种或另一种形式告诉来访者，如果他们允许，他们就可以有某种体验。来访者做出的任何一种反应都是他们做出的选择，也必须得到尊重。这样一种来自临床工作者的接纳可以增进两者之间的治疗联盟强度，因为它表现出的是对来访者的尊重，尊重他们能够做出自己的选择。尽管下面这一观点或许一直都没有言明，但现在我可以把它明确地提出来：如果你的来访者的选择被认为是不利于你的治疗计划的，那么你就需要修正你的策略。

总结一下，有些人希望别人能告诉他怎么做，而且也会一字不差地服从指令；而另一些人拒绝跟从任何人的领导，甚至会竭尽全力地拒绝别人的信息，只是因为他们抗拒"被控制"。如果某个人愿意服从指令，一种权威式的取向就可能会成功。不过，对于大多数人来说，他们并不真的喜欢别人告诉自己该怎么做，哪怕这是为了他们好，因此这样一种权威取向可能更容易制造出"权力之争"。

许可式的取向的好处在于，面对那些喜欢在自己的生活中有很大程度的控制感的人，它可以通过让这些人做出他们自己的选择来为他们创造可能性，但是或许会让那些希望别人能以直白的方式明确告诉他们每个步骤的人感到挫败。权威式和许可式的风格在催眠实践中都各自有各自的位置，也像所有形式的暗示一样，当你能够熟悉它们的用法时，它们都会提升你的效能。

催眠后暗示

催眠后暗示是那些在催眠过程中给予来访者的暗示，鼓励他们在催眠之后（因此叫作催眠后暗示），在某些其他情境下，能够有特定的想法、行为和感受。催眠后暗示的一般形态结构是："之后，当你处于情境 A 的时候，你将能够体验到（做）X。"在几乎所有的治疗中，它们都被认为是标准的组成部分，因为你基本上总是希望来访者能够从会谈中带走些什么，让他们能够在日常生活的过程中使用。催眠后暗示让人们得以将他们在催眠中学习到的任何新的联结迁移到期望使用这种学习的情境中。

如果来访者的目的是将新的可能性带入未来的体验之中，那么催眠后暗示就是治疗过程中必不可少的一部分了。没有了它们，在催眠中获得的想法、视角、技能很有可能就会被限制在治疗会谈之中。这里的原因是，催眠反应通常都是"和恍惚状态绑定"的反应，意味着它们是和催眠体验本身联系在一起的，只有在那个体验的边界内才会起作用。催眠后暗示允许在催眠中获得的学习跨越内心的边界，在其他的场景和心理框

架下也可以使用。倘若来访者只能在你办公室被催眠的时候才能获得诸如疼痛缓解这样的良好反应，那么催眠的价值就很有限了。如果新的资源可以迁移到不同的情境之中，那么它的价值就会成倍增长。催眠后暗示则提升了这种可能性。

催眠后暗示的例子如下：

- 当你在几分钟之后从催眠状态中出来的时候，你可以享受自己得到休息后的那种满意的感受，这种感受要比你很久、很久以来体验到的感受都更令你满意。

- 当你在下周开始考试的时候，你可以闭上你的眼睛一会儿，这么一小会儿似乎让你感觉到自己已经闭上眼睛很长时间了，你可以做一个深呼吸，然后你会注意到在你呼气的时候，所有的焦虑都离你而去了。

- 在你今晚回家之后，你会想起一些让你开怀大笑的记忆，以这样一种让人愉悦的方式来释放一些紧张真是让人感觉不错啊。

- 当你发现你又一次和你的伴侣发生争执的时候，你会感受到他可以不同意你的意见，但仍然欣赏你，这种舒服的感受可以给你带来足够的安慰，让你能够平静地以一种为自己感到骄傲的方式应对你们的讨论。

- 在我们未来的治疗中，你甚至可以更为深刻地、迅速地体验到催眠。

每一个例子都暗示了来访者可以在未来的某个时刻和场景中，基于在催眠中给予他们的暗示而表现出一个行为或获得一种感受。最有意思的是，有些来访者可能完全记不得暗示的来源，这种现象被称为催眠后失忆，但是他们仍然会按照暗示来做。

特定的暗示

尽管本章至此描述的暗示结构和风格代表了催眠暗示的核心成分，从这些核心的成分中还可以衍生出许多更为特定的暗示形式。大多数这些特定的暗示形式都是由米尔顿·H. 艾利克森和他的学生及合作者欧内斯特·罗西首创并加以描述的，可见于有关艾利克森对罗西进行催眠训练的书籍中（参见 Erickson et al.，1976；Erickson & Rossi，1979，1981）以及艾利克森的讲座和文章中（Erickson，1983，1985；Rossi，1979，1981）。在本节中，我将简要地描述这些特定形式的暗示。

入径问题

用来鼓励来访者在体验层面进行反应而不是在言语层面进行反应的问题被称为入径问题（accessing questions）。这些问题并非是修辞性的问句，而是将来访者的注意力聚焦在他们体验的特定方面，这些方面仅仅是通过问题提出的方式就会被放大。换句话说，问题本身暗示了一种反应。比如，"你是否可以回忆起躺在温暖的阳光下，感觉到它温暖了你的皮肤，这是件多么让人安宁和放松的事情？"在临床领域，入径问题被用来提升治疗的反应性。

模糊暗示

你可以有意地将模糊性嵌入一个暗示（ambiguous suggestions）当中，从而鼓励来访者投射，这种暗示和非特异性的"过程"暗示类似但稍有不同。模糊性可以围绕某个期望来访者发生的行动，或者是暗示的意义。例如，暗示说："在这样的事情上，一个人可以具有钢铁般的意志又顽固不化。"这给来访者足够的空间去解释，

到底临床工作者是在表扬坚韧还是在批评顽固。

对立并置

提供能够在来访者内心创造明显两极化的体验的暗示，便是在使用对立并置（apposition of opposites）的暗示形式。举例来说，"当你的左手变得越来越舒适地发冷和麻木的时候，你会注意到你的右手变得越来越舒适地发热和敏感。"越来越多地体验到这种明显的差异能够让来访者相信："嘿，我能做到！"——这种积极的反应会强化来访者做出进一步的反应。

绑定类似的选项

给来访者提供绑定在一起的类似的选项（bind of comparable alternatives），即一种经典的双重束缚的情况，会在他们身上创造出"迫选"的情境，在这种情境中，两个选择都会造成同样良好的后果："在你坐在这张椅子上或是那张椅子上的时候，你想不想享受一种令人满意的深度的催眠体验呢？"只要来访者不加批判地接受了这种绑定的状况，并在暗示的范围之内做出反应，那么这种绑定就是有效的。再举一个例子，如果你对一个孩子说，"你是想现在就整理你的房间还是一小时之后再整理呢？"，而这个孩子说，"都不想！"，那么这个绑定就是无效的了。

混乱型暗示

如果暗示让来访者失去方向或感到混乱，以此来建立反应性，导致明显的智力超载的情况，或者促进解离，这种暗示的方式被称为"混乱技术"。这种取向是米尔顿·艾利克森对本领域做出的最具原创性的贡献之一（Erickson，1964a）。

混乱型暗示（confusional suggestions）是最为高阶的暗示结构，因为它们并非是线性的和逻辑的，它们会产生不确定感，甚至是焦虑，而非舒适感和清晰，而且它们也要求临床工作者更好地集中注意力，从而跟踪过程的进展情况。但是它们的好处在于能够打破来访者当下的思维和知觉模式，或许能为新的可能性铺平道路。在之后的章节中，我会更多谈到使用混乱技术的方法。

涵盖所有的可能性

一种有效地提升来访者反应性的方式是将所有可能的反应都包含在你的暗示之中（Covering all possibilities），因此将任何具体的反应都界定为一种有用的、合作的反应。例如，"你可能会发现，你自己回忆起了一段重要的记忆……或许是很早年的一段记忆……或许是最近的一段记忆……或许是介于很久之前和最近之间的一段记忆……"。好吧，还有什么其他的可能性吗？显然，任何记忆都是来自过去的，无论是最近的记忆，中期的记忆还是遥远的记忆。因此，他们提取的任何记忆都会和暗示一致，也就能被视为一种合作性的反应。另一个例子是，"你可以舒服地睁着眼睛坐在这里，如果你想要那么做的话……或者如果你愿意，你可以让眼睛闭上……"。眼睛只有睁开或者闭上两种选择，因此无论来访者做什么选择，都可以被认为是一种合作的反应。

隐含的指令

以一种间接的方式鼓励某种反应产生的做法是使用隐含的指令（Implied directives）。暗示第一部分的结构是间接暗示来访者做某些事情，而从暗示的第二部分开始，就变成直接暗示来访者做出一个反应。比如说："当你在下一刻体验到你的手抬起来的时候（间接暗示），你会注意到

它感觉起来非常，非常轻（直接暗示）。"抬起手臂被隐含在暗示中，但并没有直接要求来访者那么做。

散点式的暗示

在当下进行的一系列暗示中，不断重复某些关键词或者词组被称为散点式的暗示（interspersal suggestions）（Erickson，1966/1980）。你可以使用一组散点式的暗示来加深催眠体验，推动来访者体验到某个特定的催眠现象，"播种"（植入）观点以供未来参考，亦可只是重要要点。下面这个例子就是使用散点式技术作为一种加深技术："一位深刻的思考者，也就是说，一个思考得很深入的人，可以发展出一种更深刻的理解来领会暗示的复杂性，或许在获得关于暗示的深刻知识的过程中，甚至能够更深刻地理解他自己。"

隐喻

在催眠的文献中，隐喻（metaphors）指的是使用故事。隐喻被认为是以一种最有力量但也很温和的手段，将相关的信息沟通给来访者，它将故事作为媒介来给重要的观点赋予活力。以治疗为目的而在催眠中创造和讲述有效故事的艺术值得我们特别关注，因此将会在第18章中进行详细的论述。

悖论暗示

悖论暗示（paradoxical suggestions）指的是在同一个完整的暗示中包含着似乎在第一眼看来不相容甚至是彼此对立的成分。悖论暗示要求做出一个体验层面的反应，而非某个逻辑层面的反应。在许多催眠的使用形式中都可以看到悖论的存在，在和催眠类似的其他方法，例如引导式正念冥想中也常能看到悖论的使用（对此的详细论述参见 Yapko，2011b，2011c）。请思考以下两个

在催眠程序中很明显的例子：

（1）"我想让你同时既听我说话，又按照我的指令来做"；

（2）"我会给你讲一个关于别人的故事，所以说，这个故事不是关于你的，但它又的确是和你有关的。"

下面这个例子使用悖论暗示帮助来访者准备好结束这次的会谈："你可以花全世界所有的时间……在接下来的一分钟里……在内心完成对你获得的新的理解的整合"。

预设

一个预设（presuppositions）假定的是被暗示的体验就会发生。反应会不会出现不是问题，而是何时会出现。比如："当你发现自己理解什么是预设的时候，你将会感到有多惊喜？"预设是建立来访者预期的主要手段；鉴于之前我们已经讨论过来访者的积极预期对于提升治疗成功的重要性，得知你将会在你的技能库中纳入这种暗示形式真的很棒。

双关语

将幽默作为一种重构的工具来使用是很有价值的，在让来访者参与到过程之中的同时又能让他们和催眠的体验建立起一种友好的、温暖的情感联系（即双关语，puns）。例如，"有些人做催眠的时候喜欢用一种缓慢的、有节奏的方式给出暗示……甚至会让暗示跟随来访者呼吸的节律……但是你我都知道的是，节律法*并不那么可靠……"在催眠的时候，被催眠的人能在欣赏幽默甚至微笑或大笑的同时也丝毫不减少这种体验的价值吗？是的。事实上，将幽默和你的治疗建立在一起的积极联系可能会让你的暗示变得甚至更有效。

自明之理

一个自明之理（truisms）是一种常识性的陈述，它似乎明显是那么真实、不言而喻，以至于几乎不可能被拒绝。例如，"每一个人都是独特的（自明之理），这一点我们都知道……这就是为什么你可以以你自己独特的方式体验到深层的催眠"。自明之理一般都被用来让来访者接受紧跟在它们之后的暗示，因为个体会发展出一种表示赞同的思维定势。用这种方式建立起来访者的接受度一般被称为建立一种"反应定势"，更具体而言是建立一种"是模式"（因为来访者会默默赞同你说的话，表示"是的"）。反应定势是非常重要的，因为如果来访者无法很容易地接受你起初的暗示，那么在之后他们接受更复杂的暗示的可能性也会打折扣。因此，我会在之后的章节中更详细地讨论反应定势。

结　语

词语可以被视为条件化的刺激，它们可以激起的反应和它们代表的物体或概念能激起的反应相同或类似。因此，我们应该仔细地选择词语，以及诉说它们的方式。本章详细地描述了蕴含在

---

*　指的是安全期避孕法。——译者注

各类催眠沟通背后的不同风格和结构。面对不同的人和在不同的时刻，每一种风格和结构各具价值，因此如果你能够发展出一种自如的、流畅的方式使用它们，这将会对你很有帮助。

开动脑筋

1. 当一位朋友向你推荐一部电影或一家餐馆时，什么因素会决定你是否接受这样的推荐？

2. 为什么人们会拒绝显然为他们好的暗示？

3. 你觉得在那些喜欢被告知他们应该如何去做事情，和不喜欢被告知自己应该怎么做的人之间存在什么样的差异？

4. 你会因为自己获得了某个洞见而做出什么样的改变吗？什么样的改变是你在没有明显原因的情况下会做出的？你觉得洞见在改变的过程中具有什么样的作用？

5. 当别人告诉你你有什么感受的时候，你的感受如何？在他们说对的时候和在他们说错的时候，你的感受有何不同？

行动起来

1. 请列出最常见的催眠暗示（例如，"集中注意力""放松""舒服地坐着""闭上你的眼睛""以舒服的节奏呼吸"等），然后使用每一种风格和结构各写出五个暗示来传递具体的暗示内容。这是一个能帮助你发展出构建暗示的技能和灵活性的最好的练习。

2. 在班上让每个学生编出一个想象中的产品，让每个人尝试向其他同学推销这个产品。哪一些推销表现最佳，为什么？哪一些推销最无效，为什么？

3. 每天阅读一下占星预告，鉴别出其中使用的过程暗示。你对于其使用的笼统的语言有何发现？什么样的人（具体说明他们的认知风格）会相信占星术是有效的？

第 12 章

有关实施有效临床催眠会谈的忠告

在上一章中，我描述了形成暗示的一般风格和结构。在本章中，我将提供一些帮助你在这些风格和结构的框架下选择特定的词语和句子的一般原则。这些指导原则的目的是帮助你产生和传达特定方式的暗示，以便于它们更易于被与你工作的个体接受。

这些指导原则大部分是基于常识的沟通技能。尽管这些指导原则在一般情况下适用于大多数的催眠过程，你同时也当然应该觉察，每一个原则都有例外的情况，它们甚至更适合使用在特定的来访者身上。因此，针对每一个通用的原则，我都撰写了一个简短的讨论，旨在鼓励你批判性地思考在一个治疗会谈中是否应该使用它们，以及如何使用它们。如果你能够思考在哪一种情境下这个原则可能并不适用，以及在这种情况下使用哪一种替代性的原则可能会更有效，那么你就会增加自己的选择范围，从而更有技巧地回应你的来访者。

让你的暗示保持简单且容易跟随

一般而言，你让个体接受的一组暗示或指令越复杂，他们就越发需要努力，并且越多地依赖意识层面的资源来帮助他们理解暗示和对暗示进行反应。无论是在催眠之中还是在催眠之外都是如此。人们越是不得不依赖意识层面的资源，他们就越少在体验层面做出反应，这也部分地违背了在一开始实施催眠的初衷。让你的暗示保持相对简单，这可以允许来访者在这个过程中"顺势而为"，而不需要以批判性的态度，即在意识层面分析、解释和判断你暗示的好坏。跟从复杂的指令实在是太费力了，尤其是当他们在尝试放松、聚焦注意力和获得一些帮助的时候。

这个指导原则的例外情况涉及某些特定技术的使用，这些技术的价值源于它们的复杂性而非简洁。这些高阶技术包括混乱型暗示和过载技术，在这些技术中，临床工作者有意提供令人混乱的观点以及过量的信息。这些技术将过量的负担置于意识的头脑之上，让它努力地弄明白这些信息的意义，在不断征用它的过程中最终导致它无法再跟上过载信息的脚步。当来访者最终放弃跟从暗示时，他们在本质上便是放任自己去不加批判地允许体验——展开。

那么，你又怎么知道你的暗示是不是过于复杂，以至于违背了你的目标呢？请观察来访者的反应。每一个让他们的催眠体验变得更浅的暗示，以及对你的暗示所做出的不佳反应都意味着他们可能并没有跟随你，也意味着你没有能够很好地跟随他们。如果你想弄清楚来访者状态如何，另一种更为直接的方式就是以中性的态度简单地询问他们，用直接的或是间接的方式皆可，让他们对自己的体验做出言语和非言语的反馈，同样既可以在催眠中询问，也可以在催眠结束后询问。

让暗示保持容易跟随的状态并不等同于来访者可以预测你的暗示，很明显就知道你下一步将如何推进催眠的进程。如果来访者能够猜到你下一步会做什么，而且很容易就能够领先你一步，

那么他们显然就在大量地做意识层面的分析，这也就更有可能让他们的反应性降低。如果你开始觉察到，你可能在过程中把他们带丢了，那么你可以回到之前的阶段，即你还能感觉到他们正在跟随着你的时刻，然后再从那个时间点继续往下进行，不过显然不要再以与之前相同的方式来实施暗示了。如果你在这个过程中能够尽量仔细地观察，那么你就不需要回去得太多。

请记住，只有你的来访者可以决定他们能否跟随你。你可能觉得自己的指令很容易理解，但是你并不是那个跟随这些指令的人——你的来访者才是。在整个过程中，和他始终保持联系是至关重要的。

避免做催眠时摆噱头和耍花招：它们通常会让人分心，甚至低俗

人们以催眠的名义会做出各式各样的事情，包括在过程中使用那些摆噱头的物品或是做出一些戏剧化的举动。大多数人都熟悉的是摆动的怀表，打着节奏的节拍器，以及旋转的催眠陀螺，所有这些对于催眠体验而言都是多余的。除了这些常见的把戏之外，有些人也会使用亮眼的、闪烁的或是旋转的灯光，做出戏剧化的轻抚手臂的姿势，触碰来访者的额头，站在来访者身后摇动来访者或以不同寻常的方式移动来访者，做出奇特的手部运动，目不转睛地盯着来访者乃至以这样的目光震慑来访者，引入特殊的气味（例如用爽身粉来引发年龄退行），使用一种夸张的快节奏语速或是一种单调的语调说话，用一种特殊的仪器来创造催眠态的脑波，以及许多其他类似的花招和噱头，期望凭借外在条件产生催眠体验。

对于实施临床催眠会谈而言，这些做法不仅完全没有必要，总体而言也并不合宜，而且这些

做法有可能且通常会带来负面影响。它们会在不经意间强化这一看法，即将催眠视为一种在"正常的"体验领域之外的"神奇"体验。它们传达的暗示是，你需要某些花招或噱头才能让催眠发生，因此便更不强调在临床工作者和来访者之间互动的质量，但后者才是实施有效催眠的基础。它们进一步强化了一种不幸的观点，即认为催眠是某种施加在你身上的事情，而非在你身上发生的事情，以及认为催眠连同那些实施催眠的人都是奇奇怪怪的，这恰恰是因为人们在实施催眠的时候使用了那些戏剧化的，甚至是古怪的方式。

邀请来访者进入一种具有尊重和支持特点的、充满关爱的关系，意味着你需要将戏剧化的举动和噱头都排除在催眠过程之外。取而代之的是聚焦于如何邀请来访者和你在一个严肃的治疗过程中展开审慎的合作。

尽量敏锐地使用来访者的语言

一个特别有用的忠告是尽可能地使用来访者的语言。词语代表的是体验，即便我们或许使用一种共同的语言，每个人的体验也必然是不同的。用来访者的词语，再把你的意义附在这些词语上，然后将它们转译为你恰巧使用的概念语言，最终用你的语言风格进行沟通，所有这些步骤只是你武断地做出来的，因此也就会增加错误沟通的概率。当然，上面这种情况无法完全避免，因为你只占到互动双方的一半分量。但是，即便在使用他们的语言时，你也无法假设，你的意思和他们的意思是一样的。意识到这一点可以帮助你更好奇，更"调谐"到来访者的体验当中。你可以使用来访者的语言，只是因为你所面对的是他们的主观体验，而共享同一种语言有助于在你说的话和来访者吸收的部分之间架起桥梁。

词语是体验的象征，而非体验本身。它们代表的终归是对于真实世界的一种歪曲（一种提炼），所以何必再用只对临床工作者有意义的标签进一步歪曲它们，尤其是用那些大多临床工作者才会感兴趣的术语呢？例如，我曾经有一些来访者，他们曾经见过其他的治疗师，这些治疗师帮助他们"解决移情的议题""建立自我力量""强化他们的铠甲""释放阻塞的能量"。他们做了这些以及许多其他似乎让他们的治疗师感到满意的事情，但是他们在离开治疗的时候对自己的感觉并没有好多少。

作为临床工作者，我们致力于帮助来访者以某种具有治疗价值的方式改变他的体验。我们也可以改变语言标签，但是我们暗示的焦点是标签背后的体验。使用来访者的语言的主要优势在于，你能够按照他们对自己的问题的体验来干预他们的问题，而不是基于你的解释或你使用的语言标签。此外，来访者也可以感觉到，临床工作者能更好地理解他们，从而对临床工作者产生更高的信任感。

有技巧地、富有创造力地使用语言需要大量的练习。心理学家杰弗里·蔡克在这方面一直是一位特别有力量的临床工作者、教师和作者，经常会示范精湛的沟通技能看上去和听起来应该是什么样子的。

大师的视野

杰弗里·K. 蔡克
（Jeffrey K. Zeig）

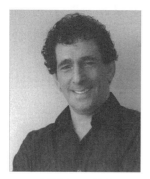

杰弗里·K. 蔡克

杰弗里·K. 蔡克（1947—）博士是位于亚利桑那州凤凰城的米尔顿·H. 艾利克森基金会的创始人。他是一位卓越的临床工作者和教师，经常作为空中飞人在全美和全球范围内为专业人员授课。至今，他已经在超过40个国家中授过课。他尤其以在全球范围内推广米尔顿·H. 艾利克森所做的开创性工作而著称。蔡克博士直接师从艾利克森长达6年以上。他的眼界和组织能力使得艾利克森基金会能够举办令人叹服的会议，这些会议被公认为无论在哪都是能为临床工作者提供的最好的会议。他是"心理治疗发展大会"的总设计师，这个会议公认是心理治疗历史上最为重要的会议。每一届会议都会邀请心理治疗领域中真正的超一流人物，所有人都在同一时刻济济一堂，因此有些人会赋予它"心理治疗领域的伍德斯托克音乐节"的爱称。他将这些会议中的每一个议程都编辑为令人叹服的出版物，这些出版物也是每一个临床工作者的必读作品。他还会组织短程治疗大会、夫妻治疗大会，以及国际艾利克森取向的催眠和心理治疗大会。

除了作为一名私人执业的心理学家和婚姻与家庭治疗师，蔡克博士也是20余本有关艾利克森和心理治疗主题的专业书籍和专题论文的作者和编者，包括《和米尔顿·H. 艾利克森博士的一次教学研讨会》（Zeig, 1980a, Brunner/Mazel），《体验艾利克森》（*Experiencing Erickson*，1985b，Brunner/Mazel），以及《米尔顿·H. 艾利克森》（*Milton H. Erickson*，和 W. Michael Munion 合著，1999，Sage Publications）。他最近出版的著作包括《催眠导入——一种艾利克森学派的唤发取向》（*The Induction of Hypnosis: An Ericksonian Elicitation Approach*）、《心理体操》（*Psychoaerobics*），以及《通过艾利克森取向的心理治疗解析体验式影响》（*The Anatomy of Experiential Impact Through Ericksonian Psychotherapy*，Erickson Foundation Press，2014，2015，2018）。

关于催眠和反应性："将催眠同其他取向区别开来的事物之一就是有关反应性的概念，即人们如何对沟通的含义做出反应，如何对影射的意义做出反应……当人们开始对沟通隐含的意义做出反应的时候，催眠也就开始了。"[2]

关于寻找催眠的生物性标记物："寻找催眠在生理层面的标志就像是'在一位猎人的头脑中寻找一只生活在其中的兔子'。这是引自 R. D. Laing 的一句话……在催眠中，心理层面发生的事情并不只有一件。它是随着时间的推移由不同元素编排在一起的现象，因此催眠会随着时间的流逝而产生动态的改变。所以，尝试找到催眠的神经标志物基本上是不可能的，因为催眠并不存在于一种'状态'中，而是作为一种不断变化的、暂时性的体验而存在的。"[2]

关于他对米尔顿·艾利克

森的个人体验："我清晰地记得，我和艾利克森在一起的经历如何在情感层面触动了我。在我到访的第二天，我看着他努力地从他自己的轮椅上挣扎着坐到他的办公椅上。然后他开始在明显受到严重疼痛折磨的状态下跟我讲话，希望教导我如何成为一个有效的人和治疗师。我记得我深受感动，因为他会愿意无私地将他个人有限的精力用来帮助我。我之前遇到的大人物都没有像他那样具有如此触动人心的影响力。艾利克森身上有一些非凡的东西：或许他深刻的影响力来源于他锐利的敏感性、对个体的尊重、刚烈、气魄、独特性和面对艰难时仍能享受人生的态度。我目睹他努力地将他最好的那一面展现出来，这激励了我想要做到同样的事情。（Zeig，1985b，p.167）"[1]

关于艾利克森基金会的使命："目的是将艾利克森学派的方法和其他学派的方法区分开来，然后迅速地将它们整合到主流的心理治疗之中，这个目标我们也已经达成了。我们并不想把艾利克森学派的治疗确立为一个独特的治疗流派。艾利克森的贡献对整个心理治疗领域而言都是有意义的，现在它也已经被整合到了其他的取向当中，包括认知行为治

疗。艾利克森的工作引领了心理治疗领域的发展；他不仅仅是一位催眠领域的先驱。"[1]

关于大家是如何看待艾利克森的："一些 20 世纪最伟大的巨匠都曾对艾利克森十分推崇，包括玛格丽特·米德（Margaret Mead）和格里高利·贝特森（Gregory Bateson）。他因为他的才华而受到尊敬，因为他的人文精神而受到喜爱。现在，艾利克森被公认为心理治疗中最具原创力的先驱之一。艾利克森是他那个年代最能公开自己工作的心理治疗师，不断地面向专业群体展示自己的工作，在当时，公开的演示还没有那么流行。他的工作随时经得起严肃的研究和评论。"[1]

回望艾利克森："我认为艾利克森'最前沿'的工作是：开创了利用领域；根据个体的独特性来规划治疗；使用混乱技术和多水平的沟通；并且驾驭了影响力原则，这一原则已经在社会心理学中得到了深入的理解和研究。但是即便再多的研究也无法澄清催眠的本质，就像即便再多的研究也无法澄清爱的本质一样。艾利克森的艺术性并不会因为研究而丧失。不断进展的研究会帮助我们更好地理解他的临床工作的有效性。艾利克森是一位

技艺高超的社会心理学家，他研究的是情境效应是如何改变行为的。最近有关启动效应这类的主流心理学研究也证明了艾利克森的正确性，因为他在临床中应用了与启动效应类似的'播种'法，这也是艾利克森最喜欢的方法之一。"[1]

相比技术，艾利克森更强调的是个人发展："在我看来，我们会问两个问题：其一，我们如何做催眠？其二，我们如何成为催眠治疗师？我的偏见是，回答第二个问题产生的效果要好于第一个问题……艾利克森从来都没有教过我技术。他从来都没有向我解释过如何做导入，（而且）他从来没有见到我做过导入。他从来都没有解释过如何使用一种混乱技术，（而且）他从来没有见到我做过混乱技术。艾利克森所做的一切就是进行体验式的训练，给我布置任务，讲故事，做催眠，他给予我的这些东西是为了让我成为最好的杰弗里·蔡克。他的焦点完全在于个人的发展，由内及外地开发一个人。"[2]

关于他鼓励治疗师的个人发展："我整合了来自系统治疗、格式塔治疗和沟通分析的方法。我将我从艾利克森那里学到的许多东西作为一个基础，但是我有我自己的风格和

视角。治疗师是一种改变的工具，但这种工具不仅仅是他所使用的技术。一个不断发展的临床工作者最能够促进来访者的发展。艾利克森是一个'开发人的人'，而不是一个技师。同样地，我也更多地致力于帮助临床工作者成为最好的治疗师，而非帮助他们学习做治疗的技术。此外，治疗师的发展会激励和启发临床工作者，并且让他们远离倦怠。"[1]

关于他所说的暗示的"礼物包装纸"的概念："病人会把他们的症状作为'礼物的包装纸'，里面包裹着他们的问题，而治疗师必须把症状这层纸拆开，从而发现问题。类似地，治疗师可以用诸如讲逸事和隐喻这类技术作为礼物的包装纸，将解决的办法和暗示包裹起来，鼓励病人去主动地意识到其中想要传达的信息。因此，治疗是一种礼物（以及存在）的交换。"[1]

关于起到唤发情感作用的沟通："每一个沟通既能传递信息，又能唤发情感。科学和数学是在传递信息和事实，这些直接指向大脑的高级皮层中心。而唤发情感的交流则更模糊，它指向更原始的大脑中心。沟通中唤发情感的那一面和沟通的渠道有关，比如语调、节奏、距离、手势，以及所有那些言语和非言语的层面。交响乐就是这样一个例子：它去除了沟通的信息性（事实）的一面。音乐是在更纯粹地使用沟通唤发情感的一面。音乐是一个动词，它将我们转换到不同的状态。如果你看一场没有音乐的电影，那么你不会觉得这场电影能够在体验层面影响你。所以我一直在研究音乐家们会使用什么唤发情感的技术，以及我们如何在心理治疗和催眠中来使用它们，从而增进我们帮助人们改变其状态的能力？除了音乐家之外，我也曾经采访过电影导演、作曲家、各种视觉艺术家。所以，我前一半的生涯都在以艾利克森为榜样，现在我在以艺术为榜样来尝试理解沟通具有的情感唤发的本质……我认为临床工作者应该知道如何使用具有情感唤发作用的沟通。催眠是一种唤发式的沟通，它被用来激发意识状态的变化；一个人不会使用催眠来传递教学式信息。唤发式的沟通是'边缘系统沟通'。"[2]

"我的研究领域是边缘系统沟通，这种方法旨在触及那些植根于边缘系统的问题，例如创伤。艺术具有唤发的作用，它本身就是为了唤发在情绪、心境、观点和'状态'上的改变而设计的。艺术是一种边缘系统的沟通形式。

"边缘系统沟通是我们的进化社会生物系统的一部分。例如，动物在进行边缘系统沟通时会使用姿势和声音。在社交层面，它们会在其他动物身上激发情绪，这些情绪会让动物趋近或远离。人类拥有的复杂语言沟通系统是基于这一平台建立起来的。治疗师可以使用边缘系统沟通来触及来访者，帮助他们意识到概念、适应性的状态和身份认同。

"病人之所以来是因为他们想要改变他们的状态。他们无法承担责任、缺乏动机、失去联结、无法集中注意力，等等。治疗师需要一种技术来帮助来访者改变他们的状态。这种技术的法则存在于艺术之中。在催眠中所使用的方法具有唤发的性质，能够促进状态的改变。如果你想要一个人笑出声，做认知加工没什么用处。你需要讲一个故事（提供一种具有唤发作用的体验）来唤出这种反应。"

关于催眠的艺术与科学和艾利克森："催眠最为广为人知的研究是对这个现象的本质的研究，而不是对临床结果的研究。20世纪主要的催眠研究者都是科学家，不是临床工作者。艾利克森的第一个职业是研究者，他更像是一个进行

田野研究的人类学家，而不是一个装备着 ANOVA* 的现代心理学研究者。鉴于还有那么多有待理解的东西，我希望艾利	克森的有些研究方法能够得到复兴和革新。"[1] [1] 来源：个人交流，2003 年 1 月 15 日，于 2018 年 2 月 13 日	更新 [2] 来源：个人交流，2010 年 12 月 8 日，于 2018 年 2 月 13 日更新

有些时候，使用来访者的语言既不恰当也无益处。如果他们的语言风格过于个人化，或者和他们特殊的种族群体或其他亚文化有关，而又你并非其中的一员，那么，即便你使用同样的语言是为了和他们建立积极的联系，但他们可能反而会认为你只是在嘲讽和侮辱他们。从这样一种错误中恢复过来极为不易。

有些临床工作者在使用来访者的语言这个问题上存在个人偏见。我不久之前和一位著名的治疗师交谈过一次，他相信，如果他的病人使用日常的语言来描述某个问题，那么他的职责就在于使用恰当的科学术语来回应这位病人。当我给出我的反应来和他讨论的时候，他说："我可不是为了像一个无知的外行人那样讲话而去接受教育的。"好吧，我也不是出于这个目的才完成我所有的学业的。如果他能在和自己的病人工作时用他们自然使用的语言并且可以理解他们，而不是期待他们能符合他的水平，那么他是否有可能和更广泛的人群工作呢？或许。同样，他的病人会不会因为他用更疏离的专业术语来对待他们个人的问题而感到松了一口气呢？或许。我想强调的是，是否考虑使用来访者的语言的价值在于，这么做有可能会提升互动的质量。不过，你需要有相当大的灵活性才会愿意这么做，也需要你有意愿能够跟随来访者的偏好，即他们偏好以何种方式讨论自己的议题。

让来访者用自己的体验界定术语

鉴于词语只是它们代表的经验的象征，使用和你来访者相同的词语并不意味着你就在描述同样的体验。因此，你需要让来访者尽可能地向你解释他们体验到的细节，而不是只用类似诊断标签这样的几个词来代表这个体验（例如，"我有恐怖症"或是"我处于哀伤之中"）。无论你的来访者用来描述的词是什么，都无法让你完全理解个体主观的体验是什么，但是你能拥有的有关他们体验的定义和描述越多，你就越有机会进行有意义的干预。

有些临床工作者害怕让来访者去澄清他们自己，错误地认为这会反映出他们无法理解来访者，甚至是没有胜任力。因此，当一个来访者说，"我的抑郁很严重，你知道我的意思吗？"一位很急切地想证明自己能够理解来访者的治疗师很可能会说："是的，我知道你的意思。"临床工作者可能从之前的个人和专业经验中知道什么是抑郁，所以就将这名来访者也归入被其他人称为

---

*　方差分析，一种统计分析工具。——译者注

"抑郁"的类别之中。但是，我们并不知道这位特定的来访者到底经历了什么。一个更有效的回答或许是："你能够描述一下你自己抑郁的体验吗？"让来访者用他们自己的方式描述他们的经历可以让你更好地理解如何干预以及从何入手。我们努力尝试改变的必然是他们实际的体验，而不是他们用来代表体验的标签。

在让来访者界定他们使用的词语的意义之后，临床工作者常常会帮助他们重新界定这些词语，其结果是改变了这些词语所代表的体验。这便是名为"重构"的这一技术的实质，即通过使用不同的词语界定这个体验，从而改变这个体验。于是，"廉价"可以转变为"财务上保守"，"撤退"可以重构为一个"军事战略上的回撤"，而"古怪"可以变成"无拘无束且与众不同"。

词语是在临床工作者和来访者之间进行交流的媒介，如果词语越是模糊，那么产生沟通失误的空间也就越大。这个观点强调了你需要同时觉察到你的词汇的内涵和外延。如果你想打一个比方，而来访者完全按照字面上的意思来理解，那么结果可能就不尽如人意了，反之亦然。

使用现在时态和正性的结构

一般而言，暗示应该使用现在时态，并且描述被催眠者当下的体验。当然，大多数的治疗暗示都希望以某种方式影响未来的行为，但是催眠的治疗会谈是连接现在发生的事情和希望在未来发生的事情的桥梁。催眠暗示的基本结构是将现在发生的事情和未来想要发生的事情联系在一起："当你体验到这个的时候，你可以开始体验到那个。"不断地对个体目前的状态做出反馈是让这座桥梁变得有效的必要条件。

这一点在直接和时间变量工作的情况下尤其重要，比如使用年龄退行。当你在和记忆工作时，你对来访者说的话就好像他们此时正在体验过去的情境，和你以过去时态向对方讲述发生在"彼时"的事情相比，这两者所产生的反应是不同的，而且后者的影响力也不那么深刻。部分程度上说，这正是催眠作为一种工具汲取力量的地方。临床工作者并不是以理智的态度来讨论离来访者心理距离较远的情境，而是在此时此刻重新创造出那个体验，然后来处理这个体验在当下产生的议题。

在前一章中我描述了负性暗示。我建议大家谨慎使用，因为它们可能会无意中被误用。一般而言，暗示应该用正性的方式组织，即以人们能够做什么的形式，而不是以他们不能做什么的形式来组织。还记得我让你不要去注意到你左耳这个指令带来的结果吗？暗示某人不要做什么就等于告诉他要去做那件事，这部分是因为转换派生搜索的缘故，部分是因为它没有给对方提供另一个可供选择的焦点。通过强化和惩罚来学习的类比或许有助于阐释这个观点。在某个人犯错误的情况下，如果只是单纯地惩罚他，那么你并没有告诉这个人怎么才能做得对。这个人只是学会了什么事情是不能做的；重复接受惩罚但不知道其他可能的选择会导致挫败感、愤怒，并且最终造成惩罚失效。

给来访者提供正性的暗示来辅助他们发现，他们可以做哪些不一样的事情来解决棘手的议题，这才是治疗的主要目标。负性暗示在谨慎使用的时候也是有效的，但是绝大多数你所使用的暗示更有可能是正性的，这些正性暗示的目的是帮助来访者建立有意义的联结。

鼓励并强化积极的反应

一般而言，鼓励来访者是这样一个过程，即引导来访者产生更深的自我觉察，让他们可以鉴别和认可个人的力量与优点，以及之前那些被忽视的资源。人们常常是出于感觉失控和挫败才来寻求帮助的。只是给来访者一些空洞的赞美来对抗他们的低自尊很容易就会被来访者无视（请回忆一下之前对于认知失调理论的讨论）。在我的经验当中，通过拒绝承认他们概括化的自我贬损，引导他们进入一种自我认可的位置（"哇，我觉得自己过去做得挺好的！"），然后再去肯定和赞美他们的这种自我认可，这种方式一直都是非常有力量的干预。让来访者自己得出结论——他们比自己之前假设得更好，这种体验比只是从我的嘴里说出来那些话来得更为深刻。

有些临床工作者相信，来访者必须经历"不破不立"的过程。对于这些临床工作者来说，治疗常常涉及病理化来访者，聚焦在来访者做错了什么之上。他们并不会去看到来访者有哪些优势可以进一步得到发展，而是仅仅看到需要矫正的问题。我不支持这种观点，而是相信来访者的行为并不等价于他们本人；进一步说，这反映出了他们不知道的事情，反映出了他们以为是这样但实际上并非如此的事情，以及他们在某一刻能够看到的选择。如果读者对这一观点的详细阐述及其临床启示感兴趣，可以参见《辨别力治疗》（ *The Discriminating Therapist*，Yapko，2016b）。临床工作者的角色是提供对来访者来说更具适应性的选项。当新的选择对来访者很适用，并且伴随着对他们的品格的认同的时候，改变的过程就会变得顺畅得多。

在用暗示来鼓励和赞美来访者时，另一种做法则是关于以下这个观念的，即接受来访者的沟通，将其作为促进催眠导入和为做治疗而利用催眠的手段。这本质上就是发源于米尔顿·H. 艾利克森的工作的"利用取向"的精华所在。利用取向背后的实用原则是"接受和利用"来访者的反应（Short，Erickson，& Erickson-Klein，2005；Zeig，2014，2018）。利用取向的精妙之处在于，它会接受而非否认来访者的主观信念、价值观和体验，再努力发现一种利用它们来促进改变的方法。比如，如果一位来访者说，"我是一个一无是处的疯子"，而临床工作者的回答是，"不，你不是的；你是一个好人，只是你现在感到很混乱"，那么这位临床工作者就没有接受来访者对自己的观点。接受并不必然意味着赞同。它只是意味着在最初接触的时刻接受对方的看法。

如果你想对此做出有意义的回应，那么你的目标之一是确定这种自贬的言论到底是来访者真实感受到的，还是只是为了能轻易获得别人的赞美才故意说出来的。但还是请你接受来访者这种看待他自己的方式，你可以做出类似这样的回应："你可能现在觉得自己是一个一无是处的疯子，但是我还是没法不注意到，考虑到你的处境，你刚才说自己是一个一无是处的疯子这句话还是有些道理的；这表明你是有些理智的，即便你还并不能很好地感受到这一点……"这只是你做的第一步，你通过这一步来获得和他一起工作的一个立足点，从此走向有意义的改变。不仅如此，它还能让你传达这样的信息："你现在这么做是可以的，因为它恰恰能够让你达成你期望的改变。"

接受事态的现状而不加以苛责，这便能鼓励来访

者使用干预这座桥梁来达成想要的目标。

确定问题的主人和问题解决资源的主人

不同的治疗取向有不同的术语来表达这个概念，每个术语讲的都是临床工作者需要引导来访者在某种程度上接受自己对他们经历的事情负有责任。"动因（agency）"一词或许是使用最广泛的术语，用以反映个体拥有自己的体验并为此负责。［可参见由史蒂文·杰伊·林恩博士主编的《意识心理学》（*Psychology of Consciousness*）在 2015 年 9 月的特刊。文斯·波利托（Vince Polito）、弗拉维·沃特斯（Flavie Waters）和多丽丝·麦克尔文（Doris McIlwain）是这一期特刊的特邀编辑，这期特刊中包含了许多针对动因知觉和这一知觉对不同体验质量造成的影响的研究。］

有些人承受的痛苦经历完全不是由他们造成的。他们是真正的受害者，绝不应该因为他们深受其苦且脱离其掌控的境遇而受到任何责备。我们希望他们能够最终克服这类事件的影响，并且找到一种前行的方式，这是所谓韧性的要义。

但在另一些情况下，人们会做出糟糕的决策，或是做出一些冲动的行为，继而导致害人害

己。如果来访者并没有这种动因意识，他就会觉得自己是糟糕境遇的"受害者"，而完全没有觉察到自己对发生的一切需承担的任何个人责任。如果来访者没有动因意识，那么要帮助他们做出一些有意义的改变就会更为困难。如果你相信你完全无法控制你自己经历的事情，那么试图激励你去做一些能帮助你自己的事情也很有可能会被你用一种让人再熟悉不过的"对……但是……"的态度忽略或驳回。帮助人们发现他们具有控制的力量，即在最好的情况下，能控制他们生活中发生的事情，而在最差的情况下，也还能控制他们对这些事件的反应，这是治疗工作中例行要做的，也是必要的一部分（Yapko，2016a）。

每一种治疗取向的根本目标在于给人们赋权。当人们觉察到，自己可以影响自己的人生进程，可以解决问题，可以管理好自己症状的强度时，他们就会有所好转。因此，治疗必不可少的一部分工作在于人们能够把自己视为改变过程中的参与者，是问题解决资源的主人，而不仅仅觉得自己是一个受害者。

有选择性地使用感官通道

经由理查德·班德勒（Richard Bandler）和约翰·格林德（John Grinder）开创的神经语言程序学模型（Neuro-Linguistic Programming，NLP）（Bandler & Grinder，1975a，1979；Grinder & Bandler，1976，1981）而变得广为人知的一个有用的构念是"主要表征系统"。这个

构念反映出的认识是，大多数人有自己偏好的感官，这种感官发展得更好，而且人们也会在加工日常的体验时更多地依赖它。这也是人与人之间存在的许多种差异之一。有些人会有更精细的视觉技能，意思是他们倾向于用画面来思考，能更清晰地回忆和想象图像，也能更完整地加工体

验中的视觉部分。另一些人偏好听觉通道，常常会以内在对话的方式来思考，会给自己讲述自己的经历，能更清晰地回忆或想象声音和谈话，而且也能更完整地加工当下体验中听觉的部分。还有一些人偏好的是触觉通道，是以感受的形式来思考的，能清晰地回忆或想象和各类体验相关的感受，而且能更完整地加工当下体验中触觉的部分。对于有些人来说，嗅觉和味觉表征也同样能够对情绪和行为反应起到强大的塑造作用。

　　主要表征系统描述的是在一个具体的时刻下在个体的觉知中占主导地位的感官，但人们觉察到的并非只有这一种感官体验。它也并不是一种稳定的现象，因为占主导地位的通道会根据情境的不同而改变。事实上，在所有感官通道都健全的情况下，人们每时每刻都会用所有的感官来加工体验。这里关注的临床议题在于，我们要知道在一个具体的情境下，特别是在症状情境下，哪一个感官是占据主导作用的。如果一个临床工作者能够鉴别出来访者偏好的感官体验系统，他就能够选择调整沟通至适应这个偏好的系统，这样做可以让他们获得更和谐的关系，继而更有可能会对来访者产生有意义的影响。

　　来访者自发使用的语言，特别是谓语，包括动词、副词和形容词，都能反映出他们偏好的信息加工风格。因为语言大部分是在潜意识层面被构造出来的，所以被选中反映内在体验的特定词语也能反映出潜意识的思维模式。因此，如果我在一次讨论中提出了我的观点，然后听者的反应是，"我看到你的意思了，在我看来它是对的"，我就可以推断说，这位听者对我的观点进行的是具有视觉偏好的加工。如果听者对我的观点的反应是，"我听到你所说的话了；这听起来是对的"，我就可以推断出某种听觉偏好的加工。如果听者回答说，"我感受到你的意思了，那个想法抓住了我的心"，我就可以推断出某种触觉通道

的偏好。在每一种情况下，我都可以使用语言来投其所好。例如，对于一个以视觉为导向的人，使用视觉意象技术就很可能会有效，但对于有着强烈触觉导向的人可能就不那么有效（Hoobyar, Dotz, & Sanders, 2013；O'Connor & Seymour, 2011）。

　　我早年发表的一项研究（Yapko, 1981）表明，当导入语的谓词匹配研究参与者的偏好通道时，他们可以体验到更深的催眠放松。用匹配谓语来促进催眠即是以另一种方式在使用来访者的语言，同时认可他们的独特性。此外，鉴于所有的体验都最终可以分解成为它的感知觉成分，那么，使用能强调体验的感觉成分的语言模式，相比使用更疏远的、理智的术语而言，就能够取得更大的效果。请思考下面这句话的效果：

　　　　想一想，在树林里散步可以是多么美好啊……多么愉快和安宁……

　　请对比一下有更为丰富的感官信息的陈述所具有的效果：

　　　　你能回忆起在树林里散步的情景吗……看到高大而结实的树木，上面长有亮绿色的叶子，映着阳光灿烂的蓝天……听见小鸟鸣唱的声音，令人感到如此安宁……听到落叶在你脚下喀嚓作响的声音……阳光透过树枝打在你的皮肤上，感受到一种柔和温暖的感觉……内心泛起一种舒适和平静的感受……？

　　催眠的体验能够将来访者的情绪和感官体验放大，从而有利于更好地使用他们的资源来促进改变。相比使用主要对意识的头脑有吸引力的理智的语言，使用描述情绪和感官的语言会具有更大的力量，描述情绪和感官的语言力量越大，引导人类行为的阻力就越小。

众多神经科学研究都证实了这一观点。仅举一例，埃默里大学的研究者使用 fMRI 测量被试在阅读包含材料质地的隐喻时的大脑躯体感觉皮层活动情况。诸如"这位歌手有着天鹅绒般的嗓音"以及"他有一双如皮革般坚韧的手"的隐喻会激活感觉皮层，但意思类似却不包含材料质地的陈述，例如"这位歌手有着美妙的嗓音"或是"他有一双强有力的手"则不会激活感觉皮层（Lacey，Stilla，& Sathian，2012）。

基于感官的最佳描述是那些能在最大程度上影响来访者的体验的描述。因此，倾听来访者，鉴别出他们在当下需处理的经历中最为依赖的感官通道，然后根据这个感觉通道来调整催眠过程就会极为有利。鉴于治疗的目标并不在于只是强化来访者已经在做的事情，而是在于拓展他们的体验，这样一来，临床工作者和来访者之间就能

有更好的联结，也为引导来访者进入一种不同的感官觉察体验开辟了舞台。这样一种引导或许可以通过以下方式来完成，你可以在某一个时间点上改变使用的语言，转而使用通常在个体的感官觉察体验之外的感官系统的语言。比如对于其偏好的通道是视觉通道的人来说，你可以先匹配上视觉的暗示，然后渐渐地将他们带到触觉的领域，从而改变他们典型的意识模式：

> 当你看到自己坐在那张椅子上的时候，你可以看到你吸入的每一口空气都能抚慰你身体上的每一块肌肉……看到每一块肌肉伸展开来，舒服地舒展它们自己……而当你看到每一块肌肉都在放松的时候，你可以开始感觉到你手臂的肌肉的那种舒适的感觉……然后感觉到这种舒适感在不断增加，扩散到你身体的其他部位……

为了获得成功，在合适和必要的情况下让来访者有知晓权

尽管给来访者提供相关信息是你需要优先考虑的事情，而且获得来访者的知情同意也是一种符合伦理的良好行为，但是从临床上来讲，并没有必要给来访者提供过多有关干预的信息。让来访者有机会通过分析和批评临床工作者所做的事情来防御，这是和治疗的目标背道而驰的。能对来访者造成影响的通常是他们从干预中自发产生的体验，而不是你对自己尝试做的事情做出解释。如果我对一位来访者说，"我现在打算采用'逆反心理学'的策略来给你做一个负性暗示，这样你就会认为，你在自发地做一些我不让你做的事情"，那么我有多大的可能性会得到我想要的反应呢？答案是：零。

有选择地呈现和保留信息显然有可能会成为

一个伦理的两难决策（Nagy，2011，2017；Zeig，1985c）。如果来访者都不知道临床工作者要干什么以及为什么要这么干，他们又如何能够提供知情同意呢？但是，如果他们完全知道临床工作者在干什么，那么干预又如何能成功呢？这件事情必须根据个体情况谨慎处理，因为临床工作者需要去"感觉"来访者需要获得多少信息才能让治疗成功。

在已故的米尔顿·H. 艾利克森博士的工作中，最有意思的一个地方是他能够让他的病人服从他的要求，而在有些时候，这些要求完全到了耸人听闻的地步。在艾利克森生活的时代，医生的权威几乎是不会有人挑战的，因此，如果他让他的病人去爬一座山，从而在象征层面对于事物

获得一种更为整体的看法，那么这个病人通常都会去做。但是，在今天的治疗大环境下，你更有可能获得的一个反应是："为什么？我觉得我需要再去听听另外两个医生的意见。"如果艾利克森解释为什么他要病人去爬山，而不是让病人自己去发现，那还会有相同的治疗效果吗？但是，难道病人没有知情权去知晓为什么医生提出了这样一个不同寻常的要求吗？答案并不总是那么明确的。

人们常常问艾利克森，他是如何激励人们做他想让他们做的事情的（Heley，1973；Zeig，1980a）。他的回答很简单："因为他们知道我是认真的！"信任、调谐以及对来访者尊严的尊重是催眠互动中的核心要素。

给予来访者他们所需要的时间去做反应

如果你详细考察市面上许多催眠书籍和音频材料，你一定会注意到，"速成"这个词会频繁出现。这些书标榜自己能够提供速成催眠、速成和谐治疗关系、速成深层恍惚状态、速成导入、速成自我催眠、速成头脑控制、速成治疗成功，等等。我总体的建议是：不要浪费你的时间和金钱。

所有人都会根据他自己的节奏做事情。在催眠中，这个特征会被放大，以至于成为互动中的一个关键成分，这一点是需要临床工作者加以注意和尊重的。在实践催眠中，给某个人施加压力，让他能够按照你做事的节奏来做出反应，这是不会有效果的。将"速成"作为理想目标加以推销，或许能够满足推销者自身的自尊，但肯定无法产生一个更好的、更具有治疗效用的互动。你需要做的是允许来访者按照他选择的速度来产生暗示的反应。

大多数人不会以"速成"的方式立刻产生催眠现象。他们需要一点时间才能做到。给来访者的反应加上一个时间期限是初学者犯的一个典型错误，这是出于缺乏确定感和经验的缘故。举例来说，在我的初级课程中，那些刚开始学习催眠的学生会做出手臂悬浮的暗示，而如果被催眠者的手臂并没有立刻开始往上抬，学生们或许就会觉得很恼火，认为这位被催眠者在阻抗；或者更有可能的是，学生们会觉得自己有什么地方做错了。如果他们开始重复自己的暗示，并且用暗示去催促他们的搭档，我就会制止他们，教他们等待即可。几乎屡试不爽的是，过了一会儿之后，被催眠者的胳膊就开始抬起来了，学生们在此刻就能学到要更有耐心，让被催眠者按照他自己的时间框架来做反应。

在引导个体离开催眠状态的阶段中，即脱离（disengagement）或唤回（alerting）阶段，这一点尤其重要。我一直都不喜欢使用数数的方式引导个体离开催眠状态（例如，"当我数到 3 的时候，你将会从催眠状态中出来，睁开你的眼睛，感到精神振作"）。这会强迫来访者适应你武断的指令，即告诉他们什么时候应该从催眠中出来，而不是让他自己独立做出选择。我更喜欢用一种一般化的、许可式的暗示来做结束，例如："当你根据需要的时间完成了这次体验以后，你可以按照让你感觉舒服的速度，把自己从催眠中带回来……"

请让来访者按照他需要的时间对你的暗示发展出完整的催眠反应。没有必要着急……

请有选择性地触碰来访者，并一定要获得他们的许可

你能想象当你感到深度地放松，感觉良好，并且全身心地贯注于一些重要的内在体验时……突然之间感觉到有一只陌生的手碰了你吗？哎哟！我曾经看到如此多的治疗会谈毁于一旦，就是因为临床工作者会假设，已经存在足够强的和谐关系，足以让他们触碰来访者了——如果他还曾经考虑过这一点的话，因为有些"感情外露"的临床工作者从来不考虑这些问题。触碰本身完全没有恶意，也总是出于好意来表达支持或共情，但仍然会严重干扰来访者。一定要获得许可才能触碰来访者，这一点是至关重要的，这么做是出于几点理由：

第一，触碰是和亲密感联系在一起的；它会跨越个人的边界，进入私人空间。有些来访者可能会对此表示欢迎，但是另一些来访者可能会憎恶被触碰，并且觉得这是对于私人领域的侵犯。面对这样的人，这一个无心的瞬间就可能会阻碍甚至破坏和谐关系。

第二，在催眠中，个体在一般情况下，虽然不是在所有的情况下，都会将注意力向内聚焦在一些内心的体验上。不得不注意到临床工作者的触碰或者对此做出反应，意味着将这个人的注意力重新定向在外在的世界中，一般来说这不利于发展和维持一种更深层的催眠体验。如果你不加区别地使用触碰，那么你就可能在无意中和自己对着干。

第三，一次意料之外的触碰可能会让人吓一跳，即便这个人并不觉得这是一种冒犯。他可能深深地沉浸在思绪之中，甚至忘记了你还在房间里！在完全没料到的情况下突然之间感觉有一只手放在你身上，无论是否处于催眠之中，任何人都会吓一跳。

第四，媒体已经传播了一种极为可怕的误解，认为催眠是一种诱惑脆弱的来访者的手段。出人意料地触碰某人会带有一些性的意味，这很容易在这个敏感的领域引发不必要的问题。

你所做的绝大多数的催眠治疗会谈都不需要你去触碰来访者。不过，有些时候，你会有这样的需要，例如当你在做疼痛管理治疗的时候，你想测试来访者体验到的痛觉缺失的程度，或者当你处理一些困难的临床材料的时候，你让他握住你的手以示支持。在催眠中，礼貌地询问来访者是否允许你触碰他，这总是一个好主意，因为它显然能表现出你对于他尊严的尊重。你可以在你的催眠治疗会谈开始之前就询问类似这样的问题："在这次治疗中，我想触碰你的手背来测试你的痛觉缺失程度……你可以接受吗？"。或者在催眠过程中的某些时刻，你可以说类似这样的话来获得许可："过一会儿我会想靠近你，并且轻轻地碰一下你的手腕。如果可以这么做，请抬起一根食指，给我一个信号。"有一些从业者更偏好其中一种做法，但我个人觉得两种做法都不错。不过，如果你只是打算询问一次许可，那我建议你在催眠会谈之中询问。

使用预期信号来宣告你的意图

出于在之前章节中阐释过的理由，明智的做法显然是避免在你这边做出某些出人意料的举

动，以至于让来访者震惊到脱离催眠状态。避免这个问题产生的一种最好的工具叫作"预期信号"。预期信号是公开地宣布你的意图，有效地让你的来访者知道你将会采取什么行动，从而不会吓到他们。它们也具有加深催眠体验的功能，让来访者一直保持舒服的感受，感觉到自己不一定要有意识地去关注你说和做的所有事情。因为这样的警觉程度通常都不利于催眠体验。

预期信号是你在催眠中做的简单陈述，内容是关于催眠过程的下一步会发生什么。预期信号的一般形态是："过一会儿，我将会（随意填空）。"例如，我可能会说："过一会儿，我将会沉默一分钟，与此同时你可以加深你的体验。"假设我之前一直都在说话，如果我突然停下来不说话，而且来访者也不知道为什么，那么也会产生破坏作用。如果已经告知他们下面会发生什么，那么他们也就不必困惑了。这是一种更温和、更尊重来访者的取向，来访者会很感激你为他们所做的考虑。当你说"过一会儿，我将会……"然后接下来的行动完全和你所说的一致，那么来访者对你的信任就会达到一个新的水平，这会有助于你们在未来一起工作。

使用和你的意图相符合的嗓音和举止

作为一个技巧高超的沟通者，你的工具就是你的嗓音和身体。除了你的话语之外，你的非言语层面的沟通也可以用来强化，或者甚至抵消你的暗示。为了最大程度上提升你说的话的影响力，有必要注意诸如此类的因素，比如目光接触、身体姿势、手势、触碰、时机、对空间的使用、声音的音调和音量，以及面部表情。如果你不能很好地利用沟通的这些非言语层面的因素，那么积极的结果就不会那么快出现，甚至完全不出现。

在沟通中，控制你的声音和身体的益处数不胜数，请把你自己作为让暗示"安全入港"的机制。当你暗示你的来访者放松的时候，声音中却透出紧张，这是一种可避免的不协调。另一种可以避免的不协调是，你用正常交谈的嗓音引导一个人进入不同的内在体验状态。

如果你想给来访者示范你想让他们体验到的这种舒适感，那么一种好办法是自己拥有一种经过良好训练的平静的音调和一种放松的身体姿势。从你日常的语音语调慢慢转变为一种更慢且更舒缓的语调能够在来访者的心中建立一种联结（有些人把这称为"听觉锚定"），将你的语音语调和其中隐含的让他进入催眠的邀请联系在一起。如果能够确立这样一种联结，那么在之后的会谈中，进入催眠就会变得更顺畅。一旦来访者将你的语音语调同进入催眠状态联系在一起，你就没有必要正式宣布："现在让我们开始做催眠"。而是可以渐渐地使用这种被你的来访者关联上进入催眠的语音语调来引导他进入催眠，即在不使用正式导入的情况下有效地导入催眠。在整个过程中，使用一种舒缓的、安抚的嗓音也能够起到一些额外的作用，比如打消意识层面的分析，让人感到平静，以及降低来访者出于防御的目的而保持警觉的需要。

你沟通的非言语层面的成分对于在你的来访者身上引发成功的催眠体验而言是十分关键的。一种有益的做法是对你做催眠的过程进行录音或录像，了解一下你在实施催眠过程时看上去和听起来怎么样。人们常常并不清楚自己和别人互动的时候是什么样子的，因此，从不同的来源获得反馈是十分有教育意义的。

以结构化的方式链接暗示

就像在本章中提及有关沟通模式的大多数指导原则一样，这个特定的原则也是从事催眠中的惯例。"链接暗示（chaining suggestions）"的意思是将想要发生的反应和来访者目前的体验链接在一起。这个原则的目的是建立联系，因此，"链接"这个词指的是将来访者目前所做的事情或具有的体验和你想让他们做的事情或具有的体验连在一起。链接暗示的一般形态结构是："当你体验到（这个）的时候，你可以开始体验到（那个）。"例如，当你继续坐在这里阅读这些文字的时候，你可以开始注意到你的左脚。

班德勒和格林德（1975a，1975b，1979）指出，在目前的体验和未来的体验之间存在三种联系，联系的强度各不相同。在这三种联系中，陈述的前半部分都匹配（跟随、接受）的是个体当前的体验，而后半部分会暗示（引领、利用）一种可能出现，但并非当前的体验。

第一种联系叫作"简单连词（simple conjunction）"。这是最弱的联系，只是单纯地暗示在目前状态和可能的状态之间存在一种关联。它会使用诸如"并且"和"但是"这样的连词。例如：

- 你正看着我，并且开始感觉到舒适。
- 你可以清楚地看到钟，但是仍然允许时间慢下来。

第二种联系是一个稍强一点的联系，叫作"隐含使役动词（implied causative）"，使用诸如"当""与此同时"和"在……过程中"这样的连词。例如：

- 当你注意到自己放松下来的时候，你可以让你的眼睛闭上。

- 你可以听我说话，与此同时，你的意识的头脑渐渐淡去。
- 在你能生动地回忆起你高中毕业的情境的过程中，你可以感觉到自己越来越舒服。

第三种也是最强的联系，叫作"起因谓词（causative predicate）"。它之所以最强，是因为它不仅声称目前的行为和想要产生的行为是有关联的，并且其中一个是另一个发生的原因。例如：

- 深呼吸将会让你更加放松。
- 改变你身体的姿势将会导致你想要闭上你的眼睛。

每一个联系都形成了一架桥梁，让来访者基于他目前所做的事情，以一种特殊的方式做出反应。一种使用"当你 X 的时候，你可以 Y"的链接公式的典型催眠过程可能听起来像是：

当你继续看着我的时候，你可以做一次深呼吸……而当你做一次深呼吸的时候，你可以允许你的眼睛闭上……当你的眼睛闭上的时候，你可以让你的头脑回想起一个特殊的记忆……而当你的头脑回想起一个特殊的记忆的时候，你可以开始出声描述这个记忆……而当你开始出声描述这个记忆的时候，你可以……

在结构上，每一个暗示被链接在它之前的一个反应上，而最开始做出的是一个能够反馈来访者当前不可否认的现实状况的陈述：即他们正在看着我，而在这么做的时候可以深吸一口气。看着一个人和做一次深呼吸通常并不是联系在一起的，但在这个例子中，它们只是被我所随意创造出来的一个联系链接在了一起。然后，每一个反应都得到了反馈（跟随、接受），将其作为基础来产生（引导、利用）想要其出现的反应。

以这种方式联系在一起的暗示为实施一个流畅的催眠过程奠定了基础，避免催眠过程支离破碎、前后不连贯。当然，如果从语法的角度来看，催眠式的语言组织在一个严格的语法学家看来就是一场噩梦，但是对于处于催眠中的个体而言，临床工作者的话是流畅的，听从起来也很容易。

使用过程暗示来鼓励投射的产生

如果你回顾上一章有关过程暗示的内容，你就能够记起一个总体上的原则，即你给某个人的催眠体验提供的细节越多，你的描述就越可能在无意中与这个人的催眠体验相抵触。比如，用"让你的右手感到更温暖"来暗示一种手部温暖感的特定反应要比一个更为一般化的过程暗示"你可能会注意到，你一只手上的温度出现了某种特殊的改变"更容易被抗拒。在第二个暗示中，并没有说明哪一只手会出现改变，也没有说明这只手会变得更热还是更凉。现在，无论这个人产生何种反应，都可以被界定为一种合作的反应。

完全避免在暗示中使用细节即便并非完全不可能，也是很困难的。而且这么做也并不总是必需的，因为经常是由于你在催眠过程中提供的细节，暗示变得更容易跟从，也更有效。要学会"做到具体地概括化"，也就是说，听上去是具体的，但是实际上是概括的，这能够帮助你避免来访者在一些不必要的情况下拒绝你的暗示。基于来访者对你的反馈，你要尽早注意到你是不是说得太具体了，还是太概括了，而且在必要的时候，请随着你的进程改变你的风格。

逐渐建立反应定势

当开始催眠会谈并着手发展出注意焦点和势能的时候，逐步建立起来访者对你的暗示的反应性是一个主要的目标。之前已经提过，大多数的人不会马上做出反应，或者说，无法立刻就产生催眠现象。"建立反应定势"这个词指的是在来访者身上建立起一种模式，让他能够更充分、更一致地对暗示做出反应。

在临床情境中，最常用的反应定势是艾利克森描述的"是模式（yes set）"（Erickson, Rossi, & Rossi, 1976; Erickson & Rossi, 1979）。在来访者身上的一种"是模式"是一种模式化的接受反应——在本质上即点头称是的反应——接受你所提供的暗示。在催眠会谈的任何时刻，建立一种宜人的心理框架都是很有价值的，这在治疗之初你开始和他们建立起治疗联盟的时候尤为重要。

建立"是模式"最常用的一种手段是使用一系列的自明之理，即你在上一章中学到的暗示形式，这种暗示形式涉及看似显然是正确的而且没有任何合理的理由去拒绝它们的陈述（例如，"有些时候，人们会因为知道了他们不知道自己知道的事情而让自己大吃一惊……"）。当你接连说出三四个自明之理的时候，来访者会在心中默默同意其中的每一个。如果你同意第一个陈述，又同意第二个陈述，又同意第三个陈述，还同意第四个陈述，那么面对第五个陈述你最有可能的反应是什么呢？同意。来访者反应的势能方向就是接受你的暗示。

一般而言，在做催眠的时候，你的会谈会从一般化走向具体化。在你想要产生具体的催眠反应之前，比如痛觉缺失，你首先需要在来访者的反应性上建立起一种势能，从而促进这样一种复杂反应的产生。因此，你可能首先会提出一系列一般化的陈述（例如，自明之理），内容可以是让他们开始觉得自己的物理知觉是可以改变的。例如：

> 人类的身体是那么复杂，它有许多的器官和器官的系统……难道这不是一件很有趣的事情吗，因为我们对我们身体的知觉会时不时地发生改变……有些时候，你感觉温暖，有些时候，你感觉凉爽……而有些时候你觉得你和你的身体融为一体，而有些时候你觉得你和它离得很远……

一旦这种总体上的观念被确立起来，即物理知觉上存在着变化，那么临床工作者就可以从一般到具体，暗示在物理知觉上发生一种特定的改

变，例如发展出一种痛觉缺失的现象。有关物理变化的"是模式"可能会带来的是，个体有意愿或有能力产生痛觉缺失。

为什么"是模式"是最常用的一种模式，其中的理由此刻再明显不过了，但是还有其他类型的反应定势。或许在某些时刻，你想要有意地鼓励来访者拒绝你的暗示，比如，或许是为了促进更高的独立性，那么你也可以使用"否模式"，在这种模式下，你提供的是你知道这个人必然会拒绝的暗示（例如，"为了了解其他人真实的意图，你可以很容易能读懂他们的心"）。还可能有些时候，你想要鼓励一个人产生怀疑或不确定感，因为这个人本身非常自信，但是很难接受一种"我不知道"的状态，那么你可以提供有关事物的模糊性的暗示（例如，"你真的不知道在我将介绍给你的观点或可能性中，哪一个会产生最积极的影响"）。

有技巧的临床工作者能够意识到，随着会谈的进展，花时间在来访者身上建立起反应性是很重要的。事实上，如果你问我，互动的哪一个阶段对催眠会谈的整体成败影响最大，那么我会说，是有意建立起一种反应定势的阶段。如果你不能有效地建立起一种反应定势，那么在会谈中就不太会发生什么有意义的事情。

在适当的情况下，最好用其他词代替"催眠"

我并不特别喜欢催眠这个词，所以对我来说，无论是把它叫作催眠还是别的什么称谓都并不重要。只要暗示性的动力仍然在起作用，无论选择什么样的称谓，催眠就是存在的。催眠几乎是我知道的所有治疗学派中的一部分，但是基本上总是被安上另一个名字，而且也被融入不

同的概念框架之中。事实上，我曾写过一本书，讲的是正念中的催眠成分，书名是《正念和催眠——能转化体验的暗示力量》（*Mindfulness and Hypnosis: The Power of Suggestion to Transform Experience*，Yapko，2011b）。除了名字之外，指导下的正念冥想和催眠共享同一套行动原则和机

制。（第 26 章会更多讨论催眠和其平行过程的议题。）在其他流派中，实践者往往没有认识到催眠模式的存在，这所造成的不利局面是，实践类似技术的人并没有意识到在他们的取向中蕴含的催眠的价值。这使得他们一直无法觉察到催眠的存在，就好像它与他们的工作无关一样；实际上，催眠在他们的工作中扮演着重要的角色，而如果他们能直接研究和利用催眠原则及方法，又无须将它们打散或模糊化，那么他们的工作本可以变得更精确。

鉴于我并不依附于催眠这个词，那么如果为了治疗的目的，需要以另一个不同的、更为人接受的名称来使用完全相同的原则和技术，我也会那么做。如果一位癌症病人害怕催眠，但的确想要体验视觉化技术可能带给他的收益，为什么还要给他上一堂课，告诉他视觉化是催眠技术中的一种特殊类型呢？这可能会制造出不必要的阻抗。病人可能并不会对催眠发展出一种积极的感受，反而会对视觉化技术发展出一种消极的感受。我并不需要使用"催眠"一词来获得催眠给病人带来的效果。

对于许多来访者来说，催眠这个词都会激发他们的恐惧和怀疑，但是同样这些来访者会很高兴地学习"渐进性放松"这项特定的催眠导入技术。向你的来访者推销催眠并不那么重要，唯一重要的是用它来帮助他们产生积极的、治疗性的体验。如果当你询问来访者，他们之前是否曾经有过任何催眠的体验时，来访者的反应是消极的，那么你或许可以选择使用另一个术语来标识你的干预。一些可供备选的具体标签有：

- 渐进性肌肉放松
- 可控的放松练习
- 引导性放松
- 深度放松
- 视觉化
- 视觉意象
- 引导性的意象想象
- 引导性的幻想
- 引导性的冥想
- 心理意象
- 选择性注意训练
- 系统性注意训练

这些术语都代表催眠吗？从技术层面上来讲，答案是否定的。这些取向之间在一些重要的方面有所重叠，但彼此之间仍然有所不同。不过，在临床实践中，计较这些相对小的差异是在浪费时间，而且也会制造不必要的冲突，毕竟我们想做的一切就是赋权于来访者，帮助他们聚焦注意力并且发展出重要的个人资源。催眠在没有明确将它指明为催眠的情况下也可以起效。如果出于某种来访者的利益需要把它叫作别的名字，那么这么做似乎也是明智的。

结　语

尽管本章的内容覆盖了催眠沟通的一些根本的组成部分，但它显然没有能够囊括从事催眠本身蕴含的所有精细曲折之处。我也想提醒你，每一个讨论过的整体原则都存在例外的情况。表12.1 总结了在本章中讨论的模式。

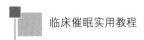

表 12.1　一些有益的催眠沟通模式

让你的暗示保持简单且容易跟随

避免在做催眠时摆噱头和耍花招：它们通常会让人分心，甚至低俗

尽量敏锐地使用来访者的语言

让来访者用自己的体验界定术语

使用现在时态和正性的结构

鼓励并强化来访者的积极的反应

确定问题的主人和问题解决资源的主人

有选择性地使用感官通道

为了能获得成功，在合适和必要的情况下让来访者有知晓权

给予来访者他们所需要的时间去做反应

请有选择性地触碰来访者，并一定要获得他们的许可

使用预期信号来宣告你的意图

使用和你的意图相符合的嗓音和举止

以结构化的方式链接暗示

使用过程暗示来鼓励投射的产生

逐渐建立反应定势

在适当的情况下，最好用其他词代替"催眠"

开动脑筋

1. 当你不太熟的人自动地触碰你时，你会有什么样的反应？一个自发的触碰为何会被视为入侵别人的边界，哪怕它的意图是好的？为什么有些人不喜欢被触碰？

2. 在你用于信息加工的感官通道中，发展得最好的是什么？这对于你的干预风格而言有何意义？它给你的生活带来什么样的优势和劣势？

3. 语言是在潜意识水平上形成的吗？你是怎么知道的？

4. 什么样的沟通模式似乎能帮助你更彻底地体验催眠？为什么它们会对你有这样的影响？

5. 什么是"个人责任"？当其他人的行为明显会持续地影响我们的时候，我们对自己的责任能到什么程度？你如何知道在什么时候一个人没有接受其个人责任？

行动起来

1. 对一则可以购买到的催眠录音 / 录像做沟通模式的分析。哪些模式似乎对你特别有效？哪些对你有不良影响？

2. 列出五种你觉得有意思或有价值的治疗取向（例如，认知、行为、精神动力学），并且列出和它们有关的主要技术。在何种程度上催眠也是每个取向中的一部分？

3. 对于本章中描述的每一种模式，请列出至少一种或许不适用的情况。

第 13 章
催眠导入的结构化策略："做"催眠

本章论述催眠导入和增强（"加深"）来访者催眠体验的技术。当临床工作者用某种稍有不同的措辞说出同样意思的话，"好的，让我们开始吧……你可以让自己找到一个舒服的姿势"，以此为信号开启导入过程，他就已经明确地让个体把注意力放到即将开始的催眠导入上。他也已经向来访者表明，来访者在此刻应该让自己的注意力聚焦在临床工作者的暗示以及当下亟待处理的事务上。

自发地贯注于体验之中、集中注意力，以及进入解离性的觉知体验是人们惯常会出现的状态，也就是说，在没有任何的正式导入仪式的情况下，这些状态也会发生。这使得许多专家，尤其是持某种社会认知观点的专家怀疑导入是不是做催眠的一个必要组成部分，因为存在大量的研究表明，人们可以在没有某种正式导入程序的情况下也能够很好地产生催眠现象（Lynn, Maxwell, & Green, 2017; Reid, 2016b）。在针对这一观点进行的讨论中，许多知名的社会认知研究者表示：

> 尽管催眠暗示毫无疑问地可以在意识中产生显著的、深刻的改变，但这类发现并不能得出结论，即是由某个转换的或特定的状态造成了催眠反应；在不进行导入程序且暗示实验参与者保持"清醒和警觉"和专门要

求他们不要"进入催眠状态"的情境下，实验参与者也可以产生同样的反应模式。

> （Lynn, Green, Kirsch et al., 2015, p. 392）

意识到人们可以通过多种多样的手段来对暗示做出反应，哪怕是在要求他们不要进入催眠状态的情况下，这就能深入地解释为什么那么多不同类型的治疗都自认为在其方法中不具备催眠特点，却能够产生良好的结果，以及为什么那么多不同风格的催眠都能够产生显著的催眠现象。人们会对暗示做出反应。针对不同风格和方法的催眠研究发现表明，所有的催眠体验不太可能在其本质上都是同一种类型的"特殊状态"。林恩、格林和基尔希等人显然同意上述观点："无论是在个体内还是在个体间，注意和催眠的整体体验经常在每一刻都发生着变化，因此认为催眠可以被合理地界定为一种单一的或特定的状态的观点是很有问题的。（2015, p. 393）"对于临床工作者而言，上述观点意味着每个人进入催眠的路径可以是不同的，而且每个人对于催眠的体验也可以是不同的。就这一意义而言，导入是对来访者的一个邀请，邀请来访者去创造这个路径和体验。

那么，从理论上讲，鉴于人具有可暗示性，

导入催眠不应该是一件特别困难的事情。事实上，通常做起来也并不困难，尽管倘若来访者的注意力不能集中，动机很低，有消极的预期或者对催眠心怀恐惧，或者临床工作者没能在合适的情境下有技巧地使用沟通和影响力在人际层面的动力，它也可能会变得很困难。

催眠互动可以被认为有多个阶段，参见表13.1。每个阶段都可被进一步拆分成为子成分，而这些子成分会要求我们仔细地考虑如何一步一步地做催眠，在整本书中也都在一一呈现这些思考。

表 13.1   正式的催眠互动阶段

建立治疗联盟
催眠定向（阐释原理和对催眠做出解释）
注意力贯注（确立一个起始点）
催眠导入（注意力投入）
加深（加强）
建立一种反应定势（增加反应性）
催眠的利用（治疗）
催眠后暗示，从而让体验在治疗外进行泛化和自动化
结束、脱离

导入有多重目的

在开始正式的导入之前，你将需要对来访者进行访谈，了解来访者目前的主诉和目标，以及建立起一种积极的治疗关系。一旦你已经决定将催眠纳入治疗过程，那么通过"导入前谈话"，你会将催眠介绍给来访者，解释催眠的益处和目的，并使来访者对它的潜在价值建立起一种积极的期待（Gibbons & Lynn，2010；Lynn & Green，2011；Meyerson，2017；Nash，2008b）。

在临床情境中，催眠导入的过程有这样几个目的：

（1）它提供了一个具体的刺激，来访者可以将他的注意力集中在这个刺激上，因此起到一种桥梁作用，将日常的清醒状态和催眠中的聚焦体验联系起来（Jensen，2017a）。

（2）通过让来访者的注意力集中在具体的暗示体验上，它就捕获并占据了来访者的注意。通过让注意力变得更狭窄，要求来访者关注或体验什么的暗示就能够有效地将他们的注意力从其他竞争注意力的觉知中解离，与此同时也激发了来访者个人化的、潜

意识层面的联想。事实上，这是导入的主要功能：促进注意力的贯注以及对意识的功能和潜意识的功能进行解离。能够达到的解离的程度相对可以衡量个体做出催眠式的、非自主反应的潜能。

（3）它使得一种"反应定势"能够建立起来，即帮助来访者能对临床工作者随后给出的暗示产生一种更高水平的反应模式。

（4）它可以激活催眠反应涉及的不同大脑系统（Woody & Sadler，2016b）。

"导入催眠"这个短语隐含的意思是临床工作者在对来访者做些什么。催眠的语汇在有些时候具有一定的局限，甚至会产生误导作用，因为来访者并不只是被动地接受临床工作者的暗示（Jensen，2017a；Zeig，2011，2014，2018）。实际上，来访者是一股主动的力量，他们会塑造人际的互动，而临床工作者必须对于来访者独特的反应做出有意义的回应。就临床工作者的角色而言，引导一个人进入催眠或许是一种更为准确的

描述。就引导的能力而言，你并不知道来访者现在有的或者将来会有的确切体验是什么，所以给他空间，让其以自己的方式去体验催眠，这不仅是可取的，而且是必要的。引导来访者进入催眠的过程责任重大，因为你让你自己成为一个主要的注意力焦点，而来访者现在会将他们的注意力放在你通过你的暗示所激发的联想上。

作为催眠体验的一种刺激物，导入过程显然在保证催眠互动的整体质量中具有重要的作用，因此，决定使用什么来导入值得进行进一步思考。[可参见《美国临床催眠杂志》2016 年 10 月的特刊"催眠导入技术（Hypnotic Induction Techniques）"，该特刊的特邀编辑是 V. K. 库玛（V. K. Kumar），其中包含了许多出色的文章来讨论这一议题以及与实施导入有关的动力。]导入的方法有很多种，就像实践催眠的方式也有许多种一样，鉴于把它们都列举出来既不现实

也无必要，所以我只是列举了几种最为常见和有用的方式。（如想获得更丰富的催眠导入信息，可参见 Barabasz & Watkins，2005；Gafner，2006，2010；Gafner & Benson，2000，2003；Gibbons & Lynn，2010；Zeig，2014。）心理学家马克·詹森的著作《催眠导入的技艺与实践——临床专家最喜欢的方法》（*The Art and Practice of Hypnotic Induction: Favorite Methods of Master Clinicians*，2017a）在导入过程这个主题上是一本尤其有用的参考书籍；每一位知名的撰稿人都描述了他们在选择一种导入取向时考虑的因素，而且都详细论述了在导入中使用的每一个暗示背后的意图。

我将导入的方法总体分为两大类：正式的、结构式的导入，这部分内容将在本章中呈现；以及非正式的、谈话式的导入取向，这部分内容将在下一章中呈现。

正式的、结构化的导入

在本章后续谈及的正式的、结构化的导入代表着催眠实践中最为传统的取向。使用"传统"一词来描述这些导入方法，我有两层含义。首先是"传统"这个词字面上的意思。这些技术已经被有效地使用了很长一段时间了，在催眠师中间代代相传。我使用传统一词的第二层意思是，它们和更为传统的催眠模型有关，在这个传统模型中，催眠的导入过程一般具有更高程度的指导性和仪式性。传统的模型强调一种正式的、标准化的导入仪式的价值，因为它能够清晰地把这样的互动界定为催眠，并且能够测评来访者的催眠能力。因此，这里强调的是他们能在多大程度上对一系列非个性化的暗示进行反应，这和应该让治疗取向来适应来访者的观念截然相反。精神病学

家赫伯特和斯皮格尔（1978/2004，p. 28）描述了以这样一种恒定的、结构化的方式来做催眠导入的基础：

> 通过使用一种标准化的导入程序，即包括对生理、行为和现象学的反应进行系统化的提问，不同操作者对恍惚状态表现的影响力差异就可以被降至最小，被催眠者达成恍惚状态的能力就可以得到系统化的记录。

每一种正式的、结构化的导入，即便不是逐字逐句地被写成催眠文本，也至少有核心的阶段和核心的概念，这些核心阶段和概念是这个特定技术不可或缺的一部分，因此也是界定具体技术的关键。因此，如果想要使用某个技术，就必须

呈现这些关键的阶段和概念。简单来说，如果你没有使用这些字眼和语句，那么你就没有在使用这种技术。如果实践催眠的目的是更好地让来访者的体验出现某些治疗性的改变，那么临床工作者在选择使用一种结构化的取向之余仍然至少需要变化一些措辞，以符合来访者的个人需要或特征（Weitzenhoffer，2000；Zeig，2014）。

在必要的时候改变取向

在实践临床催眠的时候，这些技术是极有价值的，你应该将其作为催眠的基础来掌握。经验将会非常戏剧化地向你证明，哪怕使用完全相同的技术，你也会获得相当多样的反应，就像是人与人存在着极大的差异一样。这让你有必要在你的技术库中拥有许多不同的方法，这样一来你就能够在合适的情况下从一个技术变换到另一个技术。就有效地实施催眠导入而言，最为重要的技术之一是你能够有足够的观察力来注意和使用你获得的感受，当它们和你的目标相符时，你会去放大它们，而当它们与你的目标不相符时，你或许会变换你的做法，做一些不同的事情。

如果出于某些原因，你做的导入没有起效，那么你就需要有一定的灵活性，顺畅地转而使用另一种技术以及/或者风格。如果来访者显然没有能够参与到导入过程之中，那么你也没有必要仍然用同一个技术。当这个技术并没有得到你希望得到的反应时，中途停止使用这个技术是完全可以接受的，甚至值得期待。能够做到顺畅地中途转向，关键在于你给来访者提供过渡性的陈述，带领他们从你们过去所处的位置进入你们即将去往的地方。你永远不应该说，"好吧，这不管用。那么让我们试一试这个"，而是可以提供一些更易于接受、更自然的说法，例如：

> 很好……你可以继续感觉你自己在椅子上移动身体，想要放松下来……而你可以开始意识到，你并不一定需要把注意力集中在我身上才能够获得你想要的那种舒心的体验，那么，这难道不是很美好的吗，能知道你可以不需要倾听我说话……那么，为什么不让你的头脑自由地寻找，比我说的东西更能让你感到舒服的事情……在你自己身上发现一个焦点，去帮助你以你自己的方式，感觉到越来越舒服……

这样的陈述能够给来访者许可，让他们以自己的方式发展出催眠的体验，而不需要临床工作者对峙所谓的阻抗，也不需要继续使用无法足以让他们处于贯注状态的技术。

在本章接下来的篇幅中呈现的每一种技术都会包括下列内容：讨论这个技术本身蕴含的某些基本概念，以及提供一个简短的例子来说明如何措辞。

开始催眠过程

在开始一次导入时，你可能会希望能从来访者那里获得某些微小的反应。所有这些反应都不是必需的，因为人们甚至也可以在处于活动和警觉的状态下体验到催眠，并且产生催眠的现象（Banyai & Hilgard，1976；Wark，1998，2015），但是这些反应对于临床的情境而言是一些基本的反应，而在临床情境中，让来访者处于放松的状态并且建立起他们的反应性是十分关键的。

以直接或间接的方式暗示来访者处于一种舒服的身体姿势是一个不错的起点。整个身体出现无法动弹的状态被称为紧张症，它是被催眠的个体的一种典型特征，加上在催眠中来访者需要额外的努力才能调整姿势，所以有必要保证他们处于一个舒服的、可以在一段时间内毫不费力地保持的姿势。有些时候，调整姿势所需要的努力似乎实在是太大了，所以他们会选择不费这种力气，而是以一种旁人看来很奇怪的、不舒服的方式坐着。这也表明一个人可以在多大程度上处于心理贯注的状态：即便是一个简单的躯体姿势的改变都会对这个人产生太大的干扰，以至于不值得费这个力气。

第二种可以考虑的做法是暗示一种舒服的呼吸节律：你根据自己的经验可能会观察到，一种满怀期待和着迷的感受有时会让来访者的呼吸变得不规律，甚至在无意之中屏住呼吸。鼓励他们以更缓慢、更有节奏的方式呼吸会有助于人们放松下来。事实上，许多聚焦注意力的方法，尤其是正念冥想，都会惯常利用呼吸作为暗示来访者关注的主要焦点。人是不可能不呼吸的，因此呼吸也能给人以安慰，它实实在在地代表着令人信赖的潜意识过程。呼吸是美好的！

第三种可以考虑的做法是帮助来访者把他的注意力越来越多地转向内心的世界；暗示他们在一开始就闭上眼睛通常都是一个不错的主意。闭上眼睛能够阻断外在的干扰，鼓励内心贯注状态的发生，中断现实检验的过程，将注意力变窄并集中在临床工作者的暗示上，因此就能够促进导入的过程。一种例外情况是导入技术中的“目光凝视”技术，这个技术会在本章之后的篇幅中进行描述。这个技术是将眼睛闭合作为导入本身的基础，而不是将其作为导入之前的一个引子。

你可以用直接或间接的方式暗示来访者闭上他的眼睛。一般情况下，我会简单地暗示：“当你准备好了以后，你可以让你的眼睛闭上，并且开始将注意力聚焦在内心世界。”这句话十分

直接，人们很容易对此做出反应。示范闭眼也是一种不错的技术；你可以一边慢慢地闭上你的眼睛，一边暗示来访者：“你可以闭上你的眼睛……就在此刻……并且允许你自己舒服地放松下来。”不过，不要一直闭着你的眼睛，因为唯一关于来访者的反应的信息就来源于他们自己，如果你一直闭着眼睛，那么你就很难获得这些信息了！在整个会谈中，一种不错的做法是始终保持你对他们的关注。如果你都没有注意到某一个反应的话，你就不可能去利用它。

必然会有一些来访者不想闭上他们的眼睛，但仍愿意跟随你的导入过程。一个人在会谈中会出于许多不同的理由对于闭上他们的眼睛感到不适，但最为常见的理由是他们具有创伤史，这会导致过度警觉的状态。对于某些人来说，他们只是要去监控自己的环境，看看有无潜在的会威胁到他们的安全的因素。另一些人一旦闭上眼睛，就会直接进入创伤当中，所以会迅速睁开眼睛让自己远离创伤体验。就像你一贯需要采取的态度一样，你需要展现尊重和接受的态度，并且为这一事实而感到高兴，即哪怕一个人的眼睛是睁着的，你仍然可以做催眠。最终，当来访者和你在一起的舒适感不断增加，以及其在催眠状态中感受到的舒适感不断增加，这样的来访者可以舒适地闭上他们的眼睛，贯注于某些积极的体验之中的时候，那无疑就是一个重大进展的时刻。

在催眠的起点上，最后一种可以考虑的做法是使用来访者做出的任何行为，将其作为进入催眠的基础。这是在催眠中被称为利用取向的一部分，做法是你可以评论来访者的行为，然后再将它们和有关放松及进入催眠的暗示绑在一起。例如，“你在椅子上每变换一次姿势都能让你感到更加舒服……你的每一次呼吸都能够抚慰和放松你的身体……”

当来访者处于越来越舒服的状态，对临床工

作者的反应也越来越好的时候，催眠导入的过程就可以起航了。下面就是一些用于催眠导入的特定技术。

渐进式肌肉放松技术

放松能够减少应激、焦虑、对于改变的恐惧和防御性，而且能够给来访者提供一种被赋权的感受。当你更放松的时候，大大小小的事情似乎看起来更容易应付，也不那么不堪重负了。催眠当然远非仅仅是放松那么简单，但是出于上述原因，放松常常被用来作为一块具有治疗作用的垫脚石（Barabasz & Watkins，2005；Nash，2008b）。

渐进式肌肉放松技术（progressive muscle relaxation，PMR）是由医生埃德蒙德·雅各布森（Edmund Jacobson）在他1934年出版的书《你应该放松——降低现代生活重负的一种实用方法》（*You Must Relax: A Practical Method of Reducing the Strains of Modern Living*，于1978年重版）。（如果他认为在1934年的现代生活是十分艰难的，那么……）在他1938年出版《渐进式放松——对于肌肉状态以及其在心理学和医学实践中的重要性的一项生理学和临床研究》（*Progressive Relaxation: A Physiological and Clinical Investigation of Muscular States and Their Significance in Psychology and Medical Practice*，于1974年重版）之后，这项技术变得非常流行。最初这项技术涉及让个体依次刻意绷紧身体不同的肌肉群，然后暗示他们放松这些肌肉群。目前，大多数人在催眠中使用PMR的方法只是简单地暗示放松。将放松和制造紧张感共同使用的方法将会在"深度肌肉放松"这一PMR的变式中做简要描述。

依照你的需要，你可以将身体分成不同数目的肌肉群（雅各布建议分为16组），肌肉群的数量可以按照你认为导入过程需要进行多长时间来增减（McCallie，Blum，& Hood，2006）。你可以从来访者的头部开始，然后一直往下放松直至他们的脚部，也可以将次序颠倒，这完全基于个人的偏好。我被问及最多的一个问题是，应该从身体的哪个部分开始。从上往下放松所具有的隐含意义是"往下进入催眠之中"，但是躯体的放松一般都比心理层面的放松更容易，所以从下往上放松就把来访者的头脑放在了最后一位。就我的经验来看，在哪一种顺序可能更有效这个问题上，不过是"半斤对八两"而已。

渐进式肌肉放松技术可以有如下的措辞：

过一会儿，我将会开始描述你身体的不同的肌肉……而当我说到它们在放松的时候，你可以注意到，让这些肌肉开始放松是那么容易……而当它们放松的时候，你可以感觉到那么，那么舒适……而当你继续舒服地以一种缓慢而轻松的节奏呼吸的时候……你可以注意到你足部的肌肉现在开始放松了……你可以感觉到你的脚趾的肌肉，你的脚背的肌肉，你的脚踝的肌肉，所有的肌肉都可以那么容易地放松下来，甚至可以感到这些肌肉中有一股电流般麻麻的、舒服的感觉，让你更加轻松地放松下来……现在你可以注意到，你的小腿和胫骨如何在每时每刻都变得越来越舒服……现在你膝关节周围的肌肉可以放松了……现在，你大腿的肌肉可以觉得更加轻松和舒适……现在你臀部和髋部的肌肉可以放松了……现在，你可以注意到你腹部和下背部的肌肉变得越来越松弛，越来越舒适……而当你的背部和胸部的肌肉随着你每一次的呼吸放松下来的时候，你可以觉得自己越来越轻松和自在……然后，你的手臂可以变得更沉重，更舒适……现在你颈部的肌肉可以变得更松弛，更柔软……最后，你面部和头部的肌肉可以放松下来，给你带来一种如此舒适的感受，比你很长，很长一段时间以来都更放松……

上面这个例子是一个缩略版本，这个过程本可以更长和更为详细。你可以根据来访者的需要，在暗示每一个特定的肌肉群感到舒适的过程中多次反复暗示，把速度放慢。你在放松次序中向前推进的速度必须根据来访者的反应而定。如果他们非常紧张，那么你可以放慢速度；如果他们能够很快就获得舒服的感受并能集中注意力，那么你就可以加快节奏。如果来访者因为节奏过快而感到很匆忙，或者因为节奏太慢而感到很无聊，那么他们都可能会很容易就出现分心，并且从导入过程中脱离出来。请记住，当你的暗示和来访者当下的体验并不匹配时，他们就更容易拒绝你的暗示。

渐进式肌肉放松技术做起来可以花费相当长的时间，或许有 20 分钟左右，但是一般只是在第一次做的时候才会需要那么长的时间。在不断重复后，放松就已经和你提到躯体放松这个词建立了联结，而且通常在来访者练习这个技术不久之后，放松反应就能够很快发展出来。在练习了一段时间之后，无须提供任何暗示放松的细节，只需顺次提及身体部位的名称就能够仍然引发来访者的放松反应，这就是条件化的结果（Benson，2000）。这就让在起初做起来冗长而有繁复细节的技术对于之后的会谈而言具有更大的实用价值；否则，光是每次会谈做导入就需要花费过长的时间。一种很有价值的做法是对你的导入进行录音并且把录音交给你的来访者，从而加速这种条件化过程，而且这也给他们提供一种方法，让他们在你不在场的情况下也能够获得舒适感。

渐进式肌肉放松的第二个变式涉及相同的条件化或联想原则。通过使用计数技术，也就是说，作为过程中的一部分，将数字和每一个肌肉群联结在一起（例如，"10……放松你的脚……9……放松你的小腿和胫骨……"），在之后的会谈中，你可以只是按照既定的次序往下数数，而每一个数字就可以促发和这个数字联系在一起的肌群的放松反应。

第三种渐进式肌肉放松的变式叫作"深层肌肉放松"技术。在这个技术中，依次放松身体部位这个做法是相同的，但来访者还被指导要有意地绷紧有待放松的那个特定肌群的肌肉。指导来访者让肌肉保持紧张大约 10 秒，然后再放松肌肉。来访者立刻就会感觉到肌肉明显的放松，而且强度也很大。你可以自己试一下：握紧拳头，保持紧张约 10~15 秒。你将很快会注意到，你的手会变热，然后微微刺痛，而过了一小会儿之后，它实际上会因为你创造的这种过度的张力而开始颤抖。当你没有办法再保持你拳头的握紧状态时，松开手，让你的手能够放松下来。感受一下肌肉有多放松？现在想象一下，如果你对身体中的每一块肌肉都那么做，你可能会有什么感觉！这种放松可能会非常彻底。

这对于思维很具象化的人来说尤其是一个好技术，因为这些人会需要能够直接地即刻体验到在紧张和放松之间的对比；同样对于一般情况下难以放松的人也是一个好技术。这种紧张—放松的方案之所以会起作用，一部分原因是因为在生理层面，当一块肌肉紧张的时候，它必须先放松才可能再紧张起来。这个肌肉会进入所谓的"不应期"。你甚至可以以此作为开场白，向来访者解释肌肉的这一生理学特点来表明这个技术是"肯定成功"的。（不过，你不需要告诉他们的是，不应期只有不到 1 秒。）

一个重要的告诫：渐进式肌肉放松技术是最简单也最有效的导入技术之一。不过，需要提醒一句。大多数我认识的使用催眠的人都倾向于使用能让自己感觉最好的导入。我建议你在做导入的时候把来访者的需要放在心上，而不是按照你在哲学层面最喜欢的方式或者对你自己最有用的方式来做。面对你所学到的每一种导入方法，一种明智的做法或许是考虑对于哪些人而言，这个导入可能非常适用，而对于哪些人来说，它可能会失败。比如，渐进式肌肉放松会让人们把注意力集中在自己的身体上。因此，对处于疼痛之中的个体，或是那些和他们的身体关系存在困扰的人来说，一般情况下都不建议使用这种躯体导向的技术。你能看到其中的理由吗？

放松场景的体验

这个技术涉及暗示来访者体验他们身处某些特殊的地方，在这个地方他们可以感到放松和安全，并且可以体验到一种整体上的幸福感。在你详细地描述那个特殊的地方的过程中，来访者可以体验到自己能越来越沉浸在暗示的情景中。

在一开始，你可以直接询问来访者他们是不是有一个特殊的地方，要么是真实存在的，要么是想象的，他们会想要去那个地方放松一下，逃离日常的应激，或者只是感受一下舒服的感觉。如果他们可以给你提供这样一个地方，那么你可以在导入中使用那个地方拥有的起到安抚作用的特征，用暗示再反哺给他们。

第二种可能性是由你去为来访者选择一个地方，你有相对合理的信心认为这个地方会是一个让他们放松的地方，比如一个花园或是一片草坪。如果盲目地做这样一个选择可能会有潜在的危险，因为你并不知道来访者对你选择的那个地方会有什么体验，除非你询问他们。如果你为他们选择了一个地方，那么很重要的一点就是要询问："你曾经去过（例如，海滩、大山，一个美丽的花园）吗？你是否愿意描述一下你在那里的体验？"以这样的方式询问反馈将会降低这样一种可能性，那就是你可能会把来访者带到你享受但他们不享受的地方。当然，当你推进导入过程的时候，来自来访者非言语的反馈也是宝贵的，但是这些反馈是在你已经开始做导入之后再出现的，而不是你在开始之前就采取的某种预防性的做法。

第三种可能性是在你的导入过程中完全避免提及一个具体的地方，而是使用（众多）过程暗示来促进这个体验。我很快就会对这种选择再多说几句。

当你给来访者提供这个特定地方的细节时，他们在描述自己对那个地方的体验时使用了基于感官的词汇，你可以使用和那些相同或类似的词汇。这会让他们能够更深地贯注于被暗示的体验中，因为你使用的细节是那些他们已经告诉你的重要细节。用其他感觉通道的形式提供额外的被暗示的体验可以让导入变得更丰富，并且能让来访者在当下更完整地体验到自己身处于那个地方。来访者越能卷入这个被暗示的体验，他所处的解离状态就更明显，也就能远离当下在其他地方发生的事情，从而能够让他们获得一种更有意义的催眠体验。

下面这个例子是一个充满内容暗示的放松情境的体验导入。所有的暗示都和身处海滩有关，并以视觉导向的暗示开场，然后再引入听觉导向和触觉导向的暗示：

　　……在你的生活中的某一时刻，你曾经有过非常接近大海的经历，看到了它所有的美丽和宽广……而你现在可以开始用你心灵的眼睛看到那片大海……辽阔而神秘……你目光所之处全都被大海覆盖……在靠近地平线的地方你可以远远地看到航行在海上的大船和小船……而且你可以看到，还能听到在你面前起伏的海浪，它们温柔地、有节奏地拍打着海岸……而且你甚至还能听到它们轻柔地翻卷着浪花回归大海的声音……那海浪温柔的声音是多么能安抚人心……而且你可以感觉到凉爽的海风吹拂过你的脸……那么清新，那么放松……那么深地抚慰了你，让你感到平静……在海边时，海水咸咸的味道是特别有吸引力的一部分体验……同样还有你脚下能感受到的柔软的沙子……

无论你恰巧使用的特殊地方是什么，无论它是一个海滩，一座森林，一座美术馆，或任何来访者觉得舒服的地方，这个地方都不可避免地充满感官上愉悦的刺激，你可以使用这些帮助他们顺利地进入催眠。尽可能多地使用描述感官体验的语言，以此来促进来访者获得一种完整的体验。你能提供的匹配的感官细节越多，他们就会越多地把自己和这个地方联系在一起。不过，请注意，你提供的细节越多，你就越可能在无心之中提供了不匹配的内容暗示。

预防这个问题的方法是在放松场景的体验中使用过程（不含内容）暗示。当你提供的细节很少或不提供任何细节的时候，来访者就必须提供他们自己的细节来对你的概括性的暗示做出反应，这样一来也就大大降低了失配的可能性。不过，用过程暗示来做这种导入的劣势在于它具有时长更短和更为重复的特点。如果没有了体验的细节，那么可以说的话也就少了许多。

一种没有内容或基于过程的放松情境导入的版本可以有如下措辞：

> 当你继续坐在这里，舒服地闭着眼睛的时候，你可以让你的头脑自由地回到一段关于某个特殊的地方的愉快记忆，或许这个特殊的地方是你曾经去过的，在那里你觉得特别棒……那么舒服和安全还有快乐……或许这是一个你创造出来的地方，去那个地方会

让你感觉到，当你在那里的时候，你的内心会感到如此平静……而且你可以允许你自己在此刻去往那个地方，在你的头脑里……你可以感觉到你自己就待在那里，感受到你想在那里感受到的舒服的感觉……而且你可以在你的头脑中看到那个地方的画面，注意到这个地方让你那么满足……而且你可以在那里有一种非常美好的感受……

你可以在完全不知道你的来访者选择的特殊地方是哪里的情况下不断地讲述这个地方的细节。只要他们有让他们感到舒服的地方，这就足以让这个技术有效。请注意，在之前的例子中，暗示的是"一个你想要创造和前往的地方"。如果来访者在他的体验中没有一个让自己感觉很好并且想去的特殊的地方（在和具有虐待历史的人们工作时，这是一个常见的议题），那么他就可以通过想象来创造这样一个地方。除了催眠导入，在之后的治疗会谈中，这个"安全的处所"也是一种非常有益的工具（Covino & Pinnell，2010；Gerge，2018；Rhue & Lynn，1993）。

目光凝视技术

即便不是最古老的导入催眠技术，"目光凝视"这一经典的方法也肯定是最古老的技术之一。这种技术在电影里极为流行，也常常会被经典学派的从业者使用，它涉及让来访者凝视某个特定的点或者物体（Barabasz & Watkins，2005；Nash，2008b；Weitzenhoffer，2000）。注意焦点几乎可以是任何东西：天花板或墙面上的一个点、临床工作者的大拇指、一块怀表或一个水晶球、一个壁炉、一支蜡烛、一个水族箱、一只沙漏，等等。任何能够让来访者的注意力保持足够长时间，从而让他们能对同时给出的放松暗示做出反应的东西都可以满足这个技术的要求。

当来访者盯着那个刺激点的时候，给出的暗示是鼓励他去注意所有可以观察到的细节，在他的目光凝视那个刺激的同时，他会体验到自己的眼睛变得越来越放松，甚至感到疲倦。如果要恰当地使用这个技术，这个技术需要你要那么一点花招：来访者在盯着这个刺激的时候，他的眼球应该从眼窝中往上抬高，那样就能让生理学为临床工作者服务了。眼睛疲劳的现象自然就会发生，因此，来访者实际上就会体验到临床工作者暗示的那种眼部的沉重和疲倦感。但是来访者自然会将这种疲倦的感觉归功于临床工作者的暗示，而不是生理学法则，这就使得临床工作者的信誉得到了提升。

目光凝视的导入方法可以用如下措辞，以一种许可式的风格和无内容暗示的方式来进行：

在你听见我的声音的同时，你可以用目光搜索这个房间，找到某个点或是某样东西，它在此刻让你特别感兴趣……当你发现这个特别的物体时，你可以让你的头开始微微下沉，而与此同时，你可以允许你的眼睛向上看着那个物体……很好……那么现在你可以继续看着它，而且你可以注意到它的每一处细节……而当你继续放松并且看着它的时候，你有没有注意到，你的眼睛开始变得那么疲倦？……当你把你的目光一心一意地聚焦在这个物体上的时候……你的眼睛可以变得更疲倦，你的眼帘似乎可以变得更加沉重，更加沉重……而且当你一旦意识到睁开眼睛需要花费太多的力气的时候，你可以让你的眼帘慢慢地放下来……而当它们放下来的时候，你可以坠入一种非常舒适的身体和心理上放松的状态……

评论来访者眨眼的动作，用你的语言跟随眨眼的动作，甚至示范闭眼的动作都可以进一步

提升你的让眼睛闭合的暗示效果。如果在过了一段足够长的时间之后（不要着急！），来访者仍然没有闭上他的眼睛，那么你可以要么换一种技术，要么以一种相对直接的方式暗示他闭上眼睛，比如："你可以闭上你的眼睛了……就在此刻。"如果你仍然没有办法让眼睛闭上，那么你就可以询问来访者他目前的体验是什么："你还没有闭上你的眼睛，因为某一些原因……而当你觉察到这个原因的时候……如果你愿意，你可以告诉我那个原因……这样会让你更容易地感受到舒服的感觉……"或者，作为另一种选择，你可以配合来访者，做法是鼓励他们"继续一直睁着你的眼睛……当你体会到一些有意义的事情的时候……睁大眼睛，看到那些积极的可能性……"

就我个人而言，我并不是目光凝视技术的粉丝，但是鉴于有那么多人经常使用它，我觉得有必要在这本书中将它包括在内。这样一来，你就可以有机会自己决定什么是有用的，什么是无用的。为什么我不是这种取向的粉丝呢？对于有些来访者而言，可能需要花一点时间才能获得眼睛闭合这种反应，所以这种技术可能成为一种在来访者和临床工作者之间不必要的战场，用来上演"意志力测试"这场战斗。年代更久一些的文献常常会花费大量的篇幅来考虑，如果已经过去了相当长的时间，而来访者仍然没有闭上他的眼睛，那么你应该怎么做；这些文献通常会建议你把它作为一种阻抗来处理，分析它，和它对峙。我觉得要容易得多的一种做法是暗示闭上眼睛，然后继续做剩余的导入过程。

即便在睁着眼睛的时候，来访者仍然可以处于催眠中，这在之前已经讨论过了。仔细的观察将会告诉你这一点，或许还能够让你免于产生不必要的自我怀疑，也无须让你质疑他们是否在"恰当地"体验催眠。

计数法

计数导入法一般都涉及倒数计数，隐含"向下"更深地进入催眠的意思，并在数字之间不断地给出关于放松和舒适感的暗示（Erickson，Rossi，& Rossi，1976）。首先，在数字之间关于聚焦和舒适感的暗示越缓慢和详细越好。就像是在渐进性肌肉放松技术中一样，来访者可以通过经验以及催眠后的暗示形成条件化，这样一来他们就越发不需要在数字之间给出暗示，直到最后仅仅用简单的倒数计数就能够获得深度的催眠。

这种技术因为它的简单而十分流行，下面的例子可以证明这一点：

过一会儿，我会开始从 10 倒数到 1……当我慢慢地倒数计数的时候，随着我说出的每一个数字，你可以放松得更深一点……当我最终数到数字 1 的时候……你可以开始发现，你能够如此容易地体验到自己是那么放松和舒适……那么，我现在要开始数数了，10……舒服地放松自己，并且吸气（和来访者实际吸气同步）……呼气……以对你来说舒服的节奏……9，更舒服地放松自己，感觉到随着每一刻时间的流逝，放松的感觉就会增加一分……8，感觉那么轻松自在……7，比你几分钟之前要更放松……6……我可以想到好几个好理由来感觉到更加舒适……5，等等……等等……4，3，2，1……

计数方法的一个变式是让来访者出声计数，慢慢地从 100 开始倒数，而与此同时，临床工作者间断性地给出放松的暗示。此外，临床工作者还可以暗示来访者"很快就发现，要花费太多的努力才能够首先记得数到哪里，然后再说出下一个数字"，所以他们可以"停止数数，进入甚至更深的催眠之中"。你很少会遇到能继续数到 80 以下的来访者。

在相同主题上的一个变式是让事情再变得复杂一点，即让来访者从 1000 开始倒数，每次往下减 7，或者某些类似的不容易计数的数字，而你则给予放松的暗示。这最终会要求来访者花费太多的心理能量，以至于当来访者能够停止数数而沉入催眠之中的时候，对他们来讲也是一种解脱。

"仿佛"法

西奥多·萨宾博士是重要的社会角色理论家之一，他提倡将催眠视为一种"坚信的想象"。在他最后发表的文章之一中，他描述了"催眠导入作为一种邀请，邀请人们表现出'仿佛'状态"（2005，p. 125）。他写道："有些导入明显地在传递一种要求，要求你表现出'仿佛'你在阅读一本好书，或观看一部电影。这些句子足够模糊，从而允许有解释的空间，这些解释则会受到之前重复出现的信念的引导。（2005，p. 125）"他继续写道：

人类，是在限制之中构建了他们的世界。我们对于现实的构建依赖于能够在不同的"仿佛"的水平上行使功能的技能。这个技能使得我们能够区别反映出普通知觉的自我报告（"我听到我的母亲在喊我"），想象（"这就仿佛我'听到'了我母亲的声音"），以及隐喻（"我听到了良知的声音"）。这种做出不同层级的假设的技能让人类从直接的环境限制中解放出来。带着这种"仿佛"的技能，参与者既可以和可被观察到的事件进行互动，又可以和那些在空间和时间上都很遥远的虚构的事件进行互动。

（Sarbin，2005，p. 126）

保罗·瓦兹拉威克（Paul Watzlawick）是策

略治疗的主要创始人。在一篇名为"没有恍惚状态的催眠治疗（Hypnotherapy Without Trance）"的经典论文中（1985），瓦兹拉威克将仿佛范式和我们的预期以及最终的经历联系在一起，以此为催眠导入甚至是复杂的催眠现象的产生确立了基础：

> 没有任何的情形能比自我实现预言的机制更能够让我们的世界的"仿佛"本质昭然若揭，而我们才刚刚开始欣赏到它的临床重要性。通过表现出仿佛有些东西曾经存在过，或者将要出现，一个真的能够将自己转化成为现实的虚构产物就产生了，换句话说，它创造了自己的现实。我们的现实看似具有的基本法则被逆转了：想象出来的结果产生了具体实在的原因；未来决定了现在；对事件的预言导致了所预言的事件。

（p. 13）

一般来说，"仿佛"导入技术对于更为"困难"的来访者而言是一个好技术，它并不涉及要求来访者以特定方式进行反应的直接暗示，而是让他表现出仿佛自己在以被暗示的方式做反应（Edgette & Edgette，1995）。暗示对方做出"仿佛"的反应就让这个暗示离要求更远了一步，让它不成为一个直接的命令。在暗示和反应之间的这部分额外的距离可以减少来访者出于任何原因而产生的阻抗，让他们更容易能逐步参与到更为完整的过程之中。例如，在开始仿佛导入法的时候，你可以那么说："你可以给自己找一个舒服的姿势，就仿佛你将会深深地放松下来一样……你可以闭上你的眼睛，就仿佛你能够把注意力聚焦在内心世界……你可以关注你的呼吸，就仿佛你将会让你的身体变得更舒服。"暗示来访者表现出"仿佛"自己是舒适的，放松的，想起一个快乐的时刻，等等，可以让他在不必服从任何真正的命令的情况下更容易体验到暗示的效果。就结果而言，表现出的"仿佛"状态在何处结束，而催眠的现实又从何处开始，这一点是模糊的，因为做出的反应几乎是完全相同的（Sarbin，1997；Spanos & Coe，1992）。

加强（加深）技术

传统中，在这节中呈现的正式的、结构化的加深技术会在正式导入之后马上使用，以此增加来访者对于催眠的体验（Gibbons & Lynn，2010）。传统的催眠模型将来访者的催眠易感性视为催眠成功的主要因素，相比利用取向，传统催眠模型会更加强调催眠的深度（Barabasz & Watkins，2005）。来访者需要多么深地进入催眠之中才更好呢？一个更深层的催眠体验并不一定在临床上更成功，因此，一般来说，你只需要一个足够深的体验就足以起效了。简单来讲，如果来访者只是进入轻度的体验当中，但仍然能够整合和利用你所提供的暗示，那么这种深度就足够了。获得深度催眠的体验并不总是必要的，但是它可以让某些可能性得以发生（例如，更彻底的解离，更多非自主性的反应，更容易产生复杂的催眠现象），因此仍有必要掌握加深技术。

下行的阶梯（或电梯）技术

在这种加深技术中，来访者被鼓励去想象（看见、听见以及感受到）他们自己站在一段"特殊的阶梯"的顶端，或者一个"特殊的电梯"里面（Barabasz & Watkins，2005；Watkins，

1987）。当他们想象"慢慢往下走，一次下一级台阶的时候，你甚至可以更深地进入催眠之中"或者"当你乘电梯渐渐往下降，经过每一个楼层的时候，你可以体验到你自己甚至能更深地进入催眠的舒适感之中"。下面这个简短的例子说明了这个技术可以怎样措辞：

> 我在想，你能否想象你自己正站在一段特别特殊的阶梯的顶端，一个会带来放松的阶梯……当你看到，甚至感觉到你自己站在阶梯顶端的时候……你可以感觉非常舒服……当你准备向下走，进入更深度的舒适感之中的时候，你知道自己将获得更深度的放松……下面你可以走下第一级楼梯了……而当你在放松的阶梯上往下再走一步的时候，你可以进入注意力更集中和更舒适的体验……你可以非常深地放松……而现在你可以再往下走一级楼梯……，甚至更深地进入一种非常放松的，非常全神贯注的心理和身体状态……然后，你可以再往下走一级楼梯，走得甚至更深一些……

同时使用语言和语调来强调每往下走一步都能"进一步更深地"进入催眠之中。一个好主意是，事先确定来访者对于往下走台阶（例如，在小时候曾经在地下室里被打过屁股）或乘坐电梯没有任何负面的联想。如果他们有负面的联想，那么你当然就会使用一种不同的加深技术了。

混合技术：语言型和动作型

在前一章中，我讨论了"链接暗示"的技术，这个技术也被称为"语言混合"技术。你可能会记得，语言混合技术是将一个暗示和另一个暗示以下面这种一般形态绑在一起："当你 X，你可以 Y。"例如，"当你闭上眼睛的时候，你可以做一次放松的深呼吸"。除了通过以一种自然流动的方式给出暗示，从而让你的暗示过程变得流畅之外，语言混合技术也可以起到一种加深的功能，做法是持续地将新的反应建立在过去反应的基础之上，以此来强化催眠的体验。下面是一个简短的例子：

> 当你给自己找到一个舒服的姿势之后，你可以允许你的眼睛闭上了……而当你允许你的眼睛闭上以后，你可以做几次放松的深呼吸……当你做几次放松的深呼吸之后，你可以开始注意到你的身体变得越来越舒服……而当你开始注意到你的身体变得越来越舒服的时候，你可以开始觉察到你的思维变得更慢了……而当你开始觉察到你的思维变得更慢的时候，你可以回忆起你曾经因为能学习一些新东西而感到十分兴奋的时刻，你可以意识到你能够那么轻松地吸收新的想法……

"手动混合"技术是将语言加深的暗示和一些躯体体验的暗示绑在一起。它一般都会采用的形式是，暗示来访者在进入更深的催眠体验的同时，体验到一些躯体感受来强化这种加深的暗示。例如，假设在已经获得来访者关于可以触碰他们的许可的情况下，你可以轻轻地用手按下他们的肩膀，同时暗示他们"你可以感觉你自己甚至沉入了更深的舒适感之中"。或者，他们自己能不由自主地抬起"毫无重量的，悬在空中的手臂"，体验到手臂悬浮现象之后，你可以暗示："当我慢慢地、轻轻地放下你的手臂，让你的手回到你身体两侧的时候，你可以慢慢地、轻轻地落入更深的催眠之中"。来自按压肩膀或将手臂和手放下来的这种"往下"的躯体感受可以放大有关"往下"的言语暗示，从而让体验变得更深刻。

心灵之眼闭合技术

在我接触这个特殊的技术之前，我曾经有好几次被催眠，并且感觉到整个体验很舒适，但是直到我接触了这个特殊的技术，我才体验到了更深度的催眠，并且赏识更深层的催眠现象中的非自主性的特点（完整的故事可参见 Yapko，2011a）。这个技术提供的暗示让人想象存在一只"心灵之眼"，所谓的心灵之眼指的是即便在身体放松的时候，有一部分的心灵仍然在积极地思考和想象。在目光凝视技术中，暗示的是让"眼皮变得更沉重"，与之相似，这里暗示的是让"心灵的眼皮"变得更沉重，通过给出这样的暗示，来访者可以在让心灵的眼皮合上的同时，慢慢地关闭游荡的思绪和意象，从而获得一种更深的体验。它或许可以有如下的措辞：

> ……你的身体有一双眼睛，可以看清你周围的世界，就像这双眼睛一样，你也有一只内心的眼睛，我们把它称为"心灵之眼"……即便当你处在深度放松的状态之下，它也可以继续活跃地看到画面，加工思绪……而你可以想象你的心灵之眼有一张眼帘……就像你身体的眼睛一样，你的心灵之眼的眼帘可以放松，慢慢地变得更疲倦、更沉重，而且开始往下降……当它开始闭上的时候，它也慢慢地关闭了还游荡在外的思绪和画面，从而让你的心灵变得彻底地平静、开放，可以自由地体验到你想体验的任何东西……而它正在越来越多地合上眼帘……现在你的心灵之眼已经闭上了……而关闭任何游离在外的思绪或画面让你能够注意到，你变得那么放松和专注……

这个技术可以有效地"关闭"大多数的干扰，甚至可以关闭被称为反刍思维的内在对话，这种扰人的内在对话在我们许多人中间都会持续出现，因此就让来访者更容易获得一种更深的催眠体验。

沉默

如果有技巧地使用沉默，它也可以是一种有用的加深技术。在导入之后，给来访者的暗示是，现在他们"可以有一些安静的时间来享受催眠的深度放松以及内心安静的美好感觉，而当你享受宁静的时候，你可以加深你舒适的感受"。

你可能会希望在引入沉默时刻之前，先告知你将会沉默多久（例如，"你可以花 60 秒的时间去享受一段安静的时刻，在这段时间里，你甚至可以更深地放松……"），或者你可以暗示来访者在沉默之后给你信号，告诉你什么时候他们准备好继续做治疗。

用某种"预期信号"的形式给来访者一些保护性的暗示总是一个好主意，这样的话，当你在一段沉默之后开始对他们说话的时候，你的声音就能够继续让他们感到舒心，而不是把他们吓一跳。在一段沉默中，他们可能会极度沉浸在自己的内在体验当中，以至于甚至忘记了还有人在身边，因此当你开始讲话的时候他们会吓一跳。一个预期信号就可以防止这种情况发生。

还有一个有益的小建议：将沉默作为一种加深技术来使用，这也会给你提供一个机会来平复你的心情，让你能够思考治疗计划中的下一步是什么。换句话说，在过程中，这个时候最适合来访者更深地进入催眠当中，而与此同时你也可以想出下一步应该说什么和做什么。

催眠后暗示和重新导入

这个加深技术也称为嵌入嵌出技术（fractionation），这个技术特别适用于那些症状导致的注意力范围缩小的来访者。这包括严重抑郁的来访者、高度焦虑的来访者、有注意力缺陷的来访者以及处于疼痛中的来访者。嵌入嵌出技术可以帮助这些来访者建立起一个更好的注意范围。

这个技术包括做一个简短的导入，然后给已经处于某种程度的催眠状态中的来访者一个催眠后的暗示，即"在下一次和以后每一次我们一起做催眠的时候，你都能够既快又深地进入催眠之中"。然后，他被唤回，在简短地讨论他的体验之后，来访者被再次邀请进入催眠之中，在理想的情况下，就像暗示的那样，他会更快、更深地进入催眠之中。然后，这个程序至少被再次重复数遍，但是每一次只是延长一点时间。这样，来访者就开始能够聚焦注意力，并且能够将其保持越来越长的时间。

有些临床工作者会确立一个"线索词"或"线索象征"，让有经验的来访者用它们作为一种迅速进入催眠的手段。建立这样一个线索就能够让导入时间变得更短，而将更多的催眠时间用于做治疗。因此，使用催眠后暗示和重新导入技术作为加深技术是很有用的，其前提是如果使用一个"线索"，那么这个"线索"一定要比让人立刻"睡着吧"的刺耳指令或是十分不尊重人的打响指更温和、更能尊重对方。在我看来，最好的线索是那些最细微的线索，比如逐渐改变你的声音，直到使用那些和你的"催眠嗓音"有关的声音特点。将进入催眠的反应和你以特殊的方式使用你的声音之间建立联结，这能够让你从一种互动风格和缓地转换到另一种风格。一旦来访者能够熟练地以你作为向导进入催眠之中，这样的体验就能够为未来的体验奠定基础。事实上，利用来访者之前的催眠体验正是一种通过对话导入催眠的技术，这种技术将在下一章中进行讨论。

总　　结

本章重点论述了一些最常见和有用的正式的、结构化的导入催眠和加深催眠体验的技术。任何能够聚焦个体的注意力并且提升舒适和幸福感受的事情都可以用来作为一种导入技术。在这里呈现出的几种技术旨在提供一个基础，你可以在此基础上继续发展你的技能。

练习这些技术可以使你发展出顺畅而流利地实施它们的能力。断断续续的语言是一种干扰，也反映出你的不确定性，这对于前来寻求专家指导的来访者来说是一种令他们感到不安的体验。

就像在催眠中，不同水平的催眠状态之间并没有清晰的界限，在不同的催眠阶段之间也没有清晰的界限：例如，在本书中那些著名的可暗示性测验并不一定只能作为可暗示性的测验来使用。它也可以作为一种导入或加深的技术。导入的方法也可以被用来作为可暗示性的测验或加深的技术，而加深技术也可以成为可暗示性的测验或导入方法。为了让表述显得清晰，我将不同的技术放到了我设定的类别中，但是你可以让你自己有这样一种灵活性：当你有需要的时候，去使用任何能够有效的东西。

开动脑筋

1. 临床工作者是否应该实施他个人不喜欢的导入技术？为什么？

2. 一位临床工作者怎样发现，对于来访者来说，他推进得太快或太慢了？

3. 就本章中列出的每一种导入和加深技术而言，面对什么特殊的来访者群体，在一般情况下不应该使用这种技术？为什么？

4. 你曾经有过将你"仿佛"有的某种感受表演得十分确信吗？这是一种什么样的体验，结果怎么样？

行动起来

1. 在你的同学身上练习本章中的每一种技术，在不同的人之间改变你的风格。你得到了什么样的反馈？

2. 研究一下各类其他催眠导入的方法，并且为每一种方法写一个简短的概述。

3. 建立一个词语的清单，针对你在做催眠时有可能会经常使用的每一个词都尽可能多地列出可供替代的同义词。请包括如下的词汇："聚焦""回忆""想象""放松""更深地"等。

第 14 章
催眠导入的谈话策略以及运用催眠理念的艺术

在上一章中呈现的结构化的、基于具体技术的催眠导入和深入技术建立在一个一般假设的基础之上，即认为催眠的体验不同于其他形式的主观体验，它是通过某些特定而非随意的过程引发的体验。尽管在这个领域中，大多数人都愿意承认催眠能够自发地产生，并不一定需要一种仪式化的导入（Jensen，2017a；Kihlstrom，2008；Lynn，Maxwell，& Green，2017；Wagstaff，David，Kirsch，& Lynn，2010），但是许多从业者仍然会继续使用仪式化的导入程序，这些程序提供了一种条理清楚的结构，把催眠和非催眠的互动区分开来。使用这样的仪式有利有弊，有利之处在于它们具有更清晰的模板，而不利之处在于它们将一种非个性化的技术强加在来访者身上，而来访者则必须适应这种技术。

正如黑利（1973）和蔡克（2011，2014，2018）曾经指出，催眠是不能够强加在个体身上的；而是必须从来访者内心唤发出催眠体验，即汲取他独特的内在体验，并从内在世界中产生新的联想。这类取向都强调了从来访者内在唤发反应，而非将技术强加在来访者身上，它们的共通之处在于都认为催眠是某个你和来访者一起完成的事情，而非是你对来访者做的某件事情。

比如，当来访者找到某种办法对计数技术做出反应的时候，他就表现出了一种能力，即在数字和自我意义或舒适感的来源之间并没什么关系的前提下，仍然能够让自己进入贯注状态（Perry & Sheehan，1979）。毕竟，数数又能让人有多投入呢（除非你恰巧是一个会计师或是一个数学老师）？尽管如此，计数方法和其他这类的仪式化的技术在许多人身上的确会起作用，或许这是出于基尔希（2000）描述的理由，他提到了预期在反应性中扮演的角色，并进一步指出，无论来访者对导入有什么看法和预期，符合这些看法和预期的就都能成为导入过程。伍德（Woody）和萨德勒（Sadler）（2016）对此的看法稍有不同，他们写道："（导入）是催眠的社会文化脚本的关键成分之一，也就是说，它是我们文化中催眠的神秘性的重要方面。（p. 139）"

不过，需要铭记的一点是，有一些经验丰富的著名专家认为，催眠易感性要比社会和认知因素更重要，他们并不相信我们可以在很大程度上改变催眠易感性，而且认为我们使用的催眠程序也不应该在个体之间有太大的区别（Barnier & Council，2010；Speigel & Spiegel，1978/2004）。因此，在决定你会做什么以及你如何做催眠这些问题上，你自己对催眠本质的信念便是一个关键的因素。

艾利克森取向的催眠，同样也被称为利用

取向的催眠，是基于米尔顿·艾利克森对于催眠领域的超凡贡献发展而来的，这一取向处理催眠导入过程的方式和传统的、结构化的取向大相径庭（Erickson，2017）。利用取向所基于的假设和其他模型的假设并不一样，这些差异体现在如何看待催眠的主观体验、催眠导入的质量、催眠反应性的能力，甚至是做催眠的目标上（Erickson，1958，1959；Erickson，Rossi，& Rossi，1976；Lankton，2016）。这些假设会造成某种矛盾的效果：它们既给临床催眠的实践增添了复杂性，又让它变得更简洁了。

大师的视野

米尔顿·H. 艾利克森（Milton H. Erickson）

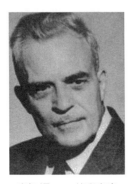

米尔顿·H. 艾利克森

米尔顿·H. 艾利克森医学博士（1901—1980），被许多人认为是在现代临床催眠和心理治疗实践领域中最富有创造性和最有影响力的人物之一。他独特的个人背景、视野以及治疗取向几乎达到了传奇的境界，经由数十本推广其方法的出版物以及数不胜数的会议和工作坊宣传，成为近几代催眠实践者心中的焦点。

艾利克森博士的个人历史令人称奇。他的人生堪称"受伤的疗愈者"的典范，他的人生故事在贝蒂·爱丽丝·艾利克森（Betty Alice Erickson）以及布拉德福德·基尼（Bradford Keeney）博士编辑的《米尔顿·H. 艾利克森博士——一位美国疗愈者》（*Milton H. Erickson, M.D.: An American Healer*，2006）一书中得到了很好的记录。他生来就是色盲、音盲，而且患有阅读障碍。他努力地超越了这些限制，并且最终成就卓越。艾利克森博士在威斯康星州的一家农场里长大，很早就在他的人生中发展出了崇尚简单和实用的精神。不幸的是，他在17岁的时候患上了小儿麻痹症，差点因此而丢了性命。除了眼皮以外，他全身瘫痪，无法动弹，历经了一段漫长和艰难的康复之旅。他在之后常常谈到小儿麻痹症是一位恩师，迫使他重新学习最为基本的运动和知觉模式。在晚年，他深受小儿麻痹症后遗症的折磨，最终导致他无法使用双腿和一只手，因此被困于轮椅之上。尽管如此，他的精神并未垮掉；许多出众的学者曾师从艾利克森，直到其人生尽头，见证艾利克森在面对小儿麻痹症后遗症带来的难以应付的疼痛时仍能保持活力和优雅，他们都为此心生敬仰之情。在应对疼痛过程中，艾利克森偶然发展出自我催眠来管理疼痛。

在20世纪20年代，艾利克森博士进入威斯康星大学学习，作为一名本科生接触了克拉克·L. 霍尔（Clark L. Hull）博士的工作，霍尔博士是一位极有影响力的实验心理学家，也是一位催眠专家。当艾利克森博士看到霍尔和其他人在做催眠时使用的这种仪式化的、非个人化的和僵化的做法时，他对此极不认同。他发展出了对于人与人的个体差异的一种深刻的觉察，也发展出在治疗过程中承认和使用这些个体差异的实践方法。这使得艾利克森博士的工作尤其对于临床工作者而言有着广泛的吸引力，因为临床工作者们发现，对于组织使用催眠的治疗干预而言，艾利克森对每个人的独特特质的强调体现出了尊重的态度，对治疗很有必要。艾利克森博士进一步推广了更为自然的、谈话式的催眠取向，这种取向会使用诸如讲故事和悖论这类间接的方法。艾利克森博士乐观地相信人们具有潜意识的资源，这些资源可以加以组织并且为治疗目标服务，这使得他发展出了数量令人叹为观止的催眠方法来实现他的这种乐观主义精神。

艾利克森博士发表了众多文章，也在四处进行演讲。并非他所有的观点都能够经得起现代科学探究的严格检验，但是他教学中的绝大部分已经被证明不仅在临床上是有效的，而且在本质上也是正确的。他强调的一些诸如达成具体治疗结果、让家庭成员参与治疗，以及临床工作者应该主动营造改变的环境，这些在半个世纪以前堪称革命性的观点在如今已经成为治疗的标配。艾利克森博士将策略性任务作为家庭作业来使用，常常在表面看来

和来访者目前的问题没有什么关联，因为这些任务在形式上极为间接，而随着当前的研究证据对行为激活的治疗效果的证实，现如今这类做法也已经成为一种主流。如果谁不仔细学习艾利克森博士这位天才的工作，那么他基本上也不可能认真学习临床催眠。

艾利克森博士的工作在临床工作者当中广受欢迎，促使由心理学家杰弗里·K.蔡克博士在1980年成立的米尔顿·H.艾利克森基金会定期组织全美和世界级别的会议，推广艾利克森博士的方法。在临床催眠应用领域，这些会议一直都是规模最大的会议。此外，基金会还是全世界各地超过130家米尔顿·艾利克森研究院的"枢纽"组织，每个研究院都致力于进一步推广艾利克森博士的观点和方法。

和本书中"大师的视野"专栏中其他出众的人物不同的是，艾利克森在我有机会和他见上一面之前就已经去世了。下面这些引言来自众多不同的引文来源，在每一则引言后都注明了各自的出处。

关于给来访者赋权："在有着恰当的定位的情况下，催眠治疗可以让病人能够很好地理解他自己的角色对于康复效果的影响，因此争取到他自

己在疗愈过程之中的努力和参与，与此同时不会让他觉得自己要依赖药物和医疗服务。事实上，催眠给病人提供了一种舒适的感受和一种对积极参与自己的治疗的兴趣。（Erickson，参见 Rossi，1980，Vol.IV，p. 34）"

关于临床工作者的角色："在催眠中，你想让你的病人对于一个观点做出反应。你的任务和责任在于学习如何与病人打交道，如何对病人讲话，如何吸引并维持他的注意力，以及如何让他能够极为开放地接受那个与情境相符合的观点。（Erickson & Rossi，1981，p. 42）"

关于自信的预期："我们应该全力以赴地努力让被催眠的对象感到舒适、满意，以及相信自己有能力进入恍惚状态中，而催眠师应该对于被催眠对象的能力始终持有一种毫不动摇且具有感染力的自信。一种简单、诚挚、谦逊谨慎和自信的姿态极为重要。（Erickson，参见 Rossi，1980，Vol. IV，p. 18）"

关于词语和意义："如今，在任何语言中，每一个字通常都有着众多不同的意思。如今，'跑（run）'这个字就已经具有142种意思……政府可以运行。打牌可以走运。姑娘

可以逃走。鱼可以游走。一位女士的丝袜会抽丝。一条路可以延伸到上坡和下坡，但仍然是静止的……所以说，你需要熟悉你的病人的语言模式。（Zeig，1980a，p. 78）"*

关于对个体差异的认识："我真心希望罗杰斯派的治疗师、格式塔派的治疗师、交互分析派的治疗师、团体分析师以及所有其他各类理论的继承者们都能够认识到，这些理论中没有一个理论能真正认识到对于个人甲的心理治疗并不是对于个人乙的心理治疗。我曾经治疗过许多种不同的状况，而我总是会根据那个人的人格特点来发明一种新的治疗方法。（Zeig，1980a，p. 104）"

关于催眠和改变人："期待一个被催眠的人能够在打一个响指或说出一个简单的指令后就能够立刻在其行为功能层面发展出显著的、复杂的和持久的改变，这根本就是不合理的。相反，可以期待的是，任何能够在

行为层面发展出的深刻的改变都需要时间和努力。我们假设，这类改变必须来自个体内部的神经和心理生理层面的改变和机制，这些改变和机制才是外显行为的基础，而不是来源于一个简单的经历——听到一个催眠师讲了一个指令。（Erickson，参见Rossi，1980，Vol. II，p. 50）"

关于把病人放在第一位："你看，我认为和一位病人工作时重要的事情在于做那些将会帮助这位病人的事情。至于我个人的尊严……让我个人的尊严见鬼去吧。（笑）我是能够在这个世界中安然自处的。我并不一定要被人尊重、显得专业。我会做那些能够激发病人去做正确的事情的事。（Zeig，1980a，p. 143）"

关于让来访者做奇怪的家庭作业任务："这是我家人会问的问题：'为什么你的病人会去做那些你让他们做的疯狂的事情？'我的回答是：'我是抱着很严肃的态度对他们说

的'，他们知道我是认真的。我完全是真诚的。我绝对有信心他们会做这个任务。我从来不会想：'我的病人会做那件荒唐可笑的事情吗？'不，我知道他们会做的。（Zeig，1980a，p. 196）"

关于将病人导向未来："关于过去的洞见或许有其教育意义。但是关于过去的洞见并不会改变过去。如果你过去嫉妒你的母亲，那么你过去嫉妒她永远是一个事实。如果你过去过于固着在你母亲身上，这永远会是一个事实。你可以有洞见，但它不会改变事实。你的病人必须根据今日之事而活。因此你要让你的治疗导向病人生活着的今日与明日，最好是下一周和下一年。（Zeig，1980a，pp. 268–269）"

关于如何能活得长："你知道长寿的秘方吗？……一定要能确保在早上起床。你怎么能保证这一点呢，你可以在你上床之前喝很多水。（Zeig，1980a，p. 269）"

---

* "run"这个英文词有多重含义，艾利克森的原话中，"运行""走运""逃走""游走""抽丝""延伸"都可以由"run"这个词翻译而来。——译者注

施加催眠与引发催眠

在利用取向中，催眠被视为一种在人们身上惯常发生的自然体验，而不是一种"特殊的状态"。如果采用这种观点，技巧高超的临床工作者面临的任务之一便是首先要能识别出在当下进行的治疗互动过程中自然发生的催眠反应，然后再以一种自发的、谈话式的方式在它们的基础上建立起有意义的催眠体验（Lankton & Mattews，2010；Short，待出版）。另一个任务是围绕来访者独特的特质对催眠的过程加以组织，从而让自己的工作取向能够符合来访者主观的关系风格、思维风格和行为风格。比如在渐进式肌肉放松中，利用取向的临床工作者可能不会这么表达，"我将会说出不同身体部位的名称，与此同时你可以聚焦在放松的感受上"，而是致力于从来访者内心引发那些具有个人意义的意象、内在对话、感受和行为，并以此为基础让来访者参与到导入和治疗当中。蔡克（2011）对这个过程做了如下的描述：

> 启动催眠的导入有点像是培养爱的感觉。如果你想要唤发某种情绪状态，比如爱的感受，你没有办法通过咏唱"深深地陷入爱的感觉当中去吧"来获得成功。同样，你没有办法通过命令一个被动的病人"请进入深度的恍惚状态之中"来引发催眠。
>
> 请注意，在之前的那个句子中使用的唤发一词。催眠是被唤发的，而不是被导入的（尽管我们会使用"导入"这个标签）……催眠治疗师需要建立一些条件，让病人将之前处于休眠状态当中的恍惚状态的成分展示出来。

（2011，p. 45）

换句话说，技巧丰富的临床工作者可以通过使用催眠式的沟通模式来唤发来访者的反应，这些催眠式的沟通模式能够捕获来访者的注意力，让他们聚焦在具有个人重要性和治疗重要性的体验上（Short，待出版）。在以谈话式（艾利克森式的、自然主义的、利用的）方式做催眠导入时，对来访者的指导一般都更为个性化，更具有许可式的风格，更间接，也更过程导向，而非采取一种技术导向的取向。此外，在前一章所陈述的更结构化的做法中，催眠会谈导入的不同阶段之间会有更清晰的转换，相比之下，谈话式的方式一般都没有那么清晰的开始阶段、中间阶段和结尾阶段。

自发性要求你能够"接受并利用"来访者独特的存在方式，因此，作为利用取向的一个根本的原则，它在以仪式化或标准化的方式实践临床催眠的过程中并不那么受欢迎。对于有些人来说，某种方法若缺乏一种僵化的结构便无法符合他们的胃口。对于另一些人来说，这同一种特质反而会引发他们的强烈兴趣，他们会觉得，如何在一个特殊的情境下引发特定的个体产生有意义的、具有治疗作用的、有效的催眠体验，这似乎是一个令人兴奋的挑战。这一取向背后隐含的是临床工作者作为引导者和发起人的角色。在利用取向中，临床工作者对来访者的责任被放大了，因为只有当他们能够采用一种更为个性化、更灵活的方式来从事催眠的时候，他们才被认为具备引发有意义的催眠体验的能力。与其形成鲜明对比的是另一种观点，认为成功的催眠更大程度上取决于来访者的催眠易感性水平而非治疗联盟的质量，也非你的取向的灵活程度。

在利用取向中，引发催眠体验的刺激是一些意识层面和潜意识层面的联想（例如，认知、感官、情绪、生理），临床工作者会通过他们的暗示在来访者身上唤发这些联想。这个观点也和下面这个观点有相当大的差异，即认为催眠暗示的力量蕴含于暗示之中，而不是体现在来访者和暗示建立联系的方式之中。上述观点导致的结果是有些临床工作者会使用事先写好的催眠程序文本，然后再逐字逐句地念给自己的来访者听。催眠文本化的做法与近年来倾向于编制治疗手册，或者以实证研究来"确证"治疗效果的风潮相一致，仿佛治疗效果蕴含于技术本身，而不是个体对于技术的反应。任何一种治疗都会对某些人造成医源性的副作用，因为他们会对这种治疗做出特异性的消极反应。正是出于这个重要的原因，在本书中我始终都会强调把焦点一直放在个体身上，并且按照他的特点来修改治疗的做法，以此将负性的反应降低至最小。你没有办法百分百准确预测你的话语会激发来访者何种特定的联想体验。观察和使用来访者的反应必然会淬炼你的取向。

从谈话到谈话式的导入：运用催眠理念的艺术

我在"做催眠"和"运用催眠的理念"之间做了区分（Yapko，2011a，2014）。有些人会做催眠但完全不运用催眠的理念，而另一些人声称自己不做催眠但他们却能很好地运用催眠的理念。这些人能吸引并且牢牢占据你的注意力，他们存在的方式是如此吸引人，以至于你不想将注意力从他们身上移开，因为你害怕错过一些重要的事情。能够抓住来访者的注意力并且维持他们的注意力是催眠互动的起点。谈论促使这个人进入治疗的议题，讲述一些和来访者的经历类似的、引人入胜又颇具教育意义的故事，以及做出一些出乎意料但又符合目标导向的行为，这些是能抓住来访者注意力的三种常见方法。当来访者的注意力聚焦在临床工作者身上，临床工作者就能够开始在来访者的反应基础上进一步发展其反应性，首先认可这些反应，然后以直接或间接的方式暗示来访者，这些反应能够用来逐渐拓展他的问题解决资源范围。当临床工作者注意到来访者发展出了催眠反应（例如贯注、呼吸的改变、固定不变的姿势、肌肉张力降低等），他就能够开始用在本章中描述的自然主义技术来促使来访者投入导入和加深的过程之中。

相比更为正式的取向——"好，现在请闭上你的眼睛，让我们开始做催眠"，在这种取向中，从日常的对话转而进入催眠导入的过渡是比较微妙的。一般来说，并不一定需要明确地向来访者宣布，他们将进入导入过程这一治疗互动的新阶段，而是可以让其自然地发展成为治疗进展中的一部分。在这期间，来访者自发所做的任何事情都会被作为催眠过程的一部分来加以接受和利用。因此，该过程所隐含的信息是："你现在做的事情可以进一步加深你的体验。"诸如坐立不安或打断临床工作者这类看似是"阻抗"的行为也会被临床工作者接受，并以此作为进一步暗示的基础，对其进行重构，将其视为可以被接受甚至有用的反应。

无论以何种风格做催眠，有技巧地操纵临床工作者的沟通中的非言语的成分始终是一个重要的因素，但是在利用取向中，它甚至尤其重要。当你逐渐进入一个导入过程的时候，有意地改变你的声调，改变和对方目光接触的特征，改变你的姿势以及其他类似的沟通的成分，都可以在来访者本次及未来的体验中成为潜在的联想来源，让来访者把这些变化和进入催眠联系在一起。比如可以预期，有选择性地使用更缓慢、更轻柔的"催眠嗓音"能够鼓励催眠反应的产生；也就是说，你向来访者发出了让他们进入催眠的邀请，而无须对他们说："现在我在做催眠了。"如果你从第一次做导入的时候就开始使用那样的声音特点，那么这些声音特点就会和催眠联系在一起。不过，这只是你在无须直接要求的情况下就能获得催眠反应的方式之一。其他的例子包括你的身体姿势、目光和呼吸模式，你也可以以它们为基础，让来访者将催眠和它们建立联结，从而产生催眠的反应。表 14.1 提供了一些建议，让你能够更有技巧地实施自然主义的导入方式。大多数的建议在之前的篇幅中已经讨论过了，而在本章中我将讨论剩余的几点。

表 14.1　谈话式导入的原则

利用来访者的现实处境（过去或现在）

使用入径问题来吸引和引导注意力

让你自己成为榜样

关注并放大反应

言语链接："当你 X 的时候，你可以 Y"

预设：如何或何时做 X，而非是否要做 X

散点式的暗示

给反应赋予框架（纳入）

改变传递信息的风格（非言语）

定位于内心体验

唤发和引导联想

在本章中描述的引导人们进入催眠的方式是可靠的。它们不仅具有结构，而且也具有实现结构的载体，只是相比更为正式的取向而言，它们更为自发，也更具有谈话式的特点。每一种方法都涉及将来访者的注意视野聚焦在他们的内在体验上，具体的做法则是通过由你的暗示所引发的联想过程来完成的。你可以用一种目标导向的方式重新激活并调用在来访者身上沉睡已久的资源，并且有意地鼓励来访者产生能够拓展其能力的新体验。

那么，"运用催眠理念"而不只是"做催眠"到底意味着什么呢？它意味着如下几件事情：

- 能够觉察到你自己是一个沟通者，认识到你没有办法不做沟通；你所说的每一个字，摆出的每一个姿势和面部表情都在邀请其他人做出反应；
- 认识到暗示和影响力在每一种人际背景下都是不可避免会发生的，但尤其是在治疗的背景下，在这一背景下无论是否有意为之，影响力模式都会被用来达成目标导向的和假定善意的目的；
- 用你的行为举止来提升在场感和舒适感，用你的声音（即语音语调）去安抚和聚焦注意力，用你的词句去吸引和启发别人，以及用背景环境来放大和催化你的治疗意图；
- 鼓励可能性的发生，并且邀请你的来访者产生好奇心和做出探索；
- 邀请产生体验性的、多水平的反应。

谈话式（自然主义的）导入

将过去的催眠体验作为基础来使用

催眠体验会在人们身上自发地产生，认识到这一点就能够让我们平稳地过渡到催眠的导入阶段（Barabasz & Barabasz，2016）。所有人都曾经有过自然出现或自发产生的催眠体验，这些体验并不一定会被来访者认为是催眠体验，但是临床工作者仍然可以将它们识别为催眠体验。描述日常生活经历中发生的常见的贯注体验便为之后将它们用作个人催眠经历的实例铺平了道路，临床工作者就能以此为基础将来访者导入治疗当中。例如，"高速公路催眠体验"就是一个常见的经历，即你在开车的时候沉浸在自己的思绪当中，很少或压根就没有有意识地关注开车的行为，但尽管如此，你仍然能够借由一系列复杂的自动化行为安全抵达你的目的地。类似的例子包括，"废寝忘食"地阅读一本好书，深深地"沉浸"在一部电影当中，聚精会神地听一个讲座，以及沉醉在一场谈话当中，这些例子都涉及在日常生活中出现的某种无我的贯注状态，这正是催眠的典型状态。你可以描述这样的情境并且提醒人们，他们有能力体验到这样的情境，并在谈话式的导入中以此为基础鼓励人们产生这样的反应。

不过，许多人曾经在某些时候体验过正式的催眠，或许是在教育或临床的情境下，他们很清楚在当时体验到了催眠。当你在导入中鼓励人们在多种维度上和这些过去的正式的经历建立联结的时候，新的催眠体验就能够在它们的基础上产生。

因此，"使用过去的催眠体验"的导入方法包括两大类之前的催眠体验，你可以以此为基础来建立新的催眠反应：

（1）非正式的催眠体验，特指人们在平常的生活过程中拥有的日常的催眠体验；

（2）正式的催眠体验，特指来访者曾经有过的积极的催眠体验。

你可以用过程导向或富含内容的结构来实施任意一种取向，具体的做法将在下一节中描述。

以非正式的体验为基础

第一种取向是以个体之前的非正式的催眠体验为基础来导入催眠，在这一取向中，注意力贯注的阶段一般都会包括某种导入前的讨论，即在和来访者对催眠体验的本质展开讨论的同时探索来访者对于催眠的联想（Gibbons & Lynn，2010；Lynn，Maxwell，& Green，2017；Meyerson，2017；Nash，2008b）。在讨论中的某一个时刻，临床工作者开始示范注意力愈加专注的状态，静止不动或紧张症的状态，以及放慢呼吸，而且开始以催眠的方式描述一种或多种催眠发生的自然情境。这样的情境可能包括因长途开车而感到无聊，全神贯注地阅读某本好书或观看一部电影，在按摩或泡热水澡时感到全身放松，享受白日梦，或者其他任何他们曾经直接体验过贯注状态的情境。

在引导个体进入之前的记忆之中，并暗示他回忆起自己曾经体验过的自然发生的催眠状态时，通常会在非言语层面从一种正常速率的、谈话口吻的嗓音变化为一种更为缓慢、更轻且咬字也更清晰的嗓音（Gilligan，1987；Lankton & Lankton，1983）。通过让个体贯注于这一记忆当中，催眠的反应——即意动过程——便自然而然地会在此时此刻发生，临床工作者可以注意到这些反应，接受它们，并根据之前描述过的链接原则——"当你体验到这个的时候，你就会体验到那个"——对这些反应加以利用。来访者并不需要为了体验到催眠而闭上眼睛，而临床工作者可能想要通过一个直接或间接的暗示来暗示来访者闭上眼睛。以下这个例子说明了这一技术是如何措辞的，在这个例子中使用了阅读这种形式的过往的非正式催眠体验，采用了间接暗示，具体形式是旨在获得特定反应的嵌入指令：

　　你之前曾经提到过，你特别享受阅读一本真正的好书……我也很喜欢读书，尤其是当我一个人能有一点清静的时间的时候……在这一段清静的时光里，我知道我不会被打扰……就像你从你自己的经验中体会到的那样……有那么点时间真是一件奢侈的事情……能够安静地坐着……不需要做任何事情……在这段时间里你可以允许自己深深地放松下来……以那么舒服的方式坐着……而且你也知道那种感觉是什么样子的……这是那么惬意，就这么安静地坐着……想一想……就那么一动不动地，似乎就过了很长、很长的时间……我喜欢读那些能鼓励你以不同的方式体验你自己的书……你知道我指的是什么种类的书……能让你全神贯注地，以不同的思维方式去思考……以不同的感受方式去感受……这些书能够让你以一种有益的方式来拓展你自己，改变你自己……而你或许很明白我说的是什么意思……你的头脑能够如此活跃地学习，而与此同时，你每翻过一页书，你的身体就能感觉到更加舒适……而当你感觉到舒服得无法再读下去的时候，你可以闭上你的眼睛，任思绪渐渐飘走……我想给你讲讲我曾经读过的一本书，这本书或许对你有特殊的意义……

上面这种导入是以谈话的方式开始的，然后转而分享一些来访者能够感同身受的个人体验，这样一来，临床工作者在建立和谐的关系的同时就能够放慢语速，创建来访者的联想，从而让他们进入催眠。随后，"我"就开始变成了"你"，并且通过在语调上强调那些暗示性的语句来强调来访者的体验，然后以此为基础让其进入一种放松的和注意力聚焦的状态。当来访者慢慢地贯注于过去的记忆，即自己在阅读过程中既在学习又能放松下来，这些反应就可以在当下的情境中建立起来，并且以此为基础，来访者可以转换到催眠中即将开展的治疗工作上。

上述这个例子显然是一个富含内容的例子，提供了阅读体验所特有的细节。我们也可以采用过程导向的做法，如下例所示：

　　你能否记起一些你全身心地投入某些体验之中的例子，当你全神贯注的时候，你完全和周围发生的事情脱离了关系，甚至忘记注意到自己周围在发生些什么。每个人都会有这样的体验……当你发现你自己全身心地投入某些活动的时候……而在你放松下来的时候……回忆起……回想起那样的一种经历……你可以很容易就想起这样一段特殊的经历……一段特别美好的经历……你是那么投入……你可能已经忘记了时间……忘了注意外界的景象和声音……只有你自己的感受和想法才是重要的……而且你可以感觉到自己是那么放松……难道这不是一件美好的事情吗，让你知道你可以如此沉浸在自己的思绪当中……人们的声音渐渐远去……而你独自和你的思绪在一起……感受到舒适的感觉……有时候，就像是那样的时候……就像是这样的时候……你可以学习到一些重要的事情……

在这个例子中，描述的是贯注于感受和想法之中的过程，但并没有提及能够激发这类体验的特定情境的任何细节，而是暗示来访者选择回忆一个特定的美好经历，并自己提供细节。

以正式的体验为基础

第二种取向是以个体之前的正式的催眠体验为基础来导入催眠，在这一取向中，导入之前的阶段中进行的讨论一般都会将来访者的注意力聚焦在催眠能够产生的各类可能性，以及之前的催眠体验如何能让未来的体验变得更容易、更令人满意、也更为成功上。在这里似乎值得重申的是，探索来访者之前的催眠体验的性质和质量是十分重要的。如果来访者对催眠有过积极的、有意义的体验，那么临床工作者就有了一个积极的、坚实的工作基础。但是，如果他们对催眠有过消极的体验，即至少这个体验是不成功的，而在最糟糕的情况下，这甚至给他们带来了伤害，那么临床工作者就需要谨慎行事，或者在催眠的过程中尽量少提及那段消极的体验，或者以一种疏离的方式提及这段体验。询问来访者在那段消极的体验中使用过的技术，鉴别在当时起到消极作用的那些个人变量、情境变量和人际变量，这些都能让你免于在无意中重蹈覆辙。

如果来访者之前对催眠有过积极的体验，以富含内容的方式来使用正式的催眠体验的做法则是通过对这段经历进行缓慢又富于细节的叙述，来促使来访者进入催眠体验。这个取向通常在导入的过程中会包含大量的互动环节，临床工作者会同时向来访者提问，暗示可能的催眠反应，并在这些反应发生的情况下，以此为基础建立起进一步的反应。这种导入的机制在结构上和使用之前非正式的催眠体验做导入相同：当个体逐渐贯注于催眠的回忆之中的时候，和那段记忆联系在一起的意动反应就能在此时此刻产生。临床工作

者会注意到和接受这些反应，对此加以利用，并根据互动的目标建立起催眠的反应性。这一导入取向的例子如下：

临床工作者：你之前提到过，你曾经舒服地体验过催眠，是这样的吗？

来访者：是的。几年之前，我曾经看过一位医生，他针对我当时经历的另外一个问题做了催眠。

临床工作者：现在，当你回想当初的情境时，你能够记起那个催眠体验有多么舒心和平静吗？

来访者：是的，我记得感觉真的很放松。我以为自己会听不到医生的声音，但是我的确听到了。我并不确定我是不是被催眠了，但是那个感觉真的很好。

临床工作者：很好……催眠的体验是那么让人放松……那么让人舒心……而且你能记得当时你坐在那里的样子，对吗？

来访者：我猜大概可以吧……（调整姿势）

临床工作者：很好……现在非常舒服地坐着……你能记得当你做深呼吸和闭上眼睛时那种美好的感觉吗？

来访者：（深呼吸，颤动眼皮，闭上眼睛）是的。

临床工作者：你或许能够回忆起当时你听到了什么声音，让你深深地放松下来，对吗？你当时听到了什么，让你在现在回忆起那种舒服的感觉？

来访者：就是医生的嗓音……告诉我，越来越放松……就好像我飘浮在空中一样……

临床工作者：很好，而且你可以记起让那种轻盈的、舒服的感觉遍布你的全身的感受……

某种程度上，来访者成为他们自己的催眠师，在此时给了他们自己曾接受过的相同的暗示；因此，临床工作者只是简单地作为放大暗示效应的角色。来访者已经知道如何体验催眠，已经认为它是有益的，并且让自己详细地回忆起了催眠体验的放松、飘浮的特点，而在这么做的同时，他们也就在潜意识中重新创造了催眠体验。通过将互动界定为一席关于过去体验的"讨论"，而非一系列来访者必须回应的当下的命令，引导来访者进入催眠的暗示便不那么直接，更具许可式的特点，对于互动而言也显得更自然，因此也就能在很大程度上避免阻抗的问题。

以一种过程导向的方式使用这种取向时，如果你愿意，也可以去掉导入的互动部分。下面这个例子就采用了并不提供任何内容的方式来使用之前正式的催眠体验：

> 你之前提到有过一次催眠的经历，那个经历非常放松，也很有帮助。如果你愿意，你现在可以开始回忆那次经历的许多细节……回忆起你的身体是如何能够变得那么放松……你的呼吸如何开始变慢……而我也在想你是否会记得只是那么安静地坐着就能让人感到十分舒适……以一个舒服的姿势坐着……与此同时，你听到有人描述你可以开始用某些不同的方式来体验自己……你是否记得闭上你的眼睛的感觉是那么好？……而且深度放松的记忆至今仍然是你自己的一部分……即便你最近并没有时间注意到这一点……而且，这难道不是一件美好的事情吗，去重新发现某些让人熟悉和宁静的事情便能够帮助你？……而且或许你会记得当你学习如何以这种方式获得良好感受的时候，你所在的房间……你可以看到那个地方的家具，你可以听到那个地方的声音，而当你记起当时的细节时……你可以在此刻感觉到那

次经历让你感到很舒适……

临床工作者并不知晓来访者先前体验到正式催眠的情境是什么样的，而且只要临床工作者能够通过来访者自己的描述确保这个体验对于他来说是积极的，临床工作者也并不需要知晓那段经历的细节。临床工作者可以唤发来访者对于过去成功的催眠体验的记忆，并且引导来访者从过去进入此刻。

利用来访者之前对催眠的体验，无论它是正式的或非正式的，是一种最为容易但也最为有效的导入和加深过程。它是一种自发产生的、结构松散的取向，引发的阻抗很小，因为它以"我们并没有讨论此时此刻的事情，我们讨论的是过去的事情"的方式绕过了阻抗。这种额外的心理距离的作用在于促进来访者以更为舒服的方式发展出催眠的反应性。

这一取向的轻松和自发的特点、合作的性质是我在导入过程中倾向于最常使用这种取向的主要原因。为了能够更完整地阐释这一取向，我在本书的附录提供了一则文本，其中包含对文本的逐句评论和对暗示意图的分析。

建立一个内在焦点

催眠的体验被描述为一种涉及贯注状态的体验，即将注意力高度集中于某些刺激，以至于将其他的刺激排除在外。贯注状态一般都是内在导向的，尽管并不总是如此。引导来访者进入催眠就意味着让他们选择性地关注临床工作者的语言和行为举止，具体来说便是让他们贯注于由临床工作者的暗示所引发的主观联想。

无论是在治疗性的互动还是其他类型的互动中，人们通常都会被预期将注意力定位于外在世界并对其他人做出回应。若你在社交场合陷入某种短暂的自我专注之中，这种行为会被认为是

粗鲁的、心不在焉的表现，或者对别人没有兴趣，甚至会被认为是一种被动的敌意行为。尽管如此，这类内在的贯注状态是正常的、自然的行为，它常常会发生，也应在人们的意料之内。实际上，在学习催眠和从事催眠时，某些学生遭遇的困难之一便是保持注意力尽可能聚焦于外在来访者的反应。有时候，当他们思考下面该说些什么的时候，他们就会陷入一种内在聚焦的状态。如果你在做催眠的时候过度处于内在贯注的状态，那么你就会丧失大量由来访者在催眠过程中表达的重要的非言语信息。维持对来访者的关注这一外在焦点是临床工作者得以和来访者保持联系的最佳方式，临床工作者可以注意到来访者的反应，并将他们的反应整合到导入之中。

建立内在焦点的这种导入过程涉及给来访者提供一些"跟随"性质的陈述，描述他们正在觉察的一些外在的刺激，然后再加上一些"引领"性质的陈述，描述来访者可能开始发展出来的内在的反应（Gilligan，1987；Grinder & Bandler，1981）。跟随性质的陈述和引领性质的陈述的比例并不固定，只要临床工作者判断这样的组合对来访者有用即可。换句话说，针对每一个内在导向体验的暗示，你需要提供多少外在导向体验的暗示完全取决于来访者的反应性。

在你和来访者进行互动之初，你就可以开始评估来访者在惯常的人际互动中倾向于表现出多大程度的内在贯注或外在贯注的状态。以内在导向或外在导向的方式与世界建立联系的倾向一般来说是一个较为稳定的个体特征，尽管它也可能在不同情境之间表现出很大的差异。内在聚焦或外在聚焦是一个连续体上的两极，没有人完全是内在聚焦或外在聚焦的。评估来访者的定向和聚焦程度一般来说是一个简单的过程，只要观察这个人是如何沟通自己的体验即可。他们是否认为自己应该为自己的问题负责（动因）？他们对

他人的感受和知觉是否敏感，还是说有幸对别人对他们的感受和反应毫无觉察？他们是否很容易就因为那些寻常的外在事物而从和你的互动中分心，比如电话铃或者上空飞过的飞机？一般而言，他们对自己的体验是有一定的洞察，还是对"内在"发生的事情毫无头绪？循着这些评估线索而做的观察可以让你有机会计划建构出更有可能产生效果的导入和干预方法。

当你准备开始导入的时候，一旦你已经评估完毕来访者当时的内在聚焦或外在聚焦的程度，你就可以判断外在跟随的陈述和内在引领的陈述的比例应该保持多少才会最为有效，并且根据来访者的反应做必要的修订。有些来访者在一开始就已经高度聚焦于内心世界了，那么除了说"你现在可以进入催眠状态之中"，你并不需要做过多的导入。另一些来访者可能在很大程度上聚焦在外在世界上，以至于他们可能需要先接受5句甚至10句外在跟随的陈述，才能给他们提供一句内在引领的暗示。

随着导入的进展，做出的外在跟随的陈述变得越来越少，与此同时提供的内在导向的暗示则越来越多。下面提供了一个这类导入过程的例子，对象是某位在导入之初具有中等程度的外在导向的来访者。为了帮助你区分不同的暗示，每一个外在导向的暗示后都标有（e）的记号，而每一个内在导向的暗示后都标有（i）的记号。

　　你正坐在椅子上（e），而且你在听我描述如何进入催眠的体验（e）……当你继续看着我的时候（e），你可能会注意到你身下的椅子的感觉，它舒服地支持你的身体（e）……而当你注意到椅子的时候，你可以听到某个地方响起了电话铃声（e）……这难道不让人感到很舒心吗……知道你不必接电话，这样你很容易就可以让自己放松下来（i）……你可以注意到我身后的墙上有一些

有趣的图片（e），而且，你可能注意到了我桌子上的物品（e）……当你环视这个屋子的时候，你可以听到在你周围的世界忙忙碌碌的声音（e），而且当你意识到你的身体可以变得更自在的时候，你可以体验到一种如此美好的感觉（i）……而你的头脑可以开始慢慢进入从前某个愉快的记忆当中（i）……当你的头脑开始回忆过去的时候，你可以感觉到你的指尖下椅子的材质（e），当你注意到椅子材质会给你什么感觉时，你也可以听到我必须要说的话（i）……当你倾听我说话的时候，你可以觉察到某些记忆（i）……有一段记忆你觉得特别重要，因此你希望能够重新体验一遍，并且从中学到些什么（i）……这段记忆或许会提醒你一些你现在想要知道的事情（i）……

在这个例子中，导入始于一系列对来访者的陈述的跟随，描述了来访者目前觉察到的东西，反馈他们正在做的事情，并且提供一种总体的陈述来描述他们能够体验到的东西。随着导入的进展，跟随句和引领句的比例也发生了变化，逐渐让来访者重新体验一段重要的记忆。

你可能会注意到上例中使用了基于感官的词语，包括视觉、听觉和触觉通道的词语。促使导入过程进一步个性化的做法是特意选择你想让来访者关注的感觉通道或内在体验。在临床中，来访者呈现的许多问题可以用向内或向外聚焦于一个特定的感觉通道的方式来加以描述。最明显的例子就是疼痛，它可以被视为是触觉水平上的一种强烈的内在觉知。如你所料，疼痛管理可以引导来访者的注意焦点从内向外转换，或者从触觉通道向其他通道转换。

大多数的催眠导入都包括建立内在焦点的部分，但每种导入的方法有所不同。这种导入

提供了一个最基本的框架来帮助来访者体验催眠，因为这种方法提供的只不过是以某种结构化的方式，描述将来访者的注意力从外部体验转向内部体验的过程。你选择使用的外在体验和内在体验是什么，你如何组合它们，使用的是何种感觉通道，以哪种风格和结构来做暗示，这些都让你得以拥有千变万化的可能性。你的导入能够有多成功总是主要取决于以下因素，即你能够在多大程度上准确评估来访者的反应风格，以及你能够在多大程度上根据获得的反馈自发地调整你的取向。

使用嵌入暗示的隐喻式导入

在之前关于使用过去的催眠体验作为导入策略的章节中，我描述了如何通过关注"彼时"的体验来在"此时"希望发生的体验中增加一些心理距离，从而让来访者表现出更高的反应性。一般而言，隐喻描述的都是在某个其他的时刻，在某个其他的地方发生的某个其他人（或动物、事物）的经历。使用隐喻是一种甚至更为间接的导入取向，因此在来访者看来对他们个人的威胁会更小。杰·黑利就曾经写道：

> 当一位被催眠者对指令表现出阻抗的时候，解决这个问题的方法之一便是以类比的方式进行沟通。如果被催眠者抗拒的是 A，那么催眠师就可以谈论 B，而如果 A 和 B 在隐喻层面有关联，被催眠者就会"自发地"把两者联系起来，并且做出恰当的反应……对于表现出阻抗的被催眠者而言，以类比或隐喻的取向来实施催眠是一种特别有效的方法，因为一个人如果在意识层面都不知道他在接受暗示，那么他也就不可能抗拒这则暗示。

（1973，pp. 26–27）

在"谷歌线上词典"中，隐喻被定义为"一种修辞手段，在两个表面上并不相似的事物之间做出一种隐含的比较（内容下载于 2018 年 4 月 21 日）"。在治疗背景下，隐喻可包括逸事、笑话、类比或任何其他形式的间接的沟通，这些沟通手段在意识以及 / 或者潜意识水平上给来访者传递了有意义的信息。隐喻让来访者有机会从他人的经历中学习，让他们能够在某种程度上和隐喻中的人物、议题和解决问题的办法相认同。

以史为鉴让人类的文明得以演化。你不需要亲自体验就能够知晓一些事情，而如果你对于他人的经历有所反思或认真思考，你就能够从他们经历中蕴含的经验教训里获得个人层面的理解和收益。在成长的过程中，你曾经听过也读过诸如《白雪公主》和《灰姑娘》这样的经典童话，而你也从中对人类的本性有了一定的了解。你的父母讲述的他们童年的经历也教会了你许多有关家庭和成长的道理。通过阅读各种类型的书籍，你渐渐地了解了不同的社会、不同的生活风格以及不同的关系类型。甚至在看电视和电影的时候，你对故事的卷入度都能让你像故事中的角色那样体验到和他们类似的感受，经历类似的事件，间接地拓展你的体验宽度，发展出或许在未来的某个时刻可能会用到的资源。

在临床治疗中，隐喻取向的流行也是相对最近才发展起来的事情，这主要得益于米尔顿·艾利克森的工作。他会讲述一些富有教育意义的故事，这些让人着迷又常常十分简单的故事能够在意识层面捕捉他的病人的注意力，而他嵌入在故事之中的暗示又能够让病人建立起具有治疗功能的、新的潜意识的联结（Lankton & Lankton，1989；Rosen，1982；Thompson，1990；Yapko，2001a；Zeig，1980b）。在第 18 章中，我将更多地谈及治疗的隐喻取向，而在本节中，我主要关注的是在导入阶段使用隐喻。

你可能会回忆起之前我曾讨论过来访者的症状可以被视为他们经历的一种隐喻。临床工作者一直都被训练要在来访者的沟通中"读出言外之意"，以此揭示它们对个人的症状和整个体验而言具有的"真正的"意义。一旦真正的意义被揭示出来，临床工作者的角色就在于给出解释，这些解释能给来访者带来新观点的洞见，在理想的情况下，也能让他们产生更适应的行为。换句话说，当来访者在意识层面表达了某一个意义时，他们被认为也同时在潜意识层面传达出了更深的意义，而只要我们具有足够的辨识力，我们就能察觉它们。在过去，临床工作者一直都在以一种清晰的、单维度的解释来回应来访者传递的多水平的信息。

艾利克森认为这种解释太简单，也具有太浓厚的还原论的色彩，以至于无法准确地反映出任何一段人类体验的复杂性。艾利克森也认为，如果来访者可以在多水平上进行沟通，那么为什么临床工作者不能做同样的事情呢？此外，艾利克森对潜意识的资源抱有极大的信任，因此也对于发展能够应用潜意识资源的技术怀有浓厚的兴趣。艾利克森在治疗过程中会更多地利用潜意识，这也是因为他十分尊重和他一起工作的人的尊严。如果个体的潜意识头脑出于防御的目的无法让某些信息进入意识的觉察当中，例如在压抑的情况下，那么是否还有必要让他们觉察到这些信息，这么做又是否表现出了对他们的尊重呢？艾利克森的答案是"不"，他相信洞见有时候甚至会阻碍治疗过程，因为它们会把个体限制在更窄的认知水平的存在状态之中，它并不能在理智和情感之间建立联结，反而会扩大它们之间的差距。黑利（1973）描述了艾利克森在这些问题上的看法：

> 尽管艾利克森会使用隐喻来与病人沟通，将他和其他治疗师截然区分开来的特点

是他并不愿意去向人们"解释"他们的隐喻有何意义。他不会将"潜意识"的沟通翻译成为意识的形式……他似乎觉得，如果个体因为这种沟通之间的翻译过程而遭受痛苦，那种（治疗性的）改变的深度和迅捷性就会被抑制。

（1973，pp. 28–29）

如果你不想在意识层面使用可能带有还原论色彩，甚至是迂腐的解释，那么最为安全的替代性做法便是使用隐喻。讲述一个能够在意识层面捕获来访者注意力，又能让他们在更深的水平上学习新的思考、感受和行为方式的故事，这是一种充满尊重和灵活的促使来访者投入治疗的方法。在催眠导入的情境下，隐喻可以将来访者的注意力放在一个有趣的体验上，与此同时，临床工作者又能将旨在获得有益的催眠反应的暗示嵌入故事的框架之中。

当你出于导入的目的构建某个隐喻时，对来访者的个人兴趣、价值和爱好有所了解会对你有所帮助。围绕已经成为来访者的生活风格的一部分的事物而建立的隐喻更有可能会捕获并维持这个人的兴趣。当然，本身就极富魅力的事物也会起到很好的作用。临床工作者的知识和经验基础越宽泛，他所构建的隐喻就会越精湛。作为一种导入手段，隐喻能够向来访者介绍其他人的体验，这会有助于他们和临床工作者建立一种和谐的关系，让他们能认同故事中的角色，或是让他们感到迷惑，不明白为什么要讲这个故事，因此也就刺激他们去搜寻意义和相关性，而在达成上述所有目的的同时，临床工作者也在来访者身上建立起一个内在的焦点和反应性，这些都有助于后续的干预（Zeig，1980b）。

或许最为简单的隐喻是那些以"我曾经有一个和你的处境很类似的来访者……"开头的故事。当你描述某个之前的来访者的经历时，个体可以开始认同那个人，同时也开始对你建立起信心，因为你曾经成功地处理过这类问题。比如，如果来访者的主诉是压力太大和自尊太低，那么就可以使用类似这样的导入：

你告诉我你在大多数时候都会感觉到紧张，这让你觉得很不舒服，而我的猜测是，你让自己放松的机会并不多……或者并不足够多……我想要给你讲一讲我不久之前曾经见过的一位来访者……这是一位女性，她和你还挺相似的……要承担许多的责任……她来见我的原因是她感觉到很紧张……对自己没什么自信……不确定她能否继续在睡眠如此少而又有如此多的负担的情况下撑下去……而且她也不知道自己其实并不一定要有那样的感受……而且她想要有更好的感觉……感觉放松……她坐的椅子也是你恰好坐的这把椅子，当她坐在这把椅子上的时候……她真的花了一些时间去注意到这把椅子是那么舒服……然后，她让自己做了几次深呼吸……她似乎就那么放下了每天让她担忧的那些事情……而且她可以在舒服的状态下听我说话……与此同时，她的思绪开始转向……上一次她能够如此放松的那个记忆，这帮助她意识到，她是知道如何能够让自己深度放松的……而且她可以也将会拥有更多的时间体验到舒服的感觉……只是因为她值得拥有这些感受……而她也学会了如何重新评估她生活中事务的优先顺序……她学会了如何以更自如的方式拒绝那些她的确没有时间做的额外的任务……而且她学会了……

这个例子只是一个导入的起点，接下来可以使用更多的隐喻讲述如何开始建立自信和更好地管理应激的可行的方法。作为一个导入，它最初是在匹配来访者所担忧的事情，然后让来访者和另一个与自己类似的来访者建立认同，后者曾经有过某种积极的体验，这个体验在某种程度上会引发这个来访者的兴趣，并对他有所帮助。导入过程中有充足的空间，能够让临床工作者将来访者自发的反应整合进隐喻之中，以此来维系和谐的关系。

为了演示如何根据来访者的特定兴趣而设计隐喻式导入，我将提供下面这个隐喻的例子，这个隐喻是专门为喜欢通过看电视来减压的人设计的：

当你有时间放松自己的时候，你喜欢看电视……看电视当然是一种休闲的方式，能够让人放松下来……我有时候也喜欢看电视……但是并不像有些人看得那么多……有一个人我觉得你真的应该认识一下……这个人就像你一样，喜欢看电视，胜过任何一种其他的休闲形式……这可是一种能很好地放松你自己，让你的头脑平静下来的方法……而且他说他可以通过看电视理解许多人生的道理，对其他人有更多的了解……他曾经给我讲过一个电视节目……他当初看这个节目是为了找乐子……但这个节目不只是具有娱乐的功能……它还让他能够对自己有了更多的了解……他并不知道这档节目会提供一个机会，让他拥有了一次愉快的学习体验……有时候你会在最意外的场合发现一些重要的事情……而他学到了一些重要的事情……因为在他看的那个节目中，有一个男人……和你有几分相似之处……他因为自己似乎无法解决的一个问题而感到十分糟糕……

在这个例子中，电视是一个学习的工具和放松的来源，它被用作让来访者进入催眠的一个载体。在上述例子结束的地方，临床工作者可以继续使用一个或多个隐喻来描述来访者的问题以及解决问题的可能方法。

任何体验，只要被界定为能引发某种贯注的状态，让人感到舒适，而且具有有意义的体验，都可以作为一种隐喻式的催眠导入来使用。引导来访者将注意力投入故事的内容之中，可以促使嵌入故事结构之中的更深层的信息刺激来访者产生潜意识层面的联想。隐喻的间接的风格让其能够在来访者身上创造出一个反应，但是否能获得这个反应则取决于隐喻被引入的方式（称为隐喻的"框架"）、这个隐喻对个体来访者的适用程度，以及在讲述隐喻的过程中临床工作者和来访者能够在多大程度上维系一种和谐的关系。在引入隐喻的时候，一定要讲明它潜在的重要性，或者你可以使用一些直接的开场白，例如"我想给你讲一讲我的另外一个来访者，我认为你可以从这个人身上学到一些有价值的东西……"，或者以间接的方式，通过你富有深意的语音语调和目光接触来传达其重要性。我们之前已经讨论过隐喻如何切中主题，一般而言，它都应该包括一些来访者有兴趣的东西。

讲故事似乎已经成为一门在走下坡路的技艺。电视和互联网渗透了我们的整个社会，也将我们放在了一个被动观看他人的生活体验的角色之上。在人们之间，面对面的、有意义的互动频率越来越低，因为我们更多地会在网络聊天室里或通过短信来与其他人"交谈"。发展出一种平衡的取向来实践临床催眠的关键就在于培养讲故事的技巧。最有帮助的一种做法是去广泛收集各种具有教育意义的故事并且练习讲述它们。方法之一就是重新阅读经典的童话、寓言以及古希腊和古罗马的神话，因为它们都是绝佳的起点，让你能够重新发现以故事的形式代代相传的岁月的智慧。

使用负性暗示的导入

你可能会回忆起在第 11 章中呈现的有关负性暗示结构的讨论。当有技巧地使用负性暗示的时候，它可以通过悖论效应在来访者身上激发积极的反应。这一部分是因为转换派生搜索和意动过程，一部分是因为它们接受并利用了来访者的阻抗。阻抗是催眠互动中的一个因素，我将在第 25 章中对其进行更为详尽的讨论；此刻我想说的是，很少有来访者会盲目地服从临床工作者的暗示。每一个来访者实际上都会通过拒绝信息的输入来维持某种控制感（根据临床工作者的思维方式，这种反应一般会被解释为证明了"阻抗"的存在），维持某种内在的稳态和自主性，即便这种信息输入显然是为了让来访者受益。

对于那些"控制"是其敏感的个人议题的来访者而言，他们会倾向于以消极的方式做出反应，或者以相反的方式做出反应，这成为他们可靠的反应模式，经常能够表现出来。如果临床工作者说，"这是白天"，以某种对抗的姿态做出反应的来访者就会表示不同意，并且说，"这是晚上"。这种南辕北辙的反应并不一定针对临床工作者，而是他们的一种普遍的反应模式，尽管对他们并无好处，这些人也会到处使用这一模式，或者在几乎所有情况下都使用它。你必定曾体会过这类人搅局的能力，无论他们走到哪里，他们都能引发冲突，但他们自己还常常疑惑于为什么别人无法和自己很好地相处。这类反应风格的根源在于这些人需要去防御来自其他人的信息输入，目的是为了能够维系一种想必岌岌可危的内在平衡。有着更强大的自我感的人即便在有选择地纳入来自他人的观点时也能够维持一种强有力的个人身份认同。赞同并非一个弱点。

在催眠导入中，负性反应风格可以被接受和加以利用，从而为催眠导入和治疗服务。使用

负性暗示背后的原则是"以其人之道还治其人之身"。当给喜好批评和控制的来访者负性的暗示时，他们自然会拒绝它们，并使用相反的方式做出反应。因为临床工作者知道他们会倾向于以这种对立的方式做出反应，所以就可以故意使用负性的暗示，通过让来访者拒绝这些暗示来获得与暗示相反的反应，而这些相反的反应实际上是临床工作者希望获得的反应。不过，需要注意的是，除非你以一种微妙的、前后一致的和有意义的方式给予负性的暗示，否则这些暗示可能很容易被视为一种贬损人格的恶作剧。

现在请想象一下有一位来访者正坐在你的面前，他对于你和你的催眠技术都感到焦虑和怀疑，对自己信心不足，而且竭力维持一种个人的控制感。下面这个关于通过负性暗示做导入的例子或许值得你一试：

> 你之所以带着问题来这里寻求帮助，是因为你不喜欢你现在的感受……你可以有不同的感受……但是我并不期待你现在就能明白……在此时此刻……重要的是去知道……你可以，或许也应该拒绝接受我所说的一切……你并不需要听我或听任何人说些什么……你有权力忽视任何你想忽视的东西……尤其是当它和你已经相信的事情不一样的时候……没有人应该期待你现在就能够抱着足够开放的态度来倾听和学习你来这里需要做的事情……至少现在还不行……而现在，也没有人应该期待你以一种有意义的方式发生改变……这得等到你有机会继续体验一阵这种糟糕的感觉……所以，不必听我说话……也没必要给自己能够感到更轻松一点的机会……你可以继续在你的椅子上动来动去……我并不想要你在这里或在此刻就能够放松下来……我并不认为有任何理由让你停止这种烦躁不安的状态……所以，不要坐着

不动，也不要让你的肌肉放松下来……不要让你的眼睛闭上，尽管一直睁着它们可能会让人感到十分疲倦……而且有些人当他们知道自己不需要听我说话的时候，会有更好的感觉……不用注意听我讲述所有这些让你以一种舒服的方式做出改变的机会……而且也不要允许你自己进入深度放松的舒适状态中……因为你或许开始有了一些更好的感觉……让这种情况发生还为时过早……

在这个例子中，有关于放松和改变的暗示是在负性的框架下给予的，即"不要做这个"。对于那些持有负性态度和阻抗的来访者而言，在表面上没有对他们提出任何要求，所以在意识层面的确没有什么可以抗拒的。在潜意识层面，和转换派生搜索过程相联系的意动过程必然会在一定程度上让来访者产生一些反应性，无论这个程度有多小，都给你提供了构建更多的反应的基础。你必须先想到放松才能不去放松，你必须先想到改变才可能不去改变，以此类推。这里的关键在于将这些个体身上自发出现的任何特定的反应都纳入导入的过程之中，将它们重新界定为合作的反应。比如，如果你接受了来访者焦躁不安的状态而不是给它贴上阻抗行为的标签，那么这种行为就会得到鼓励。通过鼓励这种行为，你把它界定为某个对互动有益的事物，即便这些行为背后的意图并不是和你去合作。当来访者对你采取的方法做出并非尽如人意的反应时，除了在第25章中描述的那些应对阻抗的方法，这种通过使用负性的暗示来利用来访者阻抗的技术也是一种方法。

在催眠互动的导入阶段使用负性的暗示旨在使用来访者的阻抗来帮助引导他们进入催眠之中。在某一个时刻，来访者会意识到，你做的所有那些关于不要去放松、不要去放手、不要将注意力向内聚焦以及类似的这些暗示实际上都具有

促进他们被催眠的间接效果。这通常都会成为关系中一个积极的转折点。来访者现在已经有了被临床工作者引导的经历，而他们不仅毫发无伤地经历了这种体验，甚至感到实际上这种体验是令人愉悦和放松的。来访者会因为不必处于战斗模式就能获得控制感而感到欣慰，这对他们会造成一种深远的影响，因为他们现在已经开始能从他们自己的经历中直接领会到，他们并不需要用消极和负性的态度来对抗他人才能获得一种控制感。这种最初的催眠体验便能够为未来的催眠体验奠定一个基础，让未来的催眠体验能够在一种更积极的暗示的框架下进行。

使用混乱技术的导入

引发催眠的过程涉及创造出某种解离的条件，在这种条件下，相比通常的"清醒"状态，来访者的潜意识能够有更大程度的自主性来做出反应。混乱技术在促进解离状态上尤其有效，因此也能有效地引发催眠（Erickson, 1964a; Gilligan, 1987）。混乱技术是掌握起来最为复杂的催眠模式之一，因为它们的确很让人感到混乱。

一般来说，人类都讨厌混乱。混乱会创造出一种不愉快的内在状态，这个状态会激励人们去澄清混乱。人们常常有非常强的动机去解决混乱，以至于他们会因为迫切需要获得某一个结论就草率达成一个错误的结论。混乱技术会有意打破来访者日常的心理定势，从而让某个暗示更有可能绕过通常的意识审视，直接进入来访者的内心（O'Hanlon, 1987; Otani, 1989; Short, Erickson, & Erickson-Klein, 2005）。因为人们不喜欢感到混乱，而且会宁可持有一些错误的，甚至是对自己造成损害的观点，也不愿让某个议题悬而未决，因此临床工作者所面临的任务就是卸下那些无益的、旧的思维模式，从而建立起更适应的思维模式。当你对某件事情确信无疑时，你有多大

的可能性会改变你对它的态度？可能性并不大，因为你对某个观点或行为的确信程度越高，你在那个领域的立场就会越稳定，也会更为抗拒改变（Sloman & Fernbach，2017）。不过，当你并不确信的时候，你更有可能采信别人的说辞，并采用他们的建议，只要在你看来他们似乎是可信的。

混乱有意地创造出了不确定性，因此就为态度和行为的某种改变铺平了道路。当人们处于混乱之中的时候，他们就会停下来。随后，他们就会发展出一个内在焦点（一种自发的催眠？），以便让他们迅速地在自己已知的一切事物中寻找到一个解决混乱的方法。当他们在意识层面如此投入地想要弄明白某件事情时，他们的潜意识就能更容易准备好接受任何可以降低失调状态的暗示。简单来讲，这就是混乱技术的机制。表14.2 则列出了相关的原则。

表 14.2　有关混乱技术的假设

人们看重清晰性和理解力
混乱或缺乏清晰性会激发一种不愉快的内在状态（即失调状态）
失调状态激励人们去努力获得对事物的理解
想要获得对事物的理解会激励人们去寻找意义，并且更容易接受满意（即便是不正确的）的解释
人们的行为会形成模式，而采用熟悉的模式是最舒服的事情
要阻断人们采用（即干扰）熟悉的模式，就需要人们产生一种新的反应
在产生新的反应所需要的这段时间中，人们对于外部线索的反应性会被放大

混乱技术可以有各种不同的形式，但是一般而言可以分为两类：模式中断策略和超载技术。模式中断技术指的是，根据想要获得的结果故意说和/或做一些事情来打破当事人对某种思维、某个感受或行为，或某些其他模式的体验。中断个体既有的模式并将其注意力转移到一个"新轨道"上能够在足够长的时间里有效地打破旧的模式，从而让有可能带来助益的新体验对个体产生一种有意义的影响。中断个体的症状模式的方式有很多，可参见表14.3。

表 14.3　模式中断策略

混乱
惊讶、震惊
幽默
重构
双重束缚
悖论、症状处方
布置任务，符合来访者参考框架的行为指令（利用）
对峙
角色反转
仪式
催眠和催眠现象
磨难治疗
隐喻
放大对立面
外化

改变模式的某些环境变量（例如，个体在何处、何时、面对何人会"产生"症状），改变模式的亚成分的先后次序，变化其他人对于这个模式的反应，夸大或强调模式的隐含意义，将希望获得的反应嵌入令人感到混乱的那些无关紧要的事情当中，以及通过临床工作者做出的反常的或前后不一致的反应来建立起对过去模式的新联结，这些是众多可以中断来访者模式的技术中的一小部分。此外，临床工作者可以使用手势来打断来访者，用非言语的方式（姿势）夸张化来访者所处的位置，也可以使用非常模糊，甚至完全违反正常语法结构的语言模式，让来访者因为努力地想要弄明白临床工作者为什么会表现出这种意料之外的，甚至是古怪的方式而进入状态。

下面的文字记录了米尔顿·艾利克森在一位体验到疼痛的病人身上使用的混乱技术（参见Heley，1967，p. 152）。艾利克森采用的部分策略在于他使用的语言模式违反了通常有意义的沟通所具有的模式，并在其间嵌入了治疗暗示，让来访者能够更深地体验到舒适感。来访者因为要去适应艾利克森不同寻常的语言模式，所以他正常的意识流就被打断了，这让他的潜意识能以有益的方式吸收有意义的暗示：

> ［……有些家人或朋友］……知道疼痛，也知道不疼痛，因此，你想不想知道不疼痛但是很舒适，而且你也的确知道舒适和不疼痛，而当舒适感增加的时候，你知道你没有办法对轻松和舒适感说不，但是你可以说不疼痛而且知道不疼痛，但是知道舒适感和轻松……

当来访者的意识头脑关注努力在认知层面弄明白这一团胡乱言语的意义的时候，在其感受的层面，由暗示激发的和感觉良好、不感觉到疼痛相关的联想则得以让艾利克森的病人获得其想要获得的舒适感。

上述文本同样演示了另一种混乱技术可能采用的元素，这种技术即超载技术。作为一种制造混乱的手段，超载技术可以采用的形式是过度重复和感官超载。在之前的文本中，艾利克森重复了让来访者感到舒适和不疼痛的暗示，这种重复是非常频繁而且过度的，并且还嵌入在其他令人混乱的语句当中，因此在这种一个暗示接着一个暗示的基础上，来访者很难抗拒每一个暗示。从来访者意识层面来看，重复暗示是极为让人疲惫甚至是无聊的，但是众所周知，重复能够增进潜意识的学习过程。不过，嵌入混乱技术之中的暗示仍然是清晰的，实际上也有一定的意义。这些就好似在混乱的背景中闪亮的霓虹灯一样突出，因此也能够在更大程度上吸引人的注意力，并对个体造成影响。

另一种形式的超载技术是感官超载技术，这种技术通过使用来自不同来源的信息让个体的意识头脑严重超载，以至于无法维系功能；而当个体努力在意识层面保持注意力专注的状态时，他们的潜意识就可以在更大程度上做出反应。感官超载技术的一个例子是由凯·汤普森、瑞·拉斯科拉（Ray LeScola）和罗伯特·皮尔森（Robert Pearson）原创的双重导入技术（参见第9章"大师的视野"专栏中有关汤普森博士的介绍），凯·汤普森（2004a）也对此做了描述。在两名（或多名）临床工作者同时对一位来访者进行催眠导入时，这个人在起初还会尝试同时倾听两位临床工作者的声音，但是很快就发现，自己完全不可能在很长一段时间里在意识层面上同时跟上两个人的话语。在所提供的信息中，任何逃脱了意识的侦测和分析的信息仍然可能会在潜意识的层面被接受，而当这位被两面围攻且超负荷的来访者放弃审查这些信息，审查这些信息也不现实的时候，催眠或许就成为一个美好而令人放松的避难所。

　　感官超载技术可以是使用多名（两名或更多）临床工作者对一位来访者工作，也可以是在不同水平上呈现多重刺激（例如，声音、气味、视觉信息）。如果你没有机会在自己周围拥有另一个临床工作者和你一起使用这个技术，那么你甚至可以录下你通常使用的导入程序，然后在治疗中一边播放一边"现场"实施更个性化的导入方法。你甚至可以对你的来访者暗示说："你可以听我说……或者你也可以听我说！"这样的超载技术在治疗个体的疼痛时尤其有效（Yapko，1988a）。

　　为了导入而使用的混乱技术需要临床工作者有一个清晰的头脑，要求他们在每一刻都知道自己在干什么。它也需要临床工作者（以及来访者）产生某种程度的解离，从而不会被他们正在创造出的混乱绕进去。我们几乎能围绕所有的体验维度制造混乱，从一周的天数（"你可以在周二放松，但是不如周三那么放松，而如果你记得在周日这种放松的感受是多么美好的话，那么在周五你就能记得，在某一个周一做一次深呼吸，并且……"）到回忆（"一个人怎么会忘记进入深度的催眠之中是一种那么好的感觉呢，而当这个人记起，以往自己记得的事情只会提醒自己忘记回忆起以舒服和平静的感受去回忆起忘记你已经

记不得回忆起自己已经遗忘了的紧张，以及回忆起那种舒服的感觉……"）。表14.4列举了一些特定的体验维度，你可以在这些体验维度上使用混乱技术。

表 14.4　混乱技术的方法类型

认知
感官
关系
时间
角色
身份认同
情感
空间
行为

　　如果临床工作者给予混乱型暗示的方式在来访者看来大体上仍是有意义的，那么临床工作者就可以带领来访者在更深的水平上寻找和发现意义。混乱技术特别适用于那些极为理智的来访者，他们总是会理智化自己的问题或感受。面对嵌入了意义的大量非理性的信息，理智并没有办法坚持太久，因此，超载技术可以让理智的来访者转而在情感的水平上和他人相处。

结　语

　　在所有以自然主义和合作式的方式实施催眠导入的手段中，本章中呈现的导入取向是最具自发性和最有效的方法。我们没有办法逐字逐句地将它们变为操作文本，但这实际上正是它们的优势。催眠文本或许能让临床工作者不再那么担心自己要说些什么，但是它们必然会让你的工作变

得更僵化，更不具有创造性。只有通过在众多的治疗会谈中练习如何仔细观察来访者的反应，并同时发展出一种灵活性，用自己获得的每一个反应来进一步提升互动的质量，临床工作者才能发展出使用这些结构松散的、自发的取向所需的技能。

开动脑筋

1. 在本章中描述的每一种导入当中，转换派生搜索和意动过程是如何运作的？

2. 在同我们周围的世界建立关系时，一个人整体的内在导向和外在导向是如何发展起来的？这两种建立关系的模式对有效实施催眠有何启示？

3. 在日常情境中，个体如何"以其人之道还治其人之身"？请给出具体的例子，并且描述每个例子中起作用的动力过程。

4. 一位临床工作者可以在不事先声明其意图的情况下就将来访者导入催眠吗？为什么？

5. 艾利克森声称"开悟起干混乱"，这句话的基础是什么？混乱有益于促进改变的发生吗？为什么？在你自己的经历中，你是否曾经有过"啊哈！"的体验？请描述它。

行动起来

1. 列出明显具有催眠元素的 25 个常见的日常经历。请给每个经历写一个暗示的梗概，就好像对它们进行描述就是一种导入程序一样。

2. 让你的两位同伴同时就不同的主题和你谈话，并且尝试同时跟上两个人的谈话。你的体验是什么？

3. 尽可能地以一种催眠式的行为举止（例如，语速放慢、示范贯注状态、使用感官性的描述词）来向你的班上的同学描述一个表面上和催眠无关的体验，而在这个体验中，你能够舒适地放松下来（例如，骑自行车、在树林里远足、蒸桑拿）。你的听众有何反应？

第 15 章
催眠现象：调动隐藏的资源

概　述

本书中之前所有的章节已经提供了概念框架和技术，从而为这一核心章节中将要论述的主观材料搭好了舞台：现在，来访者（假定）已经处于催眠之中，我们想要帮助他去体验到什么具有治疗价值的事情呢？在本章中定义并描述的经典的催眠现象是催眠治疗应用的基本元素。此外，它们也是构建所有人生体验的基本模块；我们的记忆、预期、希望、绝望、意象、感受、思绪、愉悦、痛苦；所有我们的主观体验都是建立在这些至关重要的元素的不同组合之上，而这些组合则决定了我们是谁。当临床催眠会谈中出现不同的现象时，相比它们在日常生活中的形式，彼此之间只存在程度上的差别，而并非在类型上有何不同。

尽管催眠现象的特性在通常的日常体验中也可以找到，但是在结构化的催眠过程中，经过了浓缩之后，无论是对它们进行观察还是体验都会显得非常戏剧化。在考虑这些催眠现象时，我们在一开始就需要意识到，这些现象本身并非都是积极的，也并非都是消极的，这一点十分重要。根据与它们相关的内容和应用它们的情境的不同，将它们加以组合来使用的方式既可能会带来收益，也可能会造成伤害。简单来说，同样是一个催眠的现象，它既可以被用来解决问题，也可以被用来创造问题。我在之后的篇幅里会更多地谈及这一观点，尤其是关于催眠现象和症状形成之间的关系。

各种各样的催眠现象所代表的是人类身上十分宝贵的能力，但这些能力常常并没有得到充分的发展。一般而言，每个人都被认为能够在正式的催眠互动中发展出这些催眠现象，尽管程度有所不同，这是因为在某种程度上来说，它们只是一些在临床情境下以结构化的方式被放大了的日常生活的体验（Erickson, 1958; Voit & Delaney, 2004）。事实上，为了能以一种正常的、健康的方式来行使我们的功能，这些能力是我们体验中必要的一部分（Banyai, 1991）。认为个体完全无法被催眠的看法是值得质疑的，因为如果人们无法以自动化的方式聚焦注意力，进行回忆、想象和行动，或是无法表现出其他类似的催眠能力，他根本就无法生存下来。正如我们已经知道的那样，人们在催眠才能上有极大的个体差异，而有些人的能力可能十分有限。但是，找到某个完全无法体验到上述任何体验的人也是极为罕见的事情。

在描述不同种类的催眠现象时，我也会列举在何种日常情境中，这些现象会自然而然或自发地产生。人们一般不会把这些随机出现的体验和催眠联系在一起，但是它们在结构上的确是一样的。当它们发生时，人们倾向于用类似下面这样的评论轻易地把它们置之脑后，"哎呀，这还真挺奇怪的"。人们不会对此多加思考，因为这些现象似乎"就那么发生了"。普通人并不觉得自己参与了这些体验的产生过程，或者对这些体验有什么直接的控制。这也是我们需要获得催眠模式技巧的主要理由：与其让这种潜在有用的体验继续随机出现，并且看似不受控制，还不如让熟悉催眠的临床工作者有意地出于有意义的理由来促进这些体验的发生，帮助来访者，并在他的生活中注入更高的控制感。

在很大程度上，认识到催眠现象也会普遍在人们身上出现，这是利用取向的一个独特的观点。在其他催眠的模型中，催眠现象一般被认为是一种独立而独特的"催眠"状态的显现。即便那些人也认为催眠现象是日常现象的一种浓缩的产物，但用来获得这类反应的技术却与这种认识不相协调，仍然具有仪式化和做作的特点。利用取向所强调的是，采用一种更自然也更具有个人意义的风格来促进这些反应的发生。不过，鉴于

我希望能够让你熟悉不同的可能性，我在本章中将同时呈现唤发催眠现象的结构化的取向和自然主义的取向。在之后的章节中，我将讨论这些现象的临床应用。

在你阅读以下的每一小节时，你或许会想到你自己对于那个特定的催眠现象的体验，特别是当时发生了什么以及在何种情境下产生了这些现象。发现催眠体验的日常的那一面将会逐渐促使你更多地注意到并且利用那些在你和来访者互动的过程中自发产生的催眠反应。事实上，熟悉催眠反应会发生的日常情境是实践自然主义的利用取向的一个基础（Erickson，1958；Erickson & Rossi，1981；Yapko，2001a；Zeig，1980b）。一般的做法包括寻找到那些你渴望获得的反应自然发生的普通情境，并且以催眠的方式对它们加以描述。来访者可以在这种被暗示的体验中逐步陷入贯注的状态，于是便很可能自然而然地表现出催眠现象。人们很早就已经发现，只是想象某种躯体运动的发生就能够让这个运动发生，这种现象则被称为念动反应（ideomotor response）（Arnold，1946；Kroger，2008）。T. X. 巴伯、尼古拉斯·斯帕诺斯和约翰·查维斯（John Chaves）写道，可以通过想象"一个如果真的发生就可能会产生被暗示行为的情境"来产生催眠反应（1974，p. 62）。同样，也可以通过暗示情绪、知觉和幻想来产生催眠现象。

催眠现象

让我们假设，在此刻的临床互动中，你已经对来访者进行了访谈，并且获得了充足的信息来设计并实施某个有意义的催眠体验，你已经向来访者介绍了催眠，而来访者也同意参与，你也已经让这个人的注意力转向了催眠，完成了导入

和加深的步骤，建立起了一种反应定势，但是现在，需要更直接地激活你在当下背景环境中已经建立起来的这一切，来达成治疗目的。现在，你将如何对催眠会谈加以组织、将使用哪些达成治疗目标的催眠现象自然会因每个来访者的不同而

有所不同。表 15.1 列出了可以出于治疗目的而唤发的主要催眠现象。

那么，此刻登台亮相的就是经典的催眠现象，为了便于检索，我将它们按照字母顺序进行了排列。

表 15.1　经典的催眠现象 *

年龄退行（Age regression）

年龄前瞻（Age progression）（艾利克森提出的"导向假想中的未来"）

失忆（Amnesia）

痛觉缺失（Analgesia）

感觉缺失（Anesthesia）

紧张症（Catalepsy）

解离（Dissociation）

幻想（Hallucinations）（阳性和阴性）

意动反应（Ideodynamic response）（意念情感，意念认知，念动，意念感官）

感觉改变（Sensory alterations）

时间扭曲（Time distortion）

* **作为构成要素的效价是中性！**

年龄退行

描述

年龄退行的定义是处于一种对记忆的强烈的贯注状态并在体验层面对记忆加以利用。年龄退行技术有两种一般的形式：

（1）引导来访者回到过去的某个时间阶段去重新体验这个阶段，就好像它在此时此刻发生那样，这个过程被称为"记忆复苏（revivification）"；

（2）只是让来访者尽量生动地回忆一段经历，这个过程被称为"记忆增强（hypermnesia）"。

在记忆复苏中，来访者沉浸在体验当中，以近似记忆构成时事件实际发生的方式重新经历了这段经历。他对过去那段记忆的感受和反应就好似它完全不在过去，而是正在发生。在记忆增强中，来访者仍然处于此时此刻，只是同时能更为生动地回忆起记忆的细节。

大多数人凭直觉就能理解我们过去的经历如何对我们现在的想法、感受和行为造成深刻的影响。心理学显然已经积累了大量的信息来证实这一观点。因此，年龄退行也是在治疗工作中最常使用的一种催眠模式。作为一种临床技术，年龄退行提供了一种回到过去的机会，无论是回到不久之前还是许久之前，回忆起已经被遗忘的重要事件的记忆能够有助于重新界定个体的自我看法或"修通"过去的记忆以达成更适应的新结果。记忆是一个过程而非一个事件。记忆是建立在主观知觉的基础之上的，因此是可以改变的，也是动态的（Dasse，Elkins & Weaver，2015b；Kandel，2007；Squire & Kandel，2008）。记忆的性质可以随着时间的变化而改变，因为新的经历会和更久远的经历混杂在一起，并且对后者造成影响。鉴于记忆的本质是主观的，也是可以被暗示的，所以我们可以有意或无意地影响记忆（Loftus，2017；Loftus & Hoffman，1989；Sheehan，1988，1995）。

当我们把年龄退行界定为处于一种强烈的贯注状态并在体验层面对记忆加以利用时，年龄退行的日常生活的面向就变得明显起来，因为人们时不时会陷入回忆之中。如果电台里播放了一首让人联想到高中时的心上人的歌曲，听者就会沉浸在关于那个人的记忆之中，并且生动地回忆起两个人在一起的情境以及在当时他生活中发生的事情。在那么一段时间里，其余的世界便从意识的觉察中渐渐淡去，而听者则会处于一种深度的内心贯注的状态，把注意力聚焦在回忆上，甚至会重新深刻地体验当时生活中的自己的感受（意念情感反应）。

年龄退行就像上述经历那么普遍。任何引发个体回拨时钟来回忆过去或重新经历某些事件的线索便能刺激个体产生一种"自发的年龄退行"。看见照片、听到某种声音或是词语、闻到特定的芳香、与一位老朋友会面……能激发记忆的扳机事件可以有无数种形式。以这种方式沉浸在记忆当中都是日常发生的年龄退行的例子。

年龄退行可以以结构化的方式实施，即让人们有意地投入某段记忆当中，而这段记忆似乎和他正在经历的症状有一定的关系。人们在本质上是按照自己的记忆来界定自己的，尤其是那些充满重要情感意义的事件。事实上，许多症状之所以会产生，正是因为人们对过去事件的意义进行了某种解释，因此，探索和处理记忆就常常成为治疗中关键的部分。尤其是在和那些曾经经历创伤的来访者工作时，这些来访者不仅曾忍受过一些糟糕的经历，而且也会将这些经历置于某个视角下，即采用他们找到的对这段经历的某种看法，继而让这个糟糕的处境雪上加霜。告诉自己"我永远都没办法迈过这道坎""我的整个人生都被毁掉了""没有人会爱我了"，或是采取其他类似伤人的看法来看待已经发生的事情，以致在自己的伤口上撒盐。这类结论常常是治疗需要处理的目标，即努力帮助这个人达成一种新的、更能增益自我的看法。

错误记忆：年龄退行是本领域中最大的争议的核心

我现在必须提出的议题一直以来不仅在催眠领域中，也在整个心理健康行业中都是一个满载着强烈情感和分歧的议题。这个议题曾被称为"压抑记忆的争议"，或者是"虚假记忆之争""记忆战争"，以及许多更具煽动性的名称。在 20 世纪 90 年代后半段，我们几乎每天都能听到曝光率极高的法庭案件，读到报纸上的评论员文章，看到专家在电视上不遗余力地争论通过一般的治疗，尤其是催眠中的年龄退行技术来揭示的所谓被压抑的记忆是否可靠（Loftus，1993；Terr，1994；Yapko，1993a，1994a，1994b）。尽管随着头脑更为冷静的人——以及扎实的研究——逐渐占据主流，这个争议已经平息了许多，但是偶尔仍有新的法律案件以及涉及创伤、记忆和可暗示性之间的关系的临床难题卷土重来（Goodman，Goldfarb，Quas，& Lyon，2017；Levine，2015）。

有许多的治疗师或者因为接受过的学术训练，或者出于自己的看法而相信几乎所有的症状都必定是过去经历的产物，尤其是过往的创伤。这里最常涉及的是某个假定存在的童年性虐待事件，有必要将它挖掘出来并予以"修通"。因此，如果个体无法回忆起能解释他症状的类型和强度的任何有关这类虐待的记忆，那么持有这种错误观点的临床工作者就会假设这些创伤的记忆被压抑了，也即出于某种防御而从意识的觉察中被分裂了出去。他还会进一步假设，挖掘被压抑的记忆是康复的必要步骤（Blume，1990；Fredrickson，1992）。

在寻找假定中被压抑的记忆时，存在几个极为重要的问题：创伤的记忆是否被"锁闭了"，以及能否使用催眠或其他记忆复原技术来寻找那把"钥匙"打开它们，并且让个体准确地回忆起这些记忆？还是说这些用来定位和提取记忆的技术本身在临床工作者或来访者没有意识到的情况下会污染或扭曲记忆？再进一步，一位善意的临床工作者和一位不知情的来访者会不会甚至创造出看似真实但实际上完全是虚构的那类复杂而充满情感色彩的记忆，即所谓的记忆虚构？

对于绝大多数的人来说，在经历创伤之后，对于创伤的某些特定细节失去记忆是很常见的，但对于自己曾经历了这样一个创伤的整体知识仍会被保留下来，并持续给个体带来痛苦（Levine，2015；Rothschild，2017）。个体在如今知道且一直也都知道虐待曾经发生过。如果有人曾经受过虐待，尤其是反复发生的、持续了数年之久的虐待，还能够压抑对所有这些事件的记忆，这种情况是极为罕见的，且被许多专家认为是不可能发生的状况。这种情况得凭借哪种心理机制才可能发生呢？

鉴于存在所有这些未知项，我把这称为"在被压抑的记忆方面存在令人困扰的未知事实（Yapko，1997b）"，很难相信有些治疗师竟然能够如此自信地寻找那些所谓的被压抑的记忆，然而很多治疗师的确如此自信。这些未知事实包括了众多仍然争议不断的问题，例如：为什么有些人从来无法恢复任何有关已知创伤的记忆，而另一些人却能找回这些记忆？在前语言层面，是否存在所谓"躯体记忆"？如果存在，我们怎么准确地对它进行评估？我们怎么将躯体记忆和其他

与虐待无关的心身症状区分开来？在哪个年龄阶段是可以发生压抑的，如果的确存在压抑的话？是否可能压抑掉数十个或数百个虐待的情境？如果可能，这是如何发生的——是每次压抑一个，还是整体压抑？如果是整体压抑，是什么样的扳机和机制能够导致突然之间出现如此大量的"记忆抹杀"？我们如何能够区分真实的记忆和详细的记忆虚构？是什么让有些人比其他人更容易出现虚假记忆？人们真的需要回忆起来一些事情才能够变好吗？

当一位来访者将症状呈现给临床工作者来处理和解决，却不能回忆起这些症状是何时开始或如何开始的，或者无法详细回忆起他的童年生活，临床工作者就此便假定存在被压抑的记忆，这种假设本身是非常危险的。我认为芭比·罗斯柴尔德（Babette Rothschild）做出的这则"免责声明"是一则善意的提醒，她本人是创伤治疗工作领域的领军人物之一，也是《身体从未忘记》（*The Body Remembers*，2017）一书的作者。她说：

> 在本书中给出的每一则信息和每一种治疗程序都是建立在理论和猜测的基础上的。这并不是因为这些内容本身有任何的错误，而是因为我们实际有的只是理论和猜测而已。在心理学以及创伤应激研究和治疗领域，不存在任何证据确凿的事实。我们所知道的一切都是不确定的。
>
> （p. xv）

这是一则提醒，但同时也是一则自我辩护，因为自己有可能在治疗中犯错从而不但没有帮到别人，反而很容易造成伤害。治疗师是否知道，何时他只是单纯地在猜测，并将自己的治疗建立在这些猜测之上？以及谁的猜测又比谁的更高明？

认为"在心理学中没有任何东西"是一种表述极端的证据确凿的事实，旨在表达有很多我们所不知道的东西，例如我在上文中提到的那些"令人困扰的未知事实"。心理学还有很长的路要走，但是的确有些事情事实上是我们知道的。我们知道记忆是容易受到暗示的，而且我们也应该知道，如果暗示那些否认自己有虐待历史的人他实际曾被虐待，这种做法意味着什么。去理解记忆的工作机制是有好处的，这能够让我们理解无法回忆背后存在多种可能的原因，例如，许多人对于自己的童年并没有太多详细的记忆，而这种状况和虐待或压抑没有什么关联（Bauer，2015；Kandel，2007；Schacter，2001）。任何和来访者的记忆做工作的治疗师都应该对于记忆的工作原理有超过平均水平的知识。

目前可以进行讨论的问题——但并不必然能够充分回答的问题——是这类因实施了暗示性的干预从而浮现出来的被掩埋的记忆到底有多准确（是被压抑，或只是被遗忘？我们如何能知道？）。当在催眠的过程中一段记忆从某个人的头脑深处浮现出来的时候，是否应该把它视为"真相"呢？这些记忆可以是完全准确的、部分准确的、部分不准确的，也可以是完全不准确的。如果没有客观的证据来证实一段记忆，那么目前没有任何的技术手段能够确定其真实性。催眠不会揭示真相。事实上，在催眠中浮现出的记忆，包括在叙事上有更多的细节，以及在讲述这段经历时有更强烈的情绪色彩，都不意味着这段记忆就更有可能是真实的。这一点也适用于所谓的"吐真剂"或测谎测验，这也是为什么在大多数的法庭上，通过这些询问手段所获得的信息一般都不被采信（Kassin，Redlich，Alceste，& Luke，2018）。鉴于我们无法可靠地区分一则被恢复的真实记忆和一则虚构记忆之间的区别，甚至所谓的"专家"在实验中尝试这一挑战也失败

了，那么对于临床工作者来说，尽量减小自己通过不明智地使用暗示来污染一段记忆就显得更为重要了。

关于记忆复原技术本身是否会歪曲记忆甚至是创造记忆这两个问题，我们都可以很肯定地回答：是的。记忆已经被证明很容易就会受到众多暗示性的影响力的影响，无论是否使用催眠（Brewin & Andrews，2017；Heap，2008；Loftus，2005，2017；Loftus & Yapko，1995；Mazzoni，Heap & Scoboria，2010；Pena，Klemfuss，Loftus，& Mindthoff，2017；Schacter，1996，2001；Wagstaff，Wheatcroft & Jones，2011）。即便在从来都没有发生过某种虐待事件的情况下，来访者真的能够相信自己曾被虐待过吗？是的。因此，韦斯特（Wester）和哈蒙德（Hammond）（2011）就曾指出："在有关记忆的议题上，问题并不在于使用催眠本身，而是在于使用催眠时可能采用的访谈风格和举止。（2011，p.257）"这一观点很有道理。

我想再次澄清和强调本节的关键观点，即当来访者带着想要解决的症状前来心理治疗但并没有回忆起任何相关的虐待事件，而临床工作者向来访者暗示了有关虐待的记忆，这已经引发了众多的争议。如果个体现在知道而且也一直知道他曾被虐待过，那么这个议题就无须考虑了：这样的记忆是可信的，而且其可信程度和其他类型的记忆并无不同。

年龄退行的一般应用

在临床中使用年龄退行时，至少可以采用两种一般的策略，它们各自又可以衍生出许多不同的具体的技术。第一种一般的策略涉及使用年龄退行来回溯负性的，甚至是创伤类型的经历。其意图在于让来访者能够对事件进行探索，释放被锁闭住的情绪（"宣泄"），与此同时提供新的方

式审视那个情境（"重构"），这可能会帮助他释放或重新界定从那段经历延续至今仍对他的生活造成的负面影响。在使用这种策略时，记忆复苏或记忆增强都可以使用，具体则需根据临床工作者的判断，即来访者应该在多大程度上沉浸在这段记忆当中，或在多大程度上和这段记忆拉开距离才能获得最大的治疗收益。例如，如果一位来访者觉得自己的母亲不接受自己，因此感到自己毫无价值（"如果我自己的母亲都恨我，那么我一定真的是毫无价值的"），那么临床工作者可能想要通过记忆复苏的方式将他带回到过去，重新经历一个或多个导致这种感受产生的关键性的母子互动。这可以通过以下做法完成，临床工作者帮助他重新体验发生那个事件时他的感受，以及一边重新体验当时的画面和声音，一边支持他表达出这些感受。然后，临床工作者可以让他聚焦在那个体验当中他在之前没有注意到的或者忽视了的维度上。通过给过去的记忆增添新的理解和洞见，临床工作者就能够帮助来访者重新界定这段记忆。例如，可以鼓励来访者去感受来自母亲的爱和关心，那位母亲事实上的确爱他，但也因为她自己的某种情感上的局限而深受困扰（"她爱你，但是因为她自己的毒瘾问题，她的头脑太混乱了，以至于没有办法给你支持"）。

对于一段过去的经历获得一个新的结论，可以极大地改变你对自己的看法。通过记忆复苏的策略来让来访者沉浸在体验之中，也能让这种策略的强大的情感力量得以发挥。与此相反，如果你正在和一位有过被强奸的痛苦经历的女性工作，那么通过记忆复苏的方法让她重新回到那个有着强烈情感的情境当中，通常来讲不是一种可取的做法；尽管有些专家认为，一次精心计划的记忆复苏的情绪强度是复原的关键（A. Barabasz，2013；Fine，2012）。正如你能预测的

那样，记忆复苏是一种在情绪上更有力量的取向，因为来访者会全神贯注在这个体验当中，就好像它现在正在发生一样。在心理距离上更遥远的记忆增强技术或许能够给她提供更好的帮助。在这种取向的帮助下，她可以既安全地处于此时此刻的状态，又能够修通过去的创伤（Lynn & Kirsch，2006；Spiegel，2010）。是否有可能因为记忆复苏技术而让一个人再次被创伤？的确很有可能。请务必谨慎（Fine，2012）。

年龄退行的第二种一般的策略是触及和放大来访者的资源，这种策略和第一种策略是兼容的，也很容易被整合到第一种策略之中。这种策略首先在于鉴别出来访者在过去的情境中曾表现出的特定的问题解决能力，但不幸的是，来访者在目前并未能使用这些能力；然后再对这些能力加以利用。来访者常常拥有他没有意识到的积极能力，而且因为他没有觉察到它们，因此获得这些能力的途径也处于休眠的状态。

在使用年龄退行时，临床工作者可以帮助来访者在他自己的过往经历中重新发现这些能力，而这些能力可以让他以更适应的方式处理目前的困难。例如，对于抱怨自己在学习新事物上有困难的来访者来说，临床工作者可以引导他回到过去，回溯各种不同的过去的经历，在这些经历中，他起初都因为学习某种事物而感到挫败，然后再让他看到，每一次的挫败感如何最终导致他掌握了那些信息，并且让他在那个领域也变得更为自信。这就是一个培养耐挫力的例子。学习穿衣服、读写、开车，以及无数其他的经历在一开始都是让人望而却步的新体验，而之后则变成了普通的、自动化的能力。如果来访者在某些过去的体验中因为掌握了之前看似困难的技巧而感到满足，那么让来访者沉浸在这些体验中就能够帮助他建立起一种更为积极的态度去接纳不确定

性，将其作为学习过程的正常的一部分，并将这种态度应用到目前的挑战上。

唤发年龄退行的方法

任何能够帮助来访者在主观体验层面回到过去的暗示都可以被认为是年龄退行的一种方法。年龄退行的一般方法之一会使用包含结构化的、想象的意象的暗示，以此来促发来访者重新回到过去的经历之中。其他的做法则使用更为自然主义的、更平常的方法来让来访者沉浸在记忆当中。根据来访者的反应风格，任何一种做法都可以是好方法。

特殊载体意象：利用来访者的想象力的模式会包括使用各种"特殊载体"，例如一列特殊的列车、一架飞机、时间机器、宇宙飞船、电梯或其他能够将来访者传送到过去的特定事件中的载体。特殊载体意象以一种人造的、具象化的和以内容为导向的方式对退行的暗示加以组织，因此需要大量细节来推动来访者的催眠进程。下面这个有关年龄退行的例子就使用了一列"特殊的列车"作为载体：

> ……现在你可以体验到你自己已经处于舒服的放松状态……你可以让你自己在头脑中……想象前往一个特殊的火车站……这个火车站和你曾经去过的任何一个火车站都不相同……那里的火车也有着不同寻常的能力，能够将你带回过去……而你可以回到过去……去往那些你已经有很长、很长一段时间都没有想到过的重要的经历……你可以走向一列特定的列车，看着你自己上了这列有着最有趣的外表的列车……你可以很容易就找到你的座位，它看起来是那么舒适……那么轻软，你可以坐在上面休息……彻底地休息……然后当你感觉到列车开始以一种平缓而令人愉快的方式开动的时候……

> 你可以体验到列车独特的运动方式……在时间中倒退……开始很慢……然后变得更快了一些……动力越来越足……而当你望向窗外的时候……看见你生活中的事件在你眼前掠过，就好像你在路上越过了许多电线杆一样，关于昨天的记忆……然后是前天的记忆……然后是大前天的记忆……大大前天的记忆……所有那些之前的记忆……当你不断回到更早的过去时，它们一一在你脑海中掠过……当回到过去的路途变成了此刻的景象……然后列车开始慢了下来……然后它停了下来……现在你可以下车，发现自己站在那个对你来说那么重要的站台上……现在站在那个站台上，你可以看到那个时间和那个地方的景象，听到那个时间和那个地方的声音，并且感受到那个时间和那个地方的感受……

在此刻，临床工作者和来访者之间可以展开对话，唤起他当下重新体验的记忆细节。询问来访者他此时处在哪一个时间点上，在记忆中还有谁存在，具体发生了什么，他此时有什么想法、感受或行为以及其他相关的问题，都可以让临床工作者更好地理解来访者此时的体验，以及来访者是如何组织这一记忆的。这使得临床工作者能有机会提供一个不同的视角，一个或许更具适应性的视角，以此作为治疗的一部分。

将年龄退行导向一个具体的时间点或事件：如果来访者知道某个重要的事件是在何时发生的，那么临床工作者可以让他回溯至那个特定的时间点上。不过，他常常并不清楚某个感受、想法或行为是在何时开始的。在这种情境下，临床工作者可以提供一些过程导向的暗示，即类似在上述特殊列车的例子中的暗示，在这些暗示中并没有具体指明退行到哪个具体的年龄或情境。在上面那个例子中，完全是由来访者来选择，自己需关注哪一段经历来代表他目前问题的发展过程。临床工作者必须在某些时刻让来访者用语言表达他体验的细节，这样便能帮助他尽量获取更多的记忆，并且决定自己在何时何地进行干预。

无论你选择何种方法来促成年龄退行的体验，使用更多的感官细节让来访者进行联想总能够促进他更多地卷入那个体验当中。如果想让来访者在体验过去的事件时和那个事件保持更远的个人距离，那么你可以提供的暗示是让来访者处于安全的此时此刻（解离），同时"就好像你在看一场有关于那段经历的电影……而当你舒服地观看影片的时候……你可以从那里学到一些对你来说重要的事情……"

入径问题：实施年龄退行的一种更为自然主义的取向是提供一些间接的暗示，让来访者投入回忆当中，但无须正式说明："现在你可以回到过去"。暗示的模式包括询问入径问题来让个体的注意力转向他的个人历史，并且以对话的方式分享从过去的个人经历或职业经历中学到的东西。在这种方法中，用问问题的方式让人们面对他的过往经历会促使他搜索自己的过去，从而回忆起合适的事件来做出有意义的回应。这类搜索在起初只是一段更为遥远的记忆，来访者只是在认知层面还记得它，但是临床工作者在之后饶有技巧地提出进一步的问题则能够开始让来访者沉浸到记忆当中，得以重新体验到它。下文就是这类暗示模式的一个例子：

　　临床工作者：你还记得你四年级的老师吗？（将来访者的注意力导向其 9 岁或 10 岁的时候）

　　来访者：当然，是史密斯小姐。我回想起来，她是一位非常友善的老师。（开始回忆起那位老师以及某些相关的童年经历）

　　临床工作者：四年级肯定可以是一个人

一生中一段有趣的日子……在人的思维层面会发生许多的改变……我好奇的是，你是否记得，在你人生中的那段时间里对你来说特别重要的事情？……

　　来访者：嗯，有一次我在学校里闯了祸，我的母亲……（讲述故事的细节）

　　临床工作者：你可以……在那个经历中清晰地看到你自己吗？……当你在那段经历中看到你自己的时候，你可以回忆起你当时的感受，不是吗？……那些感受是你现在仍然会有的感受，是你的一部分……尽管你已经有很长一段时间没有想起它们了……而你可以看到其他的人，看到他的样子……他穿着什么衣服……你可以听到他在说什么对你来说重要的话……那么他在说什么？

当临床工作者让来访者去填补记忆的细节时，来访者自然就会更多地沉浸在其中，直到开始重新体验这段经历。也请注意时态的变化，从过去式转为现在式，即以微妙的方式将过去的状况改变为现在的状态，以此作为复苏记忆的手段。这种退行的类型是许多心理治疗中都会惯常使用的一种，尤其是那些把焦点放在过去，以此作为一种更好地理解现在和改变现在的手段的治疗。这种逐渐沉浸在记忆之中的做法以流畅而自然的方式聚焦在过去。当临床工作者尽可能让这个人越来越多地卷入记忆的所有感官成分之中的时候，整个投入程度也会变得越来越高。

经由隐喻完成的年龄退行：为了让回到过去的体验不会对来访者造成太大的威胁，另一种取向是让临床工作者以间接的方式促进退行，做法是临床工作者或者去描述他自己相关的过往学习经历，或者描述其他人相关的过往学习经历。描述他人的经历也是隐喻的一种应用，在过程中来访者自然会渐渐将他自己投射到那个情境中，去想象自己在那个情境中会如何感受和行动。例如，谈论他人小时候的经历可以让来访者在他自己孩提时的经历的基础上建立起一种认同。因此，退行就会通过认同和投射间接地发生，而来访者就能够回到过去，去回忆或重新体验相关的记忆。

下面就是这类取向的一个例子，对象是一位女性的来访者，她因为自己在 6 岁时父母离婚而感受到内疚，这种内疚既不必要也不公平。年龄退行包括让来访者回到那段时间，去重新体验最开始发展出的那种非理性的感受，即觉得她在某种程度上要为父母的离婚负责。这个例子仅涉及来访者做出伤害自己的决策之前的治疗工作部分，还没有进入实际重新做出决策从而解决这类问题的治疗环节。

临床工作者：小孩子们都挺厉害的，你觉得呢？

来访者：是的，我同意。我的孩子们每天都会让我大吃一惊！

临床工作者：有些时候，孩子会认为整个世界是围着他转的……就好像生活是一个无所不在的"躲猫猫游戏"里一样……整个世界都会暂停一会儿……然后去往某个其他的地方……谁知道会去哪里呢……或许是某个非常平静和美丽的地方……当孩子闭上她的眼睛时，整个世界就消失了……你可以多么清楚地记起你还是小孩子的时候……并且闭上你的眼睛……猜猜看其他人都去哪里了？……

来访者：我小的时候经常会玩躲猫猫游戏，而且我记得，有些时候，当我一个人的时候我会担心，担心当我闭上眼睛的时候，所有人都会消失，而我永远都没有办法再找到他……不过，当然，这不过是一个小孩子傻傻的担心而已。

临床工作者：真有意思，因为我工作中遇到的一个孩子也曾经讲到同样的感觉……她现在快要 7 岁了，而且她因为自己可以上一年级而感到很自豪……又兴奋又激动……几乎所有的孩子都曾经会是那样的……你能记得的，对吗？……关于在学校里，学习那么多需要学习的东西……而外面有着这么一个巨大而复杂的世界……这个世界要比一个 6 岁孩子的世界大得多……但是 6 岁的孩子还并不知道这一点……她仍然必须要学习读和写……关于科学和数学……关于成年人和其他孩子……关于恋爱和分手……而一个 6 岁孩子的世界总是在不断改变和成长……但是并不像她认为的那么迅速……因为一部分的她仍然认为世界是围着她转的……而她可以导致一些大事的发生……而直到长得更大她才能学到……世界完全不是围着她转的……但她只有 6 岁……而且，可以理解的是，害怕独自一个人……

在上面这个例子中，临床工作者尝试以另一个 6 岁孩子的想法和感受来匹配来访者在 6 岁时过度负责的感受的部分。当临床工作者这么描述的时候，这就允许来访者能够重新捕捉到她自己类似的感受和想法，与此同时，她可以以一种更为自发和自然的方式产生年龄退行。此外，治疗师以一种不会造成威胁的方式指出 6 岁儿童的歪曲认知，从而为后续的治疗种下种子。这可以让来访者准备好最终接受她当时的想法可能是歪曲的，因此或许可以更容易地转化这些想法。

其他年龄退行的技术：其他年龄退行的技术包括：

（1）情感桥或躯体感受桥，即将来访者目前的感受或觉察和他第一次或头几次

有相同的感受或觉察联系（桥接）在一起
（"……当你继续觉察到你刚才描述的'被抛
弃的感受'时，你可以让时光倒流，回忆起
你第一次有类似感受的时候"）；

（2）时空混乱技术，即使用混乱型的
暗示来让来访者从"此刻"迷失，并重新
让他定向于"彼时"（"在此刻和那时发生
的事情是，回忆起当时在此刻能提醒你在关
于那个时候的此刻……当年，那时是那么重
要，而当那时变成了此刻的时候……因为昨
天导致了今天，而你可以回忆起昨天，就好
像它就在此刻一样……因为此刻和那时，回
忆起那时就好像它是此刻一样，可以那么
重要……"）；

（3）年龄前瞻和退行，即来访者首先被
引导至未来，在那时他可以回忆起曾经在他
的过往发生的事情（"到未来的某个你可以
回顾过去的时刻……"）。

通过先将来访者导向未来，这就在和过去的
经历之间创造出更远的情绪距离，从而让重新捕
捉这些经历并在治疗中利用它们变得更为容易。

年龄退行是临床催眠中最为广泛使用也最有
益的应用之一。无论是在一般性质的临床工作中
还是在催眠这一特定的领域里，已经遗忘许久的
回忆能够被清晰地唤起，而反复侵入的回忆可以
有效地得到重构，这些都是工作中常见的组成部
分。知晓记忆的机制，包括它的力量和局限，这
对于良好的临床实践来说都是至关重要的。如果
你还没有对记忆进行过学习，那么在你的下一个
来访者走进诊室并且说出类似这样一段话"当我
10 岁的时候，在我身上发生的事情是……"之
前，我鼓励你先去学习一些记忆的相关机制。表
15.2 列出了年龄退行的策略。

表 15.2　年龄退行的策略

意象，特殊载体技术
直接退行至某个特定的时间或情境
入径问题
经由隐喻完成退行
情感桥或躯体感受桥
时空混乱技术（混乱技术）
年龄前瞻和退行

年龄前瞻

描述

和年龄退行聚焦在过去不同，年龄前瞻利用
的是对未来的投射（Bonshtein & Torem，2017）。
年龄前瞻是引导来访者在体验层面进入未来，在
那里他可能会有机会想象和体验当前的选择或新
的选择导致的后果，在更深的层面整合暗示，预
演新的思维模式、感受或行为，以及相比日复一
日的生活通常提供的更为狭窄的视角而言，在整
体上能对自己的生活获得一个更为广阔的概览。
你可以将它视为一种能够鼓舞人心的后见之明，
尽管其本身仍然只是一种预见而已。任何在体验
层面将来访者定位于未来时间的暗示性沟通都属
于年龄前瞻的模式。

在许多不同形式的干预中，无论是心理治
疗还是抗抑郁药物，能够最有效地预测治疗反
应的因素就是来访者持有何种期待（Hunter，
Leuchter，Morgan，& Cook，2006；Kirsch，
1990a，1990b；Lynn，Laurence，& Kirsch，
2015）。同样，作为一种未来指向的性格特点，
个体对乐观和悲观的倾向能预测他的生活质量，
包括从心境、健康到工作表现、社交受欢迎程度
（Seligman，1989，2011，2018）。因此，关注来
访者对于未来的看法在许多层面上都具有重大的

意义。

　　基于目前的趋势来展望将来可能的发展，这不仅仅是未来主义者的消遣。先见之明是一种重要的自我管理技能，而且显然也是治疗师可以教给来访者的一种最佳的预防工具，如果有更多的来访者能够有足够的先见之明去那么做就好了。人具有制订计划的能力，也有去考虑未来的可能性的能力，但是人们常常过于频繁地用想象最糟糕的情境来自寻烦恼。预想糟糕的事情会发生，尤其是想象出丰富的细节，就好像它迫在眉睫且无法回避，那么任何人都会因此吓破了胆！以这种诱发焦虑的方式来预想未来会造成阻抗，以至于人们压根就不想去考虑未来，这种消极的应对风格被称为回避，人们因此会放弃提前做出明智的计划。

　　先见之明是一种资源，通过练习可以使它变得更有技巧、更有效率。不过，大多数人都在某些程度上知道今天会如何和明日联系在一起，即便只是知道其最基本的形式。下面这些日常用语，"下周和你在那儿见""我明天会去读报告，然后在下周前返还给你""我想在明年参加新的项目"，以及"等我退休了以后，我想把自己的时间花在旅游上"，所有这些句子都是意指未来的体验。为了让这些陈述变得更现实——这显然是需要考虑的关键问题——人们必须能将自己的某些部分投射到那个体验之中，并且想象出一定的细节来审视那种经历可能或将会是什么样子的。当这些陈述只是空泛的愿望而非详细的计划时，由于忽略了很可能导致这些计划无法成功的种种麻烦，所以它们都是不现实的。下面这句话虽是老生常谈但总体上是正确的：很多人不是计划去失败，而是失败于没有计划。

　　关于未来导向的动力存在不同的理论观点。有些人认为，来访者对未来的投射完全是幻想的材料，它们和随着时间而展开的实际生活经历关系不大或没有什么关系。这些投射的用处被认为和罗夏墨迹测验的反应类似——只是对潜意识动力的某种有趣的反映指针而已，对未来鲜有真正的意义。另一些人所持有的观点是，潜意识自身有一种"预先设定好的命运"，在社会学习理论的信徒看来，这是早年通过社会化习得的；而在生物学派的信徒看来，这是通过基因获得的；而对于有着灵性或哲学导向的信徒而言，则是通过灵魂的演化获得的。当临床工作者叩开了"全知的潜意识"时，人们被认为可以通过年龄前瞻这种催眠式的模式而把握住他的命运。

　　我个人的观点是，年龄前瞻只是对于个人倾向的一种推断，包括来访者的动机、感受、行为和互动模式。处于催眠之中的来访者可以考察和推断相关的倾向，并且基于对于这些倾向的洞察程度，他可以预见最终的后果。许多个人的模式，无论是否有意识，都还是能够被预测的。如果你知道人们倾向于如何看待事物，你并不需要成为一个通灵者才能准确地预测他的反应或行为。这也适用于对你自己的预测。但是年龄前瞻并不只是去做预测。它使得个体能够做出详细的、现实的计划，预演新的思维、感受和行为模式，通过降低对改变的未知和恐惧程度来降低焦虑，增加自己有能力去处理挑战的自信，等等。它让个体能贯注于未来，就好像它是此刻一样，并由此产生以其他的方式不容易获得的理解、知觉和情绪。治疗师经常花费了太多的时间和精力聚焦在过去之上，但是米尔顿·H.艾利克森说得很对，我在这里复述一下他的话：人们来做治疗并不是为了改变过去。他来做治疗是为了改变未来。

年龄前瞻的一般应用

　　年龄前瞻至少可以通过两种互补的一般化策略来使用。其一是一种治疗干预手段，而另一种则用来核查你的临床工作。两种应用都涉及将来访者引导至未来，但是目的有所不同。

　　出于治疗目的而做的年龄前瞻可以有许多不同的结构。大多数的临床工作者都很清楚"自我实现预言"，即在潜意识层面让行为同某个预期看齐。一种思考年龄前瞻的方式是将其视为一种对于具有治疗性质的自我实现预言的审慎的创造，也即一种对改变的预期，它可以成为来访者发展出新的适应性行为的基础。欧文·基尔希认为，催眠就是一种"非欺骗性的安慰剂"，这个和上面的观点类似的构念强调了预期在催眠和心理治疗中的关键作用（1994，2000，2006，2017）。在年龄前瞻中，最为重要的是来访者有能力体验到通过治疗来鼓励他实施的改变能够给其带来一定的益处。"往前跃一步"来预演，甚至感受到做出重要改变的积极后果，都能够有助于激励来访者向前并且真的迈出那一步。这不再只让改变停留在理论上，而且能在来访者的头脑中赋予它们一些生命力、一些实感。许多其他的治疗，例如认知治疗中使用的"成功的意象"策略，即来访者在头脑里预演良好的行为导致成功的结果，它们也都认识到让来访者脱离此刻并让他看到未来的好处是很有价值的，但催眠可以让这个过程变得更强烈、更多维（Torem，1992，2006；Bonshtein & Torem，2017；Yapko，1992，2010a）。

　　为了核查个人的工作而使用的年龄前瞻则是一种对治疗干预的两个重要的维度的评估：干预的结果是否长久，以及这个干预最终可能对来访者的生活带来何种影响。即便目前考虑到的改变似乎显然是有益的，但事实上可能还存在一些不那么明显的力量会阻碍来访者完全成功。年龄前瞻让来访者可以投射至未来，并考虑在改变之后他会有何观感，当他以新的方式处理过去的处境时，自己会有何观感，其他人对于他的改变可能会有什么反应，在哪些领域中仍然会有困难，以及总体而言，他生活中的哪些领域会受到或好或坏的影响。这类信息对于临床工作者如何构建干预手段有着极为重要的价值，而且与此同时又能核查他的工作带来的影响。这也是一个机会，让复发预防的工作能够成为治疗干预的一部分。

* * * * *

　　如果来访者在体验年龄前瞻时发现，自己的主诉仍然在未来存在，那么显然治疗就还没有结束。例如，如果在和某位想戒烟的来访者工作之后，临床工作者觉得自己已经能引导来访者去接受他不再需要或不再渴望抽烟了，然后临床工作者实施了一个年龄前瞻技术，来访者仍然在未来的一个月后（一天、一周、一年，等等）觉得自己是个烟民，那么治疗就不算是成功的。向处于年龄前瞻中的来访者询问他在治疗结束后，"最近"有什么不同维度的体验，可以帮助临床工作者发现何种因素可能在来访者重新开始吸烟或继续吸烟中扮演某种角色，而治疗干预则尚未能足够有效地处理这些因素。如果处于年龄前瞻中的来访者声称，他一直都没有抽烟，直到自己和自己的老板陷入争吵之中，临床工作者现在就能够知道自己必须提供某种工具来有效地处理这种情境，从而阻止来访者复吸。因此，年龄前瞻不仅可以用来作为制订计划的策略，而且也可以用于预防复发。

　　米尔顿·艾利克森在使用年龄前瞻方面十分精妙，但也有些狡猾，他将其称为"假设定位于未来"技术（Erickson，1954/1980）。艾利克森会让自己的病人去往未来，然后将彼时作为现在来看待，接着他会询问他是如何克服问题的——特别是艾利克森说了什么或为他做了什么——或者他学到了什么或做了什么样的决定帮助自己克服了问题。当病人告诉他"过去的"治疗的哪些细节会帮到他时，艾利克森就会促使病人对自己曾经说过的话失忆，从而就能直接从病人自己那里获得他的治疗策略！

催眠后暗示必然会涉及使用年龄前瞻，有些时候也会涉及失忆的使用。一个给来访者实施的催眠后暗示即是让他在未来的某些情境中以某种特定的方式做出反应；而来访者如果能接受这类暗示，就必须在某种程度上能体验到未来。事实上，让来访者面对积极的未来可能性是任何心理治疗中必要的一部分。即便是鼓励对过去获得洞见的治疗取向也会鼓励来访者产生某种对未来的方向感，从而期待这些洞见能在来访者的未来产生一些新的可能性。

引发年龄前瞻的方法

促进年龄前瞻的模式有很多种，从结构化的、直接的方法到更不直接的、更具谈话性质的沟通方式，例如预设。促进年龄前瞻的直接取向和年龄退行使用的直接取向很类似。这些做法可能包括一种能将你带至未来的"特殊交通工具"，一个可以观看未来甚至可以踏入一部关于未来的电影之中的荧幕，一本可以读到你的未来和它如何发生的书，或是观看一本想象中的能收集你未来事件的相册，这些都是可以促进未来导向或对未来投射的结构化做法。你也知道，只要你有足够的想象力，催眠的不同做法要多少有多少。

下面这段话中便是一个例子，说明如何以一种简单、直接、带有许可性质的方式来暗示年龄前瞻：

　　……现在你已经有机会去发现一些对你来说非常重要的事情，我好奇的是，你将会有多少方法可以创造性地在你自己身上使用这种新的能力……而就好像这次会谈结束后已经过了很长一段时间……几天……时间过得那么快……几周……几个月之前我们花了一点时间在一起，你当时发现你可以有那么好的感觉……而你在当时产生了一个想

法……它让你能够在那时以不同的视角看待自己……而且在现在感觉到那么不一样……当你回顾从那时候开始到现在的那段时间以来，那个想法对你造成了什么影响？……你有什么不一样了呢？……带着一种安然自信的感觉，你现在可以做什么你那时没有办法做到的事情？

在这个例子中，来访者被鼓励以一种可能有益的方式将一些新的想法或学习整合到他的生活中。直接暗示来访者"就好像已经过了很长一段时间"是将他定向于未来，就好像未来就是此刻一样，在这个时间点上反思近期的改变和它的后果。例子中的这类问题需要来访者更多地卷入"彼时即此刻"的体验，并能让临床工作者具体了解在整个干预中还需加入哪些额外的因素。

用以实施未来导向的间接暗示可能包括以下方面：

　　（1）隐喻取向（例如，"我想告诉你我有一个来访者，她可以清晰地想象，在我们进行会谈两个月之后，自己正在做一些和我们现在谈论的事情完全一样的事情，而当她看到自己有那样的表现时，她发现……"）；

　　（2）嵌入指令（例如，"有些时候我喜欢遥想一下未来，并且好奇未来会发生什么，当你能够在那个时候回过头看看你已经做出的所有那些改变……"）；

　　（3）预设（例如，"我好奇的是，当你开心地意识到你已经好几天没有抽烟的时候，你会在哪里，你会在做什么……"）；

　　（4）间接的嵌入问题（例如，"你能给我讲讲，你会如何对你的朋友描述你用来解决这个问题的方式吗？"）。

这些取向和例子中的每一个都展现了一种能

力，即引导来访者进入一种心理定势来发展出对未来的积极预期。年龄前瞻模式是一架桥梁，将此处与彼处、现在与以后连接在一起。就像某位智者所说的那样，如果想象力无法创造新的方向，那么意志也就没有地方可去，只能原地打转了。表 15.3 给出了实施年龄前瞻策略的一个整体结构。

表 15.3　年龄前瞻的一般策略

1. 导入
2. 建立一种关于未来的反应定势（"是模式"）
3. 关于未来的隐喻
4. 鉴别积极的资源
5. 鉴别特定的未来情境
6. 将在第 4 条中鉴别出的积极资源嵌入暗示中
7. 预演行为历程
8. 将积极的资源推广到其他挑选出的情境中
9. 催眠后暗示
10. 脱离
11. 唤回至通常的清醒状态

解构策略：当然，通常来说，年龄前瞻策略应能适应心理治疗情境中的个体需要。这个策略背后的理念是，你如何按照一定步骤在催眠过程中尝试促进来访者展现出最大程度的反应性。这个策略的目标是鼓励积极的预期，而积极的预期则会成为积极行动的基础。

这个一般策略包括 11 步，其简要的描述如下：

- 第一步：实施任何类型的导入。
- 第二步：给出一组有关未来的自明之理，这么做有两种目的——通过让来访者赞同临床工作者所说的话，它们会在来访者身上建立一种对临床工作者做出积极的反应的动能；它们开始让来访者以一

种积极的方式面向未来。一个未来导向的自明之理的例子是"人们常常会想一想自己在未来希望有的一些经历……"。

- 第三步：给出至少两种有关未来的隐喻，例如改变会如何在科学、医学、社会等层面中发生，以间接的方式将来访者导向这样一种思考未来可能性的状态——进展总是不可避免地会发生。
- 第四步：鉴别出来访者已经拥有的那些有价值的特定资源（例如，智力、敏感、坚韧），并且让来访者承认和利用这些资源。
- 第五步：鉴别出来访者将会在未来面对的富有挑战的特定情境，这些情境既是来访者忧虑的，又是来访者成长的机会。
- 第六步：将来访者现有的资源和在未来可能有它们用武之地的情境联结在一起。
- 第七步：提供机会让来访者"预演"一次经过修改之后的未来的行为历程，就好像未来是现在一样。
- 第八步：提供机会鉴别出其他几种情境，在那些情境中以新的方式使用这种技能也可能带来益处。
- 第九步：给出特定的暗示让来访者在任何可能有益的情境中去使用这个技能。
- 第十步：结束未来导向的工作，重新建立和目前情境的联系。这种做法被称为"泛化"新的有益的反应。
- 第十一步：也是最后一步，引导个体脱离催眠，小心地唤回来访者。

我们通常会在处于困扰之中的来访者身上发现无望和无助感。年龄前瞻是一种建立现实的希望感的手段，以及一种对来访者赋权的方式，从而让他能够掌控自己的生活，因此它是良好的治

疗中不可或缺的一部分。

催眠失忆

描述

催眠失忆是通过暗示造成的一种回忆不能的现象，它可以被简单地描述为唤起遗忘的体验。在催眠研究和临床实践中，催眠失忆一般指的是在接受了直接或间接的关于自己无法回忆起某个特定项目的暗示之后，个体表现出无法回忆这个项目，而当有关失忆的暗示被逆转后，个体又可以回忆起这个项目（Cox & Bryant，2008）。失忆的性质既可以是宽泛的，比如，有些人报告自己很少能回忆起 9 岁之前的童年记忆，也可以具体到某种类型或种类的信息，例如无法回忆起他所目睹的抢劫事件。

米尔顿·艾利克森将潜意识称为"一个巨大的仓库，容纳着记忆，你所学习到的一切"（Zeig，1980a，p. 173）。就像荷兰的心理学教授杜威·德拉埃斯马（Douwe Draaisma）深刻地指出的那样，我们试着用来描述记忆的比喻都具有"辽阔"的特点：把记忆视为一台计算机、一个档案馆、一个图书馆、一个储藏室。他说：

> 本质上，那些对记忆的比喻都是类似博物馆的概念，它鼓励我们想象记忆是一种保存事物的能力，最好是能保存一切，且完全无损。这似乎看起来完全符合逻辑，而这一点恰恰是问题所在。因为事实上，记忆是由遗忘所主导的。在外在的世界与我们相遇之后，遗忘便迅速把控了大局……在这个例子里，我们便是被自己的隐喻迷惑了。事实上，遗忘就存在于记忆之中，就像面团离不开酵母一样。我们关于各式各样的"初体验"的记忆都在提醒着我们，还有所有那些之后发生的已被遗忘的时光……甚至是那些

对面孔有着良好记忆的人，也会记不住历史中的那些面孔。我们中有谁能诚实地承认，在没有照片作为资源的情况下，我们能够回忆出身边亲密的人 10 年之前的样子？回忆和遗忘是我们出于懒惰而使用的两个对立的概念，我们会意识到有些回忆，此刻我们对它们的记忆不同于我们曾经的记忆，那么在上面这个对立的框架下，这些记忆又该放在什么地方呢？

（2015，p. 2，4）

德拉埃斯马这一席关于遗忘科学的回顾令人着迷，就像是帕特里夏·鲍尔（Patricia Bauer，2013，2015）的著作那样，解释了在各类认知过程中遗忘扮演的关键角色。因此，催眠失忆一直以来都是众多实验催眠研究领域研究的对象也就不足为奇。经过暗示产生且之后又被逆转的失忆现象具有极大的潜力，对这一现象的研究可以揭示众多有关记忆和其他潜意识过程的认知基础。在多年以来，这个领域中已经发展出了许多不同的观点，包括将催眠失忆视为一种对社会规定的角色的扮演（Wagstaff，2004）、对外显记忆而非内隐记忆的一种干扰（Mazzoni，Heap，& Kihlstrom，1980，1987），以及其他众多观点。

西奥多·X. 巴伯（2000）是该领域的催眠研究者中最为多产、最具影响力的一位。他催眠了数千人并让他接触不同性质的暗示和不同的暗示体验，从这些工作中他观察到任何实施催眠的人都会观察到的事情：不同的人有不同的反应。不过，巴伯特别在行的是，他用各种不同的方式来形容这些差异的特征，包括他对于不同"类型"的催眠反应者的描述。尤其是其中一种类型的反应者被他描述为"失忆倾向"的个体，这样的人会深深贯注于内在的世界，同时又和当下的催眠互动极为脱离，以至于他会自发地对这个体

验发展出失忆。不过，有趣的是，他会对于暗示做出反应，但你暗示唤回的时候，他甚至会马上重新清醒。他之前身在何处，对于这次会谈内容的记忆又在何方呢？

个体失忆的性质和失忆的倾向性对于诊断和治疗而言可能是十分重要的（Barnier & Council，2010）。米尔顿·艾利克森相信，即便一个人可能会对于催眠体验出现失忆，他仍然可以吸收重要的学习体验。他说：“现在你并不需要去听我说话，因为你的潜意识头脑会听我说话。（Erickson & Rossi，1981，p. 189）”艾利克森说了许多类似这样的话，不少人因此便相信你只需要“相信你的潜意识”就能够吸收它所需要吸收的一切。不过，现代认知神经科学给出了足够的理由证明事情可不是那么简单。出于促进治疗目标的目的来产生失忆，说起来可比做起来容易得多。让我们更仔细地再来考虑一下这个议题。

无论你在什么时候尝试记起某些东西，你都是在企图将你的潜意识中储存的某些信息带入意识当中。直到你读到这句话之前，很可能你并没有想起你从小长大的那个老社区。但是，那个记忆是在你的潜意识中的，直到你选择去提取它。不过，并不是所有的记忆都可以被带入意识的觉察之中。你对有些经历的关注程度太低，以至于它们无法整合到长时记忆当中，而另一些经历则因为不具有任何个人的意义，所以也无法整合到可以被回忆起的记忆当中（Baddeley，Eysenck，& Anderson，2015；Gluck，Mercado，& Mayers，2016）。还有一些经历对个人的威胁程度太大，因此你会去防御它们，把它们以这样或那样的方式加以歪曲。

被称为“压抑”的经典防御机制（尽管更为精确的词是“压制”），在和解离共同起作用时就成为催眠或结构性失忆的基本机制。压抑和解离指的是将潜意识中具有威胁性的想法、体验、感受和冲动“分裂”出来的心理能力，这让个体有机会避免有意识地承认和处理威胁（D. Spiegel，2010）。这些过程在处理创伤的时候尤其重要（Peebles，2018）。从治疗层面来讲，许多涉及这类创伤记忆的治疗形式都旨在揭露这些记忆并“修通”它们。若对人们的记忆以及缺乏记忆的情况进行工作，这类工作做起来必须十分谨慎，我强烈建议你在这个领域接受一些进阶培训。

在日常生活中，有太多和催眠失忆类似的遗忘的例子。丢失钥匙、遗忘电话号码、失约、遗忘你知道的人的名字、没有完成任务、在错误的时间跑去开会或约会、忘记重要经历的细节，以及忘记你把重要的东西藏在了什么地方，这些都是常见的例子。在日常生活中，我们有数不胜数的机会能观察到人们忘记了那些在表面看来不应该被遗忘的东西。这些并非像是在催眠中被暗示遗忘而产生遗忘的例子，但它们仍突显出了这一核心原则：有些条件会起到提升记忆的功能，而有些条件则会干扰记忆。这些条件中有一些本质上是生物性的，欧内斯特·罗西（1996，1998，2001）在他论述对于状态依赖的学习的思考时，就提到了这些条件；另一些则是社会性或情境性的（Gluck et al.，2016）。以催眠的方式来组织某个人的体验从而创造出让信息可以被“分裂”出去的条件，以此来有意地创造出失忆，在有些时候也是治疗过程中的一个目标。

失忆的一般应用

在心理动力学治疗中，有许多不同的学派都认为对个体的动机以及和其相关的内部动力有所洞察是改变发生的主要载体，尤其是那些认为意识的头脑在改变的过程中会起到最为显著的作用的学派（Nash，2008a）。在这方面，催眠的利用取向和其他强调发展出更多的意识觉察的治疗取向之间存在一个根本上的分歧。利用取向强调的是潜意识的过程具有更大的积极潜能，因此会经常使用失忆（Heley，1973；Lankton，2016；Zeig，1980）。潜意识被认为是每个人身上主动且有能力的一部分，它能够将记忆和学习整合到生活的模式当中，从而让人们得以应对生活。潜意识真的能够在不存在意识层面的理解的情况下，对反应和应对模式加以组织吗？设想一个会对生活的应激源产生积极反应的值得信赖的潜意识，这的确让人有些心驰神往，但是，正如我们之前讲过的那样，对潜意识的这种单一维度的看法显然站不住脚。事实上，现代神经科学家们并不再过多地讨论"这一个"潜意识，就好像它是一个单一的、组织良好的实体一样。他们讨论的是诸种潜意识过程。不过，有些在潜意识水平上形成的反应的确对个体有益。因此，使用失忆来分裂意识的觉察从而关注富有活力的潜意识过程，这可能具有一定的治疗价值。

当一个人的潜意识能够整合具有特殊重要性的新信息时，或许是因为它最初的来源（即由一位值得信赖的治疗师做出的暗示），加上改变的动机，来访者可以在看似没有或很少觉察到改变是如何发生的情况下"自发地"完成改变。例如，当你不再喜欢或不再穿那件你在不久之前买的昂贵的衣服时，你能意识到任何特定的理由吗，哪怕你在当时认为这件衣服实在是太美了？或许不会。你态度上的改变"就那么发生了"。

米尔顿·艾利克森坚信，他一般称为"潜意识头脑"的部分，对于一个人而言，要比他的其他任何部分都具有更大的力量去产生改变。他还相信，如果从来访者自己的参考框架下给他的潜意识提供恰当的信息，而且在理想的情况下尽量不受意识的头脑干扰，那么潜意识就能够产生迅速而持久的改变。因此，艾利克森发展出了众多促进失忆的方法，以便在潜意识水平上促进改变的发生（Zeig，1985a）。通过引导来访者在意

识层面遗忘治疗中提供的各种暗示和体验，临床工作者就能够让来访者的潜意识形成它自己独特的反应，尽可能按照它想要的方式，以富有创造性和个体化的方式自由地使用催眠的暗示和体验。来访者被临床工作者的暗示激发出的解决方案常常要比临床工作者自己的解决方案更具有创造性。

除了给潜意识的头脑提供治疗暗示，从而让它使用其隐藏的资源来解决问题之外，失忆也可以且常常被更为直接地用来审慎地帮助来访者压抑或解离痛苦的记忆，如果这么做是恰当的话（Christensen，2017；Dowd，2016；Lankton，2001）。在促进压抑发生时，你必须十分谨慎，你需要对来访者强调，这段记忆并不是永远消失了，而是将会"储藏在一个安全的地方……它在这个地方并不会干扰你的日常生活……而每当你希望回忆起它的时候，你就可以再次取回它"。无论出于何种理由，如果来访者在某种情形下需要回忆起那段记忆，它就可以被提取，因为它并没有被毁掉，只是被放在一旁。请记住，心灵并不像是一台内存可以被清除的计算机。在这类情况下，对失忆的暗示只在先实施某些解决途径的情况下才可能被接受。还可以给出的额外暗示是将强烈的感受从记忆中解离（Barabasz，Barabasz，Christensen et al.，2013）。这样一来，即便来访者的确重新体验到了那段记忆，也可以不需要体验到之前和它联系在一起的所有这些强烈的情感。

结构化的失忆与自发的失忆

失忆是更为深度的催眠体验的一种常见特征。当来访者脱离催眠之后，他可能很少或完全不记得催眠体验中发生了什么，即便并没有直接给予任何失忆的暗示。这类失忆被称为"自发的失忆"，或者"催眠后失忆"，这些失忆的发生显

然有其理由，而且在有"失忆倾向"的人格中最为明显（Barber，2000）。如果失忆是临床工作者想让来访者发展出的一种具体的反应，将赌注下在自发的失忆上并不明智；而是应该主动地去促发一种结构化的失忆，从而提高获得来访者失忆反应的可能性。

失忆并非在催眠时就会自动发生，但许多人都有这种错误的看法。事实上，对于那些极大地依赖于理智的手段来控制自我的人而言，仔细地关注和记住每一件发生的事情的做法可能会降低焦虑。正如你能预料到的那样，在这类人身上引发失忆更为困难。如果来访者有动机记住在催眠中给予的暗示和产生的体验，那么他就会记得。当自发的失忆发生时，它部分地反映出来访者对临床工作者技能的信任。它表明他并不觉得有必要去仔细审视临床工作者做的所有事情。

当临床工作者尝试组织失忆反应时，临床工作者就需要更多地担负起一种责任，即决定哪些事情是来访者应该觉察到的，哪些则不应该。当然，最终是来访者自由决定去接受还是拒绝哪些暗示，但是临床工作者有能力以一种对方不想要的方式对他施加影响，正如你或许还能记得的之前我们对于人类可暗示性的讨论那样。失忆可以成为一个非常复杂的过程，而它的力量也像潜意识的力量一样，很容易被低估。

引发失忆的方法

相比任何其他的催眠想象，如果临床工作者越是直接暗示它，那么就越不可能获得失忆反应。直接暗示个体他"会遗忘在这段时间中发生的一切"可能会让人感到很可怕，即便对于具有高度反应性的来访者也是如此。在促发来访者出现失忆时，就我的经验而言，间接的取向一般更为适用。表 15.4 列出了产生催眠失忆的技术。

表 15.4　造成催眠失忆的技术

直接暗示
间接暗示
转移注意力
混乱
隐喻
播种

直接暗示：因为上面列出的那些理由，使用一种直接的取向来产生失忆，一般而言并非很好的选择；如果以一种更具许可式的风格来给予暗示，它被接受的可能性会更高，例如，"你可以舒服地选择在此刻忘记那段经历，这只是因为它在你的生活中已经没有位置了……"

间接暗示：间接取向可以有多种形式，包括间接的暗示、转移注意力和混乱型的暗示。产生失忆的间接暗示创造的可能性是，你无须直白地要求产生失忆反应就能够让失忆发生。下面就是使用间接和分心的方法来产生失忆的一个例子：

　　……而当你继续放松的时候，每一次呼吸都能够抚慰你……我好奇的是，你会在多大程度上注意到在你的头脑中飘浮的那些不同的想法……你的头脑在它放松的时候可以那么活跃……而后你就能够意识到，要回忆起我在 7 分钟之前所讲的东西是那么困难……而你可以尝试回忆起我在 9 分钟之前讲的事情，或者你在 4 分钟之前在想什么，但是尝试和回忆这样的工作是不是太费力了？……它花费的功夫要比它实际的价值多得多……所以，为什么不让你自己舒服地放松呢……知道你不必去记得，因为甚至尝试一下都显得太费力了……

上面这个例子采用间接的做法，因为它并没有具体暗示来访者他要遗忘什么；它只是描述了回忆的困难。另一种产生失忆的间接暗示是："你可以从这段经历中只记得你选择记得的事情。"这个暗示所隐含的意义是"你可以遗忘你选择遗忘的事情"。我认为这种暗示是以一种尊重来访者的方式，将失忆提供给来访者作为一种选择，而不是命令其发生。

转移注意力：另一种促发失忆的间接做法是"转移注意力"。当你考虑这样一个平常的互动情境时，你就能够很容易理解这种做法背后的机制。你对你的朋友说："我有些事情要告诉你。"你的朋友说："好吧，我也有些事情要告诉你，而且它真的很重要，所以让我先跟你说。"你同意了，于是你就在倾听和回应你朋友在意的事情。最后，当他已经讲完了然后问你："好，那么刚才你想跟我说什么？"然后你会说"嗯，好吧，哟，我，嗯……忘记了"，而对方在那时会做出一种很老套但也很令人恼火的反应，"好吧，那肯定不那么重要！"实际上发生了什么呢？你的注意力当时停留在一个特定的"轨道"上，一个特定的思维线索上。但是当你离开那根轨道转而关注你朋友输入的信息时，思绪就被打断了，而重新提取它是十分困难的，因此就产生了一种暂时的失忆。你所拥有的信息"就在你的舌尖上"，但是你越是努力想要记起它，它就变得越发遥不可及。只有你将自己的注意力从有意地努力回忆它的任务上移开，它才最终能回到觉察之中……通常这时候你的朋友早就已经走了！

注意力的改变显然会影响信息如何在意识和潜意识之间传递。有意地改变来访者的注意力，将其从他的催眠体验中转移，是一种让他"脱轨"的方式，因此也就能发展出对催眠的失忆。为了做到这一点，在来访者在从催眠中脱离出来的过程中，临床工作者可以通过询问一些完全和催眠治疗无关的内容，从而以一种优雅且连贯的方式让他分心。例如，临床工作者可以故作困扰

状，然后说些类似这样的话："哦，我刚刚才记起来，我需要问你在上次的体检中你做了什么样的检查。你可以回忆一下吗？"通过鼓励来访者突然将注意力置于思考他上次的体检上（或者任何事情），你就让他没有机会在意识层面分析他刚刚完成的催眠体验，当他的意识觉察转移至你的问题和如何回答它时，催眠的体验就滑入了"脑后"。当它们滑出觉察之外的时候，正如我们在之前讨论过的那样，你的暗示仍然可以在潜意识中以一种目标导向的方式得到加工。不过，你会不知道他的潜意识是否已经整合了什么，这要等到你在后续的会谈中才有机会去了解是否发生了改变，以及他对事物如何发生改变有多大程度的意识觉察。

通过"换轨道"来阻碍意识的分析，或者以其他鼓励失忆发生的方式，来访者就没有机会对在意识层面的分析看来可能是非理性的催眠体验的某些层面吹毛求疵或加以拒绝。催眠会谈常常涉及这样一些暗示体验，例如"在空间和时间中平静地飘浮着"，这种暗示在情感上很有力量但在逻辑上是不可能的。潜意识可以对那些在意识的头脑看来不合理的事物做出有意义的反应，这被称为"恍惚状态的逻辑"，这一观点让我可以讨论下一种促发失忆的方法。

混乱技术：作为一种导入技术，我在之前的章节中已经讨论过混乱技术。混乱型的暗示也可以用来促进各种催眠现象的产生，而且在获得失忆反应方面尤其有用。在对混乱型的暗示做出反应的时候，来访者会越来越聚焦于尝试理解这些暗示。就像在之前的做法中那样，他的注意力会从它曾经在的地方转移——脱轨——至目前令人迷惑的信息上，但是额外产生的想要形成有意义的反应的动机则会提升这种唤起失忆的做法的力量。下面是一个使用混乱技术来促发失忆的例子：

……而现在你在这次治疗中已经有机会发现新的可能性……当你可以从过去的经历中学习到些什么的时候……你的意识的头脑可以开始好奇于……它如何才能知道应该记得什么……而又有哪些东西只需要你的潜意识知道就可以了……然后你可以记得……去忘记……或者你可以选择去忘记记得……你关于遗忘的记忆忘记了它已经忘记的东西……但你只会忘记那些你已经忘记的东西，当你意识到，去记得实在太困难了的时候……而后你就可以忘记所有这些混乱，甚至变得更为放松……

当来访者把注意力更多投入理清这些混乱的意义到底是什么意思的时候，他的潜意识就可以对于旨在让他遗忘的嵌入暗示做出反应。一般而言，注意力转移会在催眠会谈的尾声使用，尽管并不一定要那么做，而混乱技术可以很容易地被整合到催眠过程的任意时间点上。

其他做法：其他促发失忆的做法包括：

（1）隐喻，即讲述其中嵌入遗忘暗示的故事（"……当她睁开眼睛时，就好像从很沉的睡眠中醒来一样，几乎不记得任何事情，只是记得安睡了一夜的那种美好的感觉……"）；

（2）播种，即预先提供线索，表明之后会给予失忆的暗示（"有些人体验到的催眠如此之深或如此有意义，以至于当他从催眠中唤回之后，会很惊讶地发现几乎不记得发生了什么……而特别有意思的是，他获得了更好的改变，即便他不一定需要意识到自己到底是怎么做到的……"）；

（3）解离，即给予暗示的内容是，回忆和遗忘是两个相互分离的机制，可以独立运作（"你回忆的能力会得到你遗忘的能力的

补充……当你的思绪记起那个情境时，你的感受可以遗忘那时发生的事情，因为它们会记起其他更重要也更舒适的情形……"）。

对你自己和他人进行观察，观察记忆如何在不同的情境中起作用，这可以教会你许多关于回忆和遗忘的惯常的特性。我也建议你对人类记忆的本质进行进一步的学习，从而指导你发展出使用失忆的技能。

痛觉缺失和感觉缺失

描述

能够将疼痛降低至可以应付的水平，甚至让它完全消失，这是临床催眠最有意义的应用之一。鉴于有许多人深受慢性疼痛和不断恶化的疼痛问题的折磨，以及我们中的任何人都有可能因为受伤或医学治疗而遭受痛苦，任何能够有效管理疼痛的工具都显然极具价值。因此，通过催眠来减轻痛苦或许是在所有的催眠现象中被研究得最多的一个，也可能是催眠应用中受到实证支持最多的一个。

鉴于如此多的人都极为关切疼痛管理的问题，在本书中会有一整个章节（第 23 章）详细地讨论临床催眠用于管理疼痛的话题，包括对于相关议题、应用和技术的描述。

紧张症

描述

紧张症被定义为抑制自主的运动，它和个体所体验到强烈的贯注状态有关。它是全身心地聚焦在一种新的、不同的现实之上产生的外在表现，一种行为上的结果，无论这种现实是什么。紧张症的反应可能包括目光凝视、全身无

法动弹，以及和紧张症病人联系在一起的"蜡样屈曲"，即无论临床工作者如何摆弄他的身体姿势，这些病人都会维持这样的身体姿势，肌肉僵硬，运动迟缓（被叫作心理运动迟滞），以及基本的生理过程变缓，例如呼吸、眨眼和吞咽（Weizenhoffer，2000）。紧张症的迹象可以被视为来访者进入催眠之中的间接指标，或者也可以出于特定的治疗理由来暗示它们的产生，这一点很快会在后文中加以描述。紧张症被认为是催眠体验最为基本的特征之一，因为它几乎和所有其他的催眠现象都有直接或间接的关系。紧张症有助于让来访者准备好在足够长的时间里放下"旧的"现实，从而创造出有关年龄退行、痛觉缺失、感觉歪曲等这类治疗性的体验。

欧内斯特·罗西在他对于紧张症的讨论中指出（Erickson & Rossi，1981），所谓的"日常生活中的恍惚状态"，也即可以在日常生活的过程中自发出现的催眠，常常是具有紧张症的特征的一段时间；个体或许会在做白日梦，处于自我专注或入迷的状态，或是被什么东西深深地吸引，但总是会处于某种专注之中，以至于因为注意力强烈的聚焦而停留在暂时的固定不动的状态。例如，经常在餐桌上发生的情况是，当某一刻的谈话变得热烈和吸引人的时候，人们常常会在寻找胡椒粉瓶（或任何东西）时中途停下来。类似地，当人们越来越多地需要调动自己的头脑，好去弄明白似乎需要自己做出一个有意义的反应的情境时，他会一动不动地以同一个姿势站在同一个地点。

舞台催眠师常常会通过暗示志愿者的整个身体发展出极端僵直的状态来展示"全身性的紧张症"（例如，"就好像你的身体是一块长长的、厚厚的铁板一样"），然后将他的身体悬空至两个椅子之间。有些人还会通过演示站在悬空之人的身体上来增添一些戏剧化的色彩。暗示来访者其身

体的一部分变得坚硬和僵直，例如一只手臂（例如，"你的手臂是如此坚硬和僵直，以至于你会发现你自己完全无法弯曲它"）；如果这些暗示被接受，那么就能演示"手臂紧张症"或"大肌肉紧张症"。暗示来访者"你闭着的双眼的眼睑或眼部肌肉是如此僵硬或放松，以至于你无法睁开眼睛"也可能被来访者接受，从而导致"眼部紧张症"或"小肌肉紧张症"。

就像你或许能从对于可暗示性测验的讨论中回忆起的那样，对紧张症的暗示常常用于评估来访者对于暗示的反应性。对于手臂悬浮程序的响应、米尔顿·艾利克森发明的特殊的"握手技术"（Gilligan，1987）以及各类其他的模式中断取向的反应，这些都是紧张症的体现。作为一种被暗示的反应，手臂悬浮展现的是手臂悬在半空中的紧张症。握手技术指的是在一开始和某人进行常规的握手，然后中断通常进行的手部接触流程，在两手相互触碰之前的那一刻做些别的事情（例如，弯下腰去系自己的鞋带）。另一个人的手就会悬在空中，而当这个人"僵在那里"并尝试弄明白这种不同寻常的情形到底是怎么一回事时，他此刻便处于更显著的外部导向和更高的反应性状态。

在很长一段时间以来，紧张症被认为只是来访者被动做出的反应，不过人们对催眠一般也持有这样的观点（Kroger，2008；Watkins，1987）。鉴于某个人能够如此专注地聚焦在临床工作者的暗示上，我们也应该用看待一般的催眠反应的方式来看待紧张症的表现，即将其作为一种主动而动态的过程，目的在于主动形成一种有意义的反应。紧张症意味着在一个或多个水平上处于强烈的内在贯注状态，这也同样意味着在其他水平上对于临床工作者的引导具有高度的活动性和反应性。这就是为什么将注意力聚焦在某个水平上的来访者能够让自己的手臂处于某个姿势并保持这

种姿势，是因为他太过专注于思考其他更为紧迫的事情而没有精力去移动他的手臂（Barber，1996b）。

紧张症的一般应用

我们可以出于许多的治疗目的唤起紧张症，但是它们都可以大致被归为两类。紧张症一是可以用来通过让来访者意识到他非自主的反应而加深催眠状态，二是可以将其自身作为一种目标反应。在用来加深催眠反应时，紧张症可以成为捕获和维持注意的基础，"当你发现你自己的注意力变得越来越聚焦时，你的身体变得沉重到无法动弹"。作为一个目标反应时，举例来说，紧张症可以用来帮助那些身体尽量少运动以便更迅速和更舒适地复原的来访者，诸如在背部受伤或烫伤的案例中。

引发紧张症的策略

任何能够捕捉住来访者的强烈兴趣的事物都可以促发紧张症的反应，包括有趣的故事、惊讶或震惊的反应以及混乱。因此，即便你没有暗示它的出现，紧张症也可以作为一种自发的催眠现象产生，而且常常也是如此。在来访者身上唤起紧张症的反应的方式可以按照期望来定，直接或间接、言语或非言语皆可。在下面对手臂悬浮做的暗示中，你很容易发现关于手臂紧张症的直接暗示：

> ……当你继续吸气……和呼气……以对你来说舒服的节奏进行……你可以开始注意你的哪一只手臂开始比另一只感到更轻……那么轻，几乎没有重量……你的手可以开始轻松地、毫不费力地飘浮起来……不断上升……很好……不断上升，而无须你做出任何的努力……你的手和手臂可以飘浮在空中，就好像被连接在一个巨大的氢气球上一

样……而你可以惊讶地发现，体验到你的手臂在你面前笔直地飘浮着是那么愉快……就好像它完全没有重量一样……而且它可以毫不费力地停在那里，而与此同时，你可以开始注意到另外一种甚至对你来说更有意思的感受……

以间接的方式促进紧张症产生的方法是给予一种总体上放松和无法运动的暗示，如下例所示：

> ……一种如此美妙的感觉在于，你知道你的身体明白如何来照顾它自己……它知道如何舒服地呼吸……吸气，然后慢慢地吐气……毫不费力……它知道如何深度放松……你能够继续毫不费力地呼吸……你的头脑则会去往某个特殊的记忆……一段你已经有很长、很长的时间都没有想到过的记忆……而它也知道如何安静地、一动不动地坐着，而与此同时你可以专注地享受那段记忆……难道这不是一件舒适的……能抚慰人心的事情吗……知道你的手臂可以沉沉地在椅子上休息，而无须移动它们？……而且移动它所花费的功夫要超过值得花的功夫，当你能够如此舒服地……

这两个例子显然都是用语言来唤起紧张症的做法。使用手势和触摸也可以在非言语层面唤起紧张症。当你开始做导入的时候，你可以示范紧张症，在你继续导入的过程中示范目光凝视和运动渐少。如果使用你的身体来做榜样，你可以有意从日常谈话时的活跃模式变化为催眠中可能出现的固定不动状态，以此给你的来访者做出演示。通过逐渐地将你自己的注意力专注地放在你的来访者身上，停止身体的运动，并且以一种渐渐变慢的、专注的、"催眠式"的方式讲述你的

暗示（使用在本书中描述过的沟通模式），你就可以向他示范紧张症的可能性。如果有足够好的和谐关系，他就可以跟随你的引领。你甚至可以在示范时更进一步，通过缓慢地做手势，以及在精心挑选的时间点上在做手势时中途停止，就好像深深地沉浸在思考之中一样，以此示范一个人可以如此深地沉浸在思绪之中，以至于无法再跟随自主性的运动。

许多高阶的技术都建立在和紧张症有关的潜意识反应之上，尤其是那些强调身心治愈的技术（Hill & Rossi，2017；Rossi & Cheek，1988）。尽管整体上无法运动一般都是紧张症的某种应用或迹象，但是请记住，紧张症的定义是对自主性运动的抑制，这就给非自主性的运动或潜意识的运动留下了足够的空间。

解离

描述

之前当我们思考欧内斯特·希尔加德提出的催眠的新派解离理论时，我们已经在催眠时的心理功能的框架下探索过解离这个话题。在新派解离理论中，希尔加德提出，"某些心理过程会从意识的主体中分裂出去，并且这些心理过程具有不同程度的自主性（1992，p. 69）"。根据它在临床上的用途，解离可以被界定为将一个整体的体验分解成为其组成部分的能力，这就为放大对于其中一部分的觉察而同时减少对于其他部分的觉察奠定了基础。（我选择本书封面的原因之一就是因为封面中以视觉的形式呈现了解离；大脑的三棱镜将整束白光分解为光谱彩虹。）

大多数的临床工作者在其临床培训中都会学习到解离，但是这种学习几乎总是在心理病理学的框架下进行的，学习的是诸如分离性身份认同障碍（dissociative identity disorder，DID）、心

因性失忆和神游症这类的解离障碍。解离被认为是处于创伤中的人具有的一种基本的反应，例如一位强奸被害人报告她在被攻击的过程中飘浮在自己的身体上面（D. Spiegel，2010）。以这类防御的方式来使用解离一直被认为和解离性障碍的发生有关（Barber，2000；Colletti，Lynn，& Laurence，2010；Kluft，2016a；D. Spiegel，2010）。

就像是其他的催眠现象一样，解离就其价值而言是中性的，既可以出于积极的目的也可以出于消极的目的来应用它。用解离来压抑创伤从而恶化成为一种解离性的身份认同障碍显然是一种不健康的应用。与此相反，作为一种疼痛管理策略的解离让人可以"走出疼痛"，是出于相同的分离原则而做的一种有益的应用。所有人都曾经体验过内心分裂的感受，就好像在某些体验中自己既是参与者又是观察者。即便是常见的俗语都能反映出解离的状态："我充满着喜悦和我自己在一起""一部分的我想要离开，但是另一部分的我不想么做""我这么做完全是没脑子的行为"。重要的是能意识到，这些过程是否具有积极或消极的价值是由它产生的结果来界定的，而非过程本身。

通过解离，人们并不一定要和他即刻的体验联结在一起，无须卷入和"存在"着，如果那么做对他们来说更好的话。他们可以"装装样子"但并不真的"在那里"。意识觉知可以游离到其他的地方，专注于任何其他捕获注意力的事情，因此就能让人们做出更自动化的潜意识反应。当然，这既可能是好事，也可能是坏事。就像是正念倡导者给我们做出的正确提醒那样，生活中很多的问题都源于无法"存在于当下"，以及无法全身心地体验某些时刻能够提供的那份深沉的美好。不过，另一些时候，能够超越此时此刻则更为有益，即我们能够从某个体验的当下脱离，从

而更好地去处理它。

催眠就其本质而言就是一种解离性的体验，而解离可以被认为是界定催眠的核心特征：你可以在不放松的情况下处于催眠之中，但是如果没有某种程度的解离存在，那么你就不可能处于催眠之中。催眠的体验越深，解离的程度就越大，而非意识反应出现的可能性也越高。

解离的一般应用

可以通过相当多样的方式使用解离以达到治疗的目的。将一个整合的体验分裂成为不同的部分可以产生一些非常有意思的可能性。例如，一个人可以将某个体验的理智的成分和情感的成分分裂开来。这对于将自己的信念同自己的感受区分开来一头雾水的来访者而言或许很有帮助，就像我们经常在焦虑和抑郁的个案身上所看到的那样。

当你的来访者说，"我有感受但是没有记忆……"时，请谨慎处理。

这种特定的思维／感受解离现象就体现在下面这句话里，"我有种感觉，觉得自己被虐待了，但是我没有任何相关的记忆"，这种情况在心理功能和治疗的潜在危害方面尤其有指示性。当一位来访者说出了类似这样的话（这可能要比你想象的更为常见），然后问你，"你能帮助我找到那些记忆吗？"你的回答一定要是斩钉截铁的"不行！"之前我曾提到过，只是通过挖掘记忆就可能创造出虚假记忆，把这一点牢记在心十分重要。尽管这种情境的确为创造出错误记忆的常见方式提供了一些洞见。

请考虑一下在舞台催眠表演中对这种想法和感受之间彼此解离的现象的演示。舞台催眠师暗示被催眠者想象（阳性幻觉）在观看一部他们曾经看过的最为搞笑的电影。他们自然会服从，然后开始捧腹大笑。接下来，舞台催眠师让他们通过阳性幻觉的方式观看一部自己曾经看过的最为悲伤的电影，而此刻他们开始哽咽和哭泣，常常会真的流出眼泪。然后，舞台催眠师暗示说这部电影又开始变得有趣起来了，于是他们又重新开始捧腹大笑。这是一种能够给人留下深刻印象的"情感诱发"的现象，即通过暗示在人们身上引发情绪状态。不过，更为有趣的是，当舞台催眠师随后问被催眠者，"你的电影到底为什么那么有趣或那么悲伤？"被催眠者典型的反应是"我不知道！"现在，请停下来问问你自己，这是怎么一回事？

被催眠者并不只是不情愿描述在电影中到底发生了什么，会引发如此明显的强烈情绪以及笑和哭的反应。相反，他或她真的不知道，就像他诚实地表达的那样。舞台催眠师暗示的是体验到有趣和悲伤的情绪，但这些感受并没有和某段特定的记忆联系在一起；它们是从某个特定的情境之中被解离出来的感受。

事实上，一种被解离的感受是可以存在的，而且在不依附于某个特定的情境的条件下也可以影响行为，它只是关于感受某个感受的一个一般性的暗示，而许多被卷入压抑记忆之争的治疗师并不能理解这个简单的事实。如果来访者报告说，"我有一种我可能曾经被虐待过的感受，但是我没有这类记忆"，治疗师就会错误地假设，一旦有某种感觉的存在，就必定有一个和它相关并导致它产生的情境。然后他们就会去寻找那个可以为这种感觉辩护的情境，在这个过程中，常常会通过虚构的机制——用想象出来的体验填补记忆的空白，而这些想象出来的记忆和真实的记忆几乎无法被区别开来——无意间创造出那些情境。我希望，现在通过对催眠的学习，你能产生对记忆、创伤和可暗示性之间的关系的更好的洞察，并且能够避免犯下这类代价高昂的错误。

解离以及人拥有的不同部分

解离让来访者可以产生自动化的，或者自发的反应：被遗忘的记忆可以被记起，手可以在非自主的状态下抬起来，身体可以忘记移动或不去注意到某种感受，等等。对于治疗而言，认为人是由不同的部分组成的（例如理性的、情绪化的、好玩的、严肃的、努力工作的、懒惰的，等等）是一个令人信服的框架。同样有吸引力的观点是，问题之所以出现是因为在某些情境下，你让某个部分得以表达，却压制了另一部分，这个部分便不能好好为你服务了。

当事人的某些通常不会被关注到的或是没有表达途径的部分可以被突显出来，并且以崭新的、拓展性的方式对其加以利用。如果个体特定的部分曾被忽视或并未得到充分的表达，那么促进这些部分的表达可以产生深远的治疗效果。例如，在来访者的某些部分感觉到有力量并足够有能力去承担一些有意义的风险的情况下，鉴别出来访者一直以来感觉到软弱和无力的部分并对其加以治疗，就能够让临床工作者有机会帮助这个人解决"没有特别的理由"而存在的某个困扰的问题。另一个例子是，在一段亲密关系的背景下处理来访者感到软弱、无力和愤怒的潜意识部分，这会让来访者以一种适应性的方式来加强这个部分。如果给这个部分更直接地表达自己的机会，就能够帮助来访者摆脱该部分之前以症状的方式表达自己的模式。

自我状态治疗是由约翰·沃特金斯和海伦·沃特金斯（Helen Watkins）（1997）首创的治疗方法。他们把一个人的不同部分称为自我状态，他们认为自我状态具有与之相关的功能、角色以及心境。将催眠和自我状态治疗结合在一起是一个特别完善的模型，用来与人的不同部分进行工作，有助于人们以对自己最为有利的方式来认可和使用不同的部分〔可参见《美国临床催眠杂志》在 2013 年 7 月刊中关于"自我状态和催眠（Ego State Therapy and Hypnosis）"的专刊，这期专刊的客座编辑是克莱尔·费德里克（Claire Frederick）博士，其中包含了有关该主题的出色文章〕。

在有关催眠的文献中还可以发现无数其他关于解离的例子，但是最好的例子是那些在日常生活的过程中发生的例子。在哪些情境中你可以观察到人们会以自动化的方式进行反应？在什么时候人们在心身层面上的整合程度是最小的？理智与情绪？过去和现在？乐观和悲观？男性化和女性化？你在不同的水平上（物理、心理、情绪、行为和精神）可以产生用来描述人们的体验范围的对立极或"部分"越多，你就越能够欣赏人类具有的相互关联的不同部分是如此之多；每一个部分都能够出于临床的目的而被解离和放大。

人们在很多时候都无法使用自己所拥有的个人资源来帮助自己，但是这些资源要么被人们藏在了失败、糟糕的假设和无望、无助的感受的高墙之后，要么是人们压根不知道如何获得这些资源。从这个意义上来说，人们的某些部分可能已经具有解决问题的合适技能，却被解离掉了。在这种情况下，临床工作者的角色是去建立新的联结（线索、扳机点和桥梁）从而让来访者能够在合适的背景下更多地触及自己的能力。在这样的干预后，来访者常常会说："我实际已经知道怎么做，但我却忘记了！"因此，在获得更多的力量来过好人生的过程中，解离便是一块有价值的垫脚石。

引发解离的策略

能促进体验的部分相互分离的暗示就是用于解离的暗示。例如，导入可以用来产生一种意识－潜意识解离（Lankton，2010，2016），其方法仅仅是强调来访者有能力以毫不费力和自动化的方式体验和学习（例如，"你的意识的头脑正在倾听我说话，而你的潜意识正在一个比你能意识到的更深层的水平上做一些甚至更为重要的事情"）。这给予了意识头脑一些它可以关注的观点和体验，与此同时激发潜意识以另外的方式做出回应，并在觉察之外的水平上完成学习。除了在催眠导入的过程中唤起解离之外，解离也可以通过下述途径来促发，包括将体验分解为不同的部分的直接暗示、艾利克森使用的"无处之中"技术，以及主观层面的分离的间接暗示。

直接暗示：直接暗示分离让来访者能够发现或重新发现（如果符合这种情况的话），他可以同时在不同的水平上产生体验，而且这些体验可以自发地、自动化地发生且无须事先计划。手部悬浮的暗示就诠释了这样一种解离，而其他非自主性的紧张症式的运动也是这类解离的例子。另一个直接暗示分离的例子是通过"感觉到你的身体在这里舒服地休息，与此同时，你可以看到你身体的一小部分在很远的地方处于不舒服的状态"来进行痛觉缺失的暗示。（在本书后勒口处的二维码链接的"维姬的案例"中，你将可以注意到许多这样的暗示。）通过说"你的感受可以回到 6 岁的时候，而你其他的部分仍保持成年人的状态，可以在此时此刻与我待在一起"来暗示年龄退行，这是另一个直接暗示解离的例子。任何你所说的话只要能符合解离暗示的一般模式，即"一部分的你正在体验这些，而与此同时，另一部分的你正在体验那些"，它就是一种关于解离的直接暗示。其他的例子可见于不同的治疗模型中，它们会大量使用解离但甚至都不把它称为解离，包括格式塔（强调部分的整合）和沟通分析（将每个人解离成为"父母 - 成年人 - 儿童"的状态）。

在无处之中（middle of nowhere）：米尔顿·艾利克森经常使用的一种解离技术叫作"在

无处之中"（Zeig, 1980a）。通过将个体引导至一个叫作"无处"的地方，这个悖论所产生的效果是将这个人分裂成为两部分，一面体验到自己存在于某个地方，一面又不存在于任何地方。这种做法听上去可以是这样的：

> ……而当你以那样的方式坐着的时候，可以如此容易地意识到，一部分的你在这里……但是当剩下的你渐渐离去的时候……而且它可以渐渐地远离……而你真的不知道它去往何处，对吗？……去往无处之中……而在无处之中……没有时间……没有空间……只有我的声音……和你的思绪……而无处是这样一个好地方……因为没有其他地方可以如此自由地存在于无处之中……无论如何，你总是得在某个地方，某些时候……但是不是在现在……无处也好……而无处之中是一个非常愉快的地方，让人可以待在那里，是不是呢？……

在这个例子中，来访者被鼓励自己去往一个特定的无处，不需要和任何人、任何地方以及任何东西有任何的联系。当来访者体验到自己将自己的觉知分裂为"此处"和"彼处"时，解离就会得到强化。

间接暗示：在暗示一个特定的催眠现象时，就是在以间接的方式暗示解离。隐喻、混乱和其他间接暗示的形式都可以促发解离。隐喻本质上是鼓励你离开"此时此刻"的故事，并且在体验层面进入故事背景之中。混乱作为一种促进解离的手段，它是一种间接的技术，在使用这种技术时，个体在意识层面可以努力地尝试弄明白看似毫无道理的沟通内容。混乱可以占据意识层面的注意力，在意识努力获得清晰理解的过程中，让潜意识能够对暗示更为开放。

在下面这个用到隐喻的例子中就包含了关于

解离的间接暗示：

　　……而我认为或许你会有兴趣知道，我有一个和你所描述的经历相类似的经历……这个经历曾经教会我许多关于自己和他人的道理……我想要和你讲一讲……难道这不是一件让人惊叹的事情吗，你可以通过其他人的经历来学习重要的事情……在表面上……看起来那么平常？……有些时候你可以非常专注地听……就好像一部分的你正在体验它一样，而另一部分的你正在从一个舒服的距离之外观察你如何经历这件事情……好奇将会发生什么……以及当它结束之后你会有什么样的感受……然后，在某一个层面上曾经让人如此迷惑的东西就可以被我们有理解力的那些部分澄清……在如此深刻的水平上……如何富有创造力地思考……而且每个人身上都有一个富有创造力的部分，你一定也会同意的……在我曾经有过的经历中，我发现自己处于这样一个情形下……

　　在这个例子中，在好几处都做了解离的暗示。创造出了一个"体验"的部分，一个"观察"的部分，一个会"好奇"的部分，一个可以"感受"的部分，一个可以"澄清"的部分，以及还有一个能够"富有创造力"的部分。现在，这些部分中的每一个都可以相互分离，可以和其对话，并且利用它们来实现某些治疗目标。即便临床工作者是在以讲述自身的经历或评论一般人的经历的方式给出间接的暗示，来访者仍然可以认同这些部分中的每一个也存在于自己身上。

　　在促发解离时，临床工作者最后需要考虑的一点是和重新整合的过程有关的。被解离的部分是否应该完全被重新整合呢？部分重新整合？还是完全不需要？当然，如果没有其他手段能解决某个躯体疼痛的问题，那么在把解离作为一种减

轻疼痛策略来使用时，这个躯体疼痛的部位最好能够一直被解离掉，或至少能被部分地解离掉。积极的部分，像是有创造性的部分或适应性的部分，或许还是需要充分地重新整合，给予来访者对它们有主动权的感受。临床工作者在这里的任务是对于来访者的需求和动机有一定的洞察，从而知晓解离和重新整合这个人的各个部分可能各自会和哪些有益或有害的后果联系在一起。你或许能想起来，年龄前瞻这种方法可以在这个过程中提供帮助（Alladin，2013a；Frederick，2013；Torem，1992a，2006）。

幻觉和感觉改变

描述

　　如果有机会，精神病医院的住院医师会向你解释关于幻觉的文化偏见。一般而言，如果在日常生活中遇到某个人，他正在体验到东西是别人无法体验到的，人们总会觉得有些心有怯怯。喜剧演员莉莉·汤姆林（Lily Tomlin）问过这样的问题："为什么当我对神讲话的时候我就是在做祷告，而当神跟我讲话的时候我就成了精神分裂呢？"那些不自主的幻觉，或者作为防御机制的幻觉（尤其是严重功能不良的类型）要么会被认为是精神病人的神经系统出现了偏差，要么是他潜意识的投射，到底持何种看法则取决于个人的观点。在上述任意一种情况下，它们都是不适应的和非自主的反应。

　　通过催眠创造出来的幻觉是一些来访者拥有的被暗示出来的体验，这些体验也脱离了当下更客观的现实状况，但是这些体验经过组织之后是具有适应意义的。它们被暗示出来是出于一种治疗的理由，强调的是在有效的问题解决中想象式的卷入和创造力的力量。催眠式的幻觉让个体在恰当的条件下能够脱离常规的现实，从而获得

一些不可能在其他条件下发生但又会对他有帮助的体验。例如，一种治疗应用可以是让来访者回到过去（年龄退行），和一位已经过世的父母进行一场有意义的谈话，从而解决一些拖延已久的个人议题。看到一个实际上不存在的父母是一种视幻觉，但是这种幻觉是在控制之下且有意造成的，并在治疗会谈的边界之内发生。

就其本质而言，幻觉是一种并非来源于外部刺激的感觉体验。最简单来说，在正常的人类身上至少存在五种感觉；而幻觉可以在任何一种或所有的感觉系统中存在。为了简便起见，在本次讨论中，肢体感觉将会包括相互分离但相关的感觉系统，这些感觉系统能够探测压力、温度，能够获得让个体在空间中定位自己的身体和姿势以及在运动中改变自己的身体和姿势的肌肉反馈。以催眠的方式促发视觉、听觉、肢体感觉（触觉）、味觉和嗅觉的幻觉是可能的（Edgette & Edgette，1995；Kahn，2010）。幻觉可以进一步被界定为"阳性幻觉"或"阴性幻觉"。这些词语指的并不是幻觉对个体体验造成的情绪影响，而是幻觉具有的结构。

阳性幻觉被界定为体验到某个并不客观存在的事物（视觉、听觉、躯体感觉、嗅觉、味觉）。例如，你可以做一次缓慢而放松的呼吸，而当你吸气的时候，你可以闻到婴儿爽身粉的味道……而当你闻到婴儿爽身粉的气味时，你会意识到你刚刚就出现了一个阳性的嗅幻觉。

阴性幻觉指的是没有体验到在感觉上客观存在的事物——因此就是阳性幻觉的反面。当你读到这个句子时，你的觉知可以漂移至你所处的环境中的一个声音，你直到刚才才注意到的这个声音……而当你开始意识到这个声音的时候，以及你因为没有更早地注意到它而感到吃惊的时候，你就能够意识到你刚刚出现了一个阴性的听幻觉。

在促发幻觉时，临床工作者改变的是来访者对感觉输入信息的觉察。许多和催眠有关的幻觉是自发出现的；其他一些幻觉是以直接或间接的方式暗示得来的。例如，催眠性的痛觉缺失就可以被认为是在躯体感觉层面的体验上出现了感觉觉察减弱的现象。也许是因为存在和催眠相关的紧张症及解离，痛觉缺失自发地出现了。描述同样的痛觉缺失现象的另一种方式是，当你越加贯注于其他的感觉层面时，或许是体验到生动的视觉意象，你越可能出现解离并且体验到阴性的躯体幻觉。第二个例子是催眠性的失忆，它可以被描述为在意识层面遗忘某种体验，但是另一种描述同样一个现象的方式是说来访者对这种体验的某些部分产生了阴性的幻觉。具体而言，来访者可能不记得在催眠中对他说了什么，因为他主观上在另一个水平中深深地卷入，以至于他对临床工作者的声音和暗示出现了阴性幻觉。

阳性和阴性幻觉在每天的生活中都会例行发生。在日常生活中的阳性幻觉的例子包括尝到你渴望吃的食物的味道，发现某个昆虫在你的身上或在你附近的时候全身发痒，觉得每当你转身的时候都会看到一个你尝试回避的人，当四周没有人的时候听到有人叫你的名字，以及觉得你闻到了有东西烧焦的味道但实际上没有东西烧焦。在日常生活中的阴性幻觉的例子包括你因为沉浸在某件事情当中以至于没有听到门铃声，在去工作的路上没有注意到某样东西，然后某一天当你看到的时候，你会惊呼："哇！这是从哪来的？"感觉改变和幻觉是彼此不同但密切相关的术语。感觉改变被界定为在感觉觉知层面发生的改变，感觉或以某种形式被放大，或以某种形式被减弱。两者之间存在重合，因为为了促发幻觉，临床工作者必须改变来访者的感觉觉知，而在改变他的感觉觉知的过程中，可能会创造出幻觉。基于想获得的结果，来访者将会有一个或多个感觉变得更敏感或更不敏感，更活跃或更不活跃。

幻觉和感觉改变的一般应用

幻觉可以在治疗中被用于使来访者沉浸在"真实"的世界中不可能产生的某个情境中。引导他进入某个情境，在那里他可以以某种有意义的方式对自己或世界有不同的体验，这显然能够增加他的体验宽度并因此能植入有价值的新资源。当人们处于贯注状态之中，并且对这个体验的细节有生动的幻觉时，被暗示出来的现实就可以几乎变得和"真实"的生活一样逼真和有力量。因此，来访者就可以听到他一直渴望听到的话，体验到他很想念的感受，看到他想要看的地方和人，等等。关于感觉改变的暗示可以被用于将美好的感受和某个情境或经历联系在一起，就像在使用感官聚焦练习中做的那样，鼓励来访者在以不带性意味的方式触摸彼此的时候体验到更多的舒适和愉悦，以此作为在性活动时能感到更为舒适的前奏。同样，关于阴性幻觉的暗示可以降低对不适感扳机点的反应程度，比如不再注意到某个人身上那些曾经让人十分恼火的地方（Kahn，2010）。通过被暗示的幻觉和感觉改变，来访者可以拥有某些结构化的体验，这些体验能够促进他的个人成长和发展。催眠具有的"信以为真的想象"在这一应用中有着尤其大的效力（Barabasz & Barabasz，2017；Sarbin，1997）。

引发幻觉和感觉改变的策略

幻觉也可以常常在催眠会谈的过程中自发出现。出现对自己身体的（例如，当人们报告说，"我觉得自己脱离自己的身体了"）或是临床工作者的声音（例如，"过了一会儿之后我就听不到你说话了"）的阴性幻觉是来访者在催眠中的常见体验。同样常见的体验是在催眠中看到来自过去的面孔和听到来自过去的声音，甚至会闻到记起的那个人身上的香味。

直接的、阳性的暗示：为了有意地促发幻觉体验，直接和间接的取向都可以很有效。在第1章一开始所描述的暗示，"你可以看到自己的疼痛变成地板上的一个水塘"就是一个直接的暗示，暗示出现视觉和躯体感觉幻觉。直接暗示来访者体验到某个东西（例如，"你可以睁开你的眼睛，并且看到你自己在那里经历着这个特殊的体验"）通常就已经足够了；一般而言，等到临床工作者想要尝试促发幻觉时，他们已经和来访者建立了足够和谐的关系，并且已经在来访者身上获得了足够高的反应性。

幻觉的暗示，无论是阳性的还是阴性的，通常都应该在一个正性的暗示框架中给予来访者，这样他就知道自己要努力体验到的是什么。举个例子，你可以拿在本节之前我给予你的那一个直接暗示，即让你产生闻到婴儿爽身粉的阳性嗅幻觉作为例子。我会以一种非常直接和具体的方式让你知道，你可以拥有的体验是什么样子的。在用催眠对来访者工作时，临床工作者提供的细节越多，来访者能够拥有的感觉体验就越多。因此，接着之前的例子展开，如果你想要来访者看到他已经过世的母亲就坐在他对面的椅子上，终于能够和他进行一场从来都没有发生过的有意义的谈话，那么对于母亲的阳性幻觉就可以通过让来访者看到他母亲的衣服、闻到她的香水味、触摸她的肩膀、看到她身体的姿势，以及听到她的声音来提升，所有这一切的细节都要尽量逼真。所有这些暗示都可以以直接的方式提出，随着每一个暗示，让来访者越来越多地沉浸在这个体验中。一般而言，阳性幻觉比较容易就能通过直接的暗示来获得，下面就是关于这方面的一些例子：

> ……你可以看向那里，看到一个你一直都想见的人，但是你已经有很长、很长一

段时间都没有见过这个人了……她看上去怎么样？……

　　……你可以听到一个声音在告诉你一些你真的不应该不知道的事情……而那是谁的声音呢？……它在说些什么呢？……

　　……你可以闻到煮咖啡的香味……这种味道让你回到一个你已经很久、很久都没有记起的情境……而你在哪里呢？……

　　在这个例子中，尽管具体描述了阳性幻觉发生的感觉通道（看、听、嗅），但是并没有具体描述幻觉的内容。这些暗示中体验到的人、声音和情境则完全由来访者来投射。你现在可以意识到，这些是针对幻觉的过程暗示。如果临床工作者想要那么做，他也完全可以很容易就暗示来访者看到一个具体的人，听见一个具体的声音，或是体验到一个特定的情境，并提供所有恰当的感觉细节。

　　间接暗示： 间接暗示也可以被用来促发幻觉。暗示来访者觉察到他的手臂就是一个让他不要去关注他的腿的间接暗示。回到之前关于负性暗示的讨论，现在你应该能很明白为什么负性的暗示"不要注意到你脖子处的疼痛"，作为一个针对阴性肢体幻觉的暗示而言不太可能会起效。因此，针对幻觉的间接暗示常常会以正性暗示的形式出现，去暗示发生一些体验，在这些体验中，排除了你不想要发生的体验。例如，为了让来访者对于自己附近的人出现阴性幻觉，你不应该直接暗示说"你不会知道还有谁也在场"，这样一种阴性幻觉可以通过以下直接的暗示来间接地达到，即"你可以独自一个人待着"，或者通过嵌入在问题中的间接暗示来达成："其他人都去哪里了呢？"

　　以下的暗示列举了针对幻觉的间接暗示：

　　……而看到你作为一个小孩子站在那里

会是一种什么样的感觉呢？

　　……而你正听到的是谁的声音呢？

　　……而为什么你不早一点注意到，你的双手当时正毫不费力地飘浮在空中呢？

　　……我之前到树林里，四处寂静无声，并且能闻到松针的香味，而我肯定你也知道这些感觉……

　　在这些例子中，以预设的形式做出的暗示被用来促发来访者看到他自己、听见一个声音，以及感受到飘浮的手臂。通过询问来访者在看到那个孩子时有何感受，听到的是谁的声音，或者什么时候注意到自己的手臂飘浮起来，临床工作者就预先假设来访者已经拥有了这些体验，这就是间接的暗示。最后一个例子是一个嵌入指令的隐喻，它间接地暗示了某种感觉体验。"四处寂静无声"也是一种间接的暗示，让来访者对当下的听觉刺激做出阴性幻觉的反应。

　　鉴于来访者会在催眠中暂时悬置现实检验能力，他便能更容易地贯注于被暗示的现实之中。正如你已经知道的那样，他一般都会保留部分的客观现实感（回忆一下希尔加德的"隐藏的观察者"概念），但只发生在他能够觉察到一种更为客观的现实的时候。有些时候，来访者可能贯注于幻觉之中而且不知道自己出现了幻觉，就好像记忆虚构会导致人们相信他真的被敌意的外星人诱拐了一样。因此，临床工作者应该十分敏锐，确保提供幻觉体验的治疗会谈的组织方式不会无意中放大或激发记忆虚构现象和精神疾病的产生。

　　至于感觉改变，请简单地思考一下在哪些条件下你会想要提升或消减一个人的感觉能力。暗示对耳鸣即耳朵中的嗡嗡声的听觉敏感度下降，或者暗示拥有更高的听觉敏感度从而能够听到配偶声音中的应激以鼓励更好的共情，都是针对听觉感觉改变的恰当的暗示的例子。

意动反应

描述

在日常生活中，我们可以通过许多不同的方式观察到条件化产生的巨大影响，因为我们如此之多的日常功能是在一个自动化的、潜意识的水平上发生的。如果你必须注意到你每天做的任何一件事情，那么等到你洗完澡，穿完衣服，准备上班的时候，一天已经过去了！我们自动化的功能把我们的头脑解放出来，让它能够投入更高等级的活动之中。人类能够行使的自动化功能至少在四个不同的水平上存在：认知、运动、感觉和情绪。这些自动化功能共同被称为"意动反应"，这个术语的意思是将一个观点转化为一个动态的反应（Erickson & Rossi, 1981）。逐一来讲，这些反应分别是"意念认知反应（ideocognitive response）""念动反应（ideomotor response）""意念感官反应（ideosensory response）"和"意念情感反应（ideoaffective response）"。每一种都是在潜意识层面对某个刺激产生的自动化反应，无论这个刺激是外部的还是内部的。

意动反应的一般应用

意念认知反应或许会被认知行为治疗师称为一种"自动化思维"。这些是来访者在对临床工作者的暗示做出反应时，在来访者的思维过程中被激发的潜意识的认知联想。催眠过程会使用各种不同的程序来鼓励所谓的认知歪曲、非理性信念和不合理的预期，让这些自我限制的意念认知浮出水面，从而对其进行鉴别和更正。尤其是当催眠和认知行为取向联合使用的时候（Alladin, 2008，2012，2016，2017；Yapko, 2001b；Zarren & Eimer, 2001）。

念动反应是在躯体层面呈现出一种心理体验，或者换句话说，是身体对一个人的思维做出的潜意识物理反应。雪佛氏灵摆（见第9章）就呈现了这种关系，尽管看上去有些做作，但这个例子仍然很有用（Lynn & Kirsch, 2006）。坐在车里当乘客的人也会在车子移动的时候去做出踩刹车的动作，这也是一个例子。所谓的"肢体语言"也是一大类，这个类别更是充满了数以千计的有关念动反应的例子（身体下意识地运动以模拟被思考或通过言语表达出来的行为）。

身体的运动通常是十分微小的，因此它们一直都不为人所觉察（潜意识的），但是它们通常都能够被肉眼观察到。当然，通过诸如多导生理记录仪这样的设备很容易就能对它们进行测量，这种设备可以测量诸如心率、皮肤电反应和肌肉紧张水平这样的变量。多导生理记录仪这个例子就说明，当被测者回答来自考官的问题时，虽然他一般都无法觉察到自己身体层面的改变，但的确可以检测出这些可测量的变化。

也可以出于诊断或治疗的目的来促发念动反应。在诊断层面，临床工作者可能会暗示来访者对问题做出一种自动化的躯体反应。例如，临床工作者可以暗示说，如果对某个问题的回答是肯定的，来访者可以自动地、毫不费力地慢慢点一下头，而如果答案是否定的话，他可以非自主地摇一摇头。来访者在口头肯定的同时头部表现出否定的反应也并不罕见。你会相信哪一个反应呢？有些临床工作者认为念动反应要比意识化的反应更能够体现真相（Ewin, 2009）。尽管念动反应必然不是一个测谎仪，但是它可以提供的证据是在来访者身上存在多重的认知控制和相互冲突的感受（Cheek & LeCron, 1968；Ewin & Eimer, 2006；Shenefelt, 2001）。

在治疗层面，念动反应可以用来促发解离，加深催眠体验，作为一种反应性的指标，以及甚至作为一种在临床工作者和来访者之间进行沟通的手段，例如使用类似"自动化书写"或"自动化讲述"这样的技术。自动化书写指的是来访者在没有意识参与的情况下写字（或画画）的能力（Hilgard，1992）。签你自己的名字和涂鸦就是自动化书写和画画的例子。自动化讲述指的是让来访者在没有意识参与的情况下讲话（Barabasz & Watkins，2005）。对自己说话，出声阅读，以及心不在焉地继续和别人谈话，是自动化讲述的例子。例如，可以给来访者具有许可性质的直接暗示，让他"可以写字，并且带着期待看看你的手会写下什么"。具有紧张症特点的来访者在表现出诸如手臂悬浮、手指信号（对来访者这么暗示，这样一来当他完成了一个想法、提取了一段记忆、准备好继续下去或任何其他情况的时候，他就可以提供相关的信息或做出相应的表示）和点头时，他都可以以一种自动化的方式运动，尽管运动起来忽动忽停。

意念感官反应是自动化地体验到和暗示过程有关的感官体验。意念感官反应的基础是个体具有正常的感觉范围并且能够对于体验到的感觉有躯体感觉层面的记忆。当某个人暗示你可以回忆起有块花生酱粘在你口腔上腭时的感觉时，在你弄清楚对你的暗示是什么的过程中，你可以非常自动化地重新产生那种感受。你马上能够体验到花生酱在你的嘴里的滋味和感觉，只是因为你过去有过这种体验。如果你从来都没有品尝过花生酱，那么这个暗示也就无效了。以详细的细节描述和一个体验相关的不同的感觉成分可以让来访者重新体验到这些感受，其体验到的感受的程度则取决于一些因素，包括过去这种个人体验的数量和类型，以及个体整体拥有的躯体感觉的觉察程度。

意念情感反应是和每个人拥有的各种体验相关联的情绪反应。人们对于生活事件的情绪反应极为广阔，每个人的反应类型和强度都有所不同。即便不是不可能做到，但面对许多体验完全只有中性的感受也是很困难的，尤其是那些程度足够重要以至于让来访者进入治疗的经历。因此，当来访者体验到临床工作者的暗示时，和在暗示中包含的观点有关的不同感受就会浮现出来。被埋藏起来的这些痛苦和绝望的负性情绪会在一瞬间涌上心头，同样也可以在须臾之间被喜悦和愉悦击中。人们对暗示的反应的情感强度常常会让来访者和临床工作者措手不及。请做好准备！

意动反应只是整个体验结构中的组成部分。你拥有的每一段经历都会在各类不同的水平上发生，每一个水平都以不同而互补的方式为整个体验添彩。在做催眠时，意动反应是重要的变量，这有两方面重要的原因。首先，它们会反映出在寻求改变时，来访者在潜意识水平上的内在体验。其次，它们是当前的治疗体验中的一部分，它们是治疗中的思维、行动、情绪和基于感官的成分，来访者在未来想要改变时，会回忆起它们并将其作为改变的基础。

引发意动反应的策略

和许多其他的催眠现象不同，无论你做什么，意动反应都会出现。来访者几乎没有办法阻止自己出现潜意识的身体运动或想法，或者不让自己在回应你的暗示时重新体验到某些情绪和感受。为了使用催眠来促发意动反应，问题就变成了对于针对具体的自动化反应的暗示，来访者会不会做出良好的反应。如果存在的解离程度越大，临床工作者暗示的想法、情绪、躯体感受和运动就会越容易在来访者身上获得反应，因为意动反应本身就被界定为一种潜意识的反应。因此，在尝试诸如自动化书写或自动化信号这类程序之间，首先要做的第一步是促发解离。

直接暗示：以许可式的方式给出的直接暗示在促发意动反应方面十分有用。下面就是这种类型的暗示的例子：

　　……而当你听我描述那段经历时，我好奇你的觉察中会出现什么样的想法，你甚至对它们也感到十分惊讶……（意念认知反应）

　　……而当你让你的身体放松下来的时候……你的头开始慢慢低下来……请让它按照它想要的方式进行……（念动反应）

　　……而当你的肌肉继续放松的时候……你可以感觉到在那个点上的刺痛感……（意念感官反应）

　　……当你回忆起你作为小孩子时的画面时……你可以注意到那幅画面在你内心重新创造出的情绪感受……（意念情感反应）

这些暗示中的每一个都直接暗示了一种不是由意识创造出来的自动化的反应。当来访者跟从暗示时，它们"就那么发生了"，而且他完全不需要有意让它们发生。

间接暗示：针对意动反应的间接暗示也非常有用，只要临床工作者仔细选择措辞，因为使用的措辞可能会影响获得的具体反应。针对意动反应的间接暗示的例子如下：

　　……你会下意识地认为，你自己应该为那件事情的发生负责，但是你新想到的想法会让你严重怀疑这一点……（意念认知反应）

　　……我不认为你的意识的头脑将会知道你的潜意识的头脑对那件事知道的一切，直到你的手指抬起来……（念动反应）

　　……我好奇你能否回忆起，因为烈日炎炎而感到酷热难当和干渴难忍的时候，跳进凉爽的游泳池里是一种多么好的感受啊……（意念感官反应）

　　……你以为车子需要大修但实际上只是一点小故障，这个发现多么让人欣慰啊……（意念情感反应）

让来访者专注于暗示的内容可以促发念动反应，因为当他把自己投射在所描述的情境之中，并且尝试弄明白它的意义时，他的潜意识已经做出反应了。鉴别出个体在潜意识中使用的非言语沟通的个体化模式可以成为了解他的一个丰富的信息来源。不过，注意到这样的模式和解释这样的模式是两回事情；尽管我鼓励去注意到这些模式，但我绝不鼓励去解释它们。指出一个手势"意味着"这个，或者一种姿势"表明"的是那个，完全是一种过度简化的理解，而且更可能不过只是观察者自身的投射而已。人们的解释常常是错的。

时间扭曲

描述

对时间的体验完全是一种主观性的体验，意味着你会在任何一个时间点上以你自己的方式体验时间的流逝。每个人都会有这样一种体验，我们在从事一些愉快和有趣的事情，然后发现似乎只过了挺短的一段时间，但实际上相对来说已经过去挺长一段时间了："当你享受人生的时候，时间总是过得飞快"。类似地，你无疑也有过那样的体验，当你处于某个艰难或无聊的情境之中时，在看过你的表然后等待了一段时间之后——就好像已经过了3天了——然后当你再次看表的时候你发现，让你沮丧的是才过了5分钟。主观上对时间流逝的判断可以长于也可以短于客观真实的情况，这取决于你的注意焦点。这类时间扭曲的现象所有人都经历过，而且也像所有其他的主观体验一样，对时间的体验可以在催眠中通过恰当的暗示来有意地做出改变（Cooper, 1952;

Edgette & Edgette，1995；Erickson & Erickson，1958；Kahn，2010；Martin，Sackur，Anllo，Naish，& Dienes，2016）。

时间扭曲的一般应用

在来访者的知觉中促发时间扭曲可以让其成为一种非常有用的治疗体验。请想一想，在哪些情境下延长或缩短个体对于时间的知觉是有益的：例如，当来访者处于疼痛之中的时候，将长时间的疼痛感压缩至似乎只有非常短暂的时间可以成为一种最为人性化的干预（Bejenke，1996；Patterson，2010）。在待产的女性身上拓展在阵痛之间知觉到的舒适感的时间，可以让妊娠体验变得舒适得多（Kroger，2008）。让漫长的工作日在主观上变得更短一点，能够让一个困难的工作做起来容易一些。在实际很短的时间内完成一次考试但在主观层面则体验到充足的时间，可以让个体有更好的表现。这些只是应用时间扭曲这个催眠现象的几个可能的实例而已。

引发时间扭曲的策略

"不去干扰"：促发时间扭曲的方法涵盖了从"不去干扰"而让时间扭曲自发产生，到有意地给予直接或间接的暗示来唤起这种现象。时间扭曲倾向于在完全没有针对性暗示的情况下自发产生，因为一旦人们闭上他的眼睛，并且贯注于内在体验（例如，想法、记忆和躯体感受等）之中，真实的世界就退入了背景之中，而时间的流逝一般而言就不那么重要了，而且现实地评估时钟上的时间过去了多少也变得更为困难。你可以自己试一下：看一下时间，让你的眼睛闭上，然后让你的头脑去往它恰巧去往的地方。当你觉得过去 5 分钟之后，再次睁开你的眼睛。你差得有多远？你是低估了时间还是高估了时间？对于在催眠之中的来访者而言，因为他是放松的、贯注于有意义和有帮助的体验之中，并且享受着这段体验，因此他倾向于低估时间的流逝。来访者通常会认为一个 20 分钟或 30 分钟长的会谈只有 5 分钟或 10 分钟那么长。来访者发现在墙上的钟所显示的时间和在他"内心的时钟"告诉他的时间之间存在巨大的差异，这常常也能让人们相信自己实际上确实被催眠了。

直接暗示：针对时间扭曲的直接暗示，尤其是当以一种许可式的方式给出的时候，也可以很好地促发这种体验。下面就是直接暗示时间扭曲现象的例子：

……而在你看来似乎已经过去很长一段时间了……而且你已经有了许多小时高质量的休息……（时间拓展）

……一小时在感觉上可以似乎只有一分钟……而时间可以过得那么快……当每个思绪以如此快的速度通过你的头脑时，只是让你的思绪迅速通过要比尝试捕捉住某一个更容易一些……（时间凝缩）

……你的头脑和身体在这里一直都那么忙碌……而且做你已经完成的所有事情需要花那么多的时间……当你如此专注的时候，就好像已经过去了好几个小时一样……（时间拓展）

间接暗示：针对时间扭曲的间接暗示会轻巧地在暗示中植入这个观点，即时间的体验可以被改变。间接的暗示（例如，"我好奇在这段放松的时间里，并没有过去几分钟……"）、包含时间扭曲体验的例子的故事（例如，"我是那么忙，以至于我甚至都没有注意到已经过去那么长的时间了"）、谈话式的假设（例如，"你是否惊讶于你仅仅在几分钟里就完成了那么多事情？"）以及双重束缚（例如，"对你来说，感觉似乎过了很长一段时间，还是仅仅对你而言是一种的确很久的感觉？"）都能够促发时间扭曲。下面这些假设给每一种情况提供了另一个例子：

　　……有些时候，记录时间的流逝是那么困难……而现在很难知道到底过去了 5 分钟还是 6 分钟……而又有谁如何能真的知道只过去了 5 又 1/4 分钟，或是 5 又 1/2 分钟……或者是 5 又 5/8 分钟，或 5 又 3/4 分钟？（间接暗示一种时间收缩的体验，实际上已经过去 20 分钟了）

　　……我在不久之前和一位来访者工作过，她在第一次来的时候感觉非常不舒服……她的问题很困扰她……但是当她闭上她的眼睛，并且让她自己听我说话……深入地听我说话时……她忘记注意到时间过了多久……而且她让自己那么深地放松下来……就好像舒服地过了好几个小时一样……抚慰了她的心灵和身体……而她在之后很长一段时间里……都感觉那么好……（关于一个时间扭曲体验的隐喻）

　　……而你一直都在那么舒服地坐着和听我说话，对吗？……很好……而且并不容易知道有多长……非常长的……一段时间已经过去了，是吗？……（谈话式的假设来制造时间拓展）

　　……而现在我好奇的是，你是否意识到这段时间过得那么快，那么短暂……如果你想，你可以猜……你会觉得只过了 5 分钟，还是会觉得有 7 分钟那么多？……（通过迫选，将个体定位于一段具体的时间范围内）

在第一个例子中，通过如此具体地讲述过了多少时间，并且将所有的选择都置于一个非常短暂的时间框架内，你就可以帮助来访者逐渐定位于那个时间框架之中，因此也就会觉得一段冗长的过程好像就只花了 5~6 分钟一样。如果临床工作者想要拓展时间，所使用的可以是一个夸大的框架（例如，对于 10 分钟的催眠会谈而言，临床工作者可以暗示，知道到底过了 20 分钟还是 20 又 1/2 分钟是多么困难……）。

在第二个例子中，提供的隐喻让来访者知道，可以通过处于催眠之中，从而让他自己在感觉上很长的一段时间里都保持舒适的感受。这是通过让来访者和故事中的人物之间建立起一种认同来达成的。

在第三个例子中，使用的是谈话式的假设。通过让来访者意识到评估时间流逝的长度是那么困难，已经过去了很长一段时间的预设就被间接地暗示了。

在最后一个例子中，来访者被迫在两个时间里做选择，而这两个时间比实际流逝的时间都要短得多。也可以通过做出比实际流逝的时间长得多的被迫（双重束缚）选择来拓展时间。

当来访者从催眠中脱离并且发现他对时间的知觉是那么扭曲时，他就知道他已经体验到了某种不一般的体验。这个结果可以让他对自己内在世界的复杂性和精密程度有一种崭新的敬意。学习控制诸如时间知觉这类之前被认为无法控制的主观体验可以提升来访者的自尊。在从事催眠时，最为积极的方面之一就是能如此容易地提升一个人的自尊。

结束催眠会谈

结束和脱离催眠状态（重新清醒）

尽管在催眠中会有良好的感觉，但最终你必须结束会谈，从催眠体验中脱离，继续你的生活。结束和脱离是催眠互动的最后一个阶段。来访者可能会通过注意力聚焦的程度降低以及开始移动和伸展身体，来表示他已经准备好脱离催眠。临床工作者在观察到这类迹象时必须决定，这次会谈的工作是否已经完成，还是他表现出的脱离催眠的现象是某种形式的回避，可以对此进行治疗性的处理。

临床工作者负责实施治疗会谈，一般而言也应该来决定何时是启动结束和脱离催眠的恰当的时机，就像是他需要决定何时是导入催眠的恰当的时机一样。在决定何时是结束和脱离的恰当时机时，临床工作者也可以决定以什么样的方式来做结束和脱离催眠。何时结束和脱离以及如何结束和脱离是个人的临床判断，要取决于整个治疗计划以及那次特定会谈的完成情况。到了这个时间点上，临床工作者已经以自己的取向对来访者使用了一种暗示的风格和结构，而结束和脱离过程可以和之前的风格及结构一致。如果临床工作者自始至终都相对表现出直接的风格，那么他可以使用类似下列暗示来暗示结束和脱离过程：

……你可以让这次体验画下一个舒服的句点，以对你而言舒服的速度让自己离开催眠……按照你想要花费的时间来为你自己舒适地完成这个体验。

……当你准备好的时候，你可以睁开你的眼睛，让你重新回到此时此刻来，感觉到放松且精力充沛。

……当你在大约一分钟之后睁开眼睛，

并且重新发现外在的世界时……你将会注意到在催眠中的感觉是那么好。

引导来访者结束和脱离催眠的过程在传统上被称为"唤醒"。不幸的是，鉴于个体并没有睡着，所以选择这个词是不当且过时的。一种更好的选择是使用"重新清醒（re-alerting）"。大多数进行结束和脱离的直接做法都会使用一种权威式的计数方法，例如，"我将会数到 3 然后打一个响指，而你就会完全清醒过来……"这样一种做法并不太尊重来访者以他自己的速度从催眠体验中脱离的需要。期待来访者对某个任意的计数做出反应并离开催眠体验，而且只是因为你想要让他那么做，并不能让他按照自己需要的时间舒适地为自己完成这个体验。此外，预期任何人会对打响指做出反应完全是一种轻视对方的行为，因此也是不可取的。

如果催眠会谈是一个非正式的、自发的会谈，那么临床工作者可以选择和他的取向保持一致，通过给予间接暗示来让来访者结束和脱离催眠。下面的暗示是这类做法的例子：

……而我好奇的是，你是否已经意识到，这是那么舒服，能让你的头脑去考虑那个可能性……而这肯定可以是一种大开眼界的体验……

……而在度过了这样一段美好的休息时光之后，就像你刚才经历的那样，你肯定可以让你清醒地面对生活的喜悦……

……我之前有告诉过你我是怎么学会它的吗？……我是那么专注在自己身上，以至于我没有太多去关注到我周围发生的事情……但是你可以变得不那么自我专注，可以在世界上到处转转，并且注意到你自己之外的事情……睁开你的眼睛看到新的可能性……

在决定何时以及如何脱离催眠的时候，临床工作者可以考虑以下因素，包括是否合适暗示失忆，以及如果需要的话可以提供何种类型的催眠后暗示。催眠体验是如何结束的会对来访者有重大的影响，因为人类记忆对最近事件的记忆一般而言是更强的，这个现象被学习理论家称为"近因效应"。换句话说，来访者在脱离催眠时的感受是他最可能和整个催眠过程联系起来的感受。另一个原因是，一般而言，最好能够让来访者获得他想要或需要的时间来完成自己对于催眠会谈中发生的事件的加工。让来访者按照自己选择的速度脱离会让他有机会感觉到，在你的关照下，他可以感到放松，不必着急。

结　语

本章详细地描述了治疗性地运用催眠的最为基本的要素。临床干预总是会包含这些催眠现象中的一些或全部现象，因此你有必要清楚这些主观体验中的每一个到底是什么样子的。在你以有意义的方式运用它们之前，对你帮助最大的是首先花一些时间去观察它们如何在日常生活中发生，尤其是在你能尝试去揭示哪些事物会激发这样的体验的条件下。对例行发生的人类体验的范围所做的这类仔细的观察可以让你更容易在催眠中唤起它们，即通过提供日常生活中的这些催眠现象，以此作为间接暗示，让来访者体验到这些现象。

作为基本的要素，各种不同的催眠现象可以基于无限多个构型进行组合和重复组合。你可以决定，获得哪一种催眠现象对来访者来说是有益的。更具体地说，你可以决定呈现出何种类型的理念来将他导向催眠，使用何种类型和风格的导入，使用何种利用催眠的方法（治疗策略）并具体考虑它们的内容、风格和复杂程度。

面对可以作为构建干预的基础的各种催眠现象，临床工作者的任务——以一种有意义的方式来设计和实施这类体验——是一个复杂的任务。这个任务将在下一章中更仔细地讨论。

开动脑筋

1. 在发现催眠现象的一些日常生活中的表现时，你的反应是什么？它会让你更容易把催眠视为治疗中特殊的事物，还是让你更难产生这种看法？

2. 你怎么看待"前世回溯"（在催眠中让某个人"回到"之前轮回的一世），催眠性的超感官知觉（以催眠的方式来放大超感官知觉），以及其他催眠的超自然应用？你的看法有何基础？

3. 如何在不同的心理障碍中看到每一种催眠现象的存在？（例如，分离性身份认同障碍包括了人格部分的解离，也可能包括对各个部分的存在的失忆。）

4. 在哪种情况下，可能不适合促发任何一种催眠现象，如果有的话？解释一下你的逻辑。

5. 你如何使用年龄前瞻来辅助你对催眠的学习？

行动起来

1. 针对每一种催眠现象，列出 10 个在日常生活中它会出现的情境。你能鉴别出哪些似乎会促成这些现象产生的因素？

2. 在一次年龄退行的过程中，请让你的被催眠者在处于不同年龄的状态下写下自己的名字。你是否会观察到似乎和其所处的年龄吻合的书写风格差异？你会得出什么样的结论？

3. 列出 10~20 个在你的发展过程中最为重要的事件。哪些事件你认为是积极的？哪些是消极的？在哪些事件上附着的情绪似乎是最多的？这让你回忆它们变得更容易还是更难？

第 16 章
设计和实施临床催眠会谈

在上一章中详细讨论的经典催眠现象是由暗示产生的体验，它们可以嵌入更大的治疗框架之中。当你开始和你的来访者进行一节催眠治疗时，这是因为你相信你已经对某些会起到治疗效果的事情心中有数了。这或许是你希望来访者能够拥有的某种体验，某个你认为他能够吸收的观点，或是你想让他能够采取的某个视角，而这个视角能对他产生有意义的提升效果。假设你的意图是良善的，那么此刻的挑战就在于设计并且实施一个能够贯彻你的意图的会谈。在本章中，我考量的是将催眠引入并整合进治疗情境时的一些实用的根本原则。你怎么决定，当你面对一位正在饱受痛苦的来访者时，你对他到底应该说什么，你如何知道你说的每一个字、每一个词就能有潜力产生积极的改变呢？

在之前这句话中，一个关键的词语是"潜力"。你不应该抱有幻想，认为如果你说的所有一切都是"正确的"，你就会成功，就好像只要你非常强烈地希望做到这一点，你就能做到一样。我明白大家都幻想学到一些"神奇的字眼"，但并不存在这种东西。到现在为止，你已经知道有许多因素会影响某一种干预的后果，无论这种干预是否包含催眠。这些因素中有一些是在你掌控之下的，例如你对词语的选择和你把握的时机，而这些因素中还有一些并不在你的控制之下，例如来访者对你的意思的个人化的解释，他们服用的药物的副作用，以及室外某些出人意料的干扰。本章旨在提供一些指导原则来帮助你控制你可以控制的事情，从而增加将催眠应用于治疗时你潜在的有效性。

我极为提倡拥有一个经过深思熟虑和组织良好的治疗计划。我知道有些人会倡导"相信你的潜意识知道说什么"的哲学，但是仔细考虑会谈的目标以及实现这些目标的手段也并不会阻碍在治疗的过程中自发地或出于直觉地做出干预。托马斯·杰弗逊所说的这句言简意赅的话则反映出了我的看法："我极为相信运气，而我发现，我工作的越努力，我得到的运气也越多。"

对治疗会谈有一个可行的计划是件好事，同样重要的是，要有能力在必要或合宜的情况下迅速而灵活地抛开之前的计划。临床技能有诸多价值，即便它无法控制一切；而在本章中所考虑到的许多问题都旨在提升你在应用催眠方面的临床技能。

再审视"做"催眠与"运用催眠的理念"

许多催眠的从业者知道如何实施催眠技术，也会照本宣科地读催眠脚本，但这些人并不一定就能运用催眠的理念。能运用催眠的理念意味着能够完全吸引对方的注意力，与来访者有高度的调谐和联结以至于你很难被忽略或轻视，因为你所做的事情和你给予的一切是那么切题和引人入胜。

想一想那些能够捕捉住和维持你注意力的人——你不想让自己从他们的身上移开视线的人。他们身上到底有什么吸引你，并且牢牢地抓住你的注意力？无论那个特质是什么，那便是在运用催眠的理念，即便他们并不一定在做催眠。在什么时候你会运用催眠的理念？你能否觉察到在治疗中的那些特殊的时刻，在那个时候，来访者似乎被你说的每一个字深深地吸引？

运用催眠的理念意味着有目的地和人们建立关系，接受自己作为一个能够施加影响力和改变的动因所承担的责任，并且竭力使用你的能力来通过富有智慧和敏感的方式施加影响。它也意味着知道那种引人关注、让人投入和对人造成影响的能力不仅仅在正式的导入中才发生。运用催眠的理念意味着能够将催眠中的让人聚焦注意力和在人们身上引入积极可能性的原则整合到你自己的存在方式中，因此，可以通过每一次互动或多或少地展示出来。

一位临床工作者的技能

成为一个有效的临床工作者所需的技能是海量的。这些技能包括对于当前的临床文献有广泛的涉猎，有能力和来访者建立关系并且与之形成一种治疗联盟，以及有能力组织和实施一种有着良好架构的干预。这些都是复杂的技能，需要花费大量的时间和精力来培养，而且有助于界定什么才是真正的专业性。

我们究竟是怎样的人是基础，我们后来接受的临床培训只是黏附在上面的一层装饰。思考一下你为什么会以你现在的方式来组织你的临床实践。你一直持有的个人治疗哲学，你会被某种特殊的治疗风格吸引并且努力好好实践它，以及甚至在从事临床实践时，无论是直接地还是间接地，你能让你的来访者也和你持有相同信念，这些是如何反映出你作为一个人的特点的呢？

这并不是一个新的概念。我们在很久以前就知道，我们被何种治疗吸引以及如何从事治疗，包括我们进行的催眠干预，都是建立在我们主观上感到其吸引力的基础上的。例如，有人去参加一个催眠工作坊，然后学习并体验了一种"内在智慧"的导入技术，发现了一些之前没有触及的内在智慧，然后觉得这是一段深受启发的经历。因此，他带着一种新的热情回到工作之中，开始对几乎所有的来访者都使用"内在智慧"的技术。或者说，有人去参加了一次关于富有争议的新"XYZ障碍"的会议，然后开始在之前从来都不知道有这种障碍的来访者身上看到了"它"的存在。正如你在整本书中的"大师的视野"专栏里已经发现的那样，极具才能的专家都有他们自己的观点，就像你也有你的观点一样。而你的观点将会决定你是否会应用临床催眠以及如何应用它。

在理想的情况下，我们的个人背景和兴趣不应该成为我们设计和实施干预的主要基础，无论这种干预是否使用催眠。但是，在"真实的世界"中，当我们在访谈我们的来访者时，我们接受的所有临床训练都在让我们准备好聚焦在"这一点"而非"那一点"上，因此我们就可以以"这种"方式理解到底发生了什么，并且以"那种"方式治疗它。拥有一个哲学或信念体系从而为你提供一个连贯一致的框架不仅是必要的，也是可取的。不过，或许当临床工作者有时犯错时，他们只以一种方式来看待问题，而没有花费精力去考虑其他的视角怎么帮助理解和处理这个问题。几乎任何问题都可以从许多不同的观点来加以理解和治疗。至少对于我来说，似乎很重要的一点是，当你在设计你的干预时，你能够在一个个案的事实和你对此所做的解释或推论之间做出区分，这样你的推论就不会变成信条。

本章剩余的篇幅在展开时会基于这样一个必要的假设，即你已经创造了一个治疗性的环境，你的来访者在其中愿意参与一般意义上的治疗，特别是催眠。现在我们就可以更直接地聚焦在如何设计和实施有效的临床催眠会谈上了。

有助于指导会谈设计的四个问题

到目前为止，我和人们进行心理治疗的时间已经超过 40 年了，实施了不知道有多少次的催眠会谈，在这个过程中，我对于治疗的想法变得更为简单而不是更为复杂了。我不再那么感兴趣于治疗哲学理念以及各种不同的理论概念化的复杂性，而是有更多的兴趣去了解有效的临床工作者实际说什么和做什么的"底线"是什么。他们说自己所做的事情和他们实际做的事情之间常常有显著的差异。

以简洁作为出发点，当我和一位来访者工作的时候，我会对自己提出四个基本的问题：当然我肯定还会提出更多的问题，但是这四个问题尤其能够帮助我组织我的治疗，并且发展出一个更为清晰的焦点，明确我在治疗中想要处理的是什么以及我会如何处理它。下面就是我发现有助于我组织治疗的四个问题：

（1）来访者的目标是什么？以及接下来必然会提出的问题，即处理它们的恰当的顺序是什么？

（2）为了完成这些目标，来访者需要拥有哪些特定的个人资源？

（3）来访者是否在他的技能库已具备或者曾经拥有必要的资源，以及他们目前最需要的是帮助他们去调动它们吗？还是来访者还没有这些资源，并且需要首先帮助他们鉴别这些资源，然后培养这些资源？

（4）如何成功地做到情境化；也就是说，如何能够在恰当的情境中获得必要的资源？

第一个问题是关于目标的。催眠是一种指导性的取向，而使用它的前提是有一个目的，一个试图达成的目标。在下一节中，我将关注目标设定的议题，因为它是在整个过程中的第一步，并且为接下来发生的一切设定了框架。

第二个问题是关于资源的。有技巧地解决第二个问题的前提是，你知道对于完成某些目标而言，哪些技能是必要的。不幸的是，治疗的语言常常是抽象的，以至于让临床工作者有时候会无法记起精确的意义和产生某一个想要产生的效果所必需的行动。我们会使用"含糊的心理学语言"，其中用到的是诸如"培养自尊"，"增加自我力量"，以及"建立可以渗透的边界"这样的词汇，然后就表现得好像这些词汇真的有其意义一样。它们会代表一些体验，但关键是要知道它们代表的体验是什么。在我回答这第二个问题时，我的任务在于能够具体地界定，为了使实现目标变得可能，个体到底需要说或做的事情是什么，无论它是对自己内在的，还是对外部世界的。如果不存在可以实施的特定步骤，那么它就不算一个目标，而只是一个愿望而已。

第三个问题是关于，一旦已经鉴别出了必要的资源，那么这些资源又从何而来。历史上有许多种心理治疗都把强调的重心完全放在评估人们的动机上。也许你曾有过这种反映上述观点的人际交互：你可能对某人说"唉，我真想在人生中能去做这件事，但我不能"之类的话，对方回应你，"你如果真的想要去做，那你就已经做了！"你能回忆起听到那些时你的感受吗？

人们只要具有恰当的动机，就一定能够做任何事情吗，也就是说，"有志者事竟成"？我认为这是一个具有潜在破坏性的观点，因为它完全只用动机来界定所有的问题。更为准确的说法是，"有志者或能成事"。光有动机而没有必要的能力只会让人挫败，会产生一种"被困住"的感觉。在治疗中，动机和能力都很重要，缺一不可，但仅有其一则无法成功。在我的经验中，经常发生的情况是人们有足够强的动机，但缺乏必要的技能来实现他们希望实现的目标。发现这一

点很容易：你只要询问来访者，让他清晰地陈述达成目标所需的步骤，而他并不知道那是什么。再强烈的动机也无法弥补能力的缺乏。

因此，我首先想要评估的是来访者可能已经拥有哪些重要的能力，虽然他们不幸没有使用这些能力；然后我想要创造一种体验性的桥梁来触及这些资源。这种"搭桥"是使用催眠的绝佳时机。如果来访者并没有必要的能力去完成他们想要或需要完成的事情，那么我在治疗中的任务就变成了提供一种结构化的手段来教授这些技能并且让它们可以被学习。教授技能是使用催眠的另一个绝佳时机。人们在注意力集中和放松的情况下能够最好地学习，对这一点难道还有疑问吗？

第四个问题是关于情境化的。有资源是一回事，而在合适的时候有效地使用它们则是另一回事。在你学习催眠后暗示时想必已经知道，催眠后暗示的主要功能就是在适宜的反应和这个反应适合发生的情境之间建立一种联想，一种联系。当然，除了催眠后暗示外，还有其他建立这一联想机制的方法。你可以使用角色扮演策略、认知预演或被有些人称为成功意象的方法，以及出于同样的目的布置回家作业。在这个阶段的目标只是将在催眠和治疗中学习到的事情有效地运用到日常生活的过程中。

这四个问题中的每一个自然会在治疗过程中引发许多其他的问题，思考那些问题也是有帮助的。但是我觉得这四个问题尤其能帮助我更清楚我在催眠会谈中想对来访者说些什么，而这是设计催眠干预中的第一步。或许你会觉得它们也能帮助到你。

催眠和治疗目标

只有当催眠会谈能够切中一个有意义的目标时，它才算是一次好会谈。不过，鉴别目标并不总是容易的，因为来访者总是会对临床工作者说这样的话："我就是想感觉好点"，或者"我就是想要一段好的关系"。诸如此类的话是那么宽泛，以至于不过是一些愿望而已。它们并不是可以用于临床干预的一些清晰界定的目标。

如果临床工作者并不清楚自己具体想要处理的是什么，那么干预很可能也会迷失方向。约吉·贝拉是一位有趣的前职业棒球手，他常常会通过糟蹋一些大白话来获得公众的青睐，他曾经说过这样一段著名的话："如果你不知道你要去哪里，你就得小心了，因为你可能到不了。"当然，他是对的，强调了刻意保有一个清晰界定的目标的价值。但是，在催眠实践中似乎兴起了某种魔幻思维的文化氛围，那些深受实际上非常理想化——而且也是自我吹嘘的——观点的吸引的人追捧着一种有组织的、富有睿智的且仁慈的潜意识：临床工作者被告知要"相信你的潜意识"能够（魔幻般地）发展出一种恰当的干预，而来访者则被告知"相信你的潜意识"能够（魔幻般地）学到重要的东西，并且能（魔幻般地）解读出隐喻的意义。

我并不建议你依赖于某种"相信你的潜意识"的取向。我认为你应该收集有关于来访者的经历的具体信息，应该清楚地表述清晰界定的目标并且就此和来访者达成一致，并采用明智的策略来达成这些目标。在我看来，无论是一般的治疗还是特定的催眠治疗，其工作最为有效的时候在于：在一种良好的治疗关系的背景下，存在一个可以被达成的目标以及一个清晰界定的手段来实现这个目标。

我没有办法想到还有其他任何人能够比大卫·斯皮格尔博士那样更好地示范审慎具有的价值。斯皮格尔博士站在临床研究和实践的最前沿，他因提倡在对研究有扎实知识的基础上进行负责的临床实践而受到了广泛的尊敬。

大师的视野

大卫·斯皮格尔
（David Spiegel）

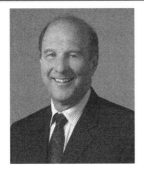

大卫·斯皮格尔

大卫·斯皮格尔（1945—）博士是斯坦福大学医学院精神病学和行为科学系的副系主任以及药学院的威尔森讲席教授。他也是心理社会治疗实验室的主任以及整合医学中心的医学主任。他自 1975 年起就在斯坦福大学任教。斯皮格尔博士在耶鲁大学获得本科学位，并在哈佛大学完成了他的医学和精神病学的训练。他是一位才华横溢的研究者和教师，因其倡导从事具有科学性的催眠和心理治疗而在业内极具声望。在 2012 年，他被选为美国医学院院士。

斯皮格尔博士发表的文章和著作超过 500 篇，包括他在 1989 年做出的有关心理社会治疗对患有转移性的乳腺癌病人的生存期的影响这一标志性的研究（Spiegel, Bloom, Kraemer, & Gottheil, *Lancet*, 2: 888–891）。这个研究表明，在患有绝症的女性中实施支持性／表达性的团体治疗能够改善她们的生存质量，甚至会显著地延长她们的生存期。大多数的研究，包括最近两个涉及乳腺癌和肺癌的研究都支持了这一发现。就像斯皮格尔博士在《美国医学协会杂志》（*Journal of the American Medical Association*, 2011）上发表的一篇评论文章中指出的那样，在最为困难的情境中，心理社会效应对癌症存活期的影响也是最为清晰的，而在疾病的末期，医学治疗的效果则是最差的。他在这个极为重要的领域中持续进行的研究工作让他撰写了他知名的著作《超越限制地活着——应对危及生命的疾病的新希望和方法》（*Living Beyond Limits: New Hope and Help for Facing Life-Threatening Illness*, 1994），这本书提供了进一步的数据和观点，并对于身患乳腺癌的女性和她们的家庭提供了应对技

能的指导原则。斯皮格尔想要提醒人们的是，他的工作表明生存并不仅仅是心灵控制物质，而是心灵的确能起到实质性的作用。他最近编辑的一本书是《创伤性的解离——神经生物学与治疗》（*Traumatic Dissociation: Neurobiology and Treatment*, American Psychiatric Publishing, 2007），本书的另两位编者是埃里克·维梅滕（Eric Vermetten），医学和哲学双博士，以及马丁·多拉希（Martin Dorahy）博士。他的研究让他获得了许多知名的荣誉奖项，以及同行对他的最高敬意。

斯皮格尔博士位于心身医学和临床催眠领域的研究的最前沿。他对于催眠的专业兴趣在他职业早期就开始了，部分是受到了他非常知名的精神病学家的父亲——赫尔伯特·斯皮格尔的影响，他在许多场合都曾经向儿子演示过催眠。在 1978 年，斯皮格尔博士在哈佛大学第一次参加了催眠课程，而在他完成住院医师和博士后的工作不久之后，他就和自己的父亲合著了一本书《恍惚状态和治疗》（*Trance and Treatment*; Speigel & Spiegel, 2004），这本书被催眠团体中的许多人认为是一本经典之作。在这本书中，两位作者描

述了一个用来评估催眠反应性的诊断体系和手段，叫作催眠导入剖图（HIP），我在第 14 章中对此进行了描述；这本书中也描述了各种在临床中对催眠的应用。斯皮格尔博士和其他作者一起在《美国精神病学杂志》（*American Journal of Psychiatry*）上发表了一篇文章（Kosslyn, Thompson, Constantini-Ferrando, Alpert, & Spiegel, 2000），我曾在第 4 章中提到过，这篇文章因其令人惊叹的发现而获得了超乎寻常的关注度：被催眠的实验参与者在看黑白的照片时被给予了颜色视幻觉的暗示，而在脑成像中，他们的大脑用于颜色加工的部分区域也"点亮"了。相反，当实验参与者被要求产生在看有颜色的图片时被引导产生黑白图片的幻觉时，同样的脑区表现出活动减少。他把自己的这个实验称为"信则见"实验。这一让人惊叹的发现表明，在催眠的反应性中具有强烈的神经生理过程，这个研究帮助该领域对于理解催眠现象的神经科学基础又迈出了一步。

斯皮格尔博士最近在通过使用功能核磁共振（fMRI），鉴别在催眠状态中活动的神经网络，[《大脑皮层》（*Cerebral Cortex*），27（8）：4083–

4093，2017］以及区分高低催眠易感性的个体之间在神经功能上的差异［《普通精神病学汇编》（Archives of General Psychiatry），69：1064–1072，2012］。他发现，当个体被催眠之后，在背侧前扣带回皮层这一大脑的冲突识别区域的活动会减弱，而在背后侧前额叶皮层这一执行功能控制区域和处理身心控制的脑岛区域之间会有更高的功能连接性。在执行功能区域和处理自我反思的后扣带回皮层之间也会出现功能性失联的状态，这有助于解释催眠的解离现象。他也发现高催眠易感性的个体在执行控制和冲突识别脑区之间的功能连接性会更强，甚至在静息状态（未被催眠的时候）也是如此。因此，他的工作可以展示催眠的神经基础。

关于催眠易感性测验："催眠易感性测验会将一个导入变成为一种演绎推理。你在 5 分钟不到的时间里就能够获得一些关于一个人对催眠反应的能力的有用的信息。通过将你输入的信息标准化，你就能够最大程度上获得在对这个信息做出的反应这一点上存在的变异性，并且使用这一点来指导你对病人的治疗取向，也让病人对他们的反应性有所了解。你也可以在最初进行的催眠互动中降低紧张感——你的角色是去评估而非说服一个人进入恍惚状态，而他们是在探索自己的能力，而不是表现出'服从'或'阻抗'。"[1]

关于自发的催眠和催眠能力："催眠会自发地发生，即便没有正式的导入，就像对于贯注状态的研究所表明的那样。'心流'时刻、高峰体验，以及强烈的快感都具有能改变自我且高度集中的注意力的成分，因此也是类似催眠的体验。有许多人都会有这样的高峰体验，其中的某些人会有解离体验，但并不是每个人都有。研究表明，催眠易感性是一个像智商那样稳定的特质，其中包含了高度集中和聚焦的注意力。没有理由说人类的心理体验应该比人类的物理特质具有更平均的分布模式。"[2]

关于社会心理支持、催眠和乳腺癌："有些研究但并非所有的研究都表明，参加团体治疗会增加乳腺癌的生存期。催眠并没有被证明是造成这种效果的一个关键成分。但是，催眠特别有助于降低和癌症有关的疼痛和焦虑。癌症可以被理解为一个应激源，而在管理应激方面，注意力聚焦再加上解离体验是特别有帮助的，这些应激管理包括对死亡的焦虑，以感到的痛苦和焦虑更

少，甚至能更迅速地完成的方式度过困难的医疗程序。"[2]

关于不同的催眠风格："尽管每一个临床工作者都需要尝试各种不同的取向，然后发现一个对于病人来说更有意义而且也似乎更有用的取向，但是作为一个研究者和教师而言，我觉得自己有义务寻找到在治疗中起到效果的关键元素并且对其进行检验。我觉得在过去的几个世纪中，对催眠的神秘化太严重了，而且在医学中，当我们能够提炼出关键的元素并且使用它们时，它就最有可能被使用（而且很好地被使用）。我发现，如果你能促进他们对于治疗方法的理解从而邀请他们一同参与治疗，而且那些治疗取向是直接而清晰的话，那么病人就能够很好地利用这些治疗取向。"[1]

关于催眠使用背后的临床技能："对于临床工作者来说，在诊断评估方面拥有最为基本的技能以及知晓可在催眠之中和催眠之外利用的各种不同的治疗取向是非常关键的。成为一名基本学科的专业人员（例如，精神病学、心理学、牙科）而不仅仅只是催眠师是很关键的。然后最有用的是学会如何以清晰和共情的方式和别人沟通，并且使用你和病人的关系来作为一种治疗的工

具。"[1]

关于这个领域中令人兴奋和失望的事情："我一直都很兴奋的事情是，能和其他同事一起来发现催眠在影响大脑功能方面的显著效果，例如对于视知觉和疼痛的加工，以及对于身体功能的影响，例如哮喘、胃酸分泌和疣。当前，每年有超过66000名美国人死于过量使用药物，其中至少一半人是由于阿片剂依赖所致，我最大的失望在于像是自我催眠这样的技术在控制疼痛方面如此有效，却没有被广泛使用。人们在使用诸如正念这类相关技术上有了显著增长，这是令人鼓舞的。这些技术更不关注于症状控制，更多被视为一种自我完善的方法而非治疗技术。一定存在更好的方式来鉴别和传播能够控制意识的心理技术，并将其应用于管理广泛存在的问题上，诸如疼痛、应激、焦虑和习惯控制。催眠现象本身已经足够有弹性，也很有趣，因此有空间让许多取向以富有成效的方式来竞争其解释效力。在我们对治疗中的医学创新的速度倍感挫败的时代，我们需要找到一种可靠的方式，将催眠的力量纳入标准化的治疗之中，从而帮助人们控制疼痛、焦虑、坏习惯和各种各样的躯体功能不良的状况。催眠可以放大对许多常见的和严重的医学问题的自我管理效能。催眠作为西方最为古老的心理治疗，在好几个世纪以来一直都游走在主流的医疗领域边缘。我们需要认真地对待它，并且好好使用它。"[1]

[1] 来源：个人交流，2002年8月5日

[2] 来源：个人交流，2011年1月23日

于2018年1月6日修订

设计干预：应该首先聚焦在哪里

现实处境和传统的治疗疗效研究不同，研究的参与者如果除了被研究的那个疾病状况外还有额外的问题，那么就会被排除在研究之外，但是来访者一般都会有多重问题，甚至多重诊断。面对有待处理的多重问题，需要做出的临床判断是你要决定从哪里入手。并不是所有的问题都是同样重要的。有些症状已经泛化到了来访者生活的方方面面，而有些症状只是在特定的情境中发生。有些症状只是让人有些烦恼而已，而有些症状显然是危险的。有些症状相对来说容易解决，而有些症状则十分棘手。

当然，第一要务是处理紧急的问题，而紧急与否则是由其潜在的危害程度决定的。自杀观念、毒品滥用以及会危及个人生命或他人生命的鲁莽行为只是其中的一些例子，此时，临床工作者必须对其进行优先干预，而如果症状或问题行为没有即刻的危险，或许就不会选为优先处理的。

建立治疗动能和反应定势

大多数情况下，来访者呈现的症状或议题并不那么紧急：他们有这些症状或议题已有数周或数月，甚至数年之久，而且尽管他们显然有理由担忧，但并不处在"火烧眉毛"的状态。不过，如果没有症状或行为迫切地需要你立刻关注，那么该从哪里开始呢？一般来说，最好是从你能够

迅速缓解症状的地方入手，这样一来你就可以开始在治疗中建立起一个正性的动能。如果一开始就能取得一些成功，那么就能降低来访者过早脱落的风险。导致来访者脱落的原因经常是因为挫折耐受力不足，想要相对迅速地取得成功，或者他们没有兴趣再进行看似做无用功的努力。

在应用临床催眠时，一种最没有被充分使用却极为有用的构念叫作"反应定势"（Erickson & Rossi，1979），这在之前已经进行了详细的讨论。在此提醒一下，建立一个反应定势意味着建立起一种反应性的动能。例如，如果我对一个人给出了连续四个我知道他会同意的陈述，那么对于我下一个陈述而言，他最有可能的反应是什么呢？很可能是同意。例如，如果我说，"每个人作为一个个体来说都是独特的……人类的体验是如此复杂……人们拥有的资源常常比他们意识到的更多……有时候，就这么坐着和放松都会让人感觉非常好……"所有这些陈述你自然都会赞同，你

做出赞同反应的这个动能很可能会将你带往对下一句话表示同意的国度。

因此，在实践临床催眠时，有效地利用这个原则就意味着以从一般到具体的方式来组织干预。例如，在给予个体一个具体的暗示，使其发展出一种年龄退行现象之前，你可以首先给予一系列有关记忆的一般性的暗示，或者自明之理，你知道他肯定会赞同这些暗示，例如，"每个人都有能力回忆起许多不同的经历……有些记忆要比另一些记忆更为生动……"，这些关于记忆的自明之理会让这个人首先设想关于记忆的一般情况，然后再进入某个需要被处理的具体记忆。

类似地，在治疗会谈的过程中，按照建立对催眠的反应性的相同方式，你也可以建立起对治疗的反应性。在你被要求解决的众多问题中，一般而言，最好是从那个最容易被迅速解决的问题开始，这样一来就能确立一种治疗进展的动能。

设计干预：作为干预目标的风险因素

全面的治疗除了要考虑现在的症状之外，还需要考虑出现其他问题以及复发的风险因素。风险因素指的是增加某种具体的疾病或障碍发生概率的任何因素。在治疗中将风险因素以及和它们相关的症状作为目标，代表了催眠和心理治疗的某些更深一层的应用。只是关注来访者的症状而忽视其背后的风险因素是一种相对肤浅的干预，因为它只是处理了问题的内容而并没有处理它的结构。内容指的是问题的细节（"是什

么"），而结构指的是过程，是症状是如何产生的（"如何"）。

关键的风险因素可以存在于个体生活中数十个领域中的任何一个，例如，家庭历史、饮食、运动水平、社会关系的数量和类型、个人习惯（例如抽烟或喝酒）、药物使用、生活风格、信念、应对技能、问题解决技能以及工作环境。风险因素可以被单独挑出来加以处理，也可以组合在一起处理。

实施干预：考虑在第一次会谈中就使用催眠

基于临床工作者访谈来访者的技能水平，以及将信息迅速归纳为一个明智的治疗计划的技能水平，临床工作者甚至可能在第一次治疗会谈中就已经有了足够的信息来形成一个有意义的催眠干预计划。有些临床工作者相信，在做催眠之前，应该首先拥有通过许多次的会谈而收集到的详尽的历史信息、建立起的稳固的治疗联盟。当然，这种看法是合理的，如果来访者在治疗师提供切实的干预之前愿意耐心等待。不过，已经有相当清晰的研究结果突出了这一事实，即无论临床工作者偏好的理论或风格是什么，最常见的治疗会谈数目是一次，而单次会谈的治疗也是可以有效的（Dryden，2018；Hoyt & Talmon，2014）。简而言之，有些时候，你仅能和来访者工作一次，即第一次会谈也是唯一一次会谈。

想要让来访者在第一次会谈以后还继续参与治疗是一个值得追求的目标。有时间去了解这个人，发展出一种有意义的合作关系，让同化过程发生，使用在多次会谈中获得的反馈，所有这些都是治疗中令人珍视的部分。但是，临床工作者也必须愿意让自己主动尽早地去着手帮助那些处于痛苦之中的人。催眠可以在你建立起信任之后实施，但它也可以被用来建立这种信任。事实上，我会在维姬的案例中演示这一过程，我当时是第一次见到这位女性（而且也是唯一一次），她要求用催眠来控制与她所患的末期转移性乳腺癌有关的疼痛。我提到这个特殊的案例是因为，你可以通过扫描本书后勒口处的二维码"维姬的案例"观看这个案例。我建议你在观看这个案例时关注治疗联盟是如何建立起来，从而创造一次有效的单次会谈干预的。

催眠的能力，即便只是比较表浅地使用，也能够降低焦虑、减少烦躁，以及降低反刍思维，这些都是一些让我们在治疗的早期就使用催眠的很好的理由。通过向来访者展示他们的症状是可以改变的，临床工作者能够有效地建立起对治疗的积极预期，这会显著地增加治疗整体成功的可能性（Kirsch，1990a，2000，2001，2011；Prochaska & Norcross，2018；Wagstaff, David, Kirsch, & Lynn，2010）。临床工作者的责任，甚至在第一次会谈中，都是激发希望、满足来访者尽快获得至少一定程度的痛苦缓解的需要。催眠可以对两个目标都有所帮助。

实施干预：将催眠介绍给来访者

从临床访谈以及与来访者建立和谐的关系过渡到开始一次真正的催眠干预，或许要比许多人想的更容易。你可以访谈来访者，然后在会谈进行了 20 或 30 分钟的时候，假设你想要和来访者做催眠，那么你可以说一些类似下面这样的话，作为对催眠的介绍：

在过去的半小时左右的时间里，我一直在专心地听你说话，你描述了你的症状和问题，以及你是如何专心地尝试管理这些问题的。你的痛苦和绝望给我留下了深刻的印象，而且在我看来，你显然想要事情发生改变。一直以来都那么关注和全身心地体验到所有这些令人痛苦的想法和感受，这让我明显地感觉到，如果你能够开始思考不同的、能让你感觉更好的想法和感受，并且在之后能专注于这些想法和感受，那肯定是很有价值的。你到这里来的时候已经知道，重要的是去专注于以不同的方式看待事情，而为了帮助你开始专注于以不同的方式去思考和感受，你可以闭上你的眼睛，然后让自己聚焦在一些我想要描述给你听的可能性上……

于是，催眠会谈就开始了。在我从业的所有这些年里，当我以这种方式介绍集中注意力的目的时，我想不起曾有任何一个来访者拒绝参与这个过程，甚至没有人对参与这个过程抱有迟疑的态度。来访者一般都会期望得到指导和反馈，他们知道有些事情必须改变，但是一般来说并不清楚什么需要改变。

当然，还有另外一种将催眠介绍给来访者的风格，一种更具谈话特点也更有结构的方式，在使用这种风格时，临床工作者会询问来访者是否曾经用过催眠，以及他们对于在治疗中以催眠的方式去工作有何感受。临床工作者会从中提取对催眠的既有态度，鉴别并更正任何的误解，并且通过描述催眠是什么，被催眠的感觉是什么，以及在来访者这个具体的个案中，催眠的潜在益处是什么，以此来培养合作和预期（J. Barber，2008；Gibbons & Lynn，2010）。有些临床工作者甚至还会再走一步，让来访者签署一则声明来授权催眠治疗，将其作为知情同意的切实证据。

实施干预：选择你的催眠风格

本节会简要地讨论催眠风格的议题，我鼓励你去思考，在你给一名特定的来访者实施暗示时，你想要你的方式变得更直接还是更间接，更正性还是更负性，更内容导向还是更过程导向，以及更权威式还是更许可式。我建议你基于来访者自我组织的模式来选择你的风格，而不是使用某些一成不变的公式或文本。目标是能熟练地掌握所有的风格，并且根据来访者的模式来灵活地使用它们。

没有什么能替代拥有一系列的技能，既能组织直接的暗示，也能建构间接的暗示，既能组织正性的暗示，也能建构负性的暗示，既能组织过程暗示，也能建构内容暗示，既能组织权威式的暗示，也能构建许可式的暗示。临床的技艺就体现在拥有技能的广度、灵活性以及能以各种不同的方式来传递信息和观点当中。因此，争论到底是直接暗示更优越还是间接暗示更优越完全是在浪费时间，因为我们已经能够明白，除非来访者选择对某个暗示做出反应，否则没有一个暗示是有效或有用的，无论它是直接还是间接的。直白地讲，除非有人接受这个暗示，否则任何暗示都是一钱不值的。

设计干预：一次临床催眠会谈的一般结构

催眠会谈的结构要比它的内容的变化少得多。如果我们思考一下进行一次正式的催眠会谈必需的结构因素，我们就能够创造出主要成分的"一般结构"。表 16.1 就包含了这样一种一般的结构。

表 16.1　一次临床催眠会谈的一般结构

将来访者导向催眠
实施导入程序
建立一种反应定势
引入治疗主题 1（即你想要处理的议题）
提供暗示来处理这个主题（你希望传递的那些和治疗目标一致的治疗讯息）
询问来访者从中获得的意义
引入治疗主题 2（3，等等）
提供暗示来处理这个（这些）主题
询问来访者从中获得的意义
提供催眠后暗示（情境化）
设定结束
暗示脱离（唤回）

你从这张表格中可以看到，一般的结构给你的会谈提供了一个骨架。你对会谈目标和内容做出的决定，例如以何种暗示的风格来使用导入，或者用何种暗示类型来处理问题主题，都会在两个来访者的治疗之间造成差异。因此，即便你治疗五个不同的抑郁来访者，你实际上对他们每一个人所说的话都会基于他们的个人需要和自我组织的模式，有着非常明显的差异（Yapko，1988b，1992，2001a，2006a，2010c，2016a）。让我们一个部分、一个部分地仔细审视这一一般结构，这样你或许就能更清楚在过程的每个阶段中会发生什么。

将来访者导向催眠

如果你有意和你的来访者使用催眠，在互动的某个时刻，你会想要将他们的注意力带离之前聚焦的地方，并且重新将注意力定向在创造出一种准备好的状态，以开始催眠的过程。下列这种清晰而直接的陈述"现在，你已经花了一些时间讲述这个问题，此刻似乎是一个不错的时间，让你开始把注意力集中在变得更为放松上面，那样我们就可以做一些催眠"通常是开始催眠过程的好方法。

实施导入程序

鼓励来访者找一个舒服的姿势，舒服地呼吸，闭上眼睛，集中注意力并且倾听临床工作者，以及只是单纯地放松，所有这些都是开始导入过程的垫脚石。你使用的导入是什么当然需要你做出临床判断，这种临床判断基于的所有考量都在之前的章节中详细讨论过了。能够捕获和引导来访者注意力过程的任何程序都能够很好地起到导入程序的功能。

建立一种反应定势

在来访者身上建立起一种反应性的动能的重

要性再怎么强调也不为过。事实上，我已经表明，在我看来这是整个治疗过程中最为重要的一步，因为如果你没有鼓励来访者做出反应，那么在你提供后续的暗示时，也不太可能会发生什么。

大多数的人都不可能在要求下立刻产生诸如痛觉缺失或退行这样的催眠现象。但是如果你给他们时间和氛围让他们可以去探索，他们通常都可以发展出足以达成治疗目的的催眠反应。关注如何有意地建立起反应定势实际上就是在促进来访者更有可能对催眠体验做出积极反应。

建立一个反应定势的一般模式是这样（重要提示）：在要求来访者产生一个具体的反应之前，你先以一种一般化的和不可能被否认的方式提出一些观点，这些观点表明这样一种反应是在人力所能及的范围内的，甚至是来访者可以做到的。举例来说，在尝试在之后的催眠会谈中让来访者身体的某个特定部位产生一种痛觉缺失的现象之前，有益的做法是先让他们能够舒服地接受并习惯于这样的观点，即注意到甚至主动创造出他们对自己身体知觉的改变是有可能的；例如你可以暗示说："有些时候你的身体感到疲惫，而有些时候它感觉自己休息得很好……"在这个例子中，你以一种一般化的方式将来访者引导至一种不可否认的意识的局面，即意识到他们对自己身体的体验会有不同的变化。这个立场的确立就会成为会谈更大的目标——以痛觉缺失的暗示创造出在感觉上的一种具体的变化（参见第23章）——的一块垫脚石。本质上你是在说："你对于你的身体的体验会有不同的变化，鉴于它可以有变化，所以它也可以有这样的变化。"反应定势可以让来访者朝着更大的治疗目标的方向努力，而无须命令他产生一个特定的反应。

引入治疗主题 1

你需要对这个人说什么才能对他们有所帮助？来访者的哪些误解或自我限制的信念是你想要处理的？你想让你的来访者和哪种能够给他们赋权的资源建立联结？

当你清晰地知道你想要传递的有益的信息是什么的时候，你就已经确立了你治疗主题的内容。例如，如果来访者相信他是外在情势的受害者，而且似乎完全不知道自己本可以主动做出的一些有益的选择，那么假设你只是简单地告诉他，"你可以主动做出有益的选择"，他很可能完全不信。不过，通过使用催眠，你就有机会以一种更聚焦的、更体验层面的和更有力的方式来传递相同的重要观点。于是，你或许会向他介绍关于"知道什么是可控的是很重要的"的重要治疗主题，带着脑海中的目标，即激励这个人做出一些审慎的选择，并且教会他辨别什么东西是自己可控的，以此作为在生活中也变得更为主动的大方向上的第一步。你希望在少于25个字里就能传递的信息是："请停止表现得像一个受害者那样，请掌控你的生活。"但是面对一位有着受害者心态的来访者，为了有助于让这则过于突兀而且在情感上具有攻击性的信息变得柔和一些从而能让他接受，它需要以一种让他听起来更舒服也更容易的方式讲述出来。因此，我可能会更温和地引入这个主题，即说一些这样的话：

……当我继续告诉你一些不同的观点和不同的可能性，你可能已经能察觉到，不同人是如何以不同的方式体验生活的……有些人认为生活只不过是任何发生在他们身上的事情，而另一些人认为他们可以创造他们想要拥有的任何一种生活……难道这不是一件有趣的事情吗，发现有些人认为他们能够把控生活质量，而另一些人觉得他们做不到……有些时候人们会高估他们拥有的控制力，并且尝试控制那些他们真的无法控制的事情……而另一些人有时候会低估他们有多大的控制力，而且不去尝试控制他们实际上能控制的事情，不去做实际上他们可以做出的好选择……或许很让人迷惑的是，知晓哪些是你可以控制的，哪些是你不能控制的，你是不是也是那么想的呢？……真正让人耳目一新的是去发现那些曾经看似不可能的事情，当你以稍稍不一样的方式去面对它们的时候，这些事情得以变得可能……我可以给你讲讲我认识的一个人……这个人曾经觉得自己被完全困住了……（继续呈现一个有关赋能的隐喻）。

此刻我已经引入了主题，并且让来访者的注意力集中在可控制性这个治疗议题上。在这个阶段，一种更为直接的取向或许是说一些类似这样的话：

> 你把自己看成是你人生境遇的受害者，就好像你完全不能控制在你的生活中发生的事情。但是你所拥有的控制力要比你意识到的更多。你不仅仅是一个受害者，而我想和你讲讲你可以开始掌控你的生活的一些方式。

那么，这个过程中的下一步就是继续发展你在这一阶段已经向来访者引入的任何治疗主题了。

提供暗示来处理这个主题

一旦你已经引入了治疗主题并且将来访者的注意力吸引到你打算处理的问题上，那么下一步就是通过给予有助于解决这个问题以及／或者完成治疗目标的暗示，以此来处理这个主题。在这个阶段中，你会实施你的治疗策略。你是否准备教来访者一种能让他们更有力量的特定技能？挑战某个他们信以为真的自我限制的信念或误解？分享一种你认为他们可以从中受益的对人生的有

意义的观察或人生哲学？尝试改变他们参与的某种知觉过程？无论你打算如何使用催眠，希望你在头脑中已经有了一些用来完成你的会谈目标的策略。你是否会诉诸情感的力量，讲述一个关于其他人如何获得成功的让人有所启发的感人故事？或者给出一种间接的威胁，告诉他们如果他们继续以同样的方式生活下去，在他们身上会发生哪些可怕的事情？或者诉诸逻辑？指出改变会带来的重大的个人收益？

无论你决定使用哪种策略，它都会决定你将使用哪种类型的暗示来处理治疗主题。直接暗示"停止做那个，开始做这个"（例如，告诉一个吸烟者："每当你感觉到想抽烟的冲动时，你可以走到室外，缓慢地、有意识地做几次深呼吸，吸入凉爽而清新的空气……你能够享受知道自己在逐渐地让自己变得更健康这一点给你带来的良好感受……在这件事情上，你可以特别为自己感到骄傲，因为你能够集中精神去完成它……"）或许是最常用的做法。间接的暗示也常常用于暗示以新的方式来思考和回应旧的问题。最常用的方法是通过讲故事的方式来完成的，就像在下列这个例子中那样：

> ……当镇上的人开始出现奇怪的症状时，他们终于意识到，工厂的烟囱对于他们和他们的家人造成的伤害……即便这对于他们而言很难，因为这个工厂雇用了他们中那么多的人……他们意识到他们必须关闭工厂，这样他们才能够重新呼吸新鲜的空气……并且找回他们的健康……因为如果一个工作会让你生病，它怎么可能是个好工作呢？……或者，它会让你在乎的人生病的话？……

你用于处理治疗主题的暗示旨在将一些新的反应和问题情境联系在一起。你的暗示也可以

让来访者得以预习一下你可能会在之后布置给他们的作业。你的做法是让他们接触这样一个观点，即通过体验可以学到东西，这个过程通常被称为"播种"，然后再把那个体验作为回家作业布置给他们（Geary，1994；Haley，1973；Zeig，1990）。

关于来访者从中获得意义的互动："核查"

这是在催眠会谈中"和来访者核查一下，从而发现正在发生的是什么"的阶段。无论你的暗示有多么直接或多么间接，无论你认为你的暗示对来访者而言是多么清晰或切题，沟通都是一个双向的过程。无论你的信息有何意图，你的来访者实际接收到的内容都可能与你的意图非常不同。正如你已经知道的那样，意义并不在于你使用的词语，而是在于这个人心中的意义，这个人会不可避免地以其个人化的方式来理解你的词语。因此，你可以给某人一个直接的暗示，让他在觉得自己有压力的时候到户外走一走，而他所听到的一切是你以轻蔑的口吻说出的"待一边去吧"！或者你可以给某人讲一个关于有着类似问题的另一位来访者的好故事，而他所听到的一切是你会在举例子的时候谈到你的来访者。然后他就会被焦虑席卷，担心你是否也会拿他作为例子，因此就完全没有听到你的故事所想表述的任何观点！

在会谈的这个阶段中，你已经给来访者提供了某种类型的暗示来帮助他们，那么下面你需要做的不是冲着这个来访者说话，然后希望他能够吸收某些你想要他采纳的信息，而是需要一些反馈，看一看他从你的信息输入中得到了什么。获得反馈的最简单的方式只是对他们说：

过一会儿，我会让他描述一下你在此刻觉察到了什么，或许是关于在你的（理解、身体、知觉、感受）上有哪些不同，而你可

以继续沉浸在舒适中，同时非常轻松地向我描述你觉察到了什么。

你有没有注意到在这个暗示中使用的治疗性的预设？因此，来访者就可以用语言表述有哪些不同，当有所不同时，如果那些不同是有益的，你现在也就有机会去强化它，如果它们并无益处，那么你可以去反驳它。但是，只有通过在会谈中和来访者核查进展，你才能够知道他们是否从你的会谈中获得任何有益的东西，因此也就有机会在必要的情况下中途修正你的取向。考虑到与来访者进行核查的重要性和价值，竟然有那么多人在多年使用催眠的情况下从来都没有让他们的来访者在催眠中与他们对话，这实在让我咋舌。

在一次会谈中，你需要进行多少次核查呢？这得由个人判断来决定。如果核查的次数过多，那么风险在于你可能会让来访者过度分析自己的体验。如果核查的次数不够多，那么你可能会错过在来访者身上发生的事情。不过，至少有一种核查是极为关键的，这通常是在会谈的尾声，当你已经完成了许多暗示，并且想要看看这些工作如何开始起效的时候。

引入治疗主题2、3以及其他若干主题

在一次催眠会谈中，你可以处理多少个话题或主题呢？这取决于来访者。具体来说，这要看来访者需要处理多少个主题，才能感到获得了恰当的刺激、挑战、支持，帮他们卸下了包袱或者感到深受启发，以及处理多少个主题会让他们感到负担过重？有些人会在你给他们一个新概念来咀嚼的时候有最好的表现，而对于另一些人来说，如果你不给他们许多新概念供他们咀嚼，他们就会感到无聊至死。你必须评估他们的聚焦程度、对刺激的需要水平、困扰程度、对过程的开

放程度，以及其他类似的变量来帮助你决定在一次会谈中载入多少内容。无论你选择处理的主题数量有多少，你显然都会提供暗示，而我希望你在每走一步时都能和他们核查一下。

提供催眠后暗示（情境化）

到了会谈的这个阶段，你已经引入了旨在帮助你的来访者的观点、视角和方法，你也已经进行了"核查"并且接收到有某些迹象表明（希望如此），他们已经对有益的可能性发展出了一些新的觉察和理解。此刻的挑战在于如何帮助他们将这些整合进他们的生活之中。在过程中的这个时间点上，你可能想要总结关键的概念、洞见或者来自会谈的其他部分的暗示，以此作为出发点，将它们和当下的生活经历联系在一起。那么，使用你之前已经学到的关于催眠后暗示的一般结构（"之后，当你在 X 情境中时，你就可以做 Y 和 Z"），你就可以相当直接地给出暗示，在这个人的日常生活中建立起这些联系，就像是在下面的例子中那样：

> 下一次……以及每一次……你觉得有人似乎想占你的便宜，将他们的愿望强加在你身上的时候……你可以提醒你自己，尽管其他人可以想要他们想要的东西……这也很自然……但你现在有了一个新的选择……不需要只是服从他们……你可以基于你认定对你来说和对所处的情境来说最佳的利益，去接受或拒绝他们的要求……并且享受因此而感到自己更强大的感受……

设定结束

现在，治疗已经完成，促成结束的过程开始了。重要的是给来访者他们所需的时间来加工在会谈中已经发生的事情。有些人加工的速度很快，并且准备好马上就结束会谈，而另一些人在同化新观点的过程中会更慢一些，因此需要一些时间才能把它完全吸收。大多数人，无论他们的加工速度有多快，都会享受处于一种如此放松和舒适的状态，因此都不急于结束会谈。所以，一个不错的做法是首先将来访者导向结束的想法，在暗示真正结束之前，你可以说这样的话："你可以回顾并吸收你希望回顾和吸收的任何重要的、新的可能性，而与此同时，你准备让这次会谈进入一个舒服而令人满意的尾声。"然后，你可以暗示他们开始以一个令人舒服的速度将自己带离催眠："而当你准备好的时候，你可以开始把你自己带离催眠，以一种平缓和舒服的速度。"没有人喜欢被催促着离开催眠，如果鼓励来访者过快地离开催眠的状态，那么这种体验或许会让人失去方向感，甚至是非常不舒服的。通过让他们控制唤回的速度，你可以避免犯催促来访者的错误，因为对方很有可能因此至少感到有些轻微的恼火。

暗示脱离

在整个过程中最后这一步，来访者会被鼓励慢慢地重新定向并且睁开他们的眼睛，或许你可以暗示："而当你准备好的时候，你可以完全把自己带回到此时此刻来，在你希望的时候睁开你的眼睛……完全回到这里来，变得完全清醒过来……睁开眼睛。"在他们睁开他们的眼睛时，最开始的时刻是非常敏感的，因为他们在思考会谈的同时在和你"重新建立联系"。一般来说，沉默地等待，直到他们觉得想要说话为止是一个好主意，尽管你在此刻也可以轻柔地继续给予和你的目标一致的暗示，因为他们通常仍然处于催眠之中。重新定向是一个过程，而不是一个事件。在让来访者离开之前需要让他们完全唤回，这一必要性已经得到了充分的证实（Kluft，2012d）。

实施干预：对会谈的随访

当催眠会谈已经结束以后，你会有机会向来访者了解一下会谈的情况。就像治疗过程的所有其他方面一样，这一方面也需要做一些审慎的计划。一方面，通过询问类似这样的问题"这对你来说怎么样？"或是"你的体验是什么样子的？"，来详细了解会谈的情况可以给你提供有价值的反馈，让你知道他们有何反应，以及他们的想法或感受是什么，这些则可能会成为重要的反馈，因为它们或许会有助于影响今后催眠会谈的走势，甚至是治疗的整个方向。另一方面，在催眠会谈中发生的某些事情，例如没有逻辑基础的幻想意象，或让成年来访者重新复苏自己作为一个无忧无虑的孩子时的体验，可以创造出对于这个人而言非常有帮助的情绪反应，但是如果在意识层面对其加以审视，这些反应可能就崩毁了。因此，你需要考虑一下，你在多大程度上想要对这次会谈进行分析，以免这样的分析对会谈的结果造成不利的影响。

做随访的下一个机会通常是在下一次会谈中。有发生任何改变吗？如果发生了改变，是什么呢？来访者是否吸收了在催眠过程中给予的暗示并且对它们加以利用？如果是的话，来访者是否觉察到自己做了那样的事情，还是说那些不同的方面似乎只是"自动地"发生了，他并没有觉察到自己有意识地做出了任何努力？

催眠在人们看来最神秘也最吸引人的地方就是来访者明显是因为对你的暗示做出了反应而发生了改变，但是他们似乎没有觉察到在你给予的暗示和他们所做的那些不同的事情之间有任何联系。这样的结果给催眠师赋予"魔力"，这一方面让人感到着迷，但另一方面，这在临床上或许并不可取：如果我们想要给人们赋权，让他们

做出改变，但没有让他们觉得自己和那些改变有任何个人的关联，即一般被称为"动因"的感受，就只会强化一种让他们感到无力的信念，即这些事情只是发生在他们身上，而不是由他们导致的。我特别热衷于将魔力逐出这个过程，而将其替换为来访者努力参与的感觉，强调他们的确以某种方式主动参与了这个过程才让改变得以发生，即便他们现在还没有意识到这一点。你可以通过将新的行为和改善了的情境联系在一起，以及通过询问"你做了哪些不一样而且更有效的事情"并强化它们，来鼓励来访者有更高程度的动因感。

如果来访者下一次来访时似乎没有发生什么改变，而且更糟的是，如果情况实际上变得更糟了，那该怎么办呢？任何一种干预，包括催眠在内，其无效的理由都存在诸多的可能性。有些可能性是和来访者有关的（例如，负性的预期、动机不足、错误地应用了暗示的概念、缺乏意愿去实验新的可能性），有些是和临床工作者有关的（或许在情感上对于来访者的威胁过大、过于控制，或者过于居高临下），而有些是和两者之间的互动有关的（例如，和谐关系不够，或者目标相互冲突）。对临床工作者来说，在这些情形下向来访者澄清变得更为重要。来访者是否重新听了会谈的录音？（出于惯例，我都会对我的催眠会谈进行录音，并且将它们提供给来访者，以此作为一种结构化的手段来强化我们的工作，而且我发现这是一个非常有用的策略。）如果听了，那么哪些适合他们，哪些不适合他们？如果有些部分不适合他们，为什么？这部分在未来可以怎样调整到更适配他们的需要？

我想要知道在后续的会谈中，我可以做哪些

不同的事情对来访者会更有帮助。甚至在显然是他们的议题阻碍了进展的情况下，我也必须能够处理这些限制，并且帮助解决它们，以此作为治疗过程的一部分。不过这意味着，在我以不同的方式继续治疗之前，我需要先退后一两步来处理那些议题。如果是我的取向需要做出调整，我将会尽我所能来做出调整。如果需要调整的是我们互动的质量，那么我也会尽可能在这方面做出我这一方的改变。无论在过程的哪一个时候有改变的需要，重要的是来访者的反馈能提供改变的可能性。当然，只是单纯地责备来访者，认为是他们造成了治疗缺乏进展，这么做的确会更容易一些，但是就像你能感觉到的那样，我并不倾向于责备那些他们自己都不知道该如何做的事情。我更愿意竭力创造出一个背景，让他们能够在其中探索可能性，并且学会更明智地做出选择。

设计和实施临床催眠会谈的艺术

实施高质量的临床访谈从而对个体的问题结构有足够的信息和洞见是一门艺术。和来访者确立和谐的关系和一个良好的治疗联盟是一种社交技艺的体现。举个例子来说，让你打算治疗的一个年幼的孩子对你有好的印象和让一位成年来访者对你有好的印象，这两者需要做的事情很不一样，因此让你的风格和举止适应来访者就是一种行为灵活性方面的技艺。设计一次会谈来认可和吸纳来访者独特的特质，同时又能够时刻关注目标，这是一种组织方面的才能。向来访者传达成功的预期并鼓励他们发现新的可能性是一门关于如何搭建一个以成长为导向的治疗情境的艺术。

在本章中，我已经将涉及催眠临床干预的许多基本要素组装成为一个总体上的框架，从中可以演化出临床催眠这门艺术。没有一本书、一个人或是一个科学的研究可以告诉你，你到底应该说什么，在什么时候说，以及如何说才能对一位特定的来访者起到最佳的效果。唯一能够充分给你反馈，告诉你"什么有用"的人就是你的来访者。而对甲有用的东西可能和对乙有用的东西非常不同。因此，或许有几分讽刺的是，催眠因其具有强烈的目标导向的色彩而成为一种高度指导性的取向，但同时也是最为尊重来访者，并且最以来访者为中心的取向之一。

开动脑筋

1. 你觉得谁能"运用催眠的理念"，为什么？是这个人有意图地运用催眠的理念，还是这仅仅是由于他作为一个人的某些方式所致？
2. 你的临床训练只不过是覆盖在你这个人身上的一层装饰，这句话是什么意思？你在治疗情境中会带来什么你所独有的东西？
3. 你能区分一个愿望和一个目标吗？面对一位对此感到迷惑的来访者，你如何能将二者区别开来？
4. 你做治疗的风格如何折射出你个人的特点，至少在你看待你希望解决的问题的方式方面？

行动起来

1. 鉴于目前强调治疗应该有更多的实证基础，能紧跟你这个领域中研究的发展将十分重要。请选择一个你遇到的具体症状，阅读一些最新发表在期刊上的文章，看看哪些治疗方法的数据表明它们可以有效地处理这一问题。然后发展出一组灵活的催眠暗示来解决它。

2. 简要地写出三件在你生活中对你造成很大挑战但你对它的处理却意外地成功的事件。列出导致你在当时做出那样的反应的个人资源。

3. 列出一系列常见的症状。如果来访者向你呈现出其中的好几种，你会聚焦在哪一种上，为什么？询问一下其他人，并且比较你们的答案。

第 17 章
将临床催眠策略整合到心理治疗中

心理治疗领域一直在沿着许多不同的方向发展和演化。它孕育出了热门的教练运动，用治疗技术来提升绩效，它在整合医学中扎下了坚实的根基，也在媒体中大受欢迎，尤其是那些将治疗作为教育和娱乐来打造的电视节目（Hartman & Zimberoff，2014；Hockley & Fadina，2015；McCrady & Moss，2018）。无论心理治疗走向何方，催眠都紧跟其后。两者之间本质上是无法分割的。

催眠在心理治疗的背景下得到了尤其广泛的使用，这出于许多绝佳的理由。催眠的使用能够创造出一种改变的背景：它帮助人们建立注意力焦点，更容易习得新的技能，将自己视为有资源的人，发展出一种动因感，思考和预演提升生活的新可能性，成为更好的问题解决者，发展出更好的应对技能来管理压力和应激的情境，等等。

催眠在本质上永远带有目标导向的印记，因为每次在心理治疗的背景下给个体做催眠的时候，临床工作者的头脑中总是有一个特定的目标

结果。当然，设定目标的是来访者，来访者一般都知道自己想要什么，但不知道如何从当前通达目标。临床工作者则会努力通过催眠来建立一种情境，让来访者在这种情境下能够发展出必要的技能来实现这些目标。值得反复强调的是，催眠本身无法治愈任何疾病，真正具有治疗潜质的是在催眠之中发生的事情。你组织会谈的方式，来访者经历的哪些方面是你想要放大的，哪些联结和解离是你致力于发展出来的，以及你如何安排暗示给出的前后顺序，所有这些都对于会谈的优劣产生重大影响。鉴于目前有数以百计的治疗取向在使用，显然治疗师有众多不同的方式去思考和治疗人们的问题（Prochaska & Norcross，2018）。在本章中，我将首先澄清一些在治疗中使用催眠所需考虑的方面，尤其是将症状现象视为催眠现象的观点。随后，我将描述六种在催眠中常用的具体策略，以及提纲挈领地论述如何使用它们去处理来访者在心理治疗中会呈现的最为常见的问题。

它有助于识别重复出现的问题主题

每次会谈的目标以及达成这些目标所需要的步骤自然会因为每个来访者而有所不同，但在心

理治疗中，一些特定的问题主题经常会在许多来访者身上出现。这些重复出现的问题主题包括以

下的例子：

（1）鼓励人们为自己承担责任；

（2）鼓励人们表现出主动的姿态；

（3）帮助人们发展出更高的自我觉察和自我接纳；

（4）帮助人们发展并维持一种清晰的个人界限感；

（5）帮助人们做出具有洞察力和远见的决策；

（6）帮助人们适应艰难的处境。

当然，还有许多种其他重复出现的主题。

这些问题主题会在心理治疗的过程中定期浮现出来，而无论它们以何种形式体现出来，临床工作者最好都能够识别它们。例如，一个人表达无助感的具体方式可能和另一个人有极大的差异；尽管如此，一个敏锐的临床工作者会透过呈现出的不同内容而识别出需要处理的主题，即这位来访者需要更为主动地担负起做出良好的决策和实施良好的决策的责任，从而让境况得到改善。如果你在个人的技能库中有各种不同的催眠策略来处理这些反复出现的主题，并且能够以某些有意义的方式解决它们，这自然是很有价值的。因此，在这些主题中，有一些主题会被挑选出来，在第 20 章中展示与其有关的一些催眠文本，从而说明如何使用催眠来处理这些主题。

若在心理治疗中利用催眠，其背后的假设

每一种治疗取向都会对于治疗过程提出某些假设，从如何界定治疗目标，到治疗师和来访者在关系中各扮演什么角色。清晰表述这些假设则有助于让这份工作变得更透明，有更为清楚的内涵和外延。我在心理治疗中使用催眠时会持有一些核心假设，表 17.1 中列出了其中的许多核心假设。

表 17.1　我对于基于催眠的心理治疗所持有的假设

影响是不可避免的；所有的治疗在某种程度上都是指导性的治疗
临床工作者是一个改变的促进者
来访者想要发生改变
问题在于来访者的知觉，而非来访者本人
人们不仅仅是他们的诊断标签
问题是多维度的，包括生物、心理和社会成分
来访者具有可以利用的引发改变的资源
没有人完全是无助的
通过体验式的过程来学习是最佳的学习途径
人们可以在多种水平上同时加工信息
催眠是一个媒介，可以传播信息、观点、视角和创造机会来放大个体资源
催眠并非治疗；催眠会嵌套在更广大的治疗框架和治疗目标之中，并为此服务
最有可能让催眠有效的做法是让治疗取向根据来访者个人的需要和特点定制

症状结构和催眠现象

在第 15 章中，我曾经把催眠现象描述为主观体验的基本元素，其结果既可以为善，也可以作恶。发展出让你能够用相关的催眠想象来审视日常的生活体验的能力，这将会帮助你更容易地鉴别出体验的结构（问题模式是如何组织的），而不仅仅看到它们的内容（症状是什么）。当催眠现象成为来访者症状的基础，当然这是来访者无意为之的，这会有助于临床工作者认识到来访者已经在做某种类型的自我催眠，但弄错了方向。有时候，治疗可能只不过是帮助来访者重新定向自己的焦点和资源。

人们的问题常常可以被界定为有关注意焦点的问题：人们会把注意力聚焦在痛苦的、无法改变的过去，而实际上他们本可以聚焦在未来能够拥有的积极可能性上；他们会把注意力聚焦在令人痛苦的感受上，而实际上他们本可以聚焦在自己能够采取的积极行动上；他们会把注意力聚焦在其他人身上，而实际上若他们能把焦点放在自己身上则会好得多（反之亦然）；他们会把注意力聚焦在为问题寻找解释和罪魁祸首上，而实际上他们本可以聚焦在发展解决之道上；他们会把注意力聚焦在他们无法实现的愿望上，而实际上却错失了机会去看到事情的真相并去适应事物的本来面貌；还有，他们会把注意力聚焦在错的事情之上，因而放弃了机会去聚焦在对的事情之上。这是为何催眠对于治疗如此有价值的另一个理由：催眠能够提供一个机会，去改变注意力焦点的方向和质量，如果上述方向和质量实际上对个体不利的话。

鉴别出定位错误的注意力焦点以及与来访者症状有关的催眠现象能够让你更为迅速而全面地对问题有所理解。知道在症状被创造出来的过程中涉及的步骤序列则让你有机会选择，你打算在这个症状序列的哪一点上引入某个干预，从而能够以某种有益的方式改变它。

示例：视觉化和恐惧飞行

以害怕飞行的人为例。一个人到底是如何产生这种恐惧的？产生症状的内心序列是什么？尽管存在一定的个体差异，但是大多数飞机恐惧症的人都会服从这样一种一般化的序列：他们会预期，自己甚至在飞行的前几周就开始焦虑，并且一想到未来要飞行就感到害怕（负性预期）；一旦真的上了飞机，他们会以鲜活的细节去视觉化自己坐的这架飞机起飞，而在这次想象出来的起飞不久之后，他们会看到飞机的引擎掉落或者冒烟。接着他们就会带着极度的恐惧看到飞机全速下降并且坠毁；然后他们看到的是山坡上到处散落着扭曲的金属和坠落物的详细情景。在这一贯注的序列中，最后一步是觉察到一种纯粹的、极端的恐怖感。在这个例子中，视觉化是一种自我催眠的类型，它可以成为一种出色的治疗工具。但是，在这种情境下，它被用来产生和飞行有关的极端焦虑的症状。视觉化、意象、自我催眠和催眠都是中性的，既能够产生治疗性的体验，也可以产生症状体验。

想象你自己在一架马上就要坠毁的飞机上并且会因此丢掉性命，这可是一连串可怕的画面。带着这样令人困扰的意象，也就不难理解和飞行有关的恐惧是如何产生的了（Wilson, 2009）。没有必要询问为什么某个人会想要以视觉化的方式产生这一事件的序列；空乘在每一次飞行的一开始都会讲解如果飞机失去舱压或动力该怎么做，以及在"水上迫降"的时候该怎么做。每个人都会想到飞机有可能坠落，因为作为一名乘客，你被要求去做那样的思考。但即便每个人都会听到安全须知，并且理解飞机有可能坠落，大多数人并不会因此有恐惧症。为什么没有呢？请仔细考虑一下你的答案，因为这可是学习的好途径：人们是如何做到某件事情的（比如在这种情况下舒适地坐飞机）呢？你越是能够洞察到人们是如何出色地完成一件事情，你越有可能获得有用的视角，让你可以通过你的催眠会谈和你的来访者分享。

有许多不同的方法治疗这样的个体，从用更深层的以象征为目标的干预手段对精神进行分析（"对于你而言，飞机象征着……"）到更为直接的认知行为策略。催眠可以被整合到它们任意一种策略中，用来暗示对飞行的不同意象和思考方式。甚至最为浅表的催眠取向也至少能够提供暗示，让来访者以更舒服的方式看待飞行，让他们能够详细地看到在目的地会发生的那些美好的事情，并且将飞行视为"一种能拓展你的世界的自由体验"。本质上说，临床工作者所说的是："现在，请用视觉化的方式产生这些令人放松的图像，而不是那些让人害怕的图像。"尽管在这类干预中，视觉意象的内容会发生改变，但无论是在解决方案还是在问题本身中都包含了关于未来的意象（即年龄前瞻的元素），而个体在此刻感觉到这些关于未来的意象就在当下发生着，并且十分真实。

那些能够惬意地飞行的人在面对安全须知信息时会做一些非常不同的事情。他们承认有坠机的可能性，但是很快就从这个念头中解离，认为这种可能性遥不可及。通过让自己和这种可能性拉开距离，例如，通过想"是的，我估计这架飞机有坠毁的可能性……不过我估计我也有成为美洲之王的可能性"，威胁就被降低至最小。对于恐惧症患者而言，他们采用的是相反的策略，即将威胁放大至最大，并且将每一次颠簸或声响都解释为即将坠机的证据。

催眠现象可见于常见问题中

在焦虑障碍中，通常都可以看到以这种相同的方式使用年龄前瞻的一般形式，即在体验层面贯注于一种恐惧，恐惧于可能会在未来发生的糟糕事情。类似的，我们也可以同样根据相关的催眠现象来描述其他问题的特征。表 17.2 列出了一些相关的原则和例子。

表 17.2　作为催眠现象的症状现象

1. 鉴别出在症状模式中存在的催眠现象，例如
   超重：躯体解离，感觉改变
   吸烟：躯体解离，感觉改变
   抑郁：年龄退行、紧张症、感觉改变
   焦虑：年龄前瞻、时间扭曲、感觉改变
2. 在干预中使用互补的催眠现象
3. 通过体验式的取向将反应情境化，例如布置任务和行为处方

示例：解离和吸烟

请从如何在吸烟模式中看到催眠现象这个视角来思考普通烟民的模式。吸烟是一种可怕的自毁习惯，但即便有警告标记以及不鼓励吸烟行为的法律存在，将近 4000 万美国人仍然继续在吸烟，而全球吸烟的人口有近 10 亿人（Jamal et al., 2018）。他们中的大多数人是在十几岁的时候开始抽烟的，目的是显得"酷"，而这种习惯就这样开始泛化到其他情境中。这并不是一个必定需要分析的深层"原因"。尽管在一开始几次会感到不适，但是他们忍受了这种呕吐的不适感，最终克服了它，并且渐渐开始依赖香烟。

对于那些吸烟的个体而言，他们必须做什么才能够让自己吸入味道不佳且含有超过 70 种

致癌物质的烟雾和气体，甚至声称自己享受吸烟呢？他们必须学会去脱离——解离——吸烟的负性后果。这就是为什么吸烟者通常都无法觉察到，每次吞吐烟雾时自己即刻感觉到的压力以及自己的身体承受的伤害。他们一般都不会感到自己的心跳和血压会有所增加，因为他们的身体在努力获得氧气；他们也不会感觉到在他们身体内循环的致癌物。他们无法闻到在自己的衣服、头发、呼吸或周围环境中（汽车里、家里和办公室里）烟草难闻的味道，而且一般而言，倾向于无视吸烟造成的许多感官和生理后果。此外，许多吸烟者，尽管不是所有人，不太可能在乎或者认识到他们吸烟对其他人造成的影响；考虑到吸二手烟和三手烟的危害，这是吸烟问题中特别糟糕的一个方面。他们选择吸烟，而且他们愿意以这种行为给其他人造成危害。

你知道什么时候许多人会决定戒烟吗？当工作场所的电梯坏掉的时候！走楼梯很快就突显出他们的躯体（不）健康情况。一般的吸烟者都不会尝试戒烟，直到在某些情境下，他们吸烟的负面后果以一种夸张的方式进入了他们的觉察之中——一种联想体验。

在症状现象中鉴别出催眠现象的主要意义在于，它能让你对你想要通过催眠来鼓励产生的某种体验类型有所了解。一个总体的原则是，治疗会以提供某种互补的体验的形式进行，帮助人们发展出或许未发展出来或者发展不足的个人资源。例如，在吸烟中，解离是大部分问题的根源。因此，联想，即解离的互补，就会在解决方案中占据重要的角色。建立联想的线索（扳机点）来鼓励个体增加对身体和感官觉察，这可能是一条能成功地治疗吸烟者的途径（Green & Lynn，2017；Munson，Barabasz，& Barabasz，2018；Zarren & Eimer，2001；Zeig，1980b）。通过使用催眠后暗示将线索更好地和健康联系在一起，并且在具体的情境下重新把自己界定为一个不抽烟的人，则是治疗的一个重要步骤。

请注意，在这里描述的对吸烟者的干预并不是基于形成一种解释，来解释吸烟的"意义"。将吸烟解释为一种自杀愿望，一种社交反抗行为，一种代表固着在性心理发展阶段的口唇期的口欲满足，或者归结于其他类似的意义，这么做既武断又没有根据。不过，很清楚的一点是无论是出于何种原因，吸烟者都处于解离状态，而他需要和自己的身体建立起新的、健康的联结（诸如渴望保护它而非虐待它），以及发展出其他必要的资源（例如，冲动控制、社会责任感、挫折耐受力、积极的应对策略等）从而在没有香烟的情况下继续人生之路。

人们的症状的解离特征特别值得我们的重视。来访者一般都会描述症状"就那么发生了"，意思是这不是由他们做出的一种自主性的反应。我一般都会把治疗界定为一个包含模式中断（让一个人停止做一件事情）和模式建立（让这个人做另外一件事情）的过程，因为几乎所有的治疗都必须做到这些。建立新联结的最佳方式是通过直接的体验，例如催眠的过程或结构化的学习机会，如角色扮演、回家作业和行为实验（Greenberger & Padsky，2016）。

因此，本节的核心观点有两重：首先，使用催眠现象作为一个参照点，它可以是一种理解症状结构的有益途径；其次，解决方案可以采取的形式是通过使用互补性的催眠现象来建立新的联结。

正如在表 17.2 中列出了的例子那样，在你最常治疗的障碍类型中，鉴别出其中存在的催眠现象或许会对你有所帮助。

在心理治疗中催眠干预的六种有效模式

临床催眠的应用就像使用它的临床工作者的数量那么多样和富有创造力。没有任何一种人类的问题可以通过一种一招打遍天下式的公式在所有人身上得到解决。给你被催眠的来访者提供简单和直接的暗示来解决某个问题是一种干预的可能形式，因为这样一种取向在某些人身上会起效。但是，在本节中简要描述的模式是基于这样一种认识，即大多数人需要的暗示要比直接暗示症状消除更多维一些。

在我看来，让治疗变得个性化总是有必要的，而这意味着将干预的一般模式按照来访者的特定需要进行剪裁。使用催眠进行的干预模式可以从相对简单和直白到非常复杂和微妙。下面列出了一些在干预来访者时较为常见的基于催眠的模式。在临床催眠的文献中，你可以找到更多的取向。（可参见本书的参考文献部分。）

触及资源以及让资源情境化

在催眠中触及资源并让其情境化的过程给这样一种信念注入了活力，即人们所拥有的力量和资源要比他们能意识到的更多。当来访者被症状和无力感占据，感觉自己恰好处于和富有资源截然相反的状态时，这一点就显得尤为珍贵。它就是积极心理学的体现。这或许是我最喜欢的催眠策略之一，因为它为来访者所提供的氛围是如此积极，如此赋能。

表 17.3 列出了该策略的结构。这个策略的实质是潜入个体的历史，寻找那些可能有助于抵消问题情境的资源曾经被好好使用的例子（触及资源），然后将那些资源变得明确而具体，并将它们延伸至问题情境，以此作为管理问题的更好的方法（让资源情境化）。年龄退行会被用来回忆或复苏一些来自过去的有意义的片段，在其中将资源鉴别出来，并且用诸如勇气、创造力或坚韧这样的字眼将它命名，然后再使用年龄前瞻将那些资源和某些问题的难点整合在一起，从而让那些资源带来新的有益的视角、反应和行为。相对于一种不使用催眠的、更基于认知的取向而言，在催眠中当人们和他们自己的资源重新联结在一起的时候，而且这些资源的确无可争议地在他们的个人历史中出现过，这常常让他们深受感动，并且具有转化性的作用。

> **表 17.3   使用催眠触及资源以及让资源情境化的一般结构**
>
> - 导入程序
> - 建立有关于记忆的反应定势（导向一般化的体验）
> - 年龄退行至一段具体的记忆
> - 用意动信号（例如抬起手指）表明已经提取了这段记忆
> - 使用暗示来促进对记忆的言语化
> - 针对记忆进行言语互动
> - 在你倾听对记忆的描述时，鉴别在过去的背景情境中的资源
> - 巩固资源（命名那些在记忆中存在的资源）
> - 导向未来，并将这些资源拓展至合宜的背景情境之中
> - 进行整合的催眠后暗示
> - 结束和脱离

可参见雅普克（Yapko，1992），书中对于这种策略进行了详细的描述并附上了一则会谈的转录稿。

改变个人历史

被称为"改变个人历史"的模式经常以各种各样的形式在临床干预中使用，而且其称谓也各式各样。就像你能从它的名称中了解到的那样，这种催眠干预的目的是帮助人们重新界定他们对

于自己个人历史的观点。在治疗中，人们常常在来访时把自己视为过去的受害者，遭受了永久的伤害而且再也无法改变。这个策略很适合对这样的来访者使用，特别是当他们目前的问题植根于过去，因为当时他们做出了一些负性的生活决策，这让他们的困扰一直持续至今（Masson, Bernoussi, & Regourd-Laizeau, 2016; Phillips, 2004）。例如，如果来访者曾经在小时候被躯体虐待过，而且认定这个世界是一个充满虐待的地方，自己永远不可以相信人类，那么临床工作者或许可以通过年龄退行让他们回到他们最早的记忆之中，暗示对这个带来伤害的决定进行"重新决策"，从而促成他们可以拥有感觉被爱、被关怀和被他人所保护的（想象的）体验。爱和关怀的来源可以来自被暗示的想象性的互动，但这些互动同时也是现实的，例如当他们将出色的成绩单带回家的时候，他们的母亲对他们表达了爱和肯定，或者只是自发地去拥抱他们和表达对他们的爱。然后，临床工作者引导来访者带着这种主观感受到的爱和被关心的感受经历往后他们所有的人生体验（Phillips，2004; Spiegel，2016）。这么做会让他们对于自己和他人的感受朝着一个更为健康的方向改变。

下面这个案例就诠释了这一模式。这是一个我曾经工作过的男性来访者，他的母亲在他 7 岁的时候去世了，他当时"决定"（并非在意识层面）"不能相信任何女人，也不能亲近她们，因为她们会离开你"。通过年龄退行让他回到了他母亲去世的时候，他回忆起被抛弃、愤怒和受伤害的感觉，他在当时决定，能够避免这种情感痛苦的最好方式就是永远不要和任何人亲近，尤其是女人。就像你能够想象的那样，他的生活一直都是孤独和痛苦的。

我在他身上使用了改变个人历史的策略。当他通过年龄退行回到他对母亲拥有的最美好的记忆时，在那时他能够感觉到她和自己的亲近和爱；

我们可以让他能更容易地回忆起那些拥有她在身边的良好感觉，如果他想要回忆的话。做法是和那些良好的感受建立一个"锚点"，或者联想；具体来说，每当我碰他的胳膊时，他都可以生动地"看见"她，并且在他的思绪中"听到"她回应他的声音。下一步就是在会谈中暗示，他对母亲过世这一事实产生一种暂时性的失忆。一旦确定失忆之后，我们就可以审视他的人生经历，无论好坏，并且让他"回忆起"和他的母亲一起分享这些经历，就好像她真的在场那样。在催眠中，她可以和他一起变老，并且以他需要的方式和他在一起。能够拥有那么多年以来，在各种非常具体的人生情境中都让他的母亲"和他在一起"的体验，例如在为他的第一份工作做准备时，在拿到他的驾照并请求能使用家里的车时，以及从高中毕业时，这让他能够重新界定他对她的看法，以及他和她的关系。突然之间，他觉得母亲并没有抛弃他，而女人也并不那么不可靠。它所起到的作用是改变了他对于女性的感受和行为，尤其是当他洞察到"无论如何，死亡显然并不是她想要的"。

为了通过催眠帮助"改变"他（知觉到）的个人历史，我只是提供了一种途径让他带着"失去的部分"，即他的母亲，一起经历许多他重要的人生体验。他能够感觉到有她在自己的身边，而不是感觉到她本该存在却留下的一个空洞，这让他能够渐渐从一种不同的、更健康的以及更快乐的视角去感受、倾听和看待生命。他是否知道在催眠中产生的和他母亲一起经历的生活体验只是一种想象呢？是的，他当然知道。但它们是否仍然在情感上具有强大的力量呢？是的。

这就是催眠的力量，它就在于帮助人们贯注于那些并不在客观上"真实"的体验，正是这一点让使用催眠的治疗干预具有了治疗的潜质。请回忆一下之前对于恍惚逻辑和"信以为真的想象"的讨论。

该策略在雅普克（1992）书中进行了详细的描述并附上了一则会谈的转录稿。

关键（创伤性）事件过程

在整个人生旅途中，人们不可能不经历这样或那样的创伤。撞车、有人丧命、打响的种种战争，人似乎时不时地就会发展出新的、富有创造力的方式来伤害彼此。除了这些残酷的现实之外，"日常生活"中的创伤也常常具有严重的影响：班上那个坏小孩残忍地欺负你，某个人搞的恶作剧，让你站在大庭广众之下恨不得羞愤致死，以及你所爱的人因为你无法做成的某件事而在他人面前无情地数落你，这些都是日常创伤的例子，它们也会给你的生活带来深远的影响。多年之后，这些创伤在理智上看来似乎是愚蠢和非理性的，但尽管如此，它们仍然承载着巨大的情感冲击。在那些曾经遭受过某种类型的创伤的人身上，那个创伤性的事件很可能成为他们人生的转折点。那么在这样的情况下，关键事件的催眠过程或许是一种恰当的治疗策略（Baker & Nash，2008；Erickson & Kubie，1941/1980；D. Spiegel，2010）。

这是一种在情感上具有强大力量的催眠过程，在最初的阶段，它的目标是释放和某个创伤事件相关的被抑制的情绪（"宣泄"）。如果来访者对于这个关键事件的内容有完整的意识记忆，那么你可能只需要以某种直接的方式推进这个过程。不过，如果他们似乎一直在以解离和失忆的元素来应对创伤事件，并且这也是一种常见的情况，那么这个过程就有更多的风险，并且需要带着莫大的谨慎态度来处理它。在你尝试在这个敏感的领域工作之前，我强烈建议你去接受创伤解决技术方面的高级培训（Christensen，Barabasz，& Barabasz，2013；Fine，2012；Kluft，2016a，2017）。

在实施一次关键事件过程时，重要的是让来访者按照他们自己的速度工作，而不是逼着他们去直接处理一些他们觉得无法做到的事情。念动提问，也就是使用手指信号对"你是否准备好"的问题做出"是"或"否"的回答，或许可以帮助你评估他们是否准备好，是否有意愿，并且是否有能力来处理创伤的体验或者这一经历给他们的人生造成的后果。

表 17.4 提供了关键事件过程的一般结构。

表 17.4　关键事件过程的一般结构

导入，锚定舒适感（例如，"安全处所"）

使用年龄退行至创伤情境

探索情境

唤起情感、生理、认知和知觉联结

鉴别和矫正关于创伤的错误知觉或者错误的结论

允许 / 鼓励情感释放（宣泄）

情感解离（仍然和当时绑定在一起的感受）

重构体验的意义

重新组织焦点和记忆内容

放大替代性的表征；获得一个不同结果的意象（例如，"我反击了"）

带着新资源做年龄前瞻（例如，"作为一个斗士"）

为了在未来能获取资源，进行催眠后暗示

结束和脱离

关键事件过程包括让来访者回到创伤体验发生的时刻的年龄退行技术。一般而言，一种良好的做法是首先退行到一个积极的体验中，向来访者展示他们可以信任临床工作者的引导，能够在自己身上找到一些舒适感或某些积极的东西，并且能够保持对催眠体验的控制。然后，你可以促发记忆增强现象或记忆复苏现象，究竟促发哪一种要取决于对这个情境进行重新工作所需的情感强度水平。记忆复苏要比记忆增强有更强烈的情绪体验，而且如果没有可以作为某种"逃生出口"的地方作为保障，例如一个可以在内心去往的安全处所，或者一个表示自己需要从这个体验中后撤的手指信号，那么这种体验可能就会对个体来说过于强烈，以至于会重新创伤他们。值得再三重申的是，即便你是出于好意，治疗也可能会带来伤害。

一旦来访者沉浸在那段经历的记忆当中，并出声描述自己的体验从而让临床工作者可以知道现在发生了什么，以及他们是如何解释所发生的事情的意义，那么临床工作者主要的角色就是给他们提供支持，让他们能够探索这段经历。与此同时，治疗师也可以鉴别和放大这段经历中来访者之前没有关注到的某些部分，例如其他牵涉的人在当时可能感到非常不安全（愤怒、生病、受伤害……），或者来访者曾经那么勇敢地去应对困境，或者类似的事情，这些事情可以被作为一个支点，让来访者开始重新界定创伤经历被存储和记忆的方式。此外，如果你想努力改变这一处境的历史，那么你还可以给事件的互动增加一些新的元素，让它变得更容易忍受一些，例如来访者在这一次能够成功地击退攻击者。

通过支持来访者表达情绪的痛苦，临床工作者通常都能把他们引导至某个点上，让他们开始能对这一事件有一些不同的感受。经常发生的情况是，在一个支持性的氛围下，哪怕只是有机

会讲述一次从来都没有讲述过的恐怖故事，并且释放那些抑制许久的情绪，都具有充分的治疗价值（Barabasz，2013；Phillips & Frederick，1995；Rothschild，2017）。但是这个过程中最有力的部分在于引导来访者对这个经历发展出一种新的觉察或新的理解，以一种让他们感到有力量的方式重新界定它在他们生活中的位置。为了完成这个过程，可以对来访者实施年龄前瞻，将和释放伤痛联系在一起的想法和感受的变化整合进未来，为他们带来关于这个关键的事件和他们自己的新的定论。

你也可以用同样的过程来复苏在来访者生活中有着积极作用的关键体验。这种方法对帮助人们获得他们自身最好的一部分并且和这部分保持联系尤为有效。不过，一般而言，那些给人们带来最大的情绪浩劫，并且推动他们进入治疗的都是创伤性的体验，这要求临床工作者有极大的敏感性。在使用聚焦于创伤的治疗时，审慎而明智的态度是至关重要的。我认识的许多临床工作者都是"情感偷窥狂人"，他们想要或需要让他们的来访者"触及痛苦"。事实上，如果你寻找的是人们的痛苦，那么你总会找到。不过，这并不一定会具有治疗的效果，实际上还会因为不必要地放大痛苦而起到反作用。我建议大家谨慎为之。

用催眠"播种"回家作业

大多数的临床工作者都声称自己会定期使用"回家作业"，即布置给来访者，让其在两次治疗会谈之间从事的教育性的任务（Cummings & Cummings，2000）。这些任务旨在鼓励新的行为并且发展出新的技能，去评估个体的知觉的准确性，以及去放大临床工作者认为对治疗很重要的特定想法、感受和行为。回家作业是直接在实际体验层面起作用的，这要比纯粹的理智层

面更有力量。回家作业帮助人们在多重水平上整合新的学习成果。而通过布置作业，来访者也必须花费精力，这样就让他们更可能对治疗更为重视（Lynn & Sherman，2000；McAleavey & Castonguay，2015）。

在最近一篇对回家作业和心理治疗进行综述的文章中，研究者得到的结论是，无论治疗的取向是什么，那些给他们的来访者布置作业并促进来访者对作业采取合作态度的治疗师更有可能获得更好的治疗结果（Detweiler-Bedell & Whisman，2005；Kazantzis et al.，2016）。如果布置得当，一个良好的家庭作业通常都能处理当前问题的潜意识动力。当来访者主动地投入一项将会让他们以不同的方式来体验自己，又同时能对峙他们的那些自我限制的思维、感受和行为的任务时，他们就会建立起新的联结并且有可能完成希望产生的改变（Greenberger & Padesky，2016；Haley，1973；Lankton & Lankton，1989；Lankton & Lankton，1983）。

回家作业并不一定是催眠，但它显然具有催眠的态度，因为它可以让人们贯注于新的头脑框架之中，并且帮助他们更深入地理解他们自己和他们的生活处境。不过，回家作业也可以在催眠中进行，可以在"清醒"状态下以一种"主动－警觉"的催眠框架进行（Capafons & Mendoza，2010；Wark，2006）。回家作业也可以被视为治疗过程中的一种体验性的隐喻，就像是来访者的问题那样，只是这个隐喻嵌在一个活动而非一个故事当中。

让来访者准备好做作业也是催眠的一种有效的应用方式。这个过程被称为"播种"，杰·黑利（1973）将它描述为确立某种观点，之后在这些观点的基础之上再做进一步的工作。杰弗里·蔡克将播种界定为"通过在之前呈现出某个线索来激活一个计划好的目标"（1990，p. 222）。

在催眠会谈的过程中，在处理治疗主题和暗示体验层面的可能性时，临床工作者可以间接地提到，人们或许可以去某个地方观察到或学习到一些有价值的事情，然后，等到催眠会谈结束之后再提出一项回家作业，让来访者实际去做在催眠中被间接提到要去做和体验的事情。

案例示例：播种和布置回家作业

在一个涉及布置作业的个案中，我当时和一位抑郁的来访者工作，在治疗中的某一个时刻，我想以这位女性的某个造成抑郁的模式为目标，这个模式是她会以一种消极的方式把她自己和其他人做比较。她假设而且真的相信"其他人都很快乐，而我不快乐""其他人都能享受生活，而我不能""其他人的生活都很轻松，而我的生活很艰难"，等等。她几乎寸步不离她所谓的舒适区，从来不去任何有意思的地方，或是尝试任何新的事物，而且很公平地讲，她这个人特别无趣。

只是简单地告诉她"你明白的，你对事情有太多的假设，而付出的代价是你从来都不真的检验一下事情是否像你想象的那样"，这种干预很可能是无效的。她太轻易相信自己了。我和她做了一次催眠会谈，在催眠中我引入了这样一个主题，即人们对事情的看法最终被证明是错误的。我提到去发现而非仅仅去假设的价值，而且我还赞美了好奇心的益处，它是一种驱动力，让你想要去发现你所设想或相信的东西到底是不是真的。这些暗示为我将要在催眠后给她布置的作业铺平了道路（播种）。

于是，在她唤回之后，为了能以体验式的方式传递上面的这个观点，我给她的指令是让她去附近的国家公园，并且沿着一条被称为杜鹃花峡谷溪流漫步的路线做徒步旅行。听上去很不错，对吗？你能够看到美丽的杜鹃花田吗？你能够想象清澈的山泉在岩石上四处飞溅吗？好吧，不能。在徒步的过程中，你或许能够看到四朵杜鹃花，而所谓的"小溪"不过是山丘边的一条水道，水量比金属水管中漏出的水多那么一点！这位特殊的来访者，用她一部分的抑郁的心理定势构建的事实总是远远超过现实的真实情况，而且会让她的心情跌至谷底。在给她去沿着这条路线徒步旅行的指令时，我知道她肯定会把花田和溪流想得特别丰饶、美丽、有着潺潺流水。我也知道当她徒步行进了几公里还有些困难的路程，然后发现这一出乎意料的让人完全不会有任何惊艳感觉的景象时，她一定会大吃一惊。而我知道，对于一个几乎从来不会离开自己的起居室的人，这次经历一定令人印象深刻。的确是这样的。

当我在她徒步回来之后的那一天见到她时，她的样子是我见到她以来最为活跃生动的一次。在一开始徒步的时候，她因为我让她去徒步而对我感到恼火，而且她也因为自己同意去而对自己感到恼火。她无法理解，她从一次徒步旅行中能够学到什么东西，是她不能直接而轻松地在我的办公室里学到的。但是所幸的是，她还是坚持去了。当她最终带着满满的期待抵达杜鹃花峡谷溪流，却只发现从一个标着"溪流"的土堆里伸出流着小细流的水管时，起初她感到十分迷惑。然后，她发现，在完成了所有的徒步路程和带着如此高的期待的情况下，她发现的一切不过是从地下伸出来一根滴滴答答的水管，这让她觉得非常好笑。在她徒步返回的路上，她很努力地想为什么我会让她走这样一条令人失望的路线。过了一会儿，她意识到，是她通过在自己的头脑中建立起了对于这条溪流的某些特殊的期待而为她自己埋下了失望的种子，因为实际上这条溪流完全不是她想象的那样。她进一步拓宽了她的思路，然后获得了一个"大领悟"——她几乎总是把事情想象得比它们实际要好，而且把她自己想象得比

她实际要差。在当时，她就决定要更努力地从她直接的体验中找到事情的真实价值，而不是从植根于她的不安全感的那些假设中。

这次回家作业给她提供的这一亲身体验的强烈程度远远超过我在催眠中或催眠以外能够对她说的话，即"你会在你的头脑里把事情想象得比它们实际要好，而把你自己想得比你实际上要差，所以请不要那么做了！"。这次徒步旅行具有几种治疗目的：它在象征层面匹配了她的那种"上山对抗世界"的感受；它让她在躯体层面变得活跃，这在驱散抑郁方面是一种良好的工具；它让她去对峙自己潜意识的模式，即把其他事情和其他人都捧到天上，而把自己贬到地下；而且它也通过让她能够拥有更强烈的自我控制感，从而增加了她的自尊，因为她完全凭借自己的力量完成了一切。

可以采取各种不同的模式来布置用于处理来访者的主诉的回家作业或任务。除了之前描述过的这种象征意义上的任务之外，另外一种作业类型可以为来访者引入"让症状变得不方便"。一般而言，来访者会对一个症状"宠爱有加"，因为来访者会让自己的生活去适应它们的存在。让来访者做一些事情从而让症状变得特别不方便，可以造成一种特别迅速而持久的改变。它可以调动对症状本身的阻抗（Heley，1967，1973，1984，1985）。举一个例子，我给曾经治疗过的一位女性布置的作业是，让她必须等在门口，等待其他人给她开门，她才能进去。这个作业针对的是她的自我限制的被动模式，并且创造一种不方便的情境，在这种情境下，被动很快就会变得令人恼火，从而激发她自己采取行动的动机。

相比单纯的口头对话而言，回家作业会让个体在更多的维度上投入治疗之中。它也让干预能够推广到临床工作者的诊室之外的时间和空间里，这就让改变能更容易地整合到来访者的生活

中。回家作业可以同时直接或间接地在多个层面起作用，而当你去有技巧地使用它们时，它们本身也是一门艺术。

催眠中的重构

　　某个事件或一则沟通的意义在很大程度上取决于它发生的情境（Watzlawick, Weakland, & Fisch, 1974）。例如，一个类似"不"的词实际上可以代表众多的事物，基于人们的语调、身体姿态和社会背景，它的意义可以从一种坚定的、清晰的"不行"，到一种优柔寡断的"我不知道"，到某种相当肯定的"我料想是这样的"。考虑到同一个行动或事件可以用许多可能的方式来解释，那么帮助来访者放下一个伤害他们的解释，转而接受一个能帮助他们的解释便是重构的过程。瓦兹拉威克等人（1974, p. 95）用这种方式来定义重构：重构是

　　　改变和一个情境被体验的方式相关的概念以及 / 或者情绪背景或观点，并且将其置于另一个框架之下，这个框架同样能很好地，甚至更好地符合这个具体事件的"事实"，因此就改变了这个情境的整个意义。

　　改变一则沟通的背景就会改变其意义和价值（Zeig, 2014）。一种行为在某个情境中可能完全可以被接受，在另一个情境中却不能。拿偷窃为例。从一个瞎眼的乞丐那里偷钱是一种没有人能宽恕的行为。住在你隔壁的那位贪婪的化学家发现了可以治疗你母亲癌症的血清，却索要一百万美元，你既没有这么一笔钱也不可能拿到这笔钱去购买血清，所以你就从他那里偷了一些血清，这也同样是一种偷窃的行为。但是这种行为会激发大多数人的共情心理而非愤怒和希望惩罚偷窃者的愿望。政府向民众撒谎的行为会被认为是一种背叛，除非它的目的是为了"国家安全"。一个穷人的怪异行为会被认为是"疯狂"，而一个富人的怪异行为则被视为"癖好"。

　　在英语中充斥着各种各样的委婉的说法，它们都是简单而有效的"重构产物"。随着某个语句的转变，特别是在催眠当中，债务成为财富，创伤事件被改换成学习的体验，弱点变成优势，等等。重构既可以用一句话，也可以用一次在体验层面具有贯注特点的、更长的催眠体验来完成。任何鼓励来访者使用一种不同的观点来看待问题的做法都涉及重构。一旦你说"用这种方式来看它……"，你就在尝试做重构。

　　在重构中涉及的临床技能是将来访者自我限制的信念系统暂时悬置足够长的时间，让他们能够考虑一种不同的视角。将"半空"的杯子变成一个"半满"的杯子，这就是一个让消极的视角转化到积极视角的明显的例子。重构也可以在另一个方向上发生。来访者可能会投入地做一件他们觉得没问题的事情，直到临床工作者说"你怎么可以让你自己做那样的事情？"。这能够迅速将他们的舒适变为沮丧。不过，大多数的干预都旨在将伤害或痛苦转化为慰藉。

　　作为一种干预的策略使用重构，其背后有一个假设，那就是每一种想法、感受或行为都在某种条件下具有积极的价值，但并不会在所有的情况下都是积极的。人们通常都抱有良好的意图（例如，自我保护），却使用了某种对自己不利的策略（把那些本能够和自己产生积极关系的善良之人赶走）。通过挑选出来访者视为消极的某个经历，并且品评同样的这个经历在另一种条件下如何实际上可能成为他们的一笔财富以及为何那么说，临床工作者就能够改变来访者对那个体验的态度，特别是当临床工作者也在暗示中提出能够代替那些无效的做法的更好的新做法的时候。本质上，重构讲的是："并不是说你是病态的，

而是说你准备做的事情在那个情境下是无效的"。它会为催眠会谈创造一个舞台，从而让你在会谈中暗示："当你所做的事情无效的时候，你可以做一些其他不一样的事情"。

另一个有关于重构策略例子是一位抱怨她的丈夫晚上打鼾导致影响她睡眠的女性。她恰巧向一位最近丧偶的朋友抱怨的时候，对方充满情感地给她讲了一个故事。这位寡妇描述了自从她的丈夫去世之后她是多么孤独，她如此深切地感觉到丈夫的死影响了她的所有体验，以及她是多么渴望听到她去世的丈夫的鼾声，她说在他活着的时候，她特别讨厌的就是他的鼾声。对于那位抱怨自己丈夫打鼾的女性来说，给她的影响在于让她立刻就能够去欣赏她丈夫的鼾声，因为它是一则清晰而让人安心的证据，表明她的丈夫还完好地活着。实际上，它变成了对于她的一种安慰。她丈夫的打鼾行为没有改变，改变的只是她对它的态度。这是一种成功的重构。

找到一种方式将减变成加，或者在合适的时候将加变成减，这是临床工作中一项基本的工作。学习和使用重构技术能够促使来访者的个人现实转化过程变得更流畅，更有效，尤其是在催眠中，人们会倾向于变得更为灵活，并且对于暗示和隐含意义有更强烈的反应。

治疗隐喻

作为教育工具的故事在人类历史上一直都是教育人类和社会化的主要手段。在催眠的世界中，隐喻一般指在治疗过程中使用故事。使用治疗性隐喻是最为现代的催眠过程中的核心成分，这也要归功于米尔顿·艾利克森给催眠领域带来的持久的影响。他在他的病人身上使用的具有教育意义的民间故事在当时是一种巨大的创新，因为其他的催眠从业者使用的手段清一色都是直接和权威取向的。研究艾利克森的工作，并且发现故事作为一种有力和容易记忆的沟通手段的价值所在，引发了关于这一主题的书籍和文章的大量出版。编撰和讲述故事，以此在催眠中作为传递治疗信息的途径，这一强有力的治疗技能是需要培养的，它既是简单的，又是复杂的（Burns，2001，2005，2007，2017；Erickson，2001；Haley，1973；Lankton，2008；Rosen，1982）。使用隐喻的原则以及建立和传递隐喻的方法将在下一章中进行详细论述。

关于治疗模式的总结

就在本节中描述的六种基于催眠的干预而言，我都以一种概括化的方式将它们呈现出来，从而让你能够熟悉蕴含在这个过程中的一些可能性。当你在下一章中以催眠文本样例的方式在临床的背景下读到它们的时候，你就可以明显地发现许多种这类模式。

每个过程中都包含着众多组成部分，而你必须对每一个成分进行思考并恰当地加以整合，才能够让你的干预有效。为了能够更完整地理解这些概念和技术，以及数以百计，乃至数以千计的组织催眠会谈的方式，在这些领域中的其他文章和著作是极有价值的。当然，其中的许多文章和书籍已经包含在本书末尾的参考文献中。当你能够更多地阅读有关催眠的临床和实验研究的时候，你将会学习到其中的许多种，你的治疗范围也会变得更多样。

使用催眠处理常见的临床困扰

在临床实践中，甚至是有特殊的专业所长的治疗师都会面对五花八门的主诉。有些问题很罕见，另一些问题则很常见。考虑到在界定和治疗人们的问题上有那么多的方法，显然你有大量的空间来形成自己的视野和实践风格，但是，基于科学的实践仍是重要的（Prochaska & Norcross, 2018）。在你的催眠训练中，定期阅读本领域中的核心期刊应该是极为重要的，这些文章的摘要都可以很容易在网上找到。在形形色色的问题上都已经积累了大量出色的信息，你可以很容易就将这些信息整合到你的催眠会谈当中，让你的催眠会谈变得更为丰富，增益它们对来访者的价值。

本节中包含了对六种最为常见的临床主诉的简要思考，以及一些关于如何直接或间接地将催眠用于对它们的治疗的简单想法。在之前的章节中已经讨论过如何设计治疗计划以及打破症状序列，那么，如果你在思考人们的问题时能不仅思考他们的症状是什么，而且也能思考他们是如何产生症状的，这或许会对你有所帮助。你越是能更好地理解人们是如何产生症状的，而非假设为什么症状会产生，你就会有越多的可供你做有效干预的目标。

焦虑、应激

有些人把如今称为"焦虑的时代"，这么说也相当合理。很大程度上由于迅速改变的社会、政治、经济、环境和技术的图景，我们面对的应激源的数量和频率让我们感觉到平静的空间越来越少。在一项研究中，研究者询问美国人他们是否对于这个星球的长期健康状况有所担忧，该样本的受访者表明，相当多的美国人认为，他们体验到了和气候改变有直接关联的抑郁和焦虑（Helm, Pollitt, Barnett, Curran, & Craig, 2018）。考虑到人们在多个水平上都具有生存焦虑，也无怪乎焦虑障碍是人们寻求治疗时最普遍的问题。

关于我们国家的未来，美国心理学会（APA）在2017年8月进行了一次调查，并在3个月后发布了一项报告《美国的应激——我们国家的现状》（*Stress in America: The State of Our Nation*）。在这份报告中，几乎三个美国人中有两个人（63%）觉得对国家未来的不确定感是一个主要的应激来源，紧随其后的是金钱（62%）和自己的工作（61%）。75%的受访者报告在之前的一个月里至少有一个应激症状；其中最为常见的是失眠（40%）、易怒或愤怒（35%）以及疲倦（34%）。长期、高水平的应激对于我们生活造成了重大影响，不仅危害身体和心理健康，也损害着人际关系。

当核毁灭的威胁经常在人们头脑中挥之不去，恐怖主义行径随时随地可能发生的时候，我们并不确定是否能获得个人安全感，这即是焦虑中的核心议题。经济状况据称在改善，但绝大多数的美国人表示，他们没有办法在紧急情况下拿出1000美元；有太多的人不知道自己下一次的薪资将会来自何方，他们又如何能够维持温饱。我们刚习惯一种技术上的进展，它就过时了，让我们必须重新适应。维系社会的传统的价值观一直在变质，也将继续变质下去，对个人主义和个人收益的强调高于对社会责任的推崇，而这使得甚至是最为重要的关系也似乎只是转瞬即逝的。性别角色变得更不分明，重承诺的婚姻和家庭关系让位于在职业上做出策略性的发展，这让许多尝试弄明白如何让他们的关系维持下去的人狼狈不堪。即便只是阅读上述文字都能激发我们的焦虑！我们生活当中潜在的应激源数量在不断增加，而大多数人会在他们生活中的某些时刻或多或少地挣扎着面对这些议题。

应激是不能够被预防的，只能够被管理，因为生活时不时就会扔给我们每一个人各式各样的东西。但是，应激常常并不仅是由上述的外在的处境，也是由主观的知觉产生的。这包括不现实的预期——诸如造成严重后果的完美主义倾向；或是关于自己或别人"应该"是什么样子的僵化观念；需要所有事情都能井井有条而且能以一种僵化的方式来预测，但实际上生活中又鲜有那样的情况；相信你自己太脆弱或太无力，以至于无法应对问题；或者诸多种人们使用自己的内在议题进行自我折磨的方式中的任意一种。催眠可被用于处理这些议题中的任何一种，它不仅让人平静，而且也教授更为现实的思维、更高的灵活性以及更好的问题解决技能。

焦虑的一个特殊的方面值得我们思考，哪怕只是大致思考一下。这是和焦虑的基础有关的。大多数人的焦虑都具有两种不同但相互关联的结构成分：

　　（1）倾向于高估自己面对的风险；
　　（2）倾向于低估自己的资源或成功地管理这些风险的能力（Barlow，2000）。

因此，教会人们如何更现实地评估他们面对的风险，以及如何有技巧地应对它们，可以很有效地降低人们的焦虑。作为治疗师，我们无法保证任何人的安全，包括我们自己。

事实上，没有一个地方是完全安全的，而许多的人生经历本身就是模棱两可的，当它们产生的时候，我们就需要有技巧地应对它们。这里的挑战在于帮助人们发展出他们所需的技能，从而

对自己产生一种信任感，相信你自己能够"迅速反应"，并且有效地处理有待处理的事情。相信自己能够带着洞察力和远见去应对事情，而不是被这些事情淹没和感到害怕，这是将焦虑保持在正常范围内的关键。使用催眠来教授这类非常重要的技能，将其作为评估风险的手段和个人的资源，便是催眠极为重要的应用。在本章之前的小节中曾经详细论述过"触及资源以及让资源情境化"的策略，该策略可以很好地帮助提醒人们他们拥有的资源比他们能意识得到的更多，而且他们可以学着开始信任自己。

在管理焦虑方面，即便是以最为表浅的方式来使用催眠也能带来帮助，它可以帮助一个人培养放松技能，以及一种更高的自我控制感（Alladin，2014，2016；Alladin & Amundson，2016a；Daitch，2007，2011，2014）。教会来访者自我催眠、催眠导入和利用的技能，让他们随时都能为自己做催眠，是在临床情境中和所有的来访者使用催眠时必不可少的一部分。哪怕只是知道你有能力深度地放松并且能够重组你的思维、感受和行为，就能相当有效地帮助你更好地管理应激和焦虑（Clark & Beck，2011；Greenberger & Padesky，2016）。知道你可以按步骤以一种有益的方式有意地改变你的内在体验，这无疑让人充满力量。有效地管理焦虑让人们能够更好地集中注意力，更清晰地思考和解决问题，拥有更高的自尊，更好地管理时间，产生更佳的工作表现，更能接受新的想法，以及所有那些更美好的事情。

抑郁

在 2017 年伊始，世界卫生组织（the World Health Organization，WHO）将抑郁列为世界范围内造成失能的主要原因，它是造成全球整体疾病负担的重要来源。WHO 估计，抑郁影响的人

群数量超过 3 亿，其中大多数人不会接受任何治疗，而在那些接受治疗的人当中，他们接受的治疗也可能并不充分。抑郁是一个非常复杂的、多维度的问题，尽管已经发展出了有效的治疗方法，它的发病率仍在继续增加。单是这一点就足以告诉你抑郁有多么严重，它已经有多么普遍，以及对于那么多易感人群而言未来又是什么样子的。

抑郁是如此严重，与其他障碍的关联又是如此紧密，而且急需包括催眠在内的有效的治疗，我将在第 22 章中深入探讨这个话题。

关系问题

考虑到在这个国家绝大多数的婚姻最终都会以离婚收场，以及在今天有更多的人过着单身生活，并且比以往报告了更高的孤独感，这已经相当清晰地表明，人们现如今在建立和维系和他人的健康关系方面遇到了更大的困难。为什么呢？有许多理由：男性和女性的角色不断改变让持久的关系变得不那么必要；多元的家庭结构虽然可能有一定的便利性，但并不总是能够满足它们的成员的最佳福祉；日益进步的技术让我们在社交媒体以外和他人接触的需要不断减少；离婚变得容易；因为经济萧条而导致在没有学历的情况难以找到一份好工作，这则大大推迟了你可以开始考虑组建一个家庭的年龄；缺乏良好的榜样来传授良好的关系所需的技能；人口流动性导致很难建立和维系一段关系，如果你很快就会再次搬家的话；以及尽管疱疹、艾滋病和其他性传播疾病肆虐，但关于性的态度仍然很随意。这些只是影响每个人有能力以积极且平衡的方式和他人建立关系的因素当中的一部分。

良好的关系并不会凭空发生。对它们而言，也远非只是"良好的化学反应"。它们需要的是滋养以及大量的技能，包括共情、同情心、忍耐

力、冲动控制、问题解决、协商、沟通、自我牺牲以及一种保护性的态度，这还只是其中一小部分（Gottman & Silver, 2015; Johnson, 2008, 2013; Parel, 2017; Weiner-Davis, 2001, 2017; Yapko, 2009）。在干预关系问题时，需要考虑的因素包括个人预期的质量（决定他们满意程度的主要因素，因为如果其他人做了你认为他"应该"做的事情时，你和他们在一起时会更开心），他们的沟通能力的质量，以及他们对于类似"权力"和"亲密感"这些核心议题的主观看法。处于一段关系之中的伴侣常常没有足够好的沟通技能，有着界定不清甚至是不恰当的预期，更热衷于"正确"而非有效，更多投入在提升自己而非提升关系上，以及其他这类在建立一段有效的关系上会出现的障碍。催眠可以被用于在伴侣间培养技能，提升沟通质量，增加共情和调谐程度，降低愤怒，以及建立更健康的关系模式（Haley, 1973; Kahn, 2010; Kershaw, 1992, 2017; Zarren, 2006）。意大利精神病学家和家庭治疗师卡米洛·洛列多（Camillo Loriedo）在这一话题上是一位尤其多产的作者和教师。

在和伴侣以及家庭工作时，你或许更少有可能使用正式的催眠，尽管如果你认为这是一种恰当的干预手段，你也可以很容易就在其他成员面前催眠一个人或者催眠整个家庭（Loriedo & Torti, 2010）。不过，更有可能的是使用非正式的催眠，使用诸如隐喻、意象、症状处方或角色扮演这类催眠的策略，从而让家庭成员把注意力集中并贯注在你给他们提供的观点和视角上，这些观点和视角旨在给他们赋权，让他们能在和彼此的关系中变得更有效（Haley, 1973; Parsons-Fein, 2001; Robles, 2001）。许多临床工作者一方面会与作为一个整体的伴侣和家庭见面，一方面又会单独与他们个人见面。那么，你可以使用催眠策略来澄清预期，增加在关系中互相尊重的

态度，从而有技巧地解决差异，提升沟通技能，以及处理干扰关系成长的那些自我限制的模式（例如，增加共情能力，提升耐挫力以及冲动控制能力）。

即便当伴侣和其他的家庭成员无法来做家庭治疗或夫妻治疗时，你仍然可以使用一种带有"系统论思想"的干预，在治疗中考虑到他人的角色和影响。健康的关系可以成为各种类型的情绪和躯体障碍的缓冲垫，因此在多维的治疗中也是一个重要的考虑因素。使用催眠来改善来访者的人际关系的干预也可以增进治疗关系。

自尊问题

自尊是人们对于自己作为一个人的价值的主观评估。它部分是由人们从他人那里获得的反馈形成的，但是在更大的程度上，人们的信念以及这些信念如何筛选接收到的反馈形成了一个人的自尊。你或许能够回忆起，之前我们讨论过认知失调以及它对人们会允许或不允许自己获得哪些体验的影响（Festinger，1957）。如果你认为你自己一钱不值，然后其他人告诉你，你挺不错的，这并不太可能改变你对你自己的观点。认知失调导致人们过滤了那些和他们对自己的信念不一致的反馈，它是一种永远维持现状的机制，尽管这种现状或许是不幸的。

自尊一直是许多治疗师干预的对象。他们始终错误地相信，大多数的问题都源于糟糕的自尊，因此就把提升来访者的自尊作为一个主要的治疗目标。事实上，在年轻人当中，自尊在不断提高，而就像心理学家珍·特吉（Jean Twenge）在她出色的著作《"我时代"修订升级版——为何今天的美国年轻人更自信、更决断、更当仁不让——而又比以往更痛苦？》（*Generation Me-Revised and Updated: Why Today's Young Americans are More Confident*，*Assertive, Entitled—and More Miserable Than Ever Before*，2014）中指出的那样，更高的自尊值已经产生了更多的自我为中心的状态、更糟糕的人际关系以及更不现实的自我预期。

在这一点上，自尊一直被严重高估了，而且以关注自尊为焦点的文化已经造成的破坏或许比大多数人能意识到的更多。自尊是人们对自我感受的一种陈述。良好的自尊并不意味着这个人就有更高的社会觉察或更好的社会技能，或者这个人就是一个更好的人，更富有同情心，也不代表这个人在任何一方面有更好的技能。它只是意味着自我感觉良好。在这个星球上，某些问题最为严重或最恶毒的人，例如彻底的精神变态者，就有着不错的自尊。他们是一群功能紊乱或具有破坏性的人，但就是对自己有着这种完全不合理的良好感觉。

不过，相比仅仅告诉人们他们是多么"独特"，帮助人们获得更多的技能来提升自尊则是一条更可取的路径。我想让我的来访者在度过他们的一天时能够更有效地做他们的事情，而这让他们能够在那一天里多次对自己说："我喜欢我此时所做的事情。我喜欢我处理那件事的方式。"当人们培养、利用和注意到他们在生活中的技能时，自尊就会提升。自尊源于实际行动而非某个头衔。

当你以催眠的方式对自尊议题进行工作时，你可以鼓励来访者通过计划和实施审慎而有效的行动进程，从而对情境获得控制感。他们可以学到，问题并不是由致命的缺陷导致的，而是因为缺乏重要的技能，而这些技能是可以被学会的（Andreas，2002，2012，2014）。让他们全身心地沉浸在学习如何以其他的方式来处理他们生活中的议题和解决问题，与此同时又教会他们在问题解决方面更宽泛的技能，这些是良好的治疗的根本要素。你可以对催眠加以组织，从而增进技能的习得，鼓励来访者有意愿去尝试新的行为，以及给他们赋权，从而让他们因为能够更好地"拥有"他们做出的积极改变，从而对自己产生更为良好的感觉。催眠也可以帮助来访者学会将技能推广至他们生活的其他领域。

睡眠困扰和失眠

失眠是和焦虑及抑郁有关的最为常见的主诉，而后者也是临床工作者最常被要求治疗的障碍。个体可能会抱怨难以入睡或者难以保持睡眠，后一种情况或者会在半夜发生，或者是以早醒的情况出现。

慢性失眠的消极后果是极为严重的。在职业方面，这些后果包括更高的请假频率、更频繁地使用医疗服务、更高的事故率，以及生产力降低。在个人层面，慢性失眠的患者报告自己的生活质量下降、记忆功能减退、感觉疲倦、无法很好地集中注意力，以及社交的兴趣或从事令人愉悦的活动的兴趣有所下降，而这会进一步加重抑郁症状。睡眠困扰会增加与酒精相关的问题的风险。在12年之前就曾报告有睡眠问题的受测者，其12年后报告和酒精相关的问题的比例会翻一番（Yapko，2006b）。

使用类似自我催眠这样的自助技术来提升睡眠有几个核心的优势：自助不会导致成瘾或依赖行为，它可以在任何情况下实施，它也不会导致对其他的干预手段造成不良反应。

许多的临床报告中都已经描述了如何使用催眠来治疗失眠和睡眠困扰（Becker，2015；Lam et al.，2015；Valente，2015）。深受失眠困扰的个体可以学习特殊的技能来产生积极的变化，包括放松、良好的睡眠卫生习惯以及减少反刍思维（反复出现的思维）。反刍思维同时产生躯体和认知的唤起，二者都可以加剧失眠，但有证据表明，认知唤起的问题更为严重。尽量少的认知

加工和以放松的方式聚焦在睡眠上是治疗的核心目标。

催眠可以教会人们引导自己思维的能力，而非只是对思维做出反应。在促进睡眠的工作中，有价值的目标包括降低烦躁不安的思维漫游，让身体放松，与此同时，帮助人们创造并且享受一系列美好的思维和意象，从而让自己感到平静和安慰。为了实现这些目标，在来访者的治疗计划中需要一些重要的组成部分，包括以下方面：

（1）教会来访者如何有效地区分有用的分析和无用的反刍思维。对于有反刍思维的人，当他们反复思考和分析自己的问题时，他们错误地认为自己在做一些有益的事情。在有用的分析和无用的反刍思维之间，最重要的一个区分特征就是能否从分析转变为行动。这个人实际上可以做什么有益的举动？催眠在提升行动的动机方面有着重大价值，这一点在第22章有关如何处理抑郁的被动性的章节中会进行讨论。

（2）提高"时间组织"的技能（时间分割），从而能使用清晰界定的目标将睡眠时间和问题解决的时间分开。

（3）建立更好的应对技能，其中包括更为直接和有效的问题解决策略。

（4）处理睡眠卫生和对于睡眠的态度的议题，从而保证来访者的行为和态度与良好的睡眠相一致（例如在一个黑暗、凉爽的房间里睡觉，在睡觉时间前提早降低咖啡因的使用）等。

（5）教授"清除杂念"或"聚焦心灵"的技术，特别是某种类型的自我催眠策略，这会帮助来访者将他们的思维引入完全无害的方向。

如果想阅读有关催眠在处理失眠方面的更详

细的讨论，可以参见 Alladin（2008）以及 Yapko（2006b）。

物质滥用

在我们今日的社会中，某些最为严重和普遍的问题是直接或间接和物质滥用有关的。在本书写作的当下，美国的阿片危机由于其致命的后果，已经达到了令人极为担忧的境地。在2018年1月，美国国家药物滥用研究院（National Institute on Drug Abuse，NIDA）发布了一份报告称，每天有超过 90 名美国人因为过量使用阿片剂而死亡。NIDA 进一步表示，在美国因为阿片剂处方药滥用而导致的经济负担达每年 78.5 亿美元。尽管人们已经越来越多地重视起阿片剂的滥用问题，但其他药物滥用仍在上升，包括最为常见的物质使用类型，即酒精和大麻。

不幸的是，这是催眠的应用中被研究得最少的一个领域之一。尽管缺乏足够的临床研究，治疗师时不时会在他们和物质滥用的来访者工作的过程中使用聚焦的策略，来处理调节滥用行为的许多核心模式。巴拉巴兹和沃特金斯（2005），凯迪根（Cadegan）和库玛（2010）以及佩卡拉（Pekala）（2017）总结了一些现有的研究。

在大众中，更为常见的物质滥用的例子是过度使用酒精和其他毒品、吸烟以及过度进食。一般而言，无论在意识层面还是在潜意识层面，个体都会体验到一些不舒服的感受，例如恐惧、孤独、无聊、愤怒或抑郁。但他们并没有直接而有效地应对这些不舒服的感受，他们的典型做法是使用一种"回避性的应对风格"。回避本身就是一种让人感到无力的策略，它在本质上通过表达"我无法处理这件事情；问题比我更强大、更有

力量"而将一个人置于"弱者"的位置。人们不可能在以这样的方式宣称自己无助的情况下，还希望自己能有技巧地解决问题。因此，他们便转而寻求使用物质，用它来改变自己的感受，让自己更能处理这些感受，哪怕只是一会儿。

物质滥用也具有一个强健的社会成分。人们会围绕物质来建立自己的关系，甚至建立自己的认同。治疗必须像问题一样也是多维度的。使用催眠来教授自我安抚的策略、更好的问题解决技能，以及更好的冲动控制能力，这些被认为是治疗中不可或缺的部分。此外，在定期增强对于保持清醒或戒断状态的承诺的同时，着手处理并解决任何在物质滥用背后存在的抑郁或焦虑显然也很重要。让个体具有未来导向，把注意力聚焦在健康的和可以提升生活质量的事物上，这也会很有帮助（Bonshtein & Torem，2017；Green & Lynn，2017）。这些和许多其他类似的赋权技能只是针对物质依赖的一些可能的取向而已（Bell-Gadsby，2001；Levitt，1993；Pekala，2017）。

从另一种不同的思考角度来看，物质滥用者一般都会处于某种躯体上的解离状态，对物质对于他们的身体造成的负面影响的觉察力有显著的下降。此外，物质滥用者会逐渐围绕着物质来建立自己的生活：吸烟者一般都不会走楼梯，肥胖的人通常都不会照镜子。他们分别想要回避那些会迫使他们直面（让他们联想到）他们的习惯对身体造成影响的情境，因此，从身体中解离帮助他们维持着这一模式。

催眠可以被用来培养更高的身体觉察，更积极的自我保护的态度，以及更强的独立感，这样，无论他们面对何种情境，他们都可以在不自虐的情况下更有效地面对。

结　语

　　我希望本章能够让你一睹将催眠应用于心理治疗的诸多富有创造力和有意义的方式之中的部分的风采。需要多年的实践和学习，才能学会如何、何时以及在何处应用通过催眠获得的许多不同的治疗性体验。你越是能够更好地理解每一种障碍的各种不同的成分，你就会越尊重那个被称为"来访者"的精细平衡系统的整体完整性。而如果你能够更深地理解如何把问题界定为可以解决的问题以及如何有效地治疗它们，那么你对于你所选择的职业就能更游刃有余，也更满意。

开动脑筋

1. 个性化治疗的优势和劣势是什么？它们是否会相互抵消？为什么？

2. 你能否鉴别出你对自己持有的某种信念，你相信它是真实的，而它又会妨碍你去获得某种体验？它是如何做到的？其后果是什么？

3. 有什么证据可以证明现实是主观的？是否存在某种客观的现实？你是怎么知道的？

4. 什么时候来访者应该被强迫直接面对某些极为痛苦的事情？你为什么这么认为？

5. 讨论你是如何看待这些陈述的意义的：（a）个人问题是负性的自我催眠的结果；（b）所有的改变都涉及某种程度的催眠。你同意吗？为什么？

行动起来

1. 研究一下在你的领域中存在的各类治疗干预。在这些干预中，催眠如何以直接或间接的方式成为其中的一部分？

2. 让班上的每一个学生尽量多地鉴别出委婉的说法（例如，这不是一辆"用过的车"——而是一辆"曾经被人拥有的车"）。在每一个例子中如何体现"重构"的迹象？在你的领域中存在什么委婉的说法？

3. 在小组中讲述一个源于你童年时某些事件的"有趣"的故事。让组员鉴别出他们能发现的某些你身上的优点，这些优点在那件事情中能够体现出来。你能够和他们关于你的优点的看法"产生共鸣"吗？

第 18 章

催眠中的隐喻：来讲个故事吧

一个值得讲述的故事

你很有可能听到过这句古语："天下没有免费的午餐"……而你的人生经验也足以让你赞同，投入精力和时间是成功的必要元素……让你能够安然地放下头脑中不现实的框架，即想要得来全不费工夫……有一个故事在多年以来都一直是我最喜欢的故事之一……我想要与你分享这个故事……我认为这个故事也可能成为你最喜欢的故事之一……在一开始，它会听起来很具体……但每一次你听这个故事，你会渐渐听出某个更普遍的道理……这样一个故事对你来说，就像是你曾经听过无数遍的某个故事……但每一次听，总能以不一样的方式享受这个故事……这是一个古老的故事，一个伐木人和另外一个男人，找到了一个法官，去给他们之间激烈的争执评评理……在等待法官开场的过程中……彼此都用憎恨的目光盯着对方……最终，这个法官让伐木人先说说他为什么要来……这个争执是什么，为什么它会升级成为这个样子……于是，这个伐木人开始给法官讲事情的始末……几乎按捺不住自己的怒火……他说："我整日都如此辛劳地工作来赚取几枚银币……而这个有着可怕借口

的男人认为，他理应获得我一半的收入……而我拒绝给他一半……他什么都没有做！我才是那个早上太阳还没升起就爬起来的人，那个时候寒冷的天气让我瑟瑟发抖……我才是那个把我的斧头和其他装备都安放在我的驴子上的人……是我砍伐树木……是我拿着斧头一斧头又一斧头地艰难地砍下那些树……是我将木头劈成柴火，扎成堆，好让我把它们运到村子里去卖……是我把这些柴火堆捆好，然后放在我的驴子身上……是我在烈日下流汗……是我累断了脊梁……是我在驴子不愿意走的时候跟它较劲……是我徒步走回了村子……是我和那些不愿意出公平的价格购买柴火的顾客讨价还价……这些银币都是我赚来的，是我应得的！"然后这个法官转向另一个男人，让他讲讲他这一边的故事……他都做了些什么，才理应获得伐木人所得收入的一半？这个男人回答说："尊贵的法官……如果不是我，那么伐木人的工作要比他现在难上一倍，所花的时间也比现在多上一倍……我是那个抱怨一大早怎么那么冷，那么暗的人……我是那个抱怨离树林的距离怎么那么多里路的人……我是那个抱怨斧头

有多重的人……我是那个咒骂树怎么不能自己就落在正确的地方的人……我是那个当驴子不走的时候冲它大叫的人……我是那个抱怨太阳怎么那么晒的人……所以说，没有了我，这个伐木人的工作花的时间肯定要比现在多上一倍……"法官想了一想这两个人告诉他的话……过了一小会儿，他让自己的一个随从去拿一个银盘带到他跟前……而在他等着随从回来的时候，他让另一个随从把那袋银币从伐木人手里夺过来，拿到他跟前……伐木人做出了抵抗，他愤怒地想要夺回这袋银币……但是当他看到指着自己的剑时，他停了下来……他实在是气坏了！另一个人因为自己的好运气而露出了笑容……当法官拿到了那个银盘……他把手伸到那袋银币里，取出了一枚银币……他高高地拿起银币，又让它落在盘子里……发出了响亮的碰撞声……然后法官从袋子里拿出了另一枚银币，让它落在盘子里发出了响亮的声音……然后又是一枚，一枚接着一枚……随着每一枚银币从他辛辛苦苦赚来的那袋银币中一枚又一枚地被取了出来……伐木人变得越来越愤怒……而另一个男人露出了越来越贪婪的笑容……当袋子半空的时候，伐木人想去抢回袋子……而法官阻挡住了他抢袋子的行动……另一个男人露出了更加贪婪的笑容……法官继续一枚一枚地让银币掉落在盘子上，直到整个袋子都空了为止……伐木人愤怒极了，他以为法官会把他所有赚的钱都拿走……而面对意料之外的转机，另一个男人当然喜出望外……然后，就那么一抬手之间……法官把所有的银币都倒回了袋子里……把袋子丢回给伐木人……然后，这个法官转向那个已经开始抗议的男人，并且用坚定的口吻对他说："你只是干了发出声音的活……而现在你也听到了发出声音的钱。"随后，他就让两个男人离开了……他们必定会记得这个经历……在他们余下的岁月之中……

在小学三年级，第一次听到这个关于伐木人的正义故事时，我就爱上了它。我冒昧地在这里把这个我记忆中的版本分享给大家，毕竟我对三年级时的记忆不像以前那么清晰了。为什么从三年级开始，它就一直停留在我的记忆之中，这本身就证明了故事的力量，它们能够塑造观点，传播意义。这个故事包含了许多可能有意义的信息，而且显然也可以从许多不同的角度加以解释。但是，每当我想要给一位被动的来访者传递这样一个信息时，它一直都是我最喜欢讲的故事：有行动才会有收获；空谈是廉价的，而行动胜于雄辩。有多少处于治疗中的人需要吸收这些有力的信息呢？

作为治疗的故事

故事代代相传的方式和理由多种多样。有的故事教会我们的是我们作为一个民族所共有的历史；有的故事只是博人一笑而已；有的故事透出的是对人生的伟大洞见；有的故事是我们讲给自己听的，告诉我们，我们是谁，为什么我们会成为现在这个样子；还有一些故事蕴含的道理启迪着我们超越自己。一个故事可以做到上述所有这一切。

在本章，我会把焦点放在催眠中所讲述的故事上，这些故事被用来作为治疗的媒介。在催眠的领域中，这些故事被称为治疗性的隐喻，讲述故事的理由成千上万，但都旨在帮助推动来访者朝向目标实现的方向前进。故事是有目的的（Hammond，1990）。

从技术层面来讲，一个隐喻并不真的是一个故事；词典上对于隐喻的正式定义是"一种修辞手法，一个词语或短语被用于形容一个字面意义上不可及的对象或行动；一件事物被作为其他事物的表征或象征，尤其是某些抽象的事物（谷歌线上词典）"。米尔顿·艾利克森凭借一己之力重新塑造了催眠在治疗中的使用，而通过他的影响力，他的这种讲故事的做法成为实践催眠的主流取向。

艾利克森深爱语言和词语游戏；在他小学三年级的时候，他已经读完了整本的词典，并因此获得了"活字典"这个外号，而他也以善用双关语、笑话以及多义词而著称（Havens，2003）。艾利克森所做的革新是在催眠中讲故事，这是他在将近一整个世纪之前开始利用的一种间接的方法，在此之前，催眠的实践使用的几乎都是直接

和权威式的暗示。其他一些从业者常常对艾利克森的这种打破常规的方法抱以不信任甚至是敌意。

那些在传播和普及艾利克森工作方面做出最大贡献的人经常把焦点着重放在他讲故事这一方法上，并且将他的故事称为隐喻，而这个术语如今已经深深地扎根于有关这个主题的文献之中（Burns，2001；Gilligan，1987；Haley，1973；Hammond，1990；Lankton & Lankton，1989；Zeig，1980a）。在研究了他的工作以后，他们使用自己富有洞见的分析进一步推进了我们的理解：在心理治疗的背景下，怎样才能产生一个好的隐喻。本章详细阐释了这一类型当中的多种原则，并且提供了一个详细的例子；在这个例子中，如何利用隐喻是治疗中的一个核心因素。

在催眠中使用治疗隐喻

故事无所不在。你的人生充满了各式各样发生在你身上的故事；你会给自己讲故事，告诉自己你希望你的未来会是什么样子；你会在电视上看到新闻，听到那些值得你关注的人与事的故事；你会在喝咖啡时和自己的朋友交换彼此的故事，等等。当你每天会从那么多不同的渠道接触那么多的故事时，这些日常的故事和你可能会在催眠中告诉某个人的或许具有治疗价值的故事又有什么不同呢？

故事的质量并不一定能界定这个故事是否适合用于治疗。任何故事，只要它具有一个值得讲述的信息，无论它来自哪里，都具有潜在的治疗价值。它可以是一则八卦，也可以是新闻里的某个故事。如果人们能够更加关注新闻里那些关于酒驾司机撞死无辜行人的新闻故事，并且觉得这

些故事和自己有关，那么就不会有人再去酒驾而成为马路杀手了。但是，只有当一个人能够并且愿意与故事建立联结的时候，电视新闻故事才可能具有作为教育工具的价值。否则我们不过是左耳进右耳出，故事中的信息就这样被遗失了，这使得昨晚刚听闻过可怕车祸故事的人今晚上仍旧会出门酒驾。

催眠创造出了一个意义的背景。催眠给故事赋予了重量，而随意讲个故事时，故事并没有这样的分量。催眠促进注意力的聚焦，而催眠互动的前提假设就是，临床工作者会说一些值得关注和吸收的东西。因此，只是凭借催眠背景本身，你讲述的故事就具有了放大你的信息的影响的特性。但是，事情远非"讲个故事，治好病人"那么简单。在治疗中使用隐喻时有许多影响因素，

正如你现在能预料到的那样，有些因素涉及来访者的个人因素，有些涉及你和来访者之间的关系因素，以及诸如隐喻的结构和讲述方式这类背景因素。

个人因素：隐喻是一种间接的沟通形式。一旦我开始讲故事，我所讲述的就不再是你或是你的境遇。我所讲述的是另一个人在另一个不同的境遇下发生的事情。这就是隐喻的悖论：这个隐喻不是关于你的。但是，当然，我之所以给你讲这个故事是因为它和你的处境是相关的。这个隐喻实际上是关于你的。

因为隐喻是间接的，那么来访者会在你的故事和他的处境之间建立联系吗？因为隐喻是一种抽象的沟通形式，那么来访者是能够解读出它的意义，还是由于他的思维风格过于具象化，从而不可能成功地解读故事中的深意？

鉴于我们从认知神经科学中获得的信息，讲个故事并且认定"来访者的潜意识将会获得其中

的意义"，这个立场完全站不住脚。

关系因素：治疗联盟的质量、临床工作者和来访者之间的同频程度，总是会显著地影响隐喻的有效性。当来访者信任你也信任治疗过程，相信你在为他努力，并且觉得你所说的话是有意义的、值得考虑的，那么你就拥有了产生有效隐喻的基础。如果来访者没有投入和你的关系之中，而且觉得你的故事似乎和"真正的"治疗相差甚远，那么你再口吐莲花也只能落得无人问津的下场。

背景因素：并不是所有的故事都具有同等的意义和教育价值。不是每个故事在讲述时的强度都能增益它们的价值。不是所有的故事都能被置于足够好的框架下来吸引来访者，从而让他们有机会从他人的经历中有所收获。你何时何地地讲述故事和你讲什么故事、如何讲故事以及为何讲故事一样重要。

在心理治疗中隐喻可能具有的功能

现在让我们更仔细地探索一些隐喻，就先从它们可能在治疗中的多种目的开始讲起。你已经在暗示这个主题上学到的一般知识也适用于隐喻，以此为基础，你知道它们首先旨在唤起来访者的内在联想，然后再引导这些内在联想朝着某些治疗的目标前进。隐喻可以具有多种功能，可参见表18.1。

表 18.1　隐喻在心理治疗中的功能 *

诊断

确立和谐的关系

治疗

- 阐释一个观点
- 暗示解决方案
- 让人们能够认识到自己
- 播种观点和增进动机
- 嵌入指令
- 降低阻抗
- 对问题进行重构和重新界定

* 来源：基于 Zeig（1980b）

一般而言，在心理治疗的背景下，最为常见的使用隐喻的方式是暗示，存在一些解决来访者的问题的潜在方案。在表 18.1 中列出的其他用途都能实现这个更大的目标。通过给你讲个故事并且获得你的反馈，我可以诊断你的认知风格（例如具体化的或抽象的加工），而我在故事中所讲的议题里，你反应最大的议题显然是你敏感的议题。我可以通过分享一个故事，这个故事表明我理解你的担忧而且想要努力帮助你，从而和你建立一个和谐的关系。在表 18.1 中列出的治疗中的用途可能是显而易见的。

隐喻式沟通的原则

在整个心理治疗的历史中，症状被认为具有这样或那样的功能。过去，而且在如今的许多地方仍然在传授的观点是，症状是其他潜在议题的象征性表现。这个观点假设，无论哪里有症状，背后一定有某种原因，这些原因是需要得到鉴别和处理的。这样一来，症状也被视为某种隐喻：这个男人之所以超重的"原因"是，他所承载的这些脂肪就像是保护墙一样，保护他对于亲密感的恐惧；她抽烟的"原因"是，由于她没有解决的哀伤，她由此在象征层面进行了这种慢性自杀。治疗师过去欣然接受了症状是种隐喻的观点，这也是他们临床培训的一部分。但是，尤其是认知行为治疗（CBT）的革命，与其他的变革一样，这些新方法舍弃了上述观点，但仍然是有效的治疗手段。（这一点也适用于有必要解释人们症状的"意义"的这种观念。）

如果的确有足够的证据表明，症状可以被视为来访者的经历的隐喻，那么症状自身也有理由被视为一种间接的沟通。临床工作者可以不必解释症状的意义，或用直接的暗示来回应这一间接的沟通形式，而是可以使用隐喻来做回应，即在和来访者同样的间接水平上做出回应。在建立和维持治疗联盟上，使用这种挑战更少的间接方法很可能是一个重要的因素。除了解决问题以外，在想象中使用隐喻在上述方面可能尤其有益

（Davenport，2016；Gordon & Cohen，2017）。

隐喻为何被视为对某些来访者而言最为合宜的干预形式，在这方面存在着很多理由。或许最为令人信服的使用隐喻的理由是：

（1）它们能够吸引人（能够获得和维持来访者的关注）；

（2）它们对来访者在情绪上的威胁性更小，因为它们只是间接地和他的敏感议题有关。对于来访者而言，一个情绪负荷不那么高的氛围会让他们更容易领会嵌套在故事内的相关治疗原则；

（3）它们提供了一个学习的背景，这种手段通过将抽象的原则置于一个容易记忆的故事中，让人们更容易领会这个抽象的原则并让它"活灵活现"起来；

（4）通过突出可能有助于问题解决的那些资源，激发出来访者的资源；

（5）通过鼓励来访者"寻找相关意义"，它们鼓励来访者积极倾听。

来访者意识到，讲故事是有理由的，来访者或许会独自积极地寻找这个理由，或者是在临床工作者的邀请下寻找这个理由。通过这种对相关意义的搜寻，来访者形成的投射是，如果自己面对类似的处境，自己可能会有什么感受或行动，

或许能看到自己和故事之间的相似之处，从而发现解决之道。

表 18.2 列出了隐喻沟通中的一些原则。

表 18.2　隐喻式沟通的原则

症状可以被视为隐喻式的沟通
隐喻可以具有治疗的作用，因为它们有能力匹配来访者间接的沟通风格
隐喻能吸引来访者的注意力
隐喻是间接的，因此在情感上的威胁程度更小
隐喻给学习创造背景，让它们具有生命力
隐喻让人们可以触及个人的资源
隐喻能够鼓励来访者寻找意义，投射

创造一个治疗性质的隐喻

和任何干预一样，第一步是对于你想要传递什么信息有一个清晰的概念。就像我之前谈到过的那样，如果你没有一个清晰的治疗信息，那么这次会谈很容易就会失去目标。一旦你清楚你想要说的是什么，那么你讲的故事就能够反映出这个信息。请思考一下本章开头的那个关于伐木人的故事。我的信息本质上是："行动起来！"但是，这个信息是嵌套在一个故事里的，这个故事除了讲一位努力工作的人得到了他应得的奖赏外，还描述了一个除了动嘴皮子外什么也没干的人，以及这么做如何让他拿不到任何实质性的奖赏。

鉴于隐喻在我们周围俯仰皆是，每次我们打开新闻或者翻开报纸，上网或者询问朋友最近他们怎么样，故事都会冒出来；我们能选择和来访者讲的故事是无限的。具有创造故事的能力是一项美好的能力，但你也不必非得有创造力。你只需要有观察力就行。当你观察到事情在发生时，无论是你看的某场电影，或者是在你购物的某个商店里，如果你能够迈出下一步，问你自己"这一段在说些什么？"，那么你就渐渐地能够累积起海量的故事，满载众多重要的信息。当你看到一个父母恰如其分地给一个孩子立规矩时，你便有了一个有关良好边界的故事可以讲。当你看到一个人能为了另一个人遭受的不公挺身而出时，你便有了一个有关勇气和正直的好故事可以讲。每时每刻在我们周围充斥着人生之课，我们只需要留意到它们。

当你想在催眠过程中给来访者讲故事时，一份关于需要纳入哪些元素的指南会给你提供帮助。表 18.3 提供了一些建构治疗隐喻的指导原则。

或许最容易的隐喻是以这样的话开场："过去我有一位来访者，和你有些相似，这位来访者……"这样的隐喻被大多数的来访者欢迎，他们似乎很高兴能知道自己的问题并不是自己独有的，而且也很乐意知道你在之前曾经成功地治疗了类似的问题。如果来访者能够认同故事中的这个人，那么就能更容易地和问题的解决方案建立起正性的联结。不过，事情常常并非如此。就像我在《使用催眠治疗抑郁》（*Treating Depression with Hypnosis*，Yapko，2001b）中讨论过的那样，沉浸在个人无助感之中的来访者并不容易从他人的成功故事中受到启发；反倒会因为得出这样的结论而感到更糟糕："看吧，其他人都能做到，但我不能。我就是个失败者！"

请记住，在从事临床催眠时，并非"必然"要使用隐喻。你必须考虑到之前在设计和组织暗示方面提出的所有指导原则。如果你在没有仔细地评估他们的风格和举止的情况下就开始和来访者讲故事，那么当他们质问你为何浪费时间讲述别人的问题而不是讨论他们的问题时，你就不可避免地为自己制造了麻烦。这导致的和谐关系的丧失会进一步妨碍治疗取得结果。

表 18.3　如何组织治疗性的隐喻

1. 收集信息，包括：
   - 涉及的重要的人物
   - 问题的特征、情境
   - 希望达成的结果
   - 可以获取的现有资源
   - 需要处理的维度（例如，躯体、认知、情感等）
2. 认可之前解决问题的尝试和挫败，但是仍坚持继续尝试
3. 搭建或选择一个和问题相似的隐喻或任务
   - 基于来访者的兴趣选择一种情境
   - 同构的（即在结构上类似的）人物和情节
   - 对问题进行重构
   - 直接或间接地暗示如何解决问题
   - 暗示能够独立地发现替代性的反应
4. 规划隐喻
   - 用于一个特定主题的隐喻数量和次序

可以使用和来访者的问题相类似的方式来创造治疗性的隐喻，并且可以使用让采访者沉浸在隐喻之中的方式来讲述治疗性的隐喻。就像我的朋友和同事，来自澳大利亚的心理学家乔治·伯恩斯在他关于隐喻的一系列出色的著作（2001，2005，2007，2017）中指出，除了获得临床工作者希望来访者在故事中获得的观点外，来访者可能会将某些意义投射在故事之中，而这些意义是临床工作者甚至完全没有想去传达的。这些意义可能比原本希望传达的意义带来更大的影响力。

你的隐喻应该来自何方呢？最好的隐喻通常是能够在来访者的直接经历中找到的隐喻。这些隐喻自然更私人化，更直接，也更容易让他们能够以一种有意义的方式和它建立联系。如果你花时间回顾在来访者的生活中具有特殊重要性的片段，它们或许教给他关于生活的有价值的知识，或许具有情感的冲击性，那么你就能够立刻获得丰富的、具有潜在意义的隐喻。

同样，你自己的背景和个人历史也会反映出重要的学习体验，这些也可以用于作为治疗的隐喻基础。（不过，在这里提醒一句。自我暴露的效果可能好坏参半：有些来访者会觉得，你的自我暴露让你变得更真诚、更真实；但是另一些来访者会因为你花费他们的治疗时间来讲你自己而感到生气。请注意你的来访者给出的线索！）你越能投入地生活，在构建治疗隐喻时你能汲取的体验就越多。在你曾经治疗过或曾经阅读过的个案中，能够诠释重要观点的个案也是一个隐喻的良好来源。其他的来源包括能够阐释有关人类本质的重要观点的故事书、电影、笑话和逸事，以及新闻故事、电视节目和几乎任何其他你能够有机会从他人的经历中学到人生的重要一课的媒介。在本章之后篇幅提供的案例中，我就提供了一个来自一部电影的隐喻，这很好地符合了来访者的需求。

那么故事的性质应该是什么样的呢？它们

应该是童话故事还是来自真实生活中的故事？基本上真实生活中的故事会更好，因为它们是真实的生活。我可以给你讲一个小兔子的故事，但我所用的例子越是贴近你的生活处境，你越可能做出有意义的联系。我特别喜欢用最近在新闻中出现的故事，因为我知道，无论我传递的是什么观点，只要这个人晚上上了新闻网站或是打开电视新闻，这些观点都会被强化。

以催眠的方式讲述故事

学会以一种催眠性的、吸引人的方式讲述故事也是在从事催眠时需要发展的关键技能。引入隐喻的时候必须能够以某种方式邀请人们参与其中并从中有所收获，这种技术被称为"构建隐喻的框架"。所以，你可以说："我将给你讲一个故事，在一开始你可能会好奇，我为什么要讲这个故事给你听……但是当你越来越关注这个故事，能够越来越沉浸其中的时候……我想你将会发现一些有价值的东西，它们可能会帮助你……"隐喻和来访者的议题之间的远近程度则取决于临床的判断，关于一个主题要讲述多少个故事以及你最想强调故事中的哪些元素，同样也取决于临床的判断。一般而言，在一个主题上请提供至少两三个隐喻，每个隐喻的内容要有较大差别，但仍然还是传递同一个观点，这是我推荐的做法。你无法预测你讲的哪一个故事将是留在来访者心头最久的那一个。

隐喻显然是给来访者暗示可能性的一种间接的方式。你不会说"做这个"，而是实际上会说："我曾经有一个来访者，他面对的问题和你有些类似，有一天，他尝试做了这样的事情而且它也起作用了。"来访者可以被鼓励从他人的经历中学习，无论是应用一种具体的被暗示的解决方法，还是在更一般的层面上，单纯是愿意试验新的可能性了。来访者被鼓励进行一次"寻找相关意义的旅程"，主动地参与到故事当中并且探索它的重要性。使用隐喻不是一种高压手段。正相反，它是一种尊重来访者的暗示的方式，而不需要对来访者提出太多的要求。这种取向的常见后果是，改变有时候看上去似乎相对并不费力，就好像它"就那么发生了"一样，这是临床工作者可以考虑的一种可能性。

有时候，实施正式的催眠导入变得不那么必要，当你呈现一则吸引人的故事时，你可以以催眠的态度讲述它，而无须正式的导入。导入是以间接的方式发生的，因为来访者会逐渐沉浸在讲故事的过程之中。当他们聆听临床工作者的时候，来访者天然拥有的自如进出催眠状态的能力就可以被使用隐喻取向的临床工作者加以利用和放大（Battino，2002；Erickson，2017；Zeig，1980a）。

我不需要给出魔幻般的解释，描述潜意识的全知般的智慧，只需简单地说明隐喻能够激发来访者的内在联想，并且以一种不仅讲得通而且有效果的方式指引他们解决问题。能够肯定的是，某些改变的确会相当"自发"地产生，而无须内心出现明显的拉锯过程，这让事情显得似乎有些"魔幻"。拿一个你自己生活中的例子来讲，请想一想你在小的时候不喜欢吃但现在真心喜欢吃的食物。你的味觉改变了，它们演化了——而且它们的改变相对来说也毫不费力。

显然，并不是所有的改变都会那么毫不费力地发生，甚至可以说绝大多数的改变都不会那么简单地发生；这也使得治疗的过程本身和其成功的概率都不那么稳定。但是，作为在一种容易记忆的背景下（故事线索具有的戏剧性）传递有价值的信息的手段，治疗性的隐喻很有可能促成这类看似自发的改变。请花一两天的时间只是去注意那些发生在生活当中而且能够阐释有效生活原则的事情；练习对人们讲述这些故事，并同时引导他们发现故事揭示的原则；那样，你就会踏上

发展出设计和传递治疗隐喻技能的征途了。你可以收集许多不同的故事且每个故事都能诠释一个常见的治疗主题，这会让你更能够相信，或许你真的有许多有价值的东西可以说。

下一节是一个详细的案例，隐喻的使用是本案例中的一种主要干预工具。

在催眠中利用隐喻的个案研究：为决策赋权

会谈背景：在由米尔顿·艾利克森基金会举办的一次短程治疗大会上，我被邀请做一次现场演示，来展示我临床工作取向中的某些特点。在简短地介绍了催眠可以如何增进问题解决效能之后，我询问观众有谁愿意来做我的演示中的来访者。我在眼角的余光中看到了有人举手，于是我就接受了这位观众来做我的演示伙伴。过了一会儿，我意识到，我对她有一种模模糊糊的熟悉感。

后来发现，这位女士曾经在 7 年以前参加过我做的一次大型工作坊，她也在那次工作坊中做过演示的志愿者。除了多年前的这一次接触外，我并没有和她有其他的接触。

访谈：我的志愿者是一位名叫卡罗尔（Carol）的女性，在一开始就提醒我，我们之前曾经见过。我询问卡罗尔，她今天有什么特殊的目标或具体想解决的事情，以此开始了治疗。她说："我目前处在我人生的一个关口上，实际上是一个很重要的关口。我在考虑究竟是要在 61 岁这个年龄上成为一名单身女性，还是继续保持婚姻状态。"她继续说："我已经考虑这件事情很久了，我觉得或许这是值得去工作的事情。"

我问了卡罗尔下面的问题："你打算怎样做出这个你生活中至关重要的决定？"为了澄清我尝试理解的是她的决策过程，我说："我想问的

不是你做的决定是什么，而是想问你打算怎么做出这个决定。"

卡罗尔回答：

嗯，我考虑这件事已经有一段时间了，发生了一些事情让做出这个决定成为某种迫在眉睫的事情。我曾经和同事们谈过，和最亲密的朋友谈过，并不是很多人，但是真的在尝试，我觉得，更多地进入我的内心，真正地从不同的角度去看自己，或者是看看我的自我存在的不同可能性，过一种不一样的人生。这既让人兴奋，又让人害怕。但是我注意到，某种程度上，最近更多的是兴奋而不是害怕，而且我对这件事感到某种好奇。我曾经独身过，而且实际上我也享受这种生活。

她继续说，她觉得自己"更多把自己看成是一个人，而不是一个家庭或者是一对夫妻的一分子"。

卡罗尔已经在尝试做出这个决定中花费很长一段时间了，显然在进退两难的境地中十分矛盾。询问朋友的意见自己该怎么办，这本是合理的，但如果你一半的朋友说"这么做"，而另一半的朋友说"那么做"，这种意见相左的反馈通常会让矛盾的心态加剧。

但是……她真的不清楚自己想要什么吗？还是她害怕追求她想要的东西？请回顾一下她上面所说过的话，尤其是加着重号的部分。你的印象是什么？

鉴别治疗目标：当我访谈一位来访者时，大多数情况下我发现和来访者的目标看齐是容易的。我的临床体验告诉我，大多数时候，人们知道他们想要什么，但是他们不确定的是如何达成目标。有些时候，人们知道他们想要什么（比如一辆昂贵的跑车）但是找不到足够好的追求这个目标的理由（因为在现实中，我需要一辆耗油量合理的大型家用车）。不过，有些时候，人们发现自己处于一种被迫二选一的情境下，他们不得不做出决策，但两个选项都没有吸引力。但最糟糕的莫过于，人们觉得自己必须在两个选择中选一个，这两个选项不仅对他们没有吸引力，而且甚至是痛苦的。

这就是卡罗尔的僵局：她在自己的婚姻中并不快乐，这已经持续很久了，她也不想要留在婚姻中，但同时她害怕离开自己的婚姻。两个选择都不理想，两个选择都可能带来很大的情绪痛苦。这就是经典的"趋避"冲突。卡罗尔想要能够做出一个决定并且付诸行动，她现实地知道，无论她做出的决定是什么，都会给她带来某些消极的后果，但如果她知道她在做什么，为什么她要这么做，以及如何现实地应对一切，那么这些后果并不是她无法应对的。

所需的资源：是什么能够让人忍受分居或离婚的痛苦？是什么使得某个人能够应对这样痛苦的人生处境并且最终超越它们？在我的经验中，有几个因素会决定这个人能否做出一个艰难的决策并且付诸行动：

（1）最重要的是，这个人必须有一个在长期看来足够积极的、令人信服的未来愿景，它能够说服个体忍受短期的痛苦来达成这个愿景。除非卡罗尔能够清晰地感受到收益最终能超过代价，否则代价本身似乎就是巨大的、令人动弹不得。

（2）这个人必须有一些积极的应对机制，例如能够管理自己前后矛盾的感受，以及他们从别人那里获得的反馈，而这些反馈不可避免地会是不一致的。卡罗尔肯定会在某些时刻怀疑她的决定是否正确，其他人肯定会质疑她到底在做什么，为什么她要那么做。如果她想要避免内疚的反刍思维，不去事后质疑自己，她需要即便心存疑惑，也能够坚持自己的决策。

（3）这个人需要有某种感受，觉得事情会随着时间的推移而取得进展。必须有些重要的标志表明，他们的确在往前走，取得了一些进展。倘若卡罗尔想要建立起自信，相信自己有能力做出明智的决策，而无须事后后悔，她必须能够注意到，某些迹象表明在她选择的这条道路上，她正在稳步向前。

矛盾和决策：有人能处在卡罗尔的处境下而不感到任何的混杂的情感吗？似乎不太可能。无论她所选择的路是哪一条（离开或留下），她都会需要冒险，并且用她的幸福做赌注。就像她承认的那样，她既感到害怕也感到兴奋，而不是只有一种感觉。

不过，除了接受在这种处境下会不可避免地产生的复杂感受外，卡罗尔想要的是只有一种情绪的那种清晰感。她说：

我已经决定让它（决策）自己发展，我意识到，当我做好了准备并且时机正确时，我是能够知道的……我相信当我对我自己有更多的了解、在内心感觉更强大并且把它活出来时，这会让我去往我真的需要去的地方……我觉得对我可能有帮助的是能够越来越清楚地知道，对我来说怎么做是正确的……我会知道的，而我会准备好去做我需要做的事情。

如果卡罗尔首要的决策标准是别再具有混杂的感受，那么她的标准就是不太现实的。更为现实的是尽管有混杂的感受，仍然做出了一个前进的决定。

卡罗尔希望的是，她最终能够"直觉"地知道什么是"正确的事情"，并且相信那个时候她的决定将会变成一个令人舒服的决定。而我的判断是，她在这两方面的期待都是错的。首先，知道做什么是正确的，其前提是存在"那一个"正确的事情可以做。事实上，类似她这样的决定并不在于"那一个"正确的事情可以做，而是在于"有一个"正确的事情可以做。无论卡罗尔的决定是什么，是待在自己那个不快乐的婚姻里或是离开，她都可以最终向更优的方向推进。两个决

定都会有各自的代价和收益。

那么，问题在于，没有一个决定在此刻或不久的未来会变得令人舒服。学习适应一段不快乐的关系并不是一个令人舒服的选择。同样，让她自己适应独身的负担，独自面对那些新的挑战也会是一个令人不适的选择。因此，对任何一个决定感觉良好，或者能清晰地知道最佳决定是什么，并不是现实的考虑。上述视角的着眼点都放在"现在"上，而实际最重要的焦点需要集中在未来上：两个决定各自通向什么样的道路，要付出什么代价？对这些问题的回答能够帮助卡罗尔判断什么才是为了获得而值得为它付出代价的。因此，在我和卡罗尔的会谈中，一个主要的目标就变成提醒她，在她自己的决策背景下，如果她打算继续推进自己的人生，那就不可避免地意味着要舍弃某些东西。每先前走一步都意味着把一些东西留在身后。

为何要在卡罗尔的案例中使用隐喻？

鉴于和卡罗尔的工作是在一个不寻常的情境下展开的，即在数百名陌生人面前做单次的干预会谈，我的工作取向需要是支持性的、不带威胁的。我不想要询问过多的问题，让她在一群人面前暴露自己的脆弱，而除了我已经询问的信息外，我也不需要其他过多的信息。再讲述更多关于她所经历的过程的细节和更多的例子，也只不过是告诉我一些我已经知道的事情。间接的暗示，包括隐喻的使用，在这样的情境下是理想的干预形式，即这个人可能处于一种脆弱的处境，既想要直接的建议又抗拒这样的建议，且更喜欢独立地去往他们想去的方向。因此，使用隐喻似乎是以一种尊重的方式，既挑战卡罗尔，又能支

持她。

此外，因为卡罗尔就其个人性格而言，更容易想得比一般人深，显然我可以使用隐喻，然后依赖卡罗尔的自然倾向去开展她个人寻找意义的过程。不过，这也并不都是间接的：当我询问她，她会如何进行这个决策过程的时候，我已经直接给她提供了一种构建她的核心议题的框架。等到我在她的会谈的重要时刻引入那个主要的隐喻时，卡罗尔已经准备好去面对我在处理的议题：即便目前有混杂的感受，仍要通过聚焦在最终的收益上，从而做出和实施一个艰难的决策。结果是，她很容易就能够让自己沉浸在故事提供的认知和知觉框架之中。

在催眠中向卡罗尔讲述隐喻

一旦卡罗尔集中了注意力，闭上了她的眼睛，专注于我所说的话，我就开始向她描述在有些情境之中拥有混杂的感受是种常态，以及我在她身上发现了的一些积极的资源。我使用一种一般化的方式来讲述人生会不可避免地涉及改变这一事实，无论是在社会环境中的变化，还是生态环境中的变化，或是工作环境、友谊，乃至个人兴趣上的变化。我给出的暗示是，心理健康可以被界定为有能力去适应这种变化。我继续描述有许多做出决定的方式，并且指出，有些做决定的过程在一些情境下是有效的，但在另一些情境下则并非如此。我接下来描述的是生活本质上是如此模糊，也就是说，并不存在清晰的意义或最佳的决定。在生活中，我们都不得不在信息不足的情况下做出某些决定。尽管如此，最能决定我们人生质量的是我们做的决定能够带来的后果。这样一来，我就把卡罗尔的注意力吸引到模糊性的概念上，来帮助正常化她这种不确定的感觉，恐惧或是怀疑之类的感受可以作为不可避免的情绪而被接受，而她同时仍可以做出明智的决定，继续向前生活。

一旦引入并发展了有关模糊性的这个概念，我就能够加强这样一个观点：不确定性意味着冒险。这很自然地引出了下面这个话题，即任何重要的决定都会有与之相关的收益和负担。这个观点让我能够谈到，甚至有些显然是进步的转变也都至少会有一些与之相关的负面后果。那么，就在催眠过程的这一时间点上，我引入了主要的隐喻，这是来自 1960 年的经典影片《风的传人》（*Inherit the Wind*）中的片段，由斯潘塞·特雷西（Spencer Tracy）、弗雷德里克·马奇（Fredric March）和吉恩·凯利（Gene Kelly）出演。这部电影是由同名小说所改编的（Lawrence & Lee, 2003）。

为什么选择《风的传人》呢？我之所以选择给卡罗尔讲这个故事，是因为在我的印象中，她之所以回避做出一个重大的人生决定，是因为她内心很明白无论她做出什么决定，都可能是痛苦的。在花费多年探索可能的决定过程中，她回避的是不得不真正做出决定这件事情。卡罗尔想要避免留在婚姻之中或离婚给她带来的痛苦。因此，我想让卡罗尔把注意力聚焦在更现实、更具有赋能力量的观点上，即如果她打算向着这一个或那一个方向前进，她的前进就会伴随代价。我并不打算把她往任何一个具体的方向推——这并非需要做出我的决定。我只是想要轻戳她的这一个信念——如果她做出了"正确"的决定，这个决定就不需要她付出什么代价。我尤其想要传递的信息是，任何有价值的东西都一定有其相关的代价，而智慧就在于知道结果是值得付出这份代价的。例如，接受良好的教育是一件幸事，但是它得花费多年的学习时间，而且还需要经常牺牲个人的娱乐时间。

这个隐喻来自《风的传人》，我根据自己的记忆进行了重述，在其中给出了类似的观点，那就是当我们在科学和人文知识领域取得进展的同时，这么做也会需要我们付出代价。斯潘塞·特雷西扮演的人物，亨利·德拉蒙德（Henry Drummond），是一位为一名教师辩护的律师，这名教师敢于在一个宗教信仰极为虔诚的镇上的一所学校里教授进化论。德拉蒙德观察到，当我们的知识增长时，它可能意味着我们不得不修改，甚至放弃我们原先珍视的那些观念。尽管有时候这可能是痛苦的，他的建议是，我们的不适感不应该让我们选择接受一种更舒适的无知。我将德拉蒙德所说的一席话总结在隐喻中告诉了卡罗尔，我强调，重要的是有远见和用其来为进步付出代价。这个讲给卡罗尔听的隐喻以及引入它的连接语都呈现在了下一小节中。

风的传人：一个关于进步的代价的隐喻

……有一件事会让艰难的工作变得容易一些，不是吗？……一种使命感……感觉到有什么东西是超越于此刻的……没有人，没有一个人会比有使命的人更强大……而在那么多年以来逐渐展开的……是当你做出你的自我觉察……你的自我发展……把它作为你的一个使命时……所发生的事情……而你一直都在那么做……而那些你现在能做的事情……真的都不是出于巧合……许多年以前……你当时可能会预测，这些都不可能出现在你的未来里……所以，你的那份好奇心……当你注意到你自己的进化历程……而有趣的是……我竟然会使用进化这个词……因为，对我来说，这是一个特意选择的词……我记得多年以前，曾经深深地受到一本书的影响……然后看了那部电影……《风的传人》……一个在 20 世纪初发生在田纳西州关于"猿猴诉讼案"的故事……斯潘塞·特雷西演得太好了……当他对陪审团说……他们正在考虑那个敢于教授进化论的男人会有什么命运……而他说："陪审团的先生们和女士们……知识、进步，是有代价的……"然后他进入了某种白日梦一般的状态……对陪审团讲话……但又不是对他们讲话……如此沉浸在自己的世界中……当他大声地说……"这就好像有一个小人坐在桌子后，端出进步的代价……他说，'是的，女士，你可以投票……你也可以有同等的权利

参与政治……但这样一来你就没有办法只是藏在你的围裙之后……'，以及'是的，先生，你可以拥有飞机……能够快速地去往千里之外……但是天空的云朵会沾上汽油的味道……而鸟儿们也失去了它们的魅力……'，以及'是的，女士，你可以拥有电话……你可以立刻与别人分享消息'……但是……你将会放弃一部分你的隐私……而距离也会失去它的美丽"……而你的父亲曾经讲过的话（当他说"即便艰难也要去做正确的事"）……还有亲爱的艾比曾经讲过的话（当她说："机会常常会被错过，是因为它们来的时候伪装成了苦力活"）……而能够保留下来的……远在这次会谈结束之后……是进化意味着什么……每向前一步……代表着要把某些东西留在身后……无论你是迈向这样一个未来，在这个未来中这段关系会持续下去……有些事情还是将会改变……而如果你迈向那样一个未来，在那个未来中这段关系没有持续下去……有些事情还是将会改变……而那些宽阔的肩膀，以及上半身的力量……以及更深的……深得多的……感受……你不需要一定要知道……究竟将会发生什么……你只要知道……无论进步的代价是什么……你能够欣然支付它……舒服地……明了的……带着会出现的力量……来自一种深思熟虑的感觉……那么，卡罗尔，花一点时间……以一种非常深刻的方式……

去吸收，去整合……而当你想到投票……看到飞机……当你使用电话……不断地有线索会出现……有力地提醒着你……关于你自己的进化……你自己的进化……

然后，我唤回了卡罗尔。当她睁开自己的眼睛时，她最先说的话是："我能够承受！"当我询问她还想说什么时，她说："当我在听你说话的时候，我想要说，我能够承受！我能够承受！当你结束的时候。"这些话发自内心，充满力量，让我知道她从隐喻中理解了进步，任何进步都具有代价。她的决策策略可以从"需要感到舒服"转向意识到，她可以做出一个正确的决定但仍然感到不舒服，而她可以承受这一点。

在之后的 17 个月里，我使用电子邮件好几次对卡罗尔进行了随访。在我们会谈结束 10 周后，她写信告诉我，她已经为自己租好了公寓，而且计划举办一场新居乔迁酒会来庆祝"我的心理和精神的进化"。几个月之后，她写信告诉我她的近况，描述了她的积极变化，并且肯定了我们的会谈"当然给我的生活和工作带来了很显著的积极影响"。17 个月之后，她写道：

> 我的个人生活在慢慢展开，但是当然，就像我们预测的那样，它一定会展开。在结婚 44 年之后，我如今在离婚协商的过程中，而且我发现，我能够承受；事实上，我已经发现，我不能承受的是不去做这件事情。我做出参加那次演示的决定太关键了。

写在最后的话

有时候人们会"卡住"，因为他们不知道自己有什么选择；有时候他们会卡住，因为他们知道他们的选择但并不喜欢其中任何一个。艰难的决定之所以艰难，是因为它们会带来不如我们所愿的，甚至是痛苦的后果。如果不是因为你相信，你最终的结果会比现在更好，又有什么能够值得我们去承受像是离婚那样痛苦的事情呢？但是，当短期的困扰在一个人看来远大过长期的收益，那又会发生什么呢？如果一个人要么想得太多，特别是关于负面的想法（这个叫作"反刍思维"的模式会增加焦虑），要么表现出回避行为（尝试去回避、拖延或绕过不可避免的困扰），或二者兼有时，那么这个人要么会做出糟糕的决定，要么不会做出任何决定，由此便停留在一个"悬而未决的模式"，这个模式本身则是在一个非常挫败而不舒服的位置。

催眠作为一种改变人们的焦点的手段是特别有价值的，而隐喻可以成为一种尤其强大的工具来催化体验层面的改变。我认为卡罗尔的进步就强调了这一点。在这个案例中，卡罗尔发现，相比其他任何个人的不足，模糊性是一个更严重的问题，因为它会产生混杂的感觉。而她也领会到，任何她做出的行动都会至少带来一定的负面后果，哪怕她希望能够避免这些后果。能听到她在催眠唤回之后的第一句话是"我能够承受"，这实在是太好了。她是对的：她能。卡罗尔有许多美好的个人资源，能够与她在这次会谈中工作也是我的荣幸。

我希望这个有关隐喻的真实案例能够有助于将本章中所有的材料置于一个有意义的框架之中。我也希望，在你经历自己的人生过程中，你将会有许许多多个好故事可以讲述！

开动脑筋

1. 为什么人们在听了那些有关人类糟糕行为的故事之后，还是会做出某些同样的破坏行为呢？

2. 在治疗中，你会使用哪些嵌入的隐喻？比如，存在本我、自我或超我；它们就是隐喻性质的。你并不拥有一个内在小孩——这是一个隐喻。这些隐喻有助于催化改变吗？还是它们会阻碍改变？你有何想法？

3. 一个出色的讲故事的人具有哪些特点？一个出色的讲故事的人能够让一个平庸的故事变得更好吗？如果可以，这是如何做到的？

行动起来

1. 让班上的每一个人讲一个具有个人意义的故事，在这个故事中发生的经历让人能学到一个重要的人生教训。当你听这个故事的时候，你的内在体验是什么样的？相比只是听到这个故事的核心观点被直白地讲出来，听故事会有什么区别？

2. 在小组中，让每个人讲一个故事。当故事讲完后，让小组中的每一个人写一写，在他们看来，这个故事的核心信息是什么。你对于故事中的意义会有什么发现？

3. 在治疗的常见主题上收集相关故事。例如，有多少次你需要告诉来访者有关建立和维持良好的个人边界的信息？或者大方地接受别人做的决定，虽然这些决定让他们自己感到失望？在你的计算机里或者是在你的文件盒里建立一个故事库，这会让你有机会在你的下一个来访者进来之前回顾一下故事，如果你已经知道你的催眠会谈要处理什么问题的话。

第 19 章

催眠和积极心理学：聚焦于"什么是对的"

如果你能走路，你就能跳舞。如果你能说话，你就能歌唱。

—— 一则津巴布韦的部落谚语

19 72 年，约翰·列侬（John Lennon）和大野洋子（Yoko Ono）作为嘉宾出席了当时一档非常有名的娱乐节目，《麦克·道格拉斯秀》（*The Mike Douglas Show*）。约翰和善地描述了他第一次见到大野洋子的情形，当时作为一名先锋艺术家的洋子在伦敦的一个画廊里举办了自己的作品展。这个画廊是约翰的一个朋友开的，于是就邀请约翰在作品展向公众开放之前先私下里来参观一下。洋子的一件作品需要观众爬上一个白色的梯子，朝放大镜里看在画廊天花板上挂的一幅作品——油画布上写的一个小字。当约翰爬上去，通过放大镜去观看的时候，他清楚地看到了那个字：Yes（是）。约翰说，自己的心一下子就被看到的这个"Yes"抓住了。他喜欢"这个积极的信息"，说自己感觉"就好像是专门有人对自己说了'Yes'"。他说，如果这个字是"No（否）"的话，他就不会对洋子或是她的作品有任何的兴趣了。这是一则非常独特的证言，它证明了"Yes"所具有的力量。

你在下意识里通常究竟会更容易被"是"还是"否"所吸引，更容易被积极的东西还是消极的东西所吸引，更容易被生活经历中正确的事情还是错误的事情所吸引，这些都能有力地反映出你的生活质量。鉴于许多测量生活质量的指标都能反映出，你对于人生中不可避免的兴衰沉浮所采取的态度会很大程度上影响你的生活质量，直到最近才兴起了一门心理和社会科学来研究个体对于生活采取的一种"Yes"的取向，这实在让人讶异。这门科学现在被称为"积极心理学（Positive Psychology）"。

这门科学正式诞生于 1999 年 8 月 21 日，当时心理学家马丁·E. P. 塞利格曼在美国心理学会的年度会议上发表了他作为学会主席的讲话，而紧接着在《美国心理学家》（*American Psychologist*）中的一期特刊上又对它做了进一步的阐释（Seligman & Csikszentmihalyi, 2000）。自此以后，积极心理学在其受欢迎程度、其话题的深度和广度，以及所得到的实证研究支持方面都有了迅速的发展。和这个话题相关的众多实证研究、书籍和文章得以发表。它获得了数百万美元的研究经费，而在 2009 年夏天召开的首届以积极心理学为主题的国际会议则吸引了来自超过 50 个国家的 1500 人参会。此后，全世界各国各地区许多不同的积极心理学协会也陆续举办了国际会议，持续吸引着大批专业听众。许多顶级的大学都开设了积极心理学的课程，并且这门课属于最受欢迎的课程之一。

在本章中，我将描述积极心理学的某些核心方面，以及如何用催眠来放大它们的益处。我将详细阐释，催眠作为一种心理干预的途径，如何能成为实现积极心理学目标的一种实用手段。

什么是积极心理学

积极心理学被界定为"针对能让个体和社群变得繁盛的优势与美德所进行的科学研究"（2007，宾夕法尼亚大学积极心理学中心）。它还被进一步界定为"一个可包含多种概念的术语，涉及对于积极情绪、积极人格特质以及赋能性的机构组织的研究"（Seligman, Steen, Park, & Peterson, 2005, p. 410）。

马丁·塞利格曼被认为是积极心理学最主要的缔造者和先锋，他描述了一个关键的时刻：在那一刻，积极心理学对他而言，不再只是一种智识层面的兴趣。那是和他 5 岁的女儿妮基之间发生的一件事情，当时他们在花园里一起除草。塞利格曼是个自视甚高、目标明确但满腹牢骚的人，可谓是"在一个充满阳光的家里四处飘浮的小雨云"（Seligman, 2002, p. 2008），他正一心一意地专注于除草的任务，坦言自己因为妮基的干扰行为而倍感恼怒，因为妮基边唱边跳，还饶有兴趣地将杂草抛向空中。塞利格曼写道：

> 因为她干扰了我，所以我便冲她吼了起来，于是她就走开了。几分钟之后，她又回来了，对我说："爸爸，我想跟你谈谈。"
>
> "谈什么，妮基？"
>
> "爸爸，你记得在我 5 岁生日之前发生的事情吗？从我 3—5 岁的这段日子里，我一直是个爱哭包。我每天都会哭哭啼啼。在我 5 岁的时候，我决定我不再哭了。"
>
> "这是我做过的最难的事情。但是如果我能够不再哭哭啼啼的话，你也可以不要抱怨了。"
>
> 这对于我来说就像一次神迹一样……在那个时刻，我决心要改变自己。
>
> （2002, p. 28）

塞利格曼意识到，在那个时刻，妮基是对的——他是一个牢骚满腹的人，但并不想要继续做这样的人。鉴于他在自己人生那么多的领域里都获得了如此大的成功，又有什么值得抱怨的呢？他所面对的挑战很明确：他是否能通过把自己的注意力从"克服错误"转移到"什么是对的"之上，从而真正地开心起来呢？

他在那一刻也意识到，如果他希望能够成为妮基的好父亲，那么他的目标并不仅仅在于发现她的错误，然后改正错误："我现在知道了，养育孩子远远不只是修正他们身上的错误，还包括了发现并放大他们的优势和美德……（Seligman, 2002, p. 28）"

不过，塞利格曼和那些有相似想法的同行很快就发现，关于如何帮助人们变得更积极的想法只是偶尔会被提起，而且更多的是哲学层面的沉思，而非通过科学获得知识的过程。当他们在检索文献时，他们发现了以下几位人物的开创性工作：卡尔·罗杰斯（1951）谈到了如何成为"更完整的人"，阿伯拉罕·马斯洛（1962）谈到了如何达到"自我实现"，以及许多其他人的工作，包括埃里克·埃里克森（Erik Erikson，1963）和乔治·威能（George Vaillant，1977）。他们的工作当然是有价值的，但缺乏科学的根据。这突显出我们需要一种获得实证支持的手段，不仅治疗心理疾病，而且还要能促进人们的幸福。只有对人类最好的部分展开有序的科学研究才能够为我们提供经得住考验的、真正有效的视角和方法。塞利格曼的贡献是巨大的，正是因为他的愿景和他所采取的方法，积极心理学才成为了心理学领域和其他关注人类效能和福祉的领域中一股不断增长的力量。

将焦点从病理问题中移开

在积极心理学起步的时候，尝试发现有关人类优势和美德的严肃著作是一件难事。能获得的文献真的不多。大多数在心理学领域中的文献关注的都是人类的弱点和脆弱。比如，有关抑郁的文献要比有关快乐的文献多得多。不过，更糟糕的是，临床领域的文献更多把人类经验中的积极方面视为心理防御的产物，是对于潜在议题的补偿行为，比如：慷慨是出于潜在的内疚感，而非一种帮助他人的真诚愿望；微笑是为了隐藏假设在潜意识中存在的敌意。积极的特质更常常被认为是掩盖"真正的"消极特质的方式。塞利格曼（2002）提出了以下这个重要的问题：

> 到底发生了什么才会让社会科学一直以来都将人类的美德——勇气、利他、诚实、职责、责任、兴高采烈、坚韧不拔——视为一种衍生的产物，一种错觉，以及一种防御，而将人类的弱点——贪婪、焦虑、淫欲、自私、恐惧、愤怒、抑郁——视为本真的呢？为什么人类的优势与美德和人类的弱点不是同样真实的呢？
>
> （2000，p. 416）

塞利格曼（2000）详细地阐释了积极心理学的目标，这无疑是在尝试让整个专业领域出现变革——不要总是不加反思地将人类打上病理化的印记，而是要将焦点从消极转为积极：

- 详细地描绘出一幅"良好生活"的图景，这一图景不仅仅能获得实证的支持，而且也能被人们理解，让他们觉得是有吸引力的；
- 展现出什么样的行动会带来身心健康；
- 展现出什么样的行动会塑造出积极的个体；
- 展现出什么样的行动会产生繁盛的社群；
- 记录什么样的家庭能够让孩子茁壮成长；
- 记录什么样的工作环境能够支持员工获得更高的满意度；
- 记录什么样的社会政策和政治政策会带来强有力的公民参与度；
- 简而言之，去发现如何让人们活出有价值的生活。

心理学家克里斯·彼得森（Chris Peterson）是积极心理学领域中的一位核心人物。他详细地描述了三个主要的研究领域：

> 我们可以将这个领域分解为三个相关的话题：
>
> （1）积极的主观体验（快乐、乐趣、满足、实现）；
> （2）积极的个人特质（性格优势、才能、兴趣、价值观）；
> （3）积极的机构组织（家庭、学校、企业、社群、社会）。
>
> （2006，p. 20）

对于心理治疗师而言，这三个话题都有重要意义。不过，正如帕克和彼得森曾指出的那样：

在积极心理学的支柱中，性格可能会占据最为核心的位置……像是乐趣和心流这样的积极的体验会出现也会消失，但是只有良好的性格才能使得它们发生。积极的组织机构……只有当它们是由具有良好性格的人组成的时候，才可能存在。

（2006，p. 29）

但是我们真的了解性格吗，尤其是性格层面的优势和美德？我们真的知道如何培养这些优势和美德吗？

彼得森和塞利格曼曾经参与过一个项目，该项目的目标是尝试"界定、描述、分类和测量性格优势——像仁慈、爱、宽容、希望和幽默等积极特质"（Peterson，2006，p. 29）。项目的成果是出版了一本令人钦佩的著作，名为《性格的优势和美德——指南和分类》（*Character Strengths and Virtues*，Peterson & Seligman，2004）。对于工作在精神卫生领域中的专业人员来说，界定和描述病理问题的精神科诊断手册被认为是一个必需的分类系统，与此形成鲜明对比的是，《性格的优势和美德——指南和分类》提供了有良好研究支持的、跨国别、跨文化的相关数据和洞见，最终促成了被称为个人"特征优势（signature strengths）"的系统。

特征优势被视为各种不同的性格优势，它们在种类和强度上存在个体差异。它们包括：

（1）智慧和知识（包含了创造力、好奇心、开放的头脑、爱好学习和判断力）；

（2）勇气（包括真诚、勇敢、坚韧和对生活的激情）；

（3）人性（包括仁慈、爱和社会智力）；

（4）公正（包括公平、领导力和团队合作）；

（5）自制（包括宽容、谦卑、克己和自我调节）；

（6）超越性（包括对美和卓越的欣赏、感恩、希望、幽默和灵性）

（Park & Peterson，2006）

正如帕克和彼得森十分谨慎地指出的："关注优势并不意味着要去否认或忽视弱点……然而，发现优势……以及强化它们或许是（提升）任何干预手段的一种良好的途径。（2006，p. 31）"

心理治疗显然能够给人们提供一个环境，让人们在其中发现、强化和有效地利用他们的特征优势。在心理治疗中，深受痛苦的人会寻求专业人员的帮助，并且将信任托付给他们，希望自己能减轻痛苦。即便是在最佳的条件下，这也是一个令人敬畏的任务。如果临床工作者能够意识到，自己作为一个改变的动因也同时承担着巨大的责任，那么他们也会更清楚地意识到，自己的视角——定位在"是"或"否"、弱点或优势、积极或消极——将会塑造临床的互动。治疗的目标是减少病理问题还是拓展健康的部分？这并不只是在玩文字游戏。就像是澳大利亚心理学家乔治·W. 伯恩斯在他出色的著作《积极心理治疗案例——幸福、治愈与提升》（*Happiness, Healing, Enhancement: Your Casebook for Applying Positive Psychology in Therapy*，2010）以及《101个提升快乐和健康的故事——在积极心理学和治疗中使用隐喻》（*101 Stories for Enhancing Happiness and Well-Being: Using Metaphors in Positive Psychology and Therapy*，2017）中就以高超的技巧把握住了上述议题，那就是，你的导向和定位会塑造每一个临床互动的阶段：从在临床访谈中如何提问，到如何组织干预的结构，到知道何时需要结束治疗。

乐观、悲观和生活质量

曾经有人说过，在这个世界上有两个秘法——积极秘法和消极秘法。过去，一个人在看向盛着生命之水的杯子时，到底看到的是半满还是半空，不外乎被认为只涉及一种个人的人生观和哲学。这似乎也无伤大雅。不过，上述观点已经发生了巨大的改变，因为迅速积累的科学证据已令人信服地提出，你相对乐观或悲观的程度会对于你人生的诸多领域带来深远的影响，包括你的身体健康和寿命、心境、工作中的生产力、社会吸引力以及在面对逆境时的韧性（Dunn，2017；Lopez，Pedrotti，& Snyder，2014）。有大量的实证证据表明了乐观主义的益处：乐观主义者更少出现严重的健康问题，而当他们出现严重健康问题的时候，他们看医生的次数更少，并发症更少，住院的天数也更少。乐观主义者往往活得更长，出现更少的心境问题，在工作中有更高的生产力，也更讨人喜欢。乐观主义者也往往能更快地从逆境中完全恢复。

这些理由足以让我们有意愿去促进乐观主义，并且激发更多相应而来的快乐。快乐的人一般会具有什么样的特质呢？社会心理学家大卫·G. 迈尔斯（David G. Myers）在过去 20 多年里一直都在研究快乐，他在这个最为重要的问题上给出了一些发人深思的见解：

> 众多不同的研究都发现，快乐的生活有 4 种标志性的积极特质……第一，快乐的人喜欢他们自己……第二，快乐的人往往是外向的人……第三，快乐的人一般都会有个人的掌控感……第四，快乐的人通常都是乐观的人。
>
> （2000，p. 330）

那么，许多临床工作者未免会关心，怎么在他们的来访者身上催化这些特质呢（Ruyschaaert，2014）？在这一方面，积极心理学家已经发展出了一系列的有益策略。在之后的篇幅中，我会列举其中一些好的例子。

快乐是件好事吗？

尽管我们可以测量到快乐在个人层面和人际层面带来的益处，而且我们也正在获得越来越多关于如何促进快乐的洞见，但并不是所有人都会一致支持对这一主题的研究。过去，有关快乐益处的讨论都一直是在抽象的哲学层面进行的（"当别人在受苦的时候，我有权感到快乐吗？"），甚至有些人还会对此发起挑战，认为追求快乐是琐碎无用的。积极心理学引起了部分心理学家公开的敌意，后者认为整个专业领域应该关注更为严肃的议题。在《家庭治疗杂志》（*Family Therapy Magazine*）针对快乐的主题出版了一期专刊（2006 年 10—12 月刊）之后，有一位治疗师写了封信来回应：

> 这种浅薄、文化媚俗和全球性的钝感让我难以置信……当我们在讨论"快乐"的时候，世界上其余的地方正在面对战争、饥荒、强奸、无家可归和自然灾害……在我们的国家里，在我们讨论着上层中产阶级的自怜自宠行为的同时，有数百万人正在渴望医疗保健服务、可以负担得起的住所、足够的食物和一份工作。

这样的批评不无道理。不过，它并没有把握住更重要的观点：积极心理学力图更好地去理解，在人群和组织机构中能够减少甚至消除上述问题的特质，然后在人群以及由人组成的组织机构中去发展这些特质。它的目标并不是培养那些虽然快乐但道德败坏的人。积极心理学的目标是能够在不同的水平上将人类身上最好的部分发扬光大。另外一些人也提出了他们的批评（Brown, Lomas, & Eiroa-Orosa, 2018; Lazarus, 2003; Kristjansson, 2010）。除了质疑努力倡导快乐这个目标的相对价值之外，他们也指出了在积极心理学运动中的一些内部矛盾和冲突。我们应该怎么看待这些批评呢？

积极心理学领域是一个非常年轻而且还处于发展早期阶段的领域。在其方法和发现上自然会存在不一致的现象，甚至会存在相互冲突的观点。这些不可能在短时间内消失。任何一个社会科学学科和专题领域都会面临同样的问题，即便是那些存在时间更长的学科和领域也不例外。在心理治疗这个领域中存在的深刻分歧便是最好的例证。

我之所以加入这一节的内容是出于一个非常重要的原因：所有阅读这些文字的心理治疗师必须仔细地思考，他们将如何使用在这里所学到的催眠技能。治疗中的来访者一般都不在乎快乐所具有的哲学层面的益处；对于他们来说，这更多是和他们个人息息相关的。他们正在遭受痛苦，他们希望能够感觉好一些。对于一位临床工作者来说，走哪一条路才能更好地指引人们启程去获得更好的身心健康呢？这个问题的答案必然取决于每一位临床工作者本人，基于他们所受的临床训练，他们持有的哲学观点和人生观。这个答案多多少少都会受到你总体人生态度的影响，即你更多倾向于"是"还是"否"的方向。

米尔顿·艾利克森（1954）在他评论学习这一环节在心理治疗的背景下的重要意义时，就把握住了这个两难处境的实质。他认为，学习是一种体验层面的手段，用来放大人们拥有的"对"的地方。他说："如果我们假设最初适应不良的状况必然会以某种让人困扰的方式再次出现，那么我们就是在假设好的学习既没有任何内在力量，也不会持久；我们就是在假设，人生中唯一持久的力量是错误。（1954，p. 127）"艾利克森的话强调了旨在提供积极的体验、积极的视角和积极的技能的治疗是有价值的。

不过，这些积极的方面都应该是现实的。人会出现不现实的乐观吗？是的。他们可以轻易地欺骗自己，对自己说，"我可以抽烟，但是抽烟不会对我有害""我可以喝酒，但是酒后开车不会有问题"，抑或"无论我做什么，因为我的孩子们都是有韧性的，所以他们不会有事"。无论是个人还是国家，一些最具破坏力的决策就是在不现实的"高歌奋进"中做出的。因此，我们的目标并不只是让人简单地变得乐观，而是要现实。帮助人们用更现实的态度来看待事物，并且做出更好的决策，这不仅仅具有重要的治疗价值，还具有重要的预防价值。

建立在积极心理学基础上的治疗

基于迈尔斯对于快乐的人所做的出色研究，以及其他各类研究在考察乐观的多维度益处时所得到的发现，我们就能够明显地看到优质的心理治疗应该设定哪些目标。心理治疗应该：

（1）鼓励自我尊重和自我接纳；

（2）鼓励人们和别人建立并维持健康的

关系；

（3）给人们赋权，让他们能够有技巧地做出选择并执行这些选择；

（4）鼓励人们对于未来采取一种积极导向（Burns，2017）。

积极心理学能够让人们更持久地快乐吗？为了回答这个根本性的问题，研究者设计了可以通过互联网实施的快乐练习（Seligman，2011；Seligman et al.，2005）。参与者是为塞利格曼的著作《真实的幸福》（*Authentic Happiness*，2002）而建的网站的访客，这些访客也点击了"快乐练习"的链接。参与者被要求至少做一周的练习，而研究者对他们进行了 6 个月的跟踪，在这期间，参与者完成了对抑郁和快乐的测量。

在研究提供的 5 个快乐练习和一个安慰剂控制组练习中，两个快乐练习能成功地在 6 个月里增加快乐和降低抑郁症状。第三个快乐练习产生了很大程度上的积极改变，但这个效果只维持了一个月。剩下的练习，包括安慰剂练习，都会为快乐和抑郁症状带来积极的影响，但这些影响都是暂时的。塞利格曼等人（2005）写道："一个不让人意外的发现是，参与者在多大程度上会主动完成分配给他们的练习、在规定的一周之外投入练习的程度，这些会对长期的收益产生影响。（2005，p. 416）"

效果最持久（6 个月）的两个练习是：

生活中的三件好事：在这个练习中，参与者被要求在一周的时间里，每晚都写出在这一天发生的好事，以及它们的原因……

以一种新的方式来使用你的特征优势：参与者被要求在网上完成一个特征优势的问卷……这个问卷会根据他们的结果反馈 5 项他们自己最重要的（"特征"）优势。然后他们被要求在持续一周的时间里，每天都以一种新的、不一样的方式来使用这些优点中的一个……

（p. 416）

产生了很高程度的积极改变，但改变只维持了一个月的练习是：

感恩之旅：给参与者一周的时间，让他们写一封信给一个曾经对他们特别好但他们从来都没有恰当地表达过感谢的人，然后把信寄出。

（p. 416）

另外两个练习（发现自己的特征优势但并不去以新的方式来使用它们，和写一段他们自己奔着清晰目标前进的经历并在这段经历中反思自己的优势），以及安慰剂练习（每天晚上写自己早年的记忆，持续一周）产生的效果很有限或无效。

那些能产生持久效果的练习得到了进一步的推敲、锤炼和测试，还有许多新的练习被开发了出来。随着专家们把注意力放在促进身心健康的途径上，该领域的文献基础也在不断增加。所有的文献都会强调，培养管理人生挑战的技能和能力是十分重要的。这类技能在心理学家索尼娅·柳博米尔斯基（Sonja Lyubomirsky，2008）的出色著作《幸福的途径——获得你想要的人生》（*The How of Happiness: A New Approach to Getting The Life You Want*）中得到了很好的描述。她的乐观一目了然地反映在书名上，而这种乐观也并非毫无根据。弗雷德里克·班宁（Fredrike Bannink）也在她于 2017 年出版的《积极心理学的 201 种应用》（*201 Positive Psychology Applications*）中集合了数量令人惊叹的练习。里克·汉森（Rick Hanson）从神经生物学的角度出发来论述这个主题，在他的著作《写入硬件的快乐》(*Hardwiring Happiness*，2013）中描述，在练习幸福感技巧时可以测量到大脑的改变。苏珊娜（Suzann）和詹姆斯·帕维尔斯基（James Pawelski）在他们的著作《一起幸福》(*Happy Together*，2018）中提供了一些基于积极心理学的练习来增进恋爱关系。

所有这些旨在增加健康乃至幸福的练习真的会有用吗？正如塞利格曼、斯登（Steen）、帕克（Park）和彼得森在他们对这些快乐练习的研究中指出的那样："效应值为'中等程度'或更

高一些，这和通常的看法并不一致，即人们会觉得，由于适应效应是不可避免的或是因为存在某个不可改变的快乐定势点，所以追求快乐是徒劳的。（2005，p. 419）"在之后的十几年来，各种不同背景下的研究也证实了这一观点（Lopez et al.，2014；Seligman，2011，2018）。这个信息再次十分清晰地强调了本书中以许多不同的方式提及的观点：体验会改变人，而精心构建出来的体验可以帮助人们在表观遗传、神经、情绪、行为、认知、社会和灵性层面都发生改变。

催眠如何能促进积极心理学在心理治疗中的应用？

本书曾多次讨论过，无论你把治疗师要求来访者做的行为练习称为"快乐练习"或是"治疗策略"，这些行为练习都只能部分地解释由其引发的积极结果。我们有必要总是提醒自己，即便技术再好，没有了能充分支持技术使用的背景环境，技术的价值终归是有限的。在最糟糕的情况下，技术带来的后果可不仅仅是不管用而已。它甚至可以阻碍来访者的进展。技术是在一个治疗关系的背景下使用的，这种关系背景包含着许多的变量：信任、时机、传达方式、预期、任务要求的难易程度，等等。

某种程度上，这让快乐练习的结果更令人惊叹：它们是在互联网上以匿名的方式给参与者做的，这些参与者和研究者之间没有任何的个人关系。被几乎所有的治疗师都认为是极为重要的治疗联盟或许也在这个研究中形成了，但是这种联盟并不那么坚实。因此，这个研究和其他一些类似研究都突出了架构化的、体验层面的学习在提升治疗结果方面所具有的极高价值。

我们之所以要对来访者实施催眠治疗，其中最重要的原因之一，就在于体验式学习的价

值，它甚至可以说是唯一的最重要的原因。只是简单地告诉他们"别那么做了！"或者"做这个！"是不够的。我们如何能够创造出一个背景环境——一种治疗性的环境——连同所有与之相关的、能够支持我们使用该策略的复杂变量呢？这就是催眠能为任何治疗流派的干预起到的支持作用，无论是积极心理学、认知行为治疗还是其他的取向。

先犁地，然后再用催眠来植入积极主义的种子

在实施快乐练习的时候，研究者们并没有先做以下的工作：让来访者聚焦他们的注意力，建立起他们的积极预期，建立起一种反应定势从而让他们慢慢进入一种理想的心理框架，然后让他们贯注于具体的新意象和观点，这些意象和观点又可以让他们和某种个人化的积极心理联系在一起。研究者并没有鼓励参与者带着能有所收获的预期来尝试新的行为，也没有鼓励参与者在心生怀疑或者没有马上见到效果的时候继续练习。他们也没有保证，随着这些新的、带有自我反思性

质的观点逐渐整合，良好的效果会自发地不断积聚。对于想在积极心理学的框架下从事催眠的人而言，上述这些事情都很可能会让快乐练习不仅仅只是一个练习。这个练习会成为来访者发展新资源的土壤，当我们能巧妙地给这片土壤施肥时，它就能够成为来访者当下生活风格中稳定而可靠的一部分（Guse，2014）。

让我们来看一看，催眠在催化以积极心理学为基础的练习效果方面可以起到什么作用。

生活中的三件好事：催眠的一个原则是"你聚焦在什么方面，你就放大了什么方面"，这一原则能催化该练习的效果。我已经在前文中谈到过，当人们出现问题时，（多种）思考的方式之一是将其视为注意力方面的问题：不快乐的人会把注意力放在出错的地方，这样就丧失了去关注"对的地方"的机会，或者他们会把注意力放在分析不可改变的过去上，因此就失去了发展出良好未来的机会。当人们把注意力的焦点放在不完美或错误上，这自然就会激发起许多负性的反应：愤怒、挫败、怨恨、自我批评，等等。催眠所做的是改变焦点的方向和强度。

这个练习是在每天写下至少三件发生在生活中的好事情。有些人把这个练习叫作"感恩日记"。这个练习需要人们有意地将注意力转移到自己日常生活中某些正确的事物上。这么做可能在减轻你的负面感受的同时，也让你能觉察到生命中有美好的部分。聚焦在"对的地方"可以放大和这些积极事件有关的积极感受，这样一来就让你有更多机会去获得良好的感觉。这可以是一种强有力的重构过程，使人重构自己僵化的信念——"生活一无是处"。

不过，在布置这个练习之前，如果先去实施一次催眠治疗，鼓励个体意识到知觉是可以改变的，这么做会有多大的价值呢？如果我们关注的是我们如何能够影响自己的心境状态，关注我们

注意到的改变，这是否会成为一种自我调节、自我增益和自我发展的过程呢？让来访者贯注于催眠体验之中，并且暗示他们能够越来越多地、持续地觉察到"有许多美好的事情一直都在自己身边，只是自己之前从来都没有去注意过"，这可以让他们更容易在之后发展出一种下意识的注意聚焦倾向，即去"发现生活中美好的事物"。在催眠中使用隐喻，强调人们具有让知觉朝向积极方向改变的能力是一种有益的做法（Burns，2017）。那么，在这一基础上，感恩练习可以进一步地拓展个体的觉察，让他们意识到，只要你愿意主动去做，你每天就都能注意到生活中存在着美好的事物。后续的催眠治疗则能够巩固这些收获，让它们在今后的日子里稳定下来。

以新的方式来使用你的特征优势：这是治疗中一再出现的一个主题：来访者觉得自己是一个受害者，他们觉得个人的力量实在太渺小了，以至于甚至无法觉察到自己可以通过有效的行动来解决问题，更不用说真的采取行动了。告诉他们"你是一个好人""你有能力做得更多"不会对这些人产生太大的效果。事实上，上文曾提及的积极心理学练习——只让人们鉴别出自己的特征优势，但不做任何行动——得到的结果已经很说明问题了。这个练习并没有带来持久的效果，我们很容易能理解为什么会这样。之前谈到的认知失调理论预测，如果你告诉某个人一些和他们的信念相违背的事情，特别是和他们自己有关的事情，这会导致他们拒绝接受这一冲突的信息。如果你觉得自己很弱，而我告诉你，你是有优势的，那么你会驳斥我说的话，认为这不过是"治疗师必须说的一些漂亮话"而已。

不过，这个练习并不只是让人意识到自己的优势，也并不仅仅是让人觉察到它们如何体现在日常生活中，而是有意地、主动地以新的方式来使用这些优势。从某种意义上说，这在行为层面

类似于一种催眠后的暗示：作为临床工作者，我的工作之一是帮助你将你在治疗中学习到的东西迁移到你生活中的方方面面。常常出现的一种情况是，即便当个体拥有一种特殊的技能或资源，或者特征优势，他们也不会想到要通过将它用于其他相关的领域来拓展它的价值。所以，治疗的目标之一就在于帮助来访者使用他们在治疗中学习到的东西，将其用在任何可能对他们有益的领域中。例如，你可能只是和来访者在具体地讨论，如何对他年迈的父母少一些不耐烦，多一些同情心，但是你也可以同时让来访者觉察到，不仅仅是在和父母的关系中，而且是在每一段关系中，同情心都是重要的。

在布置这个以新方式使用特征优势的练习之前，你可以先做一次催眠治疗，这次治疗可以从"一般"到"具体"。首先，去描述人们如何会以不同的方式在他们身上发现自己不知道的优势。这样的例子有很多，比如我们在电视上总会看到，有些人在一些危难情境中表现出了英勇的行为，尽管他们会自谦地说："我不是一个英雄，我只是做了我应该做的事情。"这是在暗示，包括你在内的人都具有你还没有意识到的资源，但你可以去发现并欣赏它们。

其次，在催眠过程中，治疗师可以说得越来越具体，可以指出并再次肯定来访者之前已经鉴别出的特征优势。治疗师可以聚焦在其中的一个上，以此作为例子，描述至少三个来访者可以很好地使用这种特征优势的不同生活情境。这些情境在具体细节上的差异越大越好：我们希望来访者能够意识到，自己有机会使用这些优势，即便这些机会从表面看来差异很大。为什么呢？因为人们的局限一部分源于他们僵化的知觉，除非机会特别像是"这么一个机会"（即你的确曾讨论过的那个机会），否则他们就不会意识到这是机会。局限也源于一种具象化的思维风格。在你谈

论某个优势时，就好像它只能用于情境甲，但是不能用在情境乙上。因此，如果你不能主动地向来访者呈现，甲、乙之间是有关的，也和其他情境有所关联，那么一位有具象化思维特点的人就没有办法做出这一必要的联系。

这个练习会帮助人们知道，如何在具有不同特征的情境下能够意识到，自己有机会去使用自己的特征优势，而催眠治疗可以为这种学习提供积极的支持。不仅如此，这个练习还会鼓励来访者变得更主动，能预先告诉自己，自己有更大的个人力量，在这一点上催眠也可以提供全方位的支持。

感恩之旅：这个练习的治疗益处在于，它能够让人与人以一种直接和积极的方式联系在一起。它也能鼓励人们意识到，获得良好感受的途径，或许也是最强大的途径之一就是为别人做点什么。积极而有力的社会联系是心理健康中不可或缺的一部分，这在积极心理学的文献中已经得到了证实。同样，在我的著作《抑郁会传染》（2009）中，我也曾对此进行过仔细论述。另外，每一个主流宗教都会关注，慷慨地对他人做出奉献在精神层面具有重要价值，这一点似乎也非偶然。

当人们感到有压力、不快乐和抑郁的时候，他们倾向于陷入一种自我关注之中。他们容易把自己孤立起来，而当不得不和别人在一起的时候，他们常常也会散发出"离我远点"的态度。但是，自我关注并不是抑郁或任何负面感受所独有的。事实上，就像吉恩·托奇（Jean Twenge）和 W. 凯斯·坎贝尔（W. Keith Campbell）在他们出色的著作《自恋的瘟疫——生活在"资格感"盛行的时代》（*The Narcissism Epidemic: Living in the Age of Entitlement*，2010）中指出的那样，随着人们发展出这样的信念——除了自己的感受和满足自己的需要之外，其他都不重

要——陷入自我关注之中的现象也变得越来越严重。人们有了更高但常常并不现实的预期（例如，"你能拥有一切"），更多地强调外表（形式）而非实质（例如，在学业成绩上作假从而能够进入更好的大学），痴迷于成为名流和拥有盛名（哪怕只是为了出名而出名），拥有只在互联网上存在的"关系"，以及其他在当今文化潮流下所产生的知觉。这些让许多人丧失了与他人的关系，其后果可能是相当具有灾难性的（Wetter & Bailey，2017）。

在布置这个练习之前，你可以做一次催眠治疗去认可这样的事实：他人的确可以成为痛苦的来源，但也可以成为安慰和乐趣的来源。你可以让来访者注意到这样一个事实，那就是，在这个世界上有一些很出色的人存在，不幸的是，也有一些真的很坏的人存在。你可以强调，去掌握如何区分好人和坏人并和好人在一起的技能是很有价值的，其价值远远超越了把自己的能量花费在为了避免受伤而退缩，或者只是独自舔舐伤口上。

然后，你可以从这些更一般的观点上转向一个更具体的计划。你可以提醒来访者，没有任何一个人，是的，没有任何一个人能在不需要其他人的情况下获得成功：我们所有人在一生中都会依靠自己的父母、老师、朋友、同事、人生导师、精神领袖以及无数其他人。然后，你可以鼓励来访者至少列举出三个人，这些人曾在他们的生活中为他们做过一些有价值的事情，可能曾推荐过一部好电影或者一本好书，或者是在职业规划方面给了他们启发，或者只是给了他们一个记忆深刻的微笑或拥抱。让来访者在催眠中不仅仅去回忆这些场景，还要让他们尽量复原那个带给他们力量的互动场景，这就是在体验层面提醒来访者，这个世界上有好人存在，而他们应该得到我们的认可。随后，你可以继续问来访者，在这个世界上是否还有一些他们可以联系到的人，这些人曾经对来访者做过一些有价值的事情，而来访者很想感谢他们。这样一来，在这个体验的过程中，感恩之旅的"种子"就被播下了，来访者显然可以在之后迈出下一步。

感恩之旅虽然在研究参与者身上产生了很大的积极效果，但是这个效果持续的时间相对很短，这个事实再次突显出使用催眠的必要性。我们可以把催眠作为一种手段，帮助人们把握住学习的实质，并且定期在不同的场景中使用它。一种好方法是给别人写一封感谢信，然后寄给他们，用积极而温暖人心的方式把人与人重新联系在一起，但是定期做这样的事情并不现实。但即便你没有办法总去联络那些你生命中的"大"人物，你仍然能够很好地觉察到，每一天都去对他人的慷慨和善意心怀感激是很有价值的。帮助来访者意识到，在任何一天里，其他人的仁慈、自我牺牲、慷慨、慈悲心和正直都能以许多不同的形式表现出来，这也是另一种重构的工作：如果你愿意去注意到善意并且回应它，那么你就会发现善意无处不在。这也是在清晰地给来访者传递这样的信息：你也可以成为那个赠人玫瑰的人，而且也可以接受一些来自他人的馈赠，这恐怕是人类能够做到的最美好的事情之一了。甘地的名言有云："若你想在别人身上看到改变，请先让你自己成为那样的改变。"而这总是可能的。

结　语

积极心理学可以从催眠领域中学习到不少东西：经过深思熟虑而做出的暗示所具有的力量、

注意过程的动力机制和可变性、创造一个背景环境的重要性、以促进旨在改变人们对自己和他人知觉的练习的效果，以及其他一些方面，这些都是在催眠应用中常见的原则。催眠能够有机会产生更完整的、更高自反性的知觉和行为，提升个体的特征优势，以及产生与他人及组织机构紧密相连的感受。所有这些都充分表明，我们有理由将催眠整合进积极心理学的框架之中。

开动脑筋

1. 催眠的第一原则是：你聚焦在什么方面，你就放大了什么方面。心理学领域在历史上对于心理病理学的关注是否会限制了自身的价值？如果是的话，哪些方面受到了限制呢？

2. 你如何能判定，一个人在某个具体情境中表现出的乐观或悲观是现实的呢？

3. 有些人认为，快乐不是一个值得研究的领域，或者不是一个值得追求的目标。他们为什么会那么认为？你同意吗？你的理由是什么？

行动起来

1. 做感恩练习，保持至少一个月的时间。你注意到了什么？

2. 调查一下你的同学或者其他你认识的人，问一问他们，在他们看来，人类最重要的三个美德或性格优势是什么？他们告诉你的内容会让你感到惊讶吗？

3. 识别出你的优势和性格美德。它们会如何影响你实践催眠的风格？

4. 针对每一个性格优势，你能否识别出某些让它成为一笔财富的情境？或是让它成为一种弱点的情境？上述答案在"背景"和"意义"两方面会给你什么启发？

第 20 章

过程导向的催眠：
从询问"如何"类型的问题，到建立催眠背景

在第 11 章中，你已经学习过了内容和过程暗示。它们之间的区别在于是否存在具体的细节。基于内容和过程的构念，在形成催眠干预时，要做出一个重要的区分，确定最好是关注来访者的问题，还是关注与之相关的过程。换言之，你到底应该对来访者主诉的细节（内容）进行回应，还是回应这个人形成自己的问题或症状的过程。在本章中，我将描述并举例说明，使用催眠的心理治疗如何在持续关注更大图景的同时，能够通过避免沉湎于不必要的细节，从而得到提升。

访谈中的过程和内容

在治疗师对来访者进行访谈时，在来访者回应治疗师的提问过程中，他不可避免地会呈现出内容和过程相互混杂的陈述。内容指的是来访者关于自己体验的不同方面的细节。例如，如果来访者报告，自己因为婚姻冲突而感到困扰，那么当他提供关于最近一次的争吵的细节时（例如，"这是我说的话""这是我的配偶所说的话""这是我们争吵时的状况"），他就在提供内容来让治疗师知晓发生了什么。内容是有价值的，但仅限于它能够为来访者提供一些有关过程的洞见，即：这对伴侣是如何争吵的，这个冲突是如何处理的，他们如何达成或没有达成解决方案，争吵之后是如何完成或没有完成关系修复的，等等。人们身上的问题的过程维度能够让我们更深入地理解他们是如何做出了他们所做的事情，而不是去猜测为什么他们要这么做。通过探索他们经历的这个维度，治疗师就能够更好地判断，这个人（或上述例子中的伴侣）解决这个问题的方式在多大程度上是可能成功的。就像是策略派和焦点解决取向的治疗师在他们的著作中清晰指出的那样（de Shazer，1985，1988；Haley，1984；Haley & Richeport-Haley，2003；Watzlawick，1978，1985），一个非常常见的情形是，尝试解决问题的方法反而成为更大的问题。

"如何"类型的问题会为过程导向的催眠干预搭建舞台

当我们询问人们，他们是如何做出或想要做出一个具体的决定时，他们常常会告诉我，他们做出的关于某个人的决定是基于这个人让他们想到了什么，或者他们所做出的决定是基于一个愿望——事情应该是什么样子的，而非它实际是什么样子。或者，他们会依赖自己的"直觉"，却并没有意识到他们所信赖的感受实际上会歪曲他们的判断。有些人甚至会说，他们在某些涉及自己的情境下根本不会思考要做什么。无论出现的困难是什么，这些困难"就那么发生了"，显然完全是事出偶然，就好像他们的所作所为（或是无所作为）在这个事件中不起任何作用。人们通常会向我描述大量做出低质量决定的方式，这些决策方式或多或少会让他们受到伤害。询问他们有关"如何"的问题很容易就能够向他们展现，失去使用有意义的、有区分度的策略的机会会带来哪些有害的结果（Yapko，2016b）。

"如何"类型的问题可能包括：

- 你是（想要）如何决定……？
- 你是如何知道……？
- 你之前是如何（想要）决定……？
- 你之前是如何得出结论……？
- 你之前是如何（想要）说服你自己……？
- 你之前是如何（想要）区分……？

"重过程、轻内容"的治疗示例

"玛丽"说，她在和男人的关系中一直受到伤害。她说，他们曾经对她说谎，背叛了她，这让她害怕再次和男人约会。她承认感到孤独，想要有一段有承诺的关系，但是心中有太多的不信任，让她无法再次向任何人展露自己的脆弱。

如果我采用内容导向的做法，我会询问玛丽每一段困扰的关系，收集细节（内容），去了解她曾经都和谁在一起，具体哪些事情伤害了她，她对此做了什么，她的感受如何，等等。基于我的治疗取向，我随后可能会让她谈论她对于丧失的哀伤，或是倾诉她对于那些伤害自己的男人们的愤怒，或是分析她和她父亲的关系以及童年的依恋关系，甚至去探索为什么她需要通过选择与那些坏男人约会来伤害自己。

如果我采用过程导向的做法，我不需要听到所有这些关于她每一段失败的关系到底出了什么问题的细节。相反，我需要处理的是她在选择关系伴侣时采用的模式。当我询问"你是如何评估和你约会的男人是否适合与你建立一段长期、健康的关系的？"，而玛丽的回答是"要看他能否让我感觉到我很特别"，那么问题立刻就变得很清楚了。她不会现实地去评估这些男人是谁，他们能够提供什么，而是迷失在他们在她身上所唤起的感受之中。问题是什么呢？一个彻头彻尾有反社会病态问题的人能够让你感觉超级好……在他把你的一切都偷走之前。玛丽对她约会的男人有好的感觉，这句话表达的是她在和这个人在一起时她的感受，而不是描述他是一个什么样的人。因此，过程导向的催眠会谈可以被用来向玛丽介绍这样一个观点，即她需要把自己的焦点从她会有什么样的感受，转移到有技巧地去评估对方是一个什么样的人，以及是否能够成为一个有潜力的伴侣。当她能够更好地评价他人（无论男女）之后，她就能够更游刃有余地选择将什么样的人带入自己的生活，并且在上述方面以及对自己的了解上都有更多的洞察。

体验层面的缺陷和治疗干预

我使用"体验层面的缺陷"这个词来鉴别在来访者的思考或行为中到底缺少了什么，导致他们很可能错误地应对某个情境并为此而苦恼。通过询问这类"如何"问题，这些体验层面的缺陷最容易能清晰地呈现出来：当一个人呈现出他们信以为真的错误信息，用无关的信息来回答问题，或者当他们就是不知道如何回答这个问题时，他们知识层面显然存在的缺口便由此显现（Yapko，2016b）。体验层面的缺陷，抑或可以被称为这个人的"盲点"，突显了催眠会谈需要处理的是什么。

当治疗师纠正和教育来访者时，这可以成为一种有力而有效的干预。以过程为导向的催眠的目的就在于此，但相比直截了当地挑战来访者，或是提供一些事实而言，它的做法不那么直接。

过程导向的催眠作为一种手段，可以在使用来访者能吸收的观念、观点（重构）和可能性的情况下去处理来访者的议题。这类干预着眼于他是如何制造问题的，与此同时会鼓励来访者使用新的、更有效的方式来行事。就其风格而言，过程导向的方法旨在从内唤发来访者的资源，去调动和使用这些资源，而不是将一个临床工作者恰好喜欢的特定解决方案强加在来访者身上。你总是会想要去传达某一个治疗的讯息，但这个讯息并不指向一个具体的症状或问题，而是旨在鼓励来访者用一种新的思考水平去思考他是如何面对目前的议题的，以及如何面对在未来可能会出现或发生的其他议题的，因为这些议题本质上也包含着相同的过程。

过程导向的催眠会谈文本示例

在这一小节中，我会提供三个过程导向的催眠会谈的文本例子。和下一章中聚焦在具体症状或障碍之上的催眠会谈文本不同的是，在本章中所呈现的会谈更多聚焦在一般的发展过程上。当然，这两种取向都是有价值的，这也是我把这两者都包含在本书中的原因。在你阅读这些文本时，我想鼓励你注意到其中的过程暗示，并且思考一下，这些暗示尝试在来访者身上鉴别和调动的资源是什么，以及为何触及这些资源可能会在许多情境中都对来访者有所帮助。

请记住，这些文本是一般而非具体的。我的意图并非让你照本宣科地在你的来访者身上使用它们。我一贯强调的是，需要让你的过程适合你的每一个来访者的需求和背景。这些文本旨在说明以过程为导向的会谈的措辞可能是什么样的。

会谈主题：调动成长的资源

会谈概览：给来访者赋权是所有治疗的主要目标。取其最宽泛的含义，给来访者赋权意味着帮助来访者发展出能够在某些方面提升他们自身的资源，并和这些资源联系在一起。当来访者感到无助，被伤人的生活经历击倒，或只是无法在他们人生中某些重要的领域里完成任务时，这可能就是特别重要的一个时机，需要治疗师提供一种具有肯定性质的催眠会谈，让来访者由此和成长的可能性建立联系。当你问"面对这些困难，你应对得如何？"而来访者的回答是"很糟糕"，那么这样的会谈或许能够给他提供一些帮助。催眠会谈不是让来访者迷失在沮丧和气馁中，因为他们会觉得"我应付不了，我扛不住了"；而是给来访者提供一个机会，让他们去思考如何能够成长。来访者可以渐渐意识到，他们可以继续在人生中以某种他们从未想到的方式成长，而更重要的是，这种成长的过程是可以持续发生的。成长是以过程为导向的，当你成长时，你同样也在超越过去，体验到给来访者的具体议题带来解决方案的成长。通过让人们和自身的成长潜力联系在一起，这种类型的会谈能够很好地调动来访者的动机，让他们去做出有意义的努力。

会谈文本：现在让我们开始集中注意力……你可以先做几次深呼吸，让自己放松下来……让你自己专注于这样一种强大的可能性上，那就是逐渐地创造出……为你自己……一段全然专注的，深深地沉浸在其中的体验……这段体验能够给你带来收获……让你和你内在的力量连接在一起……内在的资源……在你成长的同时，以新的方式去使用它们……甚至即便你的成长已经超越了那个阶段……它们已经不再对你有意义……你可能会吃惊地发现……如此迅速，如此容易……你可以允许自己去创造如此舒适的体验……毫无疑问的是……从我们已经学会的，类似这样一种聚焦注意力的体验中……存在着某种被学习领域的专家称为练习效应的东西……认识到，随着越来越多次地重复这类体验……越来越多地能感受到这些体验之间的细微差异……你学着发现和发展让自己迅速放松的能力……迅速地聚焦注意力的能力……

但是，事实上，这里追求的并不是速度……去产生一种深层的、舒适的全神贯注的体验……到底你要花2分钟还是5分钟去发展出那样一种有着特殊质量的体验，并不重要……在这种体验中，你就是知道……哪怕你无法用语言去形容……你就是知道……有一种深层的内在舒适感……和你自己经历中不同的、重要的部分建立起一种强烈的亲密联结……在我们聚焦注意力的会谈中，我使用的所有的语言……当然是在鼓励你感觉到舒适……当然是在鼓励你变得专注，但也可以做出一些动作，一些有意图的动作，它们强调了带着一种意图去聚焦注意力的重要性……但是我也鼓励你去思考一些更深层的东西，每当你开始沉浸在这样的信念当中，认为人生也就是这样了……现在，在不少时候的确是这样的……有些处境也就是那样了……或者说，有些人也就是那样了……而越来越能够去接受现实的本来样子是非常明智的……但同样会发生的事情是，有时候，人们认为有些事情、有些人都不会改变了……在他们真的去探索可能性之前，他们便放弃了……对于有些人来说，放弃是那么自动化……那么熟悉……而你知道，我也知道，大多数人都会觉得熟悉是令人如此舒服的事情……哪怕在我们希望会有些新鲜事能发生的时候，也是如此……人类的本性，就是游走在想要新鲜的东西和想要熟悉的东西之间……让人不禁好奇的是，人们如何能够花费自己的人生去建立一套一成不变的人生规程……就是因为这是熟悉的……这是简单的……最终，它变得那么自动化，以至于变成了一种令人不舒服的束缚……然后，这个人可能会来寻求治疗，会说……"这就是我总是在做的事情，而我现在不想那么做了"……他们发现自己陷入了千篇一律的重复中……但是他们并没有走出这些陈规，而只是去做了点装饰……他们尝试让它变成了一个更愉快一点的陈规……这真是一种奇怪的适应，去适应一些并不那么美好，也不那么有用的处境……我常常好奇的是……有些人是如何能够越老越智慧……而另一些人只是变老而已？……现在请想一想所有这些你已经学会的事情……启迪人心的事情，富有趣味的事情……给人挑战的事情，以及那些反复出现的、让人舒服和熟悉的事情……在你成长的生命中，还有哪些仍然会出现的事情呢？……在我的办公室里，有一个美丽的陶瓷塑像，那是一只破壳而出的小海龟……它有力地打破蛋壳，探出自己的身体……而我觉得这是一幅十分有力量的画面……描述着在最基本的水平上，生命的涌现是什么样子的……而你自己的涌现可能有着一幅与它不同或类似的画面……不过，在你的人生中，你已经看到了许多的东西……在自然界中的东西……被人类制造出来的东西……提醒着你，不仅是变老……而且也要变得更有智慧……你一定注意到一件事情……就是人们会按照惯例给彼此一些建议……无论是电视上的医生……还是那些写满了建议的自助手册……或是一些更简单的

例子，比如有人给你推荐了一家非常棒的餐馆……或是一场很好看的电影……人们会按照惯例给你建议，告诉你，你可以这么做，甚至是你应该这么做……你可以或应该有什么体验……你可以或应该如何看待一些事情……而有时候，这些建议在当下就能帮到你……甚至也有一些你收到的建议，你最好还是把它们放到一边，因为它们无关紧要或是难以让人接受……在当时，它就是看上去不合适……但是，今天，当你开始从一个更舒服的姿势去思考一些可能性的时候……也许是一个距离更远的位置……完全有可能的是，有些你当时收到的建议，在如今可能具有完全不同的新意义……可以重新加以考虑……此刻，老实说，有谁接受我的建议或者其他人的建议，对我而言并不重要……重要的是在多大程度上，这样的建议……无论是否被接受……能够成为催化剂，向前推进你的人生……此刻，这是一句令人好奇的话……向前推进……我曾经治疗过一位只有 8 岁的男孩子……他的母亲把他带来见我……显然十分担心他……因为他在学校里的表现曾经一直非常好……但是几乎在学期临近结束的时候……他开始表现得很糟糕……他拒绝交作业……他考试不及格，而且显然是故意不及格……没有人能弄明白这到底是怎么回事……他的老师不明白……他的母亲不明白……他的父亲不明白……而他的姐姐，只比他大 2 岁，也不在意……当我只是和他做了一次简单的催眠之后……我平静地和他讲了一个观点……那就是事情并不总是像它们表面看上去那样……人们常常会出于他们自己的原因而做一些令人摸不着头脑的事情……事情很快就变得非常清楚……他是那么爱自己的老师……以至于他想要考

试不及格，这样就能够再和她待上一年……是的，这么做并不理智……但对于一个8岁的男孩来说，它的确具有情感上的意义……所以我开始向他描述，孩子是如何长大，如何发展……我问他，即便在他那么小的年纪，有哪些事情已经发生改变了……就像是当他小的时候，他喜欢玩的一些玩具，他现在已经不玩了……以及在他更小的时候他喜欢玩的那些游戏……提醒他，在他8岁的时候，实在很难再享受躲猫猫的游戏……在我讲这些的过程中……他笑了……他似乎理解到了感受是会变化的……依恋会变化……而他意识到，在我指出的这一重要的事情背后的智慧……那就是每向前一步，就意味着把一些东西留在身后……有时候，明白这一点……会比另一些时候更容易……但是新的观点会替代旧的观点……而有些时候我们不得不放下一些观点，它们曾经在某一段时间里值得相信……但是时间和经验要求我们去修正……无论是相信爱上一位小学老师，或是相信一个有限的宇宙……所以说，如果一个人想要寻找一些在自己所知道的事情之外的东西，你如何向他们解释，生命是如何不断拓展，个人的资源是如何不断增长的呢？生命就是在于不断拓展，而这解释起来并不总是那么容易……有时候真的会带来很大的挑战……比如说，有人认为这个星球上最聪明的人是物理学家史蒂文·霍金，他证明了宇宙还在不断地膨胀……此刻，我并不想去质疑这个事实，但我也不真的能理解它……如果空间在不断拓展，那么如果没有任何空间了的话，那它还能向哪里拓展？……不过你和我都不必完全理解它才能够知道……就好像我们很难知道，像这样一种专注的体验为何能够创造出那么多积极的可能性……哪怕

我们并不完全理解，如何能激活你更深层的自我……让它从这次体验中有所收获……而我们并不一定要完全理解它才能够有技巧地使用它……这是一件多么美好的事情啊，能够以新的方式去使用知识和资源，无论有没有人给你建议……无论你是否还想要和三年级的老师再待上一年……无论你是否仍然再次尝试玩躲猫猫这个美好的游戏……正是因为事物不可避免地会发生改变，才驱使我们产生一个非常不同的反应……去做一些更令人满意的事情……短期的和长期的……这意味着你在此刻做一些你现在和未来都能够享受的事情……那么，我不知道你是不是听说过亚伯拉罕·马斯洛这个名字……他是一位非常著名的心理学家，在20世纪50年代的时候……开始研究，是什么会让人们有动力去行动……驱使人们向前走……鼓励人们更好地去发展他们自己……马斯洛使用了"自我实现"这个词来描述个人的成长过程……他创造出了一个正式的理论来描述人们所具有的需求的层级……从最基本的对温暖、食物和庇护所的需要……到更为精细的、对智力成长和社会成长的需要……在马斯洛说过的话中，最令人印象深刻的一句话便是："一个人可以选择往回走向安全，也可以往前走向成长……成长必须一次又一次地被选择"……我喜欢引用这句话……它谈到了做出选择的能力……你做出最佳选择的力量，而不仅仅是做出最容易的或最熟悉的选择……当我想到马斯洛所说的这句话，关于一次又一次地选择成长，一次又一次地克服恐惧，它强调的是我们的生活并不只是由单一的片段构成的……偶尔会有一些一生只发生一次的独特处境……但是在你的生活中，有多少次你会面对挑战……那些需要你去适

应的处境……去适应……去深入你的内心，发现勇气，一种力量……你逐渐能知道它在那里存在着？……你可以期待，在你人生未来的日子里……你将会有机会去让你自己感到惊喜……而每一次你将自己……有意地将你自己……放在一个新的成长处境中……你将会提醒你自己……有些矛盾地……告诉自己这只不过是又一次让自己进入了一个新的处境……寻找资源来巧妙地应对它……我可以生出一份好奇心……哪些是新的，哪些是熟悉的？……为什么有些人会说，太阳底下没有新鲜事……而另一些人会说，所有的经历都可以当作第一次来过……而我也好奇你会怎么回答那个问题……有些东西是人们想要的……人们想要的东西中有些是显而易见的：更多的快乐、更好的健康、更好的关系、更多的钱、更多自由的时间……在你的整个人生中，你的行为都是以目标为导向的……从你生命最初的日子里，想要学习走路……想要学习说话……读书、写字、玩新玩具……但是此刻，作为一个成年人……你可以更清楚地聚焦在那些有价值的目标上，那些你自己给自己设定的目标，那些能推动你向前的目标……你有机会享受这种力量，想要更多能够增益你的生活的东西……以及增益你所能接触到的其他人的生命……通过你的工作……通过你的家庭……通过你的友谊……你现在可以更多地觉察到一句积极的话所具有的价值……一个主动做出的思考所具有的力量……过一会儿，我将会沉默一分钟……在这安静的一分钟里，你可以去发现，在你看来，目标导向和成长导向意味着什么……深刻地去觉察哪些东西会驱使你朝着欣赏你自己内在资源的方向努力，而这又意味着什么……当我在一分钟后再次开始

说话的时候，我的声音可以让你感到更为放松……现在，一分钟的沉默开始了……（沉默一分钟）（再次说话）你可以就这样继续放松下去……继续轻松地，舒适地休息……在这短暂的时间里，你可以去思考的不仅仅是我所说的话……也包括我所提到的一次又一次选择前进所隐含的意义是什么……认可那些让我们以积极的、成长的方式推动我们前进的目标意味着什么……也许你想到的是，你的成长并不在于你自信的部分……实际上，它在于你如何面对那些你缺乏自信的时刻……你是否会带着一个明智的目标向前走，而在这个过程中你能够做出调整……或者是，你是否会回避那些不熟悉的东西……重要的不在于获得确定性……重要的是当你并没有直接的经验，而只是依赖内在的智慧、良好的意图、自我觉察、适应能力的时候，你会如何迈步向前……好好地观察哪些是有效的……然后更多地去做那些事情……

在我开始结束这次会谈的时候，请先停一停……可能还有非常多的东西在你的脑中出现……新的洞见……熟悉的记忆……以及一种新的觉察，觉察到有些事情会推动你向前……这样一来，在未来的日子里，你会发现自己带给自己的惊喜……以许多美好的方式……

请花一些时间来加工你的想法和观点，无论需要多久……让你能够以最为温柔的方式去吸收它们……当你已经有了足够的时间去整合和思考这些可能性时……你可以开始慢慢把你自己重新唤回的过程，和你的身体重新建立联系，和你的环境重新建立联系，和你就在这里存在着的舒适感建立联系……因此过了一会儿之后……当你准备好……你可以完全地把自己带回到此时此刻……允许

你的眼睛睁开……完全离开这个体验，回到此时此刻……并且感觉非常好！

会谈主题：你所有的部分在某些场合下都是有价值的，但并非适用于一切处境

会谈概览：治疗中一个重复出现的主题是自我拒绝的模式。人们会相当狠心地对待自己，以能想象得到的最为负面的方式来无情地评判自己。说"我这次的工作做得很糟糕"是一回事，而说"我是个彻头彻尾的失败者"则完全是另一回事。当人们在自己身上看到他们不喜欢的方面时，无论是嗜好甜食，还是需要不断地得到安慰说他们没事，这都是一个宝贵的机会，提醒人们，他们并不仅仅是他们如此憎恨的自己的某个部分。

当人们要你来"帮助我摆脱掉这一部分的我……帮助我摆脱掉我嗜好甜食的坏毛病"或者"帮助我摆脱掉我的这种匮乏感"，你就拥有了一个重要的机会，可以帮助人们去领会这样一个信息：你不用"摆脱掉"你的某个部分，而是需要学会重新界定你和这些部分之间的关系。当你能够提供这样一种重构，即他们所憎恨的自己的那些部分在他们的生活中也是有功能的，是有角色需要扮演的，他们就能够去接受这个部分，并且进入下一个阶段——在何时以及如何去整合它，从而让这部分能够变得有用而非制造破坏。

这一段过程导向的催眠会谈给出了很多信息，其中最主要的一个信息是：若你在恰当的环境背景中去使用你的某个部分，那么你的每一个部分都是有价值的。换句话说，问题并不在于那个部分上。问题在于你在一个并不适合去表达这个部分的情境中表达了这个部分。因此，来访者需要的是一种灵活性，去发展出一个在该情境中更为有效的部分。这次催眠会谈就是为了促进这个过程。

会谈文本：现在让我们开始集中注意力……你可以先做几次深呼吸，让自己放松下来……此刻，让你专注于你可以安全地、舒适地预料到……将会变得熟悉起来的体验……只是简单地允许自己享有这样一种奢侈，能够花几分钟把注意力放在自己身上，让自己变得更为清晰……你我都知道……对于我们大多数人来说，生活的节奏在不断地变快……所以说，特别美好的事情就在于……每隔一段时间……就这样花几分钟来呼吸……在你的思绪中获得彻底的舒适感……在你的身体里……在你的心灵深处……在这一次会谈，以及每一次会谈中……我会努力邀请你，以我所知道的最为温柔的、最为尊重的方式……去单纯地享受内心中不断发展出的一种平静……当然，每次你去体验这些注意力聚焦的会谈时……都会感受到一些不同……有时候你的思绪会飘向一个方向……另一些时候，你的思绪会飘向另一个方向……但是，每一次都会伴随着一种感受……一种非常深刻的觉察……用一种最为美好的，最为有益的方式和自己在一起是多么珍贵……我们中大多数人都太容易在有些时候对自己很苛刻……在我们没有能够符合我们为自己设定的一些期待或标准的时候，就去鄙视自己……只要你在乎别人的看法……只要你希望能够有出色的表现……你自然就会去评判自己……太多这类的评判并不公平，过于严厉……但是这样的评判并没有什么建设性……并不能让我们学到任何东西……它们只是严苛而已，只是令人不舒服……能够带来安慰的是，当你能够花时间……来提醒你自己……你并不是由一次经历，或是由你的某个部分来界定的……能够带来安慰的是，当你能够花时间……来提醒

你自己，你所经历的事情是那么丰富……你一路走来所遇到的那些有趣的人……你曾经去过的那些特殊的地方……你曾经经历过的那些有价值的事情……它们都是你的财富……一直都在那里提醒着你，在我们的人生旅途中出现的一些丰富的、不平凡的机会……在这些财富中，有一部分是我们创造出的机会……主要是因为我们带着洞见和远见做出了选择——我们想到哪里去，我们想要体验什么……不过，另一些时候，我们只是在恰当的时间出现在了恰当的地点……完全是出于好运气，我们能够看到一些东西，遇见一些人，他们启发了我们……或是经历了一些充满力量，鼓舞人心的事情……这类专注的体验让我最喜欢的一点是……它会以一种非常友善而温和的方式来提醒我们，我们身上的优势和力量……它会以一种非常慷慨的方式来帮助人们发现并且肯定自己那些隐藏起来的才能，那些你或许都不知道自己拥有的才能……它会以一种相当支持性的、现实的方式来让你承认，你不必做到完美也能做得相当好……我喜欢这一点……我喜欢去认识，去认可人们的力量和资源。人们常常觉得自己的优势不过是理所当然的事情……如果我能够 24 小时都跟在你身边，我可能会注意到哪些你真的做得不错的事情呢？……我毫不怀疑，我一定能够注意到很多你真的做得不错的事情……并且能够把这些事情迁移到新的情境当中……以新的方式，在新的互动中去调动和使用那些技能……是的，这就是人们不断拓展自己，不断成长的方式……

能够有机会去定义自己，然后再重新定义自己，这是多么特别的事情啊……你曾经认为你自己是这样的，却发现你自己已经不再是那个样子了……你曾经希望你会是这样的……却喜悦地发现你已经成为那个样子……每一天，生活都会给我们机会去构建和重建，自如地在安于现状和更进一步之间游走……既感到心满意足又心存渴望，这真是一个令人好奇的组合……安于你已经拥有的……同时依然怀着不安于现状的梦想……能够安然地同时拥有这两种状态……尽管它们似乎彼此冲突……这是在美好的催眠专注体验中，我能够发现的最令人着迷的特点之一……一段宝贵的经历并不一定要是理性的，清晰明了的……比如，你可以既在这里又在那里……你可以既在思考又不在思考……你可以既有深层的觉察又没有深层的觉察……这真是一次令人好奇的观察……观察到在一种头脑框架下似乎相互矛盾的事情……在你感觉舒适和专注的时候，能够很容易就整合和吸收……所以，我想鼓励你去享受你的这些美好能力……这只是以一种美好的方式去强化我希望你已经知道的事情……那就是你在内心拥有如此多出色的资源，你可以去探索，去进一步发展……去享受它们……这是在知觉层面令人不禁好奇的事情之一……起初你听起来感觉似乎完全无关紧要的事情……怎么渐渐地就变得有意义起来……或是在你的觉察中似乎如此遥远的事情……怎么渐渐地变得越来越近，直到它让你的觉察中充满了一些令人愉快的东西……或是令人惊讶的东西……但肯定是有用的东西……这便是舒适地投入这样一段专注的体验的价值所在……它也让我们容易去欣赏到……容易去欣赏到……你经历的每一个方面都是有价值的，在某些场合，在某些时候……当它和你非常享受的一些事情联系在一起的时候，那就更明显了……但是关键在于……每一段经历在某些场合都是有价值的，但是没有任何一段经历在任何场合或是任何时候都是有价值的……你可以喜欢某一种特定的食物，但是你不会想要每天都吃它……你可以享受到一个特别的地方去度假，但是有时候你也会想要看看其他的风景，去获得一些其他的体验……你可以特别喜欢一个地方，但也可能在今天想要去另一个地方转转……一路走来，你所学到的是一个重要的原则，那就是事情的价值要取决于具体的条件，它会因为不同的背景而有所变化……这是一件多么棒的事情啊，能够并且愿意在有些时候去挑战别人，甚至去挑战你自己……而在另一些时候，这是一件多么美好的事情啊，能够去选择和谐和容忍……而智慧在于知道什么时候做出何种选择……同样，有时候能够接受当前的处境，与此同时也知道在另一些时候去创造改变是那么重要……此刻，你可以轻松地开始形成一个印象，关于我所讲到的每一段经历具有的潜在价值……而你也可以去那么做……我真的不知道你是否已经开始迈出了下一步……开始去欣赏每一部分的你在某些场合，某些时候，都是有价值的……甚至也包括你的某些部分，在过去，你可能并不那么喜欢这些部分……或者并不那么理解这些部分……而你可以感觉到，在这些方面已经发生了一些改变……当你能够开始觉察到，那个部分也具有积极的价值……一种积极的潜力，如果它能够在恰当的条件下被好好使用……而这就是有技巧地过上一种好生活的艺术所在……学会有意地使用它来创造积极的可能性……在我的经验中，我常常会和人们交谈，他们告诉我，他们自己是那么难以接受自己糟糕的那一部分……他们会对我说这样的

话："请帮助我摆脱我的愤怒"或者是"请帮助我摆脱我的竞争心……"或者是"请帮助我不要再那么需要别人的认可"……通常人们需要一点时间才能真正地把握到我的回答的实质……当我告诉他们，你不需要摆脱这些事情……你不需要摆脱掉你自己的那个部分……不需要，而是要学会如何有选择性地去使用它们，明智地让你自己获得最大的利益……以及你所关心的那些人的最大利益……你会发现在某些场合这些部分是有价值的……只是在你曾经使用它们的那些场合，或使用它们的那种方式没有价值而已……当它们在一个无益的背景下跳出来的时候……

这需要的是一个不同的视角……去学习如何让你所有的部分都能恰如其分地得到表达……而不是去试图消除那些你还不知道如何有技巧地管理它们的部分……当你能够不可避免地意识到……你的每一部分在某些场合都是有价值的，但并非在所有的场合时……这会是一个多么美好的发现啊，发现你可以真正去发展出一种欣赏，欣赏那些之前似乎只配得上你的批评或拒绝的部分……对我来说，在多年的训练中，学习如何在助人领域去帮助每一个人，是一个令人着迷的旅程……然后还要再接受多年的训练去学会，如何面对伴侣和家庭……而当你开始探索家庭环境……以及不同家庭成员所扮演的不同角色的时候……你真的能够极大地了解到，我们所有人都会被一些东西影响、塑造，比如期待、对爱和肯定的需要、竞争，以及如此多其他的力量……这难道不是一件有趣的事情吗，去发现这些力量是如何塑造了家庭成员所做出的选择？……哪一个家庭成员是负责的人……哪一个是不

负责的人？……谁是严肃的人……谁是顽皮的人？……谁是提供支持的人……谁是去竞争的人？……谁并不在乎自己是错是对……谁总是要保证自己是正确的人……即便他（她）是错的？……一个有意思的问题是，我们如何被塑造成为了我们现在的样子……我们越是了解人的大脑和心理……我们越是要更多地去问一些困难的问题……我们真的能掌控我们自己吗？……似乎是出于自由意志才去选择处于舒适的状态……似乎是出于自由意志才去决定你想要上哪一门课……或是你想要点什么食物……但是我们越是需要从过去的学习中脱离出来……不再去做那些曾经在某些方面有价值但如今没有价值的事情……我们越是需要去学习用新的方式去使用我们许多有价值的部分……我们实际上会具有更少的自由……带着理解和慈悲心去行动……在此刻你在自己身上发展出来的那些特质……当你在如此多不同的水平上加工这些体验，十分明智的举动是——一个十分明智的举动是……开始发展出对你自己的更深层的信任……这难道不是在此刻正在发生的事情吗？更加信任你能想到的那些赋予你力量的、让你蜕变的经历……

这真的很能够深刻地说明每个人都具有隐藏的能力……你所隐藏的能力……所以，当成长的机会到来的时候，你可以把握住它们……每一天都会有机会出现……有机会注意到什么是正确的……有机会让另一个人感觉到自己是重要的、有价值的……有机会去做出一个简单的举动或是一件事情，并且从中学到一些有价值的东西……这个举动或事情在哪里发生并不重要……它可以是在杂货店里，或是街角，或是乘坐公共汽车的时候……每一天都会有机会出现……出现在

你的面前……你只需要注意到它们……这需要的不是充满评判的心，而是一颗好奇的心……去真正地享受健康的好奇心是多么美好的事情啊，它让哪怕是最为平常的经历也能注入一种深刻的惊奇……

马上，我就会沉默一分钟，一分钟的时间……就像你现在已经知道的，一分钟可能只有60秒那么长……但它可以提供没有时间限制的机会……我好奇的是，你将会如何使用它，以及这一开放的时间能够帮助你发现什么……在这一分钟之后，我会再次开始说话，当我开始说话的时候，这会帮助你加深你舒适的体验……现在一分钟的沉默开始了。（沉默一分钟）

（重新说话）你可以就这样继续放松，继续轻松地、舒服地休息……花一点时间去注意到一些明显不同的事情……比如说你呼吸的改变……你变得更为舒适……而且也请欣赏自己不需要努力就可以做到这些……以这种方式集中注意力不需要做出什么刻意的努力……它只是一种轻松的、和你自己在一起的方式，让你自己沉浸在积极的可能性之中……

现在，我已经谈到了许多你可以去考虑的可能性……我已经很好地提醒了你，你不需要一定活得那么完美……但你有许多的机会去很好地生活……吸收了这则信息肯定会转化成为一种改变，也就是说，你能对自己说一些更友善的话……你能看到自己身上有一些有价值的事情……这个改变在于，你能够在别人身上，在你周围的世界里注意到一些值得认可的事情……你可以享受去注意到这些改变……尤其是当你意识到，你是那个让这一切发生的人……它们是你的……你现在已经知道，你可以如此专注于在这里呈现

出来的可能性，如果你愿意……毕竟，这是你所创造和享受的体验……你需要决定，从这一次的体验，从每一次的体验中，什么会被保留下来……因为它是值得被坚持的……甚至在我很快让你唤回之后……有些人会继续保留一份舒适感……有些人会保留一种感觉，觉得自己能真正地去欣赏自己所有这些丰富的经历……有些人会牢牢地记住这样一个观点，那就是你可以一再重新界定你自己……我当然希望，你良好的感受能够轻松地被记住，并且在你有空的时候，你能一次又一次地获得这些良好的感受……

当你已经有了足够的时间来加工这次体验……也思考和吸收了更深层的信息……那么你可以开始舒适地结束这次体验……花一些时间，只要你需要，多久都可以……然后，当你感觉到你已经准备好了……你可以开始把你自己唤回来的过程，以一种缓和的、轻松的速度……这样，过了一会儿……你就能完全重新唤回自己……让你的眼睛睁开……感觉完全清醒，精神十分振作……

会谈主题：打破规则、重塑自我

会谈概览： 没有人能够逃避社会化的力量。在我们的整个人生中，但尤其是我们早年的生活中，我们会被我们的家庭、社区、文化、同伴群体以及其他更多的社会力量所塑造。所有这些力量都会给我们施加压力，将我们塑造成为我们"应该"的样子。我们学到"这么说话是可以的，但你最好不要那么说话。你可以把手放在这里，但不要把它们放在那里。你可以这么做，但不要那么做。你最好相信这些，否则……"

我们会吸收他人的期待，我们对社会关系的需要导致我们去寻求社会奖赏（隶属于某个团体、被别人接纳）和回避惩罚（被排斥、被拒

绝）。尽管有些时候，我们自己想要的东西会和其他人在他们心目中认为我们"应该"有的样子产生直接的冲突。你的爸爸想让你打棒球，但你更喜欢玩音乐。你的妈妈想让你高中毕业后上大学，但你更喜欢去欧洲做个背包客。当你有勇气去追求那些和其他人对你的要求直接相反的事情时，这是我们所有人在人生中的许多时候都会面对的战斗，那么你该如何决定去做什么呢？你如何决定，到底是独自去做这些事情，还是把别人的要求放在第一位？这次以过程为导向的催眠会谈就是关于这些困境时刻的，你在生活中有时会面临这样的两难处境：我是要为你做这件事而牺牲我想要的，还是我要为自己做这件事而让你失望？

对于任何努力把自己界定为一个独立个体——即尝试根据自己的真实样子来界定自己并对自己保持真诚的人而言，本次会谈可以帮助他发展出自我觉察和自信，根据具体的处境来做出决策。有时候，做出自我牺牲是最好且最正确的事情，而另一些时候，这么做不仅没有意义，甚至是一种自毁行为。如果你想要你的人生是真正属于你自己的，有时候你就不得不"打破一些规则"。

会谈文本： 你可以做几次放松的深呼吸来开始……在此刻让你的注意力转向你的内心世界一会儿……在接下去的几分钟里，我只会谈到一些不同的观点，不同的可能性……当然，到现在为止你已经体验过足够多的专注体验……能够更舒服地接受，自己可以渐渐沉浸到一种非常舒适的心理和身体状态之中……它变得容易，变得令人向往……你可能已经变得能够欣赏这种安静的、让人陷入沉思之中的时刻的价值……当然，它会加深我十分相信的一些东西……那就是，能够停下来一会儿，什么

都不做，而只是这样存在着，是十分珍贵的……对于有些人来说，这是一个挑战……花时间集中注意力……对于一些人来说，它会更缓慢地转变成为一种愉快的体验……而对于另一些人来说，这要快得多……很快就能意识到自己沉浸在新的观念、新的可能性之中的价值……那么，无论你是需要慢慢地还是迅速地把日常任务和义务放在一边……这都很好……而你可以暂时搁在一边的日常事物之一……就是一长串的义务……每个人都有……此刻，我可以提到日常任务和义务，因为你可能会注意到你对于它们的感受在发生变化……只是去提到它们，并且提醒你，以不同的方式去定义你自己，这是多么有价值……能被人提醒，你不仅仅是你的工作，这是多么有价值……你不仅仅是你的头衔……你不仅仅是你的"计划"清单……你不仅仅是所有这些给别人留下印象的东西……日常的任务和安排……你每天都要去做的这些事情……一件十分美好，真的十分美好的事情是去思考，你能够把什么带入其他人的生命之中……当你选择去分享你自己的时候……因为你能够带去那么多的东西，你可以思考一下，在有些时候只是做你自己，那会多么宝贵……有时间去充电，去更新……在这一方面，有些人会比其他人更容易做到……因为他们已经能够看到，拥有属于自己的个人时间是如此重要……作为充电的重要时刻……那么，每一次我提出这类重要的话题，都是在邀请你……一个温柔的、富有敬意的邀请……让你去考虑一下，这个话题和你有什么关系……根据你自己的理解，它意味着什么……它如何能够影响你的选择、你的反应、你存在和做事的框架……它能够让你吸收到什么东西，而你可

以吸收许多的东西……从你还非常小、非常小的时候就开始了……别人告诉你这个世界是怎么运行的……父母……老师……还有其他人……什么东西你可以放进嘴里，什么你不可以放进嘴里……什么场合你可以竖起自己的手指，什么场合你不可以……什么是你可以和别人说的，什么是你不可以对别人说的……什么是你应该感兴趣的，以及什么是你不应该感兴趣的……你学习并吸收了各种各样的规则、指导、生存的方式……从你周围人那里，他们清晰地告诉你，这对他们来说很重要……与此同时他们告诉你，他们认为你应该怎么生活……那么，来自你早年生活中的许多这类规则都对你有好处……对于一个孩子或者一个学生来说，它们真的是非常有价值的指导原则……如果我去问你，在你很早之前所学到的规则中，哪一个规则，哪两个规则，或者哪三个规则最能够提升你的生活……你很可能能够清晰地描述你曾经真正欣赏和珍视的规则……或许你现在仍然欣赏和珍视它们……那么，我真的不知道，你到底在几岁的时候第一次发现，有些教给你的规则并不是每个人都会遵守的规则……我好奇的是，你到底在几岁的时候第一次发现，有些教给你的规则完全是随意制定的……完全是你成长的那个环境，是那些抚养你的人制定的……因为你曾经的经历告诉你，还有其他做事做人的方式也是没问题的，甚至是更好的……所以你或许在此刻能够意识到，你在你的人生中有许多的机会去学习……然后修正你的观点……更多地学习，更多地修正……我曾经有过最棒的机会是……我在专业领域中成长为一名心理治疗师……被某个人培养，被他影响……他当时质疑了做治疗的所谓规则……起初很简

单……当他问我为什么一次治疗的时段应该是一小时，为什么对于有些治疗师来说，一次治疗时段是 50 分钟……而他给我提了一个令人迷惑的问题……他问，如果你不尊重治疗的传统，不去按小时收费，那会怎么样？如果你按照人们的症状收费，那会怎么样？我过去从来没有听到过这样一个不寻常的提议……所以我真的不知道该怎么回答……他问我，我对意识的功能和潜意识的功能都有什么看法……关于这样一个无争议的层级关系，那就是把意识放在最上面，潜意识放在最下面……他问我，为什么它们不能是挨在一起的……我们谈论了短程治疗和深层治疗，以及那些远比长程治疗深得多的深层的短程治疗是什么样的……他不断地问我问题……教会我去质疑哪怕是最基本的假设……关于事情应该是什么样子的……尤其是，什么构成了治疗的规则……有些时候，似乎有些过于僵化，而有些时候似乎有些过于琐碎……这让我不禁好奇……而你知道，产生好奇是多么宝贵……我过去是如何学习的……我是如何知道我认为我知道的事情……而你如何知道你认为你知道的事情？……此刻，你有这样一个美好的机会去走出你自己的思维模式，让自己有充足的时间去问，你都有哪些假设……你曾经学习到的或许也从未质疑的是什么……直到此刻……而你想要去修正的是什么……为了让你自己获益……以及成长……当你花一点时间静静地坐着……以你现在的样子……你有了一个独特的机会去重新为你自己划界……那些界定你自己，那些界定你的感受，你生活的方式的规则……你会去看一看，你过去是怎么看待你自己的……而通过反思能更好地意识到，你实际并不是那样的……并不是

你过去所认为的自己……而在经过更深的思考之后，你实际上是你所认为自己的那个样子……而你对自己的看法不断地扩大……让你有自由去重新规划界定你自己的那些规则，因此你就可以继续学习和修正……学习和修正……在什么时候你可以停止学习呢？不会是在这一生。什么时候你可以不再去教给别人些什么，不再去成为他们的榜样呢？不会是在这一生。随着你获得新的信息，你永远会有能力去修正你对于自己和人生的看法……随着新的视角的出现……能够去修正你的看法，这是多么不同寻常的能力啊……毕竟，那么多年以来，有多少次你对于你自己，对于其他人，对于某些处境的看法都发生了改变？尽管人们喜欢熟悉的东西，而且有时候过于努力地想让事情保持不变……我们每一个人……包括你在内……都喜欢事情朝着有益的方向改变……因此你的注意力有时会游走，去注意到另一些可能性……一些你或许可以有不同做法的事情……注意力总会转移到内在的某个地方，或者外在的某个地方……即便在这样的体验当中，当你集中你的注意力，注意力会或多或少地转移……能回到令人熟悉和舒适的地方是让人非常安心的事情……你甚至可以尝试说服你自己，当你回来之后，事情完全一如往昔……但是不要被表面所骗，因为有些事情已经改变了……或许是一个观念……或是一个行为……或是一种感受……你也并不总是马上就能知道……有些对你会产生最深远影响的事情会逐渐发生演化，十分缓慢地……在这里，我已经见到过你在成长过程中获得的规则，那些你曾经在界定自己的时候划下的界限，然后，当你继续以有意义的方式成长的时候，你又重新修正了这些规则……或许在

某些层面上，我说的话十分直白……但是你可以吸收其中所隐含的意思，让它对于你来说变得更明白……马上，我会给你一分钟安静的时间，而你可以使用这一分钟来思考一下，你打破过的最好的一些规则……这些你过往所打破的规则，最终拓展了你自己，让你能够去欣赏打破它们的价值……

我很快就会沉默一分钟的时间，你或许会感觉它比一分钟长一点，也可能感觉它比一分钟短一点。"你打破过的最好的一些规则"——当你在这整整一分钟里不断让这句话在你的脑海中重复时，你可能还会想到一些其他的事情……当我在一分钟后再次说话时，我的声音甚至会让你感到更为放松，现在一分钟的沉默开始了……（沉默一分钟）

（重新说话）你可以就这样继续放松……继续轻松地……舒适地休息……只是沉浸在这样一段宁静的时间里，这个舒适的空间里，去提醒你自己，你可以有如此美好的感受，感受到去改变一个规则，打破一个规则，以及遵循一个规则来生活的价值……有这样的能力去强化，去质疑……而在这次会谈之后能够继续保持很久的东西……就会显露出来，当你发现你自己好奇地问："如果我曾经做了另一种尝试，那会怎么样？"……当你问这个问题……你将不得不去决定……你是否能应对不确定的感受？……你是否能应对你不那么自信的时刻？你曾经打破过的一些最好的规则就体现出了不确定性，这一点是不是不禁让人感到好奇呢？你真的能够去享受不确定性……

过一会儿，我将会鼓励你慢慢地、舒适地结束这次的体验……当然，你怎么做，完全没有任何的规则……我知道的是，你可以慢慢地，舒适地，依靠你自己的时间感觉来完成这个过程，这也是学习的结果，也总是可以被修正……花你需要花的时间，而当你准备好了以后……你可以开始这个舒适地把自己唤回的过程，非常舒适……此刻完全把你自己带回来……在你准备好的时候，睁开你的眼睛。请慢慢来……

结　语

在本章呈现的每一个过程导向的催眠会谈中，让会谈得以推进并具有潜在治疗价值的都是对于"如何"问题的使用。对于有某个议题的人而言，询问"为什么"的问题可能会产生一些解释，而这些解释可能是"洞见"也可能是"怪谈"，也无从知晓这些解释是否正确。不过，无论解释是什么，这个人仍然需要学会相关的技能来对这个议题进行不同的处理。

一个人如何看待他自己的成长潜能，如何看待和使用他自己的不同部分，如何定义自身，这些都是生命周期中不断经历的过程。使用催眠来促进这些过程，让这些过程以一种适应性的方式在时间中展开，这可以成为被广泛实践的最佳治疗应用之一。

开动脑筋

1. 列出一些人类普遍的体验，即无论性别、文化、种族或民族，人类都会经历的一些事情。比如，如果你是一个成年人，我很确定你曾经有过一个童年。如果你有一张嘴，我很确定你一定有一些你特别享受的特殊食物。请尽量多地列出这些普遍存在的体验，然后讨论一下在过程导向的催眠会谈中可以如何使用这些体验。

2. 在你的催眠会谈中，来访者是否可以在你的暗示之外独立地产生他们自己的解决方案？如果可以，这是如何发生的？你觉得为什么有些来访者更有可能会那么做？

3. 当一个有全局思维特点的来访者会见了一位有全局思维特点的治疗师，这时会发生什么？这是一个好的匹配还是糟糕的匹配？为什么你这么认为？

行动起来

1. 让你的同学讲出三件他们认为自己能够做得很好的事情，然后询问他们是如何做到的。他们能够解释吗？他们的解释是否足以让其他人做到同样的事情？为什么？

2. 除了在本章中呈现的过程之外，至少再列出三个不同的过程——当人生向前发展时，人们可能会经历这些过程，而当这些过程不顺利的时候，它们可能会成为治疗的目标。现在，请设计一个催眠会谈来促进这些过程。

3. 列出一些你自己在生活中曾打破的规则。这些规则是谁的规则，你为什么打破了它们，之后又承担了什么后果？在你打破的规则中，哪一个规则是你最喜欢打破的，为什么？

第 21 章

催眠会谈示例：常见问题的催眠文本

在本章中，我将提供七则临床催眠治疗的转录文本，这些文本阐释了如何组织这类旨在处理特定问题的治疗会谈。不过，在呈现文本之前，我想简要地重申一下两个重要的话题，因为它们对于组织干预而言是极为重要的。第一个话题关注的是究竟要聚焦于一个问题的内容还是过程（结构），第二个问题关注的是在干预中对催眠文本的使用。

在界定治疗目标时强调的是内容还是过程

在之前讨论过程导向的催眠的章节中，我已经对催眠暗示在内容形式和过程形式上做出了清晰的区分。这一区分指的是干预的目标是放在来访者问题的结构上，还是内容上。

我鼓励临床工作者使用那些不仅有助于解决一个问题，也能够教授问题解决过程的治疗取向。为了做到这一点，花费过多时间在这个问题的内容细节中筛选材料或许并不是必要的。如果你能够引入一些更有效的新方法来处理这个问题，并且在结构层面让人们容易去吸收和应用新的概念和方法，那么，可以预见的是，结构改变必然会直接改变内容。

在治疗过程中，你是打算在内容水平上做干预，还是在结构水平上做干预，或者两者兼顾，这可是一个主要的决策点。你在前一章有关过程导向的治疗示例文本中会注意到，我主要聚焦在过程上。在本章提供的文本中，我会更多聚焦在内容上，我会直接处理症状模式，并且用暗示来打破这个模式，然后发展出一种新的、更具适应性的模式。不过，你也可以在一次会谈中同时着眼于内容和过程，有些时候，这么做是最佳选择。

治疗会谈的示例文本

我在本书中始终反复强调，有效地使用临床催眠需要的是你根据来访者独特的特点去定制你的取向。不过我也承认，作为一种教学工具而言，示范是有其价值的，因此我提供了这些治疗会谈的转录文本来演示如何措辞。在提供这些文本的同时，我也想知会各位，它们的目的并非作为脚本供你对你的来访者使用。

以下的示例文本来源于因各类问题而来寻求帮助的真实来访者所接受的催眠治疗。我希望你在学习它们的时候也能仔细思考，哪些个人、人际和情境的变量可能会引出这些治疗中的暗示。你会获得关于每一位来访者的一些背景信息，我也会解释该次特定的催眠治疗会谈的目标以及该次会谈和来访者更大的治疗的目标之间的关系。

关于这些示例文本，我最后想说的一点是，本章中呈现的我对来访者所说的内容，只包括了那些能够阐释各种催眠暗示形式的部分。在阅读

和理解这些文本时，如果你能够主动地思考文本提供的暗示并且推理出采用这些暗示的逻辑，那么你对于催眠模式的学习就会大有提高。除了在本章中呈现出的催眠会谈文本片段之外，你还可以通过扫描本书后勒口处的二维码找到"维姬的案例"。那是一次感人的会谈。如果你在观看的同时能够阅读带有评论和分析的完整会谈的转录稿，那么你就能学到更多的东西。那次会谈的主角是一位 42 岁的女性，她患有晚期癌症，希望通过催眠来缓解疼痛。本次会谈能更完整地代表从事临床催眠是怎样一个合作的、互动的和个性化的过程。

案例 1：自我界定和自己照顾

来访者是一位 60 岁出头的女性，她最初寻求治疗是因为做噩梦的缘故。她的梦中反复出现和童年被性骚扰的片段有关的创伤画面、糟糕的自尊以及无法有效地在她和别人的关系中设定界限。通过对和她的创伤有关的感受进行工作来支持她，显然是治疗计划中必要的一部分。她的治疗的另一部分聚焦在她对于自我感的缺乏上——许多临床工作者会将其称为缺乏"自我边界"。决断力和设定界限的能力可以在治疗稍后的过程中获得，但首先必须界定一种"自己值得保护"的自我价值感。这位女性对自我的理解非常空泛，而且会以相当无我的姿态去适应她周围的任何人，导致她对于自己的想法和感受的知晓极为有限。这被称为"缺乏情感分化"。简而言之，如果你不知道你真实的感受是什么，那么你就很难调节这些感受。以下的转录文本是在她的治疗相当早期的阶段进行的一次催眠治疗的一部分，处理的主题是建立边界和发展出一种更为清晰的

自我界定。

好，莫莉，你可以开始做几次放松的深呼吸……让你自己感觉到舒适……让你自己现在准备好……花一点时间进入内心的体验……这样，你就能够真正地享受在意识的觉察和潜意识的觉察之间的平衡……让每一次呼吸都放松自己……花一点时间放任你的思绪去往任何地方……直到它们让自己感到疲倦为止……然后一点、一点地，它们可以放慢速度……变得非常缓慢……因此，你越来越多的心理能量就能够被用在学习……在你内心的最深处……学习舒适的体验……关于能够如此远离……远离所有你的觉察通常聚焦的地方……因此你就可以真正深刻地知道……所有那些内在的疆域……你内心的风景……可以惬意地旅行……看看这一自然形成的产物……以及那个自然形成的产物……感受和想法……历史的标志……你

的好奇……以及一种非常深刻的认识……认识到内在的能力……而且有趣的是去观察这种变迁……和发展的体验是什么样子的……看到一个新生的婴儿……没有人真的知道一个婴儿是否会思考，或者说，婴儿会思考些什么……看着一个婴儿发现自己的手指，自己的脚趾……看到这个婴儿脸上有趣的表情……当他发现他可以让一根手指摆动……按照自己的意志……一点、一点地……婴儿学到的是……这是我的身体……而且它是和世界的任何其他部分分开的，与众不同的……不同于其他的人、其他地方和其他东西……而你的每一寸的皮肤……是一种边界……在你的内心世界……以及外在世界之间……而且你完全不可能跳出你的皮肤……你容纳着你自己……而且有趣的是……有些人没有一个可以居住的家……他们相信天空就是他们的屋顶……而土地就是他们的家……而且还有其他一些人会划出非常广大的领域，好几亩的土地……他们清楚地标记出这块地是他们的……而且某一个人所建造起来的每一堵墙……把一些东西包含在内，把一些东西排除在外……有石头做的墙……木头的墙……钢筋加固的墙……而且有些墙……是你可以为自己建造起来的墙……从容地、开心地……莫莉的墙……是可以渗透的墙……那种能够有选择地让东西进出的类型……而且它就是那种类型的墙……能够允许和不舒适的东西保持恰好的距离……能够自由地行驶在畅通的路上……舒适的……它是那种可以渗透的墙……当某个人在一次谈话中说了某句话……或许你觉得和自己有关……允许一个舒服的距离……一种能够提供保护的……距离，可以对每一种输入的信息加以考虑……而且你可以感觉

到安全，因为每个人对你的反馈都需要在你的大门口进行审查……在你决定是否让它进来之前……在你决定是否要做出反应之前……而且如果你决定做出反应……那么你是如何决定让自己做出反应的……基于那些……在你内心的最深处是有效的……让你有美好的感受的东西……因此，为什么不召集一支建筑队伍？……建立一堵美丽的墙……一堵具有创造力的墙……而我好奇的是，你会使用什么颜色……你会使用什么材质……以及用来登记的大门看上去是什么样的？……以及那里有多大的空间……能够承载许多许多的成长……而且这些墙……总是可以移动，如果你想的话……它们可以被建起来或者拆掉……你可以在上面加上观察孔和全景窗……不管怎么样，这些墙是你的……而我所知道的一切是……走进一个开放空间的能力……在一方面具有……无限的自由……但是在另一方面……能够有意义地引导体验的结构又在哪里呢？……当我刚搬入这一间我现在身处的办公室的时候……它有很大的空间……我必须起草一个计划……详细地说明我想要多少堵墙……我需要它们建在哪里……多少个电插座……多少扇门……而且我需要门往里开还是往外开……有多少"开"的开关和多少"关"的开关……而你的一部分很明白……设计空间的使用……是一门真正的艺术……而且你发现，随着时间的流逝……你的每一部分……你的所有部分……都有一些空间……而你如何想要使用那个空间……肯定取决于个人的设计……以及审美……这里有一堵高墙，或者那里有一堵矮墙……这部分的空间更多一点，那部分的空间更少一些……而且你可以真正地享受……无与伦比的清晰性……会随

之而来……带着越来越精细的设计……可以移动和拆卸的墙……而且多么让人欣慰的是知道……没有任何你所体验的东西有必要完全直接渗透入你……你有许多的内在保护机制……内心力量的墙……而且你也曾经看到过中国长城的照片……你也听说过哭墙……你也读到过柏林墙……而且你也知道华尔街……或许你也听到过那达科塔州的城墙药房……以及落基山脉这座自然之墙……拉荷亚的悬崖墙……以及所有那些不同的可能性……它可以计划……和建造……而且如果你曾经替一家安保公司工作……你就肯定知道，搭建和保护将内部和外部分隔开来的墙是那么重要……一天 24 小时……一周 7 天……一个人必须保护自己的空间……以及福祉……而且存在许多更深层的意义……我真的知道……你可以吸收和使用……然后……当你觉得你想要……而当你准备好的时候……当你能够完全重新让你自己回到这里来……并且睁开你的眼睛，当你准备好的时候……

我和莫莉进行了多次会谈来强调她的内在觉察力，认识并接纳她自己的独特性，有能力代表自己做出积极的选择，以及处理过去的创伤的能力，从而使她能够在未来有所成长。莫莉变得相当善于意识到别人在尝试影响她，而且往往是出于他们自己的利益。能够更清楚、更频繁地说不，这让她感觉到了自己的力量，而且她也表示，第一次感觉到自己的人生终于真正属于自己了。

案例 2：失眠

来访者是一位 40 多岁的女性，她的主诉包含多个议题，包括焦虑、抑郁和失眠。某种形式的失眠是和焦虑与抑郁最为常见的相关症状，而且因为失眠会有严重的、多方面的后果，它很可能被视为治疗最早的目标之一。失眠会导致主观层面的痛苦，并损害社交和职业功能。受失眠折磨的人会报告自己的生活质量下降、难以集中注意力、感觉疲惫（抑郁第二常见的症状），以及对社交或从事愉悦的活动兴趣降低，从而进一步加剧抑郁症状。

导致失眠的原因有很多，但最为常见的一个因素叫反刍思维。反刍思维（反复思考）是一种认知过程，即不断地在相同的思绪上打转。它被认为是一种应对持续存在的问题和应激的长期风格，而持续存在的问题和应激都会加剧焦虑和抑郁。反刍思维会产生身体和认知层面的唤起，而二者又都会增加失眠。但有证据显示，认知唤起是更棘手的问题。因此，尽量减少认知加工与减少刻意要睡着的努力是主要的治疗目标。

在这个个案中，来访者无疑表现出了反刍思维的模式。当被问在打算睡觉时会想些什么的时候，她回答说："什么事都想！进度落后的工作项目，我不得不做的讲演，而且我知道我的老板肯定会非常不满意，我女儿在学校里遇到的问题，我丈夫的工作压力，他讨厌自己的工作，等等。"如果脑子里装满了这一切，还会有谁能够入睡且一夜好眠呢？

因此，本次会谈想要努力创造出在睡觉时刻的"零思考区"，创造出一个机会让头脑清除杂念，而不是解决问题。如果你想要高质量的睡眠，那么上床睡觉的时间绝对不是解决问题的好时机。

你可以闭上你的眼睛，玛德琳……一旦你闭上眼睛，你马上就能够注意到区别……这意味着你不需要再去注意你周围发生的事情……这意味着你已经向外在世界闭上了你的眼睛……在此刻……而且以某种方式……你可能会想到……闭上眼睛这个简单的行为……是一个起点，开始去关闭……外在的世界……现在，你可能会听到……声音……那些你的环境里惯常出现的声音……因为它们照例会出现……无论是狗在叫，或是蛐蛐在叫……或是车子的声音……是什么都不重要……这都是我们习以为常的……并不值得多加注意，只需要让它在那一刻轻轻地进出你的意识……它不过就是在那里……它不需要你做任何事情……它只是那么存在着的背景，但是很容易就可以忽略掉……它只是简单地提醒你……以一种非常间接的方式……外在的世界照旧运行着……没有什么特别重要的事情发生……没有什么特别需要你现在去关注的事情……而这会让你的头脑变得自由……在此刻，在你入睡之前，停留在当下……你需要让你的头脑……变得甚至更为安静……甚至更为舒适……而且注意到，这种感觉是那么美好……现在，你知道，而且我也知道……人们会……不断地对他们自己讲话……通过他们的思绪……所以你或许已经注意到……就好像……你的头脑中有一个声音……一个你对自己讲话的声音……这完全是正常的……而且，实际上，可以让人感到很舒服……而当你可能正常地对自己讲话的时候……讲那些在今天早些时候发生的事情……那些可能会在明天发生的事情……或者是在你生活中发生的重要的事情……现在让人感到很安慰的是，你意识到自己可以……慢慢地关小……声音的音

量和频率……直到你发现自己……以一种缓慢的、安静的、耳语般的方式在思考……几乎都听不到……令人惊喜的是，它可以变得那么安静……在你的头脑中……现在，我之前提到过，睡觉质量很好的人是如何更多报告，在他们打算睡觉的时候，脑子里什么都不想……而且即便他们常常说，他们什么都不想……这个答案实际上并不非常准确……因为他们的头脑不可能完全是空的……事实上，他们继续在想……而且在他们入睡的过程中，能够觉察到自己……但是当你问他们，他们都在注意些什么的时候……他们会告诉你，他们关注的内容是那么简单……那么轻松……或许真的什么都没有……有一个人告诉我，她可以在自己的头脑中想着让自己去一个特殊的地方，一个美丽的、安全的、放松的地方，一个她在想象中创造出的地方……有一个男人告诉我，他的思绪会自动想起他喜欢去的那些度假胜地，想起那些美好的画面……一位女士告诉我，她会把注意力放在和她的狗快乐玩耍的画面上……另一个男人告诉我，他从小就学会了用数数的方式入睡，如今仍然每晚上都那么做……但不会数很久……因为数数非常单调，很快就会让他入眠……重要的是，你有相同的能力……把你的思绪集中在任何给你安慰的事情上……让你放松……让你感觉好……就像你马上会吃一顿特殊的美食……一晚的好觉就像是一道特殊的美食……你可以在晚上去享受……而你有自由让自己的思绪去往你想让它们去往的地方……你可以想一些不知道是什么、但能给人带来安慰的东西……而你可以发展你自己的画面……声音……气味……和感受……帮助你那么舒适地沉入睡眠当中……但是当你很快就飘走之前……我

想要提醒你一些事情……关于在你的头脑中拥有自由……你现在需要的所有的自由……有那么多的自由，只是去放松，不必去思考……你可以感觉到自由……能够……沉入睡眠的自由……慢慢地……从容地……而且，当然，你已经知道……这不是……你可以逼着自己去做的事情……就像你不可能努力让你长到2米……而是说，它是你……允许你自己去体验……通过引导你的思绪……指向一个有用的方向……那个方向就是……沉入一个美好的……平静的睡眠之中……现在你的头脑在何处是最为舒适的？……空处……不知道是哪里……就在空处之中……在这个地方……你无须思考……你的身体只要舒适地休息就可以了……在这里，你可以注意到节律……你的胸腔……起……落……当你呼吸的时候……慢慢吸气……慢慢呼气……然后，一点、一点地……你可能会觉察到……你真的可以不去想任何具体的事情……还有，你的注意力如何能够持续地，甚至更多地聚焦在……美好的……令人舒适的……当下……安全和温暖的……那么舒适而温暖的……你的床……这样一来，你可以感觉到你的身体……对于有些人来说，他们的身体感觉起来仿佛非常沉重……往下沉……在你睡在那儿的时候……就好像你会与床融为一体……而对于其他人来说……他们的身体感觉非常轻盈……就仿佛毫无重量地飘浮在云朵上……那么，你可以注意到微小的感觉……和入睡有关的身体感觉……你身体的哪个部位……似乎会先飘浮走……哪些部位是最沉重的……就好像得花费很大的力气才能移动它们……哪些部位是最轻盈的……自由的……随着你放慢呼吸……你的头脑……也变得更为安静……它可以感觉到

美好地……飘走……那么容易……毫不费力……有趣的是……在你飘走的同时……你首先会发现你自己……在这个……中间地带……还没有真的入睡……但也并不真的醒着……而就在这个中间状态……你会发现……让你的身体……如此完全地被床支撑着……是一种什么感觉……让你的头脑……飘浮着……并没有真正落在……任何具体的东西上……然后注意到……你床单的质地……是一种简单但美好而且令人平静的感受……感觉到你的毯子……簇拥着你的身体……你的枕头……刚刚好……而这些令人舒心的体验，每一个……关于身体的觉察……只是凸显出……处于这种体验之中的感受……飘浮而沉入……深深的……宁静的睡眠之中的感受……一次深沉的……宁静的睡眠……让你能够整晚都睡着……令人惊讶的、安稳的睡眠……你只要打散你的思绪，直到没有任何思绪成型……于是就让你能够恰到好处地安于……这样一个念头……好好睡觉……头脑中空无一物……舒服的身体……如此宁静……你内心如此放松……于是你便能够注意到……你的身体……以及你的头脑……飘走……飘走……还不需要马上沉入睡眠……除非你真的想要那么做……但是你可以允许你自己有……这份奢侈……存在于这种……头脑状态之中……以及身体……度过一段漫长的休息时间……而当你从这次深沉的、安宁的睡眠中醒来之后……在许多小时以后……你将会自然地感觉自己获得了休息……精力充沛……这是一次十分有力量的体验……去重新发现……相当自然地……你可以睡着……你可以睡着……深深地入睡……于是，你可以……只是去享受……舒适感……宁静的感觉……你可以带

着它们进入你的梦中……睡吧……睡吧……那么现在……你可以飘走……飘走……好好入睡。晚安……

这次会谈录了音（实际上我会把我所有的催眠会谈都录下来，然后把录音给来访者，供他们去回顾），来访者会定期听这个录音，以此作为一种在入睡时关注舒适感而非问题解决上的方法。仅仅几周的时间，她就可以在不听录音带的情况下入睡，而且让她惊喜的是，除了上一两次厕所，她可以安睡整晚。她很容易就能再次入睡，而且报告，自己已经很久都没觉得那么精力充沛了。长期随访发现，这一治疗效果在她身上有所保持，而且在她压力特别大的时候，她会预防性地听录音带，并能依然保持良好的睡眠。

案例 3：找到生活的方向

来访者是一位近 60 岁的男性，他呈现出的问题是"卡在"一种他觉得十分困扰的"时而在一起、时而分开"的不稳定关系中，患有高血压以及围绕着和他职业相关议题的拖延行为。他的表述是"想要取得足够的个人成长从而让我的人生能向前推进"。至于什么代表"向前推进"，他脑海中则没有任何特定的目标。如果来访者的目标并没有很好地被界定，而且不存在特定的步骤来实现它，那么它就不是一个真正的目标。它只是一个愿望。因此，在这位来访者的治疗中，一个目标是帮助他在他的人生中发展出一种清晰的方向感。

在治疗的过程中，催眠被用于鼓励他对未来发展出一种清晰而特定的意识，足以推动他在目前采取一些果断而向前推进的行动（行为激活）。来访者是一位教育行业的从业人员，自认为整体上对于临床催眠十分熟悉，尤其是米尔顿·艾利克森的工作。

……好，杰瑞，你可以开始做几次放松的深呼吸……然后一点、一点地……你可以让许多不同的回忆……浮现在你的觉察中……关于处于深度的放松是什么样子的……某种程度上说，那是让人愉悦和舒服

的……而已经有一段时间了……自从你上一次体验到……一次正式的催眠过程……由我作为引导者……但是在过去……并不那么久之前……当你第一次熟悉……我的声音……在听我……以一种非常慢的……从容的方式……说话的时候……变得更安静……而在那次最初的体验中……当你第一次开始学习催眠的时候……开始向如此深的可能性敞开自己的时候……你允许你自己体验到……在做催眠时……一些最为有意思的维度……而且自从我们第一次催眠会谈之后，已经过去了相当长的时间……自从那时候起你已经在那么多的方面都获得了成长……去进入一种更深的体验……以及一种更舒服的头脑和身体的状态……每时每刻……这肯定会变得更容易……而且这是一个……非常值得尝试的机会……去重新发现……你的能力……去进入……以一种有用的方式……以一种有意义的方式……而且我知道……当你探索你的体验时……各种各样的可能性……允许你去重新发现……旧的觉察……为新的觉察铺平道路……而当新的觉察……进入你的意识时……当它是那么容易……去发现，只需

要……一点点的注意力……去允许所有类型的舒适感……我们可以在它们的基础上不断累积……在未来的体验中……每一天……而且我觉察到你的头脑正在飘向……没有什么具体的地方……你在此刻所思考的事情……和过去的体验……联系在一起……和未来的期待……而且你知道，我也知道……一种经常发生的情况是……如果种子……可以在今天种下……它会产生最大程度的……值得拥有的……未来的可能性……就像艾利克森正确地指出的那样……你无法改变病人的过去……你只能改变他对过去的知觉……而且过去和你的未来有多么大的联系……你将从现在开始明白……因为正是现在和你的过去联系在一起……而且会带来你会愿意去探索的……你未来的可能性……而你在此刻的存在……证明了那一点……当你让自己把此刻……创造为一个积极的未来……明智地整合所有来自过去所学到的东西……你在此刻体验到的东西……而且所有这些关于过去、现在和未来的描述……并不真的想以任何方式来让你迷失方向……这可能值得一试……但是它肯定会帮助你……看到不同的视角……让此刻的冲动……可以用不同的眼光来审视……当你发现……最值得做的事情……你可以在内心去做……从内心……在你最深层的自我中……你最深层的自我……而且如果你回想一下……你已经经历的所有那些值得做的事情……它们中很少能够轻易地获得……原因很简单……无论你已经获得的是什么……你都曾经为此努力过……而且有那么多的时候……在你成为一名教师的过程中……原本可以容易得多的是……不去上课……而是去玩……去海边……或者去跑步……而且你当时肯定有那么做的理由……

但是你深深地感到……需要获得一些更为重要的东西……是以牺牲为代价的……而每一次为了完善自我而做的自我牺牲并不真的就是一种自我牺牲……因为当你思考牺牲和完善之间的关系时……而且你让牺牲变得更完善……而且你牺牲的要比你取得的进步更少……你实际上并没有牺牲……你只是变得更好了……更进一步……而来自内心的问题……产生了成长的动力……和体验……是一种逐步变小的内在压力……每一种新的体验都可以带来安慰……每一次新的机会……为了成长……都可以得到认可……在过去你已经学习到了那么多的东西……你已经在那么多的方面都发生了改变……而且来自内心的压力造成的每一种改变都补偿了来自外界的压力……通过深刻地回应来自内在的恰当的要求……你已经变得那么有能力……而也已经看到了结果……你可以具有一种非常大的影响力……当你允许你自己……去释放……或许去传授……以一种分享的方式……传授你已经知道的东西……而且只以一种方式去学校学习……去发展……去改变……以一种给予的方式……这会带来一种更强大的自我意义感……比你曾经体验过的都更强大……而且在你过去的所有经历中……曾经有过自我的牺牲……在它们的背后……有一种照顾你自己的气场……当一个人成为父母的时候……很明显的是……为人父母的无私……是一个闪光的表面……背后是一个自私的决定……要孩子的原因……是这个人希望能够反映出自己的自我……带着骄傲……和成就……以及关于生孩子的自私决定的自私本质的争论……继续着……以及牺牲……一段充满爱的关系……它能给你你想要的东西……而且你知道，这意味着，为了得到……你需要给予……而且无论你必须公开给予的是什么……会成长……轻松地……而且当你在内心越来越深刻地理解……有给予才会有收获……是一种最好的方式……来建立一段稳固的关系……尤其是和你自己……尤其是……和你自己……所以说……为什么不……自私地和无私地……每一天都做那么一点牺牲……去给予你自己一些东西……为了从你自己那里有所收获……以更为舒服的……以压力更小的……方式做事情……以压力更小的……方式循环血液……在一个那么健康的身体里……带着舒适感……以及身体放松的能力……你从和你工作的人那里知道……你可以假装他们并没有听到……但是你知道他们的潜意识听到了……而他们可以假装他们没有听到……但是你又怎么会上当呢……因为每个人都有一部分……无论受到了多少的教育……都有能力去学习……去成长……以及去改变……而且有些人可以很努力地让自己在原地踏步……但是你知道，而且我知道……改变是不可避免的……所以你又怎么会上当呢……而我将会沉默一分钟……而你可以在你内心探索……经过你觉察之中的……感受和想法……会在不同的方面对你来说变得重要起来，而你的意识的头脑还没有发现这些方面……当我在一分钟后再次和你说话的时候……我的声音甚至可以让你变得更放松……而现在……一分钟的沉默开始了……（一分钟的沉默）……很好……你可以继续就这样放松……继续轻松地、舒服地

休息……而你已经允许我觉察到……我们这次会谈的多重目的……学习的机会和个人成长的机会……专业成长……以及有意义的体验……而我好奇的是，你将能够……从这些聚焦的体验中……获得多少发现……当你注意到不同的观点和不同的视角的时候……而且你可以愉快地知道……每一次的催眠过程……都会有不同的效果……并且产生不同的模式……以你的潜意识……可以在潜意识层面允许的方式……而你的意识头脑会期待……去发现……许多的可能性……一天又一天……那么，花你想花的时间……来加工你的思绪……你体验的不同层面……而且去思考你的期待……以及哪一些学习的收获最适合……在这一周使用……哪一些学习的收获可以等到下一周……那么，当你准备好的时候……你可以开始把自己重新带回到此时此刻……这个房间和这个地方……而且无论在什么时候，你想要把自己带回来的时候……你可以慢慢地移动身体来唤回自己……然后你可以允许你的眼睛睁开……

来访者对一个基本的事实进行了反思，即任何他重视的事情都是他通过努力才获得的。他很容易就回忆起当他在学校上课而其他人出去娱乐的时候，这似乎很像是一种牺牲。这次会谈激励他去直面在他生活的每一个领域里自己那种漫无目标的状态，这让他在之后的会谈中能够处理有关的议题，包括目标设定，在追求值得拥有的未来可能性时能将即刻的满足放在一边，以及在他的关系中变得更积极主动（"给予才会有收获"）。

案例 4：发展出灵活性

下面的文本是和一位参加我的临床催眠培训课程的学员做的一次催眠治疗，这位学员是一位50多岁的男性心理学家。尽管他觉得作为一个更好地理解人们和心理治疗有关的主观体验的模型而言，临床催眠的概念和技术很有启发，但是他发现，在思考从事治疗方面的问题时，他的视角很难跳出他已经建立好的心理动力学取向。在培训的一次临床演示中，他要求做一次催眠会谈来帮助他更好地吸收新的学习内容，并且在他的治疗取向中发展出更高的灵活性。因此，这次会谈是在一个更具有教育性质而非临床性质的情境下，在其他学员的面前完成的。

……本，你可以找到一个最舒服的姿势……然后一点、一点地……你可以让自己逐渐有可能……变得非常放松……非常舒适……在你内心变得非常轻松……而我知道，是欧内斯特·希尔加德……提出了这样一个观点……即一个人有能力被催眠……进入一种深度的催眠之中……是一个稳定的特质……这个特质实际上不会随着时间的变化发生太大的改变……而我好奇的是，你是否会发现……一个令人满意的好理由，来反对希尔加德……或许发现人们可以进入更深的催眠……更快地进入更深的水平……通过练习……通过体验……而你或许有兴趣知道……你可以进入多么深的催眠体验之中……或者说你能够多么快地就进入……一种非常舒服的水平……无论你聚焦在深度……或是速度……或是希尔加德……或是你自己……真正重要的是……那种伴随而来的喜悦感……同时发现，在你自己内心所有的水平上……你都可以感到真的很舒服……

而我知道对你来说重要的是，让你的头脑保持活跃……去思考和分析……能够总是尽可能地觉察到……你周围正在发生的一切……这是一种模式……你通过一辈子的学习……和分析……发展出来的模式……而你知道，而且我知道……作为一名心理健康的专业人员……有些时候人们因为他们所学到的而成为大师……而另一些时候……他们会因为他们所学到的而成为受害者……而每次你花时间去学习一些新的东西……你就有机会去让它和你已经学习知道的东西进行整合……深刻地整合……而我不知道你知道多少……你所知道的东西……关于米尔顿·艾利克森已经知道的东西……关于他知道的东西……以及人们怎么知道他们知道……以及不知道他们不知道……而一位著名的喜剧大师说……你不知道的……并不是问题……问题是你知道的是错的……而米尔顿·艾利克森……这位先生你现在应该已经熟悉了……他并不真的相信正式的人格理论……米尔顿不会把你的模式描述为……强迫思维或强迫行为……他不会用一个特殊的称谓给人们贴上标签……但是……有些人坚持就要这么做……而我在一家医院里工作了足够长的时间……知道……医生会说什么……在210房间里那个断腿的怎么样了？……325房间那个换髋关节的怎么样了？……104房间那个心境障碍的怎么样了？……就好像没有一个人有自己的名字一样……没有一个人是真正的"人"……只是一个标签……而这是艾利克森的信念系统……而我好奇的是，你怎么看……在内心深处……对艾利克森所做的观察……就是说当你的潜意识具有……足够的资源来用于帮助促进改变的发生……在你自己和别人身上……正是习得的局限……那些习得的局限……强化了被艾利克森称为僵化的……行为模式……也就是说一个人学习了某种序列……某种风格……某种反应模式……然后他就会一遍一遍地做……以一种非常僵化的方式……而当你建议去偏离这种模式时……你可能会遭到阻抗……而当你建议某个人走出……他模式的边界时……通过用一种新的方式……去对旧的情境做出反应……让最有意义的改变发生……而存在着僵化的思维模式……僵化的情感模式……僵化的行为模式……僵化的社会模式……僵化的治疗模式……以动力学的方式来讲……在具体的情境下有刻板的反应……那么为什么不走出……惯常的边界……为什么不要求你自己在一个旧的情境中做出一个新的反应……为什么不做一些新的、不同的事情……并且享受新的、不同的结果……而且享受去发现……你真的可以有足够的灵活度……去做出不同的反应……以那些仅仅是刚被发现的……被你的意识头脑发现的方式……而我好奇的是，有多少新的东西是你在今天可以做的……有多少跳出习惯反应之外的反应是你今天可以产生的……以及你能否足够灵活地……有不同的反应……而当你通常的紧张水平让位于你现在显然具有的这种深度放松感觉的时候……这是一种非常舒服的模式的改变……而当不适感变成舒适

感……这也是一种改变……一点一点地……你逐渐开始发现……旧的情境中新的可能性……以可以感觉如此好的方式……在所有的水平上……而且为什么不……允许你自己……有一种不同的反应……或许是一种让人舒服的不那么动力学的反应……在那个情境中，或许最有帮助的是……并且束缚也最少的是……向新的可能性打开大门……并且对于那些会保持门紧闭的学习……关上大门……一天一天……那么花你想花的时间……加工你的意识头脑可以理解的我给你的信息的那部分……以安全的方式……而且如果你想要那么做，也可以假装并没有什么更深刻的意义……可以让你的潜意识来学习……当你觉得你准备好……并且想要重新回到此时此刻来……你可以开始那个过程……将你带回……一种不同的反应水平……而当你准备好的时候……你就可以允许你的眼睛睁开……

在催眠会谈之后，这位演示参与者报告，他觉察到在会谈中，自己身上发生了一个重要的重构。他表示自己过去并不觉得自己的治疗取向是"僵化的"，只是认为它们是"正确做法"。当听到自己的模式被描述为"刻板的反应"时，并且吸收了有关于成长来自"走出惯常的边界"这个观点时，他报告自己感觉到一种可以自由去试验的感受，这是他在之前从未感觉过的。在课程剩余的时间里，他有好几次都提到了"有更多的方式去做治疗带来的解放感"。

案例 5：体重管理

来访者是一位 40 岁出头的女性，她的职业　　是程序员，她提出的主诉是希望能够维持她成功

减去的体重，她之前通过参加一个结构化的减重项目而成功减重。她过去一直可以控制自己那些麻烦的饮食习惯，除了把面包（尤其是法式面包卷）当零食吃以外。她希望能够在吃面包方面有一定的节制，就像她对于自己的节食食谱上其他的食物能做到的那样。她是一位崇尚逻辑的女性，而且在很长的时间以来都和自己的感受有相当严重的解离。这一文本记录的是三次治疗中的第二次会谈。

……好的，格尔达……你可以做几次放松的深呼吸……让你现在进入内心的体验中……在那里待一会儿……在某个地方……比理性更深的地方……在逻辑之下的某个地方……某个在你的左脑的右边的地方……某个超越日常生活之上的地方……而当你已经在上面和下面……在左边的右面……那么每一个方向都可以提供一个新的机会或者是一种更深的意义……关于舒适感……而在很长一段时间以来……你都已经有很多的经验，能够理性地思考……在一个更深的水平上建立联系……和计算机的逻辑建立联系……程序的序列……所有的练习……为了理智……但是你知道而且我也知道……事物真正的平衡……建立在……不断地运动之中……不断微小的调整……在每天的体验中……让我们从平衡变为不平衡……再返回平衡……拥有希望和做出调整……而所有关于不平衡的一切……是非常沉重的……而平衡是如光一般轻盈的……红色的光……蓝色的光……白色的光……光一般轻盈的感受……轻爽口味的啤酒……轻盈的空气……轻盈的思绪……而且什么会让一样东西比空气更重……飘浮起来……你身体哪一部分更轻呢？……左边……还是右边……上半身……还是下半身……你背面的前面……还

是你前面的背面……你真的不知道……但是当你体验到……这种让人向上的体验……它真的会提升你的觉察……觉察你的一部分似乎有多么远……而另一部分似乎在飘浮……就在你的面前……如果思绪就在这里……而感受就在那里……那么你或许……可以被带入一种失去方向的体验……而它到底是失控的混乱，还是物理空间上的扭曲……被带入一种你的身体是如此失去方向的体验当中……然后你进入你的思绪当中……你有没有注意到你的思绪是那么没有方向，当你如此关注你的身体的时候……它可以似乎是那么近又那么远……而且你可以认为你理解并且知道你听到了什么……但是当你在这里的时候，如果你不知道你听到了什么，那么或许你知道在那里是什么……当你去享受的时候……那种轻快的……无忧无虑的感受就会回来……而你的思绪可以微笑……当你的身体发笑的时候又是一种什么样的感觉……而哪一部分……体验到幽默感？以及对于通常的线索失去方向感又是什么样子的……你真的想要降低体重……而变得轻盈让人有可能……回忆起我曾经向你描述过的，海洋有能力维持它自己……并且在一个更深的水平上……你的潜意识在学习自然界如何维持水的……身体……那么身体的多少部分是水呢？……而且你知道在化学中……哪一个分子……和哪一个原子……有一种自然的吸引……相比黑麦来说……酸面包的化学构成是什么？……而当他们把它包（与面包的"包"同音）起来……带回家里……任何在你更深层的结构上发生的改变提供了一个有趣的成长机会……在一顿饭当中……这要消化起来可真是不少啊……但是当意识的头脑承载了太多的东西……这个时候潜意识就开

始享受在聚光灯下的状态，一段时间……在那个时候，它可以真正发出光芒……而我不知道有没有人真的知道为什么这是对的……我所知道的一切是……你有一个意识的头脑……它非常的聪明……还有一个潜意识的头脑……它甚至更为聪明……而我记得……我的一个叫杰弗里·蔡克的同事曾经告诉我……艾利克森曾经告诉他……多样性……是……人生的……调味品……但是他说的时候有些不一样……他让杰弗瑞坐下……然后他说每个人都会以不同的方式享受食物……有些人真的享受七道大餐……而哪一道菜是正确的头盘呢？……有些人喜欢喝汤……然后是沙拉……有些人喜欢颠倒的顺序……而有些人或许喜欢……一些能够清洁他们味蕾的东西……以及什么样的配菜应该和什么的主菜搭配呢？……而我认识一个人喜欢先吃甜食……这在我看来是一个非常沉重的、沉甸甸的决策……但是每一个人都是不一样的……而且艾利克森继续不断地说，继续描述……令人满意的健康饮食到底有多少种方式……他最后得出的结论是，如果男人不能单单只靠面包过日子……那么女人或许也不应该那么做……而当杰弗瑞工作得太过努力的时候……艾利克森会提醒他……生活远不止蛋白质而已……而一个潜意识的头脑如何能够理解更深层的信息？……并且将它们翻译成为那些真的让人感觉良好的微妙改变……好吧，让你的意识的头脑在这上头咀嚼一会儿……而如果你曾经有过发脾

气的经历，并且发现你自己把事情看得太重了……就会有一个机会来提醒你自己……当你不理解为什么你会做你做的事情时……你就需要一个好翻译……或许是在此刻的一次恍惚状态……我不知道是哪一个……但是我的确知道……它可以是一种有趣的感受……指引着你……它不会让你从你已经学到的重要东西上分心……它可以是一种持续不散的感觉……在对你已经完成的事情有良好的感觉……很长一段时间以后……而你是否会记得……在意识层面或潜意识层面……或者两者兼有……你真的不需要知道……直到你再过了一会儿重新唤回自己……并且发现你的眼睛在睁开……去发现你知道了一些什么……不一样的事情……按照你的速度……在你拥有这个打开眼界的体验之前……

来访者对于混乱型暗示的反应是一种让她感到惊叹的脱离感，这让她明显地看到非理性层面的事物可以具有如此强的影响力。考虑到她通常强调的是逻辑，而逻辑模式并不能帮助她减轻体重或是保持不反弹，所以她觉得，发现自己的体验可以是那么主观且可变是很有意义的。我把这次会谈的录音给了她，而她经常会去听，并且发现，在路过她经常会停下来买面包的面包店时，"女人不可以仅仅靠面包活着"这句话会以一种轻松幽默的方式在她耳边响起。在这次会谈中，幽默的使用将一种积极的情绪基调和会谈内容联系在了一起。就像在所有模式中一样，你也需要有选择地使用幽默。

案例 6：压力管理

来访者是一位 30 多岁的男性，他呈现的问题是"太多事情哗哗地落到我头上，要我去应

对"。作为一名建筑公司的管理者，他正在经历工作职责方面的一次重大转变，他的第一个孩子（4岁）患有某些疾病，而他的妻子正怀着他们第三个孩子。他觉得他生活的每一个领域好像都处于动荡之中，而且都成为压力的来源，他想要能够更有效地管理压力，避免压力的影响不断恶化。他分享了他的一个幻想，幻想自己逃到了加勒比海的小岛上，渴望能有一种方法避免应激事件在他的生活中发生。下面这个文本记录的是七次治疗中的第一次会谈。

　　……好的，肯，你可以开始做几次放松的深呼吸……而且你现在可以开始让自己有可能去……感受到……非常舒适的……还有非常放松的感觉……而一点、一点地，当世界继续在你的周围以通常的方式运转的时候……为什么不让自己能够真正地感到舒服……当然，你越是专注于……你内在的体验……在你周围世界中发生的事情就越不那么重要……每个人都需要一点时间离开……一点休息的时间……将他们的注意力转向不同的方向……而我最喜欢的电视节目就是M*A*S*H*……我仍然会时不时会重看这个老节目……只是去重新回顾一些令人舒服的熟悉的时光……而我不知道你是不是也是那个节目的粉丝……但是时不时会发生的事情是……那座M*A*S*H医院……会受到敌人的空袭……而且会发生许多次爆炸……当炮弹像雨点般落下的时候……所有人都害怕得四散奔逃……不确定他们是否能够活下来……而且你可以想象……为你的生活而战……是一场非常严酷的战斗……在这个过程中的某些点上总是会发生的是……

空袭停止了……而某个人会说这样的话……去倾听寂静一片……（停顿）……而在度过生活的每一天时……空袭可以以许多不同的形式发生……空袭可以是和他人的争论……对环境的担忧……对于自己应该做什么而感到疑惑……战斗可以在内心发生……它们可以在外部世界中发生……它们或许是短暂的……它们或许能够被忍受……它们或许能带来灵感……它们或许能制造成长……它们可以促进创造力，让我们去发现如何让自己的眼界超越此刻……但是也有很多时候……在那些时候，所有的喧哗都过去了……当噪声停止的时候……当你的思绪慢下来的时候……而且当没有什么似乎真的那么重要的时候……而正是这些更宁静的时刻，让你很好地去为……那些不那么平静的时刻……做好准备……而几秒钟可以感觉上像是很长一段宁静的时光……它们会重塑舒适感……和平衡……让你更有力量……去应对任何所有未来的情境……在那些时候耐心和理解力……或许有很大的用处……而现在你就处于那些平静的时刻之一……而世界是那么不可测……很难知道……下一周……世界是否还仍然那么安宁……下个月……下一年……而这真的不重要……真正重要的是……你如何使用此刻你的平静的时光……无论你使用这段时间来让你变得更有力量……宠爱你自己……对自己表示祝贺……去欣赏你有成长的能力，以及，除了活下来以外你还做了那么多的事情……曾经有一段时间，当我更年轻的时候……我有过一段住在牙买加岛上的经历……我住在一个非常小的村庄里……在

---

*　影片《野战医院》。——译者注

岛的最西边……实际上很少有美国人会去那里……而且那里没有人知道如何阅读……没有人知道如何写字……没有人知道世界局势是什么样子的……当我描述给他们听，美国人已经将人送上月球去了……而且又安全地把他们接回来了……当地的人非常惊讶并且难以置信……尽管他们很无知……但是存在着一种满足感……在于他们能明白他们居住的小岛上……大部分的时候天空是那么清澈，那么蓝……但是就像是热带典型的天气那样……每过一段时间……巨大的乌云就会涌来……就会下大雨，会打雷，会有闪电……然后，云团又会退去……在一开始，我觉得这会让我很不安……而且也很意外……我所享受的阳光……可能在任何时候被打扰……而且显然……我没有办法控制……打雷……下雨……而且你可以很快就学会……那种喧哗……通过宁静来平衡，也能让人去那么好地欣赏它……正是那种喧哗……让雨林能够生存下来……让成长得以发生……有些时候它会带来不便……有些时候它似乎没有必要……但是事实上……正是黑压压的雨水……才让植物能够茂密地生长……让愉悦的事情发生……而且万物都获得了平衡……而且那是一种多么美好的感觉，你能够舒服地处于安稳的状态……它会非常好地帮助你为那些动荡不安的时刻做好准备……就像是那些动荡不安的时刻……让你能够真心地欣赏……安稳的、舒适的时刻……像现在……为什么不去享受……宁静的时刻……并且去欣赏它们可以提供给你的东西……而且为什么不能去接受那些不可避免的……会落下的雨水……人们会改变……

事情会变得更好……一天一天……当你的耐受力增加的时候……并且更好地享受舒适和稳定的时刻……也可以变得越来越容易的是……变得更灵活和更变通……越过风雨，穿过朝阳……无论你在牙买加还是圣迭戈……欧洲或非洲……内心的阳光……可以让你更容易地面对外界的风雨……而有人曾经说过……没有消息就是好消息……但是你将不得不为你自己做出决定……花时间去享受舒适的感觉……去享受内在的宁静……如此美好的感受……能够知道……轰炸已经停止了……并且体验到舒适感……肯定是一种特权……所以为什么不在去任何地方的时候都随身带着它……任何地方都可以有舒适感……并且把它的一部分拿去分享，一部分保留下来……放下一些……抓住一些……而当你开始重新把自己带回来时……请把足够多的、去享受宁静的部分带回来……然后当你觉得自己准备好的时候……你可以静静地睁开你的眼睛……

来访者觉得催眠过程让他能够从他面对的日常压力中获得"一次很好的休息"，而且觉得有意思的是我提到了《野战医院》，因为幸运的是，这是他最喜欢的节目。特别地，他想到了鹰眼，以及他如何使用幽默感在一个疯狂的情境中保持清醒。他决定他也要这么做，并且给自己布置了一个任务，那就是用给人讲笑话的方式表达观点，以此作为一种缓解紧张局面的方式。他认为，除了教给他的自我催眠之外，这种方法也是一种积极的压力管理工具，而且进一步谈到了他读到过的关于幽默和治愈的文章。

案例 7：分隔

来访者是一位近 30 岁的女性，她提出的主诉是她"在情绪上太不稳定"。她会因为一些小事就会冲别人发火，而且总是发现不知道为什么自己要那么做。她具有整体性的思维特点，打个比方，这样的人"只见森林不见树木"。简单而言，她无法将体验分解成不同的部分，从而决定她是要对于互动的哪一部分进行反应，还是完全不必对任何部分做出反应。她的做法是立刻做出反应，而且火力全开。因此，这次会谈的主要目标是鼓励她暂停一下（冲动控制），然后再去执行商议好的行动模板，即决定在某一个时刻最需要做出反应的是什么。这要求她有一种分隔（compartmentalization）体验的能力，也就是说，将一个整体的体验（例如某种程度上让她体验到被威胁的人际互动）拆分成它的组成部分，然后来决定对哪一个部分做出反应，以及用她的哪一个部分来做出反应。以下是四次会谈中的第三次。

　　……你可以开始先做几次放松的深呼吸……就像现在于你已经开始熟悉起来的那样……你可以开始重新获得一种内心变得越来越平静的感受……每一次呼吸……会让你放松……更深一点……享受简单的节律……呼吸的对称性……每一次吸气……吸入一种更深的舒适感……而每一次呼气……呼出……你真的已经不需要的东西……因此每一次吸气……让你的身体……变得更放松……每一次呼气……是一种释放……让你能够舒服的……知道这个时间是给你的……这次体验是给你的……而且这次你已经创造了……恰恰能够……提供一些空间……放松的空间……一些学习的空间……以及成

长……从你听到我所说的事情中……而更重要的是……从你开始意识到的东西中……而且当你有了这样一种体验的时候……在每一刻……涌向你的思绪……在每一刻……深入这次会谈……而与此同时……它完全不是那样的……它只是一次放松的会谈……尽管它肯定是那样的……它不止如此……远不止如此……因为当你有了这样一种体验时……它具有许多、许多不同的方面……存在于内心的对话，你可以通过你的思维对你自己说的话……在你头脑中进行的谈话……存在于外界的对话……我的声音……我的话语……安慰你……鼓励你……存在于外部的环境……生活中在你周围例行发生的方方面面……无论这些外在的因素是什么……无论它是风吹过树的声音或是远处汽车的声音……或是一条狗在叫的声音，或是孩子们在玩耍的声音……甚至只是环境静止不动的声音……但所有这些都在外部世界中……而也存在于内心的环境……感受的质量……你体验到你身体的放松以及当你的思维开始慢下来……而你开始体验到舒适的流动感……只是做你自己，以一种……轻松的……放松的方式……而这时一个重要的领悟……即无论你恰好处于什么体验之中……都存在许多不同的组成部分……许多不同的组成部分……当你看一场电影时……你不仅仅是在看电影……还有许多不同的部分……肯定有在荧幕上闪过的画面……你所观看的东西……但是那些画面……是一个扳机点……一个催化剂……催化情绪的反应……就像你会对你在观看的东西做出反应……所以，当你观看一部特别搞笑的喜剧时……幽默会让你毫不费力地大笑……那些愚蠢可笑的，荒诞不经的部分……而让事情变得有趣的……不仅仅是那些激发感受的画面……还有音响效果中的音乐……音效……这些非常清楚地表明……当你正在看喜剧的时候……它就是为了搞笑，为了让人不把它当一回事……或者它就是为了让人们严肃地去对待的，如果你看的是一部正剧……正如你记得的……当你回忆起一些事情……从你自己的经历中一些可能和你正在观看的有关系的事情……而如果你正在和另外一个人一起看，这让你们彼此能够联系在一起……一起看电影具有的社交的一面……那么存在着画面、声音、感受……反应、记忆……它远远超过了只是看一部电影……而且我正在以一种非常慎重的方式，将你的注意力引向……你是如何看待你每一天经历的体验……你如何对它们做出反应……你觉得和自己多么有关，或者多么无关……好吧，这可不只是你的生活……这不仅只是一个事件……有那么多不同的方面……有事实上发生的事情……也有你对所发生的事情进行的解释……你赋予的意义……对于不同的事情……而且每一个体验有不同的成分……你注意到的和聚焦的东西……难道这不是一件有趣的事情吗，有些人会关注的问题是……对于所发生的事情来说，什么样的反应是最有效的……而另一些人关注的问题是它让我有什么样的感受……而还有一些人想要关注的成分是……它如何能够为他们创造出一种选择，在下一步该做什么……还有一些人关注的是……我现在做的事情的不确定性……因此变得非常重要的是……非常重要的是……去提醒你自己……在任何一个时刻……你实际上可以选择去

关注哪一部分的体验……最好的反应是什么……相比它会给你带来什么感受，这可是一个不同的焦点……最有技巧地处理问题的方式是什么……不同于这件事情会让你做出什么样的反应……而且你越是能够开始让你自己聚焦在定期询问自己这个问题上……此刻最好的反应是什么……能够有效地给你力量的东西是什么……通过说一些清晰的话……而不是感到难过……这些会向你示范你有做出选择的力量……而不只是做出反应……就好像你除了难过和焦虑之外别无选择一样……你是应该聚焦在内心，还是应该聚焦在外部……比之前能够意识到的要频繁得多……你越是聚焦在外部……本着什么是最有效的指导原则……能有效地回应这个人或是处理这种情境……而且如果你想一想那些办事有效的人和有着很高权力的人……你会看到他们是那么做的……进行辩论的政客们……公司的首席执行官们……他们在选民或股东面前召开会议……而席间有某个人提出一个尖锐的问题……一个挑剔的问题……而老练的人会巧妙地避开这种批评……他们不会对这部分进行回应……他们回应的部分是可以让他们有机会提供信息的部分……有机会去提供不同视角的部分……所以他们能够巧妙地避开批评……即便你可以肯定的是……在内心……批评会让他们感到恼火……但是他们把握住机会去解释和澄清……因为这是更需要回应的部分……而且我可以给你上千个这类有效回应的例子……一位真正称职的父母……他们的孩子做了一些错事而让他们感到愤怒……或者感到挫败，因为他们粗心大意……尽管他们在一开始会有愤怒涌上心头，而且想要……惩罚那个孩子……他们也会意识到这是一个重要的

机会……去教育孩子……并且以一种带着爱和耐心的方式去教育孩子……并不是每个人都有这样理想的父母……或许你有这样的父母，或许没有……但是我在这里想表达的意思是……你可以有……涌起的愤怒……涌起的害怕……涌起的怀疑……涌起的愤世嫉俗……悲观……而立刻开始占据你脑海的是……你意识到那并不是你……想要给出回应的……那一部分的你……因此你可以把愤怒或者害怕或者挫败感放在一边……有意识地把焦点放在你自己身上……去提供一种有效的反应……去说出那些需要说的话……去解释和澄清需要解释和澄清的事情……需要被教授和演示的事情……而当你变得越来越自在地……能将情境拆分成它的组成部分……那么你就能很明白……是的，确实有情绪的反应……是的，确实有担忧……甚至是害怕……但是更重要的是……你将你的焦点保持在……你知道有些事情更重要……要比陷入你的感受之中更重要……手头的任务……更重要……而且如果你想一想你看过的所有电影，其中的主人公……这位主人公总会把注意力放在……任务上……这位主人公会感到害怕……你可以看出来……任何人都能够看出来……这位主人公甚至还会说出来……可能甚至还会经历一阵子的自我怀疑……我做不了这件事情……但是这个人还是会有坚韧、顽强……勇气并不等于不害怕……勇气在于保持对于目标的关注……一直关注在任务上……而我说的任务……可能会让它显得过于重要，而你实际上尝试做的事情是……教会一位同事或一个朋友……或是一个孩子……或是一位亲戚……你想要他们如何对待你……你想让他们知道的是什么……但是在每一天中，你都会有一个机

会……去注意到在你周围的世界里……什么是有效的……什么会起作用……人们是如何……完成事情……完成那些他们有动机去完成的事情的……即便他们在完成这些事情的时候也感到害怕……而当你能够开始意识到……焦虑、担忧、恐惧、担心……这是你的一部分……而且你的这部分在一天一天地变小……当你变得更为强壮、更为聚焦的时候……更关注于如何在每一次互动中完成你的目的……在每一个事件中……寻找机会……寻找可以顺利进行的方式……将对你来说重要的事情告诉别人……因此就能够领会到，每一个体验都有许多不同的部分……你所学习到的是一种分而治之的方式……降低你的忧虑……当你在你的觉察中……聚焦和放大你想要的东西……一种更强大的力量来源……关注你真正想要的东西……而且当你已经越来越清楚……那就是……有许许多多、更多的有重要意义的东西可以去关注，这些能够帮助你做好你想要做的事情……我认为你将会愉快地发现……你会变得更平静……更聚焦……请记住……这则我在很久之前学到的很棒的谚语……所谓的障碍，是当你把你的视线从目标上移开后所看到的东西……所以你可以保持平静……去集中注意力……并且意识到有机会……巧妙地……有目的地去应对处境……

请花一点时间心平气和地吸收……这些深刻的信息……并且在每一天里许多次地提醒你自己去聚焦……任何体验中的哪些部分……能够最好地……满足你的需求……使用将会强化……和培养你自信的方式……那么，当你现在已经有足够的时间……来加工所有这些不同的观点和可能性时……你可以舒服地让这次会谈进入一个舒适的尾声……

以舒缓而轻松的速度……而过一会儿之后……当你准备好的时候，你可以完全把你自己带回来……把那种明白的感受和你一同带回来……明白……而当你准备好的时候，你可以完全把你自己带回来……让你自己完全清醒，感到精神振作，而你可以去关注和彻底享受这一部分。

来访者在这次体验中的贯注程度很深，而且花了很长的时间才完成唤回。在唤回之后，她显

得很有想法，询问了几个很尖锐的问题，问我为什么会觉得她发展出了她的"给那些家伙两枪"的风格。这把我们引向讨论她所成长的家庭是一个"谁嗓门大谁就赢"的家庭，如果她不能全力对抗她的三个兄弟，他们就会控制她。她意识到，这种风格并不会让别人感到舒服，而且决定"先停下来，然后只用我最好的部分说话"。之后她报告，她为自己感到骄傲，因为自己"不仅一次都没有发火，而且能够成为我终于可以尊敬的那种人了"。

结　语

总体上，我之所以提供本章包含的七个示例文本，是为了阐释以内容为导向的催眠过程可以采取什么样的形式。你可能已经注意到，每一次治疗会谈是如何按照接受治疗的来访者的个人特征建构而成的。正是因为这个理由，除非对其进行大量的修改，否则这些文本不太可能对其他人有用，即便这个人有类似的问题。因此，你应该能更清楚地意识到，利用取向的干预是不可能进

行标准化的。不过，我希望，通过思考在和这样的来访者工作时你可以说一些什么不同的话，做一些什么不一样的事情，你的创造力能够被激发出来。做临床催眠的正确方法有许多种，只有你获得的结果才能让你知道你是否走对了路线。如果一个有趣或精细的催眠过程无法为你和你的来访者产生你们期望得到的结果，那么它也就没有太大意义。

开动脑筋

1. 如果有一本书，内容是针对来访者特定的问题而事先准备好的催眠脚本，你觉得这本书会有用吗？为什么？

2. 你怎么看待"治疗干预中会有一些人类体验的共同主题"这个观点？

3. 你喜欢从别人的经历中学习吗？在你看来，把隐喻作为一种教育工具使用，如果有局限，那会是什么？

行动起来

1. 对于每一个转录文本，鉴别出导入、加深、治疗利用和脱离的阶段。你在不同的阶段之间看到清晰的分界线了吗？

2. 鉴别出每个治疗会谈中的暗示结构和风格。

3. 请寻找一下我在什么地方使用了隐喻、混乱、模糊性、双关语和其他这样的机制。它们是如何被引入并加以利用的？

4. 在你遇到的来访者的问题中，鉴别并列出最常见的（重复的）主题。你可以鉴别出哪些和治疗有关的治疗主题？

第 22 章

催眠与治疗抑郁：给失能者赋能

我之所以在《临床催眠实用教程》中加入有关抑郁的这一章节，是因为抑郁已经席卷全球，它几乎就是在呐喊，呼吁人们更多地关注它。2017 年 4 月，世界卫生组织（WHO）宣布，抑郁已是全球范围内导致疾病和失能的主要原因。自 2005 年以来，抑郁的全球患病率增幅已经超过了 18%，受其影响的人数仍然在不断增长之中［参见 WHO "让我们来谈谈抑郁（Depression-Let's talk）" 网站］。

在临床工作者被要求治疗的心理障碍中，抑郁已经从不为人所识的障碍一跃成为被理解得最为透彻的障碍之一，那么为何还会出现上述情况呢？近年来，一系列令人称道的研究都强调了抑郁之复杂异乎寻常。对抑郁的个体和其家庭而言，这类研究中很大一部分都有助于产生能帮助他们康复的临床治疗取向。本章将会总结从这类研究中产生的一部分最为重要的洞见，特别是它们和采用催眠的临床干预有关联的部分。催眠本可以成为有效治疗的组成部分，但出于各种各样的理由，催眠一直未得到充分重视。但是，越来越清楚的一点是，催眠可以很容易地被整合进各类有实证基础的治疗取向之中，并且能够提升它们的有效性（Alladin，2007，2012，2017；Torem，1987，2006，2017a；Yapko，2006a，2006c，2010a，2010c）。

我们对抑郁有哪些了解

抑郁是美国最常见的心境障碍之一，实际上也是全世界最为常见的心境障碍之一。抑郁在各个水平上带来的代价都是巨大的：患者本人饱受痛苦，婚姻和家庭因此分崩离析；人们无法有效地应对自己的抑郁，或压根就应对不了抑郁而产生的种种破坏性行为，让整个社会承受诸多苦果；雇员因为失能而影响绩效，使得企业遭受负面损失；抑郁患者所需的医疗支出激增，加剧经济负担；还有自杀的悲剧，以及被绝望和冷漠所扼杀的生命。尽管目前已经发展出了一些有效的治疗方法，有助于改善那些已去寻求专业帮助的个体的生活。但不幸的事实是，抑郁本身的特性会让大多数患者不去寻求恰当的治疗。据估计，在罹患抑郁的人当中，不到一半的人会寻求帮助，而在那些寻求帮助的人当中，据进一步估计，只有约一半的人会获得恰当的治疗。

抑郁的个体为何不寻求治疗呢？有众多的原因，包括：

（1）因患有某种心理障碍而产生病耻感；

（2）缺乏足够的医疗保险来帮助覆盖其治疗费用；

（3）没有意识到抑郁是一个问题（"抑郁？哪有，我只不过是压力大"）；

（4）或许影响最大的是，抑郁自身所具有的被动和无望感，会导致患者相信，一切都没有用，因此求助也是毫无意义的。

对于心理健康专业人员而言，这些议题会带来尤为特殊的挑战，需要专业人员能够去面向公众普及有关抑郁的知识，包括抑郁的迹象和症状、现有的各种治疗选择，以及人们需要主动地去寻求治疗，并对治疗抱有现实的预期。

不幸的是，对于抑郁个体而言，获得有关抑郁教育最常见的途径是制药公司在媒体上所发布的各式各样的药品广告（Moncrieff & Kirsch，2005；Yapko，2013，2016a）。公众反复接收到的是十分权威的暗示，那就是抑郁是一种大脑异常，而药物则可以矫正这种异常。这导致抑郁患者相信，是他们的大脑化学过程出错了，而非他们的生活出了问题。已经有大量证据表明，对抑郁所采取的这一独断的生物学视角是被过度夸大了，它并不准确，更多是出于经济收益的目的（Greenberg，2010；Healy，2006；Whitaker，2010；Whitaker & Cosgrove，2015；Yapko，1997a，2009，2013）。越来越多的证据显示，抗抑郁药物的疗效并不显著优于安慰剂，这些证据已经在专业人员中引发了大量的讨论，讨论的内容为到底是否应该让抗抑郁药物继续作为抑郁症在美国的首选治疗形式（Kirsch，2006，2010；Kirsch & Low，2013）。

是什么导致了抑郁呢？你如何回答这个问题本身将会成为最重要的因素，决定了你在治疗中关注什么以及如何干预，无论你是否使用催眠。抑郁是由基因决定的吗？是生物化学因素失调的结果？是社会心理应激源造成的？是系统性炎症反应的结果？是认知歪曲的结果？是社会不平等造成的？是文化和家庭影响的作用？是糟糕的饮食习惯导致的？还是缺乏运动的结果？事实上，所有这些因素和许多其他因素都已经被发现会影响抑郁的发病和进程。

抑郁是一个多维度的障碍。它包含基因、神经生化和躯体健康水平上的生物学成分，也包含心理成分，包括诸如认知风格、应对风格、问题解决能力以及许多其他个人行为特质在内的个体因素。而且它也包含社会性成分，这些因素会受到个体的人际关系质量的调节，包括个体完成社会化而融入的家庭和文化、个体各式各样的社交技能等变量。因此，面对"是什么导致了抑郁"这一基本问题，最优且最为准确的一个答案是："有许多因素"。

让治疗变得更为复杂的是，抑郁实际上是一个有着很强共病特征的障碍，这意味着，相比仅罹患抑郁的情况，更常见的是，个体在患有抑郁的同时还伴发其他的医学状况以及／或者心理状况。最常见的共病是同时伴发某些形式的焦虑障碍，但其他的障碍也很普遍，例如物质滥用（尤其是酗酒）、进食障碍、人格障碍和诸多躯体问题。

尽管抑郁很明显是一种多维度的障碍，但十分遗憾的是，在美国以及其他国家，对于抑郁症最为常见的治疗形式是服用抗抑郁药物，就好像只有抑郁的生理学因素才是问题所在一样。忽略心理和社会因素，仅仅强调生物学因素本身是一种极大的误导。把抑郁的问题如此过度简单化，人们会误以为他们不需要在自己身上做任何改变，也无须改变自己的生活，只需要通过服用抗抑郁药物来改变他们的生化过程就可以了。低估问题复杂性的后果是，解决问题的方式也注定是不完整的。这让我们不禁预测，抑郁的发病率还会继续上升。实际上也的确如此。尽管我下面说的话在某些人听来显得很极端，但我的观点是：抑郁与其说是一个医学问题，不如说是一个社会问题，不可能有纯粹的生物学方法来治愈抑郁，就像是生物学本身不可能治愈其他诸如贫困、种族歧视或儿童虐待这样的社会疾患一样。得出这一结论的原因有许多，来自各类不同领域中所做的研究，包括遗传学、表观遗传学、流行病学和情绪神经科学等（上述列出的只是多个领域中的几个），这些研究虽彼此独立，但都指向了这个结论。如果读者想要更深入地思考这一观点，可以参见我的著作《抑郁会传染》（2009）以及《解锁抑郁的钥匙》（*Keys to Unlocking Depression*，2016a）。

我们对针对抑郁的心理治疗有哪些了解

心理治疗所能做到的有些事情是任何药物都无法做到的。哪怕是最强硬的抗抑郁药物倡导者也不得不承认，任何药物都无法发展出应对技能、教授问题解决技能、搭建一个支持性的网络、帮助你做出更好的决策、改变你的历史，或者做到优质的心理治疗能够做到的许多其他的事情。

但是，并不是所有的心理治疗都有同等的疗效。在抑郁领域中，有些治疗取向显然已经积累了更多的疗效证据，即那些强调技能习得（例如，应对技能或社交技能）以及要求来访者能够以一种目标为导向的方式、主动地投入治疗过程之中的治疗。"行为激活"这个术语常用于强调，为了康复，来访者需要明智地、有意地做出一些与以往不同的行动（Yapko，1989b）。这并不是说抗抑郁药物不应该成为治疗的一部分，尤其是对于某些特定情况来说，药物明显能够比心理治疗提供更多的益处。这里的意思是，药物应该被更谨慎地使用，并且还应该同时推荐个体寻求疗效良好的心理治疗（如果读者想要更全面地考虑抗抑郁药物的利弊，可参考 Yapko，2013）。

有关心理治疗的数据呈现出，那些强调主动参与，强调以未来而非过去为导向，通过体验性的途径来教授具体的技能，并且通过特定的练习和行为实验来鼓励个体更好地做出"真实性检验"的心理治疗，会具有更优异、更持久的治疗效果。

我们对使用催眠来治疗抑郁有哪些了解

你对抑郁的看法要么会让问题变得更难处理，要么会让问题变得更容易。如果将抑郁理解为一种"身临其境的想象"，即一个人能完全贯注于某种思维、行为、建立关系或生活的方式，以至于生活变得似乎毫无喜悦可言且负担沉重，那么，这样一种对抑郁的建构是否有益呢？如果将催眠理解为一种让一个人能够贯注地体验到一种更富技巧、更具适应性、更有益甚至更积极的心理框架的手段，那么，这样一种对催眠的建构是否会有益呢？这些完全不是"边缘化"的观点。恰恰相反，有关治疗疗效的文献相当一致地描述了这样的事实：当人们学习了那些能够有助于他们好好生活的核心技能，例如批判性思考的技能、做出有效行为的技能以及和他人建立积极关系的技能时，他们更有可能从抑郁中康复。催眠作为一种传授的方式，能够以此为媒介，教会人们获得思考、感受、行动、建立关系的新可能性，并且能更迅速而深刻地整合上述学习，这便是见识广博的临床工作者使用催眠的首要原因。

　　"抑郁"一词是一个全然简略的、出于方便起见的诊断标签，临床工作者用这个标签来代表诸多不同的症状和体验模式。有效的治疗必须首先能够鉴别出，在一个特定的个体身上，哪些显著的模式在调节他的抑郁体验。我们也需要知道，任何治疗都必须能够在某种程度上打破既存的体验模式，并且能够产生某些新的体验模式，而这些新模式会有益于来访者的心境、观念和行为。临床工作者的任务在于让来访者能全然投身于新的模式之中，无论这是认知行为治疗中的思维模式，还是某些基于躯体的干预中的生理模式，或是某种干预方式中所处理的任何其他模式。催眠就其聚焦的能力而言也是多维度的，可以聚焦在任何方面，因此无论干预本身采取何种形式，催眠都能够作为催化剂，提升特定干预的效果。

　　催眠会放大体验。因此，一名临床工作者需要明确其所选择的干预焦点是什么。例如，哪怕对于一位自诩为 CBT 取向的治疗师而言，聚焦于某个个体的认知也不应该是一个标准化的动作或未经思考就做出的干预。它应该是临床工作者做出的一个选择，之所以选择聚焦在来访者的思维上，是因为面前这个人在认知维度上存在着一种强大的、促发抑郁的模式。而对于另外一些来

访者而言，这个焦点可能需要放在他的关系上。还有一些来访者，则需要临床工作者关注他们的毒品滥用问题。临床工作者打算聚焦在何处，以及如何用催眠来放大这一焦点，将会根据每个来访者独特的模式图谱而有所不同。这一点是知晓催眠而给临床工作者带来的最大优势之一：基于来访者的需要来做出优质的治疗选择的能力。这要比忠诚于某个特定的干预理论更为重要。不存在"万能药"式的治疗公式，也不存在能够适用于所有人的"最佳"治疗方法。

　　正如之前提到过的，将催眠用于治疗抑郁是相对较新的一种应用。治疗个体本身而非他们的标签，对催眠会谈进行结构化的设计从而建立起对未来的积极预期而非放大负面的预期，寻找个体的资源，并且以催眠的方式来拓展他们的资源，从而为他们赋权，上述所有这些都是在临床实践中所发生的改变，也说明了为何催眠对于治疗抑郁患者而言会变得如此有意义。孔苏埃洛·卡苏拉（Consuelo Casula）是来自意大利米兰的一位著名心理学家，也是欧洲催眠学会的前任主席，她特别提倡使用催眠来给人们赋权。在如何将弱点转变为优势这方面，她已经撰写了许多文章并做了大量教学工作（Casula, 2017a, 2017b）。

　　这些治疗取向无法被手册化、标准化或形成固定的催眠文本。因此，临床工作者需要以新颖的方式来应用催眠，并且观察其效果，而研究只能够给临床工作提供启发。事实上，真正关键的还是临床经验和高超的判断能力，以此来计划和执行具体的干预，通过使用干预后的反馈来知晓干预是否引发了积极的改变，以及是否需要在治疗后续阶段对干预进行调整。

　　催眠所做的许多事情对于帮助抑郁个体而言都是极有意义的。催眠能够：

　　（1）帮助人们聚焦注意力；

（2）促进新技能的习得；

（3）鼓励人们在界定自己的时候，能看到自己实际是一个拥有更多资源的人（由此提升他们的自我形象）；

（4）让信息能够更容易地、更有效地从一个背景迁移到另一个背景之中；

（5）更深刻地建立有益的主观联想；

（6）让学习变得更具体验性、更有意义；

（7）将人们界定为主动的管理者，管理着他们的内在世界。

催眠能帮助人们将核心的知觉辨别力变得更敏锐；能创造出一个安全的空间，和强烈的感受拉开距离；按照一种经过仔细思考的行为序列来寻求新的可能性；预演新的反应；发展过去未发展出来的个人资源；从一种受害者的身份中解脱出来。要想从抑郁中走出来，个体必须做到上述这些事情，以及更多其他的事。

在治疗抑郁个体时，催眠可以通过许多不同的方式来使用。这个话题过于庞大，无法在这一章里进行充分讨论。不过，我的著作《催眠和抑郁的治疗》（*Hypnosis and the Treatment of Depressions*，1992）、《使用催眠治疗抑郁》（2001b），以及《催眠和治疗抑郁》（主编；*Hypnosis and Treating Depression*，2006a）都曾经全面地论述过诸多可能性。你在这些著作中可以发现对特定抑郁策略的详细描述、带有评论和案例分析的案例文本，以及对有效抑郁治疗的核心方面所进行的深入讨论。可能的干预目标包括抑郁个体的消极、让其丧失动力的预期（无望感）、对于无论做何努力都不会成功的知觉定势（无助感）、缺乏对模糊性的容忍度、认知歪曲（在思维过程中的错误）、错误的归因、歪曲的决策策略、整体化的认知风格（也被称为过度概括的思维），还有许多其他的思维和感受的主观模式，以及有助于形成和激化抑郁的行为。

鉴于上文所提到（以及未提到）的催眠干预的可能目标数量众多，读者显然需要更深入地掌握有关抑郁的知识，这样才能提供明智的治疗。如何能够使用催眠来干预抑郁模式呢？为了让你产生更多的洞见，在本章接下来的部分中，我将会提供一些样例文本，这些文本仅是去干预两个最有影响力的模式——这些模式会导致抑郁，也影响着人们生命中的抑郁病程。它们是：整体化思维和被动性。

催眠与处理抑郁中的整体化思维

在心理治疗的过程中，抑郁来访者常常都具有这样的观念："生活如此不公平""每个人都那么无情无义""除了关心自己，没人会去在乎其他人""一切都让人喘不过气来""我的人生完全就是一场灾难"，以及其他有关伤害和绝望的宽泛且笼统的陈述。这类"自我宣言"体现出的是一种认知风格——一种重复的、根深蒂固的思维方式——它既是抑郁的迹象，也是导致抑郁发病的一个因素。在文献中，这种认知风格被称为"整体化的认知风格"，或是被叫作过度概括的思维。在本文中，这两个术语会交替使用。

一个人的思维质量在塑造他的体验方面显然有着重大作用。现代认知治疗之父阿伦·贝克（Aaron Beck）曾经说过："一个人的情感和行为在很大程度上受到他组织世界的方式的影响。他的认知（在意识流中的语言或图像'事件'）是基于态度或假设（图式）形成的，而态度和假设是从过去的经历中发展出来的。（1979，p. 3）"有些人在思维方式上相当具体和线性，而另一些人会更笼统、整体化一些。如果以一种过度概括的、整体化的方式来"组织世界"，这种思维的效果会是什么样的呢？

已经有很多研究考察了整体化思维对各类体验的影响，包括问题解决和与抑郁相关的自传体记忆。研究发现，整体化思维会损害问题解决能力，并且加剧抑郁个体的选择性回忆倾向，即当他们抑郁的时候，更容易唤起消极记忆（Lyubomirsky, Tucker, Caldwell, & Berg, 1999；Watkins & Moulds, 2005；Watkins & Teasdale, 2001）。就像菲利普特（Philippot）、拜恩斯（Baeyens）和杜利雷斯（Douilliez）描述的那样：

> 无论是在提取有关个人的过去情绪体验记忆，还是在想象未来可能的经历方面，抑郁个体都表现出了一种过度概括的偏差。例如，当被邀请回忆愤怒经历时，抑郁个体倾向于报告过度概括的事件（例如，"当我和我女朋友在一起的时候"），而不是一个具体的事件（例如，"上周日，我和我的邻居吵了一架，因为他家的狗不停地叫"）。
>
> （2006，p. 560）

重要的是要去思考，诸如整体化思维这类思维模式如何在来访者的症状中明显地表露出来，也就是说，它如何在造成以及/或者激化来访者的痛苦方面起了作用。我们很容易就能理解，在一个症状的背景下，整体化的认知风格要么会使得人们难以发展出有效的问题解决所必要的核心技能，要么会使得他们无法去应用这些技能解决问题。其中包括的能力有：

（1）**心理分隔**，这种能力通常能够有效地"放下"或涵容人们的恐惧、忧虑和负面的预期，从而让人们能采取崭新的、不熟悉的、可能会带来益处的行动路线；

（2）**线性地思考**，这种重要的技能用于发展出一系列明智的问题解决步骤，并且能依照这些步骤来处理或解决某些议题；

（3）**维持良好的边界**，这一点的重要性不仅在于抵抗他人出于私利而做出的人际操纵行为，也在于设立和维持自己所期望的行为标准；

（4）**关键性的分辨**，这个至关重要的技能在于带着洞见和预见对具体的生活选择做出分辨，从而能够做出良好的决策，以此来降低产生负面后果、事后悔恨和破坏性的自我挫败的可能性。

我们很容易能理解，当整体化思维干扰了个体施展这些核心技能时，个体为何会感到如此无能、无望和无助，这些感受是抑郁的一些核心成分。因此，也就无怪乎CBT会如此强调能够激发和教授特定技能的策略，从而拮抗与情境不符合的整体化思维的策略了。与此类似，针对抑郁问题所发展出来的CBT与催眠联合（常被称为认知催眠治疗）的项目和策略，例如阿拉丁（Alladin, 2008, 2010, 2013b）以及雅普克（1988b, 1992, 1993b, 2001b, 2006a）所发展的项目和策略，都会着眼于这些相同的议题，但也能认识到临床催眠的额外价值，即临床催眠可以作为一种手段来提升习得这些重要技能的过程。

临床工作者可以对催眠暗示加以组织，让其有助于教会抑郁个体觉察到他们在整体化思维下产生的主诉（例如，"我只是想要感觉好一点"），并能将这些主诉发展成为定义更清晰的问题。这样一来，问题就能通过一种结构化的、具体的、能够鼓励人们采取恰当行动的计划加以解决。有证据表明，训练心境恶劣的个体的思维，让他们的思维变得更为具象、更具体，这能减轻抑郁症状，尤其是减少反刍思维（Watkins，Baeyens，& Read，2009）。为了让催眠暗示变得更具象、更具体，临床工作者需要按照有某种整体化认知风格的人的具体特征来设计催眠暗示。下列的催眠文本给出了这类催眠暗示的例子：

（在导入后）……在你进入这样一个令人平静的体验时……在每一刻……让平静的感受渗透你的思绪之中……在每一刻，让这些舒适的感觉，充满你的整个头脑和身体……与此同时……这并不只是一种单一的体验，这种体验不仅只有一个维度……不是的……它并不那么宽泛笼统……它并不那么整齐划一……它并不只是一个放松的时刻……虽然说，它一定也是那样的，它要丰富得多……多得多……因为当你能够全身心地投入这样一个体验之中的时候……你就可以欣赏到，这个体验有如此多不同的方面……一方面是你内心对话的质量……那些你开始对自己说的话，那些话让你能够很容易就集中注意力而且放松下来……还有外在世界的对话……我的声音……我说的话……会让你感到安定……给你鼓励……还有外在的环境……你生活中那些日常会发生的林林总总……还有内心的环境……那些感受的质量……当你的身体放松下来的时候，你便会体验到的感受……你的思绪开始放慢下来……你开始体验到令人舒适的流动……只是做你自己，以一种如此……简单……而且放松的方式……这可是一个非常重要的领悟……那就是，无论你恰巧身处于……何种体验……这个体验都会有许多不同的方面……许多不同的组成部分……而你关注的每一部分……会在你身上创造出一种

不同的觉知……在你的人生经历中，有着那么多不同的方面……有实际上发生的事情……也有你对所发生的事情的解释……你所赋予的意义……对不同的经历和体验……每一个体验又有着不同的组成部分……你会注意到哪个方面，你会关注于哪个方面……你又会让哪个方面退入背景之中……这难道不是一件有趣的事情吗……因为有些人会关注的是……这样一个问题……那就是面对发生的事情，哪个反应是最有效的……有些人会关注的是，发生的事情给他们带来什么样的感受……有些人想要关注在这样一个方面，那就是……他们如何能够做出一个选择，决定下一步该怎么做……有些人关注的是当下行为所带来的不确定性……知道你能够选择去关注什么，这可是一件令人高兴的事情……关注你的选择如何能自动地让你迈出接下去的一步……以及之后的下一步……就这样迈向一个设定得很好的目标……我记得在不久之前，和一个人工作的时候……他说的话和你所说的很类似……他只是想开心起来而已……而当我问他，他需要做哪些步骤来冲个澡的时候……他能够告诉我需要完成的步骤，这样一来，任何人都能够成功地冲个澡……而当我问他，什么步骤能够获得快乐时……他意识到，他并不知道……而在那一刻，他一下子领悟到，他并不是有缺陷的……他只是不知道该完成哪些步骤……而如果你并不知道下一步该怎么走，你又怎么能够迈出下一步呢？……而我认为，你将会高兴地发现，你可以发展出完全是崭新的思考方式……它会给你带来好处……这种思维的风格，能够让你去观察到人们所完成的步骤……那么你也可以这么做……去体验一些你真的想体验的事情……你正在学习

到，存在着……需要去完成的步骤，迈出的步子……来创立成功的事业……建立一段良好的关系……那些你能够做到的，而且对你有益处的事情……的确有些事情，即便做了也不会带来任何的好处……而你现在在学习着，如何做出行动……但这些行动是一组很可能会带你走向成功的行动……所以说，每一次就走一步……你可以按照你感觉好的方式向前走……并且感到开心……所以说，很重要的是，很重要的是……要提醒你自己……在任何一个时刻……你都是可以做出选择的……在你生活中所发生的事情上……你选择关注哪一个方面……关注什么在未来能够体现出你有做选择的力量……而不是表现得好像你没有选择，只能感到难过和焦虑？……你应该关注内在世界，还是应该关注外在世界？……你会比你以往更多地、更多地意识到……你越是关注在你之外的世界……按照这个重要的原则，关注去决定，做什么能够更好地回应别人，做什么能够更有效地应付某些处境……你的感觉就会变得更好……而如果你去想一想那些有效率的人，甚至是那些责任重大的人……你可以看他们是怎么做的……你可以看到，他们把自己的反应放在一边……对于那些最合适关注的方面做出反应……想一想辩论中的政治家……在广大股东面前召开商业会议的公司总裁……观众会提出一个尖锐的、尖刻的问题……而那些人会机智地把批评的声音放在一边……他们不会去回应问题或评论的这一部分……他们所回应的部分……是能够提供信息的机会……或者是提供不同看法的机会……这样一来他们就能够有技巧地将批评放在一边，尽管你很明白，这些批评会让他们的内心感到恼火……但是我想说的是……

你可以有……一阵怒火……一阵恐惧……一阵怀疑……一阵愤世嫉俗，甚至是悲观失望……但立刻占据你内心的是……让你感到有力量的领悟……那些都不是你自己想要做出回应的部分……因此你可以慢下来……放下愤怒、恐惧，或者挫败感，专注地去关注你自己……关注你会做出……哪一种有效的反应……你全神贯注地……去意识到，存在更重要的事情……比陷在你的情绪里来说更重要的事情……手头的任务……会更为重要……而当你变得越来越强大，越来越专注，越来越多地朝着实现自己的目标而努力……在每一次人与人的互动当中……在每一个事件当中……寻找机会……寻找那些可以进展顺利的事情……努力地澄清对你来说重要的事情，并且把它传达给别人……这样一来……就能够去领悟到……每一次体验都有那么多不同的组成部分……你显然在学习到的是一种分解然后各个击破的方法……降低担忧……当你集中注意力，放大你所觉察到的……你所需要的是什么……我认为你将会高兴地发现……你会变得比之前更为平静、更为专注……

在上文的暗示中，具有整体性认知风格的来访者在学着去认识到自己过度概括的思维方式，这种方式会阻碍他做出恰当的行动。他们会学习到，发展出具象化的、具体的界定问题的方式的重要性，以及去采用一种有效的问题解决策略来做出行动的必要性。

通过明智的、前瞻性的行为来赋权（行为激活），这是治疗抑郁的一个基本主题。通过使用催眠来建立积极的预期，减少令人瘫痪的反刍思维，以此来催化行为激活，可以成为治疗过程中极有价值的一部分（Yapko，2010a，2010b）。

催眠与促发行为激活

对于临床工作者而言，治疗抑郁个体的主要挑战之一在于，临床工作者需要调动一个不想要做出任何积极行动的人的积极性。抑郁来访者身上常见的无望感和无助感会促发一种被动和漠然的态度，这让哪怕是最有决心的临床工作者所做出的努力都有可能付之东流。对于一个抑郁的来访者来说，只需要"什么都不做"就能让他人善意的努力落空。

反刍思维是一种应对生活应激源和负面心境状态的应对风格，其特点在于极强的内在导向，一种聚焦自我的注意力倾向且时刻关注自己的负面感受和知觉的过程，这种思维导致个体无法做出有效的行动（Nolen-Hoeksema，2003）。更具体一点来说，作为一种应对风格的反刍思维意味着，当下的局面越是困难，个体的思维也会变得更棘手……不断地思考、分析，产生对未来的诸多预期以及不断地担忧，一再询问自己类似的、致郁的问题（例如，为什么这会发生在我身上？这对于我的人生来说意味着什么？它会如何预测我的未来？）。上述过程不断重复，哪怕他们已经就此重复了 25 轮，他们获得的答案也并不比第一轮更多。这造成了被许多人称为"分析性瘫痪"的状况。反刍思维是催化被动的核心因素，而被动是行为激活的反面。因此，无论是否使用催眠，反刍思维必须被视为干预的主要目标。

使用催眠来激励行动而非反刍思维会涉及几个因素：首先，抑郁的个体需要能够意识到，行动是必需的（尽管矛盾的地方在于要采取的行动仅仅是努力接受无法改变的处境）。其次，他必须开始相信，自己有可能会发现一条具体、明智的行动路线，这些行动获得成功的概率也在合理范围之内。这两个具体的技能让来访者得以去规划出具体的、按步骤实施的策略，并具备对上述策略的有效性做出现实评估的能力。个体也可能需要帮助才能发展出这些技能。

下文的暗示旨在提升以催眠的手段来促进个体用行动替代反刍思维的效果：

（在导入之后）……所以说，我好奇的是……你内在世界的氛围……你会如何挑战你自己，让你自己去成长……去超越……你如何会注意到……并且能欣赏……你已经做得那么好的事情……你是如何去解决……看似存在的矛盾……在你过去所相信的事情……以及你现在开始相信的事情之间……看似存在的矛盾……过去的如何能够……被珍视……被重新肯定……以及过去的如何能够……被修正……被重新界定……你又会如何挑战你自己？……哪些步子……是你会迈出的……当你不知道该往哪里走的时候？……而每一次当你发现自己……在一个从未去过的领域……那一件……你总能依靠的事情……是你知道得很多……远比你要觉察到的多得多……那些浮现出来的信息和见解……有些时候，我敢肯定，甚至会让你感到惊讶……当你纳闷你是如何知晓这个不同寻常的事实……或者是这个好主意到底从哪里冒出来的时候……当你花时间静静地坐着……你正在创造一些很有力量的可能性……在安静的某个地方……有些珍贵的声音会变得响亮而清晰……在你的觉知中……这是关于……可能性的……想要仔细思考到底哪里出了问题是一件如此自然的事情……或者是去思考原本可能有什么更好的结局……或者是需要去解决什么问题……你会想要弄明白，这很能理解……想要询问为什么会发生那样的事情……不过，就像你会发现的那样……只是去理解是不够的……它必须带来行动……要去做一些可能会有帮助的事情……而且很多时候，行动就是去做一些简单而直截了当的事情……而不是去琢磨，别人是不是会因为什么事情而对你感到恼火……你可以去询问……而不只是去琢磨要做什么……当你知道你需要有意识地做些什么的时候……你可以问别人有什么建议……然后你可以做出你感觉好的行动……而不是去更多地分析你的过去……你可以做些什么来让明天变得更好……我曾听到有智慧的人曾说过……"与糟糕的过去相处的最佳方式……就是从中走出去，走向一个十分美好的未来"……我相信……而且你过于忙碌的头脑也可以慢下来……停止再绕着同样的陈年往事打转……会更清楚地发现需要做什么……你可以发现自己下意识地……自动地……努力让你自己将担忧转化为行动……将弱点转化为优势……将担忧转变为明智的行动……将忧虑转变为决策和有益的解决方案……而最终，它会变成你的习惯，去做一个做决定的人，做一个行动者……而你的内心，随着你变得更果断，而变得更平静……当你能做出有效的行动，你的头脑会变得更安宁……一个平静的内心……一个安稳的身体……一种强烈的舒适感会遍布你的整个存在……随着你的思绪逐步慢下来……而且变得更聚焦……你可能很难用语言去描述这些变化发生的方式……而且很棒的是，你也不需要那么做……你可以只是去享受它……你可能已经注意到我所好奇的是……人们如何成长，超越自己……他们如何决定向前走一步……让那些不相干的事情就留在身后……他们如何应对和克服对于一个十分清晰的目标而产生的复杂感受……为了能够采取行动来达成这个目标……还有很多更深层的……深得多的思绪……关于人类通常的经历……以及你的特殊体验……如果你能把改变看作是一个过程……而不是一个单一的事件……有时候成长得慢一些……有时候成长得快一些……总是超越了过去……还有许多可以说的事情……许多可以考虑的事情……许多可以动手做的事情……与此同时也很明白，你所做出的行动要比你的思考或感受更能决定你是谁……做得好便能感觉好……这些都会变得更容易……

上文的暗示会促进人们用能够带来进展的行动去替代反刍思维，让他们高速运转的思维放慢节奏，更好地澄清采取行动的目的，甚至在不确定该如何行动的时候做出行动。在这类会谈之后，布置一些具体的、要求来访者做出主动学习的回家作业将会强化治疗所教授的以下关键原理：

（1）除了只是按照自己的感受来做出决策以外，还有许多其他做出决策的方式；

（2）从事新的学习体验能够促进一个人去修正具有局限性的、旧有的信念和态度；

（3）很少存在只有一个"正确"答案或决定的情况，通常的情况是，有多种可能的决策，而每一个决策都会带来某种后果；

（4）人们必须学会区分有益的分析和无用的反刍思维。

结　语

遗憾的是，讨论使用催眠来治疗抑郁的科学研究还未发展得很成熟，造成这种局面的理由很多，我在《国际临床和实验催眠杂志》（IJCEH）2010 年 4—6 月刊中的特邀社论一文中曾经做过探讨。在 IJCEH 的历史上，这是第一期有关"催眠与抑郁治疗"的特刊，而我很荣幸应邀成为这次特刊的特邀编辑（2010a）。这是一个不错的开始，其中刊登的文章有关催眠以及抑郁研究设计和方法（McCann & Landes, 2010）、循证的认知催眠治疗（Alladin, 2010）、催眠和反刍思维（Lynn, Barnes, Deming, & Accardi, 2010）、催眠和行为激活（Yapko, 2010b）以及用于抑郁个体和家庭的催眠（Loriedo & Torti, 2010），不过，催眠界需要对抑郁有更多的关注，因为作为一个群体，大家可以一起为遏制抑郁在全世界的增长趋势做出许多贡献。我们也并不只局限于做治疗。有足够多的证据表明，本章所描述的技术不仅具有治疗的价值，而且也具有预防的价值（Munoz, Beardslee, & Leykin, 2012）。

我们越理解催眠，包括其背后的注意机制、大脑与心理之间的关系、知觉的可塑性、潜意识过程的本质、信息加工的动力机制、社会学习在认知和行为自动性方面所起到的作用以及其他一些会影响心境状态等主观体验的关键过程，催眠就会越发成为一种有效的治疗方式。

开动脑筋

1. 你认为为什么抑郁对基于安慰剂的干预有很高的反应率？

2. 你认为社会中哪些最为重要的改变是和抑郁发病率攀升有关的？一个治疗师对此可以做什么？

3. 许多抑郁的人只会来做一次治疗，然后就不再来了。你认为为什么会这样？你可以在第一次会谈中用催眠做些什么，来降低这种脱落率？

4. 抑郁为何会反映出一种过去导向，即过多聚焦在无法改变的过去上？为什么治疗成功率最高的治疗会尽量少地把注意力放在过去上？

5. 当一名抑郁的来访者没有做治疗师建议他做的事情，比如阅读一本自助书籍，或是从事一次行为实验，我们以此判定这个人并不真的想要变好，这种判断公平吗？为什么？

行动起来

1. 请仔细观看电视上有关抗抑郁药物的广告。它们提出的抑郁原因是什么，又提议了哪些必要的治疗？这会给抑郁患者提供帮助还是伤害？

2. 请列出至少十个可能导致抑郁的原因。请针对每一个原因，设计一个通用的催眠会谈，随后你可以根据特定来访者的特点来修改这个通用会谈。

3. 请列出你想要教给抑郁来访者的十个最常见的技能。请针对每一种技能设计一个通用的催眠会谈，随后你可以根据特定来访者的特点来修改这个通用会谈。

第 23 章

在疼痛管理中临床催眠治疗的应用

相比任何其他健康议题，美国人中受到疼痛影响的人数是最多的：约三分之一、或许高达 40% 的美国人会在他们人生中的某一个时刻遭受慢性疼痛之苦，这个数字高于患有癌症、心脏病和糖尿病的病人在人群中的比例之和。正如朱迪·福尔曼（Judy Foreman）在她令人潸然泪下的著作《处于疼痛中的国家》（*A Nation in Pain*，2014）和《全球疼痛危机》（*The Global Pain Crisis*，2017）中指出的，我们对疼痛仍然理解得不多，对疼痛的治疗也相当不充分，并且疼痛已经变成一个紧迫且日益严重的问题。疼痛治疗的经济学状况，即以盈利为目的的保险公司向我们揭示的是，我们已受损的医疗系统无法很好地为疼痛病人提供服务。开具药物要比给病人提供一个更多维的、全面的治疗更便宜和容易。这会造成许多可怕的后果，其一就是由于止痛的需要而导致的阿片剂危机，而这种需要付出的过高代价就是成瘾问题和服药过量导致的致命危险。在全球的阿片剂使用中，80% 的阿片剂是由美国人消费的，而根据美国 NIH 的国家药物滥用研究院在 2018 年 1 月发布的有关阿片剂危机的报告显示，每天至少有 90 个美国人因为过量服用阿片剂而死亡。除非我们自己或我们所爱的人曾经走过这条危险的道路，否则我们任何一个人都无法想象对于有效的、非成瘾性质的、不会致命的疼痛管理方法的需求如此巨大。在这方面，催眠远不仅仅是一种智性上的好奇心。它真的能对个体造成生死两别的影响。

在本章中，我们将探索如何使用临床催眠来帮助人们管理疼痛。就像你将会看到的那样，已有大量的科学证据支持催眠在疼痛管理中的使用。在这里我将只呈现很小一部分的证据，因此感兴趣的从业者有必要对这个话题做大量额外的研习，这样才可能真正让自己获得足够的知识并让自己的临床工作变得有效。除了疼痛管理这个领域，我不知道还有什么其他的领域在应用临床催眠时能体现出更复杂、更精细和更紧迫的特点。

疼痛的复杂性

我们的生存需要我们在神经层面具有感受疼痛的能力。对于大脑而言，疼痛是一个重要的信号，让它能注意到有什么东西明显出了问题。请阅读一下下面这段生动的描述：

疼痛是人类的保镖，是在巡逻中飞奔至现场的警察，警笛长鸣，封闭道路。你刚才被割到了，被烫伤了，骨头断了：请注意，请止血，请用热敷，请用冷敷，赶快做点什么……但当疼痛继续自顾自胡闹的时候，当它发出错误的警报导致警笛继续鸣响，警察不断出动，所有的疼痛继续疼痛的时候，又会发生什么呢……疼痛没有拯救生命，而是压垮了生命……它自己成为一种疾病。结果是：持续不断的，永不停止的折磨。

（Park，2011，p. 64）

疼痛具有我们通常说的"信号价值"。它向我们大嚷，告诉我们有什么地方出问题了，需要我们立刻去关注。这被称为"急性"疼痛。它通常持续很短的时间，而且会让我们即刻采取步骤去解决它。但是疼痛并不只是一种单一维度的现象，也并不只是以某些特定的方式对身体造成影响并能让我们明显地知道如何解除疼痛。有些时候，疼痛会直接将我们引向错误的地方，让我们去关注某个正在发出疼痛信号的地方，但实际上这只是一个过路的信号，其真正的源头另有所在。这个现象被称为"牵涉痛（referred pain）"。

一旦我们意识到了疼痛并对它做出了反应——诊断检查已经完成，其来源或许也已经被鉴别了出来（尽管常见的情况是永远无法鉴别出疼痛的来源），而即便进行了合适的治疗，疼痛依然如故——那么疼痛也就失去了它的信号价值。有些人认为，如果疼痛的时间超过了 3 个月这一分界线，那么这种疼痛就被称为"慢性疼痛"［美国慢性疼痛学会，《慢性疼痛管理指南》（*Resource Guide to Chronic Pain Management*），2017；Vanhaudenhuyse, Gillet, Nyssen, & Faymonville，2016］。慢性疼痛是一种不断持续的疼痛，它已经不具备任何有用的功能，反而导致影响病人生活方方面面的无数问题。最近有来自神经科学层面的证据表明，慢性疼痛会在大脑中留下印记，这会放大其持续存在的特性并且让疼痛的解决变得越加困难（Jensen，2011a，2011b，2017b；Patterson，2010）。因此，疼痛可以有其生命历程，将一个之前健康的人变成一个不断找寻各种医生、不断吃各种药物、怀着绝望的心情不断抱怨的人，这个人关注的除了疼痛，还是疼痛。

疼痛会渗透至个体生活的每一个方面，这就让治疗过程产生了严重的困难。对于提供治疗的医生而言，疼痛的生理特点——特别是疼痛的神经病理学——显然是治疗的焦点。但是，就像我们在本书中已经很多次地意识到的那样，对于提供充分的治疗而言，只是聚焦在生理方面的视角未免过于狭窄。医学界已经开始能够更多地意识到需要采取一个更广阔的视角，要超越生物医学视角，采取生物-心理-社会视角。这需要我们去回应以下问题：

- 疼痛如何影响个体的心境，个体的心境又会如何影响疼痛？
- 疼痛如何影响一个人寻求治疗和遵从治疗建议的动机，甚至如何影响他们最终回归工作岗位的动力？
- 疼痛如何影响人们的思维（认知）、情绪和行为的特点？
- 疼痛对于人们的关系有何影响？
- 疼痛对于人们的精神和精神层面的信念有何影响？
- 如果人们被卷入一个漫长的法律诉讼，慢性疼痛如何在经济和法律层面给他们带来压力？
- 疼痛如何影响求助行为？

- 疼痛如何影响药物使用？
- 疼痛如何影响睡眠、运动和其他生理因素？

　　这些不同的维度中的任意一个都可以组合在一起，导致康复成为一个挑战重重的过程，也使得管理疼痛成为一个复杂却极为重要的目标。

　　一般而言，疼痛诊所和治疗中心最能意识到疼痛是一个多维度的现象。通常他们都会采用一种团队合作的工作方式，在一个团队中，医生、心理学家、理疗师、职业病治疗师、护士和其他的专业人员都会贡献自己的力量，为慢性疼痛病人提供全面的治疗。这些团队成员中的每一个人可能——而且应该——对于催眠作为治疗计划中的一部分所具有的益处有深入了解（J. Barber，1996a）。我的观点很明确：低估了疼痛的复杂性很容易导致治疗不力，要么是让情况变得更糟糕，要么是让情况完全无法好转。临床催眠可以提供帮助，但是它必须是更大的治疗计划中的一部分。

催眠和疼痛：历史的积淀

　　在过去两个世纪以来，已经有详尽的记录描述了医学如何使用催眠来管理疼痛（Hammond，2008；Hilgard & Hilgard，1975）。在詹姆斯·伊士戴尔（James Esdaile，1805—1859）的著作中对于使用"麦斯麦术"的描述尤其引人注目，伊士戴尔是一位在19世纪中叶在印度服役的苏格兰外科医生，当时化学麻醉剂还未被使用。尽管没有受过任何催眠的正式培训，但伊士戴尔依靠自学，记录了仅使用催眠作为麻醉剂下实施的345场重大手术，其中包括截肢。他在自己引人入胜的著作《麦斯麦术在印度——在外科手术和医疗中的实践》（*Mesmerism in India, and its Practical Applications in Surgery and Medicine*，1846/2010）中，记录了那些手术。[在本书于2010年重版之前，医生威廉·S.克罗格在1957年重新出版了此书，当时的书名是《医疗和手术中的催眠》（*Hypnosis in Medicine and Surgery*）。] 伊士戴尔不仅成功地实施了那些令人惊叹的手术，其中包括仅在使用催眠的条件下实施截肢手术和切除巨大阴囊肿瘤，而且相比当时接受其他人实施的类似手术并出现并发症（如术后感染、出血、死亡）的病人而言，他的病人仅出现了很少的并发症。

　　在20世纪初，很大程度上出于精神分析对于包括疼痛在内的躯体症状看法的影响，躯体症状都被视为心因性的，或者是由心理因素产生的，它们的存在被认为是满足了一些潜意识的需要，因此在当时，有些人将催眠视为身心医学的实践基础。威廉·克罗格（1906—1995）是这一领域的先驱，他撰写了一本非常具有影响力的著作 [合著者是S.查尔斯·弗里德（S. Charles Freed）博士]，书名是《包括产科照料在内的身心妇产科学》（*Psychosomatic Gynecology: Including Problems of Obstetrical Care*，Kroger & Freed，1951），这本书向许多医生介绍了催眠在治疗中的潜在价值。不过，比书中正文更让人惊叹的是克罗格拍摄的一则在催眠下实施的分娩录像。这则未经任何剪辑且让人震撼的影片让我们看到了催眠如何能够成功地用于和分娩有关的疼痛管理，包括生产后的手术修复。它是一部生动且让人难忘的影片。

　　两年之后，克罗格拍摄了在使用催眠作为唯一麻醉方法的条件下对一位年轻女性实施的甲状腺切除术。这也是一部同样生动且令人难忘的教育影片。现在这两部具有历史价值且令人惊叹的影片已被收录在光盘中，克罗格的经典著作《临床和使用催眠》（*Clinical and Experimental Hypnosis*）的第二版（2008）就随书附赠了两部影片的光盘。我很有幸为克罗格博士的经典之作撰写了一则导言，将这一工作置于现代背景之中来审视。我还为这两部超凡的影片各自撰写了导言。

毫无疑问，早年在医疗和手术中对催眠的使用是令人惊叹的。许多文献对此进行了描述（Crabtree，1993；Gravitz，1988；Hammond，2008；Rosen，1959；Rosenfeld，2008），阅读起来也十分引人入胜。这些在身心医学领域的先驱为催眠在解除疼痛方面的后续应用和研究做了铺垫。让我们跨越时空，来看一看这一领域的现状。

催眠和疼痛管理：目前的证据和实践

人们常常惊讶地发现，使用催眠进行疼痛管理是催眠应用中最受实证支持的应用。为什么会有那么多的研究去考察催眠在降低或减缓疼痛方面的能力呢？原因可能有以下几种：

（1）催眠导致的痛觉缺失或感觉麻痹代表的是催眠的应用中最具戏剧色彩的一种。目睹一个人能够泰然自若地应对某个令人痛苦的情境，或是看到一个人在不使用麻药的情况下能够经历像手术这般影响重大的事件，无论从哪一种标准来衡量无疑都让人印象深刻。

（2）相比年龄退行这类催眠应用而言，使用催眠来减缓疼痛所带来的好处更容易进行客观的测量。例如，当一个人学会催眠并使用催眠来减少止疼药物的使用甚至不再使用止疼药物的时候，你就能很清楚地测量催眠带来的益处。

（3）研究者们具有的优势是使用新近的大脑扫描技术，在比较"催眠之前"和"催眠之中"的条件时可以观察到显著的大脑改变。这些影像学证据再加上参与者给出的关于更不明显或更明显的疼痛知觉的主观报告，让我们能更容易看到催眠的效果。

（4）疼痛在人群中的流行程度、疼痛对于人们的生活的深远影响以及疼痛问题给医疗系统和个人从业者所施加的压力都让疼痛成为一个具有很高价值的目标。因此，疼痛就会获得大量的关注，它也理应获得那么多的关注。

在催眠能有效帮助管理疼痛的领域中有哪些实证证据呢？众多的研究考察并证明了催眠在疼痛管理方面的益处（Elkins，Johnson，& Fisher，2012；Garland et al.，2017；Jensen，2017b；Jensen & Patterson，2014；Kirsch，Montgomery，& Sapirstein，1995）。一项元分析研究（Elkins，Jensen，& Patterson，2007）重点回顾了使用前瞻对照研究考察催眠在治疗慢性疼痛方面的证据。结果表明："在各种不同的慢性疼痛问题中，催眠都能一致导致相关疼痛出现显著下降。同样，整体而言，催眠的效果也被发现要优于诸如注意、物理疗法和教育等非催眠的干预方法"（p. 275）。最近一项包含了12个临床研究的元分析研究发现，催眠在慢性疼痛管理方面的效果优于其他心理干预，例如放松、CBT和生物反馈（Adachi，Fujino，Nakae，Mashimo，& Sasaki，

2014）。在最近的另一项由蒙哥马利、杜哈密尔（DuHamel）和瑞德（Redd）（2000）进行的元分析中，作者考察了催眠在止疼方面的有效性。结果发现，催眠能够在大约 75% 的人群中产生显著的疼痛缓解。进一步的分析表明，催眠至少和其他非物理的取向同样有效，例如认知－行为疼痛管理取向。另外，有证据表明，如果在标准的自控镇静术中加入催眠干预，那么相比在病人有意识的情况下单独使用自控镇静术，前者产生的疼痛缓解程度显著更高（Lang，2011，2017a；Lang et al.，2000）。催眠的益处是可观的：催眠不会导致成瘾，它能够给病人赋权，而且能够鼓励病人在管理疼痛方面采取一种健康的、主动的角色（Jensen，2011a，2017b；Lynn & Kirsch，2006；Patterson，2010）。［参见本章中的"大师的视野"中有关玛丽－伊丽莎白·费蒙维尔（Marie-Elisabeth Faymonville）博士的内容，本栏目将更深入地讨论这一话题。］

此外，已经有众多研究表明，催眠可以成功地用于治疗各种疼痛问题，包括背痛（Nusbaum et al.，2011；Tan，Fukui，Jensen，Thornby，& Waldman，2009）、烧伤（Askay，Patterson，Jensen，& Sharar，2007；Ewin，1983；Patterson，

Hoffman，Weichman，Jensen，& Sharar，2004）、癌症（Bragard et al.，2017；Ginandes，2017b；Walker，Sharp，Walker，& Walker，2007；Wortzel & Spiegel，2017）［参见由霍莉·佛勒斯特·米勒（Holly Forester-Miller）主编的《美国临床催眠杂志》2017 年 7 月专刊"催眠在癌症照护中的益处（The Benefits of Hypnosis in Cancer Care）"，其中包含了一系列有关这一话题的精彩文章］、化疗副作用（Levitan，2017；Walker，2004；Walker et al.，1988）、纤维肌痛症（Catell，Perez，Sala，Padrol & Rull，2007；De Benedittis，2017a；Derbyshire，Whalley，& Oakley，2009；Derbyshire，Whalley，Seah，& Oakley，2017；Martinez-Valero et al.，2008）、头痛（De Benedittis，2017b）、分娩（Beevi，Low，& Hassan，2017；Brown & Hammond，2007；Kroger，1970，2008；Waisblat et al.，2017；Werner，2017）、多发性硬化症（Donatone，2013；Hosseinzadegan，Radfar，Shafiee-Kandjani，& Sheikh，2017；Jensen et al.，2011）、手术疼痛（Lang，2017a；Montgomery，Sucala，Dillon，& Schnur，2017），以及其他许许多多由于篇幅原因而无法包含在这一概述中的情况。

让我们开始吧：对处于疼痛之中的个体进行访谈

首先，我要强调以下几点：

（1）如果你不是一名医生，在治疗时获得医学方面的督导是十分重要的，请在你的案例中记录你和来访者的主治医生就你的治疗计划进行的讨论；

（2）需要获得有关来访者的最新处境的准确信息（包括疾病或伤情的名称，主要的症状，一般的病程以及预后）；

（3）即便只做出大体的治疗计划也要务必明智；

（4）和来访者建立良好的工作关系，和其讨论催眠的方法，并在使用催眠前征得对方的同意。

实施催眠过程的第一步就是对来访者进行访谈，更具体地了解他们对于疼痛的主观体验。虽

然在获取信息时，有大量值得获取且能够对你有帮助的信息，但在本节中，我将只描述某些最为必要的信息。

有关疼痛的叙事

疼痛是一种主观的现象，是个体独自承受的。目前研究者正在试图寻找更客观的方式来测量疼痛，比如大脑活动模式、血液中的免疫生物标记物以及面部运动模式等，但是目前尚未成功（Martucci & Mackey，2016）。因此，如果你想要施以援手，那么你必须要向来访者询问有用的问题来了解他的疼痛体验。人们解释自己疼痛的方式，尤其是他们在描述其特点时所使用的特定的语言是极为宝贵的信息，它们有助于你去组织催眠的干预。叙事是对于疼痛的认可，是对于疼痛的存在及其带来的诸多后果的承认。就像任何叙事一样，无论对象是疼痛、抑郁、焦虑或是一个人高中毕业典礼的经历，叙事本身就成为体验的一部分。它是一个反复被讲述的故事，让人们以越来越僵化的方式去表征这个体验，不仅面向别人，更是在面对自己的时候。

个体的叙事有何种特征呢？你可以聚焦在许多不同的特征上，每一个特征不仅仅只影响来访者体验疼痛的方式，也会影响临床工作者如何对此形成一种个性化的反应。这些特征包括：

（1）来访者对疼痛的预期是什么，他们认为疼痛是一种永远不会结束的负担还是一个暂时的挑战；

（2）疼痛是否有意义，使得来访者可以解释它的存在（无论是一种生物学的解释，例如神经受损，或是一种精神上的解释）；

（3）来访者是否能够觉察到自己有任何能力来改变他们对疼痛的体验。

此外，知道以下信息也是重要的：

（1）个体之前曾经接受何种治疗，尤其是否接受过催眠，以及这些治疗有何帮助？你并不想重复之前失败的做法；

（2）疼痛对于来访者生活的其他方面的影响，包括自尊、心境、人际关系、工作的能力以及享受的能力；

（3）来访者在生病或受伤之前的功能水平如何，即"病前功能水平"；

（4）是否有其他外界的烦扰，例如和疼痛问题有关的一个还未结案的法律诉讼。如果这个人将要出庭的原因和疼痛的产生有关，例如一次交通事故或工伤，而且出庭的日期还要至少等10个月，那么在此刻摆脱疼痛会减少这个人获得任何经济收益的可能性——这个事实当事人也是很清楚的。那么这种情境就是少数几种可以有正当理由出现所谓"次级获益"（即对维持个体症状的强化）的情况之一。在这种情况下，除非临床工作者的处理方式非常巧妙，否则任何干预在开始之前就已经注定会失败了。

对于临床工作者来说，来访者对疼痛的详细感觉描述是特别有价值的信息来源。一般来说，描述疼痛的形容词可以反映出它的温度特点（例如热的、火烧一般、冷的、冰冷的），触觉特点（例如钝痛、酸痛、尖锐的疼痛、刀扎一般），以及时间特点（例如持续的、不变的、时断时续的、无法预测的）。人们可能偶尔也会使用其他的形容词来反映它的视觉特点（例如，一片乌云、穿透身体的箭）和听觉特点（例如，它会对我尖叫、它会对我咆哮）。人们在描述他们的疼痛时自发使用的形容词常常是临床工作者可以使用的线索，这些线索会提示他们在催眠中可以做出哪些暗示。如果疼痛被描述为一种尖锐的疼痛，那么暗示"慢慢成为一种钝痛"可能会有效。如果疼痛是持续存在的，那么询问来访者是否注意到疼痛的强度有任何的变化，可能会产生一些有用的信息供临床工作者去放大，比如"出乎意料地注意到有一些舒适的时刻会打破不适感"这样的暗示可能会起效。

从来访者那里获得的另一些至关重要的信息是来访者对疼痛水平和他们体验到的困扰水平做的评估。来访者被要求用一个 0—10 分的量表来评价疼痛，0 分代表没有疼痛，而 10 分代表可以想象得到的最折磨人的疼痛。然后，邀请他们用类似的 0—10 分量表对自己遭受的困扰程度评分，0 分代表完全没有困扰，10 分代表有极大的困扰。对这些评估进行比较能够让我们对于来访者的疼痛阈限（他们对于疼痛的耐受程度）有所了解。例如，7 分的疼痛和 4 分的困扰表明来访者的疼痛阈限比较高。而与此相反，4 分的疼痛和 7 分的困扰表明阈限较低。一种关于催眠对于疼痛管理的益处的思考是，催眠可作为提升疼痛阈限的一种途径。

疼痛的情绪面向

在由路易斯·加西亚 – 拉雷亚（Luis Garcia-Larrea）和菲利普·杰克逊（Philip Jackson）编辑的《催眠和疼痛调节》（*Hypnosis and Pain Modulation*）一书中，作者奥黛丽·范豪登休斯（Audrey Vanhaudenhuyse）、艾琳·吉列（Aline Gillet）、安妮·索菲·尼森（Anne Sophie Nyssen）和玛丽 – 伊丽莎白·费蒙维尔撰写了一个出色的章节，她们在其中写道：

> 正如文献中展现的那样，仅仅聚焦在疼痛控制上可能会导致更大的痛苦和失能，而且也可能会阻碍对疼痛的适应，反而会增加由于疼痛而产生的挫败感和限制。在我们看来，把干预的目标放在让病人在疼痛存在的情况下改善应对日常生活的能力，发展出促

进乐观和良好生活的策略，可能会间接地帮助病人更好地控制他们的疼痛。

（2016，p. 96）

她们提出了一个重要的观点：就像一味追寻幸福是导致不幸福的一个首要原因，一味追求疼痛缓解也很容易让你一直聚焦在疼痛上。你聚焦什么，就会放大什么。但是，对来访者的情绪状态加以考虑是十分重要的，来访者的情绪必须得到认可，并被共情式地回应。

当来访者在疼痛的急性阶段首次遭遇疼痛时，最为常见的情绪是某种焦虑混杂着恐惧的状态。他们自然会出现灾难化的想法：如果没办法治好怎么办？如果我永远处于疼痛之中会怎么样？如果我没办法工作，没办法供养自己或家庭该怎么办？这些的确是让人恐慌的问题，所以在急性疼痛中焦虑是一个核心的因素，这一点不足为奇。催眠可以减少灾难化思维、降低反刍思维，并且提供可能在这一阶段十分有益的舒适感（Lang，2017a）。

当疼痛从急性变为慢性时，最为常见的情绪是某种抑郁混杂着悲伤的状态。来访者会问一些无法回答的问题：为什么会落到我头上？为什么会发生这样的事情？难道我永远没有办法回到事情发生之前的生活了吗？我怎么能够适应这种情况呢？当我知道我想过的生活不可能成真时，我该如何面对呢？这些是让人悲伤而抑郁的问题，而且无论多少次重复询问这些问题也不会带来什么更好的答案，这一事实也会让悲伤和抑郁变得更为强烈。

位于美国阿灵顿的得克萨斯大学的心理学家罗伯特·盖切尔（Robert Gatchel，2004）在美国心理学会的获奖演说中提到了一项由世界卫生组织所做的大规模调查，这项调查涉及来自 14 个国家 15 个主要观测点的 5438 名病人。他指出：

"有22%的病人报告持续疼痛超过6个月，这一人群中焦虑或抑郁障碍的发病率增加了4倍。这些关系在不同文化间是一致的。（Gatchel，2004，p. 795）"这证实了任何疼痛专家可能都会说的事实：疼痛远非不愉快的感受。个人的情绪也需要得到特殊的关注，而且针对缓解疼痛的催眠暗示也需要以情绪为目标，对情绪加以处理。

詹森（2011a，2011b，2017b）提供了详细的结构化访谈来访谈疼痛中的个体。帕特森（Patterson，2010）也在访谈方面提供了指导，他尤其强调动机性访谈（Motivational Interviewing，MI）的技术，这是一种有效的访谈方式，通过仔细措辞和有序的提问来增进来访者出现治疗改变的动能。就如何组织暗示以同时处理来访者的疼痛体验和情绪方面，费尔德曼（Feldman，2009）还给出了一些额外的新洞见。

在路上：在疼痛个体身上利用催眠

应用催眠来缓解疼痛的总体目标显而易见：让处于疼痛之中的个体贯注于一种与疼痛体验有足够大的不相容的头脑和身体框架之中，从而能够改变和／或降低疼痛。有关疼痛的文献常常会描述许多不同的缓解疼痛的方法。几乎所有的方法都会直接或间接地使用解离，作为促发催眠性的痛觉缺失或感觉缺失的第一步。即便诸如使用正念疗法来缓解疼痛的这类有效的取向（Dahl，Wilson，Luciano，& Hayes，2005；Garland et al.，2017；McCracken & Eccleston，2005）都会使用解离作为基础：临床工作者会直接或间接地给出暗示，让来访者"脱离痛苦"和"摆脱你对于疼痛的判断及想法"。因此，为了在会谈中建立起比让来访者接受疼痛以外更鼓舞人心的动力——在来访者的主观体验中促发一种真实的感觉改变——治疗会谈必须逐渐增强解离和意念可塑性的能力（见第5章），从而使这些感觉上的改变可能发生。临床工作者不应该在导入之后立刻就着手实施一种疼痛缓解的策略，而是应该花时间（假设时间允许的话，但时间并不总是足够的）来仔细地建立起一种反应定势，并且鼓励来访者产生更大程度的解离，从而使来访者能够和他们通常的觉知状态拉开足够舒服的距离，这对于有效的干预而言是极为重要的。

在和处于疼痛之中的个体工作时，一样能够使用之前描述过的与任何有其他问题的来访者工作时使用的催眠治疗会谈的总体结构：不管怎么样，每一次催眠会谈都会有一个开始，一个中间部分和一个结束环节。首先要做的是将来访者导向催眠（"你可以让自己找一个舒服的姿势"），然后是捕获他们的注意力并且开始导入（"当你开始关注我所讲的话时，你可以注意到你的眼睛正在闭上……而当你的眼睛闭上之后，你可以注意到你的思绪在飘向不同的方向……在它们开始慢下来之前……甚至让你更容易处于全神贯注的状态"），然后建立起一种反应定势来引入一个主要的观点，即对于自己身体的体验是可以改变的（"能够去发现我们对于自己身体的体验在每一刻都可以变得那么不同，这难道不是一件有意思的事情吗……有些时候我们会觉得更有活力一些……有些时候更疲惫一些……有些时候我们感到浑身暖和……有些时候有点发冷"）。此刻，鉴于催眠治疗已经顺利展开了，促进疼痛缓解的目标也已经确立好了，那么临床工作者就可以开始实施具体的策略，让来访者有望投入其中并激活他们做出有意义的反应的潜能。

用于促进疼痛缓解的催眠策略

这一节的内容中，我将会列出 12 种旨在促发催眠性的痛觉缺失和感觉缺失以缓解疼痛的不同策略，并对这些策略加以描述。我也将根据每一种做法的核心要素提供一个简短的例子来演示如何措辞。这些策略可参见表 23.1。

表 23.1　使用催眠来管理疼痛的方法

1. 直接暗示
2. 间接暗示（例如，散点式、隐喻）
3. 感觉改变（例如，痛觉缺失、感觉缺失、改变主要的表征系统）
4. 症状替换
5. 症状移置
6. 解离（例如，整体的、局部的）
7. 重新解释 / 重构
8. 混乱（例如，感觉超载、模式中断）
9. 逐渐弱化
10. 退行到疼痛出现之前的阶段
11. 假设时间定向法
12. 时间扭曲

直接暗示麻木感和疼痛缓解

巴拉巴兹和沃特金斯提出："治疗师可以首先使用的最为简单的方法就是告诉被催眠的个体，他们不会再感到疼痛了。（2005，p. 232）"这种如此简单而直接的暗示真的会管用吗？令人惊讶的是，答案是肯定的。本章之前的篇幅曾提到由威廉·克罗格制作的具有历史意义的影片，在这些影片中他以让人惊叹的方式演示了如何在分娩和甲状腺切除术中使用催眠。事实上，如果你能够去观看这些影片的话，那么你无疑就会观察到克罗格所采用的取向具有直接和权威式的特点。他直白地告诉他的病人"你的手臂变得毫无感觉了"，而他的病人以某种方式将这个暗示转化成一个有效的反应。对于一些具有催眠天赋的个体来说，直接暗示他们"你身体的那个部分会变得越来越麻木、越来越麻木"就足以让他们体验到舒适感。帕特森提出的"除了舒适和完全的放松的感受之外，你什么也体验不到"也是一个不错的暗示，因为某些来访者会把"什么也感觉不到"和死亡联系在一起，从而感到恐惧，而这一暗示可以防止这类恐惧的产生（2010，p. 122）。

直接暗示痛觉缺失的方法所给出的暗示是让来访者在某个疼痛的特定部位丧失感觉。例如，如果一位来访者在腹部感受到疼痛的话，那么一种直接暗示痛觉缺失的做法可能会有以下的结构：

……当你感觉到你的手臂和腿部变得越来越沉重的时候……你可以看到你腹部的肌肉变得松弛……放松下来……就好像它们是你慢慢解下的吉他琴弦一样……而当你看到你腹部的肌肉放松的时候……你可以感到一种让人愉悦的麻麻的感觉……一种舒适的麻麻的感觉……每当你自己身体的一部分感到麻木的时候，比如一条睡着的胳膊或腿……你也可以感受到相似的发麻感……就像是你腹部此刻这种令人舒适的发麻的感觉那样……变得更麻……这难道不是一件既有趣又让人感到安慰的事情吗，能发现一种没有感觉的感觉？很好……没有感觉的感觉……在那里有一种麻麻的，让人愉快的舒适的麻木感。

当你直接暗示来访者的腹部有一种"没有感觉的感觉"时，他会感觉难受的部位的感受减弱，并且直接体验到疼痛缓解。但是，考虑到这个部位会给来访者带来情绪痛苦，很有可能在这个部位上还存在着更大的阻抗。因此，对于有些个体来说，直接在患处寻求痛觉缺失的反应的有效性并不高。效果的好坏在很大程度上会取决于来访者的预期的特性，即来访者在多大程度上预期旨在缓解疼痛的催眠暗示能获得成功（Green & Lynn, 2011; Jensen & Patterson, 2014; Kirsch & Lynn, 1995）。直接暗示麻木感或者产生一种被注射普鲁卡因的感受更有可能在反应性更高的来访者身上成功（Barber, 1996b; Crawford et al., 1998; Eimer, 2000）。

针对缓解疼痛的间接暗示：隐喻和散点式的暗示

一般而言，针对缓解疼痛的间接暗示是通过使用隐喻和在整个过程中以散点式或"洒水"的方式暗示舒适感来完成的。在本书提供的有关我与一位末期癌症病人做演示治疗的《维姬的案例》中（视频访问方式见后勒口处的二维码"维姬的案例"），你可以注意到我在访谈和催眠治疗的环节中都使用了许多间接的暗示，即以散点式的方式使用了能够给人带来安慰的词语。

一则非常著名的使用间接暗示的例子来自米尔顿·H.艾利克森的著作，他详细描述了和一位名叫乔的男性所做的干预，对方正饱受癌症晚期导致的疼痛的折磨（Erickson, 1966/1980）。乔在他一生中大部分的时间里都是一名花匠，艾利克森则在他所使用的隐喻中充分利用了这一事实。因为对催眠抱有一些常见的误解，乔对于接受催眠这个想法极为排斥，但是出于缓解疼痛的缘故还是愿意见艾利克森。因此，艾利克森的做法是间接的，就像你会在下面这一治疗节选中看到的那样：

> 我知道你是一个花匠，你会种花……我会对你讲许多的事情，但是不会是和花草有关的，因为在花草这一方面，你比我懂得更多……那么，当我讲话的时候，我可以舒服地做这件事情，我希望你也能舒服地听我讲，在我描述一株番茄作物的过程中……我们将一粒番茄的种子种在土里。我们可以盼望它长成一株番茄作物，而它结出的果实也会给我们带来满足……这是多么令人舒服的一件事情啊，乔，能看着一株植物生长……
>
> （pp. 269–270）

对于在乔身上所利用的技术为何能成功，艾利克森做出了这样的解释：

> 乔对于无休无止且毫无意义的讲述一株番茄作物并不真的感兴趣。乔想要摆脱疼痛，他想要舒适感，休息和睡眠。这是在乔的头脑中最重要的事情，是他最强烈的情感渴望，而且他有一种急切的需求，想要在作者的喃喃自语中尝试找到一些对他来说有价值的事情。那种被渴望的价值就在那里，它被讲述了出来以至于乔可以在没有意识到的情况下完全接受它。
>
> （pp. 271–272）

正如我们已经认识到的那样，如果更直接的做法出于任何的理由不那么有效的话，那么间接暗示就显然有其价值了。为了能够引起来访者的兴趣，隐喻的内容自然是重要的，但是给予暗示的结构，尤其是在整个过程中利用嵌入式的暗示，以散点式的方式来暗示舒适感，才是让整个体验可能起效的关键。

感觉改变：手套麻痹技术

一种稍稍间接一点的方法叫作"手套麻痹"。在这种感觉改变的过程中，病人被暗示他们的一只手或双手将体验到彻底的麻木感（即感觉缺失）。大多数的人似乎都能够做到这一点，即便不是彻底的，但至少也能部分地体验到麻木感。在手套麻痹成功实施之后，可以给出进一步的暗示让来访者将这种麻木感有效地转移到他们选择的任何一个身体的部位。临床工作者可以暗示，只要让已经被麻痹的那只手触碰到任何一个身体部位，就能让这种麻木感直接传递到那个部位，这样一来手套麻痹技术就能够赋予感觉缺失移动的能力。（与此相反，直接暗示下的感觉缺失不具备这样的移动能力，因为它局限于一个特定的、固定的点。）这在来访者的疼痛部位会发生变化的情况下尤其有用：今天是这里疼，但昨天是另一个部位疼。手套麻痹的暗示可以有以下的形式：

……过一会儿之后，当我在你的允许下拿起你的手的时候，我会将它摆放在一个它很容易能舒服地保持不动的位置（临床工作者拿起来访者的手，将它从肘关节处撑起）……而你可以很容易就让你的手保持在这一抬起的位置……当你那么做的时候，你可以在此刻注意到……这只手感觉起来和你的另一只手开始有些不同……离你更远，甚至远离了你……更遥远……而当你余下的身体继续感到舒服和温暖的同时……这一只更遥远的手可以开始体验到一种冰凉的感觉……几乎就好像有一阵冷风吹拂过你的手……让它变凉，变冷……而当你的手以一种舒服的方式变得更凉的时候……继续变得更凉……与此同时你余下的身体继续感到舒服和温暖……在你手上的这种令人舒服的

凉爽的感觉变得更为强烈……更凉……更冷……而当你的手继续以一种舒服的方式变得更冷的时候……它可以感受到一种舒服的凉凉的麻木感……而当我碰你的手时……你可以意识到你能感到的唯一的感受就是这种凉凉的麻木感……而你可以将你的手放在你身体的任何部位，任何你同样想要感受到这种令人舒服的、凉凉的麻木感的部位……

在这个有关手套麻痹的例子中，麻木的感觉是在暗示来访者对温度的感觉有所改变（即手部的凉感）的基础上建立起来的。以描述的方式直接暗示来访者去详细地体验到徒手做雪球或者将手伸入冰柜里去拿冰格的感觉，也能够有助于促发冰凉和麻木的体验。

在催眠下疼痛替代和移置

疼痛移置的意思可以是"移动疼痛"（即将对于疼痛位置的知觉从一个区域转移到另一个更能容忍的区域），它的意思还可以是将对于疼痛的知觉局限在一个更小的、更方便的区域。例如，可以给一位感到自己胳膊疼的来访者做以下的暗示来移置疼痛：

……当你开始回忆起你在很久之前是如何认识你的身体的时候……就像所有的人都最终必须去做的那样……你或许开始回忆起学习如何精准地保持身体的平衡……那束让你能够弯曲腿部的肌肉也有着对应的肌肉，后者能够让你再次伸直腿部……而有能够让你的头抬起来的肌肉……也有肌肉……能够让你的头低下……深深地放松下来……而且有一部分的你可以在曾经不舒服的地方感到舒适的感觉……而当这种舒适感流向你最想让它去的地方时……它松动了那种不舒服的感觉，让它往下流动……而当你感觉到它顺

着你的胳膊往下流动的时候……你可以感觉到它聚焦在你的小指上……在那里是那么小……很轻易就能够被你遗忘……

将胳膊的疼痛转移到小指上可以让来访者具有更高水平的功能，并且不那么执着于不舒服的感觉，因为它已经被局限在身体中非常小也更容易被管理的一个部位上了。本质上这是一个"症状替代"的策略，即有意创造出一个新的"出口"，让控制这一出口则变得更为容易。

解离

解离涉及个体有能力将整体的体验分为其组成的部分，包括个体的注意、感觉和行为能力。产生躯体解离的暗示可以让来访者主观体验到，自己和整个身体或者身体的某个部分相分离，包括疼痛在内。你能否回忆起在某一刻，即便很短暂，你或许感觉到你的身体正在经历一些事情，但是你对此完全没有感觉，就好像你和你的身体脱离了一样？例如，在接受了化学麻醉剂之后，你可以看着你自己被缝针。你知道医生正在把你的皮肤缝在一起，但是因为在整个经历中不存在任何感受，因此这就好像是你正在观看一个有趣的手术，但是你觉得自己并不置身于其中。尽管在理智上你知道你自己在那一刻是"完整的"，但是你可能会觉得自己和躯体体验离得很远，被排除在躯体体验之外。那种置身事外的体验就是典型的解离体验。

若你想以躯体解离的方式激发痛觉缺失，你可以引导来访者进入这样一种主观的体验中，即体验到他们的心理和身体在两个不同的水平上存在着。可以暗示来访者在身心之间存在足够大的距离，以至于他们无法注意到（或感受到）他们的身体正在体验着什么。下面的这个例子就演示了这种做法：

……当你的思绪开始以比你的身体能跟上的速度更快的速度运行的时候……你可以重新发现你的头脑可以运行得那么快，那么快……而你可以好奇在宇宙中存在着什么样的东西……广阔的海洋有多大的尺寸……似乎能遮蔽天空的大树有多大的年纪……还有天上繁星的数量……这些事情你或许时不时地会好奇地想一想……而你可以让你的头脑自由地飘浮到吸引你的任何地方……而与此同时你的身体仍然留在这里……舒服地待在这里……没有必要去移动它……没有必要让它束缚你的头脑……你可以就那么享受让你的头脑自由飘浮的那种自由……去往最为享受的地方……而当你的心在那里的时候……你的身体在这里……这可以是一件如此舒服的事情，知道你的身体在这里……等待着……舒服地……耐心地……你尽可以让你的头脑自由地飘浮……无须注意到它……因为你的头脑可以舒适地去往它想去往的任何地方……

暗示头脑可以"去往某个地方"而身体则并不受邀同行，可以促进躯体解离的产生。在给出催眠后的暗示以让这种躯体解离的能力和日常生活中的事件联系在一起的情况下，这种分离甚至在正式的催眠治疗会谈之外也能够维持下去。需要记住的是，在为你的来访者计划疼痛管理的策略时，如何给予旨在获得舒适感的催眠后的暗示是一个需要考虑的关键因素。

暗示身心分离是使用解离的一种方式，而让身体的一部分和身体的其余部分解离则是另一种使用解离的方式。"你的手臂可以从你的身体中离开，而与此同时，你的身体可以更深地放松下来"，或者"你的左半边可以离开，而与此同时，你可以在你的右半边享受舒服的感觉"，这些都是第二类躯体解离暗示的例子。

重新解释 / 重构

来访者或许可以改变他在主观层面上表征疼痛的方式。比如，与其将疼痛体验为一种让自己虚弱不堪的痛苦，来访者可以把疼痛重构为一种"令人恼火的刺痛，就好像是被蚊子叮了一样"。令人恼火，但仍然可以应付。

用于疼痛缓解的混乱技术

米尔顿·艾利克森首创并进一步发展了一些极富创造力的技术，在来访者身上精心地制造混乱，以此为手段，在降低他们的僵化程度的同时又能吸引并重新引导他们注意力（Erickson，1964a；Gilligan，1982，1987）。在我早年的一篇文章中（Yapko，1988a），我描述了不同类型的混乱技术以及它们在治疗处于疼痛之中的个体时的特定功能。每一种形式的混乱技术都包含打破一种惯常的模式，这一先决条件有助于发展出更具适应意义的新模式来应对疼痛的问题。

混乱技术可以针对个体在以下任何一个维度上僵化服从的模式：认知、感觉、关系、时间和情感。

- 在认知维度上，临床工作者可以试图打破负性的预期、对于疼痛的意义或目的所做的负性解释、对于管理疼痛的能力的负性信念，以及其他这类自我限制的认知评价。
- 在感觉维度上，可以使用混乱暗示打破来访者对基于感官的体验的知觉方式。
- 在关系维度上，临床工作者可以致力于打破来访者对于其他人的自我限制的预期，或是任何让疼痛恶化的人际模式（例如，无休止地感到内疚）。
- 在时间维度上，可以针对时间的流逝，

以及针对诸如对过去事件的记忆或对未来的预期这类和时间相关的变量，来使用混乱暗示。
- 在情感维度上，可以给出暗示来打破和疼痛关联在一起的负性情绪，并且在混乱技术中嵌入更积极的、更能激励来访者的可能性。

下面这个例子是在时间维度上使用混乱技术，从而促进个体去改变自己对舒适感的知觉时长：

……而且你的确不知道，你是否会在之后的一小时里或是在之后的两天里感到十分舒适……还是说两天的舒适感集中在一小时里，或者你会在下一小时的舒适体验之后的那个小时里体验到更舒服的感觉，而那个小时之后的一小时的轻松的感觉则会持续两整天……然后你可能开始意识到今天变得越来越强烈的舒适感明天仍然会持续存在……而明天，当明天变成今天的时候，你就能将舒适的感觉从昨天转移到今天转移到明天的每一个今天和明天，你都可以深深地舒一口气，知道你的舒适感会继续变得更强烈……

通过给予来访者旨在同时放大不同情绪的各种暗示来引导来访者的情感联想过程，能够让他们脱离和自己的疼痛处境联系在一起的负性感受。临床工作者诱导来访者投入寻找以某种适应性的方式重组情绪的过程之中，这样一来临床工作者也可以触及并放大那些积极的感受，而这些积极的感受也可以起到提升来访者动机的目的。下面这个例子就使用了基于情感的混乱技术：

……或许你可以回忆起自己还是一个孩子时的感受……去真切地捕捉住一种美好的感受……就像是我在这次治疗的早些时候

曾经告诉过你的那个小男孩一样，他一定会感到十分好奇……他十分好奇自己成为大人会是什么样子……但他同时也很害怕……因为成年人的世界似乎十分艰难……有些时候它是很艰难……但是你可以很容易和他设想自己成为大人的样子时的那种混杂的感受产生共鸣……对于未来的美好时光的一种期待……当你可以开始做更多让你有良好感觉的事情时……以及想要获得舒适感的那种迫不及待的感受……以及所有那些感受……好奇、不确定、期待、迫不及待……我好奇的是哪一种感觉以及多么强烈的感受会让你恰好感觉良好……是许多的期许加上一点点的好奇……还是许多的不确定和许多美好的期待……或者是大量的好奇心和一点点的迫不及待，想要发现你可以拥有多么美好的感受……而且在耐心地体会迫不及待的心情的同时，你可以不确定地带着一种莫名的确定感来期待你有能力获得良好的感受……时不时地感受到良好的感觉是一件美好的事情……在此刻和未来……

相比更为简单和直接的取向而言，混乱技术本质上对于临床工作者的催眠才能提出了更高的要求。不过，它们也能够在更大程度上打破来访者通常对自己的体验，因此在条件适宜的时候，这些方法也具有特殊的吸引力，让人想要一试。

其他用于疼痛管理的方法

还有大量其他直接和间接的策略可以被用来促进痛觉缺失（Erickson，参见 Rossi，1980；Jensen，2011a；Patterson，2010；Weitzenhoffer，2000；Zeig & Geary，2001）。它们包括：

（1）**失忆**（Amnesia），即可以给予来访者暗示，让他们遗忘自己曾经有过疼痛问题，至少是时不时地遗忘这一事实。这可以打破疼痛持续发生的体验，因此也就为暗示来访者在其能够记起来的时候间或感到疼痛，并且能越来越多地体验到舒适感铺平了道路（Erickson，参见 Rossi，1980；Patterson，2010）。

（2）**逐渐弱化**（Gradual diminution），即可以给出暗示，让不适感在某一段特定的时间范围内"逐渐降低"，而不是尝试一下子让它消失（Jensen，2011a，2011b）。

（3）**假设时间定向法**（Pseudo-orientation in time），即让来访者通过时间前瞻技术来到自己康复之后的时空。这是基于疼痛是暂时的期待，就像是在术后疼痛或者伤口可以愈合的条件下（Erickson，1954/1980）。

（4）**时间扭曲**（Time distortion），即让"舒适感的体验在主观知觉中被延长"（Cooper & Erickson，1959；Weitzenhoffer，2000）。

（5）**退行**（Regression），即个体通过时间退行技术回到疼痛开始之前的时空，重新获得舒适的感觉。

（6）**从疼痛中分心**（Distraction），通过暗示一个替代疼痛的焦点，通常是外在环境中某个可以聚焦的东西（Barabasz & Watkins，2005）。

（7）**想象意象**（Imagery），暗示个体能够对自己的疼痛水平施加更大的控制，可以提供这样的暗示："你眼前可以看到一个疼痛转盘（或者疼痛控制旋钮、'疼痛开关'），并且看到你自己把这个转盘往下转……而当你把转盘往下转时，你的不适感也会下降。"类似地，一种更积极的做法是让来访者想象一个"舒适感转盘"或是"舒适感旋钮"，他可以把这个转盘往上转，增加自己的舒适水平。

现在我已经向大家呈现了多种彼此不同但也有重叠的临床催眠策略，用以帮助缓解疼痛和困扰。当然，临床工作者必须很巧妙地来使用这些策略，而且也需要来访者自己定期练习来强化这些策略。将来访者的治疗录下来并把录音给来访者，让他们在之后可以复习，这几乎总会是一个好办法。同样，教会他们一些正式的自我催眠方法，让他们可以在任何场合独立地使用这些方法，也是一个好主意（Bragard et al., 2017；Forester-Miller，2017；Yapko，2002）。

关于用于手术的催眠

之前我曾提到过，由威廉·克罗格博士录制的两部影片，一是一位母亲在未使用任何麻醉的情况下借助催眠来分娩，二是一位女士在未使用麻醉的情况下借助催眠在手术中被摘除了甲状腺（Kroger，2008）。人们可以在手术时不使用或者使用非常少量的化学麻醉剂，这实在令人叹为观止（Dyas，2001；Mackey，2010，2018），难道不是吗？

奥黛丽·范豪登休斯和她的合作者们在《催眠和疼痛调节》（参见 Garcia-Larrea & Jackson，2016）撰写了一个章节，她们写道：

> 催眠也可用作一项麻醉技术。催眠镇静是将催眠和局部麻醉以及清醒下静脉镇静剂联合使用，用于手术中的病人。这项技术可以用在各类小手术的情境，例如整形手术（比如疤痕重塑、耳廓突出塑形、抽脂）、拔智齿、鼻甲成形术、鼻梁骨折、更换烧伤敷料以及一些重大手术指征，例如甲状腺手术、大型整形手术（例如头部和颈部皮肤提拉、乳房填充）和妇科手术。无论手术的种类如何，催眠镇静能提升病人术中的舒适感，降低焦虑和疼痛水平，降低术中需要的抗焦虑和麻醉药物剂量，创造最佳手术条件，使病人愈合更快。

（pp. 99–100）

之前也提到过，玛丽-伊丽莎白·费蒙维尔医学博士是这章的作者之一，她以独立撰写或合作撰写的形式发表了数十篇高水平的科学文章来讨论催眠的神经生物学机制、催眠对疼痛干预的神经生物学机制，以及催眠在疼痛管理的临床干预中的作用。她是一名医生和麻醉师，是比利时列日大学附属医院疼痛专科的主任。

| 大师的视野 | 玛丽-伊丽莎白·费蒙维尔
（Marie-Elisabeth Faymonville） |

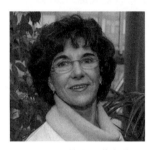

玛丽-伊丽莎白·费蒙维尔

玛丽-伊丽莎白·费蒙维尔，医学博士、心理学博士（1952—），是比利时列日大学附属医院疼痛专科的主任。作为一名麻醉师，她和处于急性、慢性疼痛的病人以及进行保守治疗的病人工作。通过在被她称为"催眠镇静"方法上的革新，她在如何使用催眠进行手术这一领域中做出了相当大的变革。自20世纪90年代开始，费蒙维尔博士就开始在常规手术干预中使用催眠。一般来说，她会使用一种记忆复苏的技术，让病人在时间退行下回到某个过去的美好体验之中，以这种方法为基础的催眠方法已经在超过9000名进行各种手术的病人身上使用！她个人使用催眠作为唯一或联合使用的麻醉方法，已经为超过6000名进行各种手术的病人

实施了手术。考虑到催眠技术是手术中病人舒适感和福祉的核心，而手术中外科医生会对病人的活体组织动刀子，试想一下，作为外科医生，你得需要多大的信心和勇气啊！

费蒙维尔博士在1977年毕业于列日大学，获得了麻醉和复苏学的学位。她作为一名研究者开始了她的学术生涯，并成为医院的一名专家，她当年负责的是烧伤、颌面部手术和整形手术科的工作。在1992年，她开始革新她的工作方法，将催眠的使用和清醒下静脉镇静剂联合使用，并将这种方法称为催眠镇静。1994年起，她开始在列日大学向有兴趣的同事和学生免费教授这种方法，至今培训人数已经超过了400名。

费蒙维尔博士是一位科学家-实践者。她对于自己和同事所使用的方法进行了回溯性和前瞻性研究，证实了催眠镇静和局部麻醉与传统麻醉取向相比是同样有效的方法。她是11个科学组织的成员，以独立作者和联合作者的身份发表了近200篇文章。她因自己的贡献荣获了众多国内和国际奖

项。她的工作已经拓展至脑成像研究领域，也就是使用精密的成像技术来考察催眠中的大脑，并在欧洲和美国的顶级科学刊物中发表文章。费蒙维尔博士兴致勃勃地指出，使用催眠和教授自我催眠对病人的康复和自我照顾有更大的益处，而且也更经济：这些健康干预手段是有效且费用低廉的。她对自己所提倡使用的催眠镇静法很有信心，认为她这一富有勇气和创新性的工作应该被所有对催眠有着严肃兴趣的人知晓。

关于让治疗取向和情境相匹配："你使用催眠的方式要取决于你使用催眠的情境。在手术情境中，我们通常都会使用一个令人愉快的生活经历作为催眠镇静的基础。在一开始，我们让病人选择某件令人愉快的事情，他会想在手术过程中重新经历这件事。然后，我们会让病人在手术中去那么做，而我们在一旁观察。但是，在慢性疼痛或在肿瘤治疗的设置下，这个过程就完全不一样了。在那些设置下，我们会和一群病人工作，我们会邀请每一位病人学习自我催眠，

但不仅仅是自我催眠。我们也会邀请他们学习如何自我照顾，了解如何更好地照顾他们自己，我们会告诉他们一些实用的策略来更好地应对他们的生活，而不是仅仅关注问题。"

关于如何向病人介绍催眠镇静："在与外科医生见面之后，主动要求做催眠镇静的病人会来见我们。在这次会面中，我们会询问他们使用这种催眠镇静技术的动机。我们会向他们解释，什么叫作清醒状态下的镇静，告诉他们这种方法是在有需要的时候注射非常、非常少量的麻醉药物，而且只在有必要的情况下注射药物，而病人在整个手术过程中都是清醒的。我们会解释什么是催眠，告诉他们催眠会让他们进入一种放松的状态，而催眠是自然母亲赋予我们的礼物，我们想要使用它的时候就可以使用它。"

关于催眠镇静的程序："在手术那天，病人会服用术前药物。然后，病人会被送往手术室，病人身上会连上静脉输液管和监控设备。这个时候，每个病人会被邀请选择一个非常美好的生活经历，并且把注意力聚焦在这个经历上。基于病人的需要和我们的观察，我们会给出暗示，然后就根据手术中发生的具体情况见

机行事。病人大概需要3~5分钟发展出这种催眠状态。我们通常使用的是诸如凝视点技术和肌肉放松这样的导入技术。然后我们会让病人重新经历一个愉快的生活经历。一旦催眠状态被唤发，我们就会仔细地观察在手术过程中病人身上所发生的事情。我们会将在手术中可能发生的各种事情纳入暗示中，将它们和术中他想要重新经历的事件整合在一起。"

关于使用病人的资源："我认为，当你学习催眠时，你也在学习使用病人的资源。你学会观察和使用病人给你带来的一切。随着经验的增长，你会发展出更多的自信，而当你暗示病人他们能够应对应激事件时，你也把这种自信传递给了他们；他们可以帮助自己在术中或者在应对他们的健康问题时变得更为主动。"

关于给病人的内心赋权："我认为，这种触及资源的过程对于我们来说是非常令人惊叹的。作为一名医生，我所接受的训练是，当健康问题出现的时候，必须从病人的外部来寻找解决的方案：也许是使用药物，或者某些干预方法，或者手术。自从使用催眠之后，我常常会发现，病人有许多的资源，他们需要的只是使用这些资源的信心。而且我们也发

现，作为提供医疗服务的专业人员，这种取向也能给病人在其他方面提供帮助：这种取向让病人具有自主性，也能让他们在术中或之后的康复过程中为他们的体验负起责任来。我认为病人在这样的经历后能够获得成长。在这样的经历后，很多病人说，他们为自己能在催眠镇静下成功完成手术而感到骄傲。我认为这次成功也能够在其他方面帮到他们。这会帮助他们更好地应对应激事件。这是一个能给他们赋权的良好信息。"

关于向人们科普催眠："我会把握机会去报告和解释什么是催眠，以及催眠在我们工作中的作用。我们去倡导这种技术并且帮助人们看到催眠在临床情境下的作用，这是很重要的。否则，人们只能从舞台催眠表演和电视表演中了解催眠。许多人在电视中看到催眠表演，然后就认为催眠是在操控他们。基于不同的研究而给出一些客观的信息是重要的。对人们进行催眠科普是一个漫长的过程，去改变人们的想法是需要时间的。是的，最终他们会得出结论，认为催眠是重要的。我们必须将这种技术教给那些对催眠还没有兴趣的专业人员。因此，我会接受邀请去给重症监护病房的团队

讲课，去给肿瘤科医生讲课，告诉他们我们能如何使用催眠这个工具。"

关于大脑研究的局限："当我们只是去考察大脑中发生了什么的时候，我们并没有去研究人际关系。我们看到的只是在使用某个特定的催眠暗示时，某个特定的大脑部位出现激活。尽管我们仍然不能完全理解催眠中发生了什么，但大脑研究可以帮助人们获得一个客观的视角。不过，其他一些关于催眠的真相超越了大脑的范畴。我认为，研究这些对于我们来说也是重要的。"

关于与病人建立关系："第一要务就是去观察病人。当病人说话的时候，要去倾听他们，去真正地倾听他们。然后我可以使用病人带来的东西，甚至去转化它，从而帮助他理解，他可以为自己做一些什么事情。我觉得病人需要这种尊重的关系，需要知道他有什么资源是我们可以激活、用来解决问题的。我能觉察到，我和病人沟通的方式，即我的语言，既可以疗愈他们，也能伤害他们。这种觉察帮助我和我的病人建立良好的关系，而我最能通过自己使用催眠技术来学习如何建立良好的关系。"

关于享受生活："我很享受和我的两个孙子（女）一起玩。我喜欢园艺、烹饪、散步、骑自行车、在海边漫步，那些非常简单的事情。我非常享受活着的感觉！尤其是当你和保守治疗的病人工作时，你会感激自己有机会活着，健康地活着，知道能享受当下是多么重要。就像我们在法语中所说的那样，这是一个 'cadeau（礼物）'。"

来源：个人交流，2018 年 3 月 15 日

催眠用于疼痛管理的案例

案例 1：催眠用于由车祸导致的慢性肩颈疼痛的管理

来访者是一位年近 40 岁的女性，她患有慢性的背部和颈部疼痛，这是她一次红灯停车时被追尾的交通事故的结果。她在咨询我之前已经接受了好几次神经评估，并且被告知疼痛最终很有可能会消失，尽管并不会很快消失。来访者是一位职业女性，她的受伤和残留的疼痛症状导致她目前无法工作。她已婚，在其他所有的方面都是一位高功能且能干的女性。除了她的处境所正常引发的抑郁和焦虑之外，没有迹象表明她有任何其他的抑郁和焦虑问题。因此，除了在几次治疗的过程中指导她使用催眠的解离技术来做疼痛管理之外，没有必要对她进行额外的治疗。下面的转录文本来自五次治疗中的第四次。

……好，玛丽……你觉得舒服吗？……（点头）……很好……你可以开始先做几次放松的深呼吸……然后当你准备好的时候……你可以允许你的眼睛闭上……这样一来你可以开始，在此刻……进入内心……能够去向内探索你自己……找到那些最舒服的……想法……以及感受……可以允许你的头脑和身体……有一种非常，非常放松的状态……而你或许记得……你之前曾经和我一起舒服地体验过催眠……所以我知道，至少

从那些体验……以及其他你曾经有过的催眠体验中……无论是你自己做的还是和其他人一起……你从你自己的直接体验中知道……舒服地呼吸是什么样的感觉……以及舒服地坐着……如此沉浸在你自己的思绪之中是什么感觉……过了一小会儿之后，当你忘记……剩余的世界正在运行……以它通常的方式……而最能安抚人心，最为放松的认识之一……是你真的可以不必去注意……任何其他的事情，除了此刻让你感到愉快的事情……而意识觉知的性质是这样的……它会自然而然地飘浮……从这里到那里……以及到没有任何特别的地方……而且无论你的意识在任何时刻飘移至何处……都很好……无论你是否注意到环境中常见的声音……或者你自己的思绪……或者你对于我所说的不同事情的反应……或者在你身体中发生的令人愉快的改变……当你的头脑飘来荡去的时候……有不同的觉察……而非常舒服的是可以知道……意识头脑的本质是……它可以飘进来……然后出去……它可以注意到和不注意到……它可以思考和享受不必去思考……或者不必去批判性地分析……这样它就可以轻松地接受……不同的可能性……而与此同时，你的意识头脑肯定能够加工……需要注意到的任何事情……一部分的你是无限的……更有趣的和更有力量的是你的潜意识……一部分的你可以倾听……和反应……甚至当你意识的头脑漂浮到任何地方的时候……而你自己的潜意识……具有的能力是你的意识头脑有时候会忘记的……而且当你意识到你的潜意识头脑的能力……并且可以有意识地去分析和触及……潜意识觉察到的……你的意识头脑知道和不知道的事情……以及什么事情在意识层面理解起来要

比潜意识更容易……那个时候你可以欣赏到，让你感到舒适的是认识到……头脑和身体是如何……在有些时候可以那么紧密地一起工作……当这是重要的时候……以及在其他的时候……意识的头脑和潜意识的头脑……可以如何飘至其他地方……而头脑最大的能力就是自由……去任何想象力想去的地方……而且有些人喜欢自由地让自己的头脑在空间和时间中飘浮……其他人喜欢回到那些舒适的时刻……一个特别让人感到安慰的地方……这在他们记忆中十分突出……而且在他们的感觉中十分生动……而且事实是你的头脑可以飘走……去那里……而你的身体如此平静地休息着……在这里……这肯定是一个有趣的体验……而有些时候人们忘记了……如何让他们的头脑飘走……而他们的身体在这里休息……他们的身体可以继续……照顾自己……自动地、潜意识地……以自我保存的方式……在这里你的身体具有的本质……可以让你的头脑在那里感到舒适……允许有一个舒服的距离……给了你自由，只是去知道你可以感觉……那么不同……而且当你的头脑自由飘浮……这个时候它很容易能注意到事情在发生改变……而我不知道你是否已经知道你的呼吸已经改变了……你的脉搏已经改变了……而且感觉上去像是……你的身体在某些地方……足够近……如果你想要使用它或需要使用它的话……但是不会限制自由……自由而舒服地飘浮……那种轻盈的……空气一般的感受……而且当你体验到那种有趣的感受……这可以是非常有趣的发现……这是那么容易去忘记……注意到你的左脚相对于你的右脚的位置……直到我让你注意到它……在你的左手腕上带着腕表的感觉是什么样的……很

容易就会忘记……那是什么样的感觉……在耳朵上有耳环……或者有椅子舒服地支持着你的身体……你知道而且我也知道……头脑和身体……是紧密相连的……想法和感受也是那样……过去和现在也是那样……但是你也很能够觉察到事情的变化……而且那种觉察提供了……一个缓冲垫……一个舒服的区域……在现在和过去之间刚好留下了足够的空间……让现在的舒适感成为一个礼物，让你能够在未来的许多个月当中都能够去享受……那个舒服的区域……舒服地让脖子和脖子……在现在和未来之间休息……让现在可以有足够的舒适感……从而让未来有更好的感觉……一天又一天……而且你知道有些时候……人们并不理解在过去和现在之间的关系……也并不理解在思维和感受之间的关系……但是你有一种感觉，那就是你的思维是重要的……而且你关于你的感受的思维可以让你的感受有一些距离……一个安全、舒服的距离……在你现在的体验和你当时的感受之间……在你的头部和你的身体之间是一个深度放松的空间……你明天会想到的事情……但你并不必等到明天……让你的意识头脑去知晓……你的潜意识已经发现的事情是……去移动你的手……要花费的精力超过它的价值……当更容易的事情是……你可以如此舒服地坐在你的身边……那么舒服……当你的头脑在这里……而且你的身体在这里……恰好有足够的空间有那么多的舒适感，超过你认为你可以有的舒适感……而且你可以很好地觉察到……那种有趣的感受……和你的身体分离……让整个的你……体验到深度的贯注状态……你知道而且我也知道，尽管在一方面你的身体觉得很遥远……但是在另一方面它又感

觉到足够近……能觉察到它需要继续去呼吸……吸气……慢慢地吐气……完全毫不费力……而且那么舒服……当你的头脑继续飘浮到那里……而你的身体继续舒服地在这里休息……你的意识的头脑肯定可以感到好奇……对于能舒服地感受到分别存在的感觉……你并不真的有必要去太过仔细地分析哪一部分的你在此刻是最为舒服的……你可以只是允许你自己……去享受持续的舒适感……而无须真的能肯定……确切地说……你的手指在哪里……或者你的头发在哪里……让人感到非常安慰的是知道你可以飘浮回来……进入你对身体的觉察之中，如果你选择那么做……而在此刻……你可以只是去享受选择……让你的头脑待在那里……而与此同时，你的身体在这里舒服地休息……而且我知道，这对于你的意识头脑来说没有太大意义……但是幸运的是……即便你的意识头脑非常的聪明……你的潜意识比你要聪明得多……而你一生所学到的所有东西……让你能够拥有在此刻舒服的姿势，能够自由地飘走……足够遥远……但又离你的身体足够近……那么舒服……以你的意识头脑刚刚才开始发现的不同方式……而每当你聆听这次会谈的时候，或是每次你闭着眼睛安静地坐着的时候……你的潜意识可以给这次体验增加一个新的、有趣的维度……你整体上觉察到……你的能力是可以按照你想要的方式离你的身体……足够近或者足够远……而当你能充满力量地意识到……在你的内心……所拥有的控制感远远超过你设想的程度……那么你可以享受舒适的感觉……你真的可以舒服地休息……而且你真的可以以令人惊讶的速度更快地康复……现在你更多的部分开始在这方面做一些工作……所以说，玛

丽……我想让你花你自己想花的时间……按照你希望的程度让你重新回到这里来……我这么说的意思是，如果你选择让你的身体保持贯注的状态而让你的头脑离开催眠……我肯定可以理解那个选择……或者如果你选择让你的身体离开催眠……但是完好无损地保持舒适感，让你在今天剩下的时间里去享受它……我肯定可以理解那个选择……而无论你做出什么选择……你肯定都能意识到……当你让你的眼睛睁开时……你将会准备好以一种舒服得多的头脑和身体状态继续度过今天剩下的时间……而且这肯定会是一个让你大开眼界的体验……

玛丽觉得，让她能够将她的身体舒服地保持在催眠当中而同时又处于一种"清醒的"状态的暗示，在帮助她继续日常活动方面是特别有效的。在整个过程中有许多产生定向力混乱和解离的暗示（头脑和身体，意识和潜意识，过去和现在，以及身体的不同部分），它们促成了一种非常深度的催眠体验，这使得她在漫长的康复过程中能够从疼痛中获得足够多的解脱。

案例 2：审视维姬的案例：对一位癌症晚期病人所做的催眠

在这本《临床催眠实用教程》（原著第五版）中，你可以在书的后勒口处扫描二维码"维姬的案例"，跳转到相应网站，在网站上你可以看到未经剪辑过的、针对缓解疼痛的单次干预治疗，对象是一位名叫维姬的女性。你也可以在附录中获得本次会谈未经编辑的完整转录稿，以及旨在引导你如何审视这一案例的分析和评论。你或许已经看过了这一录像，不过无论你是否已经看过，此刻都是一个绝佳的观看时机，可以用一双更老练的眼睛来关注会谈的整个流程。维姬只有

42 岁，而她过去坎坷的历史为她目前悲惨的现状提供了一个很有说服力的背景。她患有癌症，并且报告说她的医生并不知道癌症的原发病灶在何处。癌症已经转移到她的大脑、肺部、骨骼和肾上腺，而且她身体的不同部位还正在长出新的肿瘤。她寻求催眠的原因是希望能在她还活着的那么一小段时光里尽量地感觉舒适，她希望避免服用药物，因为药物只能让她昏睡，这导致她说出了以下这句我们很能够理解的话："我不想要把我的时间花在睡觉上。"会面的机会只有一次，风险极高。

请注意一下维姬的语言以及她是如何描述她体验到自己的疼痛的。请注意她的预期，她之前并不那么理想的催眠体验，她对我的开放态度，她对于自己医生的愤怒（他们因为她过去情绪不稳定的状况而对她抱有偏见，这导致她错过了早期诊断和治疗的机会），她适应环境的能力，她对自己家人感到的悲伤，以及她在应对癌症对于她的大脑和身体的肆意破坏上所付出的艰辛。这次会谈具有极大的张力和戏剧性，生与死就在一线之间。

你还可能会注意到其他一些事情：我在我们的会谈中从来没有使用过疼痛这个词，即便这是维姬前来治疗的原因。强烈的负性情绪元素会和疼痛这个词紧密地联系在一起，因为这个词既代表一种躯体层面的处境，也代表着一种最不愉快的充满情绪张力的体验。因此，应该尽量避免使用疼痛一词。你可以用其他不那么具有情绪强度的词语来替代这个词，例如压力、不适或不舒服的感觉。

维姬的案例能够给我们带来许多启迪。她愤怒地控诉医生们没有听她的话，以及她为这样的忽视最终所付出的代价。讽刺的是，如今能够听她说话的医生的数量比她能想象得到的要多得多。她继续在给作为临床工作者的我们上着最

为重要的一课，这也是我们最希望能学习到的东西：倾听的重要性，需要回应的是患者本人而非他们的诊断标签，以及去努力帮助一个人减轻痛苦所体现出的善意和同情心具有无可估量的价值。

结语以及未来的可能性

本章简要地回顾了使用催眠来管理疼痛这一主题。我希望反复强调的观点是，使用催眠来治疗疼痛是一个复杂的、精密的、富有力量且很有回报的努力。疼痛的种类有许多种，每一种疼痛都意味着需要一种不同的医疗风格，也要求使用不同的催眠方法（Feldman，2009；Jensen，2011a，2011b，2017b；Jensen & Patterson，2014；Patterson，2010）。

医学、基因学和神经科学的不断进展也诞生了新的生物学治疗方法。这些方法中包括一种潜在的基因疗法，慢性疼痛的患者可以被注射天然镇痛剂的编码基因，全新运用穿颅磁刺激（transmagnetic stimulation，TMS）来"重新规划"神经的联结，使用新的神经反馈方法来限制大脑对于疼痛信号的加工，将电极植入脊柱并阻断导致疼痛的神经的脊柱刺激装置，使用电频刺激来摧毁导致疼痛的神经的电频神经消融装置，以及更新的、更有效和安全的药物（美国疼痛协会网站；Park，2011）。

针对催眠的神经科学的进展也提供了新的可能性。心理学家戴维·帕特森（Dave Patterson）是《用于疼痛控制的临床催眠》（*Clinical Hypnosis for Pain Control*，2010）一书的作者，他和他的同事已经开始开拓另一种未来的图景，在他开创性的工作中，虚拟现实（virtual reality，VR）的技术被用在了疼痛病人身上（Oneal，Patterson，Soltani，Teeley，& Jensen，2008；Patterson，2010；Patterson，Tiniernko，Schmidt，& Sharar，2004；Patterson，Wiechman，Jensen，& Sharar，2006）。帕特森对 VR 过程进行了如下的描述："在这种实验方法中，病人被置于一个由计算机产生的三维环境中，他们可以和自己周围的虚拟世界进行互动。其中起作用的认知过程涉及分心，具体来说，是将注意资源从加工疼痛中抽离"（2010，p. 50）。在此刻可以说的是，实验的结果相当不错，这也说明了新技术如何能够和最为古老的技术——善意且富有意义的语言——相结合，从而产生良好的效果。

无论来访者的疼痛来源是什么，将催眠引发的痛觉缺失和其他的治疗流派进行整合都可以为处于疼痛中的来访者提供一种均衡的干预手段。在最近这些年里，不少医学和行为医学的从业者认识到催眠作为一种在对疼痛病人进行全面的治疗中的主要工具的价值，这让我深受鼓舞。使用催眠来和疼痛病人工作本身就是一门专业技能，也是在用一种最具人道主义精神的手段来帮助人们应对最令人困扰和最具破坏力的人类处境之一。

开动脑筋

1. 你对于以团队的方式来帮助处于疼痛中的个体这种做法有何看法？列出这种方法的一些优势和劣势，并对此进行讨论。

2. 你如何向某个人解释，如果催眠能够缓解疼痛，这并不意味着这种疼痛是心因性的？

3. 是否在某些情况下，帮助一个人解除疼痛并不是一个好主意？请解释一下你的答案。

行动起来

1. 到你的社区中访问几个疼痛治疗中心，看一下他们会使用何种方法来帮助他们的病人。他们会使用催眠吗？为什么？

2. 在假设没有经费限制的条件下设计一个疼痛治疗机构。在你的疼痛管理项目中，哪些是你必须包括在内的要素？

3. 调查一下当地的医院，看看他们对于在手术室中使用催眠镇静方面有何规定？你发现了什么？找出使用催眠镇静来做手术的医生，并和这位医生做一次访谈。

第 24 章

儿童和青少年的催眠治疗

临床工作者大多致力于减轻人类的痛苦。正是我们从内心深处接收到的这种"召唤"推动我们将生活中极大一部分贡献出来，努力让其他人的生活变得有所不同。这让我们花费许多个年头完成正规的学术培训，并把无数小时花在学习和练习上，这样一来，若某个处于痛苦中的人向我们救助，从而让我们的技能有机会被检验时，我们就能够说些什么、做些什么来施以援手。若这个人恰巧是个孩子，那么减轻这个人的痛苦就变得更为迫切了。儿童似乎能在大多数人身上激起一种保护欲，或许是因为他们看上去更为脆弱和无辜。他们的痛苦尤其会驱动许多健康领域的专业人员迫切地去帮助他们。对于许多儿科专家来说，催眠已经成了这一值得付出努力的过程中的一个重要工具。除了想要减轻痛苦之外，许多儿科专家在和儿童工作时体验到的另一种动力则是"和儿童与青少年在一起时所感受到的那种纯粹的快乐、喜悦和敬畏：由衷地欣赏他们呈现出的个性、独特性、自发性、诚实、好奇、眼界和幽默"（Kaiser，个人交流，2018 年 4 月 1 日）。

在本章中，我们将探索如何对未成年人使用催眠。我将在本章中回答下列基本的问题：如何能成功地将催眠用于儿童和青少年？在对未成年来访者应用催眠时，是否存在任何特殊的考虑？什么样的临床问题或议题或许是可以用催眠来帮助治疗的？

对于未成年人来说，童年不易

每一代人都不得不面对他们自己必须承受的应激源，而每个年龄段的人都共享着某些共通的文化影响力，这些文化影响力塑造着他们的发展。无论是在大萧条时期成长成人，或是成长于标榜"花之力"的嬉皮年代，或是生于当前这个每天大部分的生活都（过度）被电子化的时代，社会化这种不可避免的力量会在我们每一个人身上留下不可磨灭的印记。这些力量主要来源于我们作为其一分子的更广阔的社会，以及养育我们的家庭。我们所接触到或没有接触到的某些经历，我们被鼓励或不被鼓励去拥有的价值观，我们被鼓励去发展和被劝阻不要发展出的技能，以及我们被教导要去接受的观点，这些都极为有力地塑造了我们度过人生的方式。社会化的过程几乎在出生那一刻就开始了。

尽管每一代人都有着需要去应对的应激源，但有相当多且数量还在不断增加的证据显示，我们的年轻一代正在面对各种各样的应激源，而这些应激源比以往更严苛、更复杂也更频繁（Cohen, Mannarino, & Deblinger, 2017; Twenge, 2014, 2017）。孩子们现在所面对的事情是他们的父母从没有面对过的，从网络欺凌到必须过安检才能上学。他们从何处与如何能够学习到技能来应对无所不在的科技及其具有的力量；如何应对媒体残酷的影响；如何应对无所不在的电子摄像头，这些摄像头能够捕捉他们最为尴尬或痛苦的时刻，并且立刻上网供他人一笑；如何面对心事重重的父母，父母过于忙碌以至于很少能注意到他们当下所面对的生活挑战，更不用说去提供什么帮助，甚至在更糟糕的情况下，还会因为糟糕的行为或者漠不关心而给他们雪上加霜。在今日做一个孩子的确要比以往更艰难。

这些挑战仅仅是一个快节奏的、有些时候过于轻率的文化所施加的挑战。那么"只是"长大成人所带来的挑战又是什么样的呢？学习如何思考和如何学习，如何认识和管理你的感受，如何发展出一种自我觉察并接受你自己独特的特质，如何了解和照顾你的身体需要，如何与他人相处并且满足你的社交需要，去发现你的性认同以及在何时、以何种方式去表达它，去发现和发展你的才能，去设定和保护你个人的边界，等等。在此之上还要加上额外的负担，包括去应对急性或慢性的疾病、无法解释的症状、受伤、丧失、被拒绝、失望、羞辱、自我怀疑以及许多其他生活中不可避免的逆境。在任何时候，做一个孩子都是很艰难的。

对于每一位临床工作者来说，无论他们是否使用催眠，重要的是不仅要能够充分地理解每一个孩子以及他们的担忧的独特性，而且也要理解产生这些担忧的更广大的社会背景。尽管做一个年轻人不易，一位对此有所觉察的临床工作者还是可以做许多事情让这个任务变得更容易一些的。在给孩子赋能，从而让他们更有力量去发展出有效的问题解决和健康的应对方式这方面，催眠可以扮演一个关键的角色，而更有效的问题解决和健康的应对方式能够促发更高的掌控感，这种掌控感可以持续他们的一生。具体来说，正如儿童心理学专家帕米拉·凯撒（Pamela Kaiser）博士所指出的那样：

　　父母、老师、教练和其他人需要帮助（以及期待）孩子们发展出来的首要"技能"是**自我调节能力**，即自我调节情绪、想法、行为和心身反应性的能力。第二项技能是整合一系列个人的、社会的和道德的**价值观**，例如同情心、责任感、忠诚、诚实、自我问责、正直，等等……以及（促进）适应性、灵活性、韧性和（对于更大的儿童和青少年而言）一种更成熟的视野。

　　（个人交流，2018年4月1日，加粗部分为原文所有）

为什么要在儿童身上使用催眠？

鉴于儿童期所具有的诸多挑战，我们如何可以尽量让一个孩子准备好去面对这些挑战，而且希望他们能够逾越这些挑战？作为父母，我们知道我们无法让孩子们不去面对人生的挑战。无论我们多爱他们，我们无法避免他们不感冒，不从自行车上摔下来，组队失败，被其他的孩子嘲笑，以及在日常生活中发生的其他那些不可控的、甚至更糟糕的事情。我们无法为发生在我们孩子们身上的事情承担所有的责任，哪怕我们努力地想去那么做：如果你摔断了腿，无论我多么爱你，你仍然是那个不得不打石膏的人。即便我们真的能够控制情境，避免逆境对我们的孩子造成影响，我们必然又会创造出一个新的问题：我们就让他们陷入了一种不幸的境地，那就是他们无法准备好如何有技巧地管理逆境，并从逆境中"卷土重来"（Glass & Tabatsky，2014；Lythcott-Haims，2016；Twenge，2014，2017）。

不过，有些技能会让成长变得更容易一些。并非就会易如反掌，但是可以容易一点。请你停下来想一想，这些技能可能是什么。肯定会榜上有名的是：良好的社交技能、良好的问题解决技能、冲动控制、挫折耐受力、积极的应对和自我安抚技能，以及寻求恰当的社会支持技能，等等。上述这些各式各样的技能都会被统称为"情绪智力"（Goleman，1995）和"社会性智力"（Goleman，2006）。毫不夸张地说，这些智力包含了许多核心技能，它们可以在儿童生命的早期就被传授，从而让孩子的一生有机会拥有更高的幸福感和成功体验。在让我们能更好地理解什么会促进我们的孩子发展出韧性，以及提升其核心性格优势及美德上，积极心理学已经做出并将继续做出巨大的贡献（Moore & Lippman，2005；Seligman，2007，2018）。

催眠在儿童身上可以起到什么作用呢？如果你考虑到儿童会投入海量的时间用于学习和成长，就会想到要去系统地组织学习的机会，让它们能够吸引孩子们，并且给他们赋权。催眠十分适合完成这些目标。我很欣赏儿童心理学专家和催眠使用的倡导者林恩·莱昂斯（Lynn Lyons）

在她极富洞见且十分实用的《在儿童身上使用催眠——创造和实施有效的干预》（*Using Hypnosis with Children: Creating and Delivering Effective Interventions*，2015）中提出的观点。她写道：

> 有时，这些陷于困境之中的儿童和他们的父母在来见你的时候，正处于一种紧迫的状态之中，或是担忧，或是犹豫，或是愤怒，头脑中充斥着各式各样的想法、感受甚至是冲突，因为他们试图在理解到底发生了什么，如何能够解决问题。而有时，他们来访时已经精疲力竭、将信将疑。他们仍然在寻找答案，但是速度已经放慢了下来。这种不断追问"到底哪里出错了"的狂乱劲头已经变成了泄了气的漠然："又能怎么样呢"。无论是何种情况，我们的目标是帮助他们去发现和创造他们所需的资源，然后去使用这些资源来回归生活的轨道……对于用于儿童的临床催眠而言，或许可以宽泛地将其理解为有意地去利用这种自然发生的、恍惚的状态——即在发展水平上儿童期所必然具有的使用贯注、幻想和想象层面的预演能力——由此发现儿童自己的资源和能力，然后更具体地去学习和使用新的技能来帮助儿童向前发展。
>
> （pp. 1–2，3–4）

儿科医生劳伦斯·苏格曼（Laurence Sugarman）和心理学家威廉·韦斯特二世（William Wester II）在他们出色的著作《针对儿童和青少年的催眠治疗》（第二版；*Therapeutic Hypnosis with Children and Adolescents*，2nd edition；2014）中采取了类似的立场，认为我们需要帮助儿童发展出和他们自身内在资源的联结，从而来为他们赋权。他们写道：

> 我们会将催眠作为一种机会呈现在儿童

面前，帮助他们利用和强化他们自己潜意识的资源来寻求健康和适应。

（p.17）

就像我们在之后会看到的那样，催眠已经成功地广泛用于治疗各类儿童问题，其主要的干预方式是去认可儿童的个性，并且利用儿童驱向成长和掌控的内在动力。不过，无论是否使用催眠，和儿童工作需要的是一组更为专门的技术。苏格曼和韦斯特在论述这个问题时写道：

鉴于儿童的主诉背后可能有许多不同的解释，如果临床工作者打算将催眠整合到他们对儿童的干预工作之中，那么他们首先必须是其各自的专业领域中（心理学、医学、

外科、护理、社会工作、咨询等）的一名审慎、有能力的专业人员。必须用审慎的诊断评估和再评估来克制将催眠视为"万灵丹"的冲动。

（2014，p.17）

催眠因其强调识别和利用每个人的独特性，提供了一个有力但也灵活的框架，特别适用于对儿童进行有意义的干预。重要的是，临床工作者要认识到，和儿童工作所面临的伦理和法律议题不同于和成年人工作的情境，因而必须进行审慎的考虑（Etzrodt，2013；Kohen & Olness，2011）。

年龄是否影响催眠的反应性？

对儿童使用催眠可直接追溯到麦斯麦时代（18世纪末）、夏科（Charcot）和伯恩海姆时代（19世纪末）文献中的记载。在这个领域中，许多早期的作者已经对这个问题展开了讨论，包括西格蒙德·弗洛伊德、威廉·克罗格和米尔顿·艾利克森。这些著作充满洞见而且也提供了丰富的信息，但是完全只是凭借这些作者的印象写就的。直到20世纪中叶，在一些严肃的研究中，作者们才开始考虑催眠易感性或许和一个人的年龄有关，以及这一点如何会影响以催眠为基础的临床干预。即便是现在，尽管已经有相当数量的临床报告和一小部分未使用控制组的研究描述了催眠用于儿科的有效性，但将催眠用于儿童且被试量足够大的、使用控制组研究的文献仍远不够多（Gold, Kant, Belmont, & Butler, 2007; Milling & Constantino, 2000; Rhue, 2004）。幸运的是，这是一个不断发展的

领域，更多的治疗项目将催眠整合入他们的干预模式之中，而且也积累了更多的研究数据来展示在医疗和心理治疗的背景下使用催眠的益处（Berger, 2011; Kaiser, 2011, 2014, 2017; Kohen, 2010a; Olness, 2017）。

随着标准化工具的开发，例如斯坦福催眠易感性量表［SHSS（A型）、SHSS（B型）和SHSS（C型）］以及从其衍生而来的工具，包括儿童催眠易感性量表（CHSS；London，1962，1963）和具有临床导向的斯坦福儿童催眠临床量表［SHCS（C型）；Morgan & Hilgard, 1978-79］，对标准化导入程序产生的反应被认为是有效且可靠的指标，能够体现儿童的催眠易感性。因此，根据性别、症状症候群或年龄来测量不同人群，并发展出该群体的一般剖面图也成为可能。

使用这些量表的研究在以下这些核心发现上高度一致：

（1）儿童似乎比成年人更容易被催眠（Morgan & Hilgard，1973；Weitzenhoffer，2000）；

（2）3 岁以下的儿童很少表现出可被测量的催眠能力，而 4 岁被认为是可被测量的最小年龄（Rhue，2004，2010）；

（3）催眠能力在儿童早期和中期会不断增加，在 12 岁左右达到顶峰，然后会在几年中维持这一高水平，在青少年期略有下降，然后在整个成年期基本保持不变（Rhue，2004，2010）。

摩根（Morgan）和希尔加德（1973）曾报告，儿童的催眠能力分数到其成年也会保持不变，但其催眠能力在 36 岁以后会有所下降。

在文献中随处可见关于儿童催眠能力的概括化的推论。威廉·克罗格写道："超过 5 岁的儿童已经具有了被催眠的足够的语言理解力。（2008，p. 281）"米尔顿·艾利克森写道：

> 儿童的人生经验背景有限，渴望新的体验，而且对新的学习十分开放，这些使得儿童可以成为良好的催眠对象。他们很愿意接受观点，他们享受对这些观点所做出的反应——只需要以一种他们可以理解的方式去呈现这种观点即可。
>
> （1958/1980，p. 174）

这样宽泛的观察笼统来看或许有其价值，但可能并不一定适用于每一个人，因此限制了它们在临床上的用处。我们很快就会来探索一下如何和某个具体的儿童来访者建立关系。

鉴于安德烈·魏兹霍夫投入多年时间开发斯坦福催眠易感性测验——这被认为是催眠易感性的金标准，或许令人惊讶的是，他很明确地指出了团体数据的局限性。他非常反对基于某些人口

学指标或临床团体来研究催眠易感性：

> 在这些有关个体差异的研究中，有一些是在既存的某个假设或理论指导下进行的。另一些是研究其他特征的研究的副产品……还有一些只不过是在黑暗中乱摸一气，希望能够发现点什么。除了极少的例外情况外……关于个体差异性的数据对于我们去理解催眠行为，以及对催眠行为的产生和使用来说，很少能做出贡献，或压根就没有任何贡献。
>
> （2000，p. 281）

简单来说，如果你考虑的是个体来访者，那么哪个年龄群体在某些标准化测验的反应中表现出更高或更低的催眠易感性这种推论对你而言便是无关紧要的。丹·科恩（Dan Kohen）和凯伦·欧尼斯（Karen Olness）（2011，p. 426）明确指出："现有的量表并不能让我们预测，哪个儿童能够在催眠的治疗应用中获得最大成功。"即便是对于非常小的孩子，即被有些专家认为不可被催眠的孩子而言，有趣的是，就像鲁（Rhue，2004）指出的那样，有许多报告提及将催眠应用于学龄前儿童能得到成功的治疗结果，能够解决诸如尿床和大便失禁这样的议题。鲁指出："这些孩子或许能够使用他们在白日梦、幻想和想象体验中的技能，从而对直接或间接的暗示做出反应。（pp. 120–121）"这些能力似乎和儿童身上的催眠易感性最为相关。因此，就像科恩和欧尼斯在他们非常出色的著作《针对儿童的催眠和催眠治疗》（第四版；*Hypnosis and Hypnotherapy with Children, 4th edition*；2011）中指出的那样，一个合理的立场是，儿童的能力比年龄更重要。苏格曼和韦斯特相当具体地指出，在他们看来，相比年龄或催眠易感性测验的分数而言，什么对于催眠互动来说更为重要。他们写道：

考虑到儿童在催眠方面拥有天赋，也就是说，他们正处于发展潜意识水平上的心理－生理自我调节能力的过程之中，或许我们需要测量的并不是催眠易感性。也许更有用的是找出其他更为具体的变量，这些变量能够预测在特定问题上干预的成功率。人格特征、情感风格、学习能力倾向或其他的测量指标可能会有助于决定在每一个个案中究竟要使用何种策略。类似地，一个有趣的方向是去鉴别哪些特质能够让一个治疗师和一个特定的儿童之间产生良好的匹配。

（2014，p. 84）

我同意这些专家的看法，并且提倡大家能够根据每个孩子独特的资源来看待他们，而不是仅仅根据某个年龄人口学指标的总体代表性。

基于对于儿童发展的知识来组织和其年龄相适应的暗示

对于预测儿童和成年人的临床反应而言，鉴于正式的催眠易感性测验具有的价值有限，那么在所有的治疗互动中，临床工作者的任务都是相同的：建立一种治疗性的情境，特别是和来访者的关系，使得有效的治疗成为可能。第一步是去承认，儿童的体验，包括思维和信息加工的风格、沟通的风格，以及建立关系的风格，和成年人是有所不同的。就像巴拉巴兹和沃特金斯指出的那样：

在治疗儿童期的问题时，我们需要独特的治疗取向。对于成长中的儿童而言，因为他们的认知过程和情绪不成熟，因此复杂的言语治疗的用处很有限……治疗儿童方面的失败常常源于这样一个事实，即治疗师和儿童的推理方式是不同的。治疗师……必须能够让他们的思维和感受通道调整至小病人的水平，如果他们想要成功的话。

（2005，pp. 387–388）

米尔顿·艾利克森提出了类似的观点：

儿科催眠治疗是在能够完全意识到儿童是小孩子的情况下对儿童进行的催眠治疗。小孩子看待世界以及世界中发生的事件的方式和成年人有所不同，而且他们在体验层面的理解力是有限的，和成年人的理解力也很不一样。因此，差别不在于治疗，而在于实施治疗的方式。

（1958/1980，p. 174）

丹·科恩医学博士在儿科临床催眠领域是一位世界公认的著名专家。当被问及在和儿童从事催眠时需要哪些特殊的考虑时，他立刻给出了强有力的回答："深入了解儿童发展的知识。如果有人打算用催眠和儿童工作，他们最好首先能够理解儿童的发展。2 岁的儿童和婴儿是不一样的，也不同于 7 岁、12 岁或 14 岁的孩子。（个人交流，2010 年 6 月 10 日）"科恩的建议自然是很中肯的。给儿童提供超前于或落后于他们的发展能力的暗示显然会导致失败："例如，如果你想和一个 9 岁的孩子讨论良知，你不会得到任何结果。他们不会明白。这不是他们思考的（典型）方式。"莱昂斯在论著《在儿童身上使用催眠》中也表述过相似观点，并给出丰富的范例，展示针对不同年龄和发展阶段所采用的暗示的不同表达方式。库特纳（Kuttner）和凯奇波（Catchpole）（2007）曾撰写过一个很不错的章节，进一步详细阐释了在和儿童使用催眠时需要考虑的发展议题。

要明白儿童的世界不同于成年人的世界，需要临床工作者有能力将自己成年人的参考框架放在一边。通常，这类事情说起来比做起来容易。艾利克森对此给过一些直接的建议："不应该居高临下地向儿童说教，而是需要根据儿童自己的学习过程，利用对他们而言有意义的语言、概念、观点和生动的口头描述。（1958/1980，p. 176）"

科恩建议按照一些特定的标准对儿童进行评估：儿童的认知能力、情绪发展水平、社会发展程度以及智力发展水平。科恩举了一个例子，一个患有夜间遗尿症（即晚上尿床）的五六岁的孩子是不太能把握"未来"的概念的。对于一个五六岁的孩子来说，"未来就是明天，或者是今晚。你要说的是今晚的床是干爽的，明天会在一张干爽的床上醒来（个人交流，2010 年 6 月 10 日）"。儿科医生杰弗里·拉扎鲁斯（Jeffrey Lazarus）博士在他的治疗中对这一观点进行了拓展，有效使用催眠治疗了尿床问题（Lazarus，2017）。

对儿童采取现实的干预取向源于对儿童及其发展的研究与学习。那么，基于这些信息，一位临床工作者就可以设计出一种符合年龄阶段的治疗。因此，对临床工作者而言有帮助的做法包括使用有组织的框架来访谈儿童，建立治疗联盟，并且利用这个联盟作为推动治疗向前的主要动力。戴安娜·雅普克（Diane Yapko）是《理解自闭症谱系障碍——常见问题》（*Understanding Autism Spectrum Disorders: Frequently Asked Questions*，2003）的作者，她是一名擅长治疗自闭症谱系障碍的儿科语言病理学家（也是我的妻子）。在她撰写的一个有关自闭和抑郁的章节中，她提出了一系列的问题来帮助临床工作者规划他们对儿童采用的取向：

一位临床工作者必须问自己几个问题：

（1）要完成的目标是什么；

（2）对于这个特定的个体而言，如何能最好地达成会谈的目标；

（3）这位来访者拥有哪些优势和兴趣（例如个人的资源），可能适合加以利用并能对治疗有所帮助；

（4）这个人的哪些缺陷可能会干扰到特定策略的使用；

（5）这位来访者在此时的注意力聚焦和注意力集中的水平有多高？

（2006，p. 261）

要回答这些问题中的每一个，依靠的只能是对儿童的仔细观察和专注，能够注意到并认可他们独特的特质。有些特质是和自我组织的模式有关的（例如归因风格、认知风格、关系风格、注意风格等），另一些特质反映的是个人生活风格，包括对于特定的兴趣、爱好、人、地方等方面的偏好。苏格曼、加里森（Garrison）和威利福德（Williford）同意上述观点，他们在如何使用催眠来向有自闭症诊断的个体教授自我管理技能的问题上提供了一些额外的洞见（2013）。

就像成年人一样，儿童，特别是更大一点的儿童，常常知道他们想要的是什么（例如，"我想让我的父母别总是来唠叨我"），但是不知道如何才能实现它。对于任何年龄的人而言，他们越是宽泛地界定目标（例如，"我只想要感觉好点"），他们就越不可能完成目标。因此，戴安娜·雅普克在上文中所提到的问题（2006，p. 261）在帮助你从一种更为宽泛的干预转变为一种更具体的、更适应这一年龄阶段的干预这一点上就特别重要了。我们无法通过类似于"当你长大了以后，你就会取得进步"这样宽泛的干预来增加儿童在某些具体领域的掌控感。与此相反，临床工作者的主要任务是帮助儿童架起一座桥梁，将他们现在所处的位置和他们想要去往的地方联系起来。与儿童一起共同创造治疗情境的关键在于，要鉴别儿童可以采取哪些步骤，发展这些步骤，并温和地鼓励他们采取这些步骤。鉴别可以帮助促进这个过程的资源，能让治疗变得更为个性化、更有吸引力，而且也更容易成功（Lyons，2015；Olness，2017）。

因此，总体而言，关于如何实施高质量治疗的要点也同样适用于和儿童做催眠治疗，即从对个体的特质（包括他们的发展水平）而非一个诊断标签做出反应，到寻找其优势和相关的机会来提升一种掌控感，到使用催眠的理念来创造一个背景情境，在这个背景下去教授新的技能、引入

发展性的知觉改变。科恩和欧尼斯（2011）就在他们的著作中把握住了和儿童进行高质量治疗所需的态度：

在我们的治疗工作中，我们认识到，我们所治疗的并不是问题，我们所治疗和帮助的是那个恰巧遭遇问题的儿童。无论我们的小病人的问题有多么严重，我们都会让自己去关注他们在怎样努力地去体验，获得掌控感，进行社会互动，拥有内在想象力的世界和获得身心健康。因此，我们会和儿童想要最完整地体验人生的那一部分结为联盟，而这个联盟建立起了治疗的基础。

（2011，p. 5）

与儿童来访者建立关系和确立治疗情境

丹·科恩在面对孩子时，常常会使用一种看似十分简单的取向。他经常会以这样的方式来开启治疗的互动："你是怎么会到这里来的？"他说："孩子知道他们为什么会去看医生。我只是想要了解他们已经知道了什么。"相比首先听家长的报告，他更喜欢这种自发的问诊方式，因为前者可能会让他产生带有偏见的临床印象。为了将主诉的问题先放在一边，而首先和儿童建立关系，他会问这样的问题："你喜欢做什么有趣的事情？你喜欢做哪些你不被允许做的事情？"或许他提出的最吸引人的问题是这一个："那么，你最擅长的是什么？（个人交流，2010 年 6 月10 日）"在儿童可能感到挫败、觉得被某些症状所困的这一时刻，科恩的这个问题便引入了一种注意焦点的改变，从消极变为积极。这个问题预设儿童远不仅仅是他们的症状，因此也间接地暗

示了这一观点。这让儿童有机会去向一位医生讲述一些问题之外的事情，这样就拓展了两个人之间的关系。这让儿童有机会去认可自己的一项优势或者资源，与此同时，也给了科恩之后做出治疗暗示的内容基础。

类似地，当只是去询问儿童一般的个人成长史，以及有关其问题的特定发展历史时，提问的措辞方式以及他们回答的方式都可以极大地影响治疗背景的建立。在这一点上，博博里希（Berberich，2007，2011，2017）就如何对儿童开展例行检查的问题举了一些有用的例子。无论是和更小一点的孩子使用玩具或图画来帮助鉴别和表达他们的担忧，还是和更大一点的孩子使用数字标尺来表达他们的困扰程度，临床工作者始终都需要意识到，自己要时不时地告诉他们，症状是可以改变的，而非固定不变的。如何介绍催

眠（例如，把它作为一个想象力的练习介绍给孩子），在这个体验中如何界定儿童的角色（"你可以决定，在你想象出来的这个电视中，你想看哪一个频道"），如何回答儿童的问题或回应他们的恐惧，以及如何应对家长（以及他们对于自己孩子问题的焦虑），上述这些都只是界定治疗背景时需考虑的一部分变量。无论是直接或间接地使用催眠，只有当治疗背景能够完全支持上述使用时，催眠的益处才能显现出来。

在《在儿童身上使用催眠》一书中，林恩·莱昂斯尤其关注治疗背景的建立，她的关注点在于如何使用催眠的理念来管理初诊。她写道："无论是在何种情况或设置下与儿童进行初次会面，'催眠都在发生'，因此，在一开始就要能够识别并把握住这些催眠的机会，从而制造机会让儿童对自己的世界和自身的觉察朝着积极的方向转变。（2015，p. 34）"

就有效的儿科实践而言，在帮助读者决定是先见父母还是先见孩子、如何与父母和孩子们建立关系、如何观察和注意到家庭互动的模式以及如何识别催眠时机这些问题上，她所做的指导都是十分宝贵的。

儿科专家凯伦·欧尼斯博士和丹·科恩博士一同撰写了经典著作《针对儿童的催眠和催眠治疗》（第四版，2011）。当她在 1981 年与儿科临床心理学家 G. 盖尔·加德纳（G. Gail Gardner）一起撰写本书的第一版时，儿科催眠这一领域还处于门庭冷落的局面。偶尔有些文章问世，有那么几位儿科医生会实践并倡导使用催眠，但该领域并未达成什么共识（Kohen & Kaiser，2014）。当年，研究者还没有就这个主题进行过系统或深入的思考。而如今，美国已经建立了美国国家儿科催眠培训研究院（National Pediatric Hypnosis Training Institute，NPHTI），该机构拥有出色的培训课程和培训教员（关于 NPHTI 的历史和其课程的详细内容，可参见 Kohen, Kaiser, & Olness，2017），传播知识和专业敏感性，让专业人员理解儿童期的议题以及如何使用催眠来助力儿童赋权，从而让他们更好地应对这些议题。

大师的视野

凯伦·欧尼斯（Karen Olness）

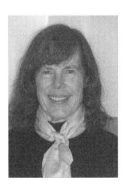
凯伦·欧尼斯

凯伦·欧尼斯（1936—）是美国凯斯西储大学儿科、国际健康和传染病学科的荣誉教授。她也是一家小型非政府组织"健康前线"的联合创始人。她成长于美国明尼苏达州东南地区的一个小农场，是家中五个孩子中的老大。她在 6 岁时就第一次宣布自己想要成为一名医生。之后，在 12 岁的时候，她写了一篇文章，题目叫"为什么我想成为一名儿科医生"。欧尼斯博士于 1961 年在明尼苏达大学获得了医学学位，拥有发展行为儿科学的医师执照。

欧尼斯博士一直对临床催眠领域很感兴趣，而她在这个领域的工作也很有知名度和影响力，尤其是她的经典著作《针对儿童的催眠和催眠治疗》，目前本书已经出版了第四版，另一位作者是儿科专家科恩（2011，Routledge）。欧尼斯博士曾经担任过美国临床催眠学会（ASCH）、临床和实验催眠学会（SCEH）、美国医学催眠委员会、国际催眠学会以及发展与行为儿科学协会的主席。目前她是美国国家儿科催眠培训研究院的理事会主席，这一机构会组织各级有关儿童催眠干预训练的工作坊。

从欧尼斯博士在医学院求学开始，她既做过临床研究，也做过实验室研究。她曾发现儿童具有主动影响自主神经系统反应和免疫反应的能力。她曾做过多个控制组研究，探讨儿童如何使用自我催眠来降低偏头痛的频率。她一直是美国国立卫生研究院（NIH）学术研究科的成员，而且曾是NIH整合和辅助健康研究所的第一届成员。她已经发表了104篇文章，撰写了48个书籍章节和9本书。

她在过去的50多年里一直在从事国际健康志愿服务工作。她最初是在老挝作为一名医疗服务队员开始了自己的行医生涯，此后，她一直都在从事帮助儿童的人道主义紧急救援工作。她在凯斯西储大学建

立了首个有关如何帮助灾难中的儿童的培训项目，并且将这个培训项目带到了18个资源贫乏的国家。通过"健康前线"组织，她帮助建立了老挝首个儿科医师硕士培训项目，如今当地已经有了很成功的儿科学、内科医学和急诊医学的住院医师规范化培训项目。在20世纪90年代，老挝只有3名儿科医生。在有了这些培训项目之后，老挝目前有120位儿科医生和100位内科医生，遍布老挝的每一个省。

欧尼斯博士获得了许多荣誉和奖项。这些荣誉和奖项包括凯斯西储大学的霍沃卡奖、入选克利夫兰医学名人堂、美国儿科科学院颁发的奥尔德里奇和克里斯托弗森奖、明尼苏达大学的杰出校友奖以及国际催眠协会颁发的本杰明·富兰克林金奖。

在她晚年，她和自己的丈夫一起回归故土，在明尼苏达州的南部改建了一个农场搞起了有机农业。她一直都忙于照看孙辈，从事义务教学、写作、有机种植的工作，还是瓦纳明哥斗牛犬老奶奶篮球队的一名成员。

自20世纪60年代她刚开始使用催眠以来，催眠领域发生了什么变化："我认为现在的技术不那么权威了，更灵活

而且更多使用谈话式风格。当然，上述特点从来都适用于针对儿童的工作，儿童需要我们鼓励他们去使用超凡的想象力来帮助自己。尽管已经有大量的研究记录了和催眠相关的生理改变（包括大脑的改变）和机制，但似乎并没有更多健康领域的专业人员去学习或使用催眠。例如，ASCH和SCEH中的会员数量显著少于30年前。另一方面，一些其他非专业的组织开始定期举办催眠工作坊，在非催眠领域的期刊上发表的有关催眠的文章也在增多。正念如今十分流行，而且这个术语比催眠获得了更广泛的接受，尽管一个人若依照正念的指导原则去做，他可以获得类似催眠的体验。"[3]

在使用催眠和儿童工作时，任何初入催眠领域的学生应该知道的事情："和儿童工作是很有乐趣的。能够给予他们自我催眠这份礼物，并且持续跟踪他们的情况也会给人许多的喜悦。现在我会从已经20多岁和30多岁的成年人那里听到，他们仍然在使用自己在小孩子时学习到的自我调节的技术。我相信，所有患有慢性问题，例如血友病、糖尿病、镰刀细胞疾病的儿童都应该有机会尽早在确诊之后使用自我催眠技术。"[1]

她所做的有关学龄儿童使用自我催眠来改变包括体液反应和细胞在内的免疫反应的研究能给人带来何种启示："澳大利亚的修森·鲍尔（Hewson Bower）博士重复了我们的工作，并且将它应用于临床领域。在她悉心写就的论文中，她发现，对于学习和练习自我催眠的儿童来说，他们更少出现呼吸系统的感染，而如果他们的确出现了呼吸系统感染，他们的病程也更短。有相当多的证据表明，不同种类的应激源，比如经历某个灾难，都会抑制免疫反应。给所有的儿童教授自我催眠来应对压力似乎是一个不错的主意。[2] 不幸的是，目前在心理神经免疫学领域所做的人类被试研究还很有限。"[3]

普通儿童如何能够使用催眠来改变他们末梢皮肤温度、心率变异率（HRV）或皮肤电反应："现在有许多的监测系统，从只需要花费几美元就能买到的生物指压带，到需要花费上千美元的生物反馈仪。儿童和成年人都喜欢看到有图像化的证据表明，他们拥有控制身体反应的能力。一般来说，我在教授儿童自我催眠的时候，会使用生物反馈仪作为辅助，以此鼓励他们认识自己的自我控制能力。我

们在 2014 年发表了一个研究，主题是儿童如何在课堂中从 HRV 生物反馈训练中受益。"[3]

催眠如何帮助有抑郁问题的儿童："教授儿童自我催眠可以促进他们产生一种自我控制和掌控感，这对于抑郁的儿童来说是十分重要的。抑郁的儿童常常也有抑郁的父母。我认为，我们需要让父母参与治疗，否则我们不可能期待和抑郁的儿童工作会有好的结果。"[1]

对儿童和成人使用催眠在技术层面和关系层面的异同："首先，我会告诉儿童和成年人，我会作为他们的教练或老师来促进他们的自我催眠能力。我会避免使用'催眠'这个词，因为它隐含着外部控制的意思。一般来说，儿童和他们的想象力联系很紧密而且喜欢做游戏。这些特征让他们容易学习并享受自我催眠。他们也缺乏某种抽象推理的技能（大多数人至少要到 16 岁才能发展出这种技能）并且不会分析自己，或者说不会像成年人那么分析自己。我会告诉成人，当你练习自我催眠的时候，'假装你只有 8 岁'。"[1]

你对那些想要更多学习如何教会儿童做催眠的健康服务专业人员有何建议："多年以来，许多健康服务专业人员都

曾参与过催眠工作坊，但是没有足够的自信去使用自己所学到的东西。我们已经对我们的儿科培训工作坊做了重大修改，从而能保证学员在离开工作坊后从事临床工作的第一天起就能够施展所学技能。我们已经发展出了一个不断更新的、实用的指导清单来帮助那些有疑问的临床工作者。我们建议临床工作者开展个人督导工作。我们希望这些变化能够增加临床工作者的自信，并且让更多儿童获益。"[3]

催眠的知识如何影响她的个人和职业价值观以及对志愿工作的投入："在和那些流离失所的人以及在发展中国家的项目中工作时，基本的原则是鼓励人们发展自己的应对技能，发展对于项目的主人翁意识，并且促进项目的可持续性。当我们去思考这些概念时，它们是和教授自我催眠的目标相一致的。90% 的孩子出生于资源匮乏的环境之中。在他们身上所发生的事情，以及没有能发生的事情，特别是在非常关键的头 3 年里，将会影响全世界其他所有的人。无论是从一个理想主义的角度（这是我所偏好的），还是从一个实用主义的角度，我们都应该关注这最初 3 年的发展。"[1]

她认为当前世界最主要的

> **儿童健康问题是什么**："在当前世界中，最严重的问题是我们没有尽我们所能来促进儿童在生命最初三年里正常的认知发展。每年，数以百万的孩子们因为早期的认知损害而无法有机会去发展自己的能力，这些早期的认知损害主要是由于营养缺乏所致，以及是因母亲的酒精使用、铅中毒和类似脑疟疾这类传染疾病和基因问题所导致的脑损伤。早期的认知损害会导致青春期和成年期的学习迟滞和执行功能的缺乏，而这些会给孩子个人、家庭、社区，以及教育、经济和政治系统，乃至整个人类而言带来悲剧性的后果。目前，大多数早期的脑损伤是不可逆的。"[3]
>
> [1] 来源：个人交流，2002 年 11 月 27 日
>
> [2] 于 2011 年 5 月 10 日更新
>
> [3] 于 2018 年 2 月 28 日更新

针对儿童的催眠不同于成年人

儿童的体验和成年人的体验有相当大的差异。这些差异也会体现在催眠体验当中（Lyons，2015；Olness，2017；Sugarman，2007）。至少催眠中的一些核心成分在本质上具有矛盾的特点，例如，我或许会和你这位 5 岁的女孩子讨论你的洋娃娃，对你说，"你的娃娃和你一起坐在那张椅子上，看上去是多么舒服呀"，但是我显然并不是真的在讨论娃娃。不过，面对这个矛盾暗示，哪一个年龄阶段的孩子能够理解或做出有意义的反应呢？"娃娃舒服地坐着"是一个隐喻，而它包含着一个间接暗示，暗示你感到舒服。在哪个年龄阶段、哪种认知发展水平上的儿童可以对故事进行认同，并对于其中隐含的意义做出反应呢？

在儿科催眠领域中，讲故事是十分普遍的一种实践方式，对该领域而言，尤其有参考意义的是在《儿童发展》（Child Development）杂志上所发表的一项研究。认知领域的研究者丽贝卡·里切特（Rebekah Richert）和艾琳·史密斯（Erin Smith，2001）测试了学龄前儿童将他们从幻想故事中所学习到的问题解决策略迁移到真实世界的问题当中的能力。3—5 岁的幼儿被分为两组。一半儿童听到了一个幻想故事，故事中一个男孩和一名宇航员拯救了其他的宇航员；而另一半儿童听到的是一个真实世界中发生的故事，故事中男孩子们在和他们的保姆玩捉迷藏的游戏，并且努力拿到一个玩具。两个故事都包含了问题主题，而解决问题的方式都是由故事的主人公示范的，即躲起来从而规避危险，以及使用一根线或绳子来把一个物体拉近。那些听了有关真实世界故事的儿童在问题解决方面要优于听到幻想故事的儿童。

这个研究特别提到的是在治疗幼儿时隐喻的作用，但我想大胆地说一句，这个原则甚至也适用于更年长的儿童和成年人。有具象化思维的人无法从抽象的原则中学习——他们需要具体的例子。人们也需要知道，他们是在通过故事来学习，否则讲故事不过是娱乐而已，就像上述研究中的许多孩子觉得的那样。

帕米拉·凯撒提出了同样的观点，并且举了一个例子：

　　由于儿童处于具象操作化思维的发展

水平，而且需要多感官通道的教学来锁定学习和记忆，因此我也强烈建议临床工作者去使用可触摸的隐喻道具，例如，用比尔先生（僵化的思维）与秋葵娃娃（灵活思维）来促进和强化儿童的记忆，让他们能够更好地记住在催眠体验中所提供的策略和暗示。

（个人交流，2018 年 4 月 1 日）

如果儿童在分心地玩游戏，无论是小孩子在玩玩具或玩游戏，还是更大一点的孩子在玩电子游戏，鉴于催眠一般都涉及努力催化有意义的内心联想过程，这种外在导向的分心特点是否等价于催眠？如果这种分心是外在导向的，这是否会提升或减弱他们形成这类联想过程的能力？作为一位临床工作者，我们一般都想要知道儿童是否能够产生一种自我引导的体验，无论是通过一种意象、幻想、想象，或是沿着某个思路获得一个结论。

儿童是否对自我安抚或者闭眼睛感兴趣呢？巴拉巴兹和沃特金斯并不那么认为。他们写道："大多数孩子最不感兴趣做的事情就是闭上他们的眼睛，尤其是在要接受某种医疗程序的时候。（2005，p. 388）"鲁对此表示同意："一个原则是，儿童催眠治疗会避免使用某些催眠导入的标准做法，包括直接暗示闭上眼睛、放松和困倦。（2010，p. 471）"科恩和欧尼斯（2011）明智地提出，在和儿童工作时，更恰当的目标是获得"反应性"而非催眠易感性。这给我们的启示是，你并不一定要让儿童闭眼，让他们坐着一动不动，同时又放松地注意倾听你的每一个词才能让你的干预有效。儿童以这种方式做出反应的概率实在不高。相比采取催眠的态度，实施正式的催眠并不那么有必要，而且从这一立场出发，你准备采取直接还是间接的暗示则基于来访者的需要和反应性。凯撒、科恩、布朗（Brown）、卡詹

德（Kajander）以及巴恩斯（Barnes）（2018）在描述催眠怎么通过不同的方式整合入各类儿科治疗时，也使这个观点变得令人信服。

有些从业者会质疑儿童对催眠是否具有反应性，其中一个常见的理由是大多数儿童都很活跃。正如你所知道的那样，成年人通常能够在催眠中抑制自主性的活动，即所谓"紧张症"。与此相反，儿童典型的表现是坐立不安，而且即便他们可能很投入地和临床工作者在工作，他们仍然会表现得动个不停（Kohen & Olness，2011）。如果你对于来访者在催眠中应该有什么表现和行为抱有某种僵化的期待，那么坐立不安的儿童可能看上去的确无法受到催眠程序的影响。有些时候，或许大多数的时候，针对儿童的某个程序可能会鼓励和利用他们的能量，通过让他们参与某些活动，例如某个游戏，让他们不去关注临床工作者试图沟通的信息。

观察儿童和他们的父母以及兄弟姐妹的互动可以提供大量有益的信息，让临床工作者知道和他们建立什么样的关系——朋友、盟友、老师、医生——会对他们最有帮助（Kaiser，2011，2017；Linden，2011；Lyons，2015）。知晓他们的兴趣和情绪需要也会帮助你发现干预的最佳途径。杰·黑利所著的《不同寻常的疗法》（1973）描述了米尔顿·艾利克森所做的一个特别具有创造力的案例。一个有遗尿症问题的小男孩被父母强拉来见艾利克森医生。当艾利克森单独和那个男孩子待在他的办公室里的时候，他愤怒地大声抱怨这个男孩子的父母是多么无礼。他们怎么敢命令他去治好孩子的遗尿症！艾利克森继续抱怨了父母很长时间，而与此同时，这个男孩被这位奇怪的医生对他父母所做的这通让人意外的怒吼给迷住了，自然不意外的是，他也对自己的父母十分生气。当艾利克森最终说，他完全不想要去处理男孩的尿床行为时，他改变了他们的"对

话"，转而讨论从事射箭这项活动所需的肌肉协调问题，而射箭是这个男孩感兴趣的事情。通过长篇累牍地讲述肌肉控制是如何建立和发展起来的，艾利克森得以间接地暗示男孩去发展出对他膀胱肌肉的控制。艾利克森这种不寻常的干预是成功的，而在一开始他利用的是男孩的愤怒，首先是

和他形成了一个对抗他父母的联盟，或者至少看上去是那样的，然后使用这个联盟来向男孩传授一些男孩想要学习的东西，而这些内容完全能够解决他的问题。这样一个案例诠释了之前所提到的观点，即如何使用贯注状态在来访者内心建立新的联结，哪怕是他们并不能很快意识到的联结。

可以和儿童使用的导入方法

导入方法必然会根据各类不同的因素而有所变化，包括儿童来访者的年龄、语言水平、人格、兴趣、反应性以及注意风格。请记住，导入的目的是让来访者聚焦注意力和放松，从而构建对于之后给出的暗示和体验的接受度。因此，一般而言，相比使用结构化的技术来说，有创造性地利用来访者已经提供的东西是一条更为可靠的路径。就像儿童治疗师乔伊斯·米尔斯（Joyce Mills）和理查德·克劳利（Richard Crowley）所写："游戏是儿童的语言，而故事是游戏的语言。（2001，p. 506）"

和更小的儿童工作

使用游戏：在和幼儿工作时，游戏可以是一种体验性的手段，以此和儿童建立联系并且建立起他们的反应性。儿童心理学家帕米拉·凯撒博士认为，8岁以下的儿童常常喜欢"起到桥梁作用"的玩具，例如一个藏在壳里的、害羞的乌龟手指木偶（Kaiser，2011）。在和玩偶玩耍的时候，这个乌龟会讲述一个故事，而具有治疗性质的信息可以通过讲述故事来传递。拿一个娃娃或毛绒动物，或是玩任何孩子觉得有吸引力的游戏都可以促进贯注状态，从而让孩子们对于你的暗示有更高的反应性。

使用想象：巴拉巴兹和沃特金斯（2005）建议使用电视这个意象，并询问儿童他们最喜欢的电视节目是什么，然后让他们去想象在观看这个节目。这个节目可以是泛泛的，也可以包含一个暗示，让儿童去观看某个主人公解决了一个类似的问题。当这个节目结束了之后，治疗师可以鼓励儿童去讲述它。一个类似的技术是让儿童在他们的想象中扮演他们最喜欢的电视节目、电影或书中的某个人物。

表演魔术：另一种技术是使用魔术来吸引注意力和建立治疗联盟。让某些东西"消失"即是关于消除症状的一个暗示，你或许很容易就能看穿这一点。

讲故事：故事能捕捉出儿童的想象力。澳大利亚心理学家乔治·W. 伯恩斯在他出色的著作《101个治愈的故事——在治疗中使用隐喻》（ *101 Healing Stories: Using Metaphors in Therapy*，2001）的导论中就把握住了故事的力量，我引用他其中的一段话：

在很久以前……每天晚上，当我的母亲坐在我的床边讲出这些词语时，我就进入了一种痴迷的状态。这五个简单且常常说出来的词语抓住了我的注意力，也让我更为期待接下来会发生的事情。接下来会怎么样呢？它们是否会把我带入一段幻想的旅程，或是沿着想象力的航线启程？它们是否会指

引我探索我未曾探索过的土地？它们是否能开放我的头脑，让我去体验我从未发现过的经历？它们是否能唤起各种情绪，害怕、悲伤、喜悦或兴奋？我钻入被子里，闭上我的眼睛，享受着这份期许，渴望探索未知的旅程。这些时刻是特殊的。在这段分享一个故事创造出来的不被打扰的时空中，有一些特别亲密的东西存在着。

（p. xvii）

伯恩斯把握住了讲故事的精神，并且强调，作为一种吸引另一个人投入的手段，讲故事具有拓展眼界的功能。他之后写了另一本书，叫作《101 个给孩子和青少年的治愈故事》（*101 Healing Stories for Kids and Teens*，2005）。这两本书都为构造和讲述故事这门技艺提供了洞见，而讲故事无疑是吸引和利用儿童注意力的手段。

作为儿科职业护士的琳达·汤姆森（Linda Thomson）写了两本为幼儿提供治疗隐喻的出色著作：《河马催眠大师哈利——儿童治疗的隐喻故事》（*Harry the Hypno-potamus: Metaphorical Tales for the Treatment of Children*，2005）以及《河马催眠大师哈利——儿童隐喻故事续集》（*Harry the Hypno-potamus: More Metaphorical Tales for Children*，2009）。对于任何年龄的人来说，故事都很有用，但显然故事必须符合特定的年龄阶段，而且其讲述的方式也必须符合个体的独特特征（Mills & Crowley，2001）。

有些孩子马上就能领会嵌在故事之中的经验教训，有些孩子需要一点鼓励就能对故事进行一些思考，而另一些孩子会需要一些帮助才能把握住讯息。对故事做解释是否会毁了故事呢？没有证据支持这种担忧。相反，认可一种有益的新可能性本身也是一种有力的暗示："那么，当你遇到那种困难时，你可以马上记起我告诉你的这个故事，它会提醒你，你可以做一些类似的事情让自己感觉好些。"

和更年长的儿童工作

更年长的儿童和青少年通常都可以参与更为正式的催眠过程。他们通常能很容易就接受有关聚焦注意力、放松和进入一个良好的头脑框架的暗示语言。

聚焦在呼吸上：呼吸是一个自然且容易聚焦的焦点。去暗示"只是去注意呼吸，当思绪飘走的时候，请把注意力重新放在呼吸上"是一个良好的聚焦注意力的策略，这个策略也被许多从事正念干预的从业者所使用（Yapko，2011b）。

安全处所：创造一个内在的安全处所，一个内心可以去的地方，可以是一种积极的应对策略，它可用于作为从应激的感受或处境中脱离的手段。请将它描述为一个"机会，用这个机会去创造一些空间，从而更好地应对未来的事情"，而非将其描述为一种退缩的途径，如此一来，它就可以成为情绪自我调节的一种重要手段（Kaiser，2017）。

成功的意象：创造或和儿童共同创造一个行为序列，让儿童可以执行这个行为序列，从而在他们生活的某些重要领域获得成功。暗示去放松，把注意力聚焦在这种新的途径上，并且"让它成为你的一部分"，可以帮助建立起积极的预期，这些预期会激励来访者试验新的观点和有益的行为。

触及良好的感受：暗示去到一个最喜欢去的地方（一场音乐会、一次聚会、一个度假胜地）并且重新拾起彼时彼刻的良好感觉。

在他们那本内容全面的教材《针对儿童的催眠和催眠治疗》（2011）中，科恩和欧尼斯仔细描述了各类不同的导入过程。在《在儿童身上使用催眠》（2015）一书中，莱昂斯提供了许多很有价值的、详细的催眠文本。当然，所有这些资料都需要根据具体儿童的需要来进行改编，但它们为催眠干预提供了良好的基础。所有这些资料都具有相同的乐观精神和许可的特质，它们将这样的信息传递给孩子们：他们是重要的，而且他们能够通过更多地使用个人的资源来改进他们的生活。

焦点：儿童期抑郁

就像在之前已经指出的那样，在今日做一个孩子并不容易。他们所面临的众多挑战是他们在智力或情绪方面尚无足够的准备去面对的，这些具有社会原因的挑战让他们比任何之前几代的孩子都有更高的抑郁发病率。在过去半个世纪进行的流行病学调查中，在儿童青少年中抑郁首发的平均年龄在稳步下降，而儿童青少年中患有抑郁的人数在稳步上升。在我之前出版的著作《解锁抑郁的钥匙》（2016a）、《二手的忧郁——如何防止抑郁在家庭中传播》（Hand-Me-Down Blues: How to Stop Depression from Spreading in Families；Yapko，1999）以及《抑郁会传染——最为常见的心境障碍是如何在全世界传播的，以及如何停止它》（Depression is Contagious: How the Most Common Mood Disorder is Spreading Around the World and How to Stop It，Yapko，2009）中，我详细地描述了导致儿童抑郁的家庭和文化条件。我建议，我们不需要一个更好的微观视角来看待这个问题，而是需要一个更好的宏观视角来看待导致所有年龄群体中抑郁上升的社会力量，特别是在未成年人当中。考虑到家庭的力量可以增加或减轻每个成员罹患抑郁的风险，我也描述了"成为能抵抗抑郁的家庭"的重要性，也就是说，要用心地、有技巧地管理家庭。

在美国，抑郁发病率最高的年龄段是25~44岁，正是处于养育孩子的黄金年龄段的成年人。这意味着抑郁患者最多的群体正在养育抑郁患者增长最快的群体——他们的孩子们。仅仅是拥有一位抑郁的父母就会将儿童罹患抑郁的可能性增加至少两倍。这就是为什么我之前强调不仅仅要去观察儿童，而且也要观察他们的问题背后的社会情境。抑郁的父母不可能教会孩子们他们自己都不知道的东西。因此，幼儿的肚子痛，更大一点孩子出现的愤怒爆发，一位青少年的闷闷不乐，以及更年长的青少年使用毒品的行为可能都是抑郁的不同表现，意味着父母和专业人员需要更仔细地去审视这些表现。孩子们的抑郁常常很容易被忽略，因为他们并不会说："我抑郁了。"（顺便说一句，成年人也不常说这样的话。）

在儿童中，焦虑和回避的应对方式是情绪困扰的一个关键的早期预警信号，这些问题很容易最终发展为焦虑和抑郁合并发作。事实上，在大多数的成年人中，抑郁和焦虑是并存的，但是它们的发病年龄通常不一样。一般而言，焦虑在抑郁出现很多年以前就会出现，焦虑的孩子更容易变成焦虑且抑郁的成年人。因此，使用催眠作为一种向焦虑的孩子教授放松方法、积极应对和自我安抚技能的途径，既可以是一种治疗手段，也可以是一种预防的机会。因此，帕米拉·凯撒、里德·威尔森（Reid Wilson）以及林恩·莱昂斯在儿童焦虑领域所做的工作尤其重要（Kaiser，2011，2014，2017；Lyons，2015；Wilson & Lyons，2013）。

以更复杂的方式使用催眠，即用催眠来教授特定技能（例如问题解决、决策等）对于高风险的儿童来说甚至更有潜力成为有意义的干预方法。在我看来，焦虑和抑郁的基础是个体无法具有关键性的知觉辨别力（参见《辨别力治疗》，Yapko，2016b）。帕米拉·凯撒在我的工作的基础上，以富有洞见的方式将其用于儿童，提出了儿童需要成功地拥有哪些辨别力的种类，从而帮助他们发展出自我调节技能。她写道：

> 对于焦虑的人而言，核心议题之一是他们未能充分发展出辨别力技能。他们过高地估计了在未来的情境中的风险、危险和威胁的可能性，又低估了自己应对的能力。他们也过度解释了由自主神经系统所促发的心理生理层面的惊恐发作信号。
>
> （2014，p. 345）

凯撒提供了有益的例子来说明，辨别力策略如何应用于临床催眠的背景之中，例如，针对因一种想象出来的危险而出现的过度反应，可将其重构为一种"误报的警报"，提供概率估计、最小化、评估风险以及许多其他的策略（2014）。

儿童需要有具体的技能来为他们赋权，用以抵御他们面对的那些非常真实的困难，无论是网络欺凌、朋友自杀，还是尝试进入一个好学校。电子产品的影响在他们的生活中随处可见，而这并不能给他们带来太多的益处，就像是治疗师和作家托比·戈德福斯（Tobi Goldfus）在她的著作《从真实的生活到互联网空间（以及如何返航）》[*From Real Life to Cyberspace（and Back Again）*，2017] 中描述的那样。给儿童服用抗抑郁药物相对来说是一个糟糕的选择：即便真的存在对于儿童来说完全是安全的、适宜使用的抗抑郁剂（目前并没有这样的药物），药物也并不能向他们教授重要的技能。

我们有理由对今日的儿童以及他们不断攀升的抑郁水平心怀忧虑。不过，值得担忧的还不仅如此：当这些孩子长大以后，当他们有了自己的孩子时，又会发生什么呢？在首个这类研究中，来自哥伦比亚大学的流行病学家蜜尔娜·维斯曼（Myrna Weissman）和她的同事们跟踪了高危家庭中的三代人（Weissman et al.，2005）。这个研究花费了超过 20 年才完成。尽管研究的结果并不让人意外，但仍然令人感到不安：对于拥有抑郁的父母和抑郁的祖父母的孙辈们而言，他们大多数人在进入青春期之前就出现焦虑问题，而且会在进入青春期后发展出抑郁的问题。在另一个研究中，维斯曼博士对患有中度到重度抑郁的患者的子女进行了跟踪，从 15 岁跟踪至 35 岁，并且发现，这些儿童出现焦虑障碍、抑郁、物质滥用和社交困难（例如羞怯或打架）的问题概率要高得多。当这些儿童步入中年的时候，他们更可能会出现医学问题，甚至英年早逝。抑郁的儿童，以及有抑郁父母的儿童，他们所面对的风险是极为严重的。林恩·莱昂斯在其著作《在儿童身上使用催眠》中针对这个问题提供了非常好的描述（2015）。

我在本章中加入这一特殊的"焦点"栏目就是为了突显出儿童抑郁这一问题的严重性。心理健康专业人员很容易漏诊，被其他的症状或问题分散了注意力。考虑到抑郁会极大程度地影响儿童发展中的大脑，以及他们的情绪和社会发展，并且影响其在一生的过程中罹患各类躯体和情绪困扰的风险因素的强度，这个问题是不应该被忽略的。对于任何希望帮助儿童和他们的家庭的人来说，学会如何识别并治疗儿童的抑郁都是一个特别迫切的任务。

可以用催眠治疗的儿童问题

众多儿童的症状和议题可以通过催眠进行有意义的干预。在这里我仅提及其中几种，因此，一位想认真学习儿科催眠的学生必然需要更深入地去阅读临床文献。本书列出的参考文献部分已经给大家提供了足够多的、值得阅读的重要文献。

就实施治疗的合适标准而言，凯撒（2011，2017）和科恩（2010a）明智地推荐使用一种整合的儿科取向。他们建议使用如下这类核心的成分，如自我调节技能训练（例如，自我催眠、生物反馈训练、呼吸再训练、自主反馈训练、渐进式肌肉放松），认知行为治疗（CBT）以及其他心理治疗（例如，母婴依恋工作、父母咨询、家庭治疗），身心教育、冥想、阅读疗法、按摩治疗、运动处方以及其他的取向。他们进一步指出，催眠是更大的治疗计划中的一部分，且希望催眠能根据儿童及其家庭的需要，将各种不同的取向联合在一起使用。

催眠只是更大的治疗计划中的一部分，这一重要的观点值得铭记在心。科恩和欧尼斯以不同的方式表达了相同的观点。他们写道：

> 由于在催眠领域中存在分歧、迷惑和不完善的知识，这些问题在催眠治疗中也会成倍增加。很少有所谓"成功的催眠治疗"个案，即在这些案例中，你可以百分之百确信治疗的结果是由于催眠治疗而非其他因素造成的。另一方面，通常在临床中使用的药物治疗也没有考虑到安慰剂效应或可暗示性的议题。就催眠治疗而言，有些人的热情过于高涨，他们对催眠治疗所做的断言远超过了科学责任的边界。我们在这个问题上持中立立场。我们认为，有些病人在催眠状态中接受了对某些问题的治疗，并且发生了改变，这些改变是病人在通常的清醒意识状态下不会发生的。

> （2011，p. xix）

我在本书中自始至终提出了类似的观点，那就是：催眠本身什么都治疗不了。在催眠之中发生的事情，即通过暗示在知觉中发生的变化而建立起来的新联结，才具有治疗的潜力。在描述可以使用催眠来治疗的各种儿童问题时，你必须牢记的是，催眠是一种对儿童传递有意义的观点和暗示的途径，而这些有意义的观点和暗示才是干预中的有效成分。因此，你有必要参考在本书中所引用的研究来学习，了解在应用催眠干预时应使用何种具体的结构和内容。

习惯障碍：催眠被有效地用于治疗诸如遗尿症（Banerjee, Srivastav, & Palan, 1993；Collison, 1970；Kohen & Kaiser, 2014；Kohen, Colwell, Heimel, & Olness, 1984；Kroger, 2008；Lazarus, 2017）、大便失禁（Fischel & Wallis, 2014；Linden, 2003）、拔毛症（Barabasz & Watkins, 2005；M. Barabasz, 1987；Kohen, 1996；Shenefelt, 2017；Zalsman, Hermesh, & Sever, 2001）、咳嗽（Anbar, 2007）、吮手指（Barabasz & Watkins, 2005；Grayson, 2012；Kroger, 2008）以及咬指甲（Kohen, 2017b；Kroger, 2008）等习惯障碍。

行为问题：催眠已成功用于治疗拒绝上学（Aviv, 2006；Lawlor, 1976）、违逆行为（Kroger, 2008）、进食障碍（Torem, 1992b，2001，2017b）以及其他行为问题（Guyer, 2007；Lynos, 2015）。

情绪问题：在儿童中，催眠已被用于处理广泛的情绪议题，包括抑郁（Kohen，2007；Kohen & Murray，2006；Lynos，2015）、焦虑（Kaiser，2011，2014，2017；Wester，2007）、梦和噩梦（Barrett，2010b；Donatone，2006；Kingsbury，1993；Kohen，Mahowald，& Rosen，1992；Linden，Bhardwaj，& Anbar，2006）、针头恐惧症（Cyna，Tomkins，Maddock，& Barker，2007；Taddio & McMurtry，2015）、复杂性居丧反应（Iglesias & Iglesias，2005/2006，2017；Kohen & Olness，2011）以及创伤后应激障碍（PTSD）和从虐待中康复（A. Barabasz，2013；Linden，2007；Rhue & Lynn，1991，1993）。

医疗议题和疼痛问题：已经有很多证据表明，在医学领域针对儿童的催眠应用有很好的效果，包括治疗哮喘和肺部问题（Anbar，2017；Anbar & Hummell，2005；Anbar & Sachdeva，2011；Kroger，2008）、疼痛（Anbar，2001；Delivet，Dugue，Ferrari et al.，2018；Gottsegen，2011；Kuttner，1998，2010；Kohen & Olness，2011；Liossi，White，& Hatira，2009；Rogovik & Goldman，2007；Tomé-Pires et al.，2016；Wood & Bloy，2008）、多发性抽动秽语综合征（Kohen，2015；Kohen & Botts，1987；Lazarus & Klein，2010；Raz，Keller，Norman，& Senechal，2007）、头痛（Kohen，2010b，2011，2017a；Kohen & Zajac，2007）、癌痛（Kuttner，Bowman & Teasdale，1988）、临终关怀（Kuttner & Friedrichsdorf，2014；Liossi & White，2001）、手术疼痛（Butler，Symons，Henderson，Shortliffe，& Spiegel，2005；Kuttner，1989；Liossi & Hatira，2003；Scott，Lagges，& LaClave，2008）、肠道易激惹综合征（Rutten，Vlieger，& Benninga，2007；Vlieger，Menko-Frankenhuis，Wolfkamp，Tromp，& Benninga，2007；Vlieger，Rutten，Govers，Frankenhuis，& Benninga，2012）以及对癫痫和非癫痫事件做鉴别诊断（Olson，Howard，& Shaw，2008）。

就催眠和儿童医疗检查干预中的疼痛问题来说，有两个特别出色的网络资源值得你关注。第一个是儿科疼痛专家乔迪·托马斯（Jody Thomas）联合斯坦福大学录制的一则视频，这则视频引人入胜且信息丰富。视频名称叫"你是你大脑的老板——学习疼痛是如何产生的？"，这是一个时间很短的视频，大约有 13 分钟，可以通过斯坦福大学儿童中心的机构网站观看。

第二个资源是加拿大儿童心理学家莱奥拉·库特纳（Leora Kuttner）演示的"神奇手套"技术视频，这则视频也十分有魅力且有很强的教学意义。这个技术使用暗示来创造一个舒适的点，可以在这个点上进行注射而不会产生任何疼痛。这个视频大约有 10 分钟长，你可以在 YouTube 网站上键入"Leora Kuttner"的名字来搜索这个视频。

结　语

儿童的处境，以及对这些处境的管理质量的优劣可以构建起一个更幸福和更满意的人生，或是一个更不幸和更不满意的人生。在本章中，我强调的是，无论你提供的治疗是什么，重要的是你都可以通过催眠来鼓励儿童拥有更高的自我掌控感。当儿童学会区分什么是可以控制的、什么是不可控的时候，那么他们就能够更容易地分辨出哪些处境或许是可以改变的（所谓初级控制），而哪些不可控的处境又要求他们以健康的方式去适应（所谓次级控制）。催眠是一种特别有价值的途径，可以鼓励儿童同时发展出初级控制和次级控制。通过催眠，儿童可以了解到，即便他们无法控制正在发生的事情，他们也肯定能够学会管理自己对所发生的任何事情的反应。这是自我掌控的核心，也是临床工作者可以和儿童分享的最重要的礼物之一。

开动脑筋

1. 你认为今天的孩子比之前的几代人更艰难吗？为什么？

2. 如果你可以保护你的孩子（或者你喜欢的一个孩子），让他免受任何伤害，哪怕是最小的伤害，你会那么做吗？为什么？

3. 你认为儿童应该在学校中有一段"安静的时光"，就像在"美好的过往"中，孩子可以在每天下午安静地躺上 20 分钟吗？为什么？

4. 你认为，对于在数字时代成长起来的孩子们，尤其是那些离不开自己手机的孩子们来说，哪些技能组合是他们有可能无法发展出来的？你预测因此可能会导致哪些问题？

5. 你认为为什么抑郁在儿童和青少年期的增长速度是最快的？你认为可以做什么来帮助遏制甚至是逆转这个趋势？

行动起来

1. 采访催眠专家，并且询问他们认为儿童是更容易被催眠还是更难被催眠？你会有何发现？他们是如何解释自己看法背后的理由的？

2. 研究一下儿童发展的议题。然后使用同样的暗示，将它针对 5~18 岁的年龄阶段进行改编，让它能够适应这个年龄段。

3. 研究一下儿童抗抑郁药物和抗焦虑药物的使用。你会有何发现？请设计一些催眠会谈来处理那些会导致儿童期焦虑和抑郁的因素，从而让你的干预比药物治疗更为有益。

4. 将同一个故事读给至少三个年龄相同的孩子听。他们的反应和他们对故事的解读有所不同吗？这对你有何启示？

5. 请列出在你看来，孩子尤其需要具备的最重要的五种辨别能力。请设计一个通用的催眠会谈来让 10 岁以下的孩子学会每一种特定的辨别策略。

第 25 章
处理意料之外的反应

如果你曾经使用过催眠，你很可能会从自己的亲身经验中发现，人们对于你做的催眠过程的反应大相径庭，从没有反应（"就这样？什么都没发生！"），到反应极为强烈（"哇！这太让人吃惊了！"）。你现在或许能够更好地意识到为何对于研究者和临床工作者来说，测量催眠易感性一直都是一个严肃的研究主题，因为他们都在试图理解为何在对催眠程序的反应上，人与人的能力之间会有如此大的差异。

当催眠会谈的意图和结果并不那么匹配的时候，原因可能各异。当人们对催眠会谈所做出的反应是你不愿意看到的，或者是你完全无法预料到的，那么该怎么办呢？当你不确定该怎么做的时候，你应该做什么呢？本章的焦点就放在可能在催眠会谈过程中发生的某些异常情况上，我们首先要做的是去承认它们的发生，然后有技巧地、小心谨慎地加以处理。

之前我们提到过，催眠就像任何其他的治疗干预一样，并非总是温和无害的（Peebles，2018）。任何有助人潜力的事情都可能会带来伤害。没有一位临床工作者会故意去伤害一位来访者，但是，如果在你的临床培训中，从来都没有人曾经提醒过你医源性伤害的可能性（即由治疗所带来的伤害），或者你所采用的治疗模型会将意料之外的反应完全归咎于来访者的错误（"他没有准备好""她有太强的情感防御"等），那么我们就很难现实地去看待医源性伤害的可能性了。我意识到，有些训练项目从来都不提可能会出现的潜在问题，也不提临床工作者在这类问题中可能扮演的不明智的角色，更不用说会提到如何去处理这类情境了。

我并不是意在让你吓得不敢做催眠。相反，在我所撰写的每一章中，我都会着重强调催眠的益处，以及它能给临床工作带来的额外收益。不过，包括催眠在内，没有任何的干预方法能够100% 对所有人都有效。事实上，任何取向的任何治疗干预都可能会产生意料之外的和不理想的后果：当你进入人们的主观世界，无论你使用的是哪种方式，你都会面对诸多脆弱之处，包括情绪的敏感性、非理性的思维、人格怪癖、知觉歪曲，以及所有一切人之所以为人就会具有的特点。良好的临床训练会教你了解这些事情，并为此做好准备，知道这些事情也会在催眠中发生，因此，如何预见它们的出现以及在出现时如何应对就成了更重要的临床议题。本章会讨论其中的某些情况。

对于不理想的结果的理解会影响你对它们的反应

我们可以来处理两个相关的问题。首先，我们如何解释对催眠暗示缺乏反应性的状况？也就是当来访者没有发展出一种特定的被暗示的体验时，或者是在更糟糕的情况下，来访者甚至做出了消极的反应，例如感到恼怒或痛苦。其次，我们怎样有效地回应那些没有对我们的催眠程序做出特定反应的个体？

当然，这些问题也适用于任何一种干预形式，无论其中是否用到催眠。从业者会例行评估他们采用的治疗的效果，寻找治疗起效或无效的证据，从而不断地完善治疗本身以及实施治疗的方式。不过，心理治疗并不完全只是一门科学。许多不同的因素都会影响其结果，而在这些因素中，有许多是很微妙的，甚至会伪装自己。因此，面对那些对你的干预反应很差或完全不反应的个体，如何能发展出一种审视和处理这些个案的方式，这自始至终是一个挑战。

在遇到来访者对自己的催眠暗示没有产生反应或反应很低的情况时，临床工作者过去的反应包括给不反应的来访者贴上"阻抗"的标签，或给提供暗示的临床工作者贴上"无能"的标签。这些极端的看法要么在指责来访者，要么在指责治疗师，它们反映的是一类有趣的解释方式，背后是一种被称为"归因风格"的模式，即一个人对生活事件的意义加以解释的特定方式（Seligman, 1999; Yapko, 1992, 1989a, 2006a）。内部归因指的是认为某件事情之所以发生在某种程度上是"因为我"的推理方式。外部归因在本质上则认为事情发生是"因为别人"或"情境使然"。作为一种典型的或者模式化的形成解释的方式，一种归因风格可以导致一个人反射性地承担责任（"是我的错"），或者逃避责任

（"是其他人的错"）。比如，你可以看到，有些人是如何不断地产生内疚感，他们会反射性地假定无论什么错误发生，都一定是他们的错误。只有一个思维清晰的人才能够根据具体的事件去逐一做出现实的归因，而不是针对所发生的事情反射性地接受或逃避责任。

在催眠和心理治疗的领域中，对临床工作者的催眠会谈或治疗不成功所做的归因常常是外部归因。也就是说，这被认为是来访者的错。临床工作者通常会说类似这样的话："这个人没有做好改变的准备""这个人的次级获益太多了""治疗对于这个人来说威胁太大了"，以及尤其在催眠中的那种特别流行的看法，即"这个来访者无法被催眠"，或者，"这个来访者在阻抗"（Short, 2017）。任何这些对于来访者缺乏反应性的外部归因是否在某些时候是正确的呢？是的。但是否在某些时候，明明是临床工作者的取向存在局限，但我们却错误地指责了来访者呢？是的。我十分鼓励临床工作者，在他们下意识地声称某位来访者在阻抗之前能够认识到，他们在来访者的反应中所扮演的角色可能比他们意识到的更大。当某个互动中有两人或两人以上参与时，每个人都应该对结果承担责任。这个观点也不鼓励大家采取全然内部的归因——"这个人那么反应完全是我的错。"

精神科医生和催眠专家理查德·P. 克鲁夫特医学博士在催眠的潜在消极后果这个主题上已经撰写过大量富有洞见的文章（Kluft, 2012a, 2012b, 2012c, 2012d, 2016b, 2017）。他深入地思考了临床工作者会以哪些特定的方式造成消极的后果，包括这类做法：使用对于个体差异不敏感的标准化催眠文本，使用看起来不相关或具

有操纵性质的间接方法或隐秘的方法，低估主诉问题的复杂性，僵化地依从某个治疗范式，催促来访者，没有完全唤回来访者，等等。他也思考了有关来访者的因素如何可能造成不理想的后果：并未诚实地披露和问题相关的因素，害怕催眠，具有某种和催眠有关的虐待史且来访者想要避免这种情况再次发生，出于任何可能的原因而缺乏足够好地集中注意力的能力，不现实甚至是魔幻的期待，对临床工作者在实施催眠时声音的改变出现消极反应，等等（Kluft，2016b，2017）。

你会注意到，克鲁夫特博士的思考将治疗等式的两边都考虑了进来，即治疗师和来访者。他并不鼓励我们去做出内部归因或外部归因。他鼓励我们根据每一个个案去思考，哪些因素可能会影响催眠互动的成败。

现在，让我们把注意力放在会谈中会发生的一些意外的事情上（你可以预期到这些事情可能会发生），它们会需要临床工作者做出有效的反应。

自发的退行和强烈的情感反应

在一次会谈过程中，来访者变得相当情绪化并不罕见。情绪反应（难过、痛苦、流泪、悲伤、恐惧、愤怒，等等）可以源于许多不同的原因：一段难过的记忆浮现了出来，因为觉得自己被迫做一些真的不想做的事情而感到愤怒，不愿意去直接面对令人不快的现实，为了自己做过或没有做的事情而感到羞耻或内疚，还有其他这类令人不安的理由。在你的工作过程中，问题并不在于你是否会面对这类强烈的情绪反应，而是在于你会何时遇上。

请考虑一个简单的例子，这个例子可能是这样的：你提供的是一个"放松的场景"导入，在这个导入中你做出了一些有关身处海滩的内容暗示。当来访者开始放松的过程时，突然之间，似乎莫名其妙地，他几乎就出现了一次惊恐发作。为什么？因为来访者小时候差点在海里淹死，而这个充满情绪的回忆突然出现了。即便你的敏感性让你有先见之明地提前问来访者："我们可以用想象在沙滩上放松的场景来开始这次的注意力聚焦过程吗？"而来访者回答说："好的，可以的。"这样的戏剧化场面也可能会发生。当然，你完全不可能知道来访者曾经有过这样一段经历，而且来访者甚至同意去做这个沙滩想象，但仍然在随后发生了惊恐发作。来访者之后报告说，自己完全忘记了童年的这次经历，直到你开始导入，才又记了起来。这个人真的有可能遗忘了那段溺水的经历，仅仅在你开始做导入的时候，这段经历才似乎不知从哪冒出来吗？是的！

出于某些治疗目的，我们可以通过刻意使用的结构化的年龄退行会谈，让充满情绪的记忆浮现出来，尤其是在与创伤和危机事件工作时。尽管有些时候，人们在催眠中会自然浮现出这些记忆，就像是上面那个关于海滩导入的例子。这些记忆会突然进入个体的觉知之中，完全捕获这个人的注意力，因此这样的情况会被称为"自发退行"，它可以产生强烈的情感。这种情况的发生十分自然，也在我们的意料之中。毕竟，我们个人历史中的事件塑造了我们的人生，是我们每个人无法逃避的一部分。我们的记忆帮助塑造我们对于自己的看法，也为我们的生活赋予意义。我们常常会以我们的记忆为参照来审视当下的生活体验，因此，某个人因为某些刺激（比如你给出的暗示）而被激起一段记忆也并不那么令人意外。有些时候，这些记忆是愉快的，但是在治疗背景下出现的记忆通常都是不愉快的记忆，因而凸显出了需要某种治疗性质的帮助。在历史上，这种强烈的情绪反应被称为"宣泄"。我之前也提到过，我不喜欢使用这个术语，因为它似乎带着过于病理化的色彩。我倾向于只是按照其本来面貌单纯地把它称为一种强烈的情绪反应。在每一种体验式的取向中都可以发现它的身影，它并非催眠所独有的。当感受是痛苦的，涉及被伤害、哀伤、恐惧、暴怒或任何类似的情绪，临床工作者需要知道如何有技巧地、治疗性地去应对这类感受，这一点再强调也不为过。

自发地退行至某段不愉快的回忆是一个信号，意味着存在通常被称为"未完成的事件"，即没有能够得到充分解决的个人重大经历，因此也需要进一步加以注意。有些时候，重大记忆被压制或压抑的程度如此之大，以至于甚至在催眠中，这些材料也仍然在意识之外。在这类情况下，在催眠中或催眠后，个体并不一定会出现某种外显的情绪反应，而是可能会抱怨头痛，或者类似的不适感。

即便是最老练的临床工作者也不知道，在做治疗或催眠时，来访者潜意识中到底有哪些地雷等待着我们。对于甲来说似乎是中性的词语，在乙这里就可能会激发某些强烈的个人体验。因此，从事催眠却从来没有经历过宣泄的发生实在不太可能。我们要准备好去接受良好的训练，学习如何处理强烈的情感。有关如何与遭受过各类创伤人群工作的高阶临床工作坊经常会教授这些技能。

处理强烈的情感反应

澄清来访者体验的手段被称为"核查"，做起来也很直接：在来访者仍处于催眠中的时候，你去询问他当下的体验，并邀请来访者对你的问题做出口头回应。不幸的是，许多从事催眠的临床工作者从来不去核查来访者的体验，也不知道来访者在催眠中说话并不会减少催眠的有效性。相反，核查可以促进这个过程。无论是否有迹象表明来访者体验到了情绪的痛苦，核查都是你能发现来访者当下在经历些什么的唯一手段。

意外的情绪反应可以通过各种各样的方式呈现出来，包括哭泣、过度换气、身体（或者特定的身体部位）颤抖、过早从催眠状态中脱离、幻觉、妄想以及重复摇摆的动作。若来访者身上出现了任何不适的迹象，都需要你立即去澄清，他正在体验什么。不管怎么说，与来访者进行"核查"都是件好事，甚至当会谈进行得十分顺利的时候也是如此，就像皮特·西恩和凯文·麦康基所做的现象学研究（Sheehan，1992；Sheehan & McConkey，1982）充分证明的那样，一个人可以在维持表面看似平静和舒适的情况下仍然报告有不适的感受。

做"核查"的方式十分直接：在处理自发退行和强烈的情感反应时，要点在于，你可以平静地直接询问你的来访者，让他出声描述自己的体验。请给出具有保护性质的暗示，给来访者的体验提供支持，使用"接受和利用"的一般法则。要认可和接受情绪，但也要平静地帮助来访者获得一个对于过去经历的新的视角。使用令人平静的暗示，确保你的嗓音听起来是和缓而自信的，并且让会谈朝着某种形式的解决推进。

一般而言，你能做的最好的事情就是使用催眠来解决当下的处境并让它画下句点。首先，你要支持情绪的释放，然后要去引导来访者将注意力指向这样的方向，去考虑新的视角，发展出必要的应对和逾越障碍的资源，并帮助个体去整合它们。即便会谈的时间结束了，你对于那个脆弱的人所负有的责任也并未结束。要确保他可以在镇定的状态下离开。

详细论述如何有技巧地去处理创伤超越了本书作为导论性质读物的范畴。如果一位来访者向你敞开心扉，讲述了一些敏感的信息，而你出于某些原因没有足够的能力去应对，那么你一定要确保这位来访者立即被转介至一位合适的专业人员那里去获得帮助。在这类情况下，可以使用这样的暗示：

> ……而你开始能意识到，现在有些非常强烈的感受，以及一些记忆，需要去关注它们……而你可以安心的是，你要知道，当这些意象和感受进入你的意识之中的时候，它们可以得到很好的处理……你可以帮助你自己，把这些信息保存在一个你内心安全的地方，直到有一个能给你提供最好的帮助的人出现，再把它们打开，让这个人来帮助你去应对它们……因此，你可以让这些意象和感受进入你内心的那个安全的地方，直到时机成熟的时候，你再准备好去分享它们……

本质上，上面的暗示在告诉来访者，他可以"在此刻把信息安全地存放在一边，之后再去处理"，如果之后的处境合适的话。这类具有保护性质的暗示可以带来一种安抚的效果，并且来访者会因为你公开承认你在干预上的局限而对你产生更大的信任。十分重要的是，要进行事后的随访来保证这位来访者立即与一位有资质和能力的专业人员见面，这么做是为了始终保持对来访者的整体福祉的觉察并且去保证他的福祉。

对于催眠干预没有反应或反应极为有限

当你进行一次催眠会谈时，你肯定在头脑中有一个目标，一个最初的理由，即为什么你要去做催眠。你会发展出治疗性质的讯息，那些你希望能够传授和给人带来启迪的事情，而你会仔细地考虑如何去建立暗示的结构以及如何去给出

暗示，从而最终有助于实现你的目标。如果你想知道，你所说的任何话是否对于来访者有任何意义，你唯一能做的就是去与他进行核查，就像之前讨论过的那样。因此，假设你已经进行了核查，让来访者去报告他当下的体验，而若你的来访者本质上是在说"没有什么"在发生，那么到底是怎么回事呢？来访者并没有报告任何重大的洞见，也没有报告从你精彩的隐喻中产生了一个"啊哈！"的体验，没有报告任何他所觉察到的或感受到的变化，或显然觉得这个体验平平无奇。是你失败了吗？也许……也许不一定。也许你之前的做法的确偏离了目标，你需要去考虑你之前的目标就是没达到。但是，也可能有其他的可能性。

有些时候，在会谈中改变即刻发生了。另一些时候，来访者没有任何反应，直到他之后听了你的录音（希望如此），或者直到某些事情让其想起了你所说的一些话，才突然产生了洞见。还有些时候，什么都没有发生，这个人真的一点都没有从催眠体验中获益。

我们很难完全弄明白这意味着什么。有些人能够领会你呈现的某个观点或暗示，并且很快地为自己所用；有些人会听在耳里，觉得这个观点挺有趣的，但和自己无关或不适用；有些人是如此解离，以至于他们错过了大部分你所说的话（可以回忆一下泰德·巴伯提出的"失忆倾向人格"）；有些人会在自己处于潜意识状态下等待被"程序化"；还有一些人有足够的自我觉察，知道他们自己在尝试将你的想法和他们自己的感受与观点联系在一起。

有些人在从催眠中被唤回之后，会说："哇，这实在是太棒了！我从这次体验中获得的是……"然后他们会兴奋地继续仔细描述哪些部分是有意义的。对于有些人，你可以询问他们："那么，你这次的体验是什么样子的？"而他们

所说的不过是："挺好。"当你更进一步询问某个反应时，他们会说："挺放松的。""还有吗？还发生了什么吗？"你问。"感觉挺好"就是你能获得的所有答案。这个人并不一定有所隐瞒，他可能只是不会用具体的语言去思考。当一个人无法表现出情绪分化时，你可以明显看到一种全局化的认知风格。整体的体验是愉快的，所以能报告的也就是这些。这并不是阻抗，这是全局化的认知。因此，它提示的是未来的催眠会谈需要变得更具体、更为结构化。

来访者阻抗是怎么回事？

治疗中最历久弥新的概念之一就是关于阻抗的议题，不同的思想学派会对它进行不同的概念化和处理。宽泛地说，阻抗可以被描述为一种力量，这种力量是和治疗的目标背道而驰的。人们早就意识到，阻抗是治疗过程中一个固有的、不可避免的因素，我知道的几乎所有的治疗取向对于它的存在都有着类似的认识。不同取向之间的差异仅在于如何看待阻抗存在的逻辑，以及采用何种技术来处理阻抗。

总体而言，临床催眠的文献中有很多关于来访者阻抗这个议题的内容。从历史上来看，阻抗被认为反映了来访者在应对敏感的或未解决的心理内部冲突时所采用的心理防御；或者是存在对于改变过程的矛盾心态；或者是一种自我保护机制，以避免被其他人所影响或控制；或是作为一种保存症状的手段，假定这种症状能够满足某些潜意识的心理需求。一旦来访者没有做治疗师认为他应该做的事情，这种依从性或合作性的缺乏就被视为一种阻抗行为。"恰当的"治疗是，面对阻抗的出现，采用一种对峙性质的询问，先是去承认它的存在，其次是去尝试发掘它的源头和功能，然后再一起合作来解决它。魏兹霍夫精准地总结了这个观点，他写道：

潜意识的阻抗……总是可以在个体的心理动力系统中找到其根源，而克服阻抗或绕过阻抗的方式则常常取决于对于这些心理动力的理解和据此采取的行动……在意识层面，个体可能想要被催眠，但是在潜意识层面则可能非常害怕它。

（2000，pp. 204–205）

按照这种观点，阻抗总是由来访者创造的。当它不可避免地干扰了治疗的进程时，来访者就会被指责在蓄意地破坏治疗。这种罪名和解释会被安在来访者头上，认为其显然"并不真的想改变"，或者也许是"过于阻抗以至于无法成功"。

将阻抗视为一种对抗治疗目标的力量并不是去指责临床工作者或者来访者。在我们尝试帮助那些自愿前来寻求帮助的人（处理那些并不是自愿前来治疗的人的方法则有一定的不同）却没有获得很好效果的时候，与将他们看作是并不真心诚意地想要获得帮助相比，更为实用的看法似乎是把阻抗视为来访者做出的一种动态的沟通，即面对临床工作者的信息输入，他们能够做到什么以及不能够做到什么（Lankton，2016；Zeig，1980a）。阻抗的产生可能是因为临床工作者的暗示在某些地方并不恰当（或许是太复杂或太不具体了），或者是因为来访者出于各种原因而不接受暗示，例如当他们已经"知道"，临床工作者所说的一切都不可能造成某种积极的改变。

如果我们将这一总体上的观点置于实施临床催眠的背景下，那么阻抗就并不一定意味着来访者在潜意识层面在做蓄意的破坏，以至于需要去解释和更正它。而是说，经常发生的情况是，来访者只是出于各种其他的理由决定在某种程度上对暗示不做出良好的反应，而所有这些理由都有一个共通的因素：暗示其实并不符合这个人的体验，而且事实上甚至还和这种体验正好相反。因此，阻抗可以被视为一则人际层面的声明，其表达的是，无论实施的治疗策略和手段是什么，来访者在某种程度上都不予接受。

在治疗中，阻抗这种力量是需要被仔细考虑的，而且也可以和治疗的两个主要领域联系在一起：对催眠的阻抗，以及 / 或者对治疗进展的阻抗。

对催眠的阻抗

对催眠的不佳反应可以以各种不同的方式显现出来。来访者可能会主动或被动地拒绝进入催眠，或者在进入催眠之后拒绝对临床工作者的暗示做出反应。相对立的反应可能包括以下的例子，但并不限于此：坐立不安、微笑、大笑、哭泣、打断、自发地脱离催眠状态、（对立）极性反应、过度合作、咳嗽以及针对临床工作者的直接或被动攻击式的敌意（Weitzenhoffer，2000）。这类的反应并不一定是阻抗，也不应该马上用这一框架去界定它。它们也可能是个体特异性的反应，其发生可能不会干扰治疗进程。

阻抗的起源可能数不胜数。最常见的起源之一是害怕在催眠中将要发生的事情，就像在第 2 章中所讨论的那样。如果来访者对催眠体验的性质有所误解，他就可能会恐惧它。所有在第 2 章中详细讨论过的误解或许就是来访者对催眠的全部了解。如果你认为你可能会泄露敏感的信息，被胁迫做一些违背你意愿的事情，或者被一个你实际上并不了解的人所控制，那么你还会想被催眠吗？

催眠阻抗的产生也可能是因为过去和催眠有关的失败经历，无论是个人的经历还是自己所信赖的他人的经历（Kluft，2016b）。此外，阻抗可能也会伴随来访者对临床工作者的负面感受而产生，因此也就突显了和谐关系的价值，它也可能来自情境变量，例如所在的环境、来访者的心境、健康状况甚至天气（例如因为天气原因所导致的鼻窦性头痛）。

不过，至少一部分对于催眠的阻抗可以归结于临床工作者的暗示，特别是暗示与来访者的体验的匹配程度。如果我给来访者的暗示是让他们感觉肌肉放松，而他却没有体验到这种感受，那么我的暗示就并不符合他的体验，也很容易被拒绝。如果只是任意地给来访者暗示，让他体验到你想让他体验到的东西，例如手臂悬浮，而这种体验和来访者当下的体验或者想要的体验似乎并无太大关系的时候，来访者就很有理由选择不去跟从你的暗示。此外，你的来访者可能只是处于一种非常舒服的心理和身体状态，以至于你对某种特定行为的暗示虽然看似非常简单，但是对于来访者来说，要产生这种行为仍然是一种负担。此外，你的来访者给自己的暗示可能比你给的暗示更有意义。为什么来访者不能够自由地获得那种体验，而一定要被视为是在"阻抗"呢？

催眠会增大而非缩小个体的自我控制范围。如果暗示并不恰当，比如没有和对方的体验匹配，或者对他们提出了太多的要求，那么暗示通常就会被拒绝。尤其是当临床工作者使用他自己的那套唬人的做法时："速成催眠""即刻达成深度催眠"或者"直接与潜意识对话"之类的。临床工作者可以给来访者提供一系列的可能性，然后尊重他们做出的选择，并对这些选择加以利用来推进治疗的目标。在临床情境中，期待来访者无条件服从完全是不恰当的，因为在临床情境中，为了治疗目标而合作才是至关重要的。

对治疗进展的阻抗

对治疗目标的阻抗和对催眠的阻抗在两者的动力方面有相当大的重合。这类阻抗可以表现为以下这些对立的行为，例如缺席会谈、取消会谈或者拖延抵达的时间、没有完成布置的任务（"回家作业"）、看表、不断地打断话题或者转移话题、过早中断治疗、过度合作、送不合宜的礼物以及要求特殊照顾。

对于治疗目标的阻抗的起源也不计其数。阻碍之所以会产生可能是因为来访者内心的冲突和矛盾，这些在心理动力学的著作中已经得到了详细描述（Wall，2018）。它们的产生可能是因为害怕改变，因为对于许多人来说，改变被视为一种充满风险的、令人害怕的过程，在其中你需要放弃已知的东西，面对未知的不确定性。一个人生活中的小改变会逐渐导致大改变，而许多人都觉得这种前景令人害怕。不愿意放手旧物，即便它已经造成了功能失调的状况，但仍然是为我们所熟悉的，这是一种经典的阻抗迹象。

出于这个原因，若为了成功地实施干预，临床工作者就需要理解来访者的症状对于他们的世界的影响。症状可以被视为对他们的经历的一种隐喻或象征。它们所反映的是个体在尝试和自己周围的世界灵活地建立关系时所遇到的限制。而症状也是有后果的：它们影响了来访者的自我形象、社交网络、行为可能性、情绪疆域、生理状况和精神领域。有些时候，这些后果和症状存在的理由之间有很深的联系，有些时候它们只是症状的余波而已。不过，在没有认识到症状在个人世界中所扮演的角色的情况下就想移除症状，有可能会带来伤害。有些时候，症状甚至可能具有保护性的功能，而来访者抓住症状不放或许看起来像是阻抗，但实际上对临床工作者的努力所做出的阻抗可能只是一个副作用而已。如果能够理解症状的保护性功能，那么教来访者更好地应对，即在没有症状的情况下更好地应对，这显然很有必要，而且也会成为一个更为清晰的治疗目标。

对治疗进展的阻抗也可能归结于所使用的干预类型，如果干预所包含的策略和手段是来访者不能接受的话。此外，如果临床工作者的工作速度比来访者快或慢，阻抗也可能会浮现出来。阻抗的产生也可能是因为来访者对临床工作者怀有负面的情感，或正好相反——也就是说，那些理想化的、带有浪漫色彩的感受，这些对于临床工作者的盲目崇拜最终会让临床工作者从高处跌落。最后，情境的变量也可能会起作用，包括环境条件、来访者的性情和健康状况，等等。很明显，实施有效的催眠所需要的所有这些敏感性只是更广大的治疗图景中的一部分，因为其所适用的指导原则是相同的。

作为策略派治疗的奠基人之一，杰·黑利给治疗师的挑战是，要学会以策略性的方式来思考这些议题。在他发表于1973年的经典著作《不同寻常的疗法》中，黑利提出了他对于阻抗的本质的洞见，他写道：

> 当一个人有症状的时候，本质上他就在表示自己无法帮助他自己。他的行为不由他做主。恐怖症、强迫症、酗酒或者紊乱的家庭一方面继续以这种方式带来痛苦，与此同时也在抗议，表示他们没有办法不做出他们所做的行为。同样，志愿接受催眠的个体也常常不会听从指令。他并不是拒绝接受，而只是表示他没有办法接受。或者他会做出相反的反应，与此同时则在表示他没有故意让这一切发生……催眠的艺术在于如何处理这种阻抗以及如何引发改变，而治疗的艺术也在于能有效地解决这类问题。

（p. 24）

黑利（1973）提供了许多巧妙的方法来回应阻抗，包括：

（1）鼓励阻抗；

（2）提供一个更糟糕的替代选择；

（3）使用间接的方法，尤其是隐喻；

（4）鼓励复发；

（5）通过挫败某一个反应来鼓励这个反应的产生；

（6）避免自我探索；

（7）放大偏离通常的功能不良的模式的行为，即在朝着正确方向迈出一小步的基础上逐步累积。

在本章之后的篇幅中，我将详细描述其中的某些方法。凭借着其超凡的智慧所发展出的那些有效的心理治疗策略，黑利已经为几代治疗师的训练提供了指引。

大师的视野

杰·黑利
（Jay Heley）

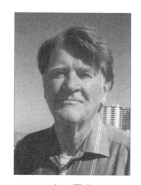

杰·黑利

杰·黑利（荣誉）博士、文学硕士（1923—2007），是心理治疗领域最有影响力的人物之一，即便只是对催眠、系统理论、家庭治疗和策略派心理治疗有一时的兴趣的人也会承认这一点。他对于临床世界的贡献是极为深远的，他帮助我们以人际的视角来理解问题，并且强调，为了来访者的利益，我们需要以主动和讲求策略的方式来实施干预。

黑利先生在治疗方面撰写的书籍有 20 多本，包括《心理治疗的策略》（*Strategies of Psychotherapy*），以及或许是他最知名的著作《不同寻常的疗法》（1973）。正是最后这本书将米尔顿·艾利克森的策略派取向的创新本质推到了系统思维的前沿，并同时揭示了黑利先生在思考心理治疗的复杂过程时表现出的干脆利落和锐利。它仍然是临床工作者的"必读"之作。黑利先生在很长时间里都是我的朋友和精神导师，而在他去世不久前我和他的一次谈话中，我提到每年我仍然在阅读《不同寻常的疗法》一书，以此提醒自己什么才是治疗的卓越才能。他沉默了片刻，然后俏皮地说："我

觉得每一个人都应该每年读一遍《不同寻常的疗法》……而且每次都要新买一本。"他那敏捷的风趣是他众多让人钦慕的特质之一。

即便在他"退休"之后，黑利先生仍然继续工作，他和他的妻子、人类学家和电影制片人玛德琳·理查博德-黑利（Madeleine Richeport-Haley）一起携手制作有关治疗培训的影片。最近，理查博德-黑利博士和她的同事、心理学家约翰·卡尔森（Jon Carlson）编纂了黑利先生的经典文章的文集，并且邀请专家对这些文章写导读和评论文章。这本书叫作《重访杰·黑利》（*Jay Haley Revisited*；2010，Routledege），它对于黑利先生在催眠和心理治疗领域做出

的许多贡献做了相当出色的总结。黑利博士的成果也被《国际临床和实验催眠杂志》特邀编辑艾瑞克·威尔玛士（Eric Willmarth）博士编纂成特刊（2015年10—12月刊），其中主要包括了黑利博士最有趣、最具影响力的一些论文。

黑利先生是华盛顿特区家庭治疗学院的联合创始人，斯坦福大学以及心理研究学院的研究员，也是《家庭过程》（Family Process）的创刊主编。他是米尔顿·H.艾利克森基金会颁发的终身成就奖的首位获得者，该基金会还在1999年为他出版了纪念册。他的许多文章被收录在2001年出版的由杰弗里·蔡克编辑的《带来改变的指令——杰·黑利的策略派治疗》（Changing Directives: The Strategic Therapy of Jay Haley）一书中，以表示对他的尊敬。因其终身对人类所做出的成就，圣迭戈的阿里安特国际大学在2002年6月授予他荣誉博士学位。黑利先生的文章和其他材料现收录在斯坦福大学的特别馆藏部。

黑利先生是一位有着坚定立场又谦逊的人。他的冷幽默与能体察和清晰地描述治疗行业中的可笑之处的能力无人能及。

关于催眠的类型："我倾向于认为有三种不同的催眠：

（1）个人催眠，即你经历一次瑜伽或冥想体验，或者其他类似的情况；

（2）研究催眠，即你尝试以不同的方式来寻找催眠影响力的限制——以失聪、色盲或其他类似的形式；

（3）临床催眠，即你尝试改变某个人——我不认为这种类型和其他两种催眠有任何关系……改变某个人是很不一样的。这个人的动机是不同的，反应也是不同的。"[1]

关于催眠和双重束缚："在催眠中我们发现了首例双重束缚。格里高利·贝特森有了关于双重束缚的想法，但是我们无法找到实例。而我记得当时我意识到催眠师就在要求一个人自发地产生行为——这就是双重束缚，一种经典的悖论冲突。"[1]

关于以社会性的语汇来界定问题："我认为20世纪50年代发生了许多事情。治疗变得更为社会化，并开始发生改变和转化。变化仍在继续，而我们也仍然在探索。我认为在这个世纪（20世纪）出现的最重要的观点是个体已经不再成为研究的合适单元，而个体和其他人一起成了研究的单元。就像格里高利·贝特森所说的那样：'头脑是在个人之外

的。'"[1]

关于以生物性的语汇来界定问题："我个人并不特别热衷于将许多东西都归因于个体的生物化学特点。我认为这对于某些问题来说是重要的，但是在本领域中，过度贩卖药品是最严重的问题，而且它在不断变得更糟。现在有些精神科医生甚至好像没有办法和人对话——他们倾听病人只是为了决定开哪一种药。这真是令人遗憾。"[2]

关于今日的家庭治疗："我认为家庭治疗的状况仍然在不断发展，但是仍然有一些人在尝试把它重新拉回到一种个体的理论之中。我认为问题在于大多数老师所受的训练仍然是在从事个体治疗方面的，而且他们尝试撰写家庭治疗的理论并让其符合个体治疗的模型。"[2]

关于治疗的多样性："我认为我们在许多方面都太宽宏大量了。问题之一在于这个领域已经没有任何正统信仰了。如果没有正统信仰存在，你也就无法成为一个异端分子。因此，很多年以前被谴责为异端的东西现在已经不再被如此谴责了。如果有人在治疗中做一点不一样的东西，他们马上就成为具有某种影响力的学派，而不只是增加了一种治疗师可以在必要的时候去使用的技术。"[2]

关于"不可能"的案例："嗯，我想不出任何一个案例。肯定无法基于某个类型，因为类型并不是人。而你所面对的是人，而不是一组观点……如果你是一个有能力的治疗师，你会赢得一些人，也会失去一些人。这并不意味着他们是无法治疗的，只是意味着你没有找到一种治疗他们的方法。"[1]

关于他自己最重要的贡献："我认为我最重要的贡献是将治疗分解为一些可以实践的特定技术——简单的理念、技能和技术。这和当我初入行时这个领域具有的非指导性的观念是非常不同的。"[2]

[1] 来源：个人交流，1988 年

12 月 9 日

[2] 来源：个人交流，1999 年 1 月 15 日

注释：迈克尔·雅普克对杰·黑利的采访的全文稿发表于《带来改变的指令——杰·黑利的策略派治疗》（Zeig，2001）。

对阻抗的反应

如何处理被认为是"阻抗"的沟通当然要基于你对它的概念化。你如何界定阻抗以及你下意识地将其出现的责任归结于谁，这都会决定你到底倾向于将阻抗视为来访者的特性、临床工作者的特性，还是两者互动的结果。表 25.1 列出了对阻抗进行反应的许多方式。

表 25.1　对阻抗的可能反应

1. 接受和利用
2. 忽视
3. 考察
4. 鼓励
5. 规定
6. 困惑
7. 解离
8. 联想
9. 散点法
10. 转移
11. 分散
12. 对峙
13. 重新界定
14. 解释

接受阻抗，将其作为来自来访者的一种有效的沟通，这会为将这段关系提升到一个合作的新高度提供机会，这一做法被米尔顿·艾利克森称为对"阻抗的利用"（Erickson，Rossi，& Rossi，1976；Erickson & Rossi，1979）。艾利克森对于阻抗的独特视角引人深思。更出色的是，它会通过分散人们的阻抗，并将其重新指向催眠和治疗而起效。

关于"接受和利用"的利用取向的基本做法如下。在实践中，它所采用的形式是能够饶有技巧地接受来访者的反应，将其作为一种有效的反应，与此同时发展出某种方法来利用这个反应，从而为进一步的暗示服务。例如，如果艾利克森在某个人身上实施手臂悬浮，他提供的暗示是让来访者的手臂变得越来越轻，但是来访者报告的是自己的手臂变得越来越重，那么艾利克森就会说这样的话："很好，没问题，而你的手臂可以变得更沉重。"接受来访者的反应是一个有效的反应，临床工作者可以以这个反应为基础，重新将看似阻抗的行为界定为一种合作的行为。如果目标在于获得某种手臂悬浮的现象，即创造出

个体手臂上的一种感觉改变，那么"沉重的手臂"也是在同一个反应领域内可以接受的替代反应，只不过这种行为并没有服从临床工作者任意做出的悬浮手臂的要求。如果临床工作者能够重新将来访者的行为或知觉界定为合作的行为或知觉，那么又哪来什么阻抗呢？找到一种方法让不服从的行为成为个体的一笔财富，同样能够以积极的方式改变个体和这种行为联系在一起的感受（Gilligan，1987）。

另一种处理阻抗的技术更具有预防的性质：采用过程暗示，即不具有特定内容的暗示。如果你不要求出现任何一种特定的反应，并且能预见所有可能的反应，那么来访者无论做什么，你都可以把它界定为合作的反应。例如：

> 你可以注意到你一只手的温度，而当你继续以你自己舒服的速度吸气和呼气的时候，你或许可以注意到你的手变得更热了，或者更凉了，或者你可能会注意到温度如何保持不变……

一个人的手要么会变热，要么会变凉，要么温度不变。还有什么其他可能性吗？因此，来访者产生的任何反应都可以被视为一种合作的反应来接受和利用。

艾利克森相信，来访者需要能够抵抗指令，从而维持一种自主性，而不是采取一种完全服从权威的立场（Erickson & Rossi，1979；Zeig，1980a）。因此，他常常使用的一种策略是同时给来访者提供多重指令，这样一来他们就可以抗拒一种而接受其他的指令。例如，我可能会要求来访者"请坐下，闭上你的眼睛，将你的双脚平放，做一次深呼吸，关注我的声音，并且回忆起你童年的一段记忆，你可以来谈一谈那段经历"。同时提供如此多的指令，我很可能会获得大部分或所有我期望获得的反应。即便来访者会抗拒其

中一种，我也会获得其他的反应，并且我可以继续在之后以一种不同的形式来重新暗示被抗拒的那种反应，如果我真的想要获得那种反应的话。

请注意，之前暗示的语句"……你可以来谈一谈……那段经历"中隐含的意思是，来访者可以拒绝谈论某些经历，这就让他们在抗拒告诉我某些东西的同时也能跟从我的指导原则。

另一种处理阻抗的技术是被杰·黑利（1973）称为鼓励阻抗的策略。当你鼓励阻抗产生时，一般的做法是有意使用负性暗示，让来访者去抗拒阻抗，因此他们就必须合作。这是一种"逆反心理"现象。例如，如果我想让来访者坐下，但我预期给出一个直接让他那么做的指令可能会遇到阻抗，那么我就可以暗示说："你并不一定要（停顿）坐下。我并不期待你可以在这里让你自己感觉到舒服（嵌入的指令）……还没到这个时候。就那么站着要好得多，至少要等到站得有些累了为止。"

通过鼓励来访者抗拒坐下并保持站着的姿势，此刻他对我的阻抗就能让他坐下。无论是哪种行为，无论是站着还是坐着，来访者的行为都可以被界定为一种合作行为：坐着是我想让他做出的行为，而站着是我请他做出的行为。

关键在于接纳和灵活性

以接受和不去对峙的方式来对来访者的阻抗做出反应，需要的是高度的灵活性和对来访者尊严的尊重。灵活性指的是你有能力以许多不同的方式来传递你的观点，而不必通过对来访者耳提面命的方式来获得反应。灵活性意味着你愿意花费更多的精力将自己调整到来访者所在的水平，参与他们的现实处境而非期待或要求他们来适应你。它也意味着不要抱有一系列非常僵化的期待和规程，以至于你的取向无法让人们产生独特的、个性化的反应。你可以看到不同的催眠流派

在这一点上的重大分歧，鉴于有些取向会特别强调程序保持不变的重要性，将其作为一种评估来访者差异的手段。

　　重要的是不要在很少顾及或完全不顾及来访者的期待、信念、价值和独特的才能的情况下，做一些你认为他们应该能接受的事情，这样会让来访者产生阻抗。如果你所尝试的某个策略失败了，或者提供的某个暗示得到的反应不佳，那也不必更使劲地再重复做同样的事情。相反，你应该和缓地改变你的取向，而且，如果你愿意评论一下来访者有能力自己做出有效的选择这件事，那么你甚至可以表扬一下来访者的阻抗。然后，再做一些不一样的事情。

　　并没有那么多的人愿意完全按照别人的命令来做，因此命令个体做出服从的反应，就像是在直接的权威性暗示中所做的那样（"你将会做这个"），通常都会鼓励阻抗的发生。一种有益的指导原则是：你越是预期你的来访者产生很大的阻抗，或者实际上来访者产生的阻抗越多，你就越需要在你的取向中采用许可式的方式，甚至是间接的方法。杰弗里·蔡克（Zeig, 1980; Zeig & Rennick, 1991）指出，如果来访者是服从的而且有高度的反应性，那么使用间接的技术就不那么必要了。但如果你面对的个体对催眠或治疗持有谨慎的态度或者对此感到不舒服，或者只是出于某种理由而不那么合作，那么许可式的方式和间接的方法就成了获得更高反应性的不二途径。

结　语

　　对改变的阻抗似乎是人类的一种基本特征。我们在生活中花费了如此多的时间尝试创造出一种仪式化的行为模式，以此来将我们所花费的物理和心理能量降到最低，但是当我们发展出了这种模式之后，我们又常常抱怨"陷入循规蹈矩之中"。

　　阻抗并不总是能被发现，而阻抗也并不总是能被用来为改变服务。有些来访者就是不会发生改变，而另一些来访者只能发生很小的改变。在本章中对阻抗的讨论表明，一般被认为发生在个人内部的阻抗事实上可以被视为人际的产物，产生于命令来访者的做法，或者某种程度上和来访者并不相容的取向。当你能够灵活地以各种不同的方式来传递某个观点，并且依据你所治疗的每一个独特个体的反馈来调整你的方法时，你的干预就更有可能会成功。

开动脑筋

1. 到目前为止，你想做出什么你一直难以做到的个人改变？当某个人认为你"必定不是真的想改变，否则你就已经做出改变了"，你会有什么样的反应？你相信"有志者事竟成"吗？在你到目前为止都无法做出改变的背后，你能识别出何种对改变的阻抗呢？

2. 你觉得人们既寻求改变又回避改变的原因是什么？

3. 是否所有人都能够改变他们期望改变的任何特质，还是说人们在有些方面是无法改变的？为什么你这样认为？你在这个问题上的信念会如何影响你的工作？

4. 阻抗能够如何反映出一个人的局限？

5. 你可以举出什么样的例子来表明人们会努力形成某种可预测的模式，然后又抱怨自己"循规蹈矩"？在什么情况下，某种可以预测的模式会是一笔财富？在什么情况下，它是一个弱点？

行动起来

1. 和你的学习伙伴做一次"手舞"练习，面对面坐着，闭上眼睛，手心相贴，就好像做拍手游戏一样。在不说话的情况下，先由一个人开始随意移动自己的手，而另一个人跟随，在整个过程中和你的伙伴保持两手相贴。过了一分钟左右，换成另一个伙伴领舞。当你领舞和跟舞的时候，你有什么感受？你体验到阻抗了吗？为什么？

2. 研究一下过去多年以来对阻抗的思考方式。谁被指责要为阻抗负责？阻抗是如何被处理的？

3. 认真阅读在表25.1中列出的应对阻抗的方法，并为每一种方法写出一个暗示。

第 26 章

跨越流派的催眠：催眠和正念冥想中的平行过程

对于临床催眠的专家而言，一个常被问及的问题是临床催眠和其他体验式取向的关系。临床工作者会问："催眠和我已经在做的事情有什么相同的地方（或者不同的地方）？"有许许多多不同的治疗和自助技术都会使用放松、意象、自我暗示、聚焦注意力或分散注意力、脱离、转换的状态和其他类似的体验，它们似乎和临床催眠都有一定的重叠（Keiser et al.，2018）。以下是一些更为流行的治疗形式：放松训练、正念（也常常被称之为正念冥想）、视觉化、引导想象、自主训练（Autogenic Training，AT），以及某种形式的瑜伽。

这些取向是否只是催眠的不同形式，还是它们各自都是独特的体验形式？提出这个问题要比回答这个问题容易得多。面对"这是不是催眠？"这样的问题，之所以难以给出一个答案的主要原因在于这类体验是极为主观的，因此无法精确地去界定或衡量它们。面对一种混杂着舒适感、聚焦的体验、对暗示的反应性（无论是由自己或其他人实施的）和情绪加工等整体性体验，我们要如何确定它在多大程度上是由暗示和可暗示性、背景因素、积极预期、和谐关系的水平、大脑中的变化、解离的程度以及所有其他相关的变量造成的？

每一种取向都是独立演化而来的，发展出了自己的概念框架和语言，并且以自己的方式对自身的目标和方法进行了解释。因此，每一种体验式的取向都倾向于认为自己在形式和功能上是独一无二的，而其治疗的结果也会被归功于他们自己界定的这个取向的独特方面。从这个意义上来说，是或者不是催眠取决于观察者的判断。你如何看待某个取向自然取决于你所接受的训练让你如何去观察，以及你倾向于观察什么。你是否会倾向于认为每一种治疗形式中都存在催眠，因为治疗中不可避免会存在诸如"让我们来做这件事情，然后你就会感觉好一些"的暗示，或者你会认为催眠是一种特定的仪式行为，只有在某种特定的场合才会产生。总之，你对于催眠的看法最终会决定你是否认为某一个取向是建立在催眠的基础上的。

我把自己整个成年期的职业生涯都花费在研习催眠的错综复杂的面向上，因此我得以认识到没有任何一种干预形式能完全避免给出暗示，而且任何治疗的情境都会需要调动容易获得或不容易获得的资源，因此我会通过特定治疗取向回答下面这些问题的方式来对其进行评估：这种取向在来访者的觉察中放大了什么，缩小了什么？这种取向在其干预中让来访者对什么产生了联结，又在哪里发生了解离？在这个过程中，体验式的学习扮演了什么角色，利用了哪些机制来给来访者赋权？

我对于治疗的评估方式更少聚焦在从业者们描述自己所作所为的方式，而更多聚焦在我所观察到的他们的实际言行之上。有些时候，一些治疗师描述的他们认为自己在做的事情与他们实际的言行之间存在相当大的差距。这代表了深刻理解催眠让我最为欣喜事情之一：它对干预的实际机制提供了大量的理解，而不局限于人们所描述

的理论机制。

因此，在本章中，我们将再次思考是什么界定了"催眠"这种取向的形式和功能。不过，我们会在此基础上更进一步，将催眠的原理和方法延伸到其他的体验式取向之中，去鉴别催眠的模式如何能够清晰地体现在这些取向之中，以及这些模式如何可能成为它们疗效背后的催化剂。

催眠的"圣杯"

寻找催眠的生物学标志的道路似乎永无止境。即便有了近年来神经科学领域的进展，我们仍然无法将催眠界定为一种清晰的大脑状态，能让我们一看大脑扫描影像就能够说"就是它！"此刻我们已经临近本书的尾声，但我们仍然能够问出这个有意义的问题："催眠是什么？"从这个根本的问题出发可以产生许多其他同样难解的问题：如何界定某个体验就是催眠？需要表现出多少个基于催眠的体验元素才能宣称某个体验是"正式的"催眠体验？如果有人认为他处于催眠当中，他是否就处于催眠当中呢？如果有人认为他不处于催眠当中，但仍然对于一个暗示做出了非自主的反应，这就意味着他不处于催眠当中呢？

正如我们已经看到的那样，催眠在定义上的模糊性是不可避免的，只要我们尝试界定的是某种本质上极为抽象的东西，那么就几乎不可能达成一个普遍公认的意义。催眠现象看似只能是从催眠中衍生来的副产品，但是如果同样特性的反应通过暗示个体想象有这样的反应也能够产生，它们也就失去了为催眠所独有的身份（Barber，1969，2000；Lynn & Green，2011；Lynn，Maxwell，& Green，2017；Woody & Sadler，

2016）。催眠这个领域一直都力求成为一个和其他所有领域都不同的"特殊"领域，这一点可以理解，但是更为现实的是采取这样的立场，即催眠超越了人们尝试以这样或那样的方式对它加以界定的狭窄的边界（Kirsch，2011）。催眠可以在催眠之外找到自己的身影。

事实上，用来界定某个体验为催眠的界限并不清晰，这让我们很容易能理解为何催眠可以渗透到其他的体验中，并且在界定这些体验时扮演重要的角色。催眠方法的核心结构，尤其是选择性的注意和暗示，并不是催眠所独有的。在许多不同的治疗取向中，我们都可以看到它们以不同的程度和各种不同的形式出现。

为什么这些并行的方法并没有认识到催眠在它们的程序中所扮演的角色呢？就像欧内斯特·罗西几年以前在论述催眠是心理治疗之根时曾深刻地评论到的那样，为什么"孩子们不和自己的父母相认呢"？在某些情况下，这只是因为对于催眠的误解（例如，"催眠是去告诉人们该做什么，而在我们的取向中，我们并不会那么做"），而在另一些情况下是因为缺乏对催眠文献的了解，不知道作为一个并行的方法，催眠在沿着自己的轨迹演化（例如，"我从来没有意识到，

建议和你的想法拉开距离从而能够更好地评价它

们，实际上是一种针对解离的暗示"）。

再议"做催眠"与"运用催眠的理念"

我在之前曾经在做催眠和运用催眠的理念之间做过这样一个区分，尽管并不那么精确。做催眠——也即按部就班地执行一个导入程序——并不是产生所谓的催眠现象的本质。运用催眠的理念则可以通过更不明显的手法来唤发同样的主观体验和行为现象（Hilgard & Tart，1966；Kirsch，2011；Meyer & Lynn，2011；Barber，2000）。

运用催眠的理念意味着什么？我在本书中已经提供了许多的可能性，散见于不同的段落中。不过，为了给这一直接的问题一个直接的答案，我可以说，运用催眠的理念意味着许多东西。它意味着：

- 觉察到你自己是一个沟通者，意识到你是不可能不去沟通的，而且你说的每一个词语，做出的每一个姿势和面部表情都会邀请他人做出反应。
- 意识到暗示和影响力在每一种人际背景

下都是不可避免会产生的，尤其是在治疗的背景下。在这样的背景下，无论是出于有意还是无意，都会使用有影响力的模式，从而达成目标导向的和有着良好意图的目的。

- 用你的举止去提升存在感和舒适感，用你的声音（即语调和节奏）去提供安慰和聚焦注意力，用你的话语去吸引和启发别人，并且利用背景去放大和催化你的治疗意图。
- 邀请对方产生体验性的、多维度的反应。

如果我们知道运用催眠的理念的这种能力在任何的互动中都存在，那么在其他的取向中鉴别出催眠的存在甚至会变得更为容易，尤其是那些更多地建立在体验基础之上的取向。

治疗中的体验式学习

据说目前有超过 500 种不同形式的心理治疗（Prochaska & Norcross，2018）。也已经有人指出，治疗取向之间的差异在很大程度上被夸大了，而事实上如果我们去比较这些取向，就会发现这些取向之间的共性大于差异（Lambert，1992；Lambert & Simon，2010）。在许多不同的治疗模型中，良好的临床实践本质上具有一些"共同要素"，这一所谓的共同要素的看法已经得到了公认，并且还在不断向前发展（Wampold，

2015）。

治疗领域在多年以来已经经历了许许多多的变迁。这些变化包括多次的拓展、修订、自我探索，尤其是朝着实证主义的方向转变，而这一转变是为了回答以下这个问题："这种心理治疗的取向有用吗？"以及它的推论"我们如何能够确切地知道这一点？"但是治疗也同样经历了另外一个重大的转变，这个转变也带来了巨大的影响：从强调洞见是改变的最主要的催化因素，转

变为将体验视为有意义的学习的途径（Haley，1973；Zeig，2018）。

提倡体验式学习有着良好的理由。尽管我们想要让人们有力量投入富有洞察力的自我探索和自我发现之中，但是在治疗的背景下，我们常常在试图教授具体的技能来改善来访者的问题解决能力，让他们做出更好的应对，而且有证据表明，当人们在指导下经历了一次结构化的学习体验时，他们的表现常常会更好。心理学家理查德·梅耶（Richard Mayer）在这一研究中的总结部分写道：

在促进学习和将学习迁移到新的问题这一方面，引导下的发现常常要比单纯自我发现更有效。显然，有些学生没有在单纯的发现条件下学习到规则或原理，因此需要给予一些程度合适的指导来帮助学生满足主动学习的两个重要标准：

（1）激活或构建出合适的知识，从而应用这些知识来理解新出现的信息；

（2）将新出现的信息和适宜的知识基础进行整合。

（2004，p. 15）

治疗一般都会鼓励将两者融合在一起：引导下的发现不仅让来访者面对一般的问题解决领域，也让其看到了特定的可能性；而当来访者被巧妙地置于一个能自己去发现解决之道的位置时，纯粹的自我发现就出现了。"拥有"解决之道，也就是说，觉得自己有力量去解决自己的问题，是几乎所有的心理治疗方法都会认可的方式。临床工作者的技能之一则体现在他如何能有效地将来访者置于一个合适的位置上，让来访者真的能做到这一点。

治疗师似乎已经欣然接受了引导下的体验式学习的价值。例如，大多数的临床工作者都会例

行使用家庭作业。这些作业可能包括培养技能的任务、推荐阅读的文章（阅读治疗）、行为实验、自我表达的活动（例如，写日记），以及其他这类体验式的方法（Greenberger & Padesky，2016；Lyons，2015）。

引导下的体验过程和催眠

治疗师也已经欣然接受了一些结构化的引导下的体验，这些体验在形式和意图上都和催眠如出一辙，例如正念和引导想象（Blackwell，2018；Gordon & Cohen，2017；Olendzki & Elkins，2017；Yapko，2011b，2011c）。这些方法所使用的程序通常都包括以下暗示：

- 聚焦注意力
- 更多地关注内部事件和过程（例如自己的呼吸或心理意象）
- 和通常的觉知拉开距离
- 发展出放松状态
- 贯注于目标导向的过程
- 对被暗示的体验发展出自动化的、非意向性的反应
- 将从体验中获得的新洞见和新知识迁移到合宜的背景中
- 重新定向在某个"通常的"头脑状态，并且能够清楚地意识到，和治疗目标有关的一些重要且有益的事情已经发生了

在不同的取向中，这些特征都能够找到，只是比例不一，而且使用这些特征的哲学立场和原理也各不相同。但是所有这些都是暗示的体验，而且也都是不同方法具有的核心元素。不同的取向往往会强调其方法具有的内容——这个技术适用于哪一种人或问题，这个过程的目标是什么，推荐使用的程序是什么，等等。当然，催眠也可以是内容导向的（往往见于使用催眠脚本的做

法），但是催眠的真正优势在于过程，也就是说，如何以富有技巧的方式组织互动从而最大限度地让治疗所有的不同阶段以及已经清晰给出的暗示

的功能发挥效用。因此，学习和掌握临床催眠的艺术可以提高任何基于体验的治疗取向的效能。

正念和催眠：对觉知乃至开悟进行暗示

为了强调体验式的过程中不可避免地会存在暗示，因此来访者的可暗示性以及情境的力量对于塑造临床反应而言极为重要，那么对一个具体的例子进行详细探讨或许是很有益处的。正念是一种实现这些目的的理想的治疗取向。不过，你也可以在任何一种体验式的过程中发现其中相似的催眠元素，无论它嵌入的是哪种治疗模型。

正念是一种流行的体验式取向，它已经吸引了众多来自健康服务行业的专业人员的关注，尤其是心理健康领域的专业人员。这些关注似乎实至名归，因为正念的治疗效果至今已经获得了相当多科学文献的支持（Germer, Siegel, & Fulton, 2016; Kabat-Zinn, 2012; Langer, 2014; TIME, 2016）。在我的著作《正念和催眠——暗示具有的转化体验的力量》（2011b）中，我已经以更为详细的方式探讨了正念以及它与催眠的关系。

请看一下这两种对正念的定义或对其特征的描述：

"正念是有目的地去集中注意力，将注意力集中在此刻，以一种不评判的方式，就好像你的生命依赖于它一样。"

（Kabat-Zinn, 2006a）

"处于正念的状态指的就是对于你的注意力能够有很好的控制：你可以将你的注意力放在你想要它关注的任何地方并且让它保持在那里。当你想要将它转移到其他地方的时候，你也能做到。"

（Hanson & Mendius, 2009, p. 177）

在催眠和正念中，集中注意力以及良好地控制你的注意力都是两者共同的目标——也是你能够说出名字的任何其他治疗取向的目标（Lynn, Malakataris, Condon, Maxwell, & Cleere, 2012）。两者都依靠暗示来鼓励自我探索和发展出更好的聚焦能力，无论是对于当下的体验（例如，"存在于当下"）还是对于其他事物（例如，关于置身于有安抚作用的场所的意象）。两者都强调由自我觉察而生长出的接纳，尽管催眠的实践者更有可能使用"利用"这个词语，而非接纳，或者说除了"接纳"外，更多使用的是"利用"一词。

正念鼓励个体以一种平静的、接纳的和富有同情心的方式来和自己更高的自我建立联结。在一个临床的情境下实践催眠同样也会鼓励个体采取一种平静的、温和的聚焦注意力的方式来创造一个探索自我的机会，并且发现隐藏起来的才能和潜力，比如将一个意象转化为一种意向性的物理反应的能力，例如让身体的部位产生麻木感。根据组织催眠的方式的不同，催眠也可以是一种获得更高的感觉觉察力的体验，这在结构上和许多正念练习如出一辙。有一位正念的专家曾经估计过，冥想的种类超过8万种。可以料想到的是，它们之间最大的差异在于与它们相关联的内容。

不同的催眠，不同的正念

杰·黑利曾明确地表达了他相信存在不同的催眠，即基于它们的目的和催眠形式不同（参见之前章节的"大师的视野"栏目），同样，基于不同的实践目的也存在不同的正念。在临床情境之中出于改变某个人的目的而使用的正念和出于灵性上的开悟而使用的正念有很大的不同。这些差异在我看来还没得到很好地阐释，尽管我在我的著作《正念和催眠》（2011b）中已经开始了这一对谈。在那本书中，我以许多不同的方式强调了这一观点，即正念的实践者所提供的引导性的冥想在其结构和实施的方式上和催眠有很大的重叠。

在我的书中，在访谈许多正念的专家时，我时不时地会遭遇一个流行的迷思，即认为"正念并没有强加任何东西"，而只是唤发了"觉醒"或是揭开了"妄念的面纱"。这些有关正念的瑰丽图景是赏心悦目的，但几乎都是不准确的。这些专家所传递的有关催眠的观点完全是过时的，是出于一种刻板印象而产生的彻底错误的看法，即认为在催眠中，你是通过主动地给予暗示，甚至是提出命令，从而将你的意志强加在来访者身上，而来访者则会以某种服从的方式做出反应。因此，催眠被误以为是一种侵占来访者意志的手段，导致他们远离自我觉察，并且因此导致他们远离伴随自我觉察而来的自我接纳（Dienes et al.，2016）。

在我访谈的专家中，不止一个人声称："我不确定你如何能够把正念和催眠进行比较。毕竟我们在正念取向中不使用暗示。"这让我们得以知晓某些正念专家对于自己实施干预的本质持有如此自我欺骗和缺乏觉察的立场，这一点尤其让人忧心。你真的认为你能在让某个人闭上眼睛的同时没有做出任何暗示吗？你真的相信你能在告诉某个人"将注意力聚焦在呼吸上"的同时没有做出任何暗示吗？你真心觉得你能在告诉一个人"感受到怨恨之情就此消散，让你沐浴在宽恕的光芒之中"的同时没有做出任何暗示吗？

这也就解释了为什么在我的研究中，我会碰到不少对催眠的负性态度。不幸的是，那些并不理解催眠的人会对它持有不正确和极端的观点，认为催眠会侵占人们的意志，并且得出结论认为，相比之下，正念是一种温和的、非暗示性的过程。

尽管如此，让临床催眠和引导下的正念冥想（Guided Mindfulness Meditations，GMMs）同样具有治疗价值并且密不可分地交织在一起的是它们具有的体验性本质，以及从这样的贯注体验中直接获得的赋权感（Holroyd，2013）。在这个疯狂的、狂热的且号召不断更努力工作的世界中，花时间停下脚步和集中注意力的确能起到救命的效果（Kabat-Zinn，2012；Otani，2016）。正念可以是非常美好的。

正念的内容和过程

正念策略往往聚焦在呼吸上，以此作为和当下的自我保持联结的途径。当个体被鼓励将自己的注意力放在自己的呼吸上，以此作为建立更深的贯注体验的基础，那么这种方法的内容就是呼吸。来访者开始觉察到和呼吸有关的感官细节，例如吸气和呼气的节律、吸气和呼气的容量、气息的位置（是在鼻孔，还是在胸部，或是横膈膜处）以及气息的温度。当这些感觉的细节滤过一种又一种感觉体验时，它们很容易就会占据个体的觉知，所有这一切则是"存在于当下"的一部分。

不过，在过程水平上，个体被鼓励将注意力放在一个内在的体验上。内容即是你所聚焦的东西，而这一点自然会因为技术的不同而不同：人们可以向内聚焦在他们嘴里的食物的味道和质地上，如果他们想要学习"以正念的方式进食"的话；他们可以向内聚焦在觉知中出现的不同意象或想法产生的情绪反应上，如果他们想要变得更能够"在情感上存在于当下"的话；或者他们可以向内聚焦在部位和强度有所变化的躯体感受上，如果他们努力想要能更好地"以正念的方式管理疼痛"的话。个体所聚焦的事物是极为关键的，因为毫无疑问的是，你聚焦的事物决定了你体验的性质。

罗纳德·西格尔（Ronald Siegel）是《正念的解决之道》（*The Mindfulness Solution*）的作者，他坦白地描述了有些来访者对于正念练习的反应不佳（2010 年 9 月 22 日）。他举了一个例子，治疗师让这位来访者聚焦在安静上，但只过了 3 分钟他就出现了一次惊恐发作。同样，有些有创伤史的个体在被鼓励闭上眼睛并且"进入内心"的时候会惊恐地从椅子上弹起来。一旦暗示某些人保持安静或者将注意力聚焦在内心，他们立刻就会回到让他们痛苦的源头，比如一次创伤的经历，并且被痛苦所吞没。作为临床工作者，我们可以帮助人们和这样的反应"待在一起"并且"修通"它们，而它们也可以具有治疗的价值。事实上，许多治疗师就是以这种方式工作的。不过，如果你仔细思考一下，你会发现这些常常是（但并非总是）可以避免出现的反应。我的建议是，治疗师越少将自己限制在特定的技术上，就越能更好地理解他们试图使用的技术的过程和内容，也就能更好地按照他们所治疗的个体的独特需要来调整他们的取向。

如果我们打算让人们聚焦在发展出一种正念的导向上，因其本身是一种有潜在价值的干预方式，那么我们就需要明确地澄清正念过程的本质，去更好地洞察它的方法，这样一来我们就不会让我们自己或是来访者变得更为僵化。例如，我们需要清楚地知道，当你敲响一只来自西藏的冥想铃铛来激发"降临感"或以此为信号开始（或结束）一次冥想体验时，铃声旨在作为一个联想的线索，它发出的信号是来访者或学生可以期待有些事情会发生。所以，铃声只是内容而已。你可以很容易地就用打一次响指、放一小段披头士的歌或者任何其他的听觉刺激来替代，只要它们被来访者接受为改变注意力或集中注意力的可靠信号就行。重要的并不是铃声，重要的是一个已经建立起来的信号，它暗示听者有些重要的事情将要发生了。这个信号进一步暗示他们要去关注其他在场的人的行为，或者是治疗师所示范的行为，因为他们代表着"正确的"或理想的反应的方式。用催眠的术语来说，铃声提供的是一种所谓的"内隐的指令"，一种间接的暗示，暗示来访者如果想要恰当地做出反应，他们应该怎么做。

从这个意义上来说，正念就像其他每一种干预一样：无论来访者接受的治疗是什么，治疗师都会教导他们这种治疗的概念、术语、程式和方法。无论它指的是你愿意躺在一张躺椅上，让分析师坐在你的身后，而你则去描述你的童年或梦境，或是记录"思维日志"并捕捉自己的认知歪曲，治疗都是一个让来访者专注于某个取向具有的规则和仪式的过程，而这种取向许诺会给他们提供帮助。人们越是投入地遵守这些规则和仪式，他们就越可能从中获益：有证据显示，你给来访者提出的要求越多，来访者的治疗效果就越好（Kirsch，2010）。

这里还有另一个关于内容和过程的例子，你可以思考一下起效的是什么："进食冥想"是那些致力于传授"以正念的方式进食"的人采用的一种常用的正念冥想策略，目的是促进感觉觉知（Hanh & Cheung，2010；Kabat-Zinn，2002；Wolever & Reardon，2015）。在这个练习中，个体会拿一粒葡萄干或者一个苹果来做冥想，使用葡萄干或苹果来发展更高的觉察力，从而感受他们在面对一个食物刺激时可能会注意到的许多感觉。在聚焦于和葡萄干或苹果有关的内容上时，他们可以关注诸如它的质地、气味和味道等变量。关注一粒葡萄干是一个出色的练习，它可以让个体努力地在一段规定的时间内（或许是30分钟或更长的时间）对一个特定的刺激维持一种狭窄却全面的焦点。但葡萄干仅仅只是内容而已。你使用一粒葡萄干、一根嫩芦笋或者一颗海盐口味的太妃糖都没有关系。只要你让个体的嘴里有一些可以吃的东西，但不按照通常的模式，将食物放进嘴里然后嚼一嚼再吞下去，而是去将注意力聚焦在与之相关的各种感受，这样就会产生可见的效果，或许能起到治疗的效果。起到治疗效果是因为感觉觉知得到提升，还是因为打破了一种通常的行为序列？究竟是对一粒葡萄干本身进行冥想就有治疗的作用，还是说起作用是因为他们接收到了有关个体的进食行为可以改变的暗示，以及之后直接体验到自己能够有意主动地去改变它，从而意识到自己是有力量的？

只要操作程序本身具有表面效度——即来访者接受它是一种可信的程序——那么体验式的过程就可以成功地进行。就像催眠领域的研究已经表明的那样，一个导入之所以有效，是因为来访者相信它是有效的（Reid，2016b；Shimizu，2014）。这就是为什么导入种类的数量几乎没有上限，而且它们都有可能适用于某一个人。

在体验式取向中的催眠互动阶段

催眠互动被认为在至少七个阶段中发生：

（1）**为来访者做好准备**（关于体验式过程的心理教育，建立对其可能获得成功的预期，以及确保来访者有对其目标和方法采取合作态度的意向）；

（2）**导向该体验**和获得注意贯注；

（3）**催眠导入或者正念聚焦**（建立焦点，选择性注意）；

（4）**建立一个反应定势**，即随着会谈的进展，做出积极反应的倾向不断增加（建立起对于治疗目标的反应势能，从而导致体验的增强或加深）；

（5）**治疗性的利用（暗示改变）**，即直接或间接地给予暗示，意图以某种假设具有治疗效应的方式来改变来访者的体验（建立在达成共识的治疗计划上）；

（6）**将新的行为和知觉情境化**，即在会谈中的新体验和它们与个体生活的其他部分的相关性之间建立一个"链接"或联结（这是催眠中的催眠后暗示的主要功能）；

（7）**脱离和重新定向**（引导人们离开这个体验并进入"通常的"觉知状态）。

无论谁来实施这种体验式的过程，催眠师、开悟的精神导师或是其他结构化体验的促进者，这些阶段和与其相关的意图都是该过程不可或缺的一部分（Yapko，2011a，2011b，2011c）。

一则引导性的正念冥想的文本：指出嵌入其中的典型暗示结构

在说了那么多之后，现在让我们将注意力转向下一个挑战，那就是如何直接突显出这些观点。我将提供一则引导性的正念冥想会谈的文字转录稿的重要节选（完整的文字稿有些太长了），这次会谈是由正念和佛教哲学领域的一位重要专家约翰·卡巴金（Jon Kabat-Zinn）实施的。他是《充满灾难的生活》（*Full Catastrophe Living*）、《唤醒你的觉知》（*Coming to Our Senses*）以及《无论你去哪里，你就在这里》（*Wherever You Go, There You Are*）的作者，并且被公认为将东方的冥想带入西方医学中的关键人物。

约翰·卡巴金（2007）："在觉知中把握当下"

下面的文字稿是于 2007 年 10 月 11 日在谷歌举行的一次有关正念冥想的讲座。完整的讲座内容可以在 YouTube 网上找到。

阶段 1：为来访者做好准备

卡巴金首先对于冥想的好处以及练习冥想可以获得的收获进行了心理教育，然后他对在场的团体成员进行了一次现场的引导性的冥想过程。

卡巴金：那么，让我们看看我们是否可以将自己的频道调到此时此刻，不为什么别的理由，只是为了来享受一下乐趣……不去任何地方，（或者）变得更为放松，（或者）成为一个更伟大的冥想者，（或者）破解你目前拥有的一些难题……而只是去看一看你是否能够在觉知中把握当下这一时刻……	**分析和评论**：使用一个直接的暗示来确立一个即将到来的体验的框架：使用一个间接的暗示让个体脱离任何除了面对觉察当下这种挑战之外的目标（解离）。直接暗示这个体验会是"有乐趣的"来争取合作。

阶段 2：将来访者导向这个体验

卡巴金描述了这样的事实——人们可以注意到多重的感官觉知的意识流。他引入了"本体感觉（proprioception）"这个词作为建构概念的手段，先建构的是知觉的自动化，然后是诸如呼吸这类身体功能的自动化。

卡巴金：……如果呼吸要依赖意识的头脑的话……我们所有人早就死了……"啊，我太忙了，忘记了，哦，对啊，我应该要呼吸的"。幸运的是……神经系统的设计实在太聪明了，以至于不会让意识的头脑来控制呼吸……这里建议大家做的是，（让我们）看看我们是否能够关注一下呼吸的感受，但是又完全不去扰乱呼吸，它知道如何把事情做得很好，远比你自己做得更好……	**分析和评论**：直接暗示存在一个潜意识的头脑，令人惊叹的是它可以实施各种功能，而且在某种情况下甚至比意识的头脑更有效率。这让个体直接有动机去发展出更自动化的过程，例如定期练习冥想被认为能够发展出自反性的正念觉知。卡巴金给予了一个间接的暗示将个体导向意识和潜意识功能之间存在的正常的解离状态。

阶段 3：催眠导入或正念聚焦

现在焦点被从这次会谈的总体取向和基本原理上转移到更狭窄的注意焦点上——关注呼吸。

卡巴金：……那么，看一看你是否可以感觉到你自己在呼吸……坐着……（以）挺直身体，以体现出尊严的姿势……（去）在此刻带着清醒的意识去面对它的全部……让我们看一看我们是否能感觉到呼吸，而不要去思考呼吸……进入身体之中，又从身体之中离开，就好像我们正在接近一只在晴朗的天气下树林中的一棵树干底下晒太阳的害羞的小动物，我们想要温柔地靠近（它）……	分析和评论：直接暗示将注意力放在呼吸上，以及一个有关如何获得正确坐姿的直接的、以内容为导向的暗示。直接暗示将对呼吸的感受和对其的想法分开（解离）。以"害羞的小动物"的隐喻（间接暗示）来促使个体在投入这个过程时温柔地对待自我。通过将身体比作一只在森林中需要以好奇的态度接近的动物来给出间接的暗示，暗示将身体视为一个和自己的意识分离的实体。

阶段4：建立一个反应定势

反应定势的目的是随着体验式过程的展开逐步增加个体的反应程度。在这一阶段，会给出增强注意焦点和加深对过程的贯注状态的暗示。

卡巴金：……而且如果你想要让注意力更集中，请将注意力放在腹部，或者任何感受最为强烈的地方。如果你愿意，我想邀请你闭上你的眼睛……就那么随着进出你身体的呼吸的那种感受去驰骋，去冲浪，在此刻，在每一刻……让任何在头脑中出现的东西，房间里的声音，任何一切，就那么随风而去……	分析和评论：以一个直接的、许可式的、内容导向的暗示让个体把注意力聚焦在腹部，或者寻找一个可以聚焦的地方。以过程暗示来让个体聚焦在去发现任何强烈的躯体感受上，但并不指明感受是什么。采用许可式的暗示来暗示个体闭上眼睛。采用间接的暗示来给躯体感受足够的实体感，从而能够去使用驰骋或冲浪的隐喻。采用直接的暗示将时间框架变得狭窄（时间扭曲），聚焦在对每一刻的觉察上，从而减少对于该过程所需要的时间的主观觉察。采用直接的暗示将对呼吸的觉察从任何其他事物上解离，并且采用直接的暗示将其他事物置于一个极为边缘化的角色。

阶段5：治疗性的利用（暗示改变）

卡巴金暗示说，无论是一个有经验的人还是一位新手，头脑都会自然而然走神。任务是"不断地回到呼吸上来"。本次会谈的目标表述得非常清楚，那就是向个体传授觉察当下的价值，以及在生活体验中把握自己的觉知的重要性。

卡巴金：……并不是说如果你的头脑无法被约束，你就会成为一个糟糕的冥想者，这实际上就是头脑的本性……它就像太平洋一样……在波涛最汹涌的时候，如果你学会潜入水下6~9米，那么你就能够发现它是那么的温和和平静……头脑也是一样的。头脑的表面可以是十分激越的，充斥着想法和情绪，但是觉知本身就像深度一样……	分析和评论：采用直接的暗示将头脑重构为"无法被约束的"，以此让个体纳和利用头脑的自然倾向，而不是与之对抗。这样做去除了走神的病态色彩，并且将其重构为正常的现象。用隐喻来做间接的暗示，让个体通过视觉化技术将头脑看成海洋，从而提出直接的暗示，暗示表面的波涛汹涌和深层的宁静是可以共存的。首先采用间接的暗示（被称为内隐的指令）创造出一个特殊的地方，然后再去往这个特殊的地方（即进入深层的自我），寻找一种在困难处境下的一种平静感。这是"安全处所"技术的一个出色的翻版，许多治疗师往往会对焦虑和受创的来访者使用这个技术。

阶段 6：情景化

卡巴金暗示对于呼吸产生一种当下的、聚焦的觉知，能意识到头脑必然会陷入一种心不在焉的状态（mindlessness）和正念的价值，在深层的自我中寻找安慰，以及整合一种对自我的温柔的关怀。

卡巴金	分析和评论
……如果（头脑）会走神一万次，你就会知晓你的头脑一万次，而且不要去评判、去谴责、去强迫、去责怪，而只是回到此刻来，回到这一次呼吸上……带着某种温柔的态度，就好像只是针对你自己的一种充满爱和仁慈的全新的举动……无论你在哪里……而且冥想练习渐渐给你带来比你单纯做冥想练习更多的收获，而这个世界和所有的人，所有的事物都会成为你的老师……	采用直接的暗示来将走神的头脑重构为一个觉察到"你的头脑中有什么"的机会。采用直接暗示来接受头脑被占据的事实，并且不带有任何消极的、批评的评判态度，从间接暗示从通常被称为"内在批评者"的状态中解离。采用直接的暗示将觉察重新定向在呼吸上，以此作为重获平静感的手段。采用直接暗示将爱和仁慈的感受和自己的内在体验建立联结，用催眠的术语来说，这是一种情感层面的再联结。采用直接的暗示以概括的方式将这些技能应用在个体恰巧处在的任何情境下，而不是去暗示他们将这些技能和某个特定的处境或背景绑在一起。这类以概括的方式措辞的催眠后暗示的效果往往要弱于以更为精确的方式针对在具体背景下的特定反应所做的催眠后暗示。采用直接的暗示，暗示随着时间的推移和练习，这些反应会变成自动化和不费力的反应，以建立起个体练习的动机和练习最终能获得回报的预期。采用直接的暗示，暗示冥想会有助于建立起一种头脑定势，即万事万物都会成为自己的老师，这样一来就把个体自身界定为一个学生：开放的、觉察的和好奇的，而不是封闭的、自我限制的和评判的。这是另一个针对情感再联结的间接暗示，鼓励个体无论人生的经历是什么，都能对其产生一种更平静、更抽离和更接纳的态度。

阶段 7：脱离和重新定向

在整个过程的最后这个阶段中，卡巴金让人们回到以一种更大程度上向外导向的方式来觉察自己和环境。他暗示说，正式的体验或许结束了，但是努力保持觉知将会是持续终身的承诺。

卡巴金	分析和评论
（冥想钟的铃声响起）……如果你的眼睛还闭着的话，现在我想邀请你，允许你的眼睛睁开……在保持同样的质量的觉知的情况下……甚至当你转动你的头部，或者移动你的身体或伸展身体的时候……因此，尽管正式的冥想练习在某种意义上已经结束了，而且也必须结束，但是真正的冥想练习永远不会结束，它是你的生活……就像你的呼吸一样，它也并不会结束……	采用一种许可式的、直接的暗示让个体睁开眼睛。采用直接的暗示，个体即便在从闭着眼睛到睁开眼睛的转变中也可保持同样质量的觉知。采用间接的暗示，将觉知同躯体上的重新定向解离。采用直接的暗示指出正式的冥想已经结束了，并且采用间接的暗示让个体吸收"觉知是一个持续终身的机会"的观点，只要你还能够呼吸，你就能够进行冥想和获得觉知，有意地模糊冥想和人生之间的界限，从而将冥想界定为一种美好生活的本质。

让暗示成为你的向导

这一文本提供了一些很有说服力的证据，表明引导性的正念冥想必然可以被视为一种高度暗示性的过程。其他详细的示例可以在《正念和催眠》（*Mindfulness and Hypnosis*）一书中找到（Yapko，2011b）。此外，这也是一个人际间的过程，有着被清晰界定出来的引导者／治疗师和学生／来访者的角色。承认这个过程中暗示所扮演的角色并不会也不应该减弱正念的益处。相反，在正念过程中产生的觉知和赋权感本身就能证明它的治疗价值。能够意识到在这些过程中不可避免地嵌入了催眠式的语言和催眠现象只会增加它的价值。

结　　语

正如我们已经看到的那样，任何鼓励选择性注意和运用暗示的过程，无论是通过语言和／或通过姿势来引导其他人的体验从而达成某些治疗目标，都不可避免地会包含催眠的元素。一个人是否相信这样就意味着他们在做催眠，取决于看问题的角度是什么。

和催眠以及其他体验式的取向（例如意象和正念冥想）有关的许多改变会在记忆、觉知、贯注、理性、想象能力、意象和注意领域浮现出来。正如我们能够逐渐意识到的那样，有许多不同的因素会影响个体反应的强度和方向。在利用这些取向时，有许多社会心理学方面的机制在起作用，只有当你过于执着地认为这类体验完全只发生在个体内部时才可能会忽视这些机制。值得反复指出的是，如果这个过程涉及不止一个人，无论是在现场实施这个过程还是听录音，无论是言语还是非言语的形式，都必须要考虑具有暗示性质的人际因素。

我希望本书的最后这一章节能够帮助你拓宽关于催眠的视野，去看到催眠的原理和方法可以显见于许多不同的流派中。当你能够鉴别出你所偏好的且对你自己有效的那些提供帮助的方法，它便能给你和你的催眠实践赋权。同样能给人赋权的是，你有关催眠的知识能够有助于你在学习其他人的取向时做到某种程度的去伪存真，因为你能够很容易就识别出他们给出的暗示，以及这些暗示如何有助于创造出一条路径，让来访者身上出现有意义的治疗改变。更深入地了解催眠会激发许多可能性。

开动脑筋

1. 让班级的每一个成员都带来一则对于一次治疗的转录文字稿与其他成员分享，这些文字稿或许可以从期刊或书籍中找到。让每一个人都阅读一些摘自治疗师说的话的片段。不考虑治疗的类型，你可以在其中发现哪些种类的暗示呢？

2. 你如何描述"做催眠"和"运用催眠的理念"之间的差异？

3. 是否有任何体验式的学习过程是不需要注意力聚焦和变化注意力的？这对于治疗的成功而言有何启示？

4. 如果一种治疗取向运用了催眠的模式，它是否就是催眠呢？为什么？

行动起来

1. 选择三种不同的治疗来做一项研究。请鉴别出这些治疗中的催眠模式，如果你能够鉴别出来的话。

2. 至少做几次在本章中描述的"进食冥想"。请尽可能多地列出这个简单的练习可以帮助某些人发展出更好的饮食习惯的原因。

3. 至少列出六种不同的体验式治疗取向。鉴别出每一种取向中的催眠元素。

我不知道是谁首先提出："你知道的越多，你就越知道你知之不多。"无论这个人是谁，我不禁在想，他在当时谈论的或许就是催眠。好吧，估计不是。但不管怎么样，这句话的确适用于临床催眠。我希望，等你阅读这篇跋文的时候，你已经发现了在为改善人类生活质量而做的努力中，临床催眠的丰富性和赋权的力量。我希望你也发现了有技巧地使用临床催眠所包含的复杂性，这也让你在你的专业生涯中有必要不断地学习和练习这门技艺。

下一步

在临床催眠领域中，我们所面临的最为挫败的事情之一是，有些人尽管接受的教育远远少于本书提供的内容，但仍然在为公众提供他们并没有足够资格提供的服务。对此，我能做的是呼吁每个人都去接受负责任地实践临床催眠所需的教育和资格认证。极为关键的下一步则是严肃地对待关于为人们提供健康服务的责任。

在临床催眠领域中，人们面对的第二个挫败感来源是，我们会观察到，许多人会参加催眠培训，当培训结束以后，他们开始获得的技能并没有马上得到应用，而是很快在时间中淡去。如果在主流的临床实践中越是不去使用催眠，那么它就越容易被舍弃。我希望，通过你的学习过程，你不仅能够看到你周围遍布着催眠体验的元素，而且也能看到它们和每一次临床互动息息相关。我的目标不是让本书的读者变身为"正式的催眠师"；而是在于，能将一个动态的且不断演化的领域介绍给你，而且这个领域中强调的概念和技术可以显著地拓展你的沟通和临床技能的宽度。即便你永远不会在你的人生中再次正式地导入催眠，但我猜，当你在说下面这句话时，你能做到三思而后行："尝试不要去想那些困扰你的事情。"

我希望，从对这一领域的介绍中，催眠能够给你提供的诸多可能性已经足以让你惊叹不已，从而让你愿意继续发展你的技能。关于如何走下一步则有很多不同的方法。

虽然本书中已经引用了大量参考文献，但它们仅仅代表了现有文献中的一小部分，而在临床催眠研究这个主题下出版的书籍和发表的文章远远超过我们任何人在一生中能够阅读的数量，而且每一天，这张书单还在不断增加。持续关注最新的文献是紧跟这个领域的演化脚步的一种有价值的方法。本书中列出的资源可以给你提供一个有意义的起点，让你去阅读一些重要的文献，当然，每篇文献本身的参考书目也能提供进一步学习的资源。

在这个领域不断发展的同时，紧跟发展步伐的另一种很不错的方式是和其他对催眠有共同兴趣的专业人员保持联系。在全世界都有专业人员的组织，而你可以在附录 A 中获得部分有关的信息。它们中的许多机构都会发表针对催眠研究的科学期刊，其中部分期刊也列在附录 A 中。

欢迎来到这个领域！

附录 A
催眠机构和催眠专业期刊

美国心理学会，第三十分会，心理催眠学会

美国心理学会（American Psychological Association，APA）是美国心理学家的全国性组织，它的会员众多，已超过 10 万人。它有几十个分支，每个分支都聚焦心理学的一个专门领域。第三十分会被称为心理催眠学会。一旦你成为了 APA 的会员，你就有资格加入你所选择的分支机构。如果你加入第三十分会，你将会每年收到三次信息简报，内容包括在整个领域和在第三十分会内部所发生的大事件。简报也会包括临床议题、要闻、述评和其他重要的信息。此外，在 APA 举行的大型年会中，心理催眠学会也会组织专门的项目，邀请其重要的会员分享他们最新的研究和临床洞见。若要获得有关入会的相关信息，你可以直接联系 APA。

若想要获得第三十分会的信息，请致信：
The American Psychological Association
P.S.O./ Division 30
750 First Street NE
Washington，DC 20002-4242

美国临床催眠学会

美国临床催眠学会（American Society of Clinical Hypnosis，ASCH）是世界上最大的全国

性催眠协会。ASCH 在全美各地每年会召开数次小规模的、主题更为聚焦的地区性工作坊，以及包含大量主题和讲者的大型年会。ASCH 在全美大多数主要城市都设有分支机构。分支机构在当地举办的活动规模不一。许多机构都会举办每月的聚会和年度工作坊。

E-mail：info@asch.net

期刊：《美国临床催眠杂志》（*American Journal of Clinical Hypnosis*，AJCH）：每季度发行一期，会员有权获得，同时还可获得一份季度出版的新闻简报。

若想要获得入会信息，请致信：

American Society of Clinical Hypnosis

140 North Bloomingdale Road

Bloomingdale，IL 60108-1017

美国电话：（630）980-4740

国际催眠学会

国际催眠学会（International Society of Hypnosis，ISH）的总部在罗马，是全世界几十个会员协会的母体机构。ISH 每 3 年召开一次会议，每一次都在全世界不同的地区召开，世界知名的研究者和临床工作者都会在会上呈现他们最新的发现。会员资格包括一份包含文章、采访和会议信息的信息简报。

E-mail：contact@ish-hypnosis.org

新闻简报：ISH 每季度发行一期新闻简报，包括文章、采访报告、回忆信息以及会员协会的最新活动信息。会员有权获得。

若想要获得个人会员的入会信息，请致信：

ISH Central Office

Via Tagliamento，25-00198

Rome，Italy

罗马电话：+39.06.8548205

临床和实验催眠学会

临床和实验催眠学会（Society for Clinical and Experimental Hypnosis，SCEH）是美国一家同时面向临床和研究取向的催眠专业人员的知名机构，这个机构尤其强调研究。《国际临床和实验催眠杂志》（*International Journal of Clinical and Experimental Hypnosis*）是所有行为科学领域中最受尊重且引用率最高的科学期刊之一，这也反映出了 SCEH 的高水平。SCEH 每年举行年会，内容包括本领域中的发表的文章、工作坊和有关最新进展的专家讨论会，在本领域中一些最为知名和备受尊敬的专业人员会出席年会。

E-mail：info@sceh.us

新闻简报：《国际临床和实验催眠杂志》，每季度出版一期，会员有权获得，同时还可获得一份每季度出版的新闻简报。

若想要获得入会信息，请致信：

Society for Clinical and Experimental Hypnosis

P.O. BOX 252

Southborough，MA 01772

美国电话：（508）598-5553

若只想订购期刊，请致信：

Taylor & Francis，LLC

325 Chestnut Street

Philadelphia，PA 19106

美国电话：（215）625-2940

米尔顿·艾利克森基金会

米尔顿·艾利克森基金会（The Milton H. Erickson Foundation）在推动所有形式的心理治疗的发展方面都十分活跃，尤其是致力于推进艾利克森学派的催眠和心理治疗。这个基金会并不是一个学会，也没有会员。它会组织世界范围内的各种年会，最频繁的是艾利克森取向的年会，但也举办短程治疗年会和心理治疗发展大会。这些会议的会期一般为 4~5 天，其中有极为优秀的大会教员开办的工作坊、临床演示以及其他的报告形式。基金会在全美各地每年也会举行多次小型的会议。该基金会是全世界艾利克森学院（至今已经超过 120 家）的国际网络的核心机构，这些学院致力于推广米尔顿·艾利克森博士的工作。每个学院有其自己的培训长度和频率。若想询问学院地址，请联系基金会。

E-mail：office@erickson-foundation.org

新闻简报：每年出版三期。

若想要获得一般信息，请致信：

The Milton H. Erickson Foundation，Inc.

3606 N. 24th Street

Phoenix，AZ 85016-6500

美国电话：（602）956-6196

全美儿科催眠培训学院

全美儿科催眠培训学院（National Pediatric Hypnosis Training Institute，NPHTI）为健康服务领域的专业人员在临床催眠的艺术和科学领域以及在儿童和青少年的催眠治疗领域提供最新的教育和技能发展。

NPHTI 也为认证的专业人员和大众提供资源：

（1）通过网站为专业人员和父母提供儿科催眠治疗领域的最新信息。

（2）通过 NPHTI 会员信息站点的通信中心为曾经在此受训的临床工作者提供咨询、讨论和交换观点的平台。

（3）为媒体提供公关信息资源。

附录 B
前四版的序言和导读

Trancework:
An Introduction
The Practice Of
Clinical Hypnosis

原著第四版序言

《临床催眠实用教程（原著第四版）》一书的作者实则无须介绍，尤其是在前三版已极为成功的情况下。迈克尔·雅普克在他的领域中有着极高的国内和国际声誉。在其获得的诸多殊荣中，他是国际催眠协会的终身成就奖——"皮埃尔·让内临床领域杰出贡献奖"的获得者，也是米尔顿·艾利克森基金会的"心理治疗领域终身成就奖"的获得者。这一经典著作的第四版会告诉我们，为何他的工作被他的专业同行给予了如此高的评价。

《临床催眠实用教程》跨越了 28 年高水平的专业生涯。在这一系列的最初，雅普克带领我们学习了临床催眠的技术，而后续不断拓展的版本则反映出了这一领域的发展，并让我们注意到了日益增长的研究证据支持临床催眠的有效性。因

此，就临床催眠的培训而言，《临床催眠实用教程（原著第四版）》确立了其作为极为全面的指导书籍的地位，给读者带来了极有价值的忠告，让他们知道如何从事临床催眠，也了解了其中的禁忌；让读者能够熟悉所有的催眠现象，领会这一领域的主要理论观点，如何做导入，如何使用催眠，可以采用哪些策略，甚至让读者能够知道自己可以预见何种危险，从而避免它们。

从始至终，极为丰富的临床材料让本书的洞见变得更为坚实。本书的第三版进一步巩固了前两版的优点，从而让这本书被一位专家誉为"一本极具专业水准的源卷，将整个催眠传统的深度与广度收入囊中"（Philips，2003）。

这一新的版本不仅增添了不少新的章节，而且也对之前的章节做了重大的修改。本版压缩了

过去的章节从而强调最主要的信息，同时也在诸多话题上提供了最新的研究素材，从注意的机制到在基因表达和行为医学领域相关的研究发现。本版新增添的章节涵盖了如此重要（且需要）的话题，包括身心治疗和催眠，催眠和积极心理学，儿科催眠以及相关的现代焦点技术。

之前的版本一直秉承的传统是让读者能接触到和这一领域的领军人物所做的访谈。本版沿袭了这一传统，因而让读者能从更个人化的视角窥见这个领域的创新者和先驱的风采，他们每一个人都分享了各自对催眠的性质和意义的独特看法。在这个领域中的每一个研究者、理论家和临床工作者都必然有其独特的一套假设和先见，或者有其特定的看问题的倾向。加入那些基于个人反思和陈述的章节便能以一种独特的方式让这些假设变得清晰可见。本版的内容不仅为催眠的性质提供了令人深思的讨论，而且也凸显出了做出这些反思的作者本人具有的令人着迷的故事。

在催眠领域中，最为主要且贯穿始终的一系列假设和先见之一是和实在论以及现象论这一两极观点有关的，这也是我个人研究的领域。我们或许会问：在什么程度上，理论和实践的考量是和下列假设密不可分的——即事物看上去的样子和事物真实的样子之间究竟有何差异。在其修订的章节"催眠的现象学"中，迈克尔·雅普克充分意识到对于一个执业者而言，他们需要去回应外在现实的需要。执业的临床工作者的工作目标一定是去确立和澄清对于现实的有效反应，也只有来访者本人认为这些反应是有益且有意义时，这些治疗结果才可能被他们认为是有效的。举例来说，当疼痛存在时，它的现实性是无法被忽视的，但是疼痛不仅仅只是物理上的疼痛。在这个方面，雅普克所提出的观点正确而有力，那就是必须将来访者潜在的需要和担忧放在其家庭和社会环境这样更广大的外在处境中去审视。

他常常会提出这个观点，而且也十分中肯，尤其是当他去描述和分析催眠的不同现象，并且将其定义为既是一种主观的体验，又会被外在的限制所影响和修正。之后，雅普克重申了他的这个立场，即催眠现象是构建体验的基石。他进一步推进了这一观点，即"不同的催眠现象按照其组合各异或纯粹程度不同而构成了当下的体验，无论这些体验是好还是坏"。他清楚地指出，如果不去现实地评估催眠干预可能具有的效果的话，那么我们也就无法完整地理解催眠治疗会谈的动力；而在第22章的七个案例中，他在经过深思熟虑之后呈现出的这些会谈材料也强调了他的这一观点。

尽管本书的自我定位是以实用的方式来介绍临床催眠工作，但这一修订的版本绝不欠缺理论上的精细。在整本书中都可以见到他在理论方面的那些发人深思的新观点，而且他的观点在许多方面都会挑战和拓展读者的思考。而在实在论和现象论这两个互相对立的维度上，本书从临床的视角出发，强调两者都是重要的，我相信大多数读者都会同意这一正确的观点。

催眠领域的复杂性、多样的面相以及不同的理论基础可能会让人望而却步。但值得称颂的是，迈克尔·雅普克的技艺让他能够以一种可读性很高的方式将这种复杂性传递给读者。无论是谁拿起这本书，雅普克都会以一种既明白易懂又具有学术性的方式带领他们完成临床催眠治疗的艺术和科学之旅。这本书诠释了这个领域的一位专家和权威对复杂性的理解，但它也能清楚地让读者明白，这个领域的复杂性意味着什么。雅普克在达成这一目的的同时也不忘一直鼓励读者去学习更多的知识。这是一本很全面的书籍，而且它的参考和引用工作也极为出色。读者几乎可以从任何临床实践、理论或实证的水平去浏览此书，学习成为一个优秀的临床工作者所需的实践技能（无论是否正式地使用催眠），而且能在如何实现催眠所潜在具有的临床效益方面发现许多有价值的忠告。

无论是学生、教育者、临床工作者或是研究者，本书都不愧是这一领域的经典之作。在专业人员中，很少有人能赶超本书的广博视野以及其对该领域的议题和实践工作的理解。这本书尊重该领域的先驱，解析工作在该领域中富有创造力的人们所做出的那些崭新贡献，会为其提出的观点提供相应的示例，自始至终地提倡来访者的福祉和权益，而且还让专业人员和学生都能以创造性的方式去思索：对于他们自己和其他人而言，深入地理解催眠到底意味着什么。

如果有人想在临床催眠治疗领域寻找到既让人深受启发，又极具实用性的指导，那么我就会毫无保留地向你推荐《临床催眠实用教程》一书。不过我也意识到，没有一本书能满足所有的受众。这本书适用于大多数读者，不过我认为它尤其适合那些想要学习催眠从而将之应用于自己的临床实践中的临床工作者。无论如何，这也是雅普克本人的目标，而且他也不辱使命。

和前三版一样，本书的第四版将其对本书主题的热忱清晰地传递给了我们。鉴于迈克尔·雅普克仍继续学习并理解着催眠，因而他对这一领域的激情投入甚至更甚于前。这种激情显然在他继续撰写这一主题的方式中显露无遗。我认为，在催眠这个领域中，每一位优秀的专业人员都应该朝着这个方向努力，但很少有人像他这般幸运，能够达成这个让人肃然起敬的目标。

皮特·W. 西恩博士

参考文献

Phillipsa, M. (2003). *Endorsement of Trancework (3rd ed.)*. New York: Routledge.

原著第四版导读

我很荣幸地向你介绍这本全新的第四版《临床催眠实用教程》。在大约 30 年前，当我第一次写作《临床催眠实用教程》时，我希望它能成为一本经得起时间考验的教科书，指导专业人员学习催眠，而且能够定期更新从而紧跟催眠领域的动态发展。这一期望已经实现了。《临床催眠实用教程》已经被翻译成英语以外的其他语言，并在全世界的临床催眠培训项目中得到了广泛的应用。

差不多过了 30 年之后，我对于临床催眠领域的执着和投入仍然对我的生活有着极大的影响。即便在最初，催眠更主要的是一种治疗的技艺，但也不难想象它会发展成为更为广阔的科学，让医疗卫生领域受益良多。催眠日渐成熟地发展出它的科学基础，而且它在许多医疗卫生领域中所做出的贡献也在不断增长，能目睹这一转型无疑令人兴奋。能在这个令人着迷的领域继续演进的过程中跟上它的脚步既是一种挑战，也是一种荣幸。

如果你对于临床催眠这个领域还知之不多，那么我希望，你能为它能提供的诸多可能性所折服和鼓舞。对于一个有效的治疗来说，能实践并促进人们身上的赋能感是一个核心的成分，而它也蕴含在催眠的使用之中。当你利用催眠并且和你的来访者一起发现他们从未知道自身所具有的那些资源时，效果是极为深远的。一旦你开始使用催眠，你很可能会很快地发现这一点。

如果你对这个领域并不陌生，那么你已经知道了催眠在临床实践中的妙用。这本书能提供给你的是一个全面的回顾，回顾在催眠领域中目前的发展，对和催眠使用有关的议题进行深度地思考，更好地评鉴催眠应用的诸多途径，并且更详细地描述催眠的方法和特点。

本书的第四版将及时地更新这一领域的发展。之前第三版的出版几乎已经有 10 年之久了，有足够多的改变支持这一新版的出版。你会注意到本版增加了 5 章全新的章节，在其他许多章节中都加入了新的部分，引用了新的研究，更新了参考文献，还有其他一些改变。"维姬的案例"是之前版本中就有的，但在本版中对其形式进行了修订，这是和一位患有晚期癌症的 42 岁女性进行的一次富有戏剧化的催眠会谈。不过，为了在给新的章节留出空间的同时不至于让本书变得过于笨重，本版不再在正文中包含维姬会谈的文本和其评论及分析，这部分的内容可在出版社的网站上在线浏览或下载相关内容。本版的另一个

新的内容是附上了维姬会谈的视频，因此读者们可以扫描本书的后勒口处的二维码"维姬的案例"观看这一会谈，并在看的同时浏览其对话的文本内容。正如你将会看到的那样，这个例子有力地证明催眠能应用在这样一个最为脆弱的情境中，因此它的确值得人们对其有特殊的关注，就像在本书中那样。

本书旨在为正式的临床催眠培训提供指导。和之前的版本一样，在每个章节的最后都有一些关于如何操作和思考的建议。这些建议的目的是鼓励你成为一个主动的学习者。不管怎么样，学习催眠技能的最佳途径就是主动地尝试，从而帮助发展出这些技能。我希望你会觉得这些练习富有趣味，并且对你的学习过程有所帮助。

我希望我在这里写的一切都能给你启发，让你愿意将催眠作为你临床工作中的一个核心的维度。毕竟，有太多的人正急切地需要你将学会的这些技能。

迈克尔·D. 雅普克博士

原著第三版序言

我第一次参加催眠工作坊是在 30 多年之前，而它仍然在我的记忆中熠熠生辉。在学习临床催眠的基础知识的同时，我有幸目睹了艾瑞卡·弗洛姆博士对于临床催眠现象所做的精彩演示，包括痛觉缺失、时间扭曲和时间退行。在当时，只有为数不多的实证研究支持在心理治疗中使用催眠，而且在公众的眼中，甚至在某些专业圈子内，催眠一方面和真正的临床实践联系在一起，另一方面也被认为和变戏法、讲废话和江湖术士这类事物有关。尽管如此，我很快就意识到，催

眠在我的职业生涯中将会扮演某种重要的角色，而且不久之后我就决定认真地学习催眠。现在我相信，几乎每一位临床从业者都可以从学习催眠中受益，而且我也很高兴能够向大家介绍迈克尔·雅普克这本有关临床催眠的百宝书：《临床催眠实用教程》。

首先，为什么要使用催眠作为一种辅助治疗手段呢？那么多年以来，我已经意识到催眠能够在人们的思考、感受和行为方式中激发出深刻的变革。对于实践催眠而言，最根本的观念在于当

人们深信他们可以改变并且能够将新的观点、视角和促进成长的体验整合到他们的生活时，就可以产生深刻而持久的改变。当临床工作者将催眠引入治疗关系中的时候，这是一个强烈的信号，一方面表明了他们助人的意图，另一方面也表明他们拥有专业的技能和意愿来使用高效的技术去帮助来访者重新创造自我。我常常观察到，仅仅是期待伤痛可以得到缓解，放松能够抚平焦虑，让抑郁的人拥有一个更美好一些的世界图景就能够产生希望，并且建立起一种积极的治疗联盟和对整个治疗抱以更积极的态度的心理定势。催眠的从业者很可能既熟悉言语和非言语的沟通的益处，也熟悉它们的害处，并且接受过训练如何去设计精准的治疗性的暗示来针对不同的心理障碍和医学问题背后的认知和行为要素。在最佳的状况下，使用暗示的取向涉及和来访者的亲密合作，从而一起决定如何将有效的策略和技能进行组合使用。在本书中，迈克尔·雅普克出色地捕捉住了许多细节和要点，并清晰地阐释了当我们将催眠作为干预的核心成分时，如何才能开展有效的治疗。因此，作者也就实现了他的核心目标之一：将催眠的"技艺"传递给读者。

越来越多的研究支持催眠可以作为不同治疗的有效催化剂，从认知行为治疗到精神分析治疗（Barber，1985；Lynn，Kirsch，Barabasz，Cardeña，& Patterson，2000）。尽管如此，鉴于从麦斯麦时代开始就围绕在催眠周围的那些文化迷思，许多初入催眠领域的新手常常对于学习催眠抱着小心谨慎的态度，而且也因为自己要去实施导入和给予暗示以及有可能无法"正确实施催眠"的可能性而心生胆怯。如果你是这样一名新手，那么《临床催眠实用教程》便是一本权威的入门读物，能让你顺利上路。以一种进行逐步逻辑回归的方式，你将会学到有关催眠的基本技能，包括：

（1）建立和谐的关系和去除笼罩在催眠上的神秘面纱；

（2）创造一个催眠导入并且设计大量有用的治疗暗示；

（3）评估对暗示的反应性；

（4）将对催眠过程的不良反应降至最小。

那些已经对催眠过程有所熟悉的读者将能够欣赏到诸多细致入微且引人入胜的讨论，包括富有影响力的催眠理论，在治疗中知情同意的角色，认知神经科学领域在理解催眠方面出现的最新进展，正式和非正式的催眠易感性测量的各自优劣，以及不同类型的催眠暗示（例如，直接、间接、许可式和权威式）的优劣和治疗手册化的治疗方案与个性化的治疗方案之间的优劣。无论是新入门的读者还是经验老到的读者都将能够欣赏到作者惯用的风趣和幽默的口吻、良好的建议、奇闻逸事以及丰富的案例素材。我发现自己在翻阅本书时就好像是在阅读一本吸引人的非小说类的文学作品，而且就像是我珍爱的那些小说一样，我也会因为本书告一段落而感到失落。

本书的标题使用了富有争议的"恍惚状态"一词，这有可能会让某些读者不愿意去阅读本书。那绝对是一个错误。就像作者解释的那样，这个标题是本书前几版的遗迹，在这一彻底升级修订的版本中之所以保留下来是为了和它之前极为成功的两版相认同。尽管雅普克本人承认"恍惚状态"一词已经过时了，但是本书的内容绝对没有过时。事实上，《临床催眠实用教程》一书满载着对于几乎最新研究的引用，对当代的催眠理论、临床议题和技术的探讨，以及能发人深思的争议和理论争论。作者所呈现的有关催眠的本质以及催眠在创造虚假记忆方面的争议对于不同的理论视角都能做到不偏不倚，忠于实证的文献，也能为广大读者所接受。

撰写本书显然是迈克尔·雅普克一项爱的结晶。他在本书和他许多其他出色的著作中都以多年临床经验的权威身份分享了他的心得。但他同时也是一位博学、思维清晰且充满同情心的教师，他抱着严肃认真的态度面对着如何让催眠的技能可以为广大读者所接受的挑战。我衷心向各位催眠的学习者们推荐迈克尔·雅普克的这本《临床催眠实用教程》，希望在全世界范围内，这支队伍会越来越壮大。

史蒂文·杰伊·林恩
美国纽约州宾厄姆顿大学，心理学教授

原著第三版导读

欢迎阅读《临床催眠实用教程》全新的第三版。准备这一新的版本是我心甘情愿从事的工作。作为像我这样一个在这个领域中待了那么长时间的人，相比我刚入行的时候，我此刻对这一领域的兴趣甚至有增无减，这实在是件乐事。我希望在整本书的字里行间都能透出我的热情，并且希望你会觉得《临床催眠实用教程》是一本有价值的导论读物，将你带入这个充满动力和令人着迷的领域。

本书中的新内容

首先，让我说说为什么有必要出新版以及你可以期待在本书中发现什么。《临床催眠实用教程》的第二版是在1990年，即在超过15年前问世的，而在此期间，这个领域已经发生了如此多的变化以至可以说本次修订版实际上早该完成了。事实上，所发生的如此多的变化让我考虑过是否要改变本书的书名，干脆去除过时的"恍惚状态（Trancework）"一词，从而能够跟上时代的脚步。但是，"恍惚状态下的工作"这一词语在圈内如此有名，故从实用的角度来看还是有保留的意义，因此也就需要读者超越标题之外去发现有什么新的内容。

那么，在第三版中有何新的内容呢？在本书中新加入了两章，同样在整本书中的其他章节里也添加了不少全新的段落。为了响应近年来出现大量优质的研究所揭示并澄清了催眠的许多方面，其他的章节也进行了大量的修订。对于这一版而言，一项极富价值的增补内容是在整本书中所提供的上百条参考文献。对于那些想要获知能支持本书中所提出的观点的研究在何处的细心读者来说，或是那些只是希望在一个特定的话题上获得进一步信息的读者而言，每一章节后附的大量参考文献都会受到他们的欢迎。

每一个领域都有着各自为该领域做出杰出贡献的人，而临床催眠领域也不例外。通过贯穿本书的专栏"大师的视野"，我将会向你介绍许多位这样杰出的人物。在这些栏目中，你将会看到催眠领域的先驱和革新者就催眠的原理和应用提出一些他们的见解。我很高兴能够有机会向你介绍一些本领域中最具影响力的人物。

《临床催眠实用教程》是一本旨在引导你进行催眠培训的教材。它的目的在于启发你的灵感，但也会教授能有效实践催眠的技术。本书的章节中充满了实用的信息，而几乎在每一章的最后都会给你提供"开动脑筋"和"行动起来"的栏目。我希望也期待你将会发现这些都能成为学习过程中极有价值的一部分。

本领域的新动向

临床催眠成为严肃的科学探究的主题仅有 70 多年之久，但是超过两个世纪以来，对于那些旨在学习人类体验的人来说，它一直都是令人着迷的话题。不过，直到最近的 20 年，催眠研究才达到了一种足够复杂和精细的程度，能够为它的临床价值提供一些客观的证据。

在 20 世纪 90 年代，三股强大的力量开始汇聚在一起，并且在今天继续重塑着许多我们对于临床催眠的理解。这些力量中的第一股力量是在心理治疗领域中日益强调使用能证实其有效性的实证证据来证明它的价值。发展所谓循证心理治疗的动力将这个领域推向了不同的、甚至是互相矛盾的方向，同时也将催眠拉入了这股潮流之中，因为催眠最常被应用的领域就是心理治疗。一个直接的结果是在本领域中出现了两个阵营，一方认为催眠是一种实施"标准化"心理治疗（例如，认知行为、心理动力学）的手段，其本身并非是一种治疗形式，而另一方则将催眠视为一种特殊的治疗形式，其立场反映在使用"催眠治疗"这一自我界定的词语上。无论一个人的立场是什么，重要的研究问题始终是"催眠是否能够提升治疗效果"以及"是否能正确地将催眠视为一种'有实证支持的'干预形式"。

在近年来重新塑造临床催眠的第二股力量和第一股力量发生了严重的冲突。我指的就是所谓的压抑记忆的争议。在 20 世纪 90 年代中叶，这一争议达到了顶峰，在被压抑的童年性虐待的记忆是否会影响来访者目前症状背后的成因这个问题上的争议残酷地将心理健康的专业人员分裂成两派。"专家"具有的极端立场占据了整个领域，鼓吹临床工作者要么相信通过催眠和其他暗示性的记忆提取技术所揭示的所有记忆都是真的，要么完全不相信这样的记忆，将其认为是由于受到了治疗师或其他人的不良影响而产生的记忆虚

构。（这一争议因为有证据支持两个观点而平息下来，同时也帮助确立了建立在更好的信息基础上的临床实践。）一时之间，催眠和人类可暗示性的现象成为聚光灯的焦点，因为竭力劝服他人的专家、审讯、记忆、创伤和催眠在杂志和小报上都摆开架势彼此对立，让已经感到迷惑不解的公众更为迷惑，不知道这到底意味着什么。与此同时，每天的头条新闻都刺眼地登出一个新故事，讲述某位值得信赖的人物基于在催眠中恢复的记忆而受到了虐待他人的指控。临床催眠领域被迫重新以更为科学的方式来界定自己，并在同时处理和修正在人类的记忆本质及其如何受到催眠过程的影响的问题上具有的许多常见的迷思。

第三股重新塑造这个领域的力量是在认知神经科学方面取得的进展。催眠体验本身具有的特点让它成为审慎的神经生理学探究的合适对象。不管怎样，一些不同寻常的事情发生了：在前一分钟还具有正常躯体知觉的人，当聚焦在让他体验到身体感受出现巨大变化的暗示之后，在下一分钟就真的体验到了这些被暗示的改变。在催眠中，心灵是如何影响大脑，大脑又是如何影响心灵的？诸如功能性磁共振（fMRI）这样的更新的脑成像技术，让我们有可能开始在催眠过程中以不同的方式来探索大脑，这在几年前是完全不可能的。这个新的研究领域中具有的可能性实在令人兴奋，也有可能最终帮助我们在临床实践中更为聚焦。

研究和临床实践

催眠的状态，即曾经被流行地称为"恍惚状态"的状态是否已经被鉴别出来了呢？没有，处于催眠之中的人们通常也并不认为他们自己处于某种独特的改变了的意识状态中。使用"恍惚状态"一词来把握催眠体验的特征既无法在科学层面上精确地描述任何东西，也无法把握任何在临床上有意义的事物，所以我在本书中已经放弃使

用这个词语。我将从处于催眠中的个体的视角来讨论对催眠的主观体验，并且从实施催眠会谈的个体的视角来讲述催眠的过程。我一般会使用"来访者"这个词语指代前者，使用"临床工作者"或"治疗师"这个词语来指代后者。

鉴于数据成为这个领域最新的流通货币，研究者们新获得了一个处于上升期的位置，而临床工作者们则在很大程度上处于防守的姿态，努力继续做他们觉得有用的事情，即便还没有证据去支持他们那么做。临床工作者们知道，无论产生了多少科学数据，临床实践总会需要相当高的技艺水平。因此，我认为有必要向你展露催眠具有的科学一面，引用（但只是其中很小的一部分）现有的许多优质的研究。而我甚至认为更有必要的是强调那些在发展和实施有效的催眠过程背后的实际技能。不管怎样，无论你对于一个具体的干预背后的原理已经获得了多少数据和科学证据，如果来访者不能从中获益的话，那么它也

没有任何意义。（坦白来说，这就是为什么我更偏好去"验证"治疗师而非治疗。）正如你可以发现的那样，我是一个实用主义者。我在本书中始终强调的东西也会反映出这一导向，即强调实用和有效。

帮助你同时发展出对临床催眠进行概念化和应用临床催眠的技术是本书的主要目标，尤其是在近年来出现的临床争议以及在一个问责的时代中对现代的临床实践所提出的需求的背景下。我希望你能够同时享受学习临床催眠所具有的艺术和科学的一面。而我也特别希望，当你将临床催眠整合到自己的实践中时，你将发现它不仅能让你在个人和专业层面变得更为充实，也能给你的来访者带来许多益处。

迈克尔·D.雅普克
美国加利福尼亚州，圣迭戈

原著第二版序言

尽管我并不是一位艾利克森取向的从业者，也不是一位策略学派的治疗师，而且我对于催眠术的各个方面所持有的见解也和迈克尔·雅普克有所不同，但我相信我可以正确地指出《临床催眠实用教程》一书出色地展示了当前艾利克森取向的教义，或者，就像作者偏好的说法那样，出色地展示了由米尔顿·H.艾利克森首创的自然主义的取向。

针对治疗和催眠术的自然主义取向可以被总结为以下几句话：它是由治疗师去利用病人在任何一个特定的时刻所具有的和能够呈现的任何能力和反应种类；即便病人的症状也可以被利用。

《临床催眠实用教程》一书极为出色地介绍了策略派治疗，其本身也是自然主义取向的产物。策略派的治疗最初由杰·黑利提出了一个十分宽泛的定义（基于他对于艾利克森的治疗工作的研究的结果），即治疗师在其中负责根据目前的问题所决定的治疗计划来对病人直接施加影响的任何治疗。但是，为了能够真实地反映出艾利克森的取向，且定义的本义也在于此，这个定义应该被加上如下的内容，即这个计划也取决于如何利用在任何一个时刻病人所能提供的东西，这个计划对于每一个病人而言都是富有变化且独特的。正是因为这一点，我将《临床催眠实用教

程》一书视为对于策略派治疗的阐释。

　　不过，《临床催眠实用教程》一书并不只阐释了艾利克森的方法或策略派的治疗。它的内容更为丰富；它反映出了迈克尔·雅普克作为一名心理治疗师和心理学家的个人理解、技能和经验。一种总结艾利克森心理治疗取向的方式是认为它整合了出于治疗的目的而引发的催眠和非催眠的现象。雅普克的贡献在于，他不仅把握了这一取向的精华，而且也能以实用的方式去实践它。

　　尽管作者的主题主要是从一个自然主义的框架下来看待临床催眠术，但是他并没有忽视和传统的催眠术有关的议题，并且向读者介绍了它的主要概念和方法。他公平地指出了在他看来这两种取向的优势和弱点，尽管在整体上他更偏爱自然主义的取向。

　　在《临床催眠实用教程》一书中有大量的说教式的材料，不过本书仍然是一本实用的著作，其目的不仅是教授读者从事催眠治疗的艺术，更重要的是，从事有效的心理治疗的艺术。因为，

就像之前已经指出的那样，艾利克森取向的本质不会将使用催眠式的沟通模式和一般的治疗性质的沟通分割开来。对于艾利克森和雅普克来说，有效的沟通都是有技巧地使用催眠现象和有效从事心理治疗的核心要素。你可能并不一定同意作者的观点，认为所有有影响力的沟通都包含了催眠——这似乎是他的立场——但是毫无疑问的是，那些练习他详细呈现的沟通技术的读者们将会顺利地成为有技巧的临床催眠师和治疗师。

　　在本书中，一个不容忽视的极富教育意义的特点是在每章结束时列出的供讨论的话题和作业。我建议读者们对此给予关注。

　　《临床催眠实用教程》对于初学者而言是一个很好的起点，而对于那些有经验的读者而言是一次不错的回顾和复习。它将大量的素材集结起来，对于那些至今仍将自己严格地限制在传统的治疗取向的从业者而言尤其具有教育意义。

安德烈·M.魏兹霍夫

美国科罗拉多州，纳斯洛普

原著第二版导读

　　当《临床催眠实用教程》一书在 1984 年首次出版时，正赶上业界对于已故的米尔顿·H.艾利克森博士所从事催眠和以催眠为基础的心理治疗这一富有创造力的取向大感兴趣的热潮。对于艾利克森和他的创新方法的关注催生了整个新一代的临床工作者对于催眠及其在各种不同的临床情境中应用的兴趣。不过本书并不是一本关于艾利克森本人的书。本书关注的是那些用来发展出某些关系和沟通技能的实用方法，让你无论在什么情境下使用它们，都能增进你的临床方法的有

效性。我是一个抱着实用态度的人，我的兴趣在于那些有效的治疗模式。艾利克森关注的同样是实用性，这也是我所欣赏的。他对于本书中所包含的素材具有重大的影响。

　　本书的第二版代表的是我在努力让读者更容易获得应用催眠的技能。在获得催眠技能这方面，练习和讨论可以成为最好的老师，在这一修订的版本中所呈现出的新特色将会提升学习的过程。首先，本书增加了两章全新的章节。第 19 章包含了和真实的来访者进行的催眠的会谈片段的

转录稿。第 20 章呈现了完整的临床会谈的逐字稿以及对此的评论，从而突出在学习催眠沟通中的要点。这两个新章节的目的都在于为催眠的临床应用提供更多的洞见，因此它们的加入对于整本书而言也是极富价值的。

另一个新的特色是"大师的视野"栏目，其中引用了在本领域中的领军人物对于各类引发人思考的话题所做的值得一读的评论。这些"大师的视野"让我们能领略一番这些著名的权威人物的思考轨迹和个人历史。

同样新出现在本版中的还有 20 个表格，这些表格清晰而简要地提供了核心信息。这些表格很容易记忆，让读者能够更迅速地整合所学的材料。什么让催眠能够成为如此有用的潜在工具？是不是在于它强调对于每一个来访者的主观现实的承认和尊重？是不是在于它强调了治疗关系的合作本质？是不是在于它能够认识到语言具有治愈的作用，并且着力加以利用？这些因素当然都为催眠模式的有效性做出了各自的共享，但是实施催眠具有的力量来源于在每一个人类身上具有的还无法被界定的资源。无论这些被称为"潜意识""内在智慧"或是其他同样模糊的名字，但在每一个人身上都具有令人称奇的潜能，它们会在那些被称为"恍惚状态"的贯注状态中浮现出来，让我们能够更容易地认识到它们的存在。我还没有觉察到有任何其他的手段能比使用催眠这种动态而有力的途径更能够给人们赋权。

不幸的是，催眠领域的确仍然是一个充满内部冲突的领域。在过去的 10 年中，人们对于艾利克森的临床取向给予了大量的关注，但任何运动都会制造出一个反运动也是不争的事实。尽管有许多人（不加批判地）吹捧"艾利克森式的催眠"能带来奇迹，但另一些人也在公开地批评这样强势的主张显然缺乏客观性。就像在心理治疗领域存在的分野那样，在催眠领域中，有些人会把自己和一个催眠模型绑在一起，然后公开地表达对任何其他催眠模型的批评。我希望，本书能够让你避开与谁结盟的问题，而是去关注另一些相关的议题，那就是你作为一个从业者如何能够以一种和你所受的训练以及人格特点相容的方式来将这些取向用到极致。尽管我总体上更偏好更不直接、更不那么强势的技术所具有的灵活性，但我也能够充分意识到我觉得得心应手的东西并不一定让别人也觉得称心如意。

在拥有我对于恍惚状态以及引发和使用这些状态的知识的基础上，我倾向于去整合那些看似无法调和的有关催眠的观点。整体而言，我所推崇的观点是，尽管并不是所有人都有能力在实验条件下产生特定的恍惚现象，但是"在实际生活中"使用特定的恍惚想象从而创造某种现实（包括健康和疾病）则可以在所有人身上达成。有关什么是"恍惚状态"，什么又不是"恍惚状态"的问题是谁都赢不了的辩论的绝佳素材，但是当一位来访者处于痛苦之中并且需要一位有技巧的、灵活且富有创造力的治疗师去打破自我局限的模式，并在同时建立起自我增益的模式时，这个问题就成了无关紧要的问题。

技术必然受制于背景。在一个背景下成功的技术在另一个背景下即便原封不动地复制一次也仍然可能造成不幸的结果。本书最终的目的是综合在社会影响力、沟通、心理治疗和临床催眠领域中已知的内容，让你能够敏感地意识到语言具有的治疗力量、信念具有的治愈力量以及关系所具有的治愈的力量。

因此，我选择不去关注那些和发展使用催眠的实际技能无关的事实和议题。详细地描述催眠的古老历史或是报告对催眠所做的一些不同寻常的实验并且因此而引发的一些和临床无关的问题，例如催眠是否可以用来让某个人去抢银行，这些都和我写作本书的目的无关。我十分清楚大多数的专业人员并不是在学术机构获得催眠培训的——他们是在私人举办的工作坊中接受的培训。如果你所接受的是某个大学举办的催眠课程的话，那么你就应该觉得自己很有幸在你的课程中发现一些开明的元素。大多数的催眠培训是在一小群有兴趣且有经验的临床工作者中间开展的。作为一个定期提供这类培训的人，我能够意识到参与者渴望把首要的重点放在培养技能上。出于这个原因，我在每一章中都包含了讨论和活动的内容。本书第一部分的概念框架只是提供一个基础，以便你更容易吸收本书第二部分讲授的技术。不过，正如你自然而然会期待的那样，真正的技能只有通过练习才能获得。

我想就如何使用本书讲最后一点。和传统中总是以男性第三人称单数来做指代不同，也不同于在第一版中我一概用女性第三人称单数来指代，我在本书中会间或使用男性或女性代词——男性或女性的来访者，男性或女性的治疗师——就像真实世界中的那样。

我希望你会发现《临床催眠实用教程》一书能成为你努力学习临床催眠时的盟友。更重要的是，我希望在学习的过程中，你能在你自己身上寻找到你可以欣赏的资源。

迈克尔·D. 雅普克

美国加利福尼亚州，圣迭戈

原著第一版序言

米尔顿·艾利克森以他灵活而有效的治疗沟通技术而著称，这在很大程度上源于他在理解非言语行为上的能力。在我接受艾利克森培训的早期，我询问他如何能够更好地理解非语言的行为。他以一种打趣的方式反问我是否知道"zyzzyx"的定义。我回答说不知道，然后问他这是什么意思。他让我去查字典，并且告诉我说，你首先学习的是字母，然后是词语，最后是语法。没有什么能够代替直接的经验，而且在你从事更复杂的任务之前，能真正地掌握基础的东西是非常重要的。

在本书中，迈克尔·雅普克呈现了受到催眠影响的沟通的基础内容，它的一部分来源于艾利克森的策略式的和以症状为基础的治疗，这种方法同时以正式的和自然主义式的催眠来促进改变。传统的治疗将理解和洞见视为最重要的元素，而艾利克森的方法则聚焦于促进个体能在独立于治疗情境之外的处境中有效地去生活。为了实现这个目标，并且最大程度地推动立足于病人自身的改变，艾利克森开创了间接技术的使用，因为他知道，沟通发生在多个不同的水平上，包括语言内容和内涵以及诸如语调、时长、强度和肢体语言这样的外在因素。事实上，有些专家认为，在我们对于沟通信息的反应中，只有很少一部分受到语言内容的影响。

传统的治疗师会对于病人多水平的沟通进行解释，即转而向病人描述他"真正的意思"是什么。但是现代的艾利克森方法则会预测说，如果病人有足够的智慧在一个以上的水平上进行沟通，那么治疗师也应该有同等的智慧。治疗性的沟通并不需要是解释性的、具体的、直接的或线性的才能有效。事实上，当治疗师是灵活的，能够使用间接的技术，并且关注尽可能多的沟通输出通道时，治疗性的沟通才会达到最佳水平

（Zeig，1980）。

雅普克让我们以轻松自如的方式进入了催眠沟通的世界。他在直接和间接技术之间维持了良好的平衡，将有关每一种取向的清晰的实例揉进了本书中。同样给出的实例包括内容技术和过程技术的例子（概括地讲，就是那些更具体和更一般化的技术）。直接和间接的技术连同过程和内容暗示在治疗中都各自有各自的位置。雅普克并没有告诉我们该使用哪种，或者什么时候去使用它们，而是考察了可能的情况，呈上了各自的优势和劣势，并且提醒我们，间接技术的使用比例是和你所知觉到的阻抗程度成正比的。

雅普克的催眠取向和其他的权威人物有相当显著的不同。他将催眠界定为一种具有影响力的沟通——这个立场肯定会引发争议，因为有些人或许觉得这个定义太宽泛了，因此会不必要地造成界线不清晰的状况。不过，雅普克的论述相当中肯，其所具有的立场值得在学界得到承认，也能得到文献的支持。

《临床催眠实用教程》一书的撰写是为了推动临床催眠的发展，并且让它能够更好地被心理治疗师所接受。它将会激励许多人进入这个领域，并且能拓展他们的兴趣，让他们能够更主动地使用催眠沟通并对此进行研究。

我觉得本书特别有意思的地方是它对导入过程、对于恍惚现象的使用，以及不同类型的暗示的措辞的论述。对于使用催眠的伦理的关注也会得到专业人员的欣赏。按照地道的艾利克森学派做法，我们会被再三提醒一定要关注个体差异，要跟随病人的参考框架；重点并不在于僵化的教条，而是沟通的技能。

《临床催眠实用教程》一书提供了学习催眠治疗和有影响力的沟通形式的词汇和语法所必要的基础。我们十分期待这位富有才华的作者能有其他的作品问世。

杰弗里·K.蔡克
美国亚利桑那州，凤凰城
米尔顿·H.艾利克森基金会主席

原著第一版导读

如果"催眠"一词召唤出的是这样一幅图景：一个强大的犹如魔法师一般的人物在一个不省人事的被试面前悬着一只黄金怀表，并且在给出"深深睡去吧"的指令，那么你在翻开本书时可能会感到一阵令人愉快的惊讶。这不仅完全不是临床催眠，而且这种对于催眠的古老的刻板印象和当前将催眠视为一种丰富的沟通系统的看法也毫无关系。

催眠模式可见于任何有影响力的沟通之中。如果你能思考一下一个人如何使用沟通来改变另一个人的体验的话，那么你就能够欣赏以有意义的方式应用催眠的这门技艺。

我希望也期待催眠会成为你拥有的一系列人际互动技能中重要的一部分，哪怕在阅读完本书之后，你永远也不会在你的余生中在任何人身上引发一次正式的恍惚状态。尽管对于一本以催眠为话题的书来说，这个目标似乎十分宏大，但是多年向从业的专业人员和研究生教授催眠的经验让我相信，在本书中所描述的沟通技能可以对你的工作，以及你和任何人之间的关系带来积极的影响。

近年来，在临床催眠、临床心理学、沟通学、语言学、神经科学和其他与理解人类行为相关的领域中都发生了许许多多的变化，以至我们还并未完全认识到这些变化所带来的影响。在对于催眠的看法中，显然发生了一场革命，对这一革命的描述也会贯穿本书。在过去，有许多理论来解释和恍惚状态有关的各种现象，但是催眠的实践总体而言还是局限于两种形式中的一种：

（1）对催眠的"传统"应用，强调的是催眠师在和一个服从的参与者之间的关系中的力量（这种取向的最佳代表就是舞台催眠师）；

（2）一种"标准化"的取向，强调的是来访者让自己适应一种事先写好的催眠脚本的能力，也就是说催眠师所使用的非个性化的程序（最佳的代表是事先录制好的磁带和"菜谱"式的治疗）。

这两种取向在它们可靠地获得积极结果的能力上都很有限。

幸运的是，催眠领域的发展在近年来超越了这两种局限的取向。这一发展在很大程度上取决于已故的精神病学家和催眠先驱米尔顿·H.艾利克森博士孜孜不倦地所做的开创性的工作。艾利克森发展出了他自己独有的技术，这些技术能够认识到并利用每一个人具有的创造力和个性。最近，催眠的文献圈内涌入了大量推崇艾利克森方法的书籍和文章，这些方法被整体上称为"利用"取向，也有人称为"艾利克森式的催眠"。在这一模型中，所强调的是尽可能多地使用来访者的内在世界所具有的维度，尤其是潜意识的头脑所具有的资源。

催眠这个领域所取得的进展超越了对盲目服从的要求和提供脚本化的惯例，这一进展极大地改变了它的概念和实践框架。催眠已经不再是过去它曾经成为的那种"玄妙"的神秘事物，尽管不可否认的是，有关催眠的一些事情仍然需要得到解释。随着在理解催眠方面所取得的进展，对催眠的接纳也随之而来。尽管大多数人第一次接触催眠仍然是在舞台表演的情境下，但是越来越多的人也开始意识到它所具有的临床用途和其他适宜的专业用途。他们的这份觉察往往来自媒体或是通过获得了催眠的帮助的朋友。

本书的唯一目的是向专业人员介绍临床催眠这个复杂而丰富的世界。我希望它让你对于和其实践有关的概念及议题有所了解，并且能让你获得只有经过数年的定期练习和对卓越的持续追求才能建立起来的基本技能。如果你不介意，请你再读一遍上面那句话。写就这句话乃是出于极大的真诚。能够真正有技巧地使用催眠（或者任何其他值得努力的事情）需要花费大量的时间和努力。本书可以提供一个广阔而坚实的框架去理解和体验催眠，让你可以在此基础上对催眠进行更深入而专门的学习。

有太多的书籍、磁带、录像制品和培训项目承诺能够让你"一夜之间"成为催眠师。它们也并没有在撒谎，因为你的确可以一夜之间成为催眠师。引导一个人进入恍惚状态并不是一件特别困难的事情，向一个被催眠的个体阅读一篇事先写好的催眠脚本也并不那么难。这样的取向甚至偶尔能够获得一些积极的结果。但是，在大量来访者中都能获得一致的效果所需要的敏感性和更深入的知识在这样的取向中是无法获得的。对于来访者的个体需要发展出敏感性，并且学会如何最有效地发展出他独特的资源是不会在"一夜之间成为催眠师"的项目中教授的。能传授的只有僵化的教条。传统的取向和标准化的取向具有过度简化的特点，这让它们在很多场合下都不适合使用。

不幸的是，像催眠这样强大的工具可能被

置于并不具备资格能够欣赏到其全部内涵的人手中。这是为什么任何人都可以成为一个催眠师的另一个原因：任何人都可以合法地在她的门前挂上"催眠师"的招牌，而无须任何的资质，甚至不需要拥有高中文凭。在健康行业内，没有受过训练的催眠师往往能够提供躯体和心理的医疗服务，当然他们提供服务的名目都很模糊，但是仍然是在提供医疗服务。有些人的确做得不错，但很显然也存在潜在的危险。

在你阅读完本书之后，你将会面对的讨论是你在多大程度上还想要获得更多的培训，让你变得更为娴熟。在你能觉察到的所学到的东西之外，你可以在没有意识到自己在学习的情况下学到更多的东西，而且或许你可以学到恰好能让你为自己的知识和技能感到骄傲的程度。这是一本为催眠培训而写的书。其中有需要做的练习、需要掌握的概念和术语以及需要讨论的要点。我鼓励你去体验和练习你能够体验和练习的所有技术。不管怎么样，你可以阅读关于催眠的内容，然后读更多的内容，可以谈论它，然后再阅读更多的内容，但没有什么能够代替花费一个又一个小时去实践它。这需要许多的承诺，但也能获得最让人满意的回报。

迈克尔·D. 雅普克

美国加利福尼亚州，圣迭戈

附录 C 维姬的案例：
使用催眠来应对终末期癌症

本章呈现的是一次令人动容且极富教育意义的单次干预会谈，这次会谈是在我和一位名叫维姬（Vicki）的 42 岁女性之间进行的。你与维姬的首次相遇是在本书开篇的段落中，也许在继续阅读本章之前，你还想回头重读一下那些段落。

与会谈文本并行呈现的是对这一会谈的分析和评论，以便于能够更清晰地阐释这次会谈的目标和所用的方法。在你阅读的过程中，你或许会觉得观看真实会谈的 DVD 对你有所帮助。

会谈背景

维姬是由她的两位协同治疗师莉莉安（Lillian）和哈罗德（Harold）转介给我，来做一次单次的催眠会谈的。在过去的几年里，她一直接受他们的治疗，就像你将看到的那样，她也从与他们的工作中获益良多。她进步不小，从最初明显的情绪不稳定和缺乏任何真正意义上的生活目标的状态，到成为一位成功的硕士研究生，并最终开启了咨询师的生涯。然而，当她确诊患上了已累及全身的终末期癌症且时日不多时，她崭新的人生计划戛然而止。

莉莉安和哈罗德是来自同一所大学附属机构的同事，他们将维姬转介给我做一次催眠会谈，希望催眠或许能帮助她应对情感上的打击，以及和她所患有的终末期癌症有关的身体不适。打电话联系我的是莉莉安，她询问我能否见一见维姬。当时，因为我计划去异地讲学，我无法在短时间内为她提供一次个人治疗。但我提出，如果她愿意在我正在讲授的一个高级催眠课程中做一位志愿来访者，我愿意为她免费提供干预。莉莉安马上给出了肯定的答复，她相信，如果维姬有机会在一个团体场景下解决一些议题，这对她来说一定很有帮助。

当一位新来访者转介到我这里来时，我通常并不喜欢从转介的那位同行那里听取任何有关这位来访者的诊断印象。我更愿意在不受其他人判断影响的情况下得出我自己的诊断印象。因此，当莉莉安开始描述维姬时，我让她尽可能少与我分享有关她的信息，仅具体讲讲和转介相关的目标。如果我和来访者有不止一次会谈的话，那么在初始访谈后，我会致电那位进行转介的临床工作者，询问他还有哪些有关这位来访者的额外信息需要告诉我。

因此，在会谈开始前，我只知道维姬的名字，她想要尽可能去面对自己所遭遇的极为悲惨的处境这一总体目标，以及莉莉安和哈罗德都对她有很高的评价。当我致电维姬来商定时间并向她描述我们见面的场合时（即她将是一次临床催眠课程中与我进行现场演示的来访者，现场会有其他学员在场），她毫不犹豫地就答应了。在那通电话中我们并未进行其他进一步的讨论。

会谈场合

在我致电维姬确定了会谈时间后的第二天，会谈在我的团体培训会议室中进行。她接受了我的邀请，我会在一群学习如何使用催眠的心理治疗师面前进行这次会谈。实际上，现场有 10 位观察者，所有人都被要求全程保持安静，以免干扰会谈的自然进程。

维姬准时到来（在午餐后），坐在了我对面的一把椅子上。我曾让莉莉安和哈罗德不要透露太多关于和我一起工作可以作何期待的信息，但结果发现，她已经从其他的渠道知道了我。她对这次会谈的期待显然是积极的，而当我把当下的处境界定为更多具有教育性质而非临床治疗性质时，这也明显对她有所帮助。

本次会谈的文本转录稿，包括访谈和干预在内都并未经过任何编辑，从而能保持它的完整性。你或许想先完整地阅读一遍逐字稿，然后在第二遍阅读时再去参看分析和评论的部分。在会谈转录稿的后面，我呈现了一些随访信息并且撰写了最后的评论部分。

维姬的案例 *

逐字稿	评论和分析
访谈 V：我目前最关心的事情是，因为我知道自己能活着的时间很短了，所以我不想把这些时间花在因药物作用而整日昏昏沉沉、浑浑噩噩上。所以说，我想要有一些应对疼痛的方法，不会因此……我觉得，我并不是害怕变成一个药物成瘾的人，但是我不想要错过我剩余的这些时间。我想要有……我感兴趣的是能够不依靠药物来缓解疼痛。 M：我对于你和你现在的生活状况知道得真的不多。你能告诉我一点背景信息吗？ V：我患有癌症，他们甚至都不知道原发于哪里，但它现在已经遍布我全身了。我的脑子里有癌细胞，骨头里有，肺里有，肾上腺里有，淋巴系统里有……到处都是。他们说……我的医生说："如果你活不到一个月，我会很惊讶。如果你能活一年，我会极为震惊；我们觉得，3~4 个月是没问题的。"这个我能够接受……我不是，死亡这件事不是最难的部分。最难的部分在于能够在我还剩下的时间里做完我想要做的事情；还有第二难的部分，是确保所有人能够去面对它。我的家人们想把他们的头埋在沙子里，他们不想面对这件事，而我一直在说："你们必须面对，因为如果你们不面对……我没有时间再等你们，让你们以自己的方式去面对了。你们现在得按照我的方式来做，你明白的。"所以首要的事情在于时间和服用药物，他们想立刻就给你上大剂量的药物，而我对药物非常敏感，药物只会让我睡觉，但我不想把我的时间都睡没了，你明白的。 我有许多话要说，有许多事情要做，我希望能在我还剩下的时间里把这些事情做完。 M：你是多久之前确诊的，维姬？ V：3 周之前。 M：好的。	维姬的开场白把我引向她的目标，即自然地去应对她的处境。请注意她立刻就强调了"时间"的议题，这一占据主导的话题成为催眠会谈中的一个核心维度。 维姬的时间框架已经由告知她预后的医生确定了下来。 她在言谈中用了"部分"这个词，将她经历的一部分与另一部分区分开来。这是一个线索，提示她可能会从一种强调解离的治疗取向中获益，这是因为她已经非常习惯用"一部分的我在体验这件事，而另一部分的我在体验那件事"的方式来思考了。进一步的访谈将让我能够确定她在解离这一方面到底有多擅长。当她谈到了她和自己的家人经历的"权力之争"时，又一次提到了"时间"的议题。 维姬让我知道，她想在这段时间里保持活跃，能够去说和做她觉得有必要说的话和做的事情。

---

* 逐字稿中，我们使用 V 指代被催眠者维姬（Vicki），M 指代催眠师迈克尔·D. 雅普克（Michael D. Yapko）。——译者注

（续）

逐字稿	评论和分析
V：愤怒是另一件我希望能够有时间去面对的事情，因为我有大量的愤怒，因为我在过去的 4 年里一直都在看医生，说我病了，我病得很重，我病了，而他们说："不是的，你得的是疑病症。你只是觉得你自己病了。这都是你自己编造出来的……"所有这些事情，甚至医生都拒绝给我做检查。我对医生有大量的愤怒，因为如果我当时能够被确诊，如果他们能倾听我说，就像我倾听我的身体，而身体告诉我，我病了，那么事情就会有不同的结局了。所以我对医生有大量的愤怒，但是我最终决定，我没有时间去处理它们，所以我想要跳过这部分。	维姬承认她有愤怒的感受，但是指出她没有时间来处理她的感受——考虑到时间宝贵，这是一个明智的选择。 维姬清晰地表达了，因为有必要，所以她能够从她的愤怒感中解离。这一点需要被承认，但是目前还不知道，她解离自己感受的能力是否真的能够达到她所讲的程度。
M：你说的是，你曾经告诉过医生这些身体上的不适，但他们基本上就没当回事？	
V：是的。在这方面，我可以给你讲很多恐怖的故事，但是，你知道的，甚至医生都直接拒绝给我做检查，而在那个时候，我的想法是，哪怕是疑病症患者也是会生病的！我至少应该获得一次检查，却被告知"不用"。我的意思是，有许多真的非常糟糕的事情……甚至在 7 个月之前，我甚至做到了去接受一次活检的地步，而医生没有能够检出来，因为他当天要去度假，他当时很匆忙，他是……你知道的，所有这些偶然的事情真的就撞到一块去了，这类事情……你没有办法真的去……我的意思是，每件事情都是可以解释的，但是整件事就成了一桩特别恶心的连锁反应，你明白的。所以说心里有特别多的愤怒，我只是在尝试不要去……我只是想说，我没有时间了。你不得不讲究轻重缓急，你不得不决定哪些是真正重要的事情，让我的家人们能够接受这件事情，把我的事情处理好，从精神上和身体上去面对它，这要比找人算账更重要。	再一次承认她尝试解离掉的愤怒感受。她也表现出了她有能力去确定自己事务的优先级和先后顺序，这表明她有一种更为具体化的、线性的思维风格——这对于构建一个合宜的催眠会谈而言是重要的诊断信息。
M：你能和我稍稍讲一讲你的家人以及现在家里处于什么状况吗？	寻求有关她的支持网络和相关关系议题的信息。
V：我现在正处在离婚的过程当中，这件事对我来讲实在非常麻烦，因为我的丈夫决定，好吧，他发现……我们当时马上要在经济问题上达成一致了……我们已经分居 5 年了，而他已经另有家庭了……我们当时很快就要在经济问题上达成一致了，这一点非常关键，但是他现在发现，如果他拖着不办的话，所有的一切都是他的。所以任何经济上的事他都打算不再参与，他就打算拖下去……这真的太让人震惊了，对我来说真的太让人震惊了，因为我认为，如果他能给我打电话的话，还有……这真的很难（开始流泪）……我肯定会帮他的，而他不会来帮我，不过这只是出于经济层面的考虑，让我在经济问题上处于一个两难局面，因为我没有获得经济援助的资格，因为我是已婚的，而他的收入也会被算上，但他不会给我一分钱，所以说我就是左右为难。	维姬将她的丈夫视为一个困扰的来源。

（续）

逐字稿	评论和分析
V：他认为我应该去巴尔博亚医院，这是我不想做的，我不想把我剩下的人生浪费在巴尔博亚医院的候诊室里苦苦等候，这件事我不想做的。所以说，我有一部分的家人不能支持我，剩下我的家人都给了我很大的支持。我有很多非常支持我的朋友，我有一个23岁的女儿，她想要逃避，我不会让她那么做，这件事对她来说很难，她也许是我最担心的人。很多朋友真的非常支持我，帮了我很多。让我很惊奇的是，有那么多的人……我觉得这真是一件特别令人惊奇的事，发现有那么多的人离开了，还有那么多……有些人走了，有些人留下了。许多人是和我一起长大的，我是和一大帮人一起长大的；我们在圣迭戈一起四处游荡了好多年，我是那群人里年纪最小的，这对他们来说真的很艰难，因为，突然之间他们自己脆弱的部分都浮上来了，而他们不得不去处理他们自己的感受，这让这件事情对他们来说变得很艰难。有许多东西需要去面对。	维姬将她的女儿视为一个困扰的来源。
M：他们会和你谈论这些事情吗？	
V：最难的事情在于……每个人的反应都是不一样的……几年前我住在科罗拉多，家里人打电话给我，告诉我，和我很亲近的叔叔因为癌症快去世了，如果我想要去看望他的话，我就应该回去，然后我也回去了。当我回去之后，他们告诉我："这事我们没有跟他说。"我就接受了这种做法，因为这是我家里人的愿望，而在他去世的整个过程中，他从来都没有告诉他们，他快死了，而且他们也没有跟他提过这件事情，所有人，我的意思是，这实在太蠢了，当我回到科罗拉多，我觉得我做得最糟糕的事情就是没有坐在他身边，和他说："你想不想谈一谈？"所以说，我当时在这件事情上想了很多，那么现在，对于我来说，我必须去讲这件事情，而有些人觉得真的很难去面对。这就是我必须做的方式。我必须做。而我越是这么做，我越知道其他人是没问题的，而如果其他人都没问题，我就会好受点。所以说，它对我的好处某种程度上是不断累积的。它对于有些人来说是很可怕的，就像我的女儿，她不是一个善于表达的人，她想要把自己的头埋在沙子里，而我真的很难和她交流。我们正在努力，但很难。	维姬非常清楚地表达了她想要并需要去谈论自己的处境。因此，需按照她的需要来把控访谈的节奏，需尊重它对她的价值。
M：你想要让她知道什么？你想要让她理解什么？	
V：有些事情真的……就像是奇迹发生了一样，那一天，因为当她一开始发现这件事情的时候，她就一走了之，去了墨西哥，真的就逃跑了。我不断地让她稳定下来，我说："这事很严重。你不能逃跑。我们没有时间玩游戏了。你必须，我们必须去面对它。""好吧，那你想要我怎么做，你想要我怎么样？"她真的很迷惑，出于某些原因，我能够让其他人明白我的需要是什么，但是我没有办法和她沟通，因为她太害怕了。	

（续）

逐字稿	评论和分析
V：然后有一天，她从墨西哥回来，她在我家里，坐在床上，然后她扔给我这句话，"你想要我怎么样？"还有"我不知道你要我怎么样"，我就只是，我不知道要说什么，然后她的一个朋友突然来了，这个朋友在她非常小的时候就认识了，突然出现在我家门口，冲进了卧室，一屁股坐在床上，然后说："我的天啊，给我讲讲，知道自己马上要死是一种什么感觉吧。"你知道吗，我的女儿就坐在那里，她朋友在这，然后林内和我就开始聊，我开始告诉她，然后她问："那这是一种什么感觉？会痛吗？"就这么一股脑问出了，这种你不知道怎么回答的问题，这个孩子就这样坐在那里问问题，我的女儿就那么抱着枕头蜷成一团，像是一个小老鼠一样，说……我们问，我们继续讲了 2 小时，然后我们问她，完全不参与，她就像是房间里躲在角落里的老鼠一样。我们谈论她，就好像她不在场一样，然后林内问："你最害怕什么？"我说我最害怕的是我没有办法坐下来和她那么讲话，就是说，像我和你讲话那样，去和凯丽讲话。她仍然不知道我要她做的是什么。但是那天之后情况有所改变，情况改变了。你知道的，就好像说突然之间她至少能够理解我的需求是什么了，知道可以怎么进行有益的沟通，知道开诚布公是必要的，因为我没有时间再玩游戏了。每个人都不断对我说："你必须让她以她自己的方式来接受这件事情，以她自己的节奏。"而我说的是："这没问题。我早就明白这一点了。"所有我们遭遇的一切，以你自己的节奏，以你自己的方式，你都会接受的。但是现在，我没有时间了，所以我不得不施压，可能我推她推得太猛了，不仅没法帮她，反而会伤害她，但我必须把握住这个机会，因为我没有时间了，所以说这是……	这是一个来自她生活中的很好的例子，说明了间接沟通的价值。正如在伴侣或家庭治疗中那样，在 B 在场的情况下和 A 谈话也会影响到 B，即便并未进行直接的沟通。 时间作为一个关键的议题再一次被提及。
M：你明白有哪些事情是你想要告诉她，以及她想要告诉你的吗？	
V：我最害怕的事情是 5 年之后，她没有办法去面对这件事情，因为她会说："我本应该坐下来谈这件事情的，但我却把头埋在了沙子里。"相比我来讲，这对她更紧急。表达对我来说没有困难，我有什么感受、想法我都会说出来，我不觉得……有许多话我觉得并不觉想说，你知道的，"把安全带系上"这种。但我想要分享一些事情，有关家里的事情，但我头脑中最紧急的事情是她在一切结束之后有能力自己去面对它；她能够说，我们一起度过了高质量的时间，无论我们有多少时间，我们都能够为彼此尽了全力，她不会感到内疚，她事后不会因此而更难好好度过她剩下的人生。	维姬表现出她有能力去预见未来，这种预见具有一种迫切的、现实的特点。
M：那么，在你之前谈到家里人把头埋在沙子里的时候，你是特指她，还是也包括其他人？	

（续）

逐字稿	评论和分析
V：她的父亲……我的第一任……我想和他离婚的那任丈夫。我结婚15年了，我很多年前和她的父亲结婚了，这些年以来，我们一直是很亲密的朋友，当他们做出诊断的时候，他也在医院，然后他就走了，再也没有出现过。我的意思是，他就是那个教她这么做的人。他不去面对这件事也没关系。我并不很担心他。另一个我真的很担心的人是我的母亲。我母亲今年69岁，但实际上她像是99岁。完全是我在照顾她，所以说，我觉得在我心里，世界上最难的事情莫过于失去自己的孩子。我从来都没有和我的母亲很亲密过，她和我从来都不亲近。而我们现在正在变得亲近起来。她在很努力地理解我的处世哲学……她以前从不听我讲话，但现在她在听，她会拿出我哲学方面的书，她会拿来让我读给她听，她会问我问题，她会和我谈话。我觉得这是件好事。我觉得和她亲近多了。我有一个儿子，这是另一件伤心事。我有一个问题儿子，我的丈夫让他和我对着干，他恨我。这让我很伤心。我估计我不会再见到他了，如果我真的能再见到他，我觉得这次见面会很艰难。他是一个奇怪的男孩子，他会到我跟前对我说，"我爱你"，以及许多他并没有真情实感的话。他和我的情感联结不深，你知道的，和我更能够相处的是，我更能够和那些实话实说的人相处，"我觉得和你并不十分亲近，但是我希望我过去能够有机会来了解你"，或者类似的话，而不是说"我爱你，我没有办法忍受失去你"这类屁话。	维姬将她的母亲视为一个困扰的来源。 维姬强调她是如何看重被倾听这件事情，这在她的整个会谈中都是一个占据主导的主题。 维姬将与她关系疏远的儿子视为一个困扰的来源。
V：如果我真的有机会再见到他，我认为那将是一次非常困难的会面。他没有这种情感上的……他是一个非常不成熟的、情感上不成熟的人，他是那种需要很长、很长时间才能够成长起来的人。所以说，我没有，我真的……这很难，我不知道这之后会发生什么。我有一个不和我说话的阿姨，那个……我家里人被教会，我的妈妈以及所有我的家人在他们很小的时候就被教导，当你对谁生气的时候，你就不要和他们讲话。我不知道这是谁想出来的，但我猜想在过去，这是你处理许多事情的方式。	维姬有一位作为困扰来源的阿姨，她代表的是"如果你生气了，就紧闭心门"的做法，维姬觉得这种方式是在浪费宝贵的沟通时间。到目前为止，很明显维姬鲜有无冲突的关系；因此，将关系作为一个焦点在催眠中建立起舒适感似乎不是一条可行的路径。
M：而不是把它讲出来，去修通。	
V：你一点儿也不会讲。我的意思是，如果你，如果我不喜欢这种方式，你今天跟我讲的某些话，我可能就会五年都不和你讲话。我的意思是，这就是他们做事情的方式。我的阿姨有9个月没有和我讲话，因为有一天我说了一些她不喜欢听的话。这实在太荒唐了，我都没法相信。现在，她都疯了，她惊慌失措。她不愿意来见我，和我讲话。但是她喜欢偷偷给我送饼干。我把它们退了回去，然后我妈妈说，我这样做特别糟糕，不近人情，我的确是这样的吧，但是我认为，如果我接受了那些偷偷送过来的饼干，那我能得到的就是饼干而已。	

（续）

逐字稿	评论和分析
V：我认为，对于我们两个人来说，她来见我都很重要。我认为如果她能来见我、和我讲话，她就能够有所收获，所以我不会接受饼干。她真的非常惊慌。 　　我已经决定，我不会就那么死了，好让她陷入内疚之中，但是我也不会就那么收下饼干。我准备再让子弹飞一会儿。我就是这样一个人。	维姬认为自己有能力来直接处理这些事情，这一信息对于之后构建暗示而言具有参考价值。 在这里，维姬对于解决这些事情的紧迫感并不明显，进一步证明她有能力体验分隔打包。
M：你期待会发生什么？她会来见你？	
V：我不知道。要么她会进一步远离我，要么她会来见我，和我讲话。我认为她是一个非常控制的人，她总是想要控制一切，如果她现在出现在我的生活里，她就会说"那么我们打算怎么处理这件事？还有，谁要为这件事担起责任？"之类的，所有这些事情，她都想要接过来控制一切。我不会让别人来控制我，所以我们就有了矛盾。对吧，她想要做老大，她想要，所以说这就是冲突所在。所以说，如果她现在出现在我的生活里，她就肯定会在我现在的生活中制造冲突，毫无疑问的。她就会有这样的表现，她会说，她会让我自己为我的人生做出决定，以我自己的方式来决定我如何走向死亡，却不告诉我……但会尝试告诉我该怎么做。我不会让别人这么做，这就是我们相处不好的原因。我认为最终事情会解决的。我并不特别担心这件事。	承认自己有参与权力之争的倾向，这让我知道如果我想成功的话，就需要将她视为一个和我对等的人，而不是一个要我去指导的人。
M：所以说你真的很有自己的想法，而且在很努力地让这些人也能理解这一点……	旨在建立良好治疗关系的确认语句，表明我已经接收到了她给我的信息——我要尊重维持控制感的需要。
V：是的，我知道我要的是什么。毫无疑问。	
M：在知道病程结果的这3周里，你是怎么应对的？	
V：这部分其实是容易的，因为我已经知道我病了。我已经知道我快死了。我很久以前就知道了。我只是没有办法让任何医生来确认这件事。所以说，这是我在很长一段时间里已经一直在处理的事情，而且……	又一次提及了"部分"（要么是容易的，要么是困难的，在这件事中是"容易"的）。
M：你的意思是，得到了确诊似乎还能让你觉得松了口气。	
V：其实吧，这肯定不是我想要听到的消息。	
M：我觉得也不会。	
V：我当时想听到的消息是，我的病还能治。但是能够获得确诊还是让人觉得松了口气。知道你自己已经病入膏肓但别人还告诉你没有这回事，这本身是一件特别糟糕的事情。处于这样一种双重束缚或者说待在这样一种冲突之中真是一个特别糟糕的局面，而我在这种状况下已经待了4年了。很快你就开始相信你自己疯了。然后你开始表现出疯的样子，然后你就变疯了，然后你就陷入了所有那些模式之中；别人就给你分类，给你贴标签，然后你完全没有摆脱这些的希望。那真是一个特别糟糕的处境。	维姬提到了她对被贴标签这件事的立场十分坚决，其中的情绪强度清晰地反映出了她被这样的过程伤害的直接副作用。

（续）

逐字稿	评论和分析
V：在那种深渊里，根本没有摆脱困境的可能，直到一切为时已晚，就像当时那样……我认为这是一种……在医疗行业里，甚至在心理行业里，我们太容易把人分类，给他们贴标签，期待他们会根据他们的标签那样表现、行动。这错得离谱，因为人远不那么简单。每个人都是不同的，每个人都是独特的个体。我们走得太快，从来不停下来倾听和真正地去看别人，看他们真实的样子，以及他们的区别，人并不能被简单分类。	她开始说对她来说已经太晚了，但说到一半又没说下去；她并没有完全做到接纳的地步，这可能对她有好处。 维姬在提醒我，在治疗她时什么是需要做的，什么是不能做的。
M：你认为，如果有人当时能够稍微聪明一点，能够稍微有洞察力一些，能够稍微敏感一点，那么这个人可能会怎么做？你觉得当时怎么对待你是最好的？	去澄清她希望我到底以什么样的姿态来面对她。
V：就是要听我说话。我只有发一通脾气，才能得到一个诊断。那天我大发雷霆。你知道吧，我已经知道我肺里有东西，就像我说的，六七个月之前我做了一次肺部活检，然后我就不断回去找他们，他们不断说："不是你的肺有问题。我们做过肺部检查了，对不对？我们已经对你的肺做过活检了，我们检查过你的肺。不是你的肺有问题……"我说："但就是我的肺有问题。我在这个身体里住了有 42 年了。我对它还是有一点了解的。我的肺出问题了。""不是，不是你的肺有问题，因为我们已经对你的肺部做过全套检查了。"所以我们就放弃了，我们放弃了，然后我度过了 7 个月，然后有一天我就狠狠发了一通火。我说："难道就没有人至少给我拍个胸片吗？拍个胸部 X 光片他妈的到底会有什么损害？""好吧，如果你之后能闭嘴我们就拍。"结果有一个这么大的肿瘤（高尔夫球大小）在我的肺上。如果我那天没有发火，他们就永远不会，甚至到现在都不会做出诊断。所以我认为，别人，做医生的不听人说话，而且我们也倾向于让他们不要听人说话，这是一个重大的错误，因为他们都是神，他们知道他们在讲什么，他们上了学，他们什么都知道，而他们并不知道。	维姬让我知道不要催促她，不要给她贴标签，以及要把她作为一个需要被倾听的个体来尊重。 维姬进入了一种"说教者"的模式，从而确保所有在场的人都必须去完成倾听他们的病人这一任务。
V：如果你的医生不听你说话，你应该另找一个，因为他们可能在科学层面知道，但他们并不住在（你的）身体里。如果你知道你的身体，你住在你的身体里，你有更多的……你对自己的身体所知道的东西要比他们能知道的多得多，因为他们并不住在这个身体里。我估计他们会以为大多数人不够聪明，够不上知道那些。我不知道。	
M：现在的治疗方案是什么？给你有哪些治疗？你目前需要做什么？	我想要知道她的治疗计划是什么，以及她是否知道自己可以期待些什么。
V：目前，我要做很多放疗。我没有涉足大剂量的治疗，我更多是那种想要有尊严地去死的人。我不打算去，我不想要把我剩下的人生花在处于病恹恹的状态，直到死去。我更宁愿活得短一点，不那么病弱，而不是活得更长些，不过我的确同意接受放疗，这是唯一他们不得不给我提供的治疗。我们目前没有手术机会，没有化疗机会。	她强调自己看重的是生命的质量，更甚于其长度。

（续）

逐字稿	评论和分析
V：放疗可以，他们告诉我，它不会延长我的寿命，但是可能会改善我的生存质量。曾经有几天我怀疑这种说法，因为它真的让我很虚弱。现在我开始相信这种说法了。在我的肩膀这里有一个很大的肿瘤，我完全没有办法用我的右臂，而且它非常疼，而且他们说如果我不对它做些什么，它会把我的整个肩膀撑破。这真的是一个特别艰难的选择。他们做了放疗，当时真的是一个特别艰难的选择，不知道在破裂之前放疗是不是会有用。情况已经到了……我的意思是，我可以感觉到，情况已经到了紧要关头，然后肿瘤的确开始缩小了，疼痛也减轻了，所以我知道，我这么做是拯救了我的肩膀，而且现在我甚至已经能使得上点力气了。他们说，我脑子里的肿瘤做放疗也可能会减少我会出现痉挛的次数，所以我去尝试一下似乎也是合理的。同样在肺里，肿瘤压迫了腔静脉，这是所有血流通过的地方，那个地方真的很危险，所以如果它能够缩小一点，以至于……这不会延长我的寿命，有可能只会让人能够舒服一点，在很长一段时间里。	
M：你现在服用任何药物吗？	
V：我在这方面真的很谨慎。他们总是想要让我服用越来越多的药物，而我，就像我说过的，我不想要错过任何东西。	维姬再次强调了她希望能够尽量减少药物对她日常功能的影响。
M：有些药物似乎有某种精神上的作用？	
V：我跟你讲，如果你到了这一步，这就是一个瘾君子的天堂。你只要告诉他们你想要什么，任何你想要的，他们……吗啡，应有尽有。我只不过，我曾经服用了一段时间第三代泰诺，然后当肩膀的情况真的很糟糕时，我用了泰诺，但现在我停药了，因为没有那么痛了，所以我目前在重新服用第三代泰诺，而且我打算一直维持这种药物。但是我没有完全不考虑其他可能性，我不想要，你知道，我不是一个殉道者，我不想要做这样的人，如果我一直处于可怕的疼痛之中，我就没有办法享受和做那些我想要做的事情，所以说，这对我来说真的需要平衡，我希望这次能让不去（服用止疼药）变得更容易些，同时能够不感到疼痛。我不喜欢疼痛，所以我不想困在疼痛中，但我也不想服用大量药物。这是一个我必须维持的平衡，我得随机应变。我有一整个抽屉的药，有些药让你不会呕吐，我也在服用一些复合维生素之类的东西，所以说……放疗，在下一周我所有的头发都会掉光，而且我接下来一周里都没有办法再吃任何固体食物，因为会刺激食道，所以我估计下一周会是很难挨的一周，然后我就会好受一点。所以你不得不边走边看，从药物的角度来说，对你需要做的事情随机应变。但是只要我还在做决定，我就觉得还不坏。	可以接受药物作为终极手段，但是首选是自我管理。 要注意到这里提及的进食困难，在催眠会谈中要对此进行处理。 再次提及了她需要有控制感。

（续）

逐字稿	评论和分析
V：我已经开始看临终关怀的机构了，因为我特别坚持的一点是，我不想要死在医院里，我不想要浑身插满管子，连着各式各样的机器，我想要，我正在寻找临终关怀的可能性，而且我很喜欢他们所说的话，然后他们问到底了，他们说："你的医生是谁？"我告诉他们，他们说："他不会和我们合作的。"然后我说，我们必须找一个新的医生，因为我不想要死在医院里，我不想要在死的时候和机器绑在一起，不想要有一个让我这样维持生命的医生。我不想要那样。而法律的规定是，那就是……你真的需要事先知道这件事，因为这取决于医生。所以我在着手处理这类事情。	
M：现在你的身体有任何不舒服的感觉吗？	第一次重构，即将疼痛视为"不舒服"，后者强度更轻。
V：现在？我觉得是我的肩膀。它比以前好太多了，但仍然不舒服。我没有办法举起我的手臂。	
M：在过去的几天里，这种不舒服每天都会限制你的肩膀活动，或者说你在其他部位也有这种感受？	我询问的是她对于疼痛的体验有多局部或多泛化。
V：我的胸部。我的胸部越来越不舒服。我这里的疼痛越厉害，他们对我的胸部做得放疗剂量就越大，对食管的刺激也就越大，就像我刚才讲的，在未来一周我都没有办法吃任何固体食物，所以说它会变得非常容易受刺激。	
M：你能描述一下，受刺激是什么意思吗？	我想要的是对她所能预期的情况做一种感官层面的描述，从而能够在催眠会谈中对此加以处理，毕竟进食和维持体重是重要的。
V：他们是这么叫的，他们说这就像是食管炎。你的喉咙会非常疼，而且你没有办法咽东西。我的吞咽困难已经有段时间了，但是我还是会照样吃东西，因为我就是好吃。没什么能阻止我吃东西，不过就像是长了一个非常严重的溃疡，之后就会像是这样。就会很痛。这部分是暂时的。当治疗停止之后它就会消失了。就像是头发又会长出来一样。	维姬把境况看作可变的，这有力地阻止了她自我放弃。
M：你能描述一下你肩膀是什么感觉吗？	更多的感官描述，以便在催眠会谈中使用。
V：我的肩膀已经好多了，但是这就像是，就是很疼。我的肩膀曾经非常疼，像是，感觉就像是在关节里有一个特别大的东西堵着，实际也是那样，它在压迫、压迫，压迫得特别严重，以至于骨头都快被挤破了，它就使劲地长大、长大，以至于没有空间再让它长了，所以说，它就是，就是这样的疼痛。不仅这样，它还让我没有办法用某些方式移动我的手臂。我没有办法抬起我的手臂。我没有办法往上伸。我可以使用我的手指，我可以……有意思的是，你知道吗，因为我是右利手，所以这真的是很难应对，而且还有……感觉就像是有人用一根棒球棒击中我的肩膀一样，所以有非常可怕的淤青。	

（续）

逐字稿	评论和分析
V：不是真的有淤青，而是就像是那种感觉，如果你去查看的话，你会看到到处又青又紫。我估计有相当严重的胸痛，但是我承受这种疼痛已经有很长时间了，所以说某种程度上……瞧，我已经学会了，说起来有点奇怪，因为4年以来我一直有很严重的疼痛。是先从我的关节和肌肉开始的，全身上下的关节和肌肉。就像是严重的关节炎，而我不断地去看医生，他们都说没有关节炎。当然不是关节炎，是癌症，但是他们没有再去做额外检查，而是不断告诉我，不存在任何问题会造成那样的疼痛，直到最终我对自己说："好吧。我是一个全日制的学生，我是一个非常活跃的人，我不能被疼痛拖累，那么不要有疼痛就好了。"所以我花了很多时间教会我自己如何不要感受到疼痛，或者如何让我的大脑能够在某种程度上不理会疼痛。所以说，对我来讲这真的是做起来很不一样的事情，现在我已经允许我自己去感觉到疼痛了，我在努力找到一个中间位置，因为我知道头脑能够在很大程度上控制你的感受，那么一定有那么一个位置让我可以……我不想要完全觉察不到它，但我想要能够应对它，因为我在这段时间里感觉非常混乱，也就是说，你感觉到疼痛时别人都在告诉你没有疼痛的存在。这真的会让你感到特别混乱。我不知道我所感觉到的是不是就是我所感觉到的。知道我的意思吗？嗯，我所感觉到的水平可能不是，真实的东西。我已经不知道什么是"真实"的了。	维姬描述了自己有能力去使用心理机制来克服疼痛，作为一个有意义的信号，这提示了她在催眠过程中具有某种或某些能力可以去放大（体验）。 维姬提到的混乱体现出使用混乱技术会具有某种不良的治疗后果。考虑到她的疾病处于终末期阶段，不可能在任何时候都能做到明确和清晰，因此似乎重要的是能够和混乱的体验建立一种新的联结，从而使这种体验变得能够被忍受。因此，在会谈中计划加入混乱暗示。
M：那一定让人感觉到非常混乱。	
V：那部分是这样的。是啊，我认为我当时已经到了我对自己说"不是的，那不疼"的地步，而实际上它的确是痛的。因为医生们让我相信什么都没有，而且我不想要变成疯子，所以我就接受了它。这会让你的头脑变得错乱。	先前的混乱体验和她无法接触到自身受损的现实之间存在负面的联结。
M：你刚才说，基本上在那段时间里，你不想让你自己体验到疼痛，那么你是怎么做到的？	我想要找出方法是什么，即她采用了什么步骤在心理层面管理她的疼痛。
V：我就是在大多数情况下不去注意它。我学会了不去注意它。我在我的人生中有那么多的事情。我过去有很多重要的事情要做，那么我就是把注意力放在其他事情上。	她让我知道是通过分心来完成的。
M：在学校学习？	
V：在学校学习。	
M：家庭关系？其他一些事情？你当时工作吗？	
V：不。嗯，我工作了一段时间。那太困难了。我的确到了那个地步，我知道我没有办法做到所有那些我过去能够做到的事情，所以我的确减少了工作量。我曾经有一份全职工作，然后又是全日制的学生，这么下去渐渐地对我来说太困难了。所以我就停下来了。我工作过并且存下了我能赚到的足够多的钱，然后辞了职，全日制上学，对我来说那真的是特别带劲的事情。	

（续）

逐字稿	评论和分析
V：但是我花了很多时间休息。我会做冥想，我做了很多放松训练……我学会做很多放松训练，帮助我不去关注它。	维姬让我知道了她之前接受过催眠的体验是可以加以利用的，这些催眠体验是以冥想和放松方法的形式进行的，而且这些体验对她是有帮助的。因此，可以在催眠会谈中安全地提及这些体验。
M：我想再多听你讲一点关于放松的事情，关于冥想，这些活动中有一些很可能会和我们接下去打算做的方法有些许类似。你能更多地和我讲讲你已经学会的这些方法吗？	我想要获得她过往经历的细节，以便知道哪些部分可以去放大，哪些部分需要跳过。
V：我现在正在用的一种让我非常激动的方法是引导性想象法。我认为它真的很激动人心。	
M：你在和某个人一起工作吗，使用这种方法？	
V：和莉莉安、哈罗德。而且我认为它真的很令人激动。我真的感兴趣……我的整个人生从某种程度上，都围绕在头脑能在多大程度上控制心灵这件事情上。我过去某种程度上总是相信你可以让你自己生病的，也可以让你自己不生病。我现在已经不那么相信它了。我以前一直有这类的想法。我知道你可以使用你的头脑控制许多事情，所以我一直都很有兴致去学习如何做到它。	维姬承认自己曾经一直抱有"头脑驾驭物质"的态度，而现在已经站不住脚了。
M：所以莉莉安和哈罗德在和你一起使用正式的引导性想象法？那都做了什么？你的反应怎么样？	如果我想把他们的工作加以利用的话，我需要更多的细节。
V：我猜你甚至不太明白你会对它产生什么样的反应，但这是一种用某种白色的光来融化肿瘤（的想象）。我想象向下吹的龙卷风，白色的龙卷风往下吹，并且能去除掉……而我可以进入状态。我真的可以进入状态。我能看到它。我试着每天都会花挺多时间这么做，我会在放疗时花时间……接受放疗就像是把你自己放进一个巨大的微波炉里，然后启动微波，这就是我眼中的放疗。我试着在我接受放疗的时候去做，但是那种环境实在太可怕了，在那里很难做。有些时候我可以，有些时候不行。在墙上有一个巨大的开关，写着"紧急关闭装置"，然后我就那么看着它，我很想站起来把它关掉。我很怀疑辐射是造成我问题的根源。我小的时候参加了某个实验，在实验中接受了辐射；大多数在童年接受辐射的人都会发展出这种……很难想象辐射是造成问题的原因，现在它被用来给我们做诊断和做治疗。很难把这些事情联系在一起。把你自己放在一个辐射环境里去做（想象）是挺困难的。但是在其他地方，它的效果就好很多了。它让我感觉挺好的。我不知道它是不是有效果，但是它让我感觉不错，所以我就会去做。	维姬被教会使用了视觉化的方法，她自己认为可以从中受益。
M：所以说你可以放松下来并且能够进入状态？非常好。	我尝试放大她的能力。
V：有时候可以。取决于我在哪里。有时候会容易一些。有时它的感觉简直太棒了。我也会做冥想，我做冥想已经有很长时间了，它一般都会帮助到我，所以我一直在坚持做。我没有做太多其他类型的放松训练。	

（续）

逐字稿	评论和分析
V：有一段时间我会做，但是现在他们让我服用了第三代泰诺，让我进入了某种"世外桃源"般的状态。我就不需要为那个原因再做放松了。我认为我真的比大多数人都要放松得多。我的医生说，他以前从来都没见过有人会在放疗台上睡着，而每次我都会睡着，而且无论什么姿势我的手臂都会滑下来。我一直是那种给我吃一片阿司匹林我就会睡着的人，所以说我对于这些药物的反应是很大的。 M：服用第三代泰诺时，你觉得它对于你的心理起到什么影响？你之前说这是你想要摆脱的药物之一，或者说至少是减少剂量。	我想具体知道她想要减少或去除的心理影响是什么，毕竟她来寻求我帮助的初衷是为了解决这些问题。
V：嗯，它含有可待因，我不想服用那些会让我迟钝的药……他们在对我的脑部进行放疗。放疗不仅杀死坏细胞，也会杀死好细胞。我学习的领域是生理心理学，所以我知道一点生理学知识，而且我知道大脑细胞无法再生。现在，他们在对我的肩部做放疗，我知道它们会杀死坏细胞，也会杀死好细胞，这些细胞某种程度上是可以再生的。但是我知道我的脑细胞不会，所以我更害怕会失去我的脑细胞，而且我发现我的思维不那么灵活，没法记住事情，头一天还在跟某个人通电话，第二天就不记得这件事了。有许多记忆都消失了，这让我觉得有点慌张。我不知道是不是因为放疗，还是因为我脑子里有太多的事情，我的整个头脑都被当下的事情占据了。我一直有那么一个很傻的习惯，我都不记得是什么时候开始的，那就是我没有办法丢掉任何东西。一小根绳子，这个世界上某个人会需要这一根绳子，所以我不会把它扔进垃圾桶，我要为这个人保留下这根绳子，而且也许我未来会办一次旧货买卖会，卖了它赚一分钱。	维姬分享了她害怕的是缺乏思维清晰性和记忆受损。 维姬提到了一个她生活中一直存在的议题，即"放手"。她会出于也许有人会需要那件东西的可能性，给自己制造负担，将她自己界定为一个给予者。这个议题是重要的，因为围绕着死亡来做计划——最终极的"放手"——是一个必要的任务。因此"放手"是一个会被整合入催眠会谈的主题。
所以说，在我一生中我把所有的东西都攒了下来，而且我知道如果我死了，所有人都会把我这堆破烂扔进垃圾桶，这会让我非常难受。我的一个重要目标之一是我一定要，我最后一定要办一次旧货买卖会。我也一定要看一看我所拥有的每一件东西，我喜欢的和在乎的每样东西；我有那些小贴纸，我可以把它们贴在背面……我一定要找到谁会最喜欢这些东西。所以我有那么多一定要做的事情，所以我脑子里装了许多事情。也可能是因为脑子里要想的事情太多了，所以没有时间去记得昨天我和谁通过电话。也许放疗并不是唯一一件杀死我脑细胞的事情。也许只是因为装的事情太多了。 M：所有事情、所有人都必须想到，这有些沉重。	她想要别人觉得她所做的事情是有价值的。 维姬谈到了"旧货买卖会"的解决方案，以此作为一种"放手"的手段；请注意这一解决方案，它之后会在催眠会谈中被加以利用。 强化一种非病理性的态度来看待她的记忆损伤，以便尽量减少无益的焦虑。
V：但是我的确有这方面的担心。我不想要毁掉我的大脑。我想让我的大脑能不受影响。 M：放疗还有持续多久？	

（续）

逐字稿	评论和分析
V：这个阶段还要再有一周，然后，当然，他们必须时刻观察，因为他们预计，他们预计在我身体里有许多地方都有，而他们还没有办法检测出来，所以就是要跟上（癌细胞）发展的速度。我只打算做……他们连动都不打算去动我的肾上腺，目前它们已经消失了。它不是一个关键的器官，或者说……在它变得致命之前，你都可以承受你的肾上腺非常糟糕的状况。这不会让我死亡。所以每次它在其他某个地方出现，那就需要再次评估去看有什么方案，而且我必须获得足够的信息才能自己做出评估，以及决定我是不是要接受治疗……有时候治疗要比疾病更糟糕。我很害怕这一点，所以每一次都要对具体情况进行评估。	
M：你之前说，你以前一直工作，然后你不再工作了，并且回去上学。这可是一个很大的改变。这是怎么发生的呢？	离开病理视角，我感兴趣的是去发现和触及她拥有的一些具体的资源，她曾经在之前的人生转换阶段中使用过这些资源。
V：我这辈子一直想回去上学；我支持我的丈夫完成了学业，我养大了孩子，上学的机会就一直被延后。	
M：某种程度上是时候为你自己做些什么了。	确证对她自己投资的价值。
V：我当时意识到我是有一定价值的，我是值得的。我在一段充满暴力的婚姻里度过了 15 年。我的丈夫是一个非常暴力的人，我在我人生中大部分的时间里都在想，我并不那么有价值，并不那么……我是毫无价值的，自尊非常低。我花了过去 5 年的时间彻底翻盘，意识到我有许多优点，许多价值，我知道了我想往哪里走，我想要做什么，我真正想做的事情。有许多非常明确的目标，甚至都想好了我要怎么去达成这些目标。我在学校里的平均成绩一直是 4.0，所以我对自己感觉非常好。一开始我觉得我没有办法达成我的目标了，这让我感到很伤心，但是然后我决定说，也许重要的事情是弄明白我是可以的，我是有价值的，有优点的，也许这是我必须学到的一课。	她仅仅在最近才发展出处于一种目标导向的状态，但是她表现出有能力有效地在这种状态下生活。 对于她的疾病的"意义"做出解释。
M：那是相当令人震惊的发现。	通过接受她的解释，她被允许聚焦在她的进步，而非永远无法达成她的目标所带来的挫败感上。
V：达成目标并不是最主要的。最主要的是要去发现。	她接受了这一认可。
M：在那么多年处在一段这样艰难的关系下，你是怎么发现这一点的？	我在邀请她识别出她的方法——曾经使用的步骤顺序——来有效地完成一个重要的转换。她可能会识别出一个可供之后的催眠会谈使用的资源。

（续）

逐字稿	评论和分析
V：啊，那可说来话长。20 年前我曾经，我的丈夫把我送进了精神病院，我被诊断为紧张症型精神分裂症，属于永远都无法出院的这种老病号，是一个特别难以揭掉的标签。2 个月之前，我想进入一个女性团体，一个女性支持团体，我估计大概是 4 个月之前，然后我开始访谈临床工作者，因为我学会了怎么做。所以说如果他们要访谈我，我就访谈他们。那么在这位女性这里，因为我的某些历史背景碰了壁，因为我在人生中很长一段时间里都不断出入医院，然后她告诉我，我病得太严重了，没有办法进入她的团体。在花了一个小时和我谈话之后，她又收了我一次会谈的钱，我觉得那是一次相当糟糕的会谈。这样的事情有很多，所以我现在会把它当成是某种测试。如果你更快地看到的是我的标签而不是我本人，那么我就会站起来走人。我不需要你出现在我的人生之中。这样的事情才是真正危险的事情。我取得了进步，我奋力战斗，我从不放弃，我克服了所有这些事情，绝大多数……我觉得，在我过去的人生中，另一件重要的事情是他们……当然在那时候，药物被开发出来，抗精神病药物，他们给我开了那么多抗精神病药物，而这些药物的副作用特别严重……没有人会听我说话，他们只会说："你需要吃更多的氯丙嗪。"他们给我开的药越多，我病得越重。我一直都在告诉他们，但没有人听我的。这是第一次我明白了别人不会听你说话。我的丈夫一直让我处在这种心态中。我觉得这很糟糕，但是我克服它了，就是这样。	此处有一些细节，让我们能够明白她之前有关贴标签的一番说教的缘由。 因为一种非人性化的标签而又一次被他人所拒绝。 她指出了"战斗和永不放弃"是她改变的重要资源。
M：这太让我震惊了。你显然克服了重重困难……	
V：这就是为什么我对生理心理学感兴趣，因为我过去曾经做过一次剖宫产。在当时有许多生物物质进入到我的身体中，而且我真的相信有很多影响到了大脑的化学结构。我真的这么想。我认为除了我的丈夫窃取了我的人格，或者说我让我的丈夫窃取了我的人格外，这就是我最大的问题。还有就是我的自尊特别低。我认为当时我身体的化学构成是一个真正核心的因素，所以我的学习兴趣才会在这个领域。我过去认为我想要做出某些发现，我知道在里边待着是一种什么样的感觉。我知道待在一个没人会听你说话的精神病院是一种什么感觉。你曾经读过那个研究吗，我忘记是谁做的，就是一群心理学家让自己被收治入院，然后他们……好吧，这就是我的人生。没有人听你说话。你根本不是一个人，就是那么可怕的事情。	她将自己情绪上的困难归结于一种化学失衡的结果。 她在治疗中所学到的一课——去承担责任——更多停留在口头，她显然还没有能够内化这些内容。在她的处境下，鉴于更大程度的内归因很可能会导致抑郁，所以当前的状态实际上对她来说是一件好事。
M：你当时会想到你会是一个 4.0 学生吗？当时会想到自己会回去上学然后取得所有这些成绩吗？	我想要放大的是，她可以因为她不知道自己拥有的能力而让自己感到惊喜。
V：当时并没有。没有。	
M：你是在很久之后才悟到这些的？	

（续）

逐字稿	评论和分析
V：当年有那么一刻我……那天我和我的丈夫住在东海岸，我的丈夫是海军的一名军官。他驻扎在东部。我对于他的愤怒在不断累积，不断累积，然后我发现有一天晚上我拿着一根拨火棒站在他身边，然后我知道如果我不从他身边离开的话，我就会把他杀掉。第二天我发现我站在一座桥上，布鲁克林桥，或者是那些桥中的一座，我打算往下跳，然后我说："有什么我没做的事情是让我感到遗憾的？"有没有任何事情是让我感到遗憾的……我就是无法再忍受下去了，然后我说，你知道的，我一直都想去科罗拉多，但是我从来没去成。然后我说，管它呢。为什么我不去科罗拉多呢，如果我做不到……如果这也不管用，那么我就从山上跳下去。于是我回到家，把我的东西打包进了一个背包里，我又拿了我丈夫的钱包，从里面拿了大约 400 美元，然后我就走了，我去了科罗拉多，从那时候起我的人生出现了转机，因为……当时是隆冬，我睡在……我住在街上。我当时的生活非常艰难，但是我开始意识到，有一个"我"存在，而且我没有他也完全可以生活，我不需要有人告诉我，我很好，或者说我不好。这也可以追溯到童年。在我一岁的时候，我的父亲在战争中阵亡了。我的母亲是个酒鬼和瘾君子。我没有兄弟姐妹。我和任何一个家庭住在一起的时间从来都没超过几个月。我的意思是，我从来就没有……我没有过家庭生活，所以我不知道该怎么做。我从来没有任何……所以我很习惯于别人不爱我，就好像最重要的目标就是找到那些不知道如何去爱的人然后让他们爱上我。我的丈夫从来不知道怎么去爱别人；他没有爱的能力。他没有爱的能力，但是，如果只是一个轻易能爱上我的人，那也不是我想要的。我过去需要的是一个无法去爱的母亲，一个无法去爱的丈夫，我需要所有那些无法去爱的人。那就成了我整个人生的目标。好吧，那是一个愚蠢的目标。我的意思是，我把我的整个人生都浪费在尝试实现那个目标，但没有成功。后来我就明白了。这是我明白的一件事。那就是如果你想要有人来爱你，你必须发现……首先它必须是来自内心的。你是你自己最好的父母，你必须要爱你自己，这真的像是陈词滥调……也就是除非你真的进入了你自己的内心，明白这个道理，否则这话听上去去真的挺蠢的。那么多年我觉得，大家都不断地在说，说"爱你自己"这句话太蠢了，说这种话实在太蠢了。但是这是真的，而且我做到了去爱自己。然后……	在这些有关她人生模式的洞见中，体现出了她在治疗中的收益。
M：你现在真的有这种感觉吗？	维姬在让我知道，个体化和自我确证是她拥有和达成更重要目标的关键。 检验她的信念的强度。
V：是的，哦，是的，绝对的。但是这是一个……当你把它讲给一个不知道你在说什么的人听的时候，它听起来很愚蠢。	
M：当你把情感说出口的时候，几乎所有的情感都听起来有点像陈词滥调；但是如果你真的有这种感觉，而且它是强烈的，那才是要紧的。	同意她的观点，并且确证她有权利感受她的感受。

（续）

逐字稿	评论和分析
V：是啊，所以我可能就是通过和我自己待在一起才开始明白这一点的，我在科罗拉多的时候开始把这些整合起来，我也是在科罗拉多的时候开始生病的，这就是当时我的处境。这就像是我自己的世界。我创造了这个世界。我住在360米高的地方，住在乡下，远离人烟在密林深处，那段时间是我人生中最快乐的时光。但是我开始生病了，所以我不得不离开海拔那么高的地方，再次回到这里。同样也是要照顾我的母亲。但是也是因为我想回去上学。我当时认为我做不到。我害怕去尝试。那么多年以来别人都一直在告诉我，我很笨，我什么事情都做不好。这真的太难了，你知道的，就像是今天还有信心，第二天又没信心了，整个过程十分漫长……但是我当时知道，如果我不试一下的话，我永远都没有办法知道答案，所以我就报名上了六个模块的课。我先上了两节课，就想看看是不是有可能，是不是有可能我是能做到的，结果我也做到了。	
M：发现你能行，一定让你十分惊喜。	放大在经历了冒险的不确定性之后获得成就感的感受。
V：是啊，的确如此。而且事情变得，然后每次我都开始增加更多的课程模块，直到我上了16个模块，仍然还是拿到4.0的分数，那种感觉真的很好。我的意思是，那个时候的感觉好极了。我只是，不过也是，也让我明白，如果我当年是在高中毕业的时候，在我17或18岁的时候尝试去做这件事情，我肯定是没有办法成功的。当你想要获得知识的时候，就会有动力推动你自己。你必须想要获得知识，否则就不会成功。我去上学，去和这些十八九岁的人一起竞争，当时我想："哦，他们那么习惯于学习，这一定会很难。"他们不想要待在课堂上，所以这种竞争真的很轻松，不过你必须想要学习，你必须学一些你真正感兴趣的东西，必须想要获得知识，否则的话就完全没戏。你就是需要全心投入，就是需要喜欢去做这些事情……	
M：你在那段时间里一直会去见莉莉安和哈罗德吗，或者说那段时间你是怎么做到这些的？	你的收获在多大程度上是由你自己完成的，有多大程度上是在你的治疗师们的支持下完成的？
V：莉莉安走入我的生活是因为我儿子的缘故，我儿子过得不那么好。我最终让我的儿子离开了我的丈夫，让他到这里和我一起生活，让他去见莉莉安，但是他真的实在是差得太远了，没法帮到他，于是莉莉安就变成了我的一个非常亲密的朋友。我和莉莉安以及哈罗德两个人的关系都十分亲密，大多数情况下是通过一定的治疗工作，就是一种友谊，而他们在我的生命中都是非常特殊的人。	
M：她也是这么说你的。她说："迈克尔，这位女士十分耀眼。你会喜欢她的。"我也能够看出来为什么她会那么说了。所以你已经认识她挺长时间了？	分享我对她的积极关注。
V：4年。	

（续）

逐字稿	评论和分析
M：嗯，关于你和他们一起做的引导性想象这些事情，莉莉安并没有告诉我太多信息……她只是说你已经做了一段时间的引导性想象。她告诉我的信息基本上和你告诉我的是一样的，就是说，你想要获得的是以某种更自然的方式来让你保持清醒，让你尽量能保持舒适，我理解这部分的需求，我现在想问的是，还有什么其他的事情是我现在可能需要知道的？	分享莉莉安告诉了我哪些有关她的信息，并且向她确认我已经听到了她的需要。
V：我不知道。你需要知道什么？	
M：我觉得有意思的是听到你说，即便时不时会感到疼痛，你之前仍然可以通过把注意力放在其他事情上来让你自己感到舒适；医生没有能够发现问题所在，但是你感到不舒服，然后你能够找到方法来应对。你所做的事情并不是任何正式的疗法，而就是你生活风格的一部分，让自己能够做一些其他的事情，而不去太多地关注它。你曾经正式地学习过任何管理不适感的具体技术吗？	放大她内在的资源，即她能够从分心中获益；同样放大的是她有能力以自然的方式去感受到疼痛的减轻，哪怕她并没有对此明显地使用任何一种正式的策略。询问她是否曾经正式体验过任何减轻疼痛的方法。
V：没有。好吧，也不能这么说。我曾经学过一段时间的生物反馈技术。我甚至在别人那里尝试做过一些催眠……但是没有效果，这可能是在我来这里之前我本应该告诉你的。我觉得这在很大程度上是因为……我并不特别信任那个人。还是那样的，他就自顾自地在做他自己那套，而他做的那套是从他自身兴趣出发的，他没有去听我的需要是什么，但这对我来说是非常重要的事情。我不信任他，因为我不断地，我有过很多……这得追溯到心理学家那里……我有过一些经历，也就是说，在我的人生中，精神科医生大多数都曾经让我出现过严重的黑蒙状态。我很害怕这种状态，我认为在催眠时我也开始害怕起那种状态，因为我想要给会谈录音，但他不允许。我害怕那种黑蒙状态，所以说我觉得我在抗拒它。他们在我身上用了很多异戊巴比妥这类药物，而且甚至不告诉我在那些黑蒙状态发生的时候都发生了什么，我不喜欢那样。我不喜欢有人从我这里偷走我一部分的人生，而且还不告诉我。	她报告了之前不成功的催眠经历。需要知道细节，以便避免再次引发那类经历中的任何一部分。她让我知道，缺乏信任是一个决定性的因素，被他缺乏对她的倾听所激化。她将失忆和负面的经历联系在一起，因此，催眠之中和之后的失忆技术都不宜使用。我们的会谈是在一群人面前进行的这一事实显然对她来讲是一种慰藉。一般来说，我所做的会谈都会被录音、录像，这次也不例外，我还向她承诺，她可以获得一份会谈录音。
M：断片的那种感觉是有些令人害怕的。	同意她的知觉。
V：对。所以说，当时我害怕那个人所做的事情，我就不那么成功，因为我认为我在抗拒。	
M：当时是在圣迭戈这边做的吗？	
V：是的。	
M：最近做的？	
V：大约一年前，一年半前。	
M：你还记得他具体说了什么，或者他做了什么让你觉得很难连接上？	在这里我询问的是当时状况的细节，以便我能够确保我会以不同的方式来做治疗。
V：我觉得就是总体上的一种感觉……	
M：当时产生的那种氛围？	

（续）

逐字稿	评论和分析
V：是总体上来讲他不听我说话。不让我录音这件事总体上会给我一种感觉，就好像你是在隐藏什么吗？我不信任那种处境。不解释给我听。我必须得到非常详尽的解释，如果你已经就一件事情给我解释了14遍，但是我还是不明白，那么我就会再问你一遍，如果你不给我解释到第16遍，我的意思是，有些时候充分吸收信息是需要时间的，但是我必须获得那个信息才能够去加工任何我需要加工的事情。而他对我不耐烦了，因为我不断地询问同样的问题，我不知道，我做了很长一段时间。我做了5~6个月才最终对我自己说："这是在浪费我的钱和你的时间，我不认为我们能够达到任何目标。"这也和生物反馈法有关，他把这些仪器放在我的额头上，而我在我身体其他部位有那么严重的疼痛，我就不能理解为什么它要放在我的额头上。当然，这么做肯定是有理由的，但是我当时不能理解。他也不愿意向我解释。而且他感兴趣的是……他没有按照既定的目标，而是感兴趣做很多的年龄回溯，一旦他发现我进入了年龄回溯，那么这就变成了他的焦点，而不是我的焦点。我原本可能也会想要顺便做一点这方面的工作，这也是我自己感兴趣的一个领域，但是并不是为了治疗之类的事情。所以我认为，他在利用我，他这么做是出于他自己的兴趣，因为他发现有人让他能做年龄回溯治疗。我在精神层面的兴趣，我在精神层面对轮回很感兴趣，而他在和我做某种类型的"前世回溯"，这种体验很令人着迷、很有趣，我也投入其中，完全投入其中，但是在当时，这并不是我想要花钱让他做的事情。而他就那么陷进去了，所以说……这可能是我的错。 M：我认为，想要按照你的需求来工作而不是按照他的兴趣所在，这种顾虑是合理的。 V：当时我的经济收支比较平衡，而我觉得我应该把我的钱花在最有收益的地方。一个人可以把很多钱都花在娱乐和游戏上…… M：但是迟早还得干正事。你曾经和莉莉安讨论过我要做什么吗？关于你在这里可以期待些什么？有哪些可能性？ V：没有。 M：莉莉安和我在大学里一起共事。这是我们相识的方式。 V：是的，她告诉过我。 M：我会大量使用催眠来工作……	再一次强调的是需要被倾听。 维姬让我知道，她看重的是理解和参与。不去利用这些价值观——期待她会盲目地跟随指导语——显然就会遭遇她的阻抗。一般而言，很大一部分的治疗"阻抗"都来源于临床工作者无法识别和利用来访者的价值观和能力。因此，不仅可以从个体内的角度来看待阻抗，也可以从人际角度来看待阻抗。 相比于明了这就是她把这些经历整合入她的记忆之中的方式，关于她治疗的这些相关细节是否是"真实"的并不那么重要。如果真有其事，这便又是一个有关临床工作者不倾听自己病人的例子，进一步强化了维姬显然很需要被倾听的需求。来访者是信息的来源。她比任何人都更知道她自己的内在世界。 请注意到她对于轮回的信念，在之后可以被作为一个潜在的联想来使用。 维姬承认自己可能并不完全是一个无助的受害者。 确证她有权利获得她想要获得的服务，让她知道，在她与我的互动中，在这方面能有所保证。 尝试让维姬去界定她对于我的期待，首先是去询问关于莉莉安做出转介的相关信息。 她确认，莉莉安没有和她说过有关我的太多信息。 帮助她理解我和莉莉安的关联，以及我和大学的关联——二者都是她生活中的积极力量。

（续）

逐字稿	评论和分析
V：我对来这里感兴趣的原因是，我曾经到处询问过有关催眠的事情，我问过的每个人似乎都说他们曾经在你这里学习过，而她提到了你，所以我觉得与其去找一个曾经跟你学习过的人，来直接找你更好。直接溯源。我没有时间瞎转悠了。	维姬和我分享了她曾经从各种不同途径了解到了我的声望。 再次提到了"时间"的议题。
M：我能理解。嗯，就头脑来说，它如此令人着迷的原因之一的确是它有能力去控制身体中所发生的事情，就像你之前曾经描述过的那种方式。有能力去聚焦在不舒适感上，或者聚焦于其他事情从而不去追随不舒适的感觉，这就是这类能力之一，而对我来说，似乎你的需要之一，至少是能够发展出一种方法，让你能够更舒适、更自然地体验你自己的存在。	放大她觉察到的自己有关于心 – 身关系的信念，并在她自己经历的框架中，提及并利用了之前关于把贯注和分心作为一种自然的减轻疼痛手段的讨论。 作为正式导入最初的引入，我反馈给维姬的是她已经表达过的她有能力去做的事情，她有愿望去做的事情，以及指出了这么做的机制。
我们可以做这部分的工作。你在莉莉安那里一直在做的这种引导性想象就是一种催眠的方法。我不知道她是否曾经这么描述过它，但它的确是一种催眠的类型。	积极预期。 将她之前的成功进行重构，以此作为催眠的基础，直接将它们与我们的工作联系在一起，这样一来就放大了能够和我工作成功的期待。
视觉意象是一种催眠的形式，它显然包含了意象，所以说它在很大程度上是一种视觉过程。有些人在视觉上很有优势。他们可以形成……	将她知道的舒适的方法重构为催眠的方法，并去评估她真正具有的视觉化的能力，这是因为她自发产生的语言中很大程度上提示存在一种以触觉为主的表征系统。
V：我不觉得我自己是一个视觉上很有优势的人。	她确认了她怀疑自己的视觉能力可能不是她发展得最好的能力。
M：你会觉得自己更像是在感受上有优势的那种人吗？	
V：感受？是的。而且相比视觉来讲，听觉更有优势一些。我能进入到意象之中。我认为这是因为我非常想进去，但是我的确觉得感受是第一位的，可能听觉都是第二位的。	
M：也就是说，即便视觉意象并不是你最有优势的，但是你还是能够利用它。	放大这一点：她的动机的确能够增强她的能力。
V：哦，我特别想要有效果。通常情况下，视觉方面的信息在过去对我来说不太有用，所以我很惊讶于自己能够那么投入，但我觉得它不是我最有优势的通道。	
M：在一天里有没有哪些时候你的感觉是舒服的？	我在寻找她疼痛时刻的例外情况，以便放大它们。

（续）

逐字稿	评论和分析
V：差别很大。你知道的，有些日子我还不错……放疗会让你感觉到非常、非常耗竭。它会把……它会榨干你的能量。所以我现在已经能够做到，我会对自己说："没问题的，我可以做我的治疗，而且还能额外再做一件事。"然后我就把剩下所有的时间都用来休息。我的医生说，下一周就没有治疗了。就回家卧床休息。我尝试让我的头脑保持良好，这不是我想要活着的方式。我一定要能够运转，能够做事，不过只要再有一周就结束了。有时候很难记住这一点。 有时候，有一段时间就好像我会在早上感觉非常不舒服，然后在晚上我会感觉好一点，然后就会变成我在早上会感觉很好，但之后会感觉很差。所以说，像是会大幅度变化。	维姬寄希望于在度过艰难的一周后，能够有一段时间可以正常活动。 她没有觉察到任何可预测的有关状态好或坏的模式。考虑到她希望获得控制感，关于她的疾病的这种时间性质上的不可预测性会让她对时间相关的暗示更为敏感。 再次检验是否可能存在相应模式。
M：没有固定的模式？	
V：是的。所以说我某种程度上就是顺着它来。就是顺其自然。我还再有一周，对我来说去回忆这种不舒服的感觉很困难，真的……前天晚上我的女儿整晚都和我在一起。医生不允许我晚上一个人住了。现在他们甚至决定在白天我也不能一个人待着，因为有可能会痉挛发作。不过大多数情况下我的感觉还不错。嗯，前天早上，我女儿起来去工作，我觉得在我阿姨过来帮我洗个澡，然后送我去做治疗前我是能够应付的，我能去做一碗我想要吃的麦片，结果一切都乱套了。我站起来，没有及时赶到洗手间。我把自己弄得一塌糊涂，我开始呕吐，我把房子里吐得到处都是，我拿着一碗麦片，它全部被倒在了地板上，很快我就发现我自己坐在地板上，对自己说："我还不如死了算了。"而当你处在这种时刻，当事情就那么发生了（刺耳的声音），真的很难坚持住对自己说："就是因为治疗的缘故。还有一周事情就会好起来了；你就会感觉好很多。在剩下的时间里不会再像现在这样了。"未来会有好日子出现，未来会有过得很充实的日子，所以你真的需要牢牢抓住它，而有时候很难抓得住，不过一般来说也不会很长时间都抓不住。我还是抓得挺紧的。	她有能力将情境视为不稳定的（可变的），这对于她有维持功能的能力而言显然是极为关键的。
M：在我听起来也是这样的。好的，我一直都在问你各式各样的问题。我想问，你是否想要问我任何问题？	确证她关于自己有能力去应对的积极观点。
V：我不知道。我现在想不到任何问题。	已经完成了对于我们的工作的基础重构，治疗关系的质量很不错，而且她也得到了充分的倾听。

（续）

逐字稿	评论和分析
催眠会谈	
M：好的，那么让我稍稍讲一讲我希望我能够做什么。你之前已经使用过视觉意象，也使用过冥想以及不同种类的放松，你知道能闭上你自己的眼睛，进入内心世界，会有不同的内在体验会是一种什么样的感觉。基本上我做的就是去谈论不同的观点，不同的可能性。没有任何事情是你一定需要去做的，维姬。我真正想让你做的就是给你自己一个机会，去体验任何发生在你身上的体验。我将会讲到不同的可能性，不同的潜能，而真正的是由你来吸收任何对你来说有意义的东西，把那些对你来说没有意义的东西都抛在脑后，就是这样的。不同的观点。但是你将会听到所有所说的话，知晓所有的信息，所有一切对你来说都会非常清晰，因为这就是你所寻找的东西，那种在你思维中的清晰性，那种在你知觉中的清晰性。不过，当然，在这些事情当中有一项会对你来说格外清晰，那就是你可以如何使用你自己的想法在你身上创造出感官体验，从而让你能真切地感觉到舒适，以及其他一些你会觉得有意思的感觉，而这会由你来决定，你想要捕捉到并且选择什么去体验。 　　如果你感觉到你已经准备好了，请让你自己寻找一个舒服的姿势。	采取一个更为主动的姿态开始指导剩余会谈的进程。提及她知道和喜欢的方法，利用它们的一部分来建立起催眠导入和利用中所需的反应定势。 把我的角色定义为一个单纯提供可能性的人，强调她的控制感，即能够选择她想要和不想要接受的东西。给她自由来体验任何发生在她身上的体验，而非将一些具体的要求强加在她身上。 考虑到她对失忆存在负面的联想，向她保证，她不会对发生的事情失去觉知。 向她保证她会具有头脑清晰性，这是她界定的一个重要治疗目标。 再次认可她有能力去维持对互动的控制。
V：我很难坐直，把双脚都放在地板上。哈罗德说这样的姿势会有更好的效果。所以我一直都在努力这么做。	维姬呈现了过去学到的一个僵化、没有必要的知识，最为糟糕的是，这会限制她做出良好反应的能力。
M：你可以用任何你想要用的姿势坐着。在我那么多年的研究中，我还没有发现哪一种姿势是正确的姿势，所以说，就采用任何对你来说最舒服的姿势。	再次给予她许可去获得控制，并选择对她来说最好的做法。如果我给了她这种控制感，那么谁在控制呢？
V：我最近一直都有……我认为下一个会出现的地方是我的腿和脚，因为我最近在我的腿脚部分感到特别疼痛。我有点怀疑会是那个部位。	她告诉我，她的双腿目前处于疼痛之中，以及她对此有消极的预期。
M：（改变姿势）你现在舒服吗？	舒适感的间接暗示。
V：除了我刚吃下了一大份墨西哥餐，我觉得那些豆子可能会让我不舒服。我的消化功能……我感觉到有一点烧心。	有一处需要被处理的躯体感受。
M：让我们就选择它作为我们一起工作的感觉对象之一。 　　从做几个让人放松的呼吸开始……而当你感觉到你已经准备好了的时候，维姬，你可以只是……让你的眼睛闭上……这样你就可以进入到你的内在世界里待上一会儿……就是这样的。你肯定已经从之前的经验中知道了，你可以如何放松下来……你想要获得什么样的体验能够让你感觉到最为舒缓……什么样的体验会对你来说最有意义……而就像你之前提到过的那样，没有任何人对你的了解会超过你对你自己的了解…… 　　所以说，难道会有任何人，在一个更为舒适的位置上能够知道什么对你来说是正确的，知道什么对你来说是有好处的吗？……	闭眼的许可式暗示。 建立一个内在焦点。 触及之前的催眠体验。 接受她需要成为自己人生的权威。 把她成为她自己体验的权威的渴望加以利用。

（续）

逐字稿	评论和分析
M：如果你想要……你可以……非常仔细地去听我会讲到的事情，但是你并不真的需要那么做，维姬……你可以允许你自己……就是这样的……去拥有这种极致的奢侈，让你的头脑去旅行，或是放松下来……它可以做许多的事情，它也可能什么都不做……它可以倾听，也可以不听……但是你肯定可以允许你自己拥有在你的内在世界中那样一种非常舒服的体验……从以往的经历中你肯定也知道……有时候，你可以全神贯注地体验那些有意思的可能性……它到底是白色的光，还是深呼吸，都并不那么重要……或者是一个有趣的噪音，或者是令人感到慰藉的感受……	要求专注的嵌入指令。 解离的许可式暗示。 涵盖所有可能性。 舒适感的许可式暗示。触及之前的催眠体验。 要求贯注的嵌入性暗示。 鼓励灵活性，即存在各种不同的方式去有意义地体验催眠。
因为，作为一个一直在学习心理学的人……你肯定对于头脑的复杂性有了充分的了解，对于生理复杂性……	利用她对于心理学的兴趣和她最近因自己的教育而有所提升的自我形象。
知道存在一种类似自动化的模式……使得呼吸的节律有起有伏……在每一次吸气和每一次呼气之间建立的某种平衡……而因为头脑是如此的复杂，真的很方便的是，真的让人感到舒适的是，去知道意识的头脑倾向于注意到任何当下捕捉住它注意力的事情……而与此同时有一个更深层的你的部分可以真切地去体验到一种令人惊讶的放松和舒适的感受……这真的无异于让世界剩下的部分暂时飘走一会儿……它在那儿但它也不在那儿……它在这儿但它也在那儿……它就在这儿，那么近，而它又离得那么遥远……能够沉浸在一种有趣的感受当中，也就是说在你的手腕上戴一只手表是什么样的感受……或者是在你的脖子上戴一根项链……	暗示对潜意识控制机制的欣赏进行放大。 强调"舒适"一词。 强调"更深层"一词。 嵌入指令。 引入空间解离——将具体的空间位置相分离。 嵌入指令的同时将躯体感觉重构为"有趣的"。
或者是感觉到椅子的存在……	将内部触觉焦点转移至外部触觉焦点，从而开始减轻疼痛。
每一种有趣的感觉都以它自己的方式展开……近……远……而有多远是足够远呢？	躯体感觉解离的暗示。
我真的不知道哪一种感觉最令人感到舒缓……因为对于每个人来说都如此不同……	鼓励在她的觉察中将躯体感受重新定义为"舒缓"，与此同时利用她认为每个人都是独特的这种信念。
有些人特别享受的是看着一朵不同寻常的云朵的感觉，在一片蔚蓝的天空上，这朵云显得如此特立独行……有些人特别享受的是倾听一首写得非常出色的曲子，有着刚刚好的节奏，有着刚刚好的混音效果……而如果你曾经听过那么一首特别令你享受的曲子……以那样的方式滑入你的头脑……你发现自己在轻声哼唱……或者突然之间意识到你在唱着那首歌，而你真的不知道为什么那首歌似乎那么重要……有时候它是一首被唱烂了的歌；有时候它的确是你的真爱曲目……有意思的是有些歌词的确就让人难以忘怀……而我猜你一定知道在国歌里的第八个字是什么……但是，当你花时间……静静地坐着……	视觉暗示，从触觉觉察中分心。 听觉暗示，从触觉觉察中分心。 放大听觉贯注。 潜意识卷入。 记忆可以保持完好。

（续）

逐字稿	评论和分析
M：你听到了一种特别愉快的、舒缓的噪音，这可能是你自己的声音，你在对自己说话……也可能是我的声音，你在听着我说话……我真的不知道……	提及分心，让她专注于听觉水平。听觉聚焦。 听觉聚焦，令人安抚的内在和外在对话。
我所知道的不过是你有一个意识头脑，它可以非常好地觉察到那些似乎最为重要的事情……	向她保证她可以按照她的需要或愿望来决定觉察水平。
是不是很有趣的呢，也就是说有些事情似乎在这一刻那么重要，而在另一刻似乎却那么不重要？……而时间……如何让一分钟感觉像有一个小时那么长……如何让一天成为有趣的一天来体验……当你想到所有那些你积攒的东西，这真的在提醒我为什么要造地下室，为什么要造阁楼……《国家地理杂志》的过刊，过期的《时代周刊》，这里的一根线头，那里的一颗弹珠，难道这不是很有意思的一件事情吗……	有关于改变的不可避免性的自明之理。 时间扭曲，扩张。 通过谈到有关积攒东西的主题来提及她有关"放手"的议题。 提及一个有关过时的、不再重要的东西的"时间"线索。 引入一个在"放手"大主题下的隐喻。
因为我曾经在不久之前和一个小男孩工作过，他给我上了非常重要的一课，就像是有些时候只有孩子能够做到……	提及儿童作为一个学习的来源，或许是去确立和她自己的孩子们的一个新联结。
我真的认为，这一课所具有的价值要比我现在甚至能理解到的更广阔……因为这是一个一辈子都生活在圣迭戈这片土地上的小男孩，在他整个 8 年的人生中……就像是任何孩子那样，他真的很难以理解还有其他可以居住的地方……但是当他得知很快就要搬家的时候，他真的不能理解事情将会变得有些不一样……他想要带上他的整个房子，他想要带上他的整个学校，他所有的朋友和老师，而这一部分还算是简单的部分……困难的部分在于，他的母亲告诉他"你真的需要把你的抽屉和柜子都清理出来了。你不会想要把所有那些垃圾都带着走的"。你怎么决定哪张棒球卡片要扔掉或送走呢？非常有趣的是，他发现所有那些似乎那么重要的事情都不再重要了……他 3 岁时最喜欢的玩具在他 8 岁的时候已经不那么有意思了……在我认识的孩子中，没有几个 8 岁的孩子还喜欢玩钉板和拨浪鼓的……这让他获得了一种特别强烈的成就感，一种力量的感觉，去认识到他已经长大了那么多，他的成长已经超越了所有这些东西，而对他来说，让他感到能挺胸抬头的是，去发现更长大一点、变得更有智慧一点，能够让他在现在拥有不同的可能性……	学习的价值可以随着时间而增加。 儿童思维的自我为中心的特点被进一步放大，鼓励她以敏感的方式去应对她的孩子们。 "想要把你的一切都带着"的荒诞性，将"不放手"重构为无益的。 简单的和困难的部分，用这些词将她对体验的框架反馈给她。 "放手"的间接暗示。 在重新进行评估之后，"放手"是容易的，因为曾经重要的东西已经不再重要了。 放大"放手"的积极感受，将它重构为成长的明确迹象。 将维姬抬头的动作纳入催眠会谈之中。
而我真的不知道这是怎么发生的，我也真的不知道为什么会发生这样的事情，但是，8 岁男孩的确自带一些神秘的方式……不过，仔细清理抽屉和柜子让他发现，他已经长大了那么多，甚至在不费力的情况下有了那么多的改变……而对他来说真正有意义的地方在于，他可以舒适地向前发展，舒适地，舒适地，这里或许还蕴藏着一层……更深刻的……意义。	强化在缺乏洞见的情况下也可能发生改变。 强调。 强调。

(续)

逐字稿	评论和分析
M：有时候，很难知道；有时候，在更深的水平上去倾听会带来收获……而你是知道的……	确证她的知识。
我不知道你是不是注意到了，你的呼吸已经发生了变化……得需要多么努力才能移动身体……你整个人如何能如此沉浸在当下这种舒适的体验中……而现在变成以后，以后你也可以感觉到很舒适……而体验到深层的舒适感最有趣的一个层面……在于感觉似乎会变得不同，因为当你进入到如此舒适的状态时，会有一种失去方向的效果……知道哪一边更为放松变成了一件困难的事情……是你的左边还是右边？……	通过可见的身体改变的证据来确认催眠。紧张症的间接暗示。时间扭曲，将舒适感延伸至未来。 身体上的失去方向感，为使用一个混乱技术做准备。将舒适感和失去方向感联结在一起。
而如果你的左边的感觉都舒服地远离了你，那么哪边是左边呢？ 而如果是你的正面，那么我们真的知道这是你背面的正面感觉到舒适，还是你正面的背面呢？……很难去知道这是你下半身的上半部分，或是背面的中间一半，或是前面一半最为舒适……就是这样的。我认识一个人，特别有能力体验到身体的这一部分和身体的其他部分以一种非常舒适的方式分开，就好像在那里断开了联结一般，甚至认为他们有一种特殊的感觉，在这里有什么东西存在，但他们就是无法触及……但是对此我所知道的是……当你吸一口气……当你的头脑充满好奇……当你的确不确定哪一部分在这里，哪一部分在那里……哪一部分是左边，或者是右边，而你的右边（有权）知道什么是左边……就可以转向更好的方向……有一些事情你真的可以清楚地知道……	左/右失去方向感，解离。前/后失去方向感，解离。上/下失去方向感，解离。 躯体解离的隐喻。解离和舒适感的嵌入指令。 触觉觉知减少。 不确定性和解离。 身体上的知觉虽不确定，但心理上清楚地知道有所改善。
但是有一些事情你可能真的想要知道的是，舒适的感受会随着每一刻变得更为强烈……	增加舒适感。
而如此有趣的是，你的腿并没有动过，你的手臂也没有动过，而你知道，我也知道，你可以为了你能够想到的一个好的理由去移动它们……	明显存在紧张症，将其反馈给她，放大它。 向她再次保证她可以控制这个体验。
但是让人感到愉快得多的是去体验到有一个非常放松的身体，这是一种奢侈的享受……一种存在于这里的非常舒服的体验，在心理上完全存在于此处，在身体上存在于彼处……就是这样的……而无须干扰你放松的状态……你或许会发现，尤其让你感到有意思的体验在于，让你的喉咙和嗓音变得如此舒适和放松，以至于你可以描述给我听，你当下的体验是什么样子的，是不是可以讲一讲你现在觉察到了什么，维姬？	心理和躯体解离的暗示。 在做出说话的暗示之前，给予保护性的暗示，让她保持舒适的感觉。 喉部的舒适，之后延伸至下一周（她预期那段时间会感到疼痛）。 暗示说话的同时继续留在催眠之中。
V：烧心的感觉消失了。	
M：你可以再说一遍。	我没有听到她说的话，所以我让她再说一遍。
V：我烧心的感觉消失了。	
M：很好。你的身体是舒适的。	强化她舒适的体验。
V：它感觉很柔软。	

（续）

逐字稿	评论和分析
M：这是一种好的感受吗？ V：是的。	强化它积极的价值。
M：很好。这是一次有意思的体验，对不对？让你的身体进入到恍惚状态之中……让你的头脑变得舒适……那么你的身体离你现在所在的地方有多远？ V：不太远。	强化心身的解离。 预设已经完成了解离。
M：足够近到你可以随时需要它……就是这样的。足够远到可以真切地感受到舒适……这真是一个有趣的体验啊，能知道你可以感觉到如此得舒适……你能否描述一下，离你的身体足够远从而能真切地感受到舒适，那是一种什么样的感觉？ V：很美好。安全。	将她的反应视为一个好的反应。 将舒适感重构为"有趣的"，甚至将舒适感和良好的心理体验联结在一起。 通过提问来加深解离的体验。
M：很好……就是这样的……就是这样的……这是如此美好、安全、舒适的感受，而你完全可以记住它，非常强烈的，记住生动的细节……非常舒适的……而你的潜意识头脑或许很想要的是知道无论在何时，只要你想要，你都可以感觉到如此舒适……而很有意思，非常有意思的是…… 最日常的体验如何能够成为最重要的线索来提醒你，在此处有一个头脑，在彼处有一个身体是一种什么样的感觉…… 去注意到一朵云是什么感觉……或者是一辆行驶的卡车……或是一个 8 岁的男孩子…… 或是安放在奢侈的膝盖上的双手…… 而你真的永远都不会知道……因为有时候，是去看你的手表来提醒你，是时候感受到舒适的感觉了…… 有时候，是去脱下你的鞋子来提醒你，你离开你自己有两只脚的距离，当你在此处和彼处舒服地存在着的时候…… 有时候是在帮你自己一把的时候，以最为简单和优雅的方式……我真的不知道…… 我知道有一个人可能更愿意……吃一顿真正的美餐……因为她真的很享受饱食一顿的强烈感官体验……某种程度上，在她的头脑里她能够做到的是，每次她打开冰箱的门，她能够有一种凉爽的舒适感……而有一小盏灯会亮起来……而我不知道白色的光有什么样的意义……我真的不知道食物有什么样的意义…… 但是有趣的事情在于，这的确对她来说是有用的……她真的能够舒适地站在厨房里，在一间……客厅里坐下，打一个盹和谈话似乎都能够产生舒服的感觉……但我觉得我不需要提醒你，你可以放松……你可以在任何地方感到安全和舒适……不管怎么样……你和我在这里，你可以听到我的声音……你可以倾听你自己……	用她形容体验的词反馈给她。 放大关于舒适体验的清晰记忆，之后会提及这一点来加以利用。 确认这种能力是属于她的，并且以后也可以由她选择而加以利用。 将舒适感的体验和日常的体验联结在一起（"锚定"）。 将身心解离作为获得日常舒适感的手段。 提醒催眠过程和重新营造舒适感的日常线索。 强化哪怕她就是坐着，把手放在膝盖上，她也可以感到舒适。 将时间——以及她看表的日常经历——和舒适感联结在一起。 嵌入暗示。 将她脱鞋子和解离的体验联结在一起。 将自助作为获得舒适感的手段。 增加食欲的隐喻。 嵌入指令。 对进食的积极联想。 将舒适和食欲与打开冰箱联结在一起。 利用她的"白光"来建立舒适感的联想。 嵌入指令，将舒适感和具体的地方建立联想。 强调。 将舒适感延伸至所有日常的活动之中。 将舒适感延伸至任何场景。

（续）

逐字稿	评论和分析
M：你可以听到你在对你自己说话……在最为奇怪的那些地方，你可以听到你自己，安抚地、舒适地、拉开距离……一直去靠近舒适的感觉……而其他所有的一切都可以消失在远方……消失在远方，就像是棒球卡片和绳子……	放大舒适感，将其他感受拉开距离。
	提及和放大"放手"那些不再需要的东西。
的确没有任何我能够觉察到的理由可以限制一个人的思维，就认定旧货买卖会必须得在后院里举行，而是说，你可以在你的内在世界中举办一个买卖会，每天你想举办多少次，就办多少次……	提及她旧货买卖会的想法，作为一个放下她不再需要的任何东西的手段，包括她觉得痛苦的内在的感受或思维。
而你可以在一个离你自己1米远的后院里……存在于此处，也存在于1米外的彼处……体验到此刻和以后的舒适感……前面和后面……上面和下面……左边和右边……而舒适感的右边就是左边……而这就是我很想让你知道的事情……	解离。
	将舒适感和之前失去方向感以及解离暗示之间建立联结。
为什么不往前看那么一小会儿之后的光景……或者很久之后的光景……或者是在一小会儿和很久之间……而当你往前看的时候，你能否看到你自己是那么舒适呢？……（点头）……	未来导向（催眠后暗示），将舒适感包括进来。
很好……而你知道一周的时间过得很快……你知道一周的时间过得很慢……取决于采取什么视角去看……考虑到这是你和你采取的视角……你可能也知道，这完全取决于你……去拥有过得飞快的一天，还是过得很慢的一天，这取决于你的选择……因为24小时，组成7天，或者16小时，组成10天，或者13小时，组成13天，真的无所谓，不过如果这是两周……如此强烈地感觉到……时间被利用得那么充分……你真的可以回头看，当你在向前看你自己回头看的时候……感觉美好……和安全……和舒适……	时间扭曲，按她的意愿出现扩张或凝缩。
	通过混乱技术来达成时间扩张。
	嵌入指令。
	时间层面的失去方向感；自始至终嵌入舒适感。
这是一个可以牢牢把握住的强烈的感受，是不是？（点头）……	力量的暗示。
很好……既然你可以期待未来舒适的体验，为什么不让它成为你可以牢牢抓住的感受呢？……	催眠后暗示之后的舒适感，将当下的体验延伸到之后的情境中。
当我邀请你在过一会儿之后重新回到这里来的时候……我真的想要你知道的一件事情，你做得非常出色……那么何不享受这种自豪的感觉，因为你发现你可以使用你的头脑来获得舒适，而你可以使用你的身体来改变感觉，舒适地……以你想要的方式……	关于重新唤回的预告信号。
	强化她已经在这个情境下成功了。
	强化她已经成功地完成了她的目标。
	重新定义她和她身体的关系。
并且让它成为一段引领你的记忆，并且去体验到这段你能真切地把握住的舒适的体验……此处、彼处以及所有你去的地方……当你知道你能够做到这些……并且当你感觉到有一股力量和舒适能让你做到这些……	将成功确立为与该体验相联结的一种可回忆的联想。
	维持舒适感，并且将它泛化至她剩余的人生之中。
是时候你可以开始慢慢地在心理层面把自己带回到这里……但是你可能会想要保留那种存在于此处和彼处的身体上的丧失方向的感觉……使用你的身体但是让它既靠近又飘远，以你觉得合适的尺度……	整合学习和新的联想。
	暗示维持解离的可能性，将其作为一种保持舒适感的手段。
那么，花你想要花的时间，维姬，来加工你的体验和感受，然后当你觉得你已经准备好的时候，当你想这么做的时候……是时候你把每一个舒适的感受都带回来……	在重新唤回之前，做出结束这一体验的暗示。

（续）

逐字稿	评论和分析
为了今天，以及明天，已经所有你会变成今天的明天。 M：而当你准备好了的时候，你可以让你的眼睛睁开。（停顿）你做得非常好！	在催眠之后维持舒适感。未来的舒适感。许可式的唤回。
V：（难以睁开她的眼睛）很亮。（再次闭上她的眼睛） M：花一点时间。没有必要完全回到这里来……还没有到时候……就是这样的……发现每一种舒适的感觉。 V：（在睁开她的眼睛和移动身体前有很长一段时间的停顿）我喜欢刚才的体验。 M：很好。你的坐姿很标准！	以幽默的方式确证她的反应和姿势。
V：我甚至都不知道我一直坐着。 M：不知道也挺好的，对不对？	认可她出现躯体解离的程度。 将不确定重构为愉快的。
V：嗯。那个部分，我……我非常喜欢的部分，我以前从来都没有想过的是"时间"。有些日子过得飞快，有些日子过得很慢。我从来都没想到我是可以在某种程度上控制它的，所以说这是可以去思考的一些新东西。我喜欢这个部分。 M：你感觉怎么样？	"时间"的议题对于她而言是核心议题，也不奇怪她会抓住控制自己的时间知觉的某个机制。
V：我很喜欢。我很能够连接上存在于彼处和存在于此处的状态。我希望我不会忘了它。	认可她对于会谈的积极感受，以及她躯体解离的体验。她对于自己是否能记得会谈表达了担忧。
M：你会拿到这次会谈的录音，我很快就会把它给你，那么如果你需要的话，我也会很乐意把录像给你一份，如果你想要的话，我可以寄给你，或者我们可以在未来某个时候再见一次，在那个时候再给你。但是你马上就能拿到这次的录音，录像要再等一段时间，所以说这样一来……你会一直有这些东西来提醒你。	立刻向她保证她可以通过录音带以及她的记忆来完整地获得这次体验。 嵌入暗示，提及在会谈过程中给出的所有的催眠后暗示。
V：刚才是一个非常美好的体验。 M：很好。你是不是愿意…… V：是的！	她很快打断了我的话，无论我提什么要求她都会同意！我认为这是一个好迹象证明治疗关系质量很好！
M：……回答一些问题？（转向学员）有什么问题吗？（对学员说）你们现在可以从恍惚状态中出来了！ V：（惊讶地）这真的会影响到所有人吗，真的吗？	
M：（笑）他们假装没有影响，但我很明白！ V：我看肯定会有影响。	轻松地结束会谈。 转向他人并且开始和他们建立关系。

　　在会谈的尾声，维姬回答了一些有关于她在催眠会谈中的体验，以及她不同寻常的个人经历的问题。在大约 15 分钟的问题回答环节之后，她离开了。我们非常亲切地道了别。

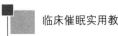

随访和最后的评论

令人遗憾的是，维姬在不到 8 周之后就去世了。我再也没有机会第二次见到她。在我们会谈结束几天之后，我从她那里收到了一封温暖的感谢信，并且给她打了一次电话进行了一些随访。她报告说，她一直在用我给她提供的我们会谈的录音，并且觉得很有帮助。她能够使用躯体层面的解离和时间扭曲技术，这帮助到她去应对最近她接受的一轮放疗。她报告说自己感到满意的是，她能够在不服用止痛药的情况下来完成她日常的生活事务。在我们的会谈之后，她在比较短的一段时间里能够相当好地打理自己的日常事务，但是仅仅过了几周之后，她的疾病变得过于严重，以至于无法自理。

在维姬离开之后，现场的临床工作者团体显得特别安静。我们所有人都花了一点时间才开启讨论，并去加工整个会谈过程，与这样一个如此勇敢地面对死亡的出色女性相遇激起了我们各自的脆弱感受，也因为有些临床工作者曾经如此糟糕地对待她而感到难过，因此我们都在各自处理这些感受。在人生中经历了如此多的痛苦之后，维姬正处在第一次能发现她自己的独特和优势的过程之中，同时还第一次发展出关于自己有潜力成为怎样的人的愿景。而正当维姬开始让自己的人生变得更为完整的时候，她却失去了自己的生命，这是何等残忍。但尽管如此，你仍然可以回忆起她所说的话：即便一开始她因为自己的梦想无法实现而感到伤心，但她为能够发现自己的一些潜能而感到满足。那种态度不能不让人感到赞叹。人们很容易对维姬报以欣赏，而我也因为她的去世而深感难过。

我无法想象，相较于直面维姬，还会有比这更戏剧化的方式来让专业助人者接收到"倾听你的来访者"这则信息。她还有那么多想说的话，但是她的声音被淹没在了一些人给她贴的标签之下。有太多的临床工作者似乎忘记了，我们治疗的是人，而不是标签。

有些讽刺的是，维姬，这位那么迫切地想让自己的声音被她的医生们听到的人，如今通过我的临床培训，她的声音能够被更多的医生和其他健康领域的专业人员听到，其数量远超过了她当初的想象。她启发了他们，责备了他们，也挑战他们成为更好的临床工作者。她给了我们所有人一份如此不同寻常的礼物。

参 考 文 献 *

Accardi, M., Cleere, C., Lynn, S., & Kirsch, I. (2013). Placebo versus "standard" hypnosis rationale: Attitudes, expectancies, hypnotic responses, and experience. *American Journal of Clinical Hypnosis*, *56*(2), 103–114.

Adachi, T., Fujino, H., Nakae, A., Mashimo, T., & Sasaki, J. (2014). A meta-analysis of hypnosis for chronic pain problems: A comparison between hypnosis, standard care, and other psychological interventions. *International Journal of Clinical and Experimental Hypnosis*, *62*(1), 1–28.

Alladin, A. (2006). Experiential cognitive hypnotherapy: Strategies for relapse prevention in depression. In M. Yapko (Ed.), *Hypnosis and Treating Depression: Advances in Clinical Practice* (pp. 281–313). New York: Routledge.

Alladin, A. (2007). *Handbook of Cognitive Hypnotherapy for Depression: An Evidence-Based Approach.* Philadelphia, PA: Lippincott, Williams & Wilkins.

Alladin, A. (2008). *Cognitive Hypnotherapy: An Integrated Approach to the Treatment of Emotional Disorders.* West Sussex, UK: John Wiley & Sons.

Alladin, A. (2010). Evidence-based hypnotherapy for depression. *International Journal of Clinical and Experimental Hypnosis*, *58*(2), 165–184.

Alladin, A. (2012). Cognitive hypnotherapy for major depressive disorder. *American Journal of Clinical Hypnosis*, *54*(1), 275–293.

Alladin, A. (2013a). Healing the wounded self: Combining hypnotherapy with ego state therapy. *American Journal of Clinical Hypnosis*, *56*(1), 3–22.

* 为了环保，也为了减少您的购书开支，本书参考文献不在此一一列出。如需完整参考文献，请登录 www.wqedu.com 下载。如遇到下载问题，可拨打 400–698–1619 咨询。

Alladin, A. (2013b). The power of belief and expectancy in understanding and management of depression. *American Journal of Clinical Hypnosis*, *55*(3), 249–271.

Alladin, A. (2014). The wounded self: New approach to understanding and treating anxiety disorders. *American Journal of Clinical Hypnosis*, *56*(4), 368–388.

Alladin, A. (2016). Cognitive hypnotherapy for accessing and healing emotional injuries for anxiety disorders. *American Journal of Clinical Hypnosis*, *59*(1), 24–46.

Alladin, A. (2017). Cognitive hypnotherapy. In G. Elkins (Ed.), *Handbook of Medical and Psychological Hypnosis: Foundations, Applications, and Professional Issues* (pp. 99–118). New York: Springer.

Alladin, A. & Amundson, J. (2016a). Anxiety and the wounded self. *American Journal of Clinical Hypnosis*, *59*(1), 4–23.

Alladin, A. & Amundson, J. (2016b). Cognitive hypnotherapy as a transdiagnostic protocol for emotional disorders. *International Journal of Clinical and Experimental Hypnosis*, *64*(2), 147–166.

Alladin, A., Sabatini, L., & Amundson, J. (2007). What should we mean by empirical validation in hypnotherapy: Evidence-based practice in clinical hypnosis. *International Journal of Clinical and Experimental Hypnosis*, *55*(2), 115–129.

Alter, D. (2017). Dysphagia. In G. Elkins (Ed.), *Handbook of Medical and Psychological Hypnosis: Foundations, Applications, and Professional Issues* (pp. 219–224). New York: Springer.

Amen, D. (2015). *Change Your Brain, Change Your Life (Revised and Expanded): The Breakthrough Program for Conquering Anxiety, Depression, Obsessiveness, Lack of Focus, Anger, and Memory Problems*. New York: Harmony Books.

American Chronic Pain Association. (2017). *ACPA Resource Guide to Chronic Pain Management: An Integrated Guide to Medical, Interventional, Behavioral, Pharmacologic and Rehabilitation Therapies*. Rocklin, CA: ACPA.

American Psychological Association. (August, 2017). *Stress in America: The State of Our Nation*. Washington, DC: American Psychological Association.

Anbar, R. (2001). Self-hypnosis for the treatment of functional abdominal pain in childhood.*Clinical Pediatrics*, *40*, 447–451.

Anbar, R. (2007). User friendly hypnosis as an adjunct for treatment of habit cough: A case report. *American Journal of Clinical Hypnosis*, *50*(2), 171–175.

Anbar, R. (2017). Asthma. In G. Elkins (Ed.), *Handbook of Medical and Psychological Hypnosis: Foundations, Applications, and Professional Issues* (pp. 161–168). New York: Springer.

Anbar, R., & Hummell, K. (2005). Teamwork approach to clinical hypnosis at a pediatric pulmonary center. *American Journal of Clinical Hypnosis*, *48*(1), 45–49.

原著第五版
审校后记

我还是原来那个我，我已然不是原来那个我。

时光荏苒，岁月如梭。距 2015 年《临床催眠实用教程》（原著第四版）简体中文版第一次出版至今，已有 7 个年头。如果说在原著第四版的推荐序中，我是作为一名临床催眠的实践者，分享自己如何理解和运用临床催眠，尤其是艾利克森式催眠的经验体会，那么在原著第五版的审校后记中，我就是和一些同道一起作为临床催眠在国内发展的引领者，分享我们的一些想法和做法。

限于篇幅，我只能在波涛汹涌的回忆中摘几朵浪花与读者们分享。

1

从"艾瑞克森"到"艾利克森"

——两届中国临床催眠大会及艾利克森临床催眠研究院的建立

从 1997 年中德班第一期开始接触催眠，到 2008 年开始举办"中德班国际催眠治疗连续培训项目"*，再到2014年上海心理治疗大会期间建立"中国心理卫生协会心理治疗与心理咨询专业委员会催眠学组"，国内逐渐积累了一批在临床催眠领域志同道合的同仁们，大家一起商量在

---

* 从第十二届开始，"中德班国际催眠治疗连续培训项目"更名为"国际临床催眠连续培训项目"。——审校者注

2017年举办中国首届临床催眠大会，并拟成立中国的临床催眠虚体学术组织——中国的艾利克森研究院（Chinese Ericksonian Institute，CEI）。

各位读者可能奇怪，在本书原著第四版中文版发行之前，很多书籍里面是把 Milton Erickson翻译成"米尔顿·埃里克森"，而我们在那一版中则是把 Erickson 翻译成"艾瑞克森"。可是，在筹备大会期间，为了方便交流，我们想注册艾瑞克森研究院的公众号时，却发现已经有人注册了艾瑞克森。这怎么办？我思来想去，艾利克森催眠的核心治疗哲学就是"利而用之（Utilization）"，我灵机一动，何不把 Erickson 翻译成"艾利克森"？这既可以突出其利而用之的治疗哲学，也可以是利而用之的具体体现，又规避了注册问题。而且，我们把紫色作为研究院徽标的颜色，称之为"艾利克森紫"，是因为米尔顿·艾利克森有色弱，只能识别出紫色，他的很多衣服用具都是这个颜色，我们以此来致敬这位伟人。

在 2017 年烈日炎炎的夏日北京，清凉舒适的龙城丽宫，首届中国临床催眠大会暨国际临床催眠高峰论坛顺利召开。国际催眠学会时任主席克劳德·维罗（Claude Virot，法国）、前任主席卡米洛·洛列多（意大利）和朱莉·林登（Julie Linden，美国）、候任主席伯恩哈德·特伦克尔（德国）以及所有 ISH 时任常务理事悉数到场，大会主席由伯恩哈德和我担任，学术委员会主席由武汉精神卫生中心的施琪嘉教授担任，学术秘书长兼翻译组组长由复旦大学社会发展与公共政策学院心理学系当时担任讲师的高隽博士担当，又有赵旭东、曾奇峰、童俊、杨蕴萍、张海音、刘天君、李晓驷、张天布、苏晓波、林芳、

刘丹、王浩威、祝卓宏等教授的加持，大会学术性强，主题报告、工作坊精彩纷呈；赵旭东教授的主题报告《超凡直觉与神勇——米尔顿·艾利克森对家庭治疗的启发和影响》令人印象深刻，原来赵旭东教授在留德期间，参加伯恩哈德、冈瑟·施密特（Gunther Schmidt）*讲授的艾利克森催眠工作坊长达一年的时间，所以赵旭东教授对艾利克森催眠的理解非常深刻。另外，大会的组织工作也得到了中外方专家和与会者的一致好评，组织委员会主席由清华大学李焰教授担任，组织秘书长由南京中医药大学的王挺博士担任，还要衷心感谢李艳苓、祝捷、胡邓、郝滨、于晓东、贾国鹏、周翔等老师，以及当时的助理刘晓萌和呼奂，正是他们出色的组织工作，使得近千人、共 5 天的大会圆满成功地举办。晚宴上，60 位美丽的中国同行展现了"旗袍秀"，伴随着中国古典音乐、娇艳的大牡丹花背景墙，60 位旗袍佳丽款款上台，风姿绰约，我至今记忆犹新。

我记得在很多年前，伯恩哈德就鼓励我们举办全国临床催眠学术大会，而我一直犹豫，因为我本职工作已经很累了，我原本不是一个完全事业型的人，也没有什么事业心，只是觉得艾利克森催眠的理念特别好，技术特别好，就想和同行们一起分享，没想到越做越大，同行们越聚越多。伯恩哈德用他那浑厚低沉的声音成功地催眠了我："If you want to look older, please organize a national conference!（如果你想看起来老一些，就组织一个全国性的大会吧）"这句话好多次萦绕在我耳边，行为结果是：我举办了大会，而且，的确看起来更老了一些。记得举办首届大会时，我遭遇了各种痛苦折磨，坐在那里哭，伯恩哈德就给我讲在国际催眠领域举办国际会议的各种矛

---

* 著名的系统家庭治疗先驱赫尔姆·施蒂尔林（Helm Stierlin）的大弟子，也是赵旭东教授的大师兄。——审校者注

盾冲突，并且对我说："Welcome to adult world!（欢迎来到成人世界）"。这句话也经常萦绕在我耳边，但我依然保持单纯、简单的性格，好像很难进入成人世界。而且，我还嫌自己老得不够，3年之后又计划举办第二届大会。

2020年新型冠状病毒肺炎疫情（后文简称"疫情"）肆虐，我们原定于7月举办"第二届中国临床催眠大会"，在四五月份面临一个严峻的选择，办还是不办？线下还是线上？疫情起起伏伏，无人知晓后面的走势。艾利克森临床催眠研究院核心组终于在"五一"期间做出了大胆的决定——在线上如期举办！只有2个月的准备时间！不仅如此，这应该是疫情之后首个线上举办的大会——第一个吃螃蟹，很多线上技术问题如何解决？背后有多少人的焦虑和付出是可想而知的。这里要非常感谢大会主办方北京致道中和医学研究院的负责人王妍苏主任以及她带领的团队，主要有王寒、张竞一、庞竞和技术桑老师等。在我们因没有经验而设计了10个会议室线上同时平行进行的巨大挑战面前，他们用自己精湛的线上知识和技术、过硬的计算机操作能力、高度负责的工作作风，为大会在线上顺利举行做出了突出的贡献！本次大会大胆创新，采用与时俱进的线上会议模式，得以邀请到更多的国际临床催眠领域知名专家，他们与中国同行在线上展开交流。因为平行会场的缘故，以往的线下会议参会者只能参加最多2天的日程，但在线会议形式，使得参会人员可以在规定的时间内，无限次地回看10个平行会议室的所有内容！

第二届中国临床催眠大会邀请到国内外临床催眠及相关领域的研究和实践方面最有影响力的一批专家学者，包括国际催眠学会（ISH）当时的现任、前任、候任主席伯恩哈德·特伦克尔（德国）、卡米洛·洛列多（意大利）、马克·詹森（美国）和大部分ISH常务理事，以及现在

的候任主席克日什托夫·克拉斯（波兰），擅长催眠相关脑神经机制研究的阿米尔·拉兹（加拿大），擅长注意力研究的认知科学家、北京大学心理与认知科学学院院长方方教授，还有擅长萨满教研究的复旦大学纳日碧力戈教授，对艾利克森催眠认识颇深的赵旭东教授，把中国传统文化和催眠结合起来的刘天君教授等专家；闫洪丰书记深度解读了社会心理服务体系政策和发展趋势；还有国内临床催眠和心理卫生领域卓有成就的63位著名专家学者，他们在诸多主题上，包括从认知神经科学、意识科学、文化人类学到中国传统文化中与催眠相关的元素，临床催眠治疗，艾利克森的治疗哲学及技术应用，家庭中的催眠现象，催眠科研，催眠伦理，临床催眠在抗疫中、心身疾病中以及危机管理中的应用等，以"催眠+"的方式（即催眠与多个流派结合应用，如精神分析、认知行为治疗、家庭治疗、辩证行为疗法、伴侣咨询、格式塔、人本主义、叙事疗法，等等）践行催眠在增进心理韧性中所发挥的作用等，从多个学科、多个角度、多个层面向1100多位与会者介绍了国内外临床催眠领域的最新进展。值得一提的是，中国同行的报告，在数量上由首届的13场报告，上升为第二届的33场，且学术水平明显高于首届。

我在大会报告中提出了"催眠+"的概念，雅普克在其催眠领域的经典教材——《临床催眠实用教程》中有这样的阐述，大概意思是，"不是要比较催眠厉害还是某干预手段厉害，而是要分析是单纯地使用某一个干预手段厉害，还是催眠加上这个干预手段更厉害"。比如单纯医疗的疗效和加一些催眠积极暗示的医疗，哪个疗效好呢？比如单纯的精神分析，和加一些催眠的精神分析，哪个疗效更好呢？单纯的认知行为治疗，还是催眠状态下做认知行为治疗疗效好呢？所以我提出，催眠作为一种临床实践的载体，可以和

任何一种干预手段，包括医疗、教育、司法审讯、运动竞技等结合在一起，为人们带来积极的改变。

第二届大会在组织结构、时间设置上与首届大会相同，唯一不同的是，我们荣幸地邀请到业内德高望重、被同行们爱戴和尊敬的清华大学的樊富珉教授担任大会伦理总监事，并做了精彩的伦理相关的主题报告，考虑到催眠领域的招摇惑众、虚假宣传等乱象，恪守催眠伦理显得更加重要。

艾利克森临床催眠研究院的迅速发展，尤其两届学术大会，要特别感谢两位专家的倾情付出。一位是复旦大学社会发展与公共政策学院心理学系担任副系主任的高隽副教授，可以说她以一己之力承担了整个大会的学术部分，其脑容量之大、思路之清晰、专业之高度、知识之广度、敬业之态度，令人钦佩！临床咨询、科学研究、授课培训、行业引领，样样精通，中英同传，时而精练简洁，时而优美动人，她本人还如此美丽、低调、内敛，她把许多优良品质整合在了一个人身上。她是我们所有催眠人心中的女神！另一位是南京中医药大学大学生心理健康教育咨询中心的王挺主任，在大会的组织方面功不可没，不辞辛苦，亲力亲为。他人好，讲课也好，对临床催眠的理解到位，又有医学博士的专业背景，授课风格幽默风趣，颇受好评，而且谁找他办事，他从不拒绝，跟催眠项目学员们关系都很融洽，他是我们所有催眠人心中的暖男！还有蒋成刚、叶海鲲、戴璟、王小玲、郭卿、钟慧、张媛媛、申子娇、马龙、何锦等年轻新锐，为大会的组织和学术工作贡献颇多。两届大会的招生也都得到了吉林沈健教授的大力支持。

2

科学、伦理、文化

——艾利克森临床催眠研究院发展三原则

中国的艾利克森研究院（CEI）成立于2017年首届中国临床催眠大会暨国际临床催眠高峰论坛期间，被国际催眠学会（ISH）认定为中国地区唯一认可的临床催眠学术组织，聘请了时任国际催眠学会候任主席伯恩哈德担任"国际科学顾问委员会"主席，聘请了时任 ISH 主席克劳德·维罗（法国）、前任主席卡米洛·洛列多（意大利）以及所有 ISH 常务理事为该委员会成员。研究院致力于临床催眠的心理教育、专业培训、人才培养、科学研究和中外学术交流。研究院于2020年第二届大会期间更名为中国的"艾利克森临床催眠研究院"（Chinese Ericksonian Institute of Clinical Hypnosis，CEICH）。

研究院在创建伊始就确立了发展三原则：科学、伦理、文化。临床催眠不同于舞台表演式催眠（stage hypnosis），是一批专业人士经过专业培训、通过专业考核、遵守特定的专业伦理、从事专业性工作。我们在研究院组织的共十三届"国际临床催眠连续培训项目"中逐渐完善课程设计，在外教按照欧洲培训大纲讲授临床催眠的理论和实操技术的基础之上，又增加了中方专家主讲的科学、伦理、文化方面的内容：科学方面，高隽老师主讲"催眠科研""催眠的神经心理学基础研究"等议题；伦理方面，由首都医科大学附属安定医院的刘军老师讲解中国心理学会临床心理学注册系统颁发的《伦理守则》，以及高隽老师翻译的 ISH 颁发的《国际催眠学会伦理守则》[*]，并且，所有学员必须通过催眠伦理考试方能拿到毕业证书。研究院还请刘军老师领导成立了伦理小组，负责处理伦理投诉以及违反伦理现象的提醒和教育工作。刘军老师是中国心理学会注册系统伦理工作组的专家，在处理伦理相关难题时非常有经验，相信那背后是扎实的伦理知识和深厚的临床经验，有这些才能做到如此得心应手。在文化方面，我们邀请到对中国传统文化的理论研究和临床实践都造诣颇深的北京中医药大学刘天君教授，开设"中国传统文化中与催眠相关的元素"等专题讲座。跟天君兄在一起时，我总有一种"听君一席话，胜读十年书"

的感觉。他还结合中国传统文化中的气功功法、催眠技术、眼动脱敏和再加工（Eye Movement Desensitization and Reprocessing，EMDR）等发展出了"移空技术"，并在培训项目上教授。他和伯恩哈德联合出版了《移空技术操作手册》一书，已在中国和德国同步发行。

我们也鼓励学员们从事上述三方面的工作，并且强调在进行临床催眠相关的教学、临床、科普和培训时，一定注意科学性和伦理守则，不能进行虚假夸大宣传。高隽、蒋成刚、唐记华、崔宇红、周霞、韩容、王雅博、倪磊、刘哲良等注册临床催眠师发表了催眠相关科研文章。高隽、王挺、沈健、黄河清、姜艳斐、周霞、汪涛、曲海英、赵娜、申子娇、倪磊、龙贵瑜、汪启荣、李博、蒋忠亮、吴燕等在全国各省市的高校开设了临床催眠相关课程。

3

严进严出

——临床催眠专业人员培养方案标准化探索

国际临床催眠连续培训项目从启动之初，就在以下三个方面恪守严格的标准：

报名审核严。 国际临床催眠连续培训项目和心理咨询与心理治疗领域中三大流派（即精神分析与动力学、认知行为和系统家庭学派）的培训项目有所不同的是，作为依托上述基础培训的进阶培训，它对学员专业培训背景有标准化的要

求，必须是已经具备了心理咨询和治疗的基本胜任力、比较成熟的咨询师才可以报名。所有报名学员都需要经过研究院的专家委员会评估，认为其专业受训背景和实践工作情况符合要求，方可录取。

培训要求严。 所有参训学员都会被分成小组，由临床催眠培训师候选人带组，从听课、讨

---

[*] 上述内容资料详情请见"艾利克森临床催眠研究院"微信公众号。——审校者注

论到练习，全程有培训师候选人指导和监督。出勤率低于80%或者不参与练习、讨论的，是不会被授予证书的。而所有学员在最后一次集训时，必须通过理论、实践以及伦理的考核。理论考核全部在线答题，座位间距2米，培训师候选人换组监考，交卷自动出分，实现电子化，我们和学员都很自豪，我们一起开创了心理治疗届的先河。实践考核会抽签分组，抽取实操技术题目，培训师候选人三人一组打分。理论和实践、伦理考核全部通过才可以获得临床催眠培训证书。我们本来还担心学员也许会对这样严格的考核制度有不满，但是后来发现我们的学员不愧是精心挑选的，都非常热爱学习、尊重专业高标准，有的学员把项目指定教材《临床催眠实用教程》都翻烂了。他们很感激有这样的考核方式，督促他们必须严格完成所有的培训要求，真正学到了知识和技能，虽然压力有些大，但证书的"含金量"也大大提高了。极少数学员因考核未通过而没有获得证书，也都非常理解和尊重项目的高标准、严要求，其中绝大多数通过补课、补考最终也获得了证书，倍加珍惜这来之不易的证书。ISH高度肯定我们的考核方案、培养临床催眠专业人士的标准化流程，邀请我们向其他ISH成员国的培训组织者介绍经验。

后续管理严。所有拿到临床催眠培训项目证书的成员有权利申请成为艾利克森临床催眠研究院注册会员。在3年的注册期内，他们不但要自觉遵守伦理守则，接受研究院伦理组的监督，还要通过继续学习和实践临床催眠工作，来获得至少5个继续教育学分，才可以在3年后更新自己的会员资格。我们的临床催眠培训项目从2008年至今，共培养了800多名学员，有700多人得到证书，其中622人申请成为注册会员。由于疫情影响，培训停滞了一段时间，注册会员发展的速度不如以往。但是，有几个数字可以说明情况，

2020年完成了第一届注册会员资格更新，续签率93%；2022年在疫情冲击、经济下滑的情况下，续签率不减反增，达到95%，这是注册会员们对研究院的凝聚力和会员服务的极大肯定！因为我们一直坚持高质量培训，注册会员可半价享受来自世界各地、擅长不同专题的国际知名临床催眠专家的精彩授课。

由于研究院严进严出的理念，注册会员们普遍专业水准非常高。他们在各地、各个领域积极发展和应用临床催眠。

研究院注册会员们陆续成立了专业组织，如陕西省心理卫生协会催眠治疗专业委员会，主任委员陈云春教授、秘书长郑皓鹏老师；山东省心理卫生协会催眠治疗专业委员会，创建主任委员武建胤院长、秘书江景华副院长；由重庆心理卫生协会主任委员胡华教授大力支持，在协会下面成立了临床催眠和健康行为专业委员会，由蒋成刚主任担任创建主任委员；宁波市心理卫生协会心理咨询师专业委员会催眠学组，由张媛媛主任担任创建组长。他们在各地又播下了临床催眠的种子。各个临床催眠相关的行业学会组织培训、学术会议和工作坊，让更多的人了解科学催眠。

注册会员中还有不少特殊行业的专家。比如，宇航员训练中心的刘芳老师，运用催眠技术结合其他心理训练方法对特殊职业人员进行训练，提升其心理稳定性和对特殊环境的适应能力。在部队系统，陆军李秀珍主任把团体催眠用于军事训练及特殊保障任务，如国庆阅兵、军事演习及军事技能比赛等方面，取得了非常好的效果；陆军的黄河清教授运用临床催眠，为边防和基地的特殊岗位官兵带去快速而深度的自我观照和心理复原的实用技术；海军的马海鹰主任运用临床催眠技术为亚丁湾护航官兵进行心理减压，为潜水员们改善睡眠和增强心理能量，中央电视台曾两次报道其优秀事迹；空军的张晗老师将催

眠应用于大型试验、比武竞赛中，训练官兵的情绪稳定和压力调适。公安系统的郭卿、李晟、张玲、马勇、何曦等警官将催眠应用于狙击手、缉毒警等的心理稳定训练，审讯中犯罪嫌疑人的心理防线突破，警察及亲属的心理抚慰，以及重大社会恶性事件中受害者和干警的心理安抚、危机干预工作等。

临床催眠还可以用于体育竞技，研究院请的外教中就有两位曾为他们国家的奥运冠军做心理训练。注册会员刘海骅博士于2018—2021年期间，运用艾利克森催眠为国家射击队（手枪）运动员进行心理训练，助力该队在东京奥运会上取得一金四铜的好成绩。注册会员王峻老师将催眠技术应用于自由式滑雪空中技巧国家队，助力男女选手分别获得北京2022冬奥会该项目男、女冠军。徐守森老师将催眠技术应用于国家轮椅冰壶队，助力其备战2022年北京冬残奥会并成功卫冕。

许多注册会员不仅把临床催眠用于心理咨询与治疗实践，还将其用于大中小学教育、综合医院的医疗工作、疼痛管理、司法、危机干预、压力管理等领域。比如，将催眠用于儿童青少年潜能发挥、心理咨询与治疗方面的效果颇佳，其中包括胡华、刘华清、周翔、匡桂芳、钟慧、高鸿云、徐筠、祝捷、鞠静、党琪、徐含威、许馨月等专家；还有戴璟老师在疫情期间录制催眠音频，用于辅助某国驻外使领馆对留学生的心理安抚工作，上海的汪浩主任在全科医师规范化培训基地运用临床催眠进行医患沟通能力的训练。

4

临床催眠本土化

——培育中国自己的临床催眠培训师人才

大约10年前，伯恩哈德教授就跟我们说，"催眠的启蒙，最好是由讲母语的老师来做"，这句话给我们植入了一颗理想的种子。因为缺少本土临床催眠师资，所以在很长一段时间里，我们临床催眠连续培训项目的第一次集训，哪怕请到的是国际知名专家，也不得不从最基础的临床催眠理论和技术讲起，实在是有"杀鸡用牛刀"的感觉。经过十几年的积累，我们已经有几百名注册会员，其中大多数都在临床实践、教学培训中使用催眠，积累了比较丰富的经验。若想教别人一分，自己得有十分的储备。终于从2018年底举办的"第十一届中德班国际催眠治疗连续培训项目"开始，我们决定平行举行首届临床催眠培训师培训，从几百名注册会员中优中选优，选择了12位具有丰富心理咨询和临床催眠工作经验，而且具有丰富教学培训经验的专家作为首届临床催眠培训师候选人。

经过反复思考论证，我们对培训师培训项目做了精心的设计。每一届都有三次集训共20天，每次集训前一天准培训师们要集中训练，分别进行临床催眠理论的讲解、技术的演示、个案概念化和督导的训练，每次集训期间还有督导。我作为培训师的培训老师，教大家如何在科学、伦理、文化三原则指导下进行临床催眠的培训教学，因为我们都是认识几年甚至二十几年的朋友、同道，我要求各位说实话，"因为你们在你们当地已经是大专家，不可能有机会听到对你们成长有利的实话，咱们这里要求说实话，说具体的意见、建议，我们要精益求精，将来出去讲课才能从容应对培训中的各种问题"。准培训师们把这个过程称为"过堂"，对此又爱又恨，又要又怕。但经过这样的魔鬼式训练之后，培训师们在后续带领学员们理论学习、问题讲解、小组讨论、练习指导和提供学员个人催眠体验和督导的时候，就显得游刃有余了。目前研究院已经完成了三届、共 20 多位临床催眠培训师的培养。

有了我们自己的本土临床催眠培训师，研究院就开始在全国多个城市与专业机构合作开展临床催眠基础培训。因为研究院开设的国际培训僧多粥少，每年只能培养几十位专业人员。大量的心理健康相关人员想学却进不来，于是我们设计了一个 9 天的基础培训项目，实际上是国际临床催眠连续培训项目的先导课程，分成三个阶段，从催眠的基本知识和技术、稳定化和自我力量加强技术，到用催眠解决一些临床常见的问题，完全由我们本土的培训师授课。这个培训一推出就得到了欢迎，研究院分别与陕西省心理卫生协会催眠治疗专业委员会、江苏省心理学会、福建福能心理医院、中国医科大学附一院、天津大学心理健康教育中心、珠海市医师协会精神卫生分会、四川心睿健康管理有限公司、云南省心理咨询师协会、宁波市心理卫生协会心理咨询师专业委员会、常州市心理健康促进会、青海舒帆、广州艾壹丁等多家机构合作举办了该培训项目，已经培养了 1000 多位初步了解和掌握临床催眠理论和实践技术的学员。相信在不久的将来，还会与更多的同道因临床催眠而结缘。

5

社会责任义不容辞

——科普教育常年做，危急时刻见真章

研究院历来把大众科普宣传作为重要任务来抓。依托专家资源，借助各种新媒体平台，每年研究院注册会员都会在各地开展关于临床催眠的公益讲座、教学培训、读书会、媒体宣传等活动，叶海鲲老师组织的《催眠 100 问》在研究院公众号发出后，受到很多关注。

2020 年初新冠疫情爆发后，我与研究院的专家们第一时间投身于抗疫公益事业，发挥临床催眠在危机管理中的优势，在群体惶恐不安时，安宁的声音能起到安抚的作用。2020 年 1 月 26 日，大年初二，我关注到朋友圈里有大量的文字材料，可那时人们在焦灼的情绪下难以读下去。于是我就萌发了制作音频的想法，将声音的力量糅合进大量的稳定化技术、分离技术、真实感觉道记忆、抗挫折经验的"利而用之"，也许会对民众有用。我用了一天的时间制作了催眠音频——"唤醒你的内在生命力"，在研究院公众号发布，安抚民众因未知的恐惧带来的焦虑，唤醒内在的智慧帮助自己稳定。没想到，一晚上公众号的阅读量就达到了 8.8 万！随后北京大学、清华大学、中国科学院心理研究所、天津大学、澳门大学、简单心理等 42 家高校及专业机构进

行了转载，现在阅读量已经超过了 32 万，至今还有人在听。2 月 15 日，我接到中日友好医院王辰院士团队的邀请，为他们负责的武汉客厅方舱医院的患者们制作安抚情绪的音频。我快速制作完成，并在国外网站自费购买音乐版权。该催眠音频"美丽国度，助力抗疫"在研究院公众号发表后，现在已有近 10 万点击量，12 家专业机构转载，已授权由人民卫生出版社出版了电子书。

随后研究院的王挺、蒋成刚、吕品、钟慧等几位专家也分别录制了催眠音频，主题分别为安抚孕妇、助眠、帮助医护人员与防护服更加舒服地相处、帮助儿童青少年安然度过疫情等，以帮助受到疫情影响的不同群体，总阅读量近 10 万。我们不但提供音频，还提供了完整的逐字稿，供各地的临床催眠工作者免费使用，将其修改为适合当地情况的催眠指导语，以帮助更多的人，这些得到了大量积极的反馈。研究院的孙彦、申秀云、马辉、杜经纶、吕品、李静、郭力、周洪海等专家深入抗疫一线，运用临床催眠帮助病人和医护人员，获得了良好的效果和广泛的好评。还有大量的注册会员作为专家，在后方指导疫区的医护人员如何运用临床催眠进行抗疫。早期的患者因肺部感染而呼吸困难，越大口呼吸，越会造成缺氧和恐慌，我本人就曾指导当时身在疫区的注册临床催眠师，让患者在催眠中想象自己是冬眠中的乌龟，从而缓解窒息感和焦虑感。

因为疫情影响，很多地面培训受限，于是研究院积极练兵，组织了"临床催眠隐喻故事集"在研究院公众号发表，并正在筹备"临床催眠案例督导集"，希望日后能出版。

6

文化自信

——国际交流与国外游学

这个团队，带着中国五千年文明赋予我们的文化自信，走向国际催眠学术领域。

从国际催眠学会（ISH）举办的国际临床催眠大会的几个数字，可以看到临床催眠在中国的发展。2000 年，我在留德期间孑然一身参加第十五届国际催眠大会（慕尼黑）。2012 年，我们带领 12 人参加第十九届国际催眠大会（不莱梅），并做了工作坊。2015 年，我们带领 35 人从德国开始游学访问，路过海德堡、经过弗莱堡，到达瑞士苏黎世大学进行访问交流，最后一行人到达法国巴黎参加第二十届国际催眠大会。我被邀请做了大会主题报告，多位中国同行在大会发言交流，我、高隽、王挺参加国际催眠学会国家会员代表大会，我作为中国会员代表进行演讲，表达我们的文化自信，最终中国成为国际催眠大家庭的一员。2018 年 8 月，我们带领 47 人参加第二十一届国际催眠大会（加拿大蒙特利尔）。会上开设中国代表团专场工作坊，高隽、曹音、王艺明 3 位专家的演讲吸引了上百名外国催眠专家，我们的会场被挤得水泄不通，地上都坐着外国同行；王挺、姜艳斐、张瑞东 3 位中国同行就自己的研究成果在大会中进行了讨论和交流。越来越多的中国人出现在国际催眠的舞台上，并且得到了认可！在国家会员代表大会上，伯恩哈德教授接任国际催眠学会主席，我高票当选 ISH 七位常务理事之一，高隽老师当选为青年委员。至此，我们邀请授课的外教范围也扩大到世界多国，包括德国、美国、意大利、瑞士、比利时、奥地利、波兰、南非、荷兰、澳大利亚、匈牙利、伊朗等各国催眠学会的主席。所以，从第十二届开始，催眠项目名称由始于 2008 共举办了十一届培训的"中德班催眠治疗连续培训项目"，更名为"国际临床催眠连续培训项目"。

2018 年 3 月，我受邀在德国催眠学会（MEG）40 周年年会上用德语做主题报告。从 2008 年首届培训项目开始至今，有几百位培训班学员获得了德国催眠学会（MEG；米尔顿·艾利克森学会）证书，所以我此行有很大感恩的成分。从小我就受母亲教育，人要有感恩之心。与我同去参会的中科院心理所的黄峥老师等也在会中用英文做了精彩的学术报告。

2019 年 10 月，亚洲催眠学会（Asia Society of Hypnosis，ASH）在伊朗马仕哈德举行首届亚洲催眠大会，由于签证问题，最终只有 4 位专家成行，代表中国的艾利克森临床催眠研究院参加了此次大会。在会上，我被选举为亚洲催眠学会副主席，候任主席；高隽、王挺被选举为亚洲催眠学会常务理事；蒋忠亮被选举为亚洲催眠学会理事。

按照计划，研究院将于 2023 年 7 月承办第二届亚洲催眠大会暨中国第三届临床催眠大会；2024 年 6 月，研究院将组织会员们赴波兰克拉科夫参加因疫情而推迟三年举办的第二十二届国际催眠大会；研究院会积极申请承办 2027 年第二十三届国际催眠大会——我们都希望看起来更老一点儿。我们有理由相信，五千年的文化底蕴和生存智慧，会助力中国同行在国际临床催眠的舞台上成为一道独特的风景！

行至水穷处，坐看云起时。

也许，你知道，你还有许多不知道；而与此同时，你不知道，你已经知道了许多，你知道的要比你以为你知道的多很多。

方新
北京大学心理咨询与治疗中心主任
艾利克森临床催眠研究院创建院长
国际催眠学会常务理事
亚洲催眠学会候任主席
2022 年 7 月 7 日